国家麻醉学专业继续医学教育教材

2013 麻醉学新进展

ADVANCES IN ANESTHESIOLOGY 2013

主　　编　邓小明　姚尚龙　曾因明

副 主 编　刘　进　岳　云　李文志
　　　　　古妙宁　严　敏

主编秘书　邹文漪　倪　文

人民卫生出版社

图书在版编目(CIP)数据

2013 麻醉学新进展/邓小明等主编. —北京：人民卫生出版社，2013.3

ISBN 978-7-117-17002-4

Ⅰ.①2… Ⅱ.①邓… Ⅲ.①麻醉学-进展-中国-2013 Ⅳ.①R614

中国版本图书馆 CIP 数据核字(2013)第 030654 号

2013 麻醉学新进展

主　　编：邓小明　姚尚龙　曾因明
出版发行：人民卫生出版社（中继线 010-59780011）
地　　址：北京市朝阳区潘家园南里 19 号
邮　　编：100021
E - mail：pmph @ pmph.com
购书热线：010-67605754　010-65264830
　　　　　010-59787586　010-59787592
印　　刷：北京人卫印刷厂
经　　销：新华书店
开　　本：889×1194　1/16　　印张：38
字　　数：1460 千字
版　　次：2013 年 3 月第 1 版　　2013 年 3 月第 1 版第 1 次印刷
标准书号：ISBN 978-7-117-17002-4/R·17003
定　　价：130.00 元

主要作者(以姓氏汉语拼音为序)

卞金俊　曹　红　曹君利　柴小青　陈昆洲　陈国忠　陈向东　陈新忠
程宝莉　邓小明　董海龙　董振明　段满林　方向明　冯智英　傅志俭
皋　源　葛衡江　古妙宁　顾健腾　郭曲练　郭向阳　韩如泉　杭燕南
何　锟　何并文　侯　炯　胡兴国　黄文起　嵇富海　姜　虹　蒋宗滨
金孝岠　景　亮　连庆泉　罗朝志　罗佛全　鲁开智　鲁显福　李　洪
李　军　李金宝　李双玲　李文献　李文志　林　函　林财珠　刘　进
刘　宿　刘红亮　刘怀琼　刘克玄　刘学胜　马武华　缪长虹　闵　苏
欧阳文　欧阳葆怡　欧阳铭文　郄文斌　孙建良　佘守章　施　冲
陶　军　田国刚　屠伟峰　王　燮　王东信　王国林　王海云　王建光
王儒蓉　王秀丽　武庆平　项红兵　肖金仿　熊源长　徐国海　徐美英
徐铭军　徐世元　许　华　许学兵　薛富善　鄢建勤　严　敏　杨拔贤
杨天德　易　斌　于泳浩　岳　云　曾维安　曾因明　张励才　张良成
张蓬勃　张文胜　张宗旺　张　野　招伟贤　赵为禄　赵砚丽　钟河江
朱科明　祝胜美　左云霞

参编人员(以姓氏汉语拼音为序)

包 睿	薄禄龙	蔡月娇	陈 兵	陈 博	陈 辉	陈 倩	陈 勇
陈东泰	陈红光	陈红芽	陈万坤	陈兴东	程 怡	程智刚	崔昕龙
杜雪芳	段家祥	段开明	邓希锦	杜 晶	方卫平	封 英	符 强
高 玮	高雅静	耿晓娟	顾 强	韩焕芝	何慧娟	侯金超	胡 蓉
胡 艳	胡宝吉	华 宁	黄 焜	黄立宁	黄清华	黄文广	姜小敢
蒋婧妍	蒋永泼	雷 珊	梁 栋	刘 鹤	刘 劲	刘 力	刘 翔
刘宏伟	刘家欣	刘美军	刘卫峰	刘晓军	刘亚杰	黎 娜	黎 平
李 晨	李 洪	李 晶	李 玲	李 梅	李 偲	李 茜	李 毅
李 芸	李兵达	李瑞平	李双双	李晓强	李星寰	李艳荣	李艳珍
李云胜	卢 波	鲁卫华	吕 娟	马 千	马雷雷	米 颖	磨 凯
莫雪莹	倪 诚	倪文文	甯交琳	潘 鹏	裴东杰	钱 敏	钱怡玲
秦承伟	佘慧钰	宋胜文	孙 梅	谭 玲	谭义文	唐 靖	陶天柱
田 毅	万小健	王 斌	王 彤	王 意	王 芝	王春光	王惠清
王世玉	王素华	王文健	王喜梅	王云姣	魏桂花	温 洪	温仕宏
吴 川	吴 朋	吴德华	吴黄辉	吴婷婷	谢克亮	谢婉丽	解 群
解淑灿	熊 波	熊 军	徐 旷	徐树华	闫 婷	闫巍巍	杨丽娜
杨明媛	杨万超	姚 溪	姚玉笙	叶 靖	易婷婷	于 水	余慧珏
余树春	袁碧英	张 兵	张 凯	张 勤	张 松	张 旭	张国强
张茜茜	张熙哲	张兴彩	张秀丽	张旭彤	张旭宇	张云翔	周 芳
周 军	周 俊	周 林	周 曼	周 阳	周来影	曾 凯	曾秋婷
曾睿峰	赵 怡	赵贤元	钟寅波	邹望远			

前 言

自2006年4月《麻醉学新进展》首次与广大同道见面以来，至今已有7个年头了。7年里，我们共完成了5辑《麻醉学新进展》的编写，总字数约700万字。这其中得到了国内麻醉界诸多前辈、专家与同仁一直以来极大的关心、支持和帮助，在此我们表示真诚的感谢！

编写之初，我们对《麻醉学新进展》内容上的定位是反映国内外麻醉学的最前沿进展，满足广大麻醉学同道、特别是基层麻醉医师“求新和超越”的发展需求，成为麻醉学经典教科书之外的有益补充。7年来，我们坚持了本系列书籍反映麻醉学“新理论、新技术、新疗法和新观念”以及对以往理论和观点“再认识、再提高”的初始编写目的和内容定位；数百万文字里，从临床工作到科研进展，系统地阐述了近年麻醉学发展中所关注的热点、难点以及最新研究成果。每两年出版一次的《麻醉学新进展》已成为广大麻醉工作者的案头书、各级麻醉科带头人的参考书、麻醉相关专业研究生的必读书，得到了业内同行的广泛认同和热烈反响。这是对参与编写的麻醉学前辈、专家学者、工作人员最大的肯定和回报！

在最新一辑的《2013麻醉学新进展》里，我们又邀请了目前国内外在临床和科研方面颇有建树的90余位专家亲自执笔，从麻醉学基础、临床监测、临床麻醉、危重病医学、疼痛诊疗学、麻醉学科建设等6个方面，以提高患者围术期安全性和舒适度、解除患者急慢性疼痛、掌握麻醉学基础研究动态、改进麻醉科管理为主线，组织了100余篇专题文章呈现给广大读者。这些文章中，有的专题延续了前几辑的内容，但又补充了较多进展；有的专题更换了撰写人，从新的角度予以阐述；有的专题是我们根据当前热点，专门约稿而成；不少作者的文中阐述了自己多年的研究结果及临床经验。全书仍保持一贯作风，既有对“新知”的介绍，又有对“旧念”的更新，相信本辑也会如前4辑一样，带给广大读者新的知识和新的思考。

在本书完成之际，我们要感谢为本书赐稿的每一位作者，感谢10多位专家教授在百忙中专程来上海对稿件进行了认真细致的选择与校阅，感谢为本书的组织、校对等工作付出大量辛勤劳动的上海长海医院麻醉科倪文教授以及邹文漪、范晓华、杨涛、孟岩等同志，最后要感谢人民卫生出版社的编辑们，他们在短时间内为高质量地完成该书编辑出版工作作出了巨大奉献。

由于本书内容庞杂、编写时间紧迫、审校人员众多，难免存在诸多不足、疏漏之处，敬请同道不吝赐教、批评指正！

邓小明　姚尚龙　曾因明

2013年1月

目 录

Ⅰ 麻醉学基础

1. 神经科学世纪之问——全麻药物机制研究的否定之路 ……（董海龙） 3
2. 全身麻醉药对中枢神经系统的远期损害 ……（罗佛全 赵为禄 胡艳 李兵达） 7
3. 负调控因子在学习记忆中的意义 ……（赵为禄 张勤 罗佛全） 12
4. 缰核参与感觉及情感调控的研究进展 ……（张松 曹君利） 17
5. NMDA 对神经元毒性可调性机制的研究进展 ……（黄立宁 董振明） 20
6. 麻醉与肿瘤的研究进展 ……（陈东泰 曾维安） 25
7. 术期因素与肿瘤免疫 ……（陈万坤 缪长虹） 31
8. 急性脑缺血对机体免疫系统的影响 ……（李茜 陈兴东 段满林） 38
9. 可溶性晚期糖基化终产物受体与心脏术后急性肺损伤/急性呼吸窘迫综合征 ……（米颖 欧阳铭文） 42
10. 酸敏感离子通道研究进展 ……（高玮 段满林） 46
11. 脊髓背角 NMDA 受体和 $GABA_B$ 受体相互作用的研究进展 ……（吴川 王秀丽） 50
12. 远端缺血处理脑保护的发展史及研究机制 ……（李玲 莫雪莹 王云姣 程智刚 郭曲练） 54
13. 瘙痒机制:麻醉学又一研究新热点 ……（项红兵） 59
14. 疼痛的表观遗传机制与转化医学研究 ……（鲁显福） 64
15. 负性共刺激分子与脓毒症免疫抑制 ……（薄禄龙 李金宝 邓小明） 68
16. 脓毒症发病机制和分子靶向治疗的新视野:SphK1/S1P/S1PR 途径 ……（程宝莉 侯金超 顾强 方向明） 74
17. 阳离子抗菌肽在脓毒症中作用的研究进展 ……（宋胜文 张凯 方向明） 78
18. 预处理及后处理抗肠缺血/再灌注损伤的研究进展 ……（刘克玄 黄文起 李云胜 温仕宏 李毅 刘卫峰 张旭宇 李偲 周军 姚溪 刘家欣） 82
19. LPS 信号通路与 EGFR 信号通路相互关联的研究进展 ……（唐靖 古妙宁） 86
20. TLR4 在继发性急性肺损伤发病机制中的作用 ……（胡蓉 姜虹） 91
21. 氢气对组织器官保护作用的最新进展 ……（黄清华 罗朝志） 96
22. 医用臭氧神经毒性分子机制的初步探讨 ……（李芸 傅志俭） 100
23. 氢气对肺损伤的保护效应及其机制研究进展 ……（陈红光 谢克亮 韩焕芝 于泳浩） 104
24. 富氢液对缺血再灌注损伤的保护作用及研究进展 ……（曾秋婷 段满林） 108
25. 活性氧自由基的信号转导作用及其对神经发生的调节 ……（雷珊 张蓬勃） 111
26. IRE1-XBP1 信号转导通路与天然免疫功能调控的研究进展 ……（钟河江 杨天德） 114
27. 程序性坏死的分子调控机制 ……（谢婉丽 王惠清 武庆平） 118
28. 病理状态对麻醉药物预/后处理心肌保护作用的影响 ……（王斌 张野） 122
29. 阿片受体激动剂与心肌保护作用的研究进展 ……（谭义文 田毅 田国刚） 126
30. Nrf2 在肺部疾病中作用的研究进展 ……（段家祥 甯交琳 鲁开智） 130

31. 锌在缺血和药物预处理心肌保护中作用的研究进展 …………（易婷婷 李洪 杨天德） 134
32. 细胞接触性增殖抑制的信号通路在血管重塑性疾病中的调控作用机制的研究进展 ……（袁碧英 易斌 鲁开智） 138
33. 右美托咪啶对脑内炎症的影响及可能机制 …………（嵇富海 蔡月娇） 142
34. 右美托咪啶对中枢神经系统作用的研究进展 …………（熊波 缪长虹） 145
35. 右美托咪啶对机体各器官的作用与影响 …………（陈倩 顾健腾 鲁开智） 149
36. 丙泊酚对神经干细胞发育的调控作用 …………（高雅静 林函 连庆泉） 152
37. 紧密连接影响血管通透性信号通路的研究 …………（张兴彩 武庆平） 156
38. 调控内皮细胞向间充质细胞分化的信号转导通路的研究进展 …………（陈兵 易斌 鲁开智） 160
39. 术后认知功能障碍与炎症反应关系的研究现状 …………（何慧娟 王彤 王意 段开明 欧阳文） 163
40. 多聚 ADP 核糖聚合酶-1 在神经系统疾病中的研究进展 …………（刘宏伟 华宁 于泳浩） 168
41. 高迁移率族蛋白 B1 调节自噬在神经退行性疾病的作用研究进展 …………（周俊 马千 曹红 李军） 171
42. 线粒体转录因子 A 研究进展 …………（何锟） 175
43. HPS 分子机制的研究进展 …………（王芝 易斌 鲁开智） 178
44. 信号转导与转录活化蛋白 STAT3 在神经干细胞发育中的影响 …………（刘劲 林函） 181
45. 疼痛相关的基因多态性研究进展 …………（张良成） 185
46. 自噬，神经退行性疾病与术后认知功能障碍 …………（黎平 闵苏） 189
47. 氯胺酮抗抑郁作用进展 …………（李晶 陈向东） 193
48. 施万细胞在神经病理性疼痛中的作用 …………（魏桂花 左云霞 刘进） 196
49. HCN 离子通道与疼痛的研究进展 …………（赵怡 陈向东） 200
50. TRPV1 受体和疼痛的研究 …………（张茜茜 张文胜） 203
51. K_{ATP}通道参与痛觉调控的研究进展 …………（张秀丽 张励才） 206
52. 中脑腹侧被盖区多巴胺系统参与慢性疼痛的研究进展 …………（李晨 曹君利） 209
53. HCN 通道特征及其在疼痛中的研究进展 …………（刘美军 曹君利） 212
54. 电压门控型钠通道 1.7 和 1.3 与疼痛 …………（闫巍巍 张励才） 216
55. 神经病理性疼痛持续化与慢化的解剖学基础及其分子机制 ……（张励才 鲁显福 周芳 刘鹤 张宗旺 秦承伟 梁栋 杜晶 耿晓娟 王素华 吴婷婷 王春光） 221
56. 神经病理性疼痛蛋白质组学研究进展 …………（邹望远 郭曲练） 226
57. PI3K-Akt-mTOR 信号转导通路与病理性疼痛的研究进展 …………（李双双 许华） 233
58. 神经病理性疼痛中脊髓小胶质细胞活化的分子机制 …………（卢波 孙建良） 237
59. JAKs-STATs 信号通路与神经病理性疼痛 …………（周林 李军 曹红） 241
60. 胆碱受体异质化对危重病患者肌松药药效学影响的机制研究 …………（刘力 闵苏） 245

Ⅱ 临床监测

61. 脑电双频谱指数监测：进展与争议 …………（陈勇 余守章 许学兵） 251
62. 光电容积脉搏波用于全麻镇痛监测的研究进展 …………（封英 陈新忠） 255
63. 连续性无创血红蛋白监测的临床应用及进展 …………（李艳荣 曾睿峰 连庆泉） 259
64. 术中神经电生理监测在脊柱手术中的应用 …………（于水 严敏） 262

Ⅲ 临床麻醉

65. 褪黑素对麻醉手术后神经保护作用的研究进展 …………（刘亚杰 倪诚 周阳 钱敏 郭向阳） 269
66. 困难气道处理 ABS 安全快捷流程 …………（马武华） 274
67. 气管插管深度的判断 …………（王文健 王儒蓉） 278
68. 视频喉镜应当替代直接喉镜吗？正反两方面的辩论 …………（薛富善 程怡） 281
69. 成年患者紧急经皮气道的设备与策略 …………（薛富善 崔昕龙 程怡 李瑞平 熊军） 286

70. 全麻期间机械通气的策略 ……（杨拔贤） 300
71. 单肺通气的通气策略进展 ……（张熙哲　杨拔贤） 303
72. 损伤控制:创伤救治与麻醉处理的重要原则 ……（葛衡江） 306
73. 新型气体信号分子——氢气:最新进展及医学应用前景 ……（谢克亮　王国林　于泳浩） 315
74. 手术和麻醉对患者远期预后的影响 ……（卞金俊　万小健　邓小明） 321
75. 局麻药神经毒性的研究进展 ……（吴黄辉　陈国忠） 327
76. 小儿困难气管插管的处理 ……（程怡　薛富善　李瑞平　崔昕龙　王世玉） 332
77. 儿童快速顺序诱导插管临床进展 ……（李星寰　李晓强　左云霞） 341
78. 小儿肺隔离技术的应用进展 ……（叶靖　张国强　欧阳葆怡　古妙宁） 347
79. 小儿气道异物麻醉:现状与挑战 ……（张旭　李文献） 353
80. 超声引导下腹横肌平面神经阻滞在小儿麻醉中的应用 ……（王夑　谭玲　姚玉笙） 356
81. 瑞芬太尼在小儿的临床应用 ……（黄文广　曾睿峰　连庆泉） 360
82. 右美托咪啶与小儿癫痫外科 ……（孙梅　施冲） 366
83. 病理状态与麻醉剂介导的心脏保护作用的研究进展 ……（马雷雷　严敏） 370
84. 严重脓毒症和脓毒性休克患者的麻醉处理 ……（胡兴国　张云翔） 374
85. 围手术期液体治疗制剂研究进展 ……（胡宝吉　许华） 384
86. 围手术期液体治疗策略进展 ……（鲁显福　曾因明） 388
87. 围手术期目标导向液体治疗研究新进展 ……（曾凯　李艳珍　林财珠） 392
88. 围手术期高血糖研究进展 ……（潘鹏　邓希锦　李文志） 397
89. 从如何合理用血到患者血液管理 ……（徐国海　余树春） 404
90. 神经外科唤醒麻醉新进展 ……（王海云　王国林　于泳浩） 408
91. 高碳酸血症对中枢神经系统的作用 ……（刘翔　杨万超　周曼　张兵　李文志） 412
92. 肥胖患者静脉麻醉药剂量应用进展 ……（磨凯　徐世元） 416
93. 急性创伤性休克凝血病的研究进展 ……（刘宿　刘怀琼） 420
94. 肝移植术中乳酸代谢及电解质变化的研究进展 ……（肖金仿　刘晓军） 425
95. 内镜手术灌注液吸收与麻醉管理 ……（蒋婧妍　李军） 429
96. 脊麻-硬膜外联合麻醉剖宫产低血压原因分析 ……（徐世元） 432
97. 血小板减少产妇剖宫产的麻醉选择和处理 ……（徐铭军） 435
98. 瘢痕子宫剖宫产麻醉的几个问题 ……（柴小青　陈昆洲） 438
99. 超声引导下血管穿刺国际循证建议解读 ……（胡宝吉　薄禄龙　李金宝　邓小明） 442
100. 腹主动脉球囊阻断技术的应用范围及效果评价 ……（钟寅波　严敏） 448
101. 麻醉与眼内压的研究进展 ……（杜雪芳　徐树华　赵砚丽） 451
102. 全身麻醉或硬膜外麻醉对蒽环类药物化疗患者心肌影响的研究进展 ……（余慧珏　何并文） 454
103. 右美托咪啶在清醒开颅手术中的应用 ……（倪文文　李金宝） 460
104. 拔管后喘鸣的预防和治疗策略 ……（陈辉　解群　朱科明） 464
105. 术后尿潴留的临床研究进展 ……（陶天柱　薄禄龙　李金宝　邓小明） 467
106. 阿片类药物诱发5-羟色胺综合征——麻醉医师不可忽视的问题 ……（姜小敢　鲁卫华　金孝岠） 473
107. 术后认知功能障碍研究相关的神经心理学概念 ……（黎娜　侯炯） 478

Ⅳ　危重病医学

108. 国际拯救严重脓毒症运动10年回顾:停止还是前行? ……（景亮） 485
109. ARDS的新定义与机械通气策略 ……（李双玲） 488
110. 严重感染和感染性休克患者液体复苏的胶体液选择 ……（闫婷　王东信） 493
111. 急性肺损伤临床监测及预测的研究进展 ……（陶军） 496
112. 后抑肽酶时代抗纤溶的困惑与展望 ……（招伟贤） 501
113. 肺切除术患者围手术期房颤的研究进展 ……（赵贤元　皋源　杭燕南） 508

114. 脓毒症相关高胆红素血症的研究进展 …… (吴德华 徐美英) 513

V 疼痛诊疗学

115. 布托啡诺与其他阿片类药物的联合应用 …… (蒋永泼 张旭彤 李军) 519
116. 吸烟与疼痛:从基础到临床研究进展 …… (张宗旺 傅志俭) 522
117. 雌激素及其受体参与疼痛调控的研究进展 …… (钱怡玲 曹君利) 527
118. 镇痛/伤害性刺激平衡指数:应用心率变异性分析评价镇痛程度 …… (杨丽娜 温洪 岳云) 531
119. 术后镇痛对肿瘤患者围手术期免疫功能的影响 …… (陈博 刘红亮) 534
120. 腹横肌平面阻滞在腹部手术术后镇痛中的应用 …… (陈红芽 徐铭军) 538
121. 围手术期镇痛方式选择与开胸术后慢性疼痛 …… (徐旷 李梅 祝胜美) 545
122. 新生儿手术后镇痛临床进展 …… (黄焜 李晓强 左云霞) 549
123. 神经病理性疼痛诊断与治疗进展 …… (吕娟 熊源长) 553
124. 带状疱疹后遗神经痛的病理生理及治疗策略 …… (裴东杰 周来影 王喜梅 程智刚 王云姣 鄢建勤 郭曲练) 557
125. 超声引导下的神经阻滞技术在颈腰痛疾病中的应用进展 …… (解淑灿 王建光) 561
126. 痛性糖尿病神经病变的诊治进展 …… (包睿 熊源长) 564
127. 鞘内药物输注系统用于癌痛治疗时患者和药物的选择 …… (冯智英) 569
128. 骨质疏松症疼痛的治疗新进展 …… (符强 蒋宗滨) 573
129. 加巴喷丁和普瑞巴林用于治疗外科手术后疼痛的研究进展 …… (杨明媛 韩如泉) 577

Ⅵ 麻醉学科建设

130. 我国医院麻醉科开展疼痛诊疗工作的思考 …… (曾因明) 583
131. 加强麻醉科住院医师规范化培训中的自身安全教育 …… (刘翔 杨万超 周曼 张兵 李文志) 585
132. 麻醉专业住院医师专业素质培训及课程设想 …… (刘学胜 鲁显福 方卫平) 588
133. 麻醉科在加速患者术后康复过程中的作用与地位 …… (郄文斌 屠伟峰) 591
134. 模拟临床危机事件的情景模式在麻醉科住院医师教学中的研究进展 …… (吴朋 刘宿) 597

Ⅰ 麻醉学基础

1. 神经科学世纪之问
——全麻药物机制研究的否定之路

1846 年乙醚被成功应用于手术麻醉后,才真正诞生了现代意义上的手术外科学。在其后的 100 多年间,各类新型吸入麻醉药物相继诞生。时至今日,全球每年有近 2 亿人接受不同类型的手术治疗,其中的绝大多数都需要使用全麻药物。然而,全麻药物,尤其是吸入麻醉剂如何发挥麻醉效应,如何实现可逆性意识消失(loss of consciousness,LOC)却一直未得到合理解释。这一问题不仅在麻醉学界,同时也已成为神经科学界一个备受关注的研究课题。2005 年 Science 杂志更是将"全麻药的作用原理?"列入了 125 个当今科学界亟待解决的重要科学问题之一,并指出解决这个问题的艰巨性:"科学家正在研究麻醉药物对单个神经元的作用,但是探索麻醉药物如何引起意识的消失将会十分困难"。同时,由于全麻及其觉醒机制又与睡眠、意识形成、生物节律周期等多种神经功能密切相关,因此揭示其机制将对神经科学领域的其他功能研究起到深远影响。正如 Nature 杂志综述中所说:理解全麻药物作用的分子机制是神经科学领域的关键科学问题。160 余年来,科学家对全麻机制的探索与发现,是在不断否定前人论断与理论基础上,不懈求索之路。

一、非特异性学说一统天下——"一元论"世纪

在 1942 年之前,医学界所实施的外科操作必然伴随着剧烈的疼痛,因此无法成为一种主流的医学模式。在 19 世纪当乙醚、氯仿等吸入性麻醉剂的麻醉作用相继发现之后,有关全麻药物作用机制的探索就一直是麻醉学和神经科学工作者关注的重点。先后曾有近百种学说被提出,这些学说基本倾向于将全麻药物的作用机制归因于单一因素,其中以"脂质学说"为代表的"非特异性学说"最为经典,也称为 Meyer-Overton 一元学说。这一学说自提出后,一直是全麻药物作用机制理论的主流观点。

"非特异性学说"主要认为,全麻药物(特别是吸入性全麻药物)的麻醉效能与药物的脂溶性成正相关,也就是说油气分配系数越高,吸入麻醉剂的 MAC 值就越低。这一学说在很长一段时间内一直被人们视若真理,因为每一种新发现的药物都不能脱离这一规律(图 1-1)。

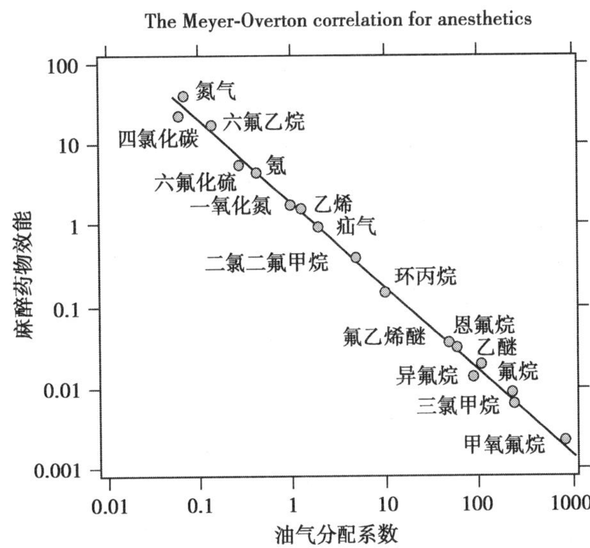

图 1-1　麻醉药物效能与油气分配系数的相关性

然而,一元论学说无法解释一些特殊的现象,如全麻药物空间构象变化,膜密度和流动性变化对药物效能的影响。尤其是一些氟醚类吸入麻醉药、丙泊酚、依托咪酯等新的麻醉药物出现后,这些问题越来越需要找到答案。研究者发现,这些药物的空间构象发生变化后,虽然脂溶性等理化特性变化不大,但其麻醉效能发生了显著的变化,有时旋光性的变化会导致麻醉效能相差超过 10 倍。那么,用何种机制来解释这一现象呢?

二、特异性学说的提出——"蛋白质特异"学说

很长一段时间,研究者对"非特异性"作用学说进行了

验证和探索,但直到20世纪80年代初才获得突破。Franks等的研究小组首先发现,全麻药物可能是直接作用于离子通道和受体蛋白而产生作用的,从而提出全麻药物可能有其特异性作用位点。Franks等利用一个简单的实验,证明全麻药物具有特异性作用位点。荧光素和萤火虫荧光素酶结合后,会产生荧光,而当在这一实验体系中加入吸入性麻醉剂氟烷后,由于氟烷可以特异性结合到荧光素酶的结合位点,因此荧光消失。用这一例证,Franks教授等确立了全麻药物作用机制的"蛋白质学说",从而结束了"非特异性学说"长达一个世纪的统治。其后,一些与全麻药物作用相关的特异性分子或通路相继被证实,一些与麻醉相关的脑功能区域也逐渐被发现,这些递质及其通路被证实参与全麻药物的作用机制调控。大量的研究证据说明,全麻药物在中枢无论从核团、递质及分子水平,均具有特异性的作用靶点。这些新发现从而在理论上结束了"非特异性"学说时代。然而,"特异性学说"的提出,距离完全揭开扑朔迷离的全麻药物作用机制的面纱还任重道远。截至目前,已有约30种可能与全麻机制相关的离子通道被发现,提示麻醉效应的调控涉及多个神经活性物质和通路。由于单一的离子通道学说无法对全麻药物的复杂作用,尤其是吸入性麻醉药作用的多样性机制作出合理解释,因而越来越多的学者倾向于使用网络调控学说对全麻机制进行阐述。网络调控学说认为,一些兴奋性递质如谷氨酸、乙酰胆碱(ACh)等的释放抑制,γ-氨基丁酸(GABA)等抑制性递质释放增加主要参与麻醉效应的产生和维持。我们研究小组在研究中进一步却发现全麻药物引起的麻醉—觉醒调节中不同功能脑区的谷氨酸与GABA水平可呈现完全相反的变化,并以此在国际上提出全麻药物对神经递质及神经元的调节可能具有"双重性"作用特点,即某一核团递质水平变化取决于该核团在整个调控神经网络中的作用。这一发现引起了学术界的广泛关注,对传统认为特定递质水平的整体变化决定麻醉-觉醒状态切换的理念提出严重挑战,也从另一个侧面佐证了全麻药物的作用调控更多依赖于决定其麻醉-觉醒转化的神经信号通路及其组成核团在不同脑区的异质性作用。

三、全麻作用于睡眠作用之间的相似性——睡眠-觉醒网络调控的作用

在全麻药物的作用过程中,安全可逆的意识消失与恢复是其最重要的药效部分,而这一现象与人体的正常生理功能——睡眠与觉醒有着相似的特征,因而睡眠-觉醒机制的知识积累,对于全麻机制的研究具有借鉴作用。应用PET技术在人体进行的研究显示,与睡眠状态下相似,麻醉药物诱导的意识消失时,脑血流呈现下降趋势,且这种脑血流下降的水平在脑不同区域存在差异。研究结果显示,全麻药物如丙泊酚、七氟烷和氙气诱导的意识消失状态下,网状上行激活系统相关的丘脑和中脑一些结构区,以及相应的皮层区(楔前叶、后扣带回、楔状叶等)活动被抑制。同时,影像学研究结果显示丘脑区域的葡萄糖代谢水平在全麻药物诱导的意识消失状态下明显降低。功能影像学研究的结果比较分析显示,虽然略有不同,但麻醉状态下与非快速动眼睡眠[Non rapid-eye-movement(NREM)sleep]状态下大脑一些核团的功能影像学变化趋势相似,两种状态下丘脑、前脑基底、额叶及顶叶皮层等区域均呈现活动抑制。进一步研究证实,在麻醉及深睡眠状态下,多模相关皮质(polymodal association cortices)区的抑制要比单模相关皮质(unimodal association cortices)显著。观察发现,在麻醉及睡眠所引起的意识消失状态下,机体会对一些外部刺激(如高分贝噪音)产生初级反应,但由于其高级整合中枢功能区域活动被抑制,因此无法对外界刺激作出有意义的回应。这些高级信息整合区域(如大脑中负责对周围环境进行监视的楔前叶区皮层)的活性在全麻药物或深睡眠所引起的意识消失状态下被严重抑制。除了生理表现及功能影像学研究显示睡眠和全麻药物引起的意识消失间具有相似性之外,两种状态下脑电图(EEG)特征的相似性也更为支持其机制具有共同点。

在中枢神经系统,尤其是在大脑中,已有研究证实存在多个与睡眠-觉醒调节相关的神经递质系统,其中包括GABA能系统(GABA system)、胆碱能上行觉醒系统(cholinergic ascending arousal system)、组胺能系统(histamine system)、去甲肾上腺素能系统(noradrenergic system)、多巴胺能系统(dopamine system)等。这些神经信号通路均被证实对睡眠-觉醒具有重要的调节作用。在同一神经系统中,相互关联的几个核团间通过投射联系,共同构成一个发挥相同作用的神经通路(neuronal pathway)。目前已知的较为重要的有以VLPO为核心的GABA能系统、以结节性乳头体核(TMN)为核心的组胺能系统,及orexin能神经系统等。这些神经通路间又通过相互交汇的核团或相互调节的相邻核团发生多重联系,共同构成睡眠与觉醒调控网络。在这些神经递质系统中,GABA和组胺能系统被认为最为重要。对其在不同麻醉药如静脉麻醉药丙泊酚和吸入性麻醉药异氟烷的意识消失效应中的作用和机制的研究已经获得了大量的资料(图1-2)。

Nelson等发现,如果将GABA受体抑制剂Gabazine注射到TMN核团周围(histamine神经元所在部位),可以阻止静脉麻醉药丙泊酚所诱导的翻正反射消失(LORR)出现,也即阻止了丙泊酚麻醉作用的产生。对GABA受体β3亚型进行特异性突变敲入(β3N265M)后,小鼠脑内Pef区和TMN区GABAergic抑制性突触后电流(IPSCs)对于丙泊酚的敏感性明显下降。大量新的研究也证实,吸入麻醉剂如异氟烷的麻醉作用同样是通过GABA能神经系统作用,抑制兴奋性信号的上传而发挥作用的。研究显示,GABA-α受体α4亚型敲除的小鼠对异氟烷麻醉作用出现明显抵

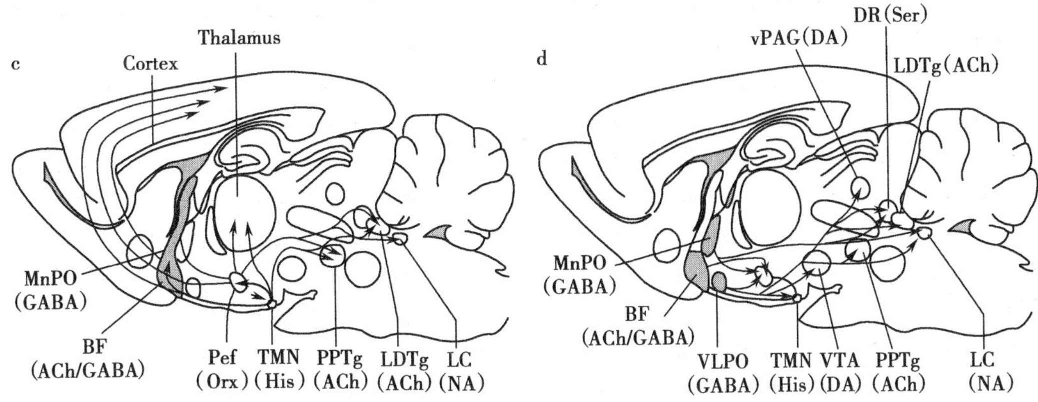

图 1-2 参与睡眠-觉醒调控的神经信号通路示意图

抗，表现为出现意识消失的药物浓度明显增加。

下丘脑外侧区的 orexin 能神经元在觉醒调控中的作用受到重视。Orexin 能神经元仅主要分布于下丘脑后外侧区的穹隆周围，向后延伸到乳头体区。Orexin 神经元虽然数目不多（仅数千个），但其神经投射可到达多个脑功能区，包括皮层、前脑、丘脑等与觉醒调节密切相关的区域。研究显示，orexin 的功能除了对饮食的调节外，还与睡眠和觉醒的调节密切相关。敲除 orexin 基因可在小鼠成功模拟出发作性睡眠模型，更进一步证实了 orexin 的睡眠觉醒调节作用。Espana 等利用自由活动大鼠模型和遥控微量注射技术研究发现，双侧前脑基底部注射 orexin 可明显增加动物生理周期中的觉醒时间。一系列相关研究也证实 orexin 系统不仅自身参与觉醒的调控，同时与其他参与觉醒调控神经递质系统（组胺、去甲肾上腺素等）之间也具有相互调节作用。我们研究团队对 orexin 在全麻药物中的作用机制进行了开创性的研究。在构建的 free-moving 大鼠模型上，利用定位核团微量注射及微透析结合 HPLC 技术，发现在前脑基底部微注射 orexin 可以部分逆转异氟烷的麻醉作用。进一步研究发现，orexin 前脑基底部微注射同样可以部分逆转七氟烷麻醉下的脑电波形变化，同时应用激动剂（orexin A 及 orexin B）或拮抗剂（SB334867-A）激活或抑制 orexin 受体可以缩短或延长七氟烷麻醉后的觉醒时间。这一发现，为 orexin 参与吸入性麻醉药的麻醉作用提供了有力的证据，引起了学术界的广泛关注。Keltz 等利用基因敲除小鼠研究进一步证实了我们的发现，该小组研究显示，敲除 orexin 基因的 orexin/ataxin3 小鼠异氟烷及七氟烷麻醉后觉醒时间明显延长。

四、小　结

全麻机制的探索，对于麻醉管理、麻醉安全和麻醉新药的开发至关重要。然而，人们对全麻药物作用机制的认识还很不足，解开这一世纪神经科学之谜的道路任重而道远。值得我们深入思考和阐明的问题有很多，如何理解全麻药物作用具有多样性特征这一现象，在网络调控中谁是主导麻醉与觉醒间相互转换的核心，同一递质或通道是否在不同条件下可能发挥不同作用，这些问题都没有确切答案。因此，未来需要引入新的手段阐释其机制，为阐明参与全麻药物作用机制的中枢神经网络功能组成（functional organization）和找到相互联系的关键神经信号通路提供思路。

（董海龙）

参 考 文 献

1. Kennedy D, Norman C. What don't we know? Science, 2005,309(5731):78-102
2. Rudolph U, Antkowiak B. Molecular and neuronal substrates for general anaesthetics. Nat Rev Neurosci, 2004, 5(9): 709-720
3. Franks NP, Lieb WR. "Do general anaesthetics act by competitive binding to specific receptors?" Nature, 1984, 310: 599-601
4. Franks NP, Lieb WR. Seeing the light: protein theories of general anesthesia. Anesthesiology, 2004, 101(1): 235-237
5. Franks NP. "Molecular targets underlying general anaesthesia." British Journal of Pharmacology, 2006, 147: 72-81
6. Dong HL, Fukuda S, Murata E, et al. Excitatory and inhibitory actions of isoflurane on the cholinergic ascending arousal system of the rat. Anesthesiology, 2006, 104(1): 122-133
7. Fiset P. Brain mechanisms of propofol-induced loss of consciousness in humans: a positron emission tomographic study. J Neurosci, 1999, 19: 5506-5513
8. Laitio RM. Effects of xenon anesthesia on cerebral blood flow in humans: a positron emission tomography study. Anesthesiology, 2007, 106: 1128-1133
9. White NS, Alkire MT. Impaired thalamocortical connectivity in humans during general anesthetic induced unconsciousness. Neuroimage, 2003, 19: 402-411

10. Jones BE: Arousal systems. Front Biosci, 2003, 8: s438-451
11. Nelson LE, Guo TZ, Lu J, et al. The sedative component of anesthesia is mediated by GABAA receptors in an endogenous sleep pathway. Nature Neuroscience, 2002, 5: 979-984
12. Zecharia AY, Nelson LE, Gent TC, et al. The involvement of hypothalamic sleep pathways in general anesthesia: testing the hypothesis using the GABAA receptor beta3N265M knock-in mouse. J Neurosci, 2009, 29(7): 2177-2187
13. Ogawa SK, Tanaka E, Shin MC, et al. Volatile anesthetic effects on isolated GABA synapses and extrasynaptic receptors. Neuropharmacology, 2011, 60(4): 701-710
14. Rau V, Iyer SV, Oh I, et al. Gamma-aminobutyric acid type A receptor alpha 4 subunit knockout mice are resistant to the amnestic effect of isoflurane. Anesth Analg, 2009, 109(6): 1816-1822
15. Sakurai T. The neural circuit of orexin(hypocretin): maintaining sleep and wakefulness. Nat Rev Neurosci, 2007, 8(3): 171-181
16. Sakurai T, Mieda M, Tsujino N. The orexin system: roles in sleep/wake regulation. Ann N Y Acad Sci, 2010, 1200: 149-161
17. Espana RA, Baldo BA, Kelley AE, et al. Wake-promoting and sleep-suppressing actions of hypocretin(orexin): Basal forebrain sites of action. Neuroscience, 2001, 106: 699-715
18. Anaclet C, Parmentier R, Ouk K, et al. Orexin/hypocretin and histamine: distinct roles in the control of wakefulness demonstrated using knock-out mouse models. J Neurosci, 2009, 29(46): 14423-14438
19. Dong H, Fukuda S, Murata E, et al. Orexins increase cortical acetylcholine release and electroencephalographic activation through orexin-1 receptor in the rat basal forebrain during isoflurane anesthesia. Anesthesiology, 2006, 104(5): 1023-1032
20. Dong H, Niu J, Su B, et al. Activation of orexin signal in basal forebrain facilitates the emergence from sevoflurane anesthesia in rat. Neuropeptides, 2009, 43(3): 179-185
21. Kelz MB, Sun Y, Chen J, et al. An essential role for orexins in emergence from general anesthesia. Proc Natl Acad Sci USA, 2008, 105(4): 1309-1314

2. 全身麻醉药对中枢神经系统的远期损害

传统观念认为全身麻醉是“完全可逆的”。但近年来的研究提示，发育中的啮齿类动物大脑暴露于阻滞 NMDA 受体或激动 GABA 受体的全身麻醉药可引起广泛的脑细胞凋亡，对机体的中枢神经系统及其功能有永久性的损害。这引起了麻醉学者的重视。2007 年美国食品药品管理局（FDA）据此提出期望与麻醉协会和药品生产商合作制定相关策略，以进一步评价全身麻醉药在新生儿和年幼儿童中的安全性，并为临床医师在制订儿科麻醉方案时提供指导依据。本文就其研究进展进行综述。

一、全身麻醉药对中枢神经元的远期损害

（一）静脉全身麻醉药对中枢神经元的影响

体外实验发现，丙泊酚能够减少培养神经细胞中的 GABA 能神经元，长期使用还会促进神经胶质细胞死亡，这提示丙泊酚对神经系统发育具有不利的影响。给刚出生 7d 的 SD 大鼠腹腔注射丙泊酚，每次 50mg/kg，出现体动后每次追加 50mg/kg，追加次数最多的组共追加了 3 次，丙泊酚总剂量为 200mg/kg，最后一次注射后 2h，取标本观察新生鼠海马 CA1 区的神经元超微结构、CA1 区的神经元变性情况、海马内存活素和金属蛋白酶-3 及其 mRNA 表达水平。结果发现，丙泊酚总量 100mg/kg 组新生鼠海马 CA1 区神经元出现核空泡化，200mg/kg 组神经元出现核破裂、染色质浓缩和凋亡小体；在 50mg/kg、100mg/kg 以及 200mg/kg 组新生鼠，变性神经元数量依次增多；在所有组中，200mg/kg 组新生鼠金属蛋白酶-3 mRNA 及其蛋白质表达量最高，而存活素 mRNA 及其蛋白质表达水平则最低。这些结果表明，大剂量丙泊酚可破坏新生 SD 鼠海马神经元结构、诱发神经元变性，增加其海马区金属蛋白酶-3 活性，抑制存活素的表达量。分离孕 17d 胎鼠的皮质神经祖细胞，用不同浓度（0～100μM）的氯胺酮共培养 24h 以观察氯胺酮对其发育影响的量-效关系，并用浓度为 10μM 的氯胺酮共培养不同时间（0～48h）以观察氯胺酮对其发育影响的时-效关系。结果发现，氯胺酮未引起胎鼠皮质神经元祖细胞凋亡或坏死；100μM 氯胺酮培养 24h 或 10μM 氯胺酮培养 48h 可显著抑制胎鼠皮质神经元祖细胞的增殖；实验中所有浓度的氯胺酮培养 24h 后均可明显促进胎鼠皮质神经元祖细胞的分化。这些结果表明，临床浓度的氯胺酮不会引起胎鼠皮质神经元祖细胞死亡，但可抑制其增殖并促进其分化，提示孕期或新生儿期接触氯胺酮可改变神经元的形成和其后的大脑发育。

（二）吸入全身麻醉药对中枢神经元的影响

动物实验发现，临床剂量（0.75、1.0 或 1.5 vol%）的异氟烷呈现剂量依赖模式诱导新生大鼠神经元凋亡降解，最敏感的区域是丘脑背侧核和前腹侧核，这两个区域神经元的凋亡率较对照组分别增加 16 倍和 9 倍。Andreas 等的实验结果显示，出生 10d 的新生大鼠异氟烷麻醉 1h 后其神经元即可发生变性。与异氟烷常规深度（1.0MAC）镇静相比，异氟烷深度镇静（1.67MAC）可引起颅脑损伤大鼠神经元变性并使其预后恶化，提示全麻药对神经元的损害与剂量有关。七氟烷和地氟烷对中枢神经系统的影响亦引起了人们的重视，蛋白质组学分析发现，短期使用地氟烷即可长时间地改变大鼠脑细胞内部分蛋白质的表达，这提示吸入麻醉药物可能对神经系统具有远期影响。

（三）复合全身麻醉对中枢神经元的影响

复合全身麻醉对中枢神经系统的损害较单一全身麻醉更为严重。Vesna 等给出生 7d 的小鼠联合应用儿科麻醉中常用的麻醉药（咪达唑仑、氧化亚氮和异氟烷），剂量为可维持外科麻醉期的剂量，连续使用 6h，结果发现腹腔注射 9mg/kg 咪达唑仑后吸入 0.75% 的异氟烷 6h，其诱导神经元凋亡的作用较单独吸 0.75% 的异氟烷明显增强，主要发生在丘脑背侧核、前腹侧核和大脑顶部皮质。在此基础上吸入 75 vol% 氧化亚氮（即 9mg/kg 咪达唑仑+0.75 vol% 异氟烷+75 vol% 氧化亚氮），可导致丘脑和大脑顶部皮质发生更严重的神经元凋亡，在大脑其他区域也可见中重度的神经元凋亡。一项使用新生猪进行的前瞻性、双盲、随机对照实验发现，1.0MAC 异氟烷+70% 氧化亚氮+30% 氧麻

醉10h在宫内生长迟缓新生猪中引起的神经细胞凋亡率比正常新生猪明显增多。在与人类关系较近的灵长类动物中亦有类似发现，出生后5～6d的恒河猴接触70%氧化亚氮或1.0%异氟烷或70%氧化亚氮+1.0%异氟烷麻醉（麻醉深度为外科麻醉期）8h和6h后测定神经毒性效应，结果发现单独接受氧化亚氮或异氟烷无明显的神经毒性效应；但是接受70%氧化亚氮+1.0%异氟烷麻醉的恒河猴前额皮质、颞回和海马区则发生了明显的神经损害，电镜显示前额皮质细胞出现典型的细胞质肿胀和胞核浓缩，表明大脑发育中的恒河猴长时间接触氧化亚氮+异氟烷复合麻醉可引起神经元损害，表现为细胞凋亡和坏死，提示复合全身麻醉对中枢神经元的损害较单一全身麻醉药更严重。

二、全身麻醉对机体学习记忆的远期损害

全身麻醉对直接接受麻醉者自身（以下简称机体）学习记忆的远期损害，既有动物实验研究结果，亦有相应的临床证据。

全身麻醉对机体学习记忆功能远期损害的动物实验结果。有实验给成年雄性恒河猴肌注不同剂量的氯胺酮（分别为0.3、1.0、1.78mg/kg），然后对其学习记忆功能进行了评估，结果显示，氯胺酮以量-效依赖方式损害恒河猴的隐匿台定位航行（DMS）和空间搜索（SOSS）能力，同时对反应时间（RT）和双手运动协调（BMS）能力显示出明显损害作用，提示亚麻醉浓度的氯胺酮可影响恒河猴的认知功能。动物实验发现，异氟烷在年幼和老年动物中均可引起长时间的记忆功能损害。等效剂量的地氟烷（8%）比等效剂量的七氟烷（3%）和异氟烷（2%）引起出生6d小鼠神经细胞凋亡更严重，这些小鼠成年后存在长程记忆损害，地氟烷引起的工作记忆损害较等效剂量七氟烷和异氟烷严重。表明等效剂量的地氟烷、七氟烷和异氟烷中，地氟烷引进新生小鼠神经元凋亡最严重，对其成年后工作记忆的损害亦最严重。全麻药对动物学习记忆的远期损害存在年龄差异。有研究将青年（3月龄n=25）和中年（12月龄n=20）雄性SD鼠随机分为异氟烷（1MAC）麻醉4h组和对照组，麻醉后1周用水迷宫试验测定空间学习和记忆功能，于麻醉后4周对中年鼠的记忆功能进行再次测定以评估期长期记忆功能。结果发现，异氟烷对两组的学习功能无明显影响，异氟烷可损害青年鼠学习后24h的记忆贮存功能，对中年鼠则无明显损害，与对照组比，麻醉后4周，中年鼠对之前平台所在位置无明显记忆。这些结果表明，异氟烷麻醉可致青年鼠1周后的记忆贮存功能损害，并可导致成年鼠4周后的轻度的记忆损害。用1MAC的异氟烷麻醉16月龄老年大鼠4h，16h后测定脑细胞死亡情况、麻醉后4d观察海马齿状回祖细胞增殖情况、麻醉后5d测定神经元分化情况、麻醉后5周计算神经元的存活率，麻醉后4月评估学习记忆功能。结果发现，细胞死亡零星可见，与对照组间无明显差异。海马神经元祖细胞增殖、神经元分化、新神经元存活率和远期学习记忆方面均未发现明显差异。因此，认为该浓度的异氟烷4h不影响老年大鼠的脑细胞死亡、海马神经发生和远期神经认知功能。这些研究结果提示，异氟烷麻醉对学习记忆的远期损害在不同年龄群体中存在较大的差异性，需要进一步深入研究。

全身麻醉对人学习记忆功能的远期影响。一项由欧洲8个国家13所医院联合进行的调查表明，在1218例非心脏手术患者中，术后7d术后认知功能障碍（POCD）的发生率为25.8%，术后99d为9.9%，同期进行的176例对照组认知功能下降分别为3.4%和2.8%，具有显著的统计学差异。Kotiniemi等采用问卷调查的方法，由患儿父母评价术后1天、1周和1月的行为学变化，发现硫喷妥钠组有59%、氟烷组有50%、甲基戊巴比妥组有58%出现过行为的异常改变。这些结果表明，全身麻醉对直接接受全身麻醉的患者认知功能有远期损害作用。2012年报道的一项随机对照临床试验中，921例老年非心脏手术患者随机分为BIS指导麻醉深度调节组（BIS组）和常规指导麻醉深度调节组（常规组）。BIS组手术期间麻醉深度BIS值维持在40～60；常规组术中也监测BIS值，采用双盲法根据传统的临床体征和血流动力学参数进行麻醉深度调节。由一个神经心理学组于术前、术后1周和术后3个月进行神经心理测试，测试结果与同期匹配的非手术患者进行比较，并测定术后谵妄情况。结果发现，麻醉维持期间常规组BIS值中位数为36（31～49），明显低于BIS组53（48～57）。BIS组丙泊酚用量减少了21%，吸入麻醉剂用量减少了30%。BIS组谵妄发生率为15.6%，明显低于常规组24.1%。虽然术后1周两组的认知功能相似，但术后3个月BIS组POCD的发生率明显低于常规组（10.2% vs 14.7%，校正后几率为0.67，95%的可信区间为0.32～0.98，$P=0.025$）。这些结果表明，BIS指导麻醉深度调节可减少麻醉剂用量，并可减少术后3个月的POCD发生率，每1000例行大手术的老年患者中，将麻醉深度BIS值维持在40～60可防止23例患者发生POCD，防止83例患者发生术后谵妄。提示，全身麻醉导致的远期认知功能障碍与全麻药之间存在量-效关系。丹麦学者将319例年龄中位数为67岁的非心脏手术患者在丙泊酚全凭静脉麻醉下进行手术，于术前、术后1周和3个月进行认知功能评估，并试图从细胞色素P450基因多肽性角度探讨其机制，结果术后1周有319例接受了认知功能随访评估，POCD发生率为9.4%（30例）；术后3个月有307例接受了认知功能随访，POCD发生率为7.8%（24例），但其机制与P450基因多肽性之间无明显相关性。有研究选择了180例冠状动脉搭桥手术患者，研究丙泊酚和地氟烷对术后认知功能障碍发生率的影响。结果发现，术后早期（术后3～7d）丙泊酚组POCD发生率明显高于地氟烷组（67.5% vs 49.4%），术后3个月两组POCD的发生率仍

分别高达 11.2% 和 10.0%，但两组间无明显差异。

三、全身麻醉对子代学习记忆的影响

大多数全身麻醉药均容易通过胎盘屏障，而孕早期是大脑发育最容易受影响的时期，而且统计发现有 2% 的孕妇在怀孕期间由于各种原因而不得不接受非产科外科手术，因此全身麻醉对子代学习记忆功能的影响引起了学者的重视。罗佛全等开展了孕期母体接触常用全麻药对子代学习记忆功能的影响的研究。孕早期（孕 5 ~ 7d）对雌性 SD 鼠进行氯胺酮 130mg/（kg · h）、咪达唑仑 0.5mg/（kg · h）、丙泊酚 20mg/（kg · h）全身麻醉 2h，分别用 1.7% 恩氟烷+2L/min O_2、1.5% 异氟烷+2L/min O_2、1.8% 七氟烷+2L/min O_2麻醉 4h 和 8h，整个实验过程中不对母鼠进行手术，也无任何伤害性刺激，胎鼠出生后 30d（相当于学龄前儿童）对其学习记忆功能进行测定，结果发现氯胺酮或恩氟烷麻醉组大鼠的学习记忆潜伏期明显较对照组长，差异有统计学意义，而咪达唑仑、丙泊酚、异氟烷、七氟烷麻醉组子鼠的学习记忆潜伏期则与对照组无明显差异，这些结果表明在该实验的实验剂量和麻醉时间下，孕早期母体接受氯胺酮或恩氟烷全身麻醉对其后代出生后的学习记忆功能有不良影响，而咪达唑仑、异氟烷、七氟烷则无明显影响。随后的动物实验发现，丙泊酚对子代大鼠的学习记忆功能的影响与麻醉时间长短有关，相同剂量的丙泊酚麻醉时间延长至 4h 和 8h 对子代学习记忆功能有明显损害作用。2011 年，国外动物实验研究发现，孕中期（孕 14d）母鼠接受 1.4% 异氟烷+100% 氧气麻醉 4h，子鼠成年后其空间学习记忆功能明显较对照组子代差，表明孕中期接受异氟烷麻醉对胎鼠出生后成年期的学习记忆有明显损害。有研究比较了不同浓度异氟烷对子代大鼠学习记忆功能的影响，实验给孕 14d 给孕鼠吸入 1.3% 或 3% 异氟烷 2h，于出生后 28d 用水迷宫试验测定子鼠空间学习记忆功能，通过免疫组化测定金属蛋白酶-3 以评估子鼠海马 CA1 区神经元凋亡情况，用透视电子显微镜观察海马 CA1 区和齿状回神经元突触的超微结构变化。结果发现，3% 异氟烷处理组子鼠逃避潜伏期明显延长，第三象限停留时间和穿越平台所在象限的次数明显减少，其海马区金属蛋白酶-3 阳性率和光密度明显增加，海马区突触超微结构发生明显变化。1.3% 异氟烷处理组与对照组间这些指标无明显差异。这些结果表明，孕中期母体接受高浓度异氟烷对子代出生后的空间学习记忆功能及海马神经元变性有明显损害，而低浓度则影响不明显。SD 母鼠于孕 E6、E10、E14 和 E18 接受 1MAC 的七氟烷 6h，可使子鼠出生后 0d、7d 和 14d 出现广泛的海马神经元凋亡。孕 120d 给怀孕的母恒河猴或出生后 6d 的新生恒河猴持续静脉注射氯胺酮 5h，于注射后 3h 剖宫产取出胎猴，通过活化的金属蛋白酶-3 染色法测定胎猴和新生猴脑神经元凋亡变性情况。结果发现，与氯胺酮空白对照组比胎猴和新生猴大脑神经元凋亡明显增加。氯胺酮麻醉组胎猴神经元减少量是氯胺酮麻醉组新生猴的 2.2 倍。氯胺酮暴露后，胎猴大脑神经元变性模式与新生猴不同，不同年龄段接触氯胺酮其大脑神经元变性特点各异。这些结果表明，孕 120d 或出生后 6d 只要接触氯胺酮 5h 就足以引起明显的大脑神经元凋亡。在胎猴中，氯胺酮诱导的大脑神经元凋亡模式与其在新生猴中诱发的凋亡模式不同，胎猴神经元减少量比新生猴神经元减少量多 2.2 倍。氯胺酮在发育中不同时期恒河猴中诱发的神经元变性特点各异。这些结果表明，氯胺酮对不同发育阶段大脑神经元的损害不一样，各年龄有各年龄的损害特点。因此，研究孕期不同孕龄全麻暴露对子代学习记忆功能的影响，有重要意义，可为临床孕妇麻醉手术时机的选择提供参考。

四、全身麻醉对中枢神经系统远期损害的机制

全身麻醉对中枢神经功能的远期损害机制除了其引起中枢神经元凋亡或坏死外，还可能与其对学习记忆形成与维持相关的分子调控有关。全身麻醉药通过对 γ-氨基丁酸（GABA）受体和甘氨酸受体、中枢毒蕈碱样乙酰胆碱受体和 N-甲基-D-天冬氨酸能（NMDA）受体、神经元烟碱受体、五羟色胺能受体、肾上腺素能受体的调节，可改变突触前和（或）突触后神经细胞内 Ca^{2+} 浓度，从而影响学习记忆功能的正确形成与维持。细胞内第二信使蛋白激酶 C（PKC）等记忆通道相关酶、中枢炎症反应、记忆相关蛋白的磷酸化和过磷酸化等机制均可能参与了全身麻醉药对中枢神经系统功能的远期损害。研究证实，丙泊酚、异氟烷、七氟烷等全身麻醉药对神经细胞的 PKC 活性存在显著影响。有大量动物实验提示，吸入麻醉剂可通过 β-样淀粉蛋白沉积、改变神经传导、改变突触、钙稳态失调影响认知功能。

NR2B 表达改变在全身麻醉药引起的中枢神经系统远期损害中的作用近年来引起了人们的重视。即早基因 c-fos、c-jun 等在学习记忆的形成与维持中亦有重要作用，但它们可能与短期学习记忆的关系更为密切。动物实验显示氯胺酮对子代学习记忆功能的损害与子代海马区 c-fos mRNA、c-jun mRNA 的表达无明显关系，而与 NMDA 受体的亚单位 NR2B mRNA 表达下调有关。有研究将培养至第 6d 的大鼠原代前脑细胞与不同浓度的氯胺酮（1μM、10μM、20μM）或 20μM 氯胺酮+5μM 的丙泊酚共培养 12h，结果发现氯胺酮（10μM 和 20μM）或 20μM 氯胺酮+5μM 的丙泊酚可使大鼠原代前脑细胞活力明显降低、金属蛋白酶-3 活性和细胞凋亡明显增加；氯胺酮（1μM、10μM、20μM）和 20μM 氯胺酮+5μM 的丙泊酚明显下调 NMDA 受体 NR2B 亚单位蛋白及 mRNA 表达，提示氯胺酮或氯胺酮

+丙泊酚诱导大鼠原代前脑细胞凋亡可能与其下调 NR2B 表达有关。有研究发现，异氟烷、氧化亚氮复合麻醉 4h 可引起老年大鼠认知功能损害，机制与其促进海马和大脑皮质 NR2B 蛋白表达从而下调细胞外信号调节激酶 1/2（ERK1/2）表达有关。这些结果进一步证实，全麻药对中枢神经系统及功能的远期损害与其改变 NR2B 表达有关。

活性氧产物及神经营养素等在全身麻醉药所致中枢神经系统远期损害中的作用。有研究发现，异氟烷可诱导培养的细胞线粒体通透性转换孔（mPTP）开放、增加活性氧产物水平、降低小鼠海马神经元线粒体膜电位水平和 5′-三磷酸腺苷水平、活化小鼠海马金属蛋白酶-3、损害小鼠的学习记忆功能。而且环孢霉素 A（一种 mPTP 开放阻断剂）可减轻异氟烷诱导的 mPTP 开放、金属蛋白酶-3 活化和学习记忆损害，脱氟烷则不然，异氟烷诱发 mPTP 开放可能与其诱导的活性氧产物水平增加有关。还有研究证实异氟烷诱导新生大鼠大脑神经元变性与其上调缺氧诱导因子-1α 表达有关。孕 14d 胎鼠接受 1.3%（临床浓度）的异氟烷 4h 可致胎出生后海马神经元凋亡，改变其突触结构和出生后的空间学习记忆损害，其诱导神经元凋亡可能与其上调 C/EBP 同源转录因子蛋白（CHOP）和金属蛋白酶表达有关，此可能是异氟烷对子代学习记忆损害的机制之一。这些研究表明，异氟烷所致的学习记忆远期损害与其诱导活性氧产物增加、缺氧诱导因子-1α 表达、上调记忆相关的 C/EBP 等转录因子表达有关。通过 p75 神经营养素受体（p75（NTR））缺陷型 p75（$NTR^{-/-}$）小鼠和野生型小鼠原代神经细胞研究发现，3μM 的丙泊酚处理 6h 可使 p75（NTR）野生型小鼠细胞发生明显的凋亡，这种凋亡作用可因 p75（NTR）特异性抑制剂预处理而减轻，如此浓度的丙泊酚处理 6h 不会引起 p75（$NTR^{-/-}$）小鼠神经细胞凋亡，表明丙泊酚诱导发育中神经细胞凋亡是通过 p75（NTR）及其下游效应子 RhoA 激酶实现的。

全身麻醉手术后认知功能远期损害除麻醉本身因素外，还与外科引起的伤害性刺激有关。研究发现，与吸入空气相比，用 70% 氧化亚氮+0.75% 异氟烷麻醉新生后 7d 的 SD 大鼠 6h，可引起中枢神经系统广泛细胞凋亡，福尔马林注射或外科剪切左后脚爪可加重其所致的大脑皮质和脊髓神经元凋亡，福尔马林和外科刺激分别使皮质神经元凋亡增加 60% 和 40%；两者分别使脊髓神经元凋亡增加 80% 和 40%。麻醉后 40d，对麻醉鼠认知功能进行评估，发现 70% 氧化亚氮+0.75% 异氟烷麻醉新生后 7d 的 SD 大鼠 6h 对其认知功能有明显损害，而福尔马林和外科刺激两种伤害性刺激均可进一步加重其认知功能损害，这可能与活动性疼痛和大脑皮质内促炎细胞因子 IL-1β 表达增加有关。因此，伤害性刺激可加重由麻醉引起的突触发生期新生动物的大脑神经元凋亡，提示全麻药所致的认知功能损害可能与中枢炎症反应有关。

Ca^{2+} 异常在全身麻醉药所致的远期中枢神经系统功能损害的作用近年来得到了相关证据的证实。有研究发现，神经元 Ca^{2+} 振荡介导神经元分化且与突触形成有关，咪达唑仑通过激活 GABA（A）受体引起神经元 Ca^{2+} 振荡而发挥其神经毒性作用，其结果是突触素表达减少、突触完整性受损。有研究显示，异氟烷促进 GABA 触发的大鼠不成熟海马锥体细胞质 Ca^{2+} 增加，进而促进海马神经元胞质 Ca^{2+} 超载，从而引起发育中大鼠大脑神经毒性。氯胺酮对分化中的神经元的神经毒性是由于其抑制了神经 Ca^{2+} 元的振荡所致，在未成熟的脑中，神经元可塑性高峰期存在神经元 Ca^{2+} 振荡，调节神经元的分化和突触发生。这些结果提示，诱发神经细胞 Ca^{2+} 异常可能是全麻药引起中枢神经系统功能远期损害的主要机制之一。

同一全麻药浓度不同，其中枢损害机制亦可能不同。有研究发现，咪达唑仑能以浓度依赖方式诱导淋巴瘤和神经纤维瘤细胞系凋亡，Bcl-2 过度表达和金属蛋白酶 9 缺陷有保护作用，而金属蛋白酶-8 或带有死亡结构域的 Fas-相关蛋白（Fas-associated protein with death domain，FADD）缺陷则无保护作用，Pan caspase 抑制有很强的保护作用，而氟马西尼则不能抑制咪达唑仑诱导的细胞凋亡，表明咪达唑仑可以浓度依赖方式激活线粒体途径诱发细胞凋亡，咪达唑仑细胞毒性的机制随着浓度的增加从金属蛋白酶-依赖凋亡向坏死转变，其诱导的细胞凋亡或坏死可能与 GABAA 受体信号途径无关。

Alzheimer 病相关病理机制在全身麻醉药所致中枢神经系统远期损害中的作用。现有研究认为，全身麻醉剂引起 POCD 的机制与 Alzheimer 病的发病机制相似。有研究发现，小鼠反复接受七氟烷麻醉可引起永久性的记忆损害，其机制可能与七氟烷引起小鼠海马区 tau 蛋白永久性过度磷酸化有关，tau 蛋白磷酸化可能与七氟烷引起特异性激酶活化有关。另外有研究发现异氟烷诱导老年大鼠的学习记忆损害与其降低大脑内乙酰胆碱水平有关。有研究将 2000 例患者随机分为静脉麻醉组和吸入麻醉组，结果发现吸入麻醉引起的老年患者认知功能损害可能与载脂蛋白 E ε4 有关，静脉麻醉所致的认知损害则与其无关。近来有动物实验研究显示，异氟烷麻醉可引起大鼠海马蛋白质组学变化，麻醉后即刻有 10 种蛋白质发生差异表达，麻醉后 3d 有 7 种蛋白质发生差异表达，这些蛋白质在 Alzheimer 病的发生发展中有重要作用，表明异氟烷影响麻醉早期和恢复期的特定的生物学进程，包括突触可塑性、应激反应、解毒和细胞骨架形成等，这些生物过程在 Alzheimer 病中同样受到影响。这些研究结果提示，全身麻醉药所致的中枢神经系统远期损害可能与 Alzheimer 病有相同或相似的发病机制。

近年来正负调控平衡学习记忆正确形成与维持中的作用得到重视。最近研究发现在海马区有一新基因，称为 hippyragranin（HGN），它表达于 CA1 区和 CA3 区的齿状回粒细胞和锥体细胞，在海马区注射抗 HGN 的反义寡核苷酸（HGN antisense）下调大鼠海马 CA1 区的 HGN 基因表达后，大鼠海马区突触 LTP 明显提高，其学习记忆功能明显增强，这表明 HGN 是学习记忆负调控基因，通过抑制 LTP

而下调学习记忆功能。动物实验研究显示，孕早期氯胺酮、丙泊酚麻醉对子代学习记忆的损害与其破坏海马区学习记忆正/负调控因子 NR2B/HGN 的平衡有关。中枢神经系统内谷氨酸（Glu）/GABA 是学习记忆调节中非常重要的神经递质调控系统，前者对学习记忆起正调控作用，后者起负调控作用，二者平衡对学习记忆的形成有重要作用。Glu/GABA 在全身麻醉药对机体学习记忆功能影响中的作用已有初步的实验证据。如同前述，全身麻醉对中枢神经系统功能的远期损害机制涉及与学习记忆相关的所有细胞、受体及分子生物学机制，目前的研究尚无一能完满解释全身麻醉所致的中枢神经系统功能远期损害。犹如炎症相关性疾病或综合征（如 ARDS）一样，单纯从促炎反应或抗炎反应均无法诠释其机制，单纯的抗炎策略亦难以起到理想疗效，机制的抗炎/促炎平衡是其最终机制，如何维持机体的抗炎/促炎平衡才能达到明显疗效。因此，诠释全身麻醉对中枢神经系统功能的远期损害机制，从学习记忆的正/负调控平衡角度出发可能是最佳途径。

综上所述，体外试验、动物实验和临床证据均显示，某些全身麻醉可引起中枢神经系统远期损害。但麻醉对人体的神经毒性、对发育中的人脑的影响关系需要前瞻性、大规模、长时间随访人体试验进一步证实。全身麻醉引起中枢神经系统远期损害的确切机制尚不完全清楚，学习记忆正/负调控平衡可能是诠释其机制有效途径，是将来的研究热点。深入研究全身麻醉对中枢神经系统的远期影响，有极其重要的理论意义和临床意义。

（罗佛全　赵为禄　胡艳　李兵达）

参考文献

1. Dong C, Rovnaghi CR, Anand KJ. Ketamine alters the neurogenesis of rat cortical neural stem progenitor cells. Crit Care Med, 2012, 40(8): 2407-2416
2. Hertle D, Beynon C, Zweckberger K, et al. Influence of isoflurane on neuronal death and outcome in a rat model of traumatic brain injury. Acta Neurochir Suppl, 2012, 114: 383-386
3. Schubert H, Eiselt M, Walter B, et al. Isoflurane/nitrous oxide anesthesia and stress-induced procedures enhance neuroapoptosis in intrauterine growth-restricted piglets. Intensive Care Med, 2012, 38(7): 1205-1214
4. Zou X, Liu F, Zhang X, et al. Inhalation anesthetic-induced neuronal damage in the developing rhesus monkey. Neurotoxicol Teratol, 2011, 33(5): 592-597
5. Kodama M, Satoh Y, Otsubo Y, et al. Neonatal desflurane exposure induces more robust neuroapoptosis than do isoflurane and sevoflurane and impairs working memory. Anesthesiology, 2011, 115(5): 979-991
6. Bickler PE, Russell I, Lee MT. Isoflurane does not affect brain cell death, hippocampal neurogenesis, or long-term neurocognitive outcome in aged rats. Anesthesiology, 2010, 112(2): 305-315
7. Callaway JK, Jones NC, Royse CF. Isoflurane induces cognitive deficits in the Morris water maze task in rats. Eur J Anaesthesiol, 2012, 29(5): 239-245
8. Steinmetz J, Jespersgaard C, Dalhoff K. Cytochrome P450 polymorphism and postoperative cognitive dysfunction. Minerva Anestesiol, 2012, 78(3): 303-309
9. Royse CF, Andrews DT, Newman SN, et al. The influence of propofol or desflurane on postoperative cognitive dysfunction in patients undergoing coronary artery bypass surgery. Anaesthesia, 2011, 66(6): 455-464
10. Kong FJ, Ma LL, Hu WW. Fetal exposure to high isoflurane concentration induces postnatal memory and learning deficits in rats. Biochem Pharmacol, 2012, 84(4): 558-563
11. Wang Y, Cheng Y, Liu G. Chronic exposure of gestation rat to sevoflurane impairs offspring brain development. Neurol Sci, 2012, 33(3): 535-544
12. Brambrink AM, Evers AS, Avidan MS, et al. Ketamine-induced neuroapoptosis in the fetal and neonatal rhesus macaque brain. Anesthesiology, 2012, 116(2): 372-384
13. Ologunde R, Ma D. Do inhalational anesthetics cause cognitive dysfunction? Acta Anaesthesiol Taiwan, 2011, 49(4): 149-153
14. Zhang Y, Xu Z, Wang H, et al. Anesthetics isoflurane and desflurane differently affect mitochondrial function, learning, and memory. Ann Neurol, 2012, 71(5): 687-698
15. Jiang H, Huang Y, Xu H. Hypoxia inducible factor-1α is involved in the neurodegeneration induced by isoflurane in the brain of neonatal rats. J Neurochem, 2012, 120(3): 453-460
16. Kong F, Xu L, He D, et al. Effects of gestational isoflurane exposure on postnatal memory and learning in rats. Eur J Pharmacol, 2011, 670(1): 168-174
17. Pearn ML, Hu Y, Niesman IR, et al. Propofol neurotoxicity is mediated by p75 neurotrophin receptor activation. Anesthesiology, 2012, 116(2): 352-361
18. Shu Y, Zhou Z, Wan Y, et al. Nociceptive stimuli enhance anesthetic-induced neuroapoptosis in the rat developing brain. Neurobiol Dis, 2012, 45(2): 743-750
19. Fu L, Tang R, Bao N, et al. Ketamine and propofol in combination induce neuroapoptosis and down-regulate the expression of N-methyl-D-aspartate glutamate receptor NR2B subunit in rat forebrain culture. Pharmazie, 2011, 66(10): 771-776
20. Mawhinney LJ, de Rivero Vaccari JP, Alonso OF, et al. Isoflurane/nitrous oxide anesthesia induces increases in NMDA receptor subunit NR2B protein expression in the aged rat brain. Brain Res, 2012, 1431: 23-34

3. 负调控因子在学习记忆中的意义

学习记忆的调控因子可分为促进学习记忆形成的正调控因子和抑制学习记忆形成的负调控因子两大类。早在1998年,人们就已经发现学习记忆的形成不仅需要正调控因子的激活,同时还要求对负调控因子的抑制,并且认识到正负调控的平衡对于记忆正确形成甚至生命活动的重要性。目前学习记忆的负调控因子方面的文献报道较少,本文重点综述各因子的特点及其在学习记忆分子生物学机制中的作用及意义。

一、蛋白磷酸酶

蛋白磷酸酶是控制人体蛋白质脱磷酸化的关键酶,在体内与蛋白激酶(protein kinases,PK)的磷酸化作用相拮抗或相协同。二者协调作用决定着细胞内信号转导过程,进而对细胞生长、分化、代谢、存活、细胞周期、细胞间通讯、细胞迁移、基因转录、离子通道活性以及免疫反应等多方面进行调节,是近年来的研究热点。蛋白磷酸酶按照不同的分类依据有多种分类方式。根据底物的特异性不同可以分为3类:磷酸化的丝/苏氨酸蛋白磷酸酶(PSPase)、磷酸化的酪氨酸蛋白磷酸酶(PTPase)和磷酸化的双特异性蛋白磷酸酶。根据氨基酸序列的同源性、结构特征和催化机制的不同可以将其分为:PPP基因家族、PPM基因家族和PTPs基因家族。丝/苏蛋白磷酸酶依据抑制因子的影响和催化底物特异性的不同,又可以具体分为PP1和PP2两类。PP1能被热稳定的蛋白抑制剂-1(inhibitor-1,I-1)和抑制剂-2(inhibitor-2,I-2)所抑制,特异地催化磷酸化酶激酶的β亚基脱磷酸化;PP2不被I-1和I-2抑制,可特异地催化磷酸化酶激酶的α亚基脱磷酸化。PP2又依据其对二价金属离子依赖性的不同进一步分为PP2A、PP2B和PP2C。PP1、PP2A和PP2B都属于蛋白磷酸酶PPP家族,它们在体内调控多种生命过程,包括肌肉收缩、细胞周期、细胞生长等过程。虽然在对二价金属离子的依赖性,抑制剂的敏感程度和底物特异性方面存在差异,但同属于PPP家族的PP1、PP2A和PP2B之间存在着同源的氨基酸序列和进化相关性。最近大量的研究发现,PP2B(又称钙调神经磷酸酶calcineurin,CN)以及PP1对学习记忆起负调控作用。Mansuy等发现,PP2B控制了短时记忆向长时记忆的转化,它的抑制能够增强学习记忆和长时程增强(long-term potentiation,LTP)。Genoux等发现,PP1能够增强长时程抑制(1ong-term depression,LTD)并促进遗忘。目前认为其可能机制是由NMDA受体通道和L型钙通道介导的钙离子内流,使钙调蛋白(calmodulin,CaM)与钙调神经磷酸酶结合,激活钙调神经磷酸酶,使其底物I-1发生脱磷酸化而失活,从而使I-1对PP1活性的抑制消失,进而使PP1对其核内底物磷酸化的cAMP反应元件蛋白(CREB)脱磷酸化增强使之失活,最终导致转录因子CREB介导的基因表达受到抑制,长期记忆形成受损。PP2B能够使多巴胺和cAMP调节的磷酸蛋白(dopamine and cAMP-regulated phosphoprotein,DARPP-32)和I-1脱磷酸化,进而使PP1活化。DARPP-32和I-1能使PP1的活性受到抑制,而PP2B对它们的脱磷酸化取消了这种抑制作用,进而影响学习记忆的形成。

二、磷酸二酯酶

环核苷酸磷酸二酯酶超家族(cyclic nucleotide phosphodiesterases,PDEs)是细胞内重要的第二信使cAMP和cGMP的催化水解酶。环核苷酸环化酶(AC和GC)合成环核苷酸,而PDEs则催化水解环核苷酸,两者对细胞内cAMP和cGMP水平的维持起重要作用。PDEs根据不同的基因序列、蛋白结构域和生物学性质可分为11个不同的家族,包括特异性水解cAMP的PDE4、PDE7和PDE8,特异性水解cGMP的PDE5、PDE6和PDE9,以及双底物的PDE1、PDE2、PDE3、PDE10和PDE11。其成员的多样性表明了其功能的复杂性,作为不可或缺的环核苷酸信号调节器,PDEs参与大量的生理学过程。研究显示,PDEs及其抑制剂与 COPD、哮喘、肺动脉高压、性功能障碍以及癌症等密切相关。近年来,关于 PDEs 与神经系统疾病的研究越来越多,而尤其值得注意的是将 PDEs 作为学习记忆的负调控因子的一系列研究。Bourtchouladze 等发现,PDE4 的抑制剂 rolipram 和 HT0712 能够有效改善 $CBP^{+/-}$ 小鼠的记忆缺陷。而 Blokland A 等的研究也证实 PDE4 通过控制细胞内 cAMP 水平来调整记忆能力,对其抑制可以增强记忆功能。此外,PDE5 以及 PDE9 的抑制剂也被报道能够提高大鼠的物体识别能力及增强记忆作用。其可能机制是 PDEs 水解 cAMP,直接调节细胞内的 cAMP 水平,进而降低 CREB 的磷酸化活化,影响到细胞内 CREB 调节的基因的表达,使得参与学习记忆的一些蛋白质不能够被合成,从而干扰学习记忆的形成。此外,PDEs 还可能通过影响 ERK 通路抑制长时程增强和突触可塑性,进而影响学习记忆。

三、转录调节因子

1987 年,人们将能以一个共同的核心序列(CGTCA)和腺病毒启动子 E2、E3 和 E4 结合的蛋白命名为 ATF,在随后的几年中发现了大量相同的或者类似的能和 ATF/CRE 位点结合的蛋白,这些蛋白都含有一个命名为 bZip 的 DNA 结合区域。根据它们氨基酸的相似性,ATF 家族被分为 ATF2、ATF4、ATF6 和 B-ATF 亚类。1989 年,Hai 根据 ATF/CREB 结合序列特异性识别位点,首次克隆了 ATF4,它包括一个单一的含 1053 个核苷酸的开放阅读框,编码含 351 个氨基酸的蛋白(分子量为 38.5kDa)。其 COOH-端含有一个亮氨酸链基序(LSDAREKLAENKKELEKCEGTL)和一段碱性结构域(RKKQRYRTATKNQEMKKLKK),即 bZipDNA 结合区域,与其他 ATF 家族具有高度相似性。其 NH2-端则与其他 ATF 家族不同,缺乏 PKA 和 PKC 磷酸化位点,但存在 RSK2 磷酸化位点。ATF4 基因在多种组织中表达,如脑、心脏、肝脏、脾脏、胸腺、肺脏、肾脏以及来源于 T 细胞、B 细胞、单核细胞和成纤维细胞的细胞系。研究表明 ATF4 与生长抑制、细胞死亡、细胞增殖调节密切相关。近年来的研究还发现,ATF4 能够负性调控学习记忆的形成。

早期采用药理学抑制剂所进行的行为学研究表明,长期记忆形成以及突触的长时程增强过程不但需要新蛋白质合成而且也需要新基因的转录。随后研究发现软体动物海兔可显示出一种称为长时程易化的类似记忆的敏化行为,而且表明这种长时程易化需要 cAMP-CREB 通路的活动,从而提出了首个关于学习记忆的活动依赖性基因表达的机制。Bartsch 等在对海兔腮-虹吸管反射的长时程易化的研究中发现,新基因的诱导表达不但需要 CREB1 的活化,而且需要转录阻遏物 CREB2 以及 CREB1 的一种抑制性异构体(命名为 CREB1b)的失活。海兔的 CREB2 是感觉神经元本身可表达的一种亮氨酸拉链转录因子,其与人的 CREB2 和鼠的 ATF4 有同源性。将海兔的 CREB2 抗血清注入感觉神经元后,单剂量 5-HT 处理(正常情况下仅产生短时程易化)可产生持续 24h 的长时程易化并伴有新突触连结的生长。这提示 CREB2 可能是一种记忆抑制基因产物,减轻这种抑制将会加强活化过程并降低长时程过程的阈值。与在海兔所观察到的状况相似,CREB 活化剂和抑制剂之间的均衡对果蝇气味回避反应长期记忆的形成也至关重要。在果蝇等动物体内 CREB1 促进长时记忆的形成,而 CREB2 对这一过程有抑制作用,长时记忆的建立需要解除 CREB2 对 CREB1 的抑制。此外,Chen 等发现在小鼠中抑制 CATT/增强子结合蛋白(CATT/enhane linding protein,C/EBP)家族成员 ATF4(CREB2),能够增强海马依赖性空间记忆和 LTP。综上,ATF4(CREB2)作为转录调节因子,能够负性调控学习记忆的形成。其可能机制是:磷酸化的 CREB1 与启动子 cAMP 反应元件(CRE)结合而启动特定基因转录,合成新的蛋白质参与长时记忆。而 ATF4(CREB2)可能通过形成异二聚体的方式抑制 CREB1 的活化形式,从而抑制 CREB1 介导的转录,进而负性调控学习记忆的形成。

四、组蛋白去乙酰化酶

组蛋白去乙酰化酶(histone deacetylases,HDACs)是维持染色体的基本组成单位核小体中组蛋白乙酰化平衡的关键酶类之一。组蛋白乙酰化及去乙酰化修饰是表观遗传学的组蛋白修饰中最重要的方式,是基因表达调控最主要的驱动力。其可逆的动态修饰由组蛋白乙酰基转移酶(HAT)和 HDACs 共同催化,共同控制染色质各区域核心组蛋白的乙酰化程度。组蛋白的乙酰化程度与转录活性密切相关:转录活动区域核心组蛋白的乙酰化密度高,而不活动区域乙酰化密度低。HAT 促使染色体的解聚,激活转录;HDACs 则封闭 DNA,进而抑制转录过程。

现已在哺乳动物中发现 18 种 HDACs。根据其与酵母的同源性主要可分为 3 型:Ⅰ型 HDACs 主要包括 HDACs 1、HDACs 2、HDACs 3 和 HDACs 8,分子量在 42 ~ 45kDa,其与酵母 RPD3 有相似的催化位点,全部位于细胞核内,调控组蛋白乙酰化修饰;Ⅱ型 HDACs 有 HDACs 4、HDACs 5、HDACs 6、HDACs 7、HDACs 9 和 HDACs 10,分子量为120 ~ 130kDa,类似酵母 HDA1,主要位于细胞质,但可以在细胞质与细胞核间穿梭,调控组蛋白及非组蛋白的乙酰化修饰,HDACs 11 为最近所发现的,它包含有Ⅰ和Ⅱ型 HDACs 的两种催化位点;Ⅲ型 HDACs 是烟酰胺腺嘌呤二核苷酸(NAD)依赖的去乙酰化酶,与酵母 Sir2 家族蛋白具有同源性,与细胞衰老和能量代谢的调节相关。Cress 等研究发现 HDACs 乙酰化不同种类的细胞核转录因子和蛋白等,抑制多种抑癌蛋白的表达且与多种癌基因密切关联，导致细胞过度增殖和肿瘤发生。此外，有研究认为 HDACs 是长期记忆形成过程中的负调控因子，非特异性的 HDACs 抑制剂提高组蛋白乙酰化、突触可塑性以及长时程记忆的形成。前脑表达 HDAC2 升高能够损害记忆和突触的形成，相反的，下调 HDAC2 的表达使得记忆的形成和突触可塑性得到提高。同时发现 HDAC2 与一些可塑性以及学习相关基因的表达有关，所以这种负性调控可能与其对学习相关基因表达的调控有关。最近研究发现 HDAC3 也能负性调控记忆形成。其可能机制是，HDAC3 通过 T-复合多肽 1（tailless complex poly-peptide 1，TCP-1）环复合体适当折叠然后与核辅阻遏物核受体协同抑制因子（nuclear receptor corepressor，NCoR）或者维 A 酸/甲状腺受体沉默因子（silencing mediator of retinoic acid and thyroid hormone receptor，SMRT）结合形成活性酶复合物，从而调控基因的转录。而 Susan，McQuown 则提出“刹车垫”假说，认为 HDAC3 是长时程记忆形成的刹车垫，可以负调控记忆的形成。在正常情况下，HDAC3 复合物使一些特殊基因处于沉默状态，当移除这个“刹车垫”（HDAC3 复合物）后，可以使长期记忆形成相关的基因表达。

五、HGN

张雪寒等利用从功能到基因的筛选方法，即结合去内嗅皮层神经支配海马这一模型和差异表达筛选，发现一个在此模型中差异表达的新基因 hippyragranin（HGN）。该基因 mRNA 长约 1.95kb，编码一个由 165 个氨基酸组成的蛋白。HGN mRNA 在大鼠多种组织都有分布，原位杂交提示 HGN mRNA 在海马的 DG、CA1 和 CA3 区神经元中都有明显的表达，提示该基因与学习记忆密切相关。HGN mRNA 在海马去神经支配以后表达下调，提示 HGN 在学习记忆中起负调控作用。将 HGN 反义核苷酸（HGN antisense）注射到大鼠海马 CA1 区，下调海马内 HGN 的表达，观察其对学习记忆能力的影响。结果显示，在 Morris 水迷宫实验中经过以上处理的大鼠找到平台所需的时间显著短于对照组，即表现出更强的学习记忆能力。进一步的电生理实验也证明，CA1 区注射 HGN antisense 显著增强 LTP 的诱导。目前对于 HGN 的预测氨基酸序列中不含有任何结构域或模体，不属于蛋白磷酸酶或者磷酸二酯酶，又因为它定位于细胞质的特性，提示它不属于转录调节因子。因此，HGN 可能通过未知的信号通路参与学习记忆的调控，其机制有待进一步研究。

六、胰岛素底物受体 2

胰岛素受体底物（insulin receptor substrate，IRS）属于细胞质中的接头蛋白，主要连接胰岛素受体和多种效应分子，在胰岛素受体后信号传导通路中占据了中心位置，是胰岛素多种生物调节作用的中间体。IRS-2 是一个 190kDa 的蛋白质，是 IRS 家族的重要一员，广泛地分布于胰岛素作用的所有外周组织中，但主要在肝脏和胰岛 B 细胞大量表达。IRS-2 促进肝糖原合成和抑制肝脏葡萄糖输出，其在胰岛素信号传导通路中起主要作用。胰岛素与胰岛素受体（insulin receptor，IR）结合后，IR 的 B 亚基近膜区酪氨酸自身磷酸化，并且与 IRS-2 结合，催化 IRS-2 上多个酪氨酸磷酸化，为下游含 SH2 的蛋白提供位点，形成信号蛋白复合物，介导胰岛素信号传导。研究证实 IRS-2 在胰岛素抵抗和糖尿病中起着重要的作用。最近，Elaine 等研究发现，敲除小鼠整个大脑的 IRS-2 基因，能够促进海马相关的空间学习记忆的形成，并且能够提高空间工作记忆以及环境恐惧记忆。敲除前脑的 IRS-2 基因，也能够促进海马相关的空间学习记忆的形成。提示，IRS-2 是学习记忆的负调控因子。其可能机制是：IRS-2 基因能够通过某种机制降低海马 CA1 区的树突棘密度，而树突棘密度的增加能够增加突触连接，从而促进记忆的形成。

七、NogoA

NogoA 是在中枢神经系统（CNS）外伤后具有轴突再生抑制作用的因子，在哺乳动物的 CNS 中广泛表达。NogoA 主要由少突胶质细胞表达，这种少突胶质细胞来源的特性可能就是其主要在中枢轴突抑制的原因。有研究表明，NogoA 分子中的结构域 Nogo-66 与其特异性受体 NgR 结合，使得 NogoA 能够发挥限制轴突的延伸及促使神经节生长锥发生萎缩的作用。最近的研究表明，NogoA 在完整的、成熟的海马中，能够短时抑制突触可塑性，认为 NogoA 通过在成熟的神经元网络中负性调控功能和结构的可塑性，从而打破成熟完整的海马环路中可塑性和稳定性的平衡，进一步影响学习记忆的形成。

八、G 蛋白信号转导调节子

G 蛋白信号转导调节子（regulators of G-protein signaling，RGS）是最近发现的细胞内 GTP 酶（GTPase）激活蛋白（GTPase activating proteins，GAPs），它主要通过增强 GTP 酶活性，使其数千倍地加速 GTP 水解以终止 G 蛋白信号转导，从而限制 G 蛋白激活的强度和持续时间，调节信号转导过程。因此 RGS 曾被称为 GTP 酶激活蛋白（GTPase-activating protein GAP）。除了表现 GAP 活性以外，RGS 还可以通过拮抗 G 蛋白通路的下游信号分子起负性调控的作用。目前,已经发现20种哺乳动物基因编码具有RGS核心区域的蛋白。研究较多且认识较深的是RGS2。RGS2最早在1994年被发现,RGS2基因有5个外显子,编码24kDa的蛋白。RGS2属于小分子蛋白由211个氨基酸组成,包括由大约120个氨基酸组成的GAP活性区域能够特异性抑制Gq蛋白α亚基的GTP酶活性。除了与心血管疾病密切相关外,最近还发现RGS2能够负性调控学习记忆。Matthew等研究发现,敲除RGS2基因的小鼠能够增强海马区的LTP以及突触可塑性,进而促进学习记忆,提示RGS2是学习记忆的负调控因子。

九、钙神经素

研究表明,与钙离子有高度亲和力的钙神经素在胞质中被激活后可使蛋白磷酸酯酶抑制剂1脱磷酸化,再依次激活蛋白磷酸酯酶并导致LTD的突触可塑性形式。其过度表达可导致LTP的中间成分(intermediate LTP,I-LTP)的损害,降低小鼠在Morris水迷宫学习的空间记忆能力。提示,钙神经素可负性调控学习记忆。

十、其 他

细胞黏附分子免疫球蛋白家族也能够负调控学习记忆。该家族主要包括神经细胞黏附分子(neuronalCAM,NCAM)、海兔细胞黏附分子(aplysiaCAM,ApCAM)、果蝇束素Ⅱ(drosophila fasciclin Ⅱ,Fas Ⅱ)和整合素及ependymin等,其在中枢神经的细胞迁移和神经突起的生长中发挥重要功能。有研究发现,ApCAM负性调控突触的生长发育以及可塑性。Zhu和Schuster分别观察到ApCAM和果蝇束素Ⅱ的选择性下调均可导致新突触联系的生长。

海兔神经元特异的泛素C末端水解酶(aplysia ubiquitin COOH-terminal hydrolase,Ap-uch)基因是一个可能经CREB作用而被迅速诱导的基因,其产物泛素C末端水解酶是泛素依赖性蛋白酶体通路的限速步骤,后者降解在正常情况下可抑制PKA催化亚单元的调节亚基,使PKA持续保持活性达12h以上,从而实现短期易化向长期易化的转变。此外,Alberini等发现5-HT引发的长期易化需要转录因子ApC/EBP的快速表达,由于其诱导不需要新的蛋白质合成,表明ApC/EBP作为一种即刻早期基因而受调节,阻断这种基因的表达可阻断长时程过程和新突触联系的生长。

综上所述,中枢学习记忆的生理和病理过程不仅受到正调控因子的调节,负调控因子在这一过程中同样发挥巨大作用。这些负调控因子可在细胞膜受体、胞质内信号转导通路级联成分、胞核内基因表达的转录调节以及细胞生长发育等多个层次调控学习记忆。因此,体内正负调控因子之间的平衡对于学习记忆正确形成有重要作用。对学习记忆负调控因子的深入研究及学习记忆正/负调控平衡在其中作用的研究,将有助于人们对学习记忆正确形成与维持机制的理解,并有助于寻找有效干预措施。

(赵为禄 张勤 罗佛全)

参考文献

1. Malleret G, Haditsch U, Genoux D, et al. Inducible and reversible enhancement of learning, memory, and long-term potentiation by genetic inhibition of calcineurin. Cell, 2001, 104(5):675-686
2. Genoux D, Haditsch U, Knobloch M, et al. Protein phosphatase 1 is a molecular constraint on learning and memory. Nature, 2002, 418(6901):970-975
3. Wang B, Zhang P, Wei Q. Recent progress on the structure of Ser/Thr protein phosphatases. Sci China C Life Sci, 2008, 51(6):487-494
4. Giembycz MA, Field SK. Roflumilast: first phosphodiesterase 4 inhibitor approved for treatment of COPD. Drug Des Devel Ther, 2010, 4:147-158
5. Baliga RS, MacAllister RJ, Hobbs AJ. New perspectives for the treatment of pulmonary hypertension. Br J Pharmacol, 2011, 163(1):125-140
6. Park K, Hwang EC, Kim SO. Prevalence and medical management of erectile dysfunction in Asia. Asian J Androl, 2011, 13(4):543-549
7. Savai R, Pullamsetti SS, Banat GA, et al. Targeting cancer with phosphodiesterase inhibitors. Expert Opin Investig Drugs, 2010, 19(1):117-131
8. Bourtchouladze R, Lidge R, Catapano R, et al. A mouse model of Rubinstein-Taybi syndrome: defective long-term memory is ameliorated by inhibitors of phosphodiesterase 4. Proc Natl Acad Sci USA, 2003, 100(18):10518-10522
9. Blokland A, Schreiber R, Prickaerts J. Improving memory: a role for phosphodiesterases. Curr Pharm Des, 2006, 12(20):2511-2523
10. Boccia MM, Blake MG, Krawczyk MC, et al. Sildenafil, a selective phosphodiesterase type 5 inhibitor, enhances memory reconsolidation of an inhibitory avoidance task in mice. Behav Brain Res, 2011, 220(2):319-324
11. Chen A, Muzzio IA, Malleret G, et al. Inducible enhancement of memory storage and synaptic plasticity in transgenic mice expressing an inhibitor of ATF4 (CREB-2) and C/EBP proteins. Neuron, 2003, 39(4):655-669
12. Sadamoto H, Azami S, Ito E. The expression pattern of CREB genes in the central nervous system of the pond

snail Lymnaea stagnalis. Acta Biol Hung, 2004, 55(1-4): 163-166

13. Ma W, Zheng WH, Powell K, et al. Chronic morphine exposure increases the phosphorylation of MAP kinases and the transcription factor CREB in dorsal root ganglion neurons: an in vitro and in vivo study. Eur J Neurosci, 2001, 14(7): 1091-1104
14. Cress WD, Seto E. Histone deacetylases, transcriptional control, and cancer. J Cell Physiol, 2000, 184(1): 1-16
15. Guan JS, Haggarty SJ, Giacometti E, et al. HDAC2 negatively regulates memory formation and synaptic plasticity. Nature, 2009, 459(7243): 55-60
16. Roozendaal B, Hernandez A, Cabrera SM, et al. Membrane-associated glucocorticoid activity is necessary for modulation of long-term memory via chromatin modification. J Neurosci, 2010, 30(14): 5037-5046
17. McQuown SC, Barrett RM, Matheos DP, et al. HDAC3 is a critical negative regulator of long-term memory formation. J Neurosci, 2011, 31(2): 764-774
18. McQuown SC, Wood MA. HDAC3 and the molecular brake pad hypothesis. Neurobiol Learn Mem, 2011, 96(1): 27-34
19. Zhang X H, Zhang H, Tu Y, et al. Identification of a novel protein for memory regulation in the hippocampus. Biochem Biophys Res Commun, 2005, 334(2): 418-424
20. Kido Y, Nakae J, Accili D. Clinical review 125: The insulin receptor and its cellular targets. J Clin Endocrinol Metab, 2001, 86(3): 972-979
21. Irvine EE, Drinkwater L, Radwanska K, et al. Insulin receptor substrate 2 is a negative regulator of memory formation. Learn Mem, 2011, 18(6): 375-383
22. Fournier AE, GrandPre T, Strittmatter SM. Identification of a receptor mediating Nogo-66 inhibition of axonal regeneration. Nature, 2001, 409(6818): 341-346
23. Delekate A, Zagrebelsky M, Kramer S, et al. NogoA restricts synaptic plasticity in the adult hippocampus on a fast time scale. Proc Natl Acad Sci USA, 2011, 108(6): 2569-2574
24. Hutchison RM, Chidiac P, Leung LS. Hippocampal long-term potentiation is enhanced in urethane-anesthetized RGS2 knockout mice. Hippocampus, 2009, 19(8): 687-691

4. 缰核参与感觉及情感调控的研究进展

缰核是骑跨在第三脑室上的双侧性结构，位于背侧丘脑的中后部，分为内侧缰核(medial habenula，MHb)和外侧缰核(lateral habenula，LHb)。缰核对多巴胺能和5-羟色胺能两大系统起调控作用，并与其他脑区具有广泛的纤维联系，因而，近年来受到越来越多的关注。缰核主要经髓纹(stria medullaris)接受来自包括大脑皮层(cerebral cortex)、基底节(basal ganglia)、下丘脑外侧(lateral hypothalamus)和部分杏仁核(amygdala)等边缘前脑纤维投射。投射纤维主要经后屈束投射到富含多巴胺能神经元的腹侧背盖核(ventral tegmental area，VTA)和黑质致密部(substantia nigra pars compacta，SNc)、富含5-羟色胺能神经元的中缝背侧和中缝内侧核群(dorsal and median raphe nuclei，DRN and MRN)、富含胆碱能神经元的背外侧被盖(laterodorsal tegmentum)和富含γ-氨基丁酸(γ-aminobutyric acid，GABA)神经元的嘴端内侧被盖核(rostro-medial tegmental nucleus，RMTg)以及中脑导水管周围黑质(periaqueductal gray，PAG)等脑干核群。因此，缰核形成了一个连接大脑皮层和中脑的中继站。近年的研究发现缰核参与了包括交配、奖赏-厌恶、抑郁、成瘾及疼痛在内的多种生理及病理过程调节。

本文就缰核在奖赏-厌恶、抑郁、认知、疼痛和镇痛等过程的调节作用及其可能的神经通路的研究进展进行综述。

一、缰核在奖赏-厌恶系统中的调节作用

(一) 缰核介导以奖赏为基础的抉择

预测误差即通过中脑多巴胺系统发出信号至大脑其他区域预测结果和错配信息。预测误差包括两个方面，首先机体对行为确定预测结果，以确定什么样的行为结果是该受奖赏什么样的行为结果是会受到损害；其次是对可能受到奖赏的行为结果去抑制，对受到损害的行为结果抑制。缰核通过调控预测误差功能介导以奖赏为基础的抉择。Ullsperger等在一项适应性情感预测实验中发现，当人在一个高错误率选择的任务中做出错误的选择并接受到负反馈时，缰核部位神经元活性显著增加。Hikosaka在视觉扫视实验发现，当给予恒河猴奖赏时外侧缰核部神经元放电减少；而没有奖赏时外侧缰核放电增加，这与所检测的多巴胺能神经元放电情况恰好相反。多巴胺能神经元在机体得到比预期大的奖赏时兴奋，而在得到比预期小的奖赏时抑制。Ji等证实，刺激外侧缰核可通过GABA能神经元抑制多巴胺能神经元放电。随后研究发现，介导外侧缰核抑制多巴胺能神经元的GABA能神经元存在于嘴端内侧背盖核-RMTg。此外，缰核能抑制生物的活动行为，缰核损伤的动物表现出过度活跃状态。由于帕金森患者多巴胺能神经元的功能损伤导致自主运动的减少，因此推测外侧缰核可通过RMTg对多巴胺能神经元产生抑制作用。外侧缰核-RMTg-多巴胺通路，通过对预测误差的调控，进而介导了这种奖赏为基础的决策的制订。

(二) 缰核在成瘾过程中调节作用

Lehner等在足部电击实验发现外侧缰核在伤害性刺激下兴奋，进一步实验证实，外侧缰核更多参与的是伤害性刺激的情感信息的调节。Hikosaka在对恒河猴所做的一项巴甫洛夫试验中也证实了外侧缰核参与刺激的负性情感方面的调节。将奖赏和惩罚与相应屏幕上的符号建立联系，使符号成为一种条件性的刺激，随后在恒河猴接受条件刺激的同时检测外侧缰核神经元的放电情况。研究发现在接受惩罚和没有获得应得的奖赏条件下，外侧缰核神经元放电明显增加。成瘾是奖赏-厌恶系统的一个极端，Zhang等发现，在线索诱导的海洛因觅药过程中，外侧缰核部Fos蛋白表达明显增高。毁损外侧缰核，大鼠自主服用可卡因的次数明显增加；而给予外侧缰核深部脑刺激(deep brain stimulation，DBS)激活其神经元时，大鼠自主服用的次数明显增多，且这种DBS可以逆转可卡因服用所导致的VTA区多巴胺能神经元的一系列的蛋白表达的变化。因此推测外侧缰核通过RMTg对多巴胺能神经元的抑制，介导了对奖赏的负性调节作用。

(三) 缰核在防御行为中的调节作用

外侧缰核-RMTg-多巴胺通路不仅调节多种伤害性刺

激行为反应，还参与机体对伤害性刺激的防御行为。Lammel 等使用光遗传学方法研究发现，刺激直接投射到VTA 多巴胺能神经元的外侧缰核神经元，使大鼠产生条件性位置厌恶，推测这种位置厌恶的产生可能是由外侧缰核兴奋直接投射到前脑皮层的中后部 VTA 多巴胺能神经元，以及外侧缰核通过 RMTg 神经元抑制直接投射到伏隔核的外侧 VTA 多巴胺能神经元共同介导的。Stamatakis 等应用光遗传学的技术也发现，刺激投射到 RMTg 神经元的外侧缰核神经元，大鼠产生主动、被动及条件性的位置厌恶。此外，缰核可通过 5-羟色胺系统介导机体的防御反应。Pobbe 和 Zangrssi 等研究发现，毁损外侧缰核将导致大鼠回避行为明显减少，低剂量海人藻酸（kainic）刺激外侧缰核神经元，大鼠回避行为明显增加，PAG 区注射 5-羟色胺 2A/2C 受体抑制剂酮色林（ketanserin）可以逆转这种现象。由于外侧缰核投射大量的纤维到 DRN，且调节着 DRN 区 5-羟色胺的释放；而 DRN 通过调节 PAG 区 5-羟色胺的含量介导了上述相同的回避行为的变化，因此，外侧缰核-DRN-PAG 通路同外侧缰核-RMTg-VTA 通路共同介导了机体对伤害性刺激的防御反应。

二、缰核参与抑郁的调节

5-羟色胺系统在抑郁中的作用已经得到证实，缰核通过增强对 DRN 神经元抑制减少 5-羟色胺释放，参与抑郁病理过程。早期研究发现，服用 α-甲基对位酪氨酸、安非他命撤药和慢性应激所诱发的抑郁动物模型，外侧缰核神经元的代谢活性增加。症状缓解的重度抑郁患者接受急性色氨酸耗竭处理，以降低脑内 5-羟色胺的合成后出现了抑郁样症状，且功能性磁共振检查发现，缰核部位的神经元活动性明显增高，Amat 等研究还发现，抑郁模型大鼠 DRN 神经元胞外 5-羟色胺水平明显增高；损伤抑郁模型大鼠缰核后，可以显著减少 DRN 神经元细胞外 5-羟色胺的水平，并能逆转习得性无助和（或）抑郁样行为。此外，缰核也通过多巴胺系统参与抑郁病理过程。研究发现习得性无助状态增强大鼠外侧缰核神经元放电，使用 DBS 选择性耗竭投射到 VTA 多巴胺能神经元的外侧缰核神经元的谷氨酸能递质，可以显著减少习得性无助行为。由于抑郁的一个主要表现是活动的减少，考虑到多巴胺能神经元在活动功能中的作用，以及与缰核的功能联系，推测外侧缰核可能是通过 RMTg 对多巴胺能神经元控制参与抑郁病理过程。

虽然缰核在抑郁状态下具体的作用机制尚未完全阐明，但这些证据表明了缰核在抑郁调控过程中发挥着重要作用。临床上，DBS 在治疗抑郁方面已有进展。通过 DBS 刺激外侧缰核的主要传入纤维束，对治疗抵抗的抑郁患者具有一定效果，可减少抑郁样行为。

三、缰核在认知功能中的作用

Lecourtier 等毁损大鼠缰核后进行 Morris 水迷宫实验，结果发现缰核毁损的大鼠比正常大鼠花费更长的时间和游更远的距离找到平板，且花费更短的时间在平板所处的四分之一象限，表明缰核功能损伤将导致一系列包括学习与记忆力在内的认知功能障碍。Shepard 等一项基于人体功能磁共振的研究发现，在 Match-to-sample 实验过程中，正常人做出错误选择并接受负反馈信息时，缰核部位神经元活动性增加，而精神分裂病患者缰核部位神经元活性没有明显变化。缰核的这种功能改变所引起的对负反馈信息处理的障碍与临床精神分裂患者的表现是一致的。精神分裂症患者，不能利用反馈来选择合适的方法学习和解决问题，进而导致了一系列的精神分裂样症状。早期研究发现，长期服用可卡因可以导致精神分裂样的症状，伴随 VTA 区的 GABA 能神经元或者 RMTg 的神经元发生功能改变。此外，长期服用可卡因可以导致后屈束变性，而后屈束是外侧缰核的主要传出通路。因此，外侧缰核-RMTg-多巴胺能神经元通路功能失调可导致认知功能变化及精神分裂症状。

四、缰核在疼痛及镇痛中的调节作用

缰核接受直接和间接两种形式的疼痛传导通路：直接传导通路起自脊髓背角第一板层和三叉神经核；间接传导通路通过下丘脑外侧传入纤维传导到缰核。传出通路直接投射到 PAG 和富含 5-羟色胺能神经元的中缝核群 DRN。上述传导通路和核团在疼痛调控中均发挥各自作用，尤其是 PAG 和 DRN 构成下行疼痛抑制系统。鉴于缰核与传统疼痛通传导通路的特殊联系，其很可能在疼痛调控中发挥重要作用。

Cohen 等将吗啡直接注入大鼠缰核中对福尔马林诱发急性炎性痛动物模型具有镇痛效应。电刺激缰核同样对福尔马林实验产生镇痛效应，且这种效应可以被纳洛酮所拮抗。缰核中注射纳洛酮可以抑制 PAG 注射吗啡所产生的镇痛效应。在慢性背根神经节压迫所致的疼痛模型中，缰核部位 Fos 蛋白表达明显增多。脑功能成像研究显示，疼痛状态下外侧缰核功能发生变化。在一项糖尿病诱发的神经病理性疼痛的研究中，使用 ^{99m}Tc-HMPAO 作为标记物检测疼痛引起的脑功能活动变化，结果发现外侧缰核及 PAG 神经元活性明显减少。这一结果似乎和之前的研究结果矛盾，推测产生这种差异的原因可能是由于糖尿病状态下外侧缰核及 PAG 神经元凋亡所致。

综上,我们推测缰核接受上行疼痛传导纤维投射,并且通过对 DRN 和 PAG 功能调控,参与疼痛下行抑制作用。多巴胺能系统同样对疼痛发挥调节作用,缰核可能通过多巴胺能系统对疼痛和镇痛发挥调节作用。目前该通路的研究还很少,有待进一步的确认。

五、总结和展望

由于缰核连接着边缘前脑和中脑的众多功能区,且在情感及感觉功能的调控方面发挥着重要的作用,使缰核成为未来研究各种情感障碍及临床疾病的新靶点。然而由于技术的限制,多年以来关于缰核调控通路和分子机制的研究相对较少且不够深入。随着脑功能成像分辨率的提高,光遗传学和 DREADD 等技术的出现和应用,使深入研究缰核功能及作用机制成为可能。

(张松　曹君利)

参 考 文 献

1. Klemm WR. Habenular and interpeduncularis nuclei: shared components in multiple-function networks. Med Sci Monit, 2004, 10(11): 261-273
2. Geisler S, Trimble M. The lateral habenula: no longer neglected. CNS Spectr, 2008, 13(6): 484-489
3. Hikosaka O. The habenula: from stress evasion to value-based decision-making. Nat Rev Neurosci, 2010, 11(7): 503-513
4. Craig AD. Distribution of trigeminothalamic and spinothalamic lamina I terminations in the cat. Somatosens Mot Res, 2003, 20(3-4): 209-222
5. Bianco IH, Wilson SW. The habenular nuclei: a conserved asymmetric relay station in the vertebrate brain. Philos Trans R Soc Lond B Biol Sci, 2009, 364(1519): 1005-1020
6. Ferraro G, Montalbano ME, Sardo P, et al. Lateral habenular influence on dorsal raphe neurons. Brain Res Bull, 1996, 41(1): 47-52
7. Cohen SR, Melzack R. Habenular stimulation produces analgesia in the formalin test. Neurosci Lett, 1986, 70(1): 165-169
8. Mahieux G, Benabid AL. Naloxone-reversible analgesia induced by electrical stimulation of the habenula in the rat. Brain Res, 1987, 406(1-2): 118-129
9. Ma QP, Shi YS, Han JS. Further studies on interactions between periaqueductal gray, nucleus accumbens and habenula in antinociception. Brain Res, 1992, 583(1-2): 292-295
10. Wu SS, Huang M, Cao XJ, et al. The responses of pain-related neurons in habenula to nociceptive stimuli and morphine. Zhongguo Ying Yong Sheng Li Xue Za Zhi, 2005, 21(3): 252-255
11. Lehner M, Taracha E, Skórzewska A, et al. Sensitivity to pain and c-Fos expression in brain structures in rats. Neurosci Lett, 2004, 370(1): 74-79
12. Paulson PE, Wiley JW, Morrow TJ. Concurrent activation of the somatosensory forebrain and deactivation of periaqueductal gray associated with diabetes-induced neuropathic pain. Exp Neurol, 2007, 208(2): 305-313
13. Elman I, Zubieta JK, Borsook D. The missing p in psychiatric training: why it is important to teach pain to psychiatrists. Arch Gen Psychiatry, 2011, 68(1): 12-20
14. Fishbain DA, Lewis JE, Gao J. Are psychoactive substance (opioid)-dependent chronic pain patients hyperalgesic. Pain Pract, 2011, 11(4): 337-343
15. Zhang F, Zhou W, Liu H, et al. Increased c-Fos expression in the medial part of the lateral habenula during cue-evoked heroin-seeking in rats. Neurosci Lett, 2005, 386(2): 133-137
16. Friedman A, Lax E, Dikshtein Y, et al. Electrical stimulation of the lateral habenula produces enduring inhibitory effect on cocaine seeking behavior. Neuropharmacology, 2010, 59(6): 452-459
17. Borsook D, Becerra L, Carlezon WA Jr, et al. Reward-aversion circuitry in analgesia and pain: implications for psychiatric disorders. Eur J Pain, 2007, 11(1): 7-20
18. Caldecott-Hazard S, Mazziotta J, Phelps M. Cerebral correlates of depressed behavior in rats, visualized using 14C-2-deoxyglucose autoradiography. J Neurosci, 1988, 8(6): 1951-1961
19. Li B, Piriz J, Mirrione M, et al. Synaptic potentiation onto habenula neurons in the learned helplessness model of depression. Nature, 2011, 470(7335): 535-539
20. Bromberg-Martin ES, Matsumoto M, Hikosaka O. Dopamine in motivational control: rewarding, aversive, and alerting. Neuron, 2010, 68: 815-834

5. NMDA对神经元毒性可调性机制的研究进展

由 N-甲基-D 天冬氨酸受体（NMDARs）过度兴奋介导的神经兴奋性损伤是多种造成中枢神经系统神经病理性损害因素的一种。已有研究表明 NMDA 神经毒性具有可调节性，但研究者们对这种调节作用的确切模式仍有争议，且对 NMDA 神经毒性可调性的潜在机制还不甚了解。本文结合发育期海马神经元 NMDARs 及相关信号通路的变化的特点，将目前对 NMDARs 介导的神经毒性可调性的研究结果及可能机制在此进行简要综述。

现代神经科学的研究资料已经证明，谷氨酸是哺乳动物及人类中枢神经系统内最重要的兴奋性神经递质。在胚胎期神经发育、成年脑的各种兴奋性突触传递、突触的可塑性等方面发挥重要作用。然而，谷氨酸在突触间隙的过度聚集可引起神经元损伤甚至死亡，被称为兴奋性神经毒性。兴奋性神经毒性参与多种神经病理过程，如脑缺血损伤和各种神经退行性疾病等。在中枢神经系统（CNS）内存在着与谷氨酸结合并发挥生理效应的两类受体，即离子型谷氨酸受体（ionotropicglutamate receptors，iGluRs）及代谢型谷氨酸受体。在 iGluRs 家族内，又分为 N-甲基-D 天冬氨酸受体，α-氨基-3-羟基-5-甲基-4-噁唑丙酸（AMPA）受体和红藻氨酸盐（kainite）受体。其中，NMDARs 有复杂的分子结构和独特的药理学特性，其活性为神经系统在发育期维持足够的神经递质以及神经网络电活动所必需，这使得 NMDARs 在突触可塑性（synapticplasticity）及兴奋毒性方面具有重要作用。

以往研究表明神经元对兴奋性中毒的易损性受神经元的发育调节，但对其潜在机制的认识仍不清楚，且不同实验模型所得的结果亦不同。大多数研究结果显示神经元对兴奋性损伤的易损性随神经元的生长发育而逐渐增高。以往研究者对大鼠前脑、皮质、小脑和海马进行体外培养结果显示，神经元对谷氨酸或 NMDA 介导的细胞死亡的敏感性随神经元的成熟逐渐增强。McDonald 等通过直接对纹状体和海马注射 NMDA，在成年大鼠体内检测其产生的神经兴奋性损伤比新生大鼠（P7）要弱很多。另有研究结果显示，神经元对兴奋性中毒的敏感性随生长发育逐渐降低。肖等研究表明无论在体外培养的海马神经元还是在体海马组织，神经元对 NMDA 神经兴奋性毒性的易损性随生长发育逐渐升高。在体外培养模型中，NMDA 激活可引起 9DIV（体外培养第 9 天）和 12DIV 的成熟神经元出现明显的细胞死亡，而 3DIV 和 6DIV 的发育期神经元对相同浓度（50～1000μm）NMDA 的兴奋作用则表现为完全的耐药。相反，NMDA 可抑制向行剥夺而促进发育期神经元存活。而且无论是在体内或体外，神经元对兴奋性中毒的敏感性会随生长发育而不断变化。但是，过度抑制 NMDARs 的活性特别对于发育期大脑会导致神经元坏死，这也证明了 NMDARs 阻滞剂氯胺酮应在妊娠或小儿麻醉中谨慎使用。因此在中枢神经系统中，NMDARs 发挥神经毒性及神经保护的双重效应，但其机制仍存在争议。

一、NMDA 受体的构成在 CNS 发育过程中的变化

NMDA 受体是由不同亚基构成的异四聚体（heterotetramers），其组成亚基有三种，即 NR1、NR2 和 NR3。NR1 又有 8 种不同的亚单位（NR1-1a/b-4a/b），由同一基因编码因剪切部位不同而生成；重组受体的研究表明：NR1 亚基是 NMDA 受体复合物的必需组分，而不同的 NR2 亚基则可与 NR1 形成具有不同通道特征的 NMDA 受体复合物。NR1 不同的剪接变体也赋予 NMDA 受体通道不同的功能特征。NR2 有 4 种不同的亚单位，即 NR2A～NR2D；NR3 有两种亚单位，NR3A 和 NR3B。在中枢神经系统的不同发育时期其 NMDA 受体亚单位表达均不同[13-15]。原位杂交研究显示 NR1 亚基在大鼠 E14 时即有表达，在生后第 3 周达到高峰，随之缓慢下降直至成年表达水平。NR2A 和 NR2B 的表达在出生后第 3 周达高峰随之下降到成年水平。通过对大鼠脑片原位杂交研究显示在胚胎发育期只有 NR2B 和 NR2D 表达。NR2D 的表达在 P7 时即达高峰随之下降至成年的较低水平。NR3 主要在发育中的中枢神经系统中表达，也具有时间可调性。在鼠类，NR3A 表达水平

从出生后至 P8 很快升高，随之迅速下降至成年水平。

二、NMDA 受体各亚单位参与不同的生理过程

有关突触可塑性的药理学研究结果表明 NR2A 与 NR2B 有着相反作用，即 NR2A 与长时程增强有关，NR2B 与长时程抑制有关。另有电生理研究数据表明 NR2A 与 NR2B 在突触可塑性方面具有某些相同作用。Kim 等提出含 NR2A 亚单位的 NMDARs 可促进突触 AMPA 受体亚单位 GluR1 的插入，而 NR2B 则相反，且与突触长度的衰减有关。这些研究的不同结果表明 NR2A 与 NR2B 在生长发育的不同阶段具有不同的作用仍存在争议。另有观点认为 NR2A 与 NR2B 亚单位表达的比例受突触活性调节而不断变化。这点暗示了神经元在不断变化的生长发育环境中通过调节含有 NR2A 及 NR2B 的 NMDARs 来对外界刺激作出反应。NR3 类亚单位在 NMDARs 复合物中起负性调节作用。

三、NMDA 受体亚单位在未成熟神经元独特的表达模式和电生理特性

每种 NR2 亚单位都有一个谷氨酸结合位点。但不同亚基其对谷氨酸的亲和力不同，NR2D 的亲和力最高，NR2A 的亲和力最低。一般来讲，亲和力越高表明谷氨酸盐与 NMDA 受体解离速率越低，而由于谷氨酸盐的结合导致 NMDARs 开放的时间也就越长。NR2 的两种亚单位 NR2A 和 NR2B 在谷氨酸的敏感性及灭活作用存在生物和物理学差异，这导致在异源重组细胞中含 NR2A 亚单位的受体衰变较快，而 NR2B 亚单位的衰变时间比 NR2A 的要慢 3 ~ 4 倍。因此，不同的谷氨酸盐亲和力可能是导致 NMDARs 具有不同衰变动力学的原因。同样地，NR2 亚基对镁离子的亲和力也不同。NR2A 与 NR2B 易于被细胞外镁离子阻断，与 NR2C 和 NR2D 相较有较高的电压依赖性。因此，单通道的电导系数与亚单位构成有关，如含 NR2A 与 NR2B 亚单位的受体传导的电流是含 NR2C 和 NR2D 亚单位受体的两倍。基于以上原因，含 NR2A 亚单位的 NMDARs 激活可产生较强而较快的电流。相比较而言，含 NR2B 亚单位的 NMDARs 产生电流持续时间更久。而 NR2C 和 NR2D 亚单位的 NMDARs 产生的电流最弱但最持久。由此可知，NMDARs 可因含有不同的 NR2 亚单位而产生不同时程的钙瞬变。而 NR2C 和 NR2D 亚单位的 NMDARs 产生的电流最弱但最持久。NMDA 亚基的构成对 Ca^{2+} 信号的影响表明激活由不同亚基构成的 NMDARs 可能激活不同的信号传导途径。这点或许能够解释与 NMDARs 有关的信号途径可参与诸多生理过程。通过免疫电镜技术结果表明，含 NR2A 和 NR2B 亚单位的 NMDARs 往往处于分离状态，因此绝大多数突触棘只表达 NR2A 或 NR2B，而并不是两者都表达。因兴奋单个突触后联合需 2 光子的谷氨酸盐释放，这就表明了突触棘之间由 NMDARs 激发产生的电流及由此而引发的钙瞬变会因 NMDARs 含有不同的 NR2A 及 NR2B 亚单位而不同。此外，应用含 NR2B 亚单位的 NMDARs 阻断剂艾芬地尔可降低多样性以及由 NMDARs 兴奋引发的钙瞬变的振幅，这就表明突触棘上含 NR2A 及 NR2B 亚单位的 NMDARs，且含 NR2B 亚单位的 NMDARs 激活后可以引起较多的 Ca^{2+} 内流。在大脑的许多区域，NMDA 受体亚基的构成会随生长发育由 NR2B 亚单位转化到 NR2A 亚单位。然而最近一项研究表明由刺激诱导产生的突触可塑性可以迅速调节 NMDA 亚基的构成。在幼鼠海马的 CA3 到 CA1 区，突触联合产生的长时程增强的同时也伴随着突触联合的 NMDARs 由含 NR2B 到 NR2A 的转化。这种转化加速了由突触联合 NMDARs 介导产生的电流的衰退动力学。以往研究中虽没有直接测量但也由此可推断，在突触棘由 NMDARs 介导的 Ca^{2+} 内流及钙瞬变的时程也会发生改变。

四、NMDA 受体在不同时期调节不同的下游信号分子产生不同的生理作用

MAPK 信号通路是细胞内重要的信号系统，主要包括 ERK、c-Jun 氨基末端激酶（c-JunN-terminal kinase，JNK）和 p38 MAPK 三条途径，已有资料证明 ERK1/2 和 p38MAPK 是 NMDARs 下游重要的细胞内信号转导分子，能调节谷氨酸对中枢神经系统突触的可塑性及神经元生存率的抑制作用。NMDA 可显著激活成熟神经元（9，12DIV）内 p38MAPK，而对发育期神经元则无此作用。相反，NMDA 可显著激活发育期神经元（3，6DIV）ERK1/2 而对成熟神经元其激活能力明显减弱。此结果表明 NMDARs 在发育期神经元优先激活 ERK1/2，对成熟神经元则优先激活 p38MAPK。表明在神经生长发育过程中存在 NMDARs 对细胞内信号途径亲和力由 ERK1/2 到 p38MAPK 的转变现象。在神经元成熟过程中这种转变似乎是程序性的，而不是细胞内信号通路向细胞外的非特异性转变的结果，大多数研究表明激活的 ERK1/2 对神经元有保护作用，而 p38MAPK 的激活则会促进神经元死亡，因此 NMDA 神经毒性在神经元成熟中的变化或许是因为在生长发育过程中，NMDARs 对细胞内信号的亲和力由促进生存的 ERK1/2 转向促进死亡的 p38MAPK 途径。在发育期神经元，含 NR2B 的 NMDARs 传递信号激活 ERK1/2 而引发神经保护作用；而在成熟神经元，含 NR2B 的 NMDARs 传递信号激活

p38MAPK 而引发神经毒性作用。研究还表明，在成熟神经元中 ERK1/2 的激活作用主要为含 NR2A 的 NMDARs 偶联，而含 NR2B 的 NMDARs 则可抑制 ERK1/2 的活性，这种抑制作用和 NR2B 介导的 p38MAPK 兴奋作用可能与成熟神经元对 NMDA 神经毒性易感性的增加有关。因此，在成熟神经元，NR2B 激活后通过 p38MAPK 途径产生促进细胞死亡的作用，而 NR2A 激活则通过 ERK1/2 途径促进细胞存活。但在发育期神经元，含 NR2B 的 NMDARs 是唯一的功能性 NMDARs，它整体激活会明显激活 ERK1/2 而不会影响 p38MAPK 通路，最终产生促进细胞存活的效应。有趣的是，NR2B 与 ERK1/2 和 p38MAPK 一样，其所产生的调节神经元生存上的效应会在神经元生长发育的不同阶段而产生相反的效应，这可能与随生长发育，NR2B 受体信号的组成及组合存在复杂变化并因此导致下游信号途径偶联不同而使得在神经元成熟过程中许多 NMDARs 相关蛋白的分布及表达受到不同的调控有关。

突触后密度蛋白 95（postsynaptic density-95，PsD-95）是一种细胞骨架蛋白能特异性的将 N-甲基-D-天冬氨酸（NMDA）受体固定在突触后神经元，在信号转导、调节离子通道和突触可塑性等方面起重要作用。对在 NMDARs 的膜表面成簇分布及突触定位方面，PSD-95 的作用因其结合的不同 NR2 亚单位而不同。NR2A 和 NR2B 的胞内 C-末端区域不同，它们与不同的 PSD 蛋白有不同的亲和力。在突触发育前期，突触的形成是非活动依赖性的。随着突触的不断发育，其最初的突触活动不但可以增加 NR2A 与 PSD-95 的结合，还可以增加 PSD-95 的表达量。PSD-95 与 NR2A 的结合可促进 NR2A 在突触处的表达。这可能导致了突触内的 NR2B 在发育晚期逐渐被 NR2A 取代。研究显示，在海马，PSD-95 和 NR2B 的表达分布模式具有明显的区域和细胞特异性，这可能与其在出生后发育中发挥的不同生理功能相关。由此 NR2A 与 PSD-95 之间作用存在特异性且在发育过程中两者之间的结合机制并非一成不变而可能具有时空差异性，且 PSD-95 在突触发育过程中结构会随时间改变。在成熟神经元和发育期神经元，PSD-95 与 NMDA 受体亚基的具体结合模式如何以及 PSD-95 的结构会随发育有着如何的变化，现在仍未确定。这是否是导致不同时期神经元对 NMDA 神经兴奋性毒性表现不同的原因还有待证实。

五、NMDA 受体调节 Ca^{2+} 内流在不同的时期产生不同的生物效应

在海马及皮质的锥体神经元，NMDA 型的谷氨酸受体是突触诱发钙信号变化的主要类型。由 NMDARs 介导的 Ca^{2+} 内流可通过改变胞浆内浓度变化速度、波动振幅及波动时空方式等方面而调节许多重要的病理生理过程，如各种激酶及磷酸化酶的激活，各种蛋白质的转录、翻译及运输，突触可塑性在结构和功能上的改变，以及细胞的生长、存活及凋亡。这些过程是 NMDARs 由一定强度、范围及持续时间的钙瞬变引起的。众所周知，Ca^{2+} 内流及细胞内 Ca^{2+} 超载是 NMDA 神经毒性的主要调节者。有研究证明 Ca^{2+} 水平会随培养不同阶段而不断上升。肖等通过调节细胞外 Ca^{2+} 水平发现 3DIV 的神经元在高浓度（5mM）Ca^{2+} 环境中，NMDA 触发的 Ca^{2+} 内流增加达到细胞内 Ca^{2+} 阈值而产生明显的神经毒性；在正常 Ca^{2+} 浓度下，12DIV 神经元经 NMDA 激发即可产生神经毒性，而在 3DIV 神经元没有产生神经毒性。另外，当细胞外 Ca^{2+} 浓度较低（0.1mM）时，12DIV 神经元内基础 Ca^{2+} 水平下降到 3DIV 神经元内 Ca^{2+} 的正常水平，NMDA 诱导的 Ca^{2+} 内流水平与 3DIV 神经元在正常情况下经 NMDA 诱导产生 Ca^{2+} 内流水平相同，而其产生的神经毒性相应地下降。由于基础 Ca^{2+} 水平提高，在成熟神经元由 NMDA 诱导的绝对 Ca^{2+} 水平比发育期神经元高很多，并可达到引发神经毒性作用的阈值。这表明随生长发育而增高的细胞内基础 Ca^{2+} 水平也与 NMDA 神经毒性的改变有关。

由 NMDA 诱导的 Ca^{2+} 内流依赖于在不同发育阶段下游信号通路不同的偶联可以激发不同甚至相反的效应。如是众所周知的 cAMP 效应元件结合蛋白（CREB）的调节因子。有研究表明，CREB 因定位不同的 NMDARs，其介导的 Ca^{2+} 内流而受到相应的调节。因此，在发育期神经元，可能存在 NMDA 诱导的 Ca^{2+} 内流与激活 CREB 的信号通路连接并引发促进神经元生存的效应，而在成熟神经元则优先与中断 CREB 的信号通路连接而促进神经元凋亡。

另外，从神经元突触分化及精炼角度来讲，在中枢神经系统的发育期，神经元胞浆内的 Ca^{2+} 是以一定的振幅及频率的波动形式存在的，此即为神经元的钙振荡。海马神经元存在自发特异性的钙振荡，这种本能的钙振荡对发育期神经元生长锥的迁移、神经突的生长分化、神经元之间突触联接的形成等都起着十分重要的作用。神经元钙振荡的振幅和频率与轴突的生长锥的移行速度呈负相关。细胞骨架的重建是生长锥移行的物质基础，而胞浆 Ca^{2+} 浓度短暂而瞬间的增加对细胞骨架的重建起着十分重要的作用。当生长锥移行暂停时可以形成大的微管环，只有当微管环展开时生长锥重新开始移行。生长锥重新启动移行需动力微管蛋白和肌动蛋白之间相互作用。胞浆内的钙振荡通过作用于神经钙蛋白使肌动蛋白丝脱聚合化以保持微管环的稳定，从而抑制生长锥的移行。而当胞浆内的 Ca^{2+} 浓度超出了一定的时间和空间的范畴甚至会诱使神经元发生坏死或凋亡而导致神经元死亡。NMDARs 兴奋产生的 Ca^{2+} 内流触发海马神经元细胞内 Ca^{2+} 池的释放，此作用放大了通过突触内流的 Ca^{2+} 信号，并将这一信号以再生的 Ca^{2+} 波形式中继给细胞核，从而激活由 CREB 介导的基因转录的信号传导，调控大量促神经元存活基因的表达。由于在培养的年幼海马神经元中，膜表面 NMDARs 多为弥散性分布存在较

明显的结构性更新；而在成熟神经元膜表面 NMDARs 则呈簇分布，且结构性更新率下降，这可能使得由 NMDARs 兴奋产生的 Ca^{2+} 内流具有时间及空间差异性，导致由此而触发的海马神经元细胞内 Ca^{2+} 池的释放量不同，由此传递给细胞核的 Ca^{2+} 波形式不同，导致细胞核内不同转录基因的表达而产生不同的效应。此外，研究表明，突触诱发的钙振荡可能依赖于突触后发放以及树突动作电位的反向传播，树突动作电位（dAPS）通过使树状突除极化，使阻滞在 NMDARs 通道上的 Mg^{2+} 移位，从而增强突触的钙振荡。而且 dAPS 还可使神经元树突和胞体上的电压门控 Ca^{2+} 通道开放，增加 Ca^{2+} 的内流，增强突触钙振荡。即使突触仅有少量的钙内流，但当同时伴有 dAPs 时可产生波幅巨大的钙振荡。由于 NMDA 受体簇的分布具有树突结构的相关性。培养的年幼海马神经元的 NMDA 受体簇广泛分布于树突干上，而未见于可运动的树突丝足尖部的分布；而 NMDA 受体簇在成熟神经元中则绝大多数为表面表达，大多分布于树突棘。这使得发育期及成熟海马神经元，树突产生的 dAPs 幅度存在差异，而导致在成熟海马神经元由 NMDA 激活 NMDARs 产生的钙震荡的波幅比发育期神经元大，以致胞浆内的 Ca^{2+} 浓度急剧升高诱使神经元发生坏死或凋亡而导致神经元死亡。

总而言之，众多研究证明在海马神经元，随发育及生长环境不断变化，NMDARs 的组成，其对细胞内信号途径的亲和力的转变及随发育细胞内基础 Ca^{2+} 水平的不断提高可能是 NMDA 神经毒性随生长发育而发生改变的重要因素。此综述补充了先前我们对神经元兴奋性中毒易感性的发育调控这一概念的认识，指出神经元兴奋性中毒易感性的发育调控不能简单地归因于 NMDARs 表达的改变等，可能与 NMDARs 作用模式有关，而不是简单的归因于神经元的不同生长阶段，NMDA 激活后是否由 NMDARs 的功能决定神经元的死亡或是生存。

（黄立宁　董振明）

参 考 文 献

1. Forder JP, Tymianski M. Postsynaptic mechanisms of excitotoxicity: Involvement of postsynaptic density proteins, radicals, and oxidant molecules. Neuroscience, 2009, 158(1): 293-300
2. Lau A, Tymianski M. Glutamate receptors, neurotoxicity and nrurodegeneration. Pfluqers Arch, 2010, 460(2): 525-542
3. Nicholls DG, Johnson-Cadwell L, Vesce S et al. Bioenergetics of mitochondria in cultured neurons and their role in glutamate excitotoxicity. J Neurosci Res, 2007, 85(15): 3206-3212
4. Sanelli TE, Weiwen Ge, Cheryl Leystra-Lantz. Strong Calcium mediated excitotoxicity in neurofilament aggregate-bearing neurons in vitro is NMDA receptor dependant. Neurological Sciences, 2007, 256(1-2): 39-51
5. MacDonald JF, Jackson MF, Beazely MA. Hippocampal long-term synaptic plasticity and signal amplification of NMDA receptors. Crit Rev Neurobiol, 2006, 18(1-2): 71-84
6. Xiao L, Hu C, Feng C, et al. Switching of N-methyl-D-aspartate(NMDA) receptor-favorite intracellular signal pathways from ERK1/2 to p38 MAPK leads to developmental changes in NMDA neurotoxicity. J Biol Chem, 2011, 286(23): 20175-20193
7. Zhou M, Baudry M. Developmental changes in NMDA neurotoxicity reflect developmental changes in subunit composition of NMDA receptors. J Neurosci, 2006, 26(11): 2956-2963
8. Wang JQ, Fibuch EE, Mao L. Regulation of mitogenactivated protein kinases by glutamate receptors. J Neurochem, 2007, 100(1): 1-11
9. Liu F, Paule MG, Ali S, et al. Ketamine-Induced Neurotoxicity and Changes in Gene Expression in the Developing Rat Brain. Current Neuropharmacology, 2011, 9(1): 256-261
10. Vutskits L, Gascon E, Tassonyi E, et al. Effect of Ketamine on Dendritic Arbor Development an Survival of Immature GABAergic Neurons In Vitro. TOXICOLOGICAL SCdIENCES, 2006, 91(2): 540-549
11. 吴涛，王忱. NMDA 受体亚基的研究进展. Medical Recapitulate, 2009, 6(15): 819-821
12. Dunn RJ, Bottai D, Maler L. Molecular biology of the apteronotus NMDAR NR1 subunit. J. Exp. Biol, 1999, 202(10): 1319-1326
13. Liu Y, Wong TP, Aarts M, et al. NMDA receptor subunits have differential roles in mediating excitotoxic neuronal death both in vitro and in vivo. J Neurosci, 2007, 27(11): 2846-2857
14. Kim MJ, Dunah AW, Wang YT, et al. Differential roles of NR2A- and NR2B-containing NMDARs in Ras-ERK signaling and AMPA receptor trafficking. Neuron, 2005, 46(5): 745-760
15. Ewald RC, Van Keuren-Jensen KR, Aizenman CD, et al. Roles of NR2A and NR2B in the development of dendritic arbor morphology in vivo. J. Neurosci, 2008, 28(4): 850-861
16. Philpot BD, Cho KK, Bear MF. Obligatory role of NR2A for metaplasticity in visual cortex. Neuron, 2007, 53(4): 495-502
17. Soriano FX, Martel MA, Papadia S. et al. Specific targeting of pro-death NMDA receptor signals with differing reliance on the NR2B PDZ ligand. J Neurosci, 2008, 28(42): 10696-10710
18. Martel MA, Soriano FX, Baxter P, et al. Inhibiting pro-

death NMDA receptor signaling dependent on the NR2 PDZ ligand may not affect synaptic function or synaptic NMDA receptor signaling to gene expression. Channels Austin, 2009, 3(1): 12-15
19. Bellone C, Nicoll RA. Rapid bidirectional switching of synaptic NMDARs. Neuron, 2007, 55(5): 779-785
20. Martin JL, Finsterwald C. Cooperation between BDNF and glutamate in the regulation of synaptic transmission and neuronal development. Commun Integr Biol, 2011, 4(1): 14-16
21. Sornarajah L, Cristina V, Lily Zhang, et al. NMDA receptor desensitization regulated by direct binding to PDZ1-2 domains of PSD-95. J Neurophysiol, 2008, 99(6): 3052-3062
22. Swulius MT, Kubota Y, Forest A, et al. Structure and composition of the postsynaptic density during development. J Comp Neuro, 2010, 518(20): 4243-4260
23. Auqustine GJ, Santamaria F, Tanaka K. Local Calcium Signaling in Neurons. Neuron, 2003, 40(2): 331-346
24. Xiang Q, TanL, Zhao YL, et al. Isoflurance enhances sportaneous Ca^{2+} oscillatious in developing rat hippocampal neurons in vitro. Acta Anaesthesiol Seand, 2009, 53(6): 765-773
25. Kissl TA, Hoffmann WE, Scott L, et al. Role of thalamic projection in NMDA receptor-induced disruption of cortical slow oscillation and short-term plasticity. PSYCHIATRY, 2011, 2(14): 1-12

6. 麻醉与肿瘤的研究进展

麻醉对肿瘤患者预后的影响已经逐渐引起关注。外科手术是早期实体肿瘤的常用治疗手段，复发和转移是恶性肿瘤患者最重要的死亡原因之一，因此围手术期是影响肿瘤手术患者术后长期疗效的一个关键时期。麻醉技术以及围术期的一些因素对肿瘤切除术后患者远期预后的潜在影响逐渐被重视，国内外学者对此做了大量的研究。麻醉对于肿瘤复发转移的影响可能主要有两方面的作用，直接作用包括影响肿瘤细胞增殖、侵袭转移和细胞凋亡，间接作用包括免疫抑制。麻醉、镇痛方式的选择能够与细胞免疫系统产生相互作用进而影响远期疗效；麻醉镇痛相关受体在肿瘤中的潜在作用对肿瘤复发的影响；静脉麻醉药、吸入麻醉药、局麻药、阿片类药物以及非甾体类抗炎镇痛药的使用与肿瘤细胞增殖或者凋亡有着密切关系。近年来，关于麻醉与肿瘤的研究主要集中在麻醉技术对肿瘤复发存活的影响以及麻醉药物对肿瘤细胞的影响。

一、肿瘤的转移和复发

（一）肿瘤的流行病学

肿瘤在世界范围内仍维持着较高的发病率和死亡率。在美国，肿瘤疾病已成为死亡原因中的第二位，超过了心血管疾病，大概4例死亡患者中就有1位是由于肿瘤疾病而死亡的。年龄大于85岁的患者中，肿瘤疾病导致的死亡率高于心血管疾病。2009年美国约有150万新发肿瘤病例，另有超过50万人由于肿瘤疾病而死亡。常见导致死亡的肿瘤有肺癌、前列腺癌、乳腺癌和直肠癌。

（二）肿瘤转移的病理生理

肿瘤细胞的迁移是肿瘤转移和复发的先决条件，所以目前肿瘤的生物学研究重点都在肿瘤细胞的迁移上。肿瘤转移的发生依赖于肿瘤发生转移的潜力和宿主的抗转移防御力。“种子和土壤”是肿瘤获得转移能力的其中一个假说，描述了最初原发性肿瘤扩散到一个有营养供应的场所，并且随着以后新生血管形成，肿瘤获得进一步的生长。血管生长因子是通过邻近组织形成的毛细血管网合成和分泌的。肿瘤细胞的转移，须由多个因素配合完成，而只要缺乏其中一个因素就能够避免癌症转移。肿瘤细胞必须从原位癌的肿块中分离、增加移动性并进入血液循环中，能在循环中继续生存，还要能够在新的组织中种植下来。这些肿瘤细胞会分离或者形成栓子，大部分都会被宿主的免疫系统破坏。这也就是说，健康组织会对抗侵入组织的细胞，而肿瘤细胞要先克服重重的防护才能成功地转移。“种子和土壤”假说的中心思想是成功的转移取决于转移性肿瘤细胞（种子）和靶器官（土壤）的细胞间的相互作用。

生存下来的肿瘤细胞到达远处器官的毛细血管床，然后进入组织，驻扎下来，肿瘤细胞进而开始生长、增殖，最终获得了肿瘤细胞的血供。参与血管形成的介质包括血管表皮生长因子和前列腺素E2。肿瘤细胞具有高度异质，包含有许多不同基因型的细胞，每一种细胞都可能会出现随机的突变。而各种类型的细胞会出现不同的转移可能性。癌症转移的研究指出每种肿瘤转移均源于单一肿瘤细胞。

二、肿瘤与免疫

理论上，在肿瘤发生发展的过程中，肿瘤细胞被机体作为“异常细胞”，应当被免疫系统所识别并清除。但在实际研究中发现，癌症患者体内的免疫系统常常表现为“抑制”或“不作为”的状态。现认为有效的抗肿瘤免疫治疗必须是免疫细胞在合适的部位和时间上产生作用。但目前发现，肿瘤的发病过程中可以通过下调自身的免疫原性逃避免疫监视、产生免疫相关抑制因子对细胞免疫进行负性调节，促进肿瘤细胞自身的增殖。癌症患者体内的细胞免疫状态通常存在着不同程度的异常，包括有抗肿瘤和促肿瘤因素的失衡以及淋巴细胞亚群的比例失常和功能异常。

因此，完整的细胞免疫系统就肿瘤转移的发展而言是最关键的宿主防御机制。NK 细胞是抵制肿瘤细胞第一防线,NK 细胞是一种大颗粒状淋巴细胞的亚群,起着自发性识别和溶解肿瘤细胞的作用。很多研究表明手术期间的 NK 细胞活性和转移性疾病的发展呈负相关。NK 细胞活性水平低的患者有较高的肿瘤发病率。动物研究也显示应激诱导的 NK 细胞活性下降能够促进肿瘤的发展。白介素 2(IL-2)和干扰素 γ(IFN-γ)是重要的 NK 细胞活化剂。

完整的细胞免疫系统的重要性在器官移植术后的患者中有明显体现。移植患者术后所接受的免疫抑制治疗呈现出可能促进肿瘤转移的作用。回顾性研究中发现,如果患者正在接受免疫抑制治疗,黑色素瘤、皮肤癌、膀胱癌、肾癌等都有着较高的复发率。肿瘤细胞可以逃逸宿主细胞免疫系统的这一机制成为肿瘤转移发展的关键步骤。在具有免疫力的小鼠中,宿主的免疫力可以使转移的肿瘤细胞出现基因损伤,进而免受其侵袭,相反在免疫功能不全的机体中肿瘤的转移未受阻碍。

三、围手术期因素与肿瘤的关系

(一) 麻醉方式

流行病学研究表明,麻醉方式可能在肿瘤患者的复发和生存中具有潜在作用。在一项针对 225 例前列腺癌手术的回顾性研究中提出,全身麻醉复合硬膜外麻醉的患者较全身麻醉复合阿片类镇痛药的患者肿瘤复发率低 57%(随访时间 2.8~12.8 年),统计学差异显著。另一项针对 129 例因乳腺癌行乳腺切除术或腋窝淋巴结清扫术的回顾研究发现,在 50 例接受全麻复合硬膜外麻醉或者椎旁麻醉镇痛的患者中,24 个月和 36 个月时患者的无复发、转移的生存率均为 94%,而在 79 例接受全麻复合吗啡镇痛的患者中,24 个月和 36 个月时无复发、转移生存率分别为 82% 和 77%(随访中位数为 32 个月),全麻复合硬膜外麻醉或者椎旁麻醉镇痛的患者的复发和转移发生率明显减少。在我们的回顾性研究中发现,相比于硬膜外麻醉,小细胞肝癌在全身麻醉下行经皮射频消融术,能降低肿瘤的复发率,但对总体生存率无影响。

虽然在其他一些肿瘤类型中未发现麻醉方式与复发存在明显关联,可能提示了麻醉方式是否引起癌症复发还取决于肿瘤的类型。至今,尚无区域麻醉对肿瘤患者转归的前瞻性临床研究报道。美国克利夫兰临床研究中心发起了临床多中心随机对照试验,包括椎旁麻醉与镇痛下行乳腺癌手术(NCT00418457)以及在硬膜外麻醉与镇痛下行腹腔镜结直肠癌手术(NCT00684229),试验终点截止于癌症的复发。

有大量动物模型的在体研究,表明区域麻醉对肿瘤手术后的长期疗效具有影响。一项利用大鼠作为模型的研究,证实了七氟烷全身麻醉和剖腹手术各自都能抑制在肝内单核细胞的抗肿瘤功能,且椎管内麻醉会减弱这一作用。这个研究还证明了七氟烷复合椎管内麻醉比没有复合椎管内麻醉更少发生肝转移。在另一研究中,全麻复合吗啡较全麻复合椎管内麻醉下行剖腹手术转移增加,另外还发现全麻组明显使得 NK 细胞的细胞毒性减少。这里结果提示手术能促进大鼠中肿瘤转移的发生,并且椎管内麻醉明显地减弱这一作用。

(二) 镇痛方式

1. 急性疼痛 急性疼痛可以抑制 NK 细胞的活性,恰当的术后疼痛管理可能有助于宿主对抗肿瘤的抑制作用,其中包括 NK 细胞,这一观点已经在大鼠在体模型的研究中得以证明。

急性疼痛的潜在有害作用总是离不开阿片类药物对肿瘤的影响。其中一个观点是阿片类药物促进体外肿瘤抵抗,这一作用只会在对术后疼痛管理时使用阿片类药物的时候出现,而这个时候病人可能处于免疫抑制和转移前状态。

2. 镇痛方式 已有文献报道,不同麻醉镇痛方式与前列腺癌以及乳腺癌的术后复发率有着密切关系。随着临床麻醉的发展,麻醉方式也由原来的硬膜外麻醉为主逐渐向以全身麻醉为主的趋势发展,镇痛方式也逐渐由原来的硬外镇痛为主逐渐向以静脉镇痛为主的趋势转变。随着镇痛药物的开发,虽然种类越来越多,但是始终还是以阿片类药物为主。因此,现在的术后镇痛以静脉为主镇痛方式更是增加了阿片类药物的用量。

在已发表的文章中,林丽玲等对镇痛方式与浆液性卵巢癌手术后生存率的关系进行了初步的探讨,结果发现与全身麻醉联合静脉镇痛相比,硬膜外麻醉联合硬膜外镇痛能提高浆液性卵巢癌患者的术后生存率。前面提到,术后免疫功能的强弱是影响肿瘤患者术后复发以及总生存期的重要影响因素。术后免疫功能的影响因素有手术刺激、静脉麻醉药、吸入麻醉药以及镇痛药物等,主要是通过其对免疫功能的抑制,包括抑制 NK 细胞和 T 细胞的功能实现。Beilin 等认为阿片类镇痛药对 NK 细胞活性的抑制作用与阿片类镇痛药的用量成正相关。在术后镇痛的应用药物中,通过硬膜外给药,吗啡的用量仅为静脉用药的十分之一,明显减少了阿片类镇痛药对 NK 细胞功能的抑制作用,一定程度上保存了患者术后的免疫功能,从而提高了患者术后的生存率。

而在我们即将发表的文章中,回顾性研究结果发现相比于硬膜外镇痛,静脉镇痛能提高原发性肝细胞癌患者的术后总生存率,但对其无复发率的影响没有明显统计学差异。这一研究结果也进一步提示了镇痛方式与癌症转归的关系,还与肿瘤类相关型。有研究报道,在幼鼠模型中反复给予芬太尼可以显著减少肿瘤细胞所导致的组织损伤和破坏。而芬太尼是否通过肿瘤细胞上的阿片受体或者其他途径对其产生效应还需进一步研究证实。

四、麻醉、镇痛相关受体与肿瘤的关系

（一）G 蛋白偶联受体与肿瘤

G 蛋白偶联受体（GPCRs）传统功能被认为其在机体的代谢过程中起短效的调节作用，通过一个典型的环磷酸腺苷（cAMP）/蛋白激酶 A（PKA）依赖途径发挥对细胞的影响作用。近年，发现它在肿瘤的病理生理过程中也起着重要作用。

自 1926 年起，心理社会因素在肿瘤的发生、发展过程中的作用已经开始被讨论。这些因素能对器官组织构成影响，可能主要是由于神经递质及激素从细胞和神经内分泌系统的释放所造成，即使很多神经递质已经发现与肿瘤细胞增殖、分化及生长相关，但其在转移、侵袭过程中的作用仍未被阐明。然而，现在很多研究指出神经递质在肿瘤细胞的迁移过程扮演一个重要角色。肿瘤的复发涉及多个因素，包括肿瘤细胞的迁移、侵袭和种植，参与这个过程的神经递质及趋化因子与 GPCRs 偶联后，在肿瘤的复发过程中是一个重要的调节因素。

（二）Mu 阿片受体与肿瘤

Mu 阿片受体（Mu opioid receptor，MOR）是一种 G 蛋白偶联型受体，广泛存在于中枢和外周神经系统，且在多种组织中也有表达，其在痛觉生理中发挥重要作用。该受体可被多种合成化合物激活，包括吗啡及多种内源性阿片配体。近年来的研究发现多种肿瘤复发与麻醉或镇痛方式有关，MOR 激动剂可能影响肿瘤的进展。MOR 在肿瘤中的作用逐渐引起重视，MOR 可能在肿瘤的生成、转移和复发过程中起重要作用。

我们研究发现，肝癌组织中 MOR 的表达明显上调，且与肿瘤分化程度与增殖转移相关；更为重要的是，肝癌组织中 MOR 表达水平是肝癌患者术后无复发生存及总体生存的一个独立预后因素，且可能可作为预测肝癌术后生存和复发转移的生物标志物。这进一步提示了，MOR 在肿瘤的发生发展中起着潜在的重要作用。在非小细胞肺癌细胞株小鼠模型中可见 MOR 的表达增加超过 5～10 倍，无 MOR 受体的小鼠被植入肺癌细胞后与对照组相比不易形成肿瘤。MOR 激动剂吗啡、脑啡肽等能够在体外增加 Lewis 肺癌（LLC）细胞生长，而 MOR 拮抗剂 MNTX 可抑制 Lewis 肺癌细胞增长 50%～80%，在注射拮抗剂后小鼠 LLC 肺转移减少 65%。最后，接种肺癌细胞并同时植入的纳曲酮和甲基纳曲酮泵的小鼠上可显著抑制癌症的生长和转移。这说明 MOR 高表达对促进移植瘤的生长和转移有重要影响。

（三）N-甲基-D-天冬氨酸受体与肿瘤

N-甲基-D-天冬氨酸受体（NMDAR）是中枢神经系统里的一类重要兴奋性氨基酸受体，是由 NMDAR1、NMDAR2、NMDAR3 三种亚基组成的异聚体，其中 NMDAR1 是受体的功能亚单位，具有关键作用。NMDAR1 不仅在神经系统发育、疼痛等发挥着重要的作用，而且参与非神经细胞的增殖，NMDA 受体通过激活 ERK1/2 通路，促进一些体内非神经细胞增殖。NMDA 受体可能与癌症有关，最早是由 North 等提出，NMDAR1 在 LA-N-2 人类神经母细胞瘤细胞株中发现存在表达，然后也在非小细胞癌细胞株、乳腺细胞株中被发现，并且在体外实验中证明了 NMDAR1 拮抗剂可抑制非小细胞癌细胞和乳腺细胞增殖，并在体内实验验证了 NMDAR1 抑制剂可抑制肿瘤生长，提示 NMDAR1 在肿瘤中起着重要的作用。

近年来有研究表明，NMDAR1 与多种恶性肿瘤的分级、转移侵袭相关，其表达水平随着肿瘤的恶性程度升高，提示了 NMDAR1 可能具有潜在的致癌基因的功能。由此可知 NMDAR1 可能与肿瘤的发生、发展有着密切联系，且其极可能可成为治疗癌症的靶点之一。在我们已发表的文章中，初步探讨了 NMDAR1 在肝细胞癌中表达与临床病理、预后的关系，结果发现肝癌组织中 NMDAR1 表达状态是肝癌患者术后无复发生存和总体生存的独立预后因素，进一步提示了 NMDAR1 在肿瘤分化程度与侵袭转移中起着重要作用。

（四）Beta2-肾上腺素受体与肿瘤

Beta2-肾上腺素受体（Beta2-AR）是 G 蛋白偶联受体家族之一，它是调节心脏收缩和平滑肌舒张的重要感受器，目前发现它还是一个位于细胞表面的多功能的儿茶酚胺感受器，能够调节细胞增殖、迁移及凋亡等过程。Beta2-AR 的过表达已在多种人类肿瘤中得以报道，包括乳腺癌、口腔癌、前列腺癌及黑色素瘤。更重要的发现是 Beta2-AR 过表达被认为与肿瘤的临床表征、肿瘤的复发、转移及生存预后较差相关。这些发现显示 Beta2-AR 是一个肿瘤基因突变过程中的相关指标，体外实验证明 Beta2-AR 为肿瘤的治疗提供了一个潜在的靶点。

研究显示，Beta2-AR 蛋白的表达与肝癌的发生、发展和预后密切相关，其表达水平是评估肝癌患者预后的独立危险因素之一，能很好地评估肝癌的预后及可能为肝癌的治疗提供一个新的靶点。对乳腺癌患者进行长期临床随访（>10 年）的流行病学研究显示，患者接受降压药物 Beta-AR 拮抗剂与对照组患者对比，肿瘤转移和乳腺癌死亡的风险分别减少了 7% 和 71%。Beta2-AR 拮抗剂在乳腺癌的治疗中可减少肿瘤的转移、复发，并降低死亡率。另一项研究，在一组 839 例诊断患有心血管疾病的患者（326 例使用 beta-AR 拮抗剂，513 例使用其他药物），对这些受试者进行平均 10 年的前瞻性随访，比较受试者中使用 beta-AR 拮抗剂与否对罹患癌症的风险之间的相关性。经过对性别和年龄进行校正后，研究人员发现，在使用 beta-AR 拮抗剂的受试者中有 15 例发生癌症，而在随访期间未使用 beta-AR 拮抗剂的患者中则有 59 例，提示 beta-AR 拮抗剂的治疗显著降低癌症发生的风险。

五、麻醉药物对肿瘤细胞的影响

（一）静脉麻醉药物

静脉麻醉药物对肿瘤的影响已经有不少的动物实验，将不同的麻醉药物注射在接种了肿瘤细胞的大鼠体内进行研究。氯胺酮和硫喷妥钠都能明显增加大鼠肺中的肿瘤细胞数目，分别增加了5.5倍和2倍，而在使用丙泊酚和地西泮的大鼠中肺组织中肿瘤细胞数目保持不变。类似研究显示，氯胺酮和硫喷妥钠，但不包括丙泊酚，都能显著地抑制NK细胞的活性。3种麻醉药物都能显著地减少NK细胞数量至基线以下。再把3个组结合分析，病理解剖中发现具有活性的肿瘤细胞数量与NK细胞活性呈现相关性。另一研究也报道了氯胺酮对NK细胞活性有抑制作用。

更有趣的是，丙泊酚的两种共轭体在乳腺癌的治疗中显示出抑制细胞黏附、迁移和凋亡的作用。另有研究显示，在体外实验中咪达唑仑对肝癌Hep G2细胞具有抑制增殖和促进凋亡的作用，且其作用强度呈剂量相关以及时间相关性。

（二）吸入麻醉药

异氟烷和氟烷能通过抑制小鼠的干扰素而激活NK细胞的毒性。研究证实吸入麻醉药的体外作用可能与肿瘤分布相联。例如，七氟烷在体外实验中能通过NK细胞和NK样细胞改变细胞因子（IL-1β和TNFα，但不是IL-2）的释放。

一项大规模的回顾性分析发现，相对于局部麻醉，全身麻醉下行原发性黑色素瘤切除术的患者生存率下降（相对风险系数为1.46），这归因于全身麻醉药的使用。全身麻醉能够减少接受择期骨科手术患者循环中的NK细胞的数量。另外，中性粒细胞、巨噬细胞、树突状细胞和T细胞功能都受到一定程度的损害。

（三）氧化亚氮

氧化亚氮能干扰DNA、嘌呤和胸腺苷的合成，以及抑制中性粒细胞的趋化性。这种抑制细胞的构造的特征在肿瘤监视中可能起着重要作用，多表现为中性粒细胞的功能受到抑制以及单核细胞的生成减少。在小鼠模型的研究发现，暴露在氧化亚氮中与促进肺和肝的转移发展相关，并且氧化亚氮在众多麻醉药物研究中是导致肿瘤肝转移最为重要的潜在刺激物。

早期有氧化亚氮对结肠切除术后伤口感染影响的研究，通过统计分析探讨了氧化亚氮的暴露对人类肿瘤复发的影响。一组研究对象暴露于65%的氧化亚氮和氧气中，另一组接受65%氮气和氧气。两组在肿瘤复发方面中并没有明显的差异，随访时间为4～8年。

（四）局部麻醉药

在体外人类舌癌细胞模型中观察到利多卡因具有抗肿瘤作用。临床剂量的利多卡因，对EGF上皮生长因子有直接的抑制作用，从而抑制肿瘤细胞的增殖，且有研究表明利多卡因能抑制人类肿瘤细胞的侵袭能力。另外，在体外实验中发现，罗哌卡因能抑制溃疡性结肠炎患者的肿瘤细胞生长。还有其他研究报道局部麻醉药呈现抗肿瘤增殖作用或者对肿瘤细胞有毒性作用。

研究发现，在体外实验中利多卡因、罗哌卡因、布比卡因以及普鲁卡因对肝癌Hep G2细胞具有抑制增殖和促进凋亡的作用，且与顺铂联合可增强顺铂的抑制作用。最近有文章报道，在体外实验中发现临床相关浓度的利多卡因可抑制乳腺癌细胞的增殖。

（五）阿片类药物

围手术期使用阿片类药物能同时抑制细胞和体液免疫，包括NK细胞的活性、免疫刺激细胞因子的合成以及抗体的合成。吗啡有剂量依赖性抑制大鼠NK细胞毒性的作用。早期研究发现，经吗啡处理的乳腺癌细胞移植后的裸鼠模型中血管生成增加，临床相关剂量的吗啡可显著增加肿瘤体积、微血管浓度以及增加总血管长度和分支，其主要通过激活裸鼠的血管内皮生长因子而实现。

阿片类药物的镇痛作用也可影响免疫应答的其他方面，如吗啡可抑制单核细胞生产炎性细胞因子和抑制转录激活T淋巴细胞的白细胞介素-2。此外，阿片类药物还可直接影响内皮屏障的完整性，导致血管通透性增加和免疫细胞的浸润。在围手术期通常注射给予高剂量的μ受体激动剂镇痛，一方面降低了机体的免疫反应，同时手术过程中掉落的肿瘤细胞可直接穿破内皮屏障侵入底层，最后导致肿瘤转移，增加术后肿瘤复发的风险。

跟以上结果相比，围手术期尤其在术前，大鼠注射吗啡后行剖腹手术呈现出良好效应。研究中所有注射过吗啡的大鼠与手术相关的肿瘤增生得以缓解，而在术前注射吗啡的效果更为明显。这个结果提示术前注射吗啡能通过某种方法减少手术引起的肿瘤转移可能性。在被移植的黑色素瘤大鼠上，通过注射吗啡减缓疼痛的研究中，吗啡也被证实了可以抑制肿瘤生长和转移。

（六）非甾体抗炎镇痛药

非甾体抗炎镇痛药通过抑制环氧化酶，阻止了前列腺素的合成。既往研究证实肿瘤细胞可以通过分泌前列腺素逃逸宿主介导的细胞免疫。在大鼠模型中发现COX-2抑制剂有抗肿瘤增殖和抗血管形成的作用。塞来昔布是一种常用于临床的COX-2抑制剂，已被证实在小鼠中它能抑制长期使用吗啡所引起的血管形成、肿瘤生长、转移并且降低死亡率。

在乳腺癌细胞中检测发现COX-2过表达。有研究表明，长期使用COX-2抑制剂的女性患乳腺癌的发生率可能较低。但有一个三期临床试验的结果显示对于晚期乳腺癌女性患者，复合使用芳香酶抑制剂和塞来昔布与单用芳香酶抑制剂并没有任何明显的好处。因此，COX-2抑制剂对肿瘤患者转归的影响还需要进一步探讨。

（陈东泰　曾维安）

参 考 文 献

1. Pickle LW, Hao Y, Jemal A, et al. A new method of estimating United States and state-level cancer incidence counts for the current calendar year. CA Cancer J Clin, 2007, 57: 30-42
2. Jemal A, Bray F, Center MM, et al. Global cancer statistics. CA Cancer J Clin, 2011, 61: 69-90
3. Shakhar G, Ben-Eliyahu S. Potential prophylactic measures against postoperative immunosuppression: could they reduce recurrence rates in oncological patients? Ann Surg Oncol, 2003, 10: 972-992
4. Fidler IJ. The pathogenesis of cancer metastasis: the 'seed and soil' hypothesis revisited. Nat Rev Cancer, 2003, 3: 453-458
5. Bacac M, Stamenkovic I. Metastatic cancer cell. Annu Rev Pathol, 2008, 3: 221-247
6. Gupta GP, Massague J. Cancer metastasis: building a framework. Cell, 2006, 127: 679-695
7. O'Riain SC, Buggy DJ, Kerin MJ, et al. Inhibition of the stress response to breast cancer surgery by regional anesthesia and analgesia does not affect vascular endothelial growth factor and prostaglandin E2. Anesth Analg, 2005, 100: 244-249
8. Biki B, Mascha E, Moriarty DC, et al. Anesthetic technique for radical prostatectomy surgery affects cancer recurrence: a retrospective analysis. Anesthesiology, 2008, 109: 180-187
9. Ben-Eliyahu S, Page GG, Yirmiya R, et al. Evidence that stress and surgical interventions promote tumor development by suppressing natural killer cell activity. Int J Cancer, 1999, 80: 880-888
10. Penn I. The effect of immunosuppression on pre-existing cancers. Transplantation, 1993, 55: 742-747
11. Garcia-Lora A, Algarra I, Gaforio JJ, et al. Immunoselection by T lymphocytes generates repeated MHC class I-deficient metastatic tumor variants. Int J Cancer, 2001, 91: 109-119
12. Exadaktylos AK, Buggy DJ, Moriarty DC, et al. Can anesthetic technique for primary breast cancer surgery affect recurrence or metastasis? Anesthesiology, 2006, 105: 660-664
13. Lai R, Peng Z, Chen D, et al. The effects of anesthetic technique on cancer recurrence in percutaneous radiofrequency ablation of small hepatocellular carcinoma. Anesth Analg, 2012, 114: 290-296
14. Gottschalk A, Ford JG, Regelin CC, et al. Association between epidural analgesia and cancer recurrence after colorectal cancer surgery. Anesthesiology, 2010, 113: 27-34
15. Myles PS, Peyton P, Silbert B, et al. Perioperative epidural analgesia for major abdominal surgery for cancer and recurrence-free survival: randomised trial. BMJ, 2011, 342: d1491
16. Tavare AN, Perry NJ, Benzonana LL, et al. Cancer recurrence after surgery: direct and indirect effects of anesthetic agents. Int J Cancer, 2012, 130: 1237-1250
17. Sessler DI, Ben-Eliyahu S, Mascha EJ, et al. Can regional analgesia reduce the risk of recurrence after breast cancer? Methodology of a multicenter randomized trial. Contemp Clin Trials, 2008, 29: 517-526
18. Wada H, Seki S, Takahashi T, et al. Combined spinal and general anesthesia attenuates liver metastasis by preserving TH1/TH2 cytokine balance. Anesthesiology, 2007, 106: 499-506
19. Bar-Yosef S, Melamed R, Page GG, et al. Attenuation of the tumor-promoting effect of surgery by spinal blockade in rats. Anesthesiology, 2001, 94: 1066-1073
20. Sacerdote P, Manfredi B, Bianchi M, et al. Intermittent but not continuous inescapable footshock stress affects immune responses and immunocyte beta-endorphin concentrations in the rat. Brain Behav Immun, 1994, 8: 251-260
21. Page GG, Blakely WP, Ben-Eliyahu S. Evidence that postoperative pain is a mediator of the tumor-promoting effects of surgery in rats. Pain, 2001, 90: 191-199
22. Pergolizzi J, Boger RH, Budd K, et al. Opioids and the management of chronic severe pain in the elderly: consensus statement of an International Expert Panel with focus on the six clinically most often used World Health Organization Step Ⅲ opioids (buprenorphine, fentanyl, hydromorphone, methadone, morphine, oxycodone). Pain Pract, 2008, 8: 287-313
23. Lin L, Liu C, Tan H, et al. Anaesthetic technique may affect prognosis for ovarian serous adenocarcinoma: a retrospective analysis. Br J Anaesth, 2011, 106: 814-822
24. Herberman RB, Ortaldo JR. Natural killer cells: their roles in defenses against disease. Science, 1981, 214: 24-30
25. Loop T, Scheiermann P, Doviakue D, et al. Sevoflurane inhibits phorbol-myristate-acetate-induced activator protein-1 activation in human T lymphocytes in vitro: potential role of the p38-stress kinase pathway. Anesthesiology, 2004, 101: 710-721
26. Beilin B, Shavit Y, Hart J, et al. Effects of anesthesia based on large versus small doses of fentanyl on natural killer cell cytotoxicity in the perioperative period. Anesth Analg, 1996, 82: 492-497
27. Hatzoglou A, Bakogeorgou E, Castanas E. The antiproliferative effect of opioid receptor agonists on the T47D human breast cancer cell line, is partially mediated through opioid

receptors. Eur J Pharmacol,1996,296:199-207

28. Maki T, Kontula K, Harkonen M. The beta-adrenergic system in man: physiological and pathophysiological response. Regulation of receptor density and functioning. Scand J Clin Lab Invest Suppl,1990,201:25-43
29. Maudsley S,Pierce KL,Zamah AM,et al. The beta(2)-adrenergic receptor mediates extracellular signal-regulated kinase activation via assembly of a multi-receptor complex with the epidermal growth factor receptor. J Biol Chem, 2000,275:9572-9580
30. Dorsam RT, Gutkind JS. G-protein-coupled receptors and cancer. Nat Rev Cancer,2007,7:79-94
31. hi M,Liu D,Duan H,et al. The beta2-adrenergic receptor and Her2 comprise a positive feedback loop in human breast cancer cells. Breast Cancer Res Treat,2011,125:351-362
32. Entschladen F, Drell TLt, Lang K, et al. Tumour-cell migration, invasion, and metastasis: navigation by neurotransmitters. Lancet Oncol,2004,5:254-258
33. Entschladen F, Drell TLt, Lang K, et al. Neurotransmitters and chemokines regulate tumor cell migration; potential for a new pharmacological approach to inhibit invasion and metastasis development. Curr Pharm Des, 2005, 11: 403-411
34. Gach K, Wyrebska A, Fichna J, et al. The role of morphine in regulation of cancer cell growth. Naunyn Schmiedebergs Arch Pharmacol,2011,384:221-230
35. Afsharimani B, Cabot P, Parat MO. Morphine and tumor growth and metastasis. Cancer Metastasis Rev, 2011, 30: 225-238

7. 术期因素与肿瘤免疫

Burnet 在 1967 年提出的“免疫监视”(immune surveillance)学说认为,机体免疫系统能识别并清除突变细胞,使突变细胞在未形成肿瘤之前即被清除,从而防止肿瘤的发生,保持机体内环境的稳定。

Dunn 等在 2002 年又提出了“肿瘤免疫编辑学说”(tumor immunoediting)。该学说认为在肿瘤发生、发展的过程中,免疫系统具有双重作用,它既可清除肿瘤细胞,抑制肿瘤生长,又可通过对肿瘤细胞的塑形作用,有利于肿瘤细胞最终逃避机体免疫系统的攻击。肿瘤免疫编辑是一个动态发展的过程,可以分为三个主要阶段:清除阶段(elimination)、平衡阶段(equilibrium)和逃逸阶段(escape),又称为“肿瘤免疫编辑 3 个 Es”。清除阶段代表传统的免疫监视概念;平衡阶段代表肿瘤细胞潜伏在体内并与机体免疫系统相互作用处于平衡状态,这一阶段可持续数年;逃逸阶段指肿瘤细胞克服了免疫系统作用,进行生长的阶段。肿瘤细胞在体内的发生发展取决于其与免疫系统间的相互作用。

对于实体肿瘤来说,手术切除仍然是目前最主要的治疗方式。尽管目前术前影像学的检测手段不断发展,手术方式不断改进,围术期辅助治疗的手段也越来越多,但肿瘤患者术后五年生存率仍无显著提高。影响肿瘤患者预后的主要因素是术后的转移和复发。肿瘤术后的转移复发除了与术前肿瘤本身的组织病理学、病理分期相关以外,还与肿瘤患者围术期免疫功能密切相关。围术期多种因素可以通过影响肿瘤患者抗肿瘤免疫进而间接影响肿瘤术后的转移复发。

一、肿 瘤 免 疫

机体抗肿瘤免疫的机制十分复杂,涉及多种免疫成分,包括体液免疫和细胞免疫。两种机制并非独立发挥作用,而是相互协同杀伤肿瘤细胞。一般认为,抗肿瘤免疫以细胞免疫为主。其中,NK 细胞和单核巨噬细胞等介导非特异性细胞免疫,T 细胞介导特异性细胞免疫(图 7-1)。T 细胞在细胞免疫中居中心地位。按照表面标志,又可以将 T 细胞分为 $CD8^+$ 细胞毒 T 细胞(cytotoxic T cell,CTL)和 $CD4^+$ 辅助 T 细胞(T helper cell,Th)。

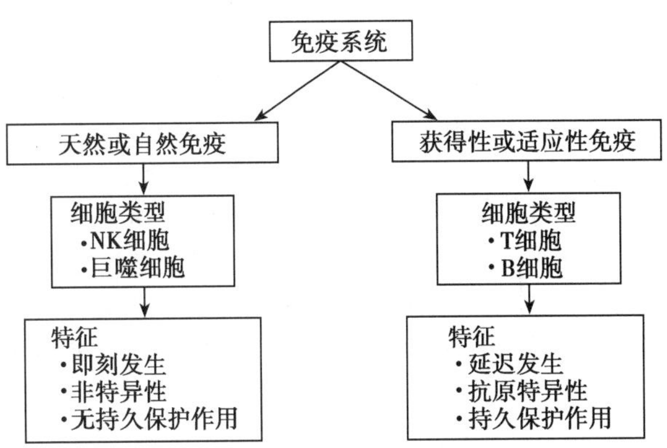

图 7-1 细胞免疫分为非特异性细胞免疫(innate or natural immunity)和特异性细胞免疫(acquired or adaptive immunity)

(一) NK 细胞

NK 细胞是具有多种免疫学功能的淋巴样细胞。NK 细胞不需致敏即可杀伤多种肿瘤细胞和肿瘤微转移,杀伤效应无 MHC 限制性,也不需预先与抗原接触或显示任何记忆反应。NK 细胞对肿瘤细胞的杀伤主要表现为直接溶解肿瘤细胞和分泌细胞因子两方面。既可通过分泌穿孔素直接溶解肿瘤细胞,又可在细胞表面表达 FasL,通过类似于 CTL 的机制杀伤肿瘤细胞。NK 细胞虽不需活化就有杀伤活性,不过经 IL-2、IFN-γ、TNF-α 或 IL-12 活化,NK 细胞杀伤能力可以显著提高。激活后的 NK 细胞大量释放 IFN-γ,又有放大细胞免疫的作用。

(二) 巨噬细胞

巨噬细胞是一组形态、功能及结构各异的多功能细胞群。活化的巨噬细胞在功能、形态及代谢等方面发生诸多变化,具有强大的抗肿瘤作用。巨噬细胞的抗肿瘤作用主要表现为以下几个方面:①作为效应细胞通过非特异性吞噬作用杀伤肿瘤细胞；②活化的巨噬细胞可分泌包括NO、过氧化氢、溶细胞蛋白酶，以及IL-1、TNF、IFN等细胞因子在内的约100多种生物活性物质，直接或间接地抑制或杀伤肿瘤细胞；③作为抗原呈递细胞，吞噬肿瘤细胞或肿瘤抗原-抗体复合物，经加工处理后呈递给T细胞，继发特异性T细胞免疫。

（三）T细胞

1. $CD8^+$ T细胞　CTL是肿瘤免疫中最主要的效应执行细胞。CTL接受抗原呈递细胞（antigen-presenting cell，APC）提供的双刺激信号而被激活，迁徙到肿瘤组织部位，发挥特异性细胞毒效应。CTL可以分泌释放多种细胞因子和酶，如IL-6、IFN-γ、TNF-α、TNF-β、穿孔素、溶细胞素和颗粒酶（丝氨酸酯酶）等。穿孔素可以破坏肿瘤细胞的细胞膜，颗粒酶可以进入靶细胞降解DNA，从而直接介导肿瘤细胞坏死或凋亡。活化的CTL还通过表达FasL，与肿瘤细胞表面Fas结合，诱导肿瘤细胞凋亡。

2. $CD4^+$ Th细胞　长期以来，T细胞免疫的研究重点主要集中于CTL，其原因在于人们认为大多数肿瘤只表达MHCⅠ类抗原，而不表达MHCⅡ类抗原，这种特性使得异己细胞只能为CTL细胞识别，而不能被Th细胞识别。然而，新近的研究表明，Th细胞无论是分类还是其功能等方面均有新的发现。$CD4^+$T细胞通过产生细胞因子和趋化因子，从而产生一系列完整的免疫反应。$CD4^+$Th细胞及其相关细胞因子在机体抗肿瘤免疫、肿瘤免疫逃避和耐受、肿瘤免疫微环境以及机体免疫稳态中起重要作用，甚至具有不依赖于CTL的肿瘤杀伤作用。Th细胞可以协助B细胞产生抗体、调节巨噬细胞的功能、组织机体免疫系统针对多种致病微生物的免疫应答、加强并维持CTL细胞的作用，Th细胞不仅可以调控或抑制自身免疫反应，同时也可以调节免疫反应的强度与持续时间。而且在缺乏Th细胞的情况下，CTL细胞将会被清除或者失去进一步发展的能力。

20世纪80年代，Mosmman和Coffman等首先发现小鼠Th细胞可分为两种不同的亚群，分别产生不同的细胞因子并具有不同的功能，从而证实Th细胞不是一种单一的细胞，而是一系列具有不同功能的细胞群。在1991年Romagnani等也发现人类也同样存在两群功能各异的Th细胞，即Th1和Th2细胞。近10年来，对于不同种类Th细胞的功能、表面标志及其活化机制的研究均有较大进展。迄今为止，至少证明存在4类不同的亚群，根据其不同的功能以及分泌的不同细胞因子可以分为Th1，Th2，Th17和Treg细胞，这四种亚群均由初始Th细胞（naïve T cell）分化而来。其中，Th1具有抗肿瘤作用，而Th2、Th17和Treg细胞则会抑制抗肿瘤免疫（图7-2）。

（1）四种Th细胞亚群的功能：Th细胞既可以引出免疫刺激反应，也可以引出免疫抑制作用。这些不同的作用主要通过Th细胞的各种亚群分泌不同的细胞因子和趋化因子激活和/或募集靶细胞来实现。

Th1细胞介导细胞内免疫反应、调节迟发型高敏反应

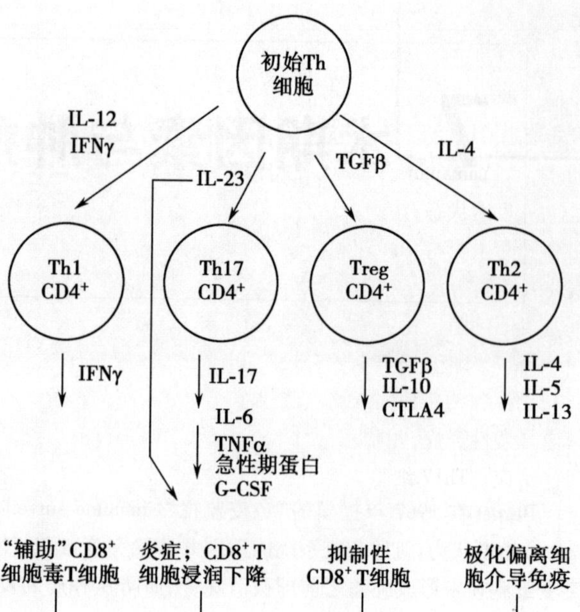

图7-2　四种不同Th细胞亚群及其在肿瘤免疫中的功能

（DTH）并负责细胞内病原体和肿瘤细胞的清除，是机体抗肿瘤免疫的主要形式。Th1细胞可以激活APC如巨噬细胞和树突状细胞。Th1细胞主要产生IFN-γ、IL-2和TNF-β等Th1型细胞因子。这些细胞因子是诱导抗肿瘤CTL细胞的必要条件，并且可以激活NK细胞。其中IFN-γ是巨噬细胞、NK细胞的主要激动因子。IFN-γ还能抑制肿瘤病毒的繁殖和肿瘤细胞的基因表达，诱导肿瘤细胞凋亡。Th2细胞介导体液免疫应答，其可以限制APC的活化、增强体液免疫反应并且吸引嗜酸性粒细胞。Th2细胞主要产生IL-4、IL-5和IL-10等Th2型细胞因子。Th2细胞还可以诱导Th17、Treg细胞生成。由Th2诱导生成的这些细胞可以抑制抗肿瘤免疫反应，促进肿瘤生长和转移。IL-4是Th2细胞的的主要效应因子，能促进B细胞的增殖并诱导IgE的产生，介导体液免疫，主要与变态反应性疾病有关。IL-4对人类NK细胞表现为抑制作用，可降低CTL细胞和NK细胞的杀伤功能。IL-10是肿瘤发生发展过程中一种重要的免疫抑制因子，具有很强的抗炎及免疫抑制活性，可以抑制单核细胞、巨噬细胞和Th1细胞等合成或产生致炎性细胞因子。

正常生理情况下Th1和Th2两者相互制约，处于相对平衡状态。一般认为Th1/Th2平衡是机体执行生理防御、自身稳定和免疫监视的重要机制。当机体发生功能异常时，可表现出平衡偏移，此即为"Th1/Th2平衡漂移"。一旦Th1/Th2平衡状态被打破，可能造成人体细胞因子网络的动态平衡被破坏，进而引发多种疾病。研究表明，Th1/Th2平衡失调和多种疾病相关，如糖尿病、系统性红斑狼疮以及人类免疫缺陷病毒（HIV）的感染。Th1/Th2的平衡失调和

肿瘤的发生、发展可互为因果。一方面，Th1 细胞向 Th2 细胞平衡漂移可抑制机体的抗肿瘤免疫效应，利于肿瘤细胞免疫逃逸形成，促进肿瘤的发生发展。研究发现在多种肿瘤中存在 Th1/Th2 比例降低、Th1/Th2 平衡向 Th2 型漂移的现象。Yamamura 等发现肿瘤患者体内 Th2 型细胞因子呈优势表达状态，在非小细胞肺癌、直肠癌、宫颈癌、胃癌等多种肿瘤也都与 Th2 细胞有密切关系。另一方面，肿瘤组织本身也可分泌某些抑制性细胞因子抑制 Th1 细胞产生，促进 Th2 细胞产生，导致"Th1/Th2 平衡漂移"。

Th17 细胞是近年来发现的一种新的 Th 细胞亚型，具有与 Th1 和 Th2 细胞不同的、独立的分化和发育调节机制。其介导慢性炎症，并诱发特异性自身免疫性疾病中的组织炎症反应。Th17 细胞主要产生白介素 17(IL-17)、IL-21 和 IL-22 等因子。IL-17 包括 IL-17A ~ IL-17F 6 个家族成员。其中 IL-17F 与 IL-17A 同源性最高且免疫功能相同，能诱导多种促炎因子和趋化因子表达，与多种免疫应答性疾病相关。IL-17A 和 IL-17F 在炎症反应中起重要作用，可以吸引并激活中性粒细胞。Th17 细胞在肿瘤中的作用还不是非常明确。有研究认为 Th17 细胞促进肿瘤生长，有研究发现，Th17 细胞可以增强 CTL 参与的抗肿瘤免疫反应。研究认为 Th17 可抑制肿瘤生长。还有研究发现，肿瘤发生时患者外周血中 Th17 细胞水平增高，肿瘤细胞也可以诱导 Th17 细胞在肿瘤周围聚集。胃癌患者外周血中 Th17 细胞的比例增高，与胃癌的临床分期相关。还有研究证实 Th17 细胞的水平与肿瘤组织中的微血管密度呈正相关，这些结果提示 Th17 细胞可能通过促进血管生成而导致肿瘤的发展。

$CD4^+$、$CD25^+$和 $FOXP3^+$的调节性 T 细胞(regulatory T cells, Treg)是体内存在的一种功能独特的 Th 细胞亚群，在调节免疫反应和维持自身耐受方面具有重要意义，Treg 能通过不同的机制抑制一系列免疫反应，促使肿瘤细胞免疫耐受、逃逸。其可以直接与靶细胞接触而发挥抑制作用，也能够分泌抑制性细胞因子 IL-4、IL-10 和 TGF-β。根据其来源不同又可以将其分为天然调节性 T 细胞(naturally occurring regulatory T cells, nTreg)和诱导调节性 T 细胞(induced regulatory T cells, iTreg)2 种。Treg 在肿瘤患者外周血和肿瘤局部均有高水平表达。有研究证实结肠癌患者的 Treg 细胞比例升高能使 CTL 的特异性溶解肿瘤细胞的能力下降，使肿瘤逃避机体的免疫监视。由 Treg 细胞分泌的 TGF-β 对于介导免疫抑制作用至关重要，TGF-β 主要通过增加血管生成、增加肿瘤细胞与胞外基质的相互作用来促进肿瘤的侵袭和转移。IL-10 的主要作用是抗感染和抑制免疫，IL-10 还可抑制巨噬细胞的黏附、抑制活化的中性粒细胞和嗜酸性粒细胞产生促炎因子和趋化因子。有研究发现，在结肠癌患者的外周血淋巴细胞和肿瘤浸润淋巴细胞中，存在 Treg 数目、比例增高的现象，且数目与患者肿瘤进展程度和预后、生存率呈负相关，而去除 Treg 或封闭其抑制功能可使肿瘤免疫功能恢复。动物实验也表明，全身性清除 Treg 可以增强肿瘤免疫监视和肿瘤疫苗的排斥反应。这些结果都提示了 Treg 与肿瘤发生、发展及预后之间的密切联系。

(2) Th 细胞的分化：虽然相应抗原的特性、其与 T 细胞受体的亲和力以及相应的共刺激因子都可以调节最初产生的细胞因子，并影响初始 T 细胞的分化，但对于初始 T 细胞分化起决定作用的是其与抗原接触时的细胞因子环境(图 7-3)。

总的来说，初始 Th 细胞在向不同方向分化时，需要两种或两种以上的细胞因子共同作用。L-12 和 IFN-γ 参与 Th1 细胞的分化；IL-4 和 IL-2 与 Th2 分化有关；TGF-β 与 IL-6 共同介导 Th17 的分化，同时 TGF-β 还可与 IL-2 共同促进 Treg 细胞分化。研究还发现，分化后的 Th1 细胞可以产生 IFN-γ，Th2 细胞可以产生 IL-4，Treg 可以产生 TGF-β。Th17 细胞产生的 IL-21 可以在 Th17 的分化过程中起到和 IL-6 相似的作用。这些结果表明，某一个分化方向上 Th

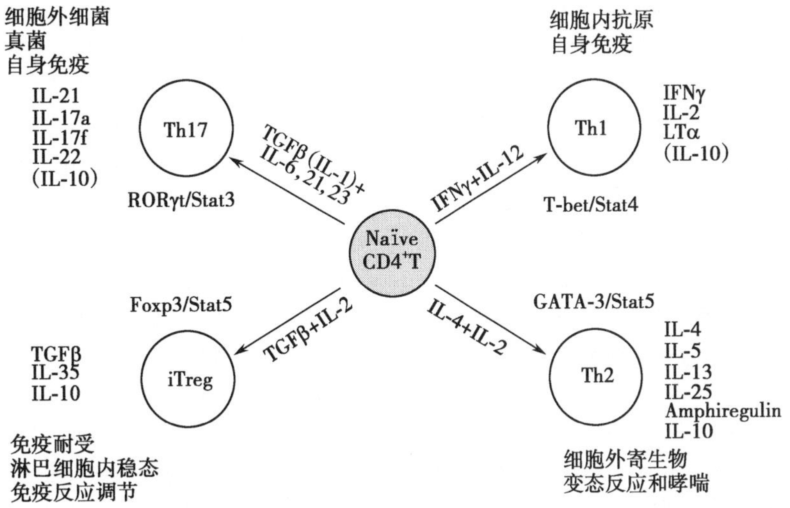

图 7-3　四种不同 $CD4^+T$ 细胞亚群的功能、分泌的细胞因子，以及对其分化起重要作用的细胞因子和转录因子

细胞产生的细胞因子，也可以进一步诱导初始T细胞向这一方向继续分化。这说明在初始T细胞分化的过程中存在正反馈的回路。这些正反馈因子包括：Th1-IFN-γ、Th2-IL-4、Th17-IL-21以及Treg-TGF-β。

转录因子在初始Th细胞分化和产生细胞因子的过程中也起到一定作用。初始Th细胞向某个方向分化时至少需要两种类型的转录因子——主要调控因子以及信号转导和转录激活因子(signal transducer and activator of transcription，STAT)。主要调控因子的活性是由其表达程度来调节的，而STAT的活化则是由细胞因子通过有机磷酸化等转录后修饰作用来调节。某些STAT也可以诱导主要调控因子的表达。对于初始Th细胞向不同方向分化起到重要作用的转录因子分别是：Th1-(T-bet/Stat4)，Th2-(GATA-3/STAT5)，Th17-(RORγt/STAT3)以及iTreg-(Foxp3/STAT5)。

对于初始Th细胞向某个方向分化起到重要作用的细胞因子通常会抑制初始Th细胞向其他方向分化。例如，介导Th2分化的IL-4可以抑制Th1，Th17和Treg的分化。而IFN-γ则能抑制Th2细胞的增生。这可能与STAT6介导的转录因子Gfi-1上调有关。TGF-β促进Th17和Treg的分化，但却可以抑制Th1和Th2细胞的分化。IL-2诱导Th2和Treg分化，但抑制Th17细胞的分化。此外，初始Th细胞同时或依次暴露于多种细胞因子共存的环境中，通常会导致分化成为多种Th细胞亚型的混合体，同时，分化后的Th细胞亚群在一定条件下也会相互转化。因此，Th细胞的分化和分化后的相互转化都与其暴露的细胞因子微环境相关。

二、围术期影响肿瘤免疫的相关因素

手术切除目前仍然是治疗实体肿瘤的最主要方式。在手术切除实体肿瘤后，在阴性切缘以及基质中仍然存在的微小转移称为微小残留病变(minimal residual disease，MRD)。由于手术对于瘤体的处理和破坏，会促使肿瘤细胞进入循环系统，进而远处播散。有研究发现，手术后患者血液中肿瘤细胞数量增加。同时，随着免疫学的发展，人们发现手术本身往往伴随着全身性的代谢、内分泌、血液学和炎症反应，这些被总称为手术应激反应，其主要作用是免疫抑制。围术期患者的免疫功能，对控制术后感染、预防肿瘤转移复发具有重要意义，会间接影响病情的发展和转归。对于肿瘤患者来说，手术本身可以加速已经存在的微小残留病变的发展；同时免疫编辑学说也认为，手术应激引起的围术期免疫功能的抑制，破坏了术前机体细胞免疫与肿瘤之间形成的免疫平衡，导致术后转移复发的发生。因此围术期是肿瘤潜在转移最易发生的时期。动物实验表明，通过增强术后免疫功能可以减少由于手术应激引起的免疫抑制，进而减少肿瘤术后的转移复发。

(一) 手术应激

手术治疗对于肿瘤患者的抗肿瘤免疫作用是双重的。一方面，手术可以切除肿瘤病灶，解除肿瘤本身的免疫抑制作用，改善了患者的抗肿瘤免疫功能；另一方面，手术、麻醉等围术期因素引起的炎症反应使肿瘤患者处于应激状态，又抑制了患者的抗肿瘤免疫功能。有研究认为，对于肿瘤患者，围术期是一段尚未得到充分利用的治疗时机。

手术应激被认为是围术期免疫抑制的主要因素。这一免疫功能的抑制开始于手术后几小时，持续数天，并且与手术创伤的程度成正比。以往的研究表明，手术患者免疫抑制的主要原因是由于交感神经系统(sympathetic nervous system，SNS)和下丘脑-垂体-肾上腺(hypothalamic-pituitary-adrenal，HPA)轴的激活而产生的神经内分泌反应的结果。手术应激通过刺激SNS和HPA轴，引起儿茶酚胺(去甲肾上腺素和肾上腺素)、促肾上腺皮质激素(ACTH)和皮质醇等激素的释放增加，而单核细胞、巨噬细胞和T细胞表面都存在β2肾上腺素受体和糖皮质激素受体，这些受体的信号转导可以抑制IL-12、IFN-γ等Th1型细胞因子的产生，并促进IL-4、IL-10等Th2型细胞因子产生。虽然Th2型细胞因子本身可以限制手术创伤因子的过度炎症反应，但是分泌过多的Th2型细胞因子会引起Th1/Th2平衡漂移。由于初始T细胞与抗原接触时的细胞因子环境决定了Th细胞亚群的分化及亚群间的相互转化，因此在术后神经内分泌系统与促炎症细胞因子和抗炎症细胞因子协调作用下，Th细胞的分化向免疫抑制方向转化，进一步抑制了围术期机体的抗肿瘤免疫功能。随着免疫学的发展，人们逐渐认识到机体的炎症微环境不仅与肿瘤的发生、发展联系密切，炎症还可以促使肿瘤细胞的侵袭和转移。

(二) 麻醉因素

除手术应激之外，围术期还有多种因素与肿瘤术后的转移复发有关。这些因素中，人们越来越关注麻醉因素对肿瘤患者术后转移复发的影响。麻醉因素包括手术时使用的不同麻醉方式和麻醉药物，人们发现麻醉方式和麻醉药物都可以对手术患者免疫功能产生影响。

1. 麻醉方式　20世纪80年代，人们便发现麻醉方式对于手术患者免疫功能有影响。对于癌症患者，包括脊麻和硬膜外麻醉在内的区域阻滞麻醉是否可以改善手术的预后，一直以来就存在争议。在1987年，Yeager等进行了一项比较单纯全麻与全麻复合硬膜外镇痛的随机对照试验，该试验在研究了53例患者后，被伦理委员会终止，理由是全麻复合硬膜外可以显著改善患者预后。然而，2002年的一项研究发现，对于接受腹部手术的高危患者，全麻复合硬膜外麻醉以及硬膜外术后镇痛仅可以改善镇痛效果，减少术后呼吸衰竭发生率。动物实验表明，硬膜外复合全麻可以维持体内Th1/Th2型细胞因子平衡，从而减少肿瘤术后转移复发。近年来一些回顾性研究发现，与单纯全麻相比，全身麻醉复合区域阻滞麻醉可以减少肿瘤术后的转移复发,然而也有一些研究得出相反的结论。这可能是因为除了手术和麻醉因素之外,肿瘤本身的组织病理学、临床分期以及其他围术期因素都可以对患者免疫功能产生影响,从而影响肿瘤患者术后最终的转归。有研究发现,硬膜外麻醉和术后镇痛可以减少直肠癌患者术后的死亡率,但对结肠癌患者却没有影响。

支持复合麻醉者认为单纯全麻不能完全抑制手术应激反应,这可能是由于单纯全麻只能抑制大脑皮层、边缘系统和下丘脑等向大脑皮层投射的系统,而不能有效阻断手术区域伤害性刺激向中枢传导,在手术刺激强烈时交感兴奋,儿茶酚胺分泌增加。而全麻复合区域麻醉,尤其是硬膜外阻滞时,由于硬膜外阻滞不仅可以阻滞交感肾上腺髓质的传出冲动,使肾上腺素和去甲肾上腺素的分泌减少,还可以抑制伤害性刺激导致的 HPA 兴奋,从而使皮质醇分泌减少,进而改善 B 细胞和 T 淋巴细胞的免疫功能,调节体内炎症微环境,保护患者抗肿瘤免疫功能。一项关于不同麻醉方式对肝癌患者围术期 Th 细胞分化的研究表明,全麻复合硬膜外麻醉在围术期可以更好地保护肝癌患者围术期 Th1/Th2 平衡,减少术后 Th17 和 Treg 细胞的比例,保护患者抗肿瘤免疫功能。另一项体外研究发现,与接受复合麻醉的患者相比,接受单纯全麻的乳腺患者血清可以促进乳腺癌细胞增殖。

此外,在保证麻醉深度的前提下,区域麻醉复合全麻可以减少全身麻醉药物,尤其是阿片类药物的用量,这可以减少由于阿片类药物引起的免疫抑制作用,肿瘤手术患者可能会因此受益。而利多卡因、布比卡因等局麻药对免疫功能影响较小。

2. 麻醉药物　一般来说,麻醉药物对免疫的各个方面都有抑制作用:从人类到动物,从细胞免疫到体液免疫,并且在体内和体外都有免疫作用。抑制作用的强度与药物种类有关。

(1) 阿片类药物:阿片类药物是术中和术后使用的主要镇痛药物、也是治疗疼痛的基础药物,同时阿片类药物对肿瘤的发展、转移具有直接和间接的作用,也是公认的免疫抑制剂。免疫系统的很多细胞上都发现了阿片受体,如多核白细胞、巨噬细胞、T 淋巴细胞和脾细胞等。包括体内和体外实验、动物和人体实验在内的大量研究表明,阿片类药物具有免疫抑制作用。阿片类药物可以间接影响 HPA 轴和交感神经系统,也可以直接通过免疫细胞表面的阿片类受体影响免疫功能。短时或者长期注射外源性阿片类药物可以抑制机体细胞免疫和体液免疫功能,如抗体的生成、NK 细胞活性、细胞因子的表达、淋巴细胞的扩增以及吞噬活性。长时间大剂量吗啡能抑制 NK 细胞、T 细胞和 B 细胞的增殖,降低细胞因子如 IL-2、IL-4 和 IL-6 的产生。一项动物实验研究发现,吗啡促进血管生成并促进乳腺肿瘤细胞的生长,并且发现同时注射塞来昔布可以阻止这一作用。另一项研究发现,芬太尼也具有同样促进肿瘤生长的作用。在一项使用外周性阿片受体竞争性拮抗剂甲基纳曲酮(methylnaltrexone,MNTX)治疗肿瘤患者便秘的研究中发现,部分使用甲基纳曲酮的肿瘤患者生存时间延长。然而,阿片类药物与免疫的相互作用非常复杂。研究发现吗啡可以阻止体内炎症介导的血管生成。吗啡还可以促进腺癌细胞的死亡和凋亡。此外,内源性和外源性阿片类物质的免疫调节作用也不同,这可能是由于不同阿片类物质与不同阿片类受体的亲和力不同。

曲马多不仅是 μ 受体激动剂,还可以抑制神经元对去甲肾上腺素和 5-羟色胺的重摄取,具有双重镇痛机制。动物实验发现曲马多可以减轻手术应激引起的 NK 细胞活性下降并减少肿瘤的肺转移。也有研究证实在不同浓度吗啡、曲马多体外干预下,人的外周血 Th 细胞更多地向 Th2 分化,Th1 型细胞因子降低,Th1/Th2 比值下降,即发生了 Th1 向 Th2 分化的转移。

(2) 吸入麻醉药:吸入麻醉药在麻醉时可以单独使用,也可以与其他药物共同使用。研究发现异氟烷和氟烷可以抑制 IFN 介导的小鼠 NK 细胞的细胞毒作用。此外,还有研究发现氟烷、异氟烷和七氟烷调节肿瘤细胞生长与作用的时间有关。其可能的机制是通过抑制转录因子 NF-κB 的激活来调节 TNF-α 和 IL-6 的产生。

(3) 静脉麻醉药:目前以丙泊酚为代表的静脉麻醉药广泛用于麻醉诱导、麻醉维持以及重症监护室,但丙泊酚对免疫功能的研究结果仍然是有争议的。许多研究表明丙泊酚可以抑制肿瘤细胞的侵袭性,在一项动物实验中发现,给予小鼠每天 40mg/kg 丙泊酚,持续输注 4 周,可以减少肿瘤细胞的肺转移。虽然这一动物模型在丙泊酚使用剂量以及使用时间上与临床麻醉相差较大,但其结果与另一项研究相似。Kushida 等发现丙泊酚在小鼠实验具有抗肿瘤作用。然而,有研究发现丙泊酚通过作用于 GABA-A 受体,损伤免疫功能,促进乳腺肿瘤细胞迁移。虽然多项研究发现丙泊酚对于免疫功能既具有抑制作用,也具有增强作用,但一项临床研究发现,对于胆囊切除术的患者,丙泊酚联合瑞芬太尼全凭静脉麻醉与异氟烷吸入麻醉相比,抑制炎症反应的作用更强。

其他静脉麻醉药如氯胺酮、硫喷妥钠等可以抑制 NK 细胞活性并促进肿瘤细胞转移。

(4) 其他药物:有研究发现治疗浓度的利多卡因呈剂量依赖性抑制立体内皮细胞分泌 IL-8,布比卡因、丁卡因也有相似作用。局麻药如利多卡因行硬膜外阻滞对淋巴细胞亚群分布及 NK 细胞活性的影响可能是由于交感神经被部分阻滞,降低伤害性刺激反应所致。还有研究发现利多卡因可以抑制多形核粒细胞(polymorphonuclear neutrophils,PMNs)的趋化、黏附、吞噬功能和呼吸爆发活性。

非甾体类抗炎药能抑制机体前列腺素的生物合成,降低细胞内环磷酸腺苷的浓度,后者在调节 IL-1β、IL-6、IL-8 和 IL-10 的释放以及促进 Th 细胞应答有着关键作用。

α2-肾上腺素受体激动剂如可乐定等药物的作用机制为抑制突触前膜 P 物质(SP)的释放,抑制中枢和周围神经末梢释放去甲肾上腺素，具有良好的节段性镇痛作用和全身性镇痛作用。其可以通过抑制交感神经活动而有利于患者术后免疫调节的平衡。

（三）其他因素

除手术应激和麻醉因素以外，围术期的其他因素，如疼痛、低温和输血都可以影响患者的免疫功能。疼痛可激活HPA 轴和交感神经系统，急性疼痛可以抑制 NK 细胞活性，并加快淋巴细胞凋亡，从而导致免疫抑制。暴露于低温环境中可以引起糖皮质激素和交感神经反应。一项动物实验发现，30℃低温可以抑制 NK 细胞活性，并抑制机体抗肿瘤转移能力。另一项研究发现，35.5℃的轻度低温增加了腹部手术的免疫抑制作用。输血对于免疫的抑制作用包括减少 Th 细胞和 NK 细胞计数，并减少 IL-2 和 IFN-γ 等细胞因子的产生。一些研究发现，接受围术期输血的肿瘤患者预后较差。

三、结　　语

早在 19 世纪，人们就已经注意到炎症与肿瘤的关系。近年来，从针对患者的流行病学研究到针对动物的分子学研究都再次证明，炎症与肿瘤紧密相关。体内不同的炎症微环境可以调控免疫反应向抗肿瘤或是促进肿瘤生长的方向发展。随着现代免疫学的飞速发展，人们逐渐认识到 Th 细胞在抗肿瘤免疫应答调节中的核心地位，Th 细胞向不同亚群的极化，体现了体内微环境的变化，也决定了机体抗肿瘤免疫的方向。围术期许多因素对于免疫功能都有影响，不同的围术期处理如何影响 Th 细胞的极化，以及这种极化的分子机制是什么，已经成为免疫调节、移植免疫、感染及肿瘤免疫等研究领域中研究的新热点。尤其是对于肿瘤患者，完善的围术期管理可以减轻手术应激对患者围术期抗肿瘤免疫的抑制作用，从而减少肿瘤患者术后的转移、复发，进一步改善患者预后。

（陈万坤　缪长虹）

参考文献

1. Schreiber RD, Old LJ, Smyth MJ. Cancer immunoediting: integrating immunity's roles in cancer suppression and promotion. Science, 2011, 331(6024): 1565-1570
2. Vivier E, Raulet DH, Moretta A, et al. Innate or adaptive immunity? The example of natural killer cells. Science, 2011, 331(6013): 44-49
3. Mantovani A, Sica A. Macrophages, innate immunity and cancer: balance, tolerance, and diversity. Curr Opin Immunol, 2010, 22(2): 231-237
4. Zhang N, Bevan M J. CD8(+)T cells: foot soldiers of the immune system. Immunity, 2011, 35(2): 161-168
5. Perez-Diez A, Joncker NT, Choi K, et al. CD4 cells can be more efficient at tumor rejection than CD8 cells. Blood, 2007, 109(12): 5346-5354
6. Muranski P, Restifo NP. Adoptive immunotherapy of cancer using CD4(+)T cells. Curr Opin Immunol, 2009, 21(2): 200-208
7. Xie Y, Akpinarli A, Maris C, et al. Naive tumor-specific CD4(+)T cells differentiated in vivo eradicate established melanoma. J Exp Med, 2010, 207(3): 651-667
8. Zhu J, Paul W E. CD4 T cells: fates, functions, and faults. Blood, 2008, 112(5): 1557-1569
9. Ostrand-Rosenberg S. Immune surveillance: a balance between protumor and antitumor immunity. Curr Opin Genet Dev, 2008, 18(1): 11-18
10. Itoi K, Nakamura K, Oku H, et al. Relationship between diabetic macular edema and peripheral Th1/Th2 balance. Ophthalmologica, 2008, 222(4): 249-253
11. Dolff S, Bijl M, Huitema M G, et al. Disturbed Th1, Th2, Th17 and T(reg) balance in patients with systemic lupus erythematosus. Clin Immunol, 2011, 141(2): 197-204
12. Korn T, Bettelli E, Oukka M, et al. IL-17 and Th17 Cells. Annu Rev Immunol, 2009, 27: 485-517
13. Martin-Orozco N, Muranski P, Chung Y, et al. T helper 17 cells promote cytotoxic T cell activation in tumor immunity. Immunity, 2009, 31(5): 787-798
14. Su X, Ye J, Hsueh E C, et al. Tumor microenvironments direct the recruitment and expansion of human Th17 cells. J Immunol, 2010, 184(3): 1630-1641
15. Zhang B, Rong G, Wei H, et al. The prevalence of Th17 cells in patients with gastric cancer. Biochem Biophys Res Commun, 2008, 374(3): 533-537
16. Zhang JP, Yan J, Xu J, et al. Increased intratumoral IL-17-producing cells correlate with poor survival in hepatocellular carcinoma patients. J Hepatol, 2009, 50(5): 980-989
17. Nishikawa H, Sakaguchi S. Regulatory T cells in tumor immunity. Int J Cancer, 2010, 127(4): 759-767
18. Whiteside TL, Schuler P, Schilling B. Induced and natural regulatory T cells in human cancer. Expert Opin Biol Ther, 2012, 12(10): 1383-1397
19. Yamamoto T, Yanagimoto H, Satoi S, et al. Circulating $CD4^{+}$ $CD25^{+}$ regulatory T cells in patients with pancreatic cancer. Pancreas, 2012, 41(3): 409-415
20. Leivonen SK, Kahari VM. Transforming growth factor-beta signaling in cancer invasion and metastasis. Int J Cancer, 2007, 121(10): 2119-2124
21. Yao X, Ahmadzadeh M, Lu YC, et al. Levels of peripheral CD4(+)FoxP3(+) regulatory T cells are negatively associ-

ated with clinical response to adoptive immunotherapy of human cancer. Blood, 2012, 119(24):5688-5696

22. Viehl CT, Moore TT, Liyanage UK, et al. Depletion of $CD4^+$ $CD25^+$ regulatory T cells promotes a tumor-specific immune response in pancreas cancer-bearing mice. Ann Surg Oncol, 2006, 13(9):1252-1258
23. Betts G, Jones E, Junaid S, et al. Suppression of tumour-specific CD4(+)T cells by regulatory T cells is associated with progression of human colorectal cancer. Gut, 2012, 61(8):1163-1171
24. Zhu J, Paul W E. Peripheral CD4(+)T-cell differentiation regulated by networks of cytokines and transcription factors. Immunol Rev, 2010, 238(1):247-262
25. Korn T, Bettelli E, Gao W, et al. IL-21 initiates an alternative pathway to induce proinflammatory T(H)17 cells. Nature, 2007, 448(7152):484-487
26. O'Shea JJ, Lahesmaa R, Vahedi G, et al. Genomic views of STAT function in CD4+ T helper cell differentiation. Nat Rev Immunol, 2011, 11(4):239-250
27. Zhu J, Jankovic D, Grinberg A, et al. Gfi-1 plays an important role in IL-2-mediated Th2 cell expansion. Proc Natl Acad Sci USA, 2006, 103(48):18214-18219
28. Zhu J, Davidson T S, Wei G, et al. Down-regulation of Gfi-1 expression by TGF-beta is important for differentiation of Th17 and CD103+ inducible regulatory T cells. J Exp Med, 2009, 206(2):329-341
29. Mangan PR, Harrington LE, O'Quinn DB, et al. Transforming growth factor-beta induces development of the T(H)17 lineage. Nature, 2006, 441(7090):231-234
30. Santarlasci V, Maggi L, Capone M, et al. TGF-beta indirectly favors the development of human Th17 cells by inhibiting Th1 cells. Eur J Immunol, 2009, 39(1):207-215

8. 急性脑缺血对机体免疫系统的影响

急性脑缺血是一种常见的临床急症，会引起严重的中枢神经系统损害。传统的观念认为脑是免疫特许器官，免疫在急性脑缺血再灌注损伤中起旁观者作用。然而近年来越来越多的研究证实在急性脑缺血再灌注的早期，免疫细胞即被激活，引起由免疫介导的中枢神经系统进行性损伤和全身性的免疫抑制反应，导致后续多组织多器官的严重损伤。研究发现，这种全身性的免疫反应是由脾脏、胸腺、淋巴结以及循环系统协同完成的，称为急性脑缺血二次免疫反应。虽然这种二次免疫反应并没有直接增加脑梗死的面积，但它导致了机体对由脑缺血产生的自身抗原产生了免疫不识别，又称免疫失能，大大增加了急性脑缺血再灌注后患者全身感染和脓毒症的风险性，增加了疾病的死亡率。本文通过搜集近年来脑缺血再灌注相关领域的研究文献，总结了急性脑缺血对机体免疫系统的影响，将有关研究进展综述如下。

一、急性脑缺血诱发免疫应答的变化

最近有研究提示急性脑缺血损伤与免疫系统变化两者具有高度相关性。大量的动物实验已经证实急性脑缺血再灌注损伤与免疫系统的自身病理改变密切相关，包含了脾脏、胸腺、淋巴结等多器官的病理改变。在大鼠的急性脑缺血再灌注试验中，发现再灌注6h脾内T细胞被大量激活并产生多种细胞因子。研究发现这些细胞因子又能进一步促进脑缺血后脾细胞的激活，并加重血脑屏障的功能失调，以及由多形核中性粒细胞和小胶质细胞浸润引发的局部炎症反应。研究还发现后续二次损伤所表现出的免疫病理学改变与脾细胞凋亡和其他的免疫细胞损耗有关。这种二次免疫损伤并不直接引起梗死面积的改变，但免疫细胞的大量损耗导致了免疫系统对抗原物质激活产生免疫失能。二次免疫损伤解释了由于缺血后的局部免疫平衡破坏导致全身免疫系统抑制及后续全身感染和脓毒症。Shin 等的小鼠急性脑缺血再灌注实验发现，在 2-VO 小鼠模型中海马及皮层 claudin-3 及髓过氧化物酶（MPO）免疫活性增强。claudin-3 是血脑屏障紧密连接的一个重要成分，其免疫活性的增强会直接导致血脑屏障渗透性的增加；MPO 是中性粒细胞浸润的标志物。该实验提示急性脑缺血再灌注组织损伤与免疫启动密切相关。

在急性脑缺血的临床治疗中，检测到体液中某些细胞因子的异常表达，这些细胞因子可以在缺血再灌注早期抑制脾脏细胞的免疫激活，起到调控机体免疫系统的作用。Powers KA 等在缺血再灌注早期的外周血液中发现大量促炎性因子与抑炎性细胞因子的产生，T 淋巴细胞减少和失活的 Th1 细胞。

脑缺血动物实验模型和临床急性脑缺血的研究都证实了炎症进行性发生发展的过程对中枢损伤的发生和预后产生了重要影响。揭开导致免疫系统异常的细胞和分子学机制，探索其激活或灭活的途径，将对脑缺血治疗产生非常重要的影响。

二、急性脑缺血诱发中枢炎性细胞因子的改变

研究发现，在急性脑缺血发生的数小时内，某些转录因子就在局部脑组织中被激活。核因子-κB 可以上调促炎细胞因子的表达，包括 TNF-α、IL-1β、IL-6、IL-1ra 和炎症趋化因子如 CXCL8/IL-8、CXCL10/IP-10 和 CCL2/MCP-1。这些细胞因子增加了血管内皮黏附分子表达，使中性粒细胞、单核细胞、巨噬细胞和 T 细胞通过血脑屏障渗透到脑组织中进而加速了脑损伤。急性脑缺血再灌注损伤时白细胞-内皮细胞黏附分子表达增加的具体机制目前还不十分清楚，可能与以下几个因素有关：①促炎性细胞因子（proinflamatory cytokines）的表达：脑缺血时，可刺激内皮细胞、巨噬细胞、T 淋巴细胞、内源性星形及小胶质细胞等合成多种促炎性细胞因子，包括 IL-1、IL-6、TNF-α 和转化生长因子 β（TGF-β）等。缺血 1h，炎症因子即合成并分

泌增加。促炎性细胞因子可诱导白细胞和内皮细胞膜分子蛋白的改变而促进内皮细胞分泌黏附分子。②正常时一氧化氮(NO)作为内源性的白细胞黏附、趋化和/或活化抑制剂在脑血管内皮有少量的分泌。脑缺血再灌注损伤时NO分泌减少,外源性NO诱导剂可减少缺血区白细胞的黏附,减少脑损伤程度,提示黏附分子表达调控可能与之有关;③缺血及再灌注时神经元、内皮细胞和白细胞产生的O_2^-等自由基可进一步激活内皮细胞及白细胞,提高内皮细胞生成炎症介质白三烯B4(leukotrieneB4,LTB4)和PAF,诱导内皮细胞-白细胞表达细胞黏附分子,并抑制内皮细胞产生NO。

脑组织自身产生的炎性因子等物质经过损伤的血脑屏障渗入血管经循环系统引起全身炎症反应。Kazufumi等在大鼠的急性脑缺血再灌注试验中,检测大脑的部分组织,发现在再灌注6h,同侧的大脑皮质和纹状体促炎细胞因子(TNF-α、IL-1β及IL-6)和炎症趋化因子(CXCL10、CCL2及MIP-2)显著上升,同时抑炎细胞因子(TGF-β、IL-10和IL-13)也有显著上升。再灌注后22h,外周组织中除IL-6和CXCL外,其他细胞因子和炎症趋化因子的表达普遍下降。炎症趋化因子受体CCR1、CCR2和CCR5上升,CCR3、CCR7和CCR8则显著下降。

脑缺血模型时脑内的炎症因子表达与全身免疫应答启动的具体关联及作用机制仍不明确,有待进一步研究。

三、急性脑缺血引起外周炎性细胞因子的改变

炎症因子对缺血后脑损伤有重要的作用,但是对循环或外周免疫器官的影响知之甚少。Offner等在缺血再灌注后6h和22h分别提取MCAO和Sham组小鼠的几个不同器官,通过体外培养24h测定培养液中的细胞因子,发现脾脏中的变化最为显著。在6h和22h,缺血后激活的脾脏细胞大量分泌炎性细胞因子如TNF-α、IL-1β和IL-6,同时伴随着抗炎细胞因子的增加如IL-10。除此还发现未被激活的脾组织CXCL2、CCR7和CCR8在6h表达上调,CXCL2、CXCL10、CCR1和CCR2在22h表达上调,而在淋巴结和血浆单核细胞中只在22h观测到TNF-α、IL-2、IL-6和INF-γ上升,但值得注意的是IL-1β在外周淋巴结和血浆中的两个时间点上均未检测到。这些数据表明局灶性脑缺血不仅使脑组织产生局部炎症反应,并且对远距离的淋巴器官也产生炎症反应。另有研究在脊髓中观察到了早期的免疫抑制细胞因子。在脑卒中患者的外周血液中,发现C-反应蛋白、白细胞计数和血浆IL-6水平明显升高,且持续升高能超过7d且卒中后第一周出现IL-6峰值,并伴随有脑梗死出现。

以上表明在缺血后的第一时间就产生了对外周免疫系统的动态的广泛的炎症趋化因子受体的激活。

四、调节性T细胞(Tregs)调控免疫稳态

Tregs是一类可以调节其他多种免疫细胞功能的T细胞亚型,其正常生理功能对体内免疫稳态维持必不可少,在免疫反应和免疫耐受中起重要作用。转录因子Foxp3可作为识别鼠类Tregs的可靠标记,其表达与调节性T细胞的发育及生物学功能发挥具有密切关系。有研究指出$Foxp3^+$ Tregs可能是免疫抑制的中枢机制,可介导的免疫抑制涉及多种细胞,如$CD4^+/CD8^+$ T细胞、DCs、B细胞、巨噬细胞、自然杀伤和自然杀伤T细胞等。

TGF-β1是Tregs分泌的一种重要的抗炎细胞因子,在免疫调节中起着重要的抑炎作用。在$Foxp3^+$ Tregs的发育分化中,各种生理信号可以通过激活相关正向调节转录因子,或抑制相应负调节因子,上调Foxp3的转录与表达。TGF-β信号通路可以诱导Foxp3基因中的CREB/AFT位点与CpG岛去甲基化,从而上调Foxp3的转录。体内和体外实验还证明TGF-β能调节Foxp3的持续表达,稳定Treg数目及其免疫抑制功能。另外,在Tregs的发育分化中,还有许多细胞因子对其有重要调节作用,如CD28、IL-2、GITR等。

Tregs是$CD4^+$ T细胞的一个亚群,对于保持自身抗原耐受,防止自身免疫性疾病的发生,限制炎性反应以及调节淋巴细胞增殖的稳态平衡都非常重要。Tregs与炎性细胞因子具有相互调节的关系,提示急性缺血再灌注引起的免疫介导的组织损伤,可以通过调控Tregs达到减轻组织损伤的目的。

五、展　　望

最近的缺血再灌注损伤研究认为自身免疫反应是再灌注损伤的一个重要特征,包括对新抗原的识别和固有免疫的激活。众多研究证明,中性粒细胞、淋巴细胞及自然杀伤细胞等外周血中免疫细胞在脑缺血早期时即可被激活并浸润、聚集到缺血区,参与急性脑缺血的免疫炎性损伤。随着研究的深入,人们发现缺血再灌注时产生的一些介质在缺血区域弥散并产生远距离器官的炎症。尽管缺血再灌注引起的炎症反应属于无菌性炎症,但炎性细胞因子有强大的致炎作用,可以刺激其他细胞因子和炎性介质的产生,诱导白细胞浸润、影响神经胶质细胞的表达,参与后续组织的损伤过程。在急性脑梗死的研究中已证明给予细胞因子阻断剂、免疫抑制剂可有效的减

少脑梗死缺血面积。

急性脑缺血后早期免疫系统即被启动，免疫细胞激活并被大量消耗，一旦得不到及时的补充，免疫处于失衡状态，引起的后续组织损伤将会加重，即处于免疫失能状态。损伤的组织会释放大量炎性细胞因子，又促进了免疫细胞的进一步消耗，引起致命的全身性感染。Prass 等研究也证实了急性脑缺血后大鼠的血液、脾脏和淋巴结中有大量免疫细胞减少，还有大量的 B 细胞、T 细胞以及自然杀伤细胞增加。免疫细胞的减少引起 IFN-γ 分泌的减少，导致了后续的菌血症和肺炎的发生，增加了死亡率。另外，TNF-α 和 IFN-γ 的减少也是由于无菌性炎症反应消耗所致，而这又成为了卒中患者死亡的重要原因。Gendon 等证实对大脑左或右任意半球阻塞都会引起脾细胞和 $CD8^+$ T 细胞的减少，并促进脾细胞的有丝分裂能力。这些结果表明急性大脑缺血再灌注能激发全身性的免疫反应。这种全身性的免疫反应与中枢系统的病理学改变之间的关联机制还不清楚。潜在的信号通路可能最终导致了广泛的免疫抑制和全身炎症反应的协同暴发。目前有人提出脑卒中介导的免疫抑制是由交感神经系统的过度反应引起的，交感神经系统激活导致了快速的、严重的、持续的淋巴细胞减少，改变了淋巴细胞和单核细胞的功能。

综上所述，急性缺血性脑损伤是一个复杂的病理过程，包括缺血期的原发性损伤和再灌注期的继发性损伤，其始动因素是缺血缺氧。缺血再灌注后所造成的脑组织损伤则不仅仅取决于血流减少对局部脑组织产生的伤害，对远距离的外周器官也产生了深远的影响。脑缺血再灌注损伤的诸多因素或环节，并非是单独存在产生神经毒性作用，而是相互影响或互为因果，最终导致神经细胞损伤死亡。缺血后组织损伤的机制及与免疫调控的相互关系远未阐明，是值得今后大力研究的课题。

（李茜　陈兴东　段满林）

参 考 文 献

1. Hotchkiss RS, Strasser A, McDunn JE, et al. Cell death. The New England journal of medicine, 2009, 361: 1570-1583
2. Jan A, Moynihan, Fe' lix M, et al. Brain behavior and immunity: Twenty years of TCells. Brain, Behavior, and Immunity, 2007, 27: 872-880
3. Robert H, Bonneau a, David A, et al. Twenty years of psychoneuroimmunology and viral infections in Brain, Behavior, and Immunity. Brain, Beha-vior, and Immunity, 2007, 21: 273-280
4. Shin JS, Hyun SY, Kim DH, et al. Chronic hypoperfusion increases claudin-3 immunoreactivity in rat brain. Neurosci Lett, 2008, 445(2): 144-148
5. Leilei Chang, Yanting Chen, Jie Li, et al. Cocaine-and amphetamine-regulated transcript modulates peripheral immunity and protects against brain injury in experimental. Stroke. Brain, Behavior, and Immunity, 2011, 25: 260-269
6. Chamorro A, Urra X, Plana AM. Infection after acute ischemic stroke. A manifestation of brain-induced immunodepression. Stroke, 2007, 38: 1097-1103
7. Del Zoppo GJ, Becker KJ, Hallenbeck JM. Inflammation after stroke: Is it harmful? Arch Neurol. 2001, 58: 669-672
8. Yanfei Huang, Hamid Rabb, Karl L. Womer. Ischemia-reperfusion and immediate T cell responses. Cell Immunol, 2007, 248(1): 4-11
9. Kazufumi Nagata, Naomi Nakashima-Kamimura, Toshio Mikami, et al. Consumption of Molecular Hydrogen Prevents the Stress-Induced Impairments in Hippocampus-Dependent Learning Tasks during Chronic Physical Restraint in Mice. Neuropsychopharmacology, 2009, 34: 501-508
10. Ikuroh Ohsawa, Kiyomi Nishimaki, Kumi Yamagata, et al. Consumption of hydrogen water prevents atherosclerosis in apolipoprotein E knockout mice. Biochemical and Biophysical Research Communications, 2008, 377: 1195-1198
11. Offner H, Subramanian S, Parker SM, et al. Experimental stroke induces massive, rapid activation of the peripheral immune system. J Cereb Blood Flow Metab, 2006, 6: 654-665
12. Marie JC, Letterio JJ, Gavin M, et al. TGF-beta1 maintains suppressor function and Foxp3 expression in $CD4^+CD25^+$ regulatory T cells. J Exp Med, 2005, 201(7): 1061-1067
13. Kharitonenkov A, Shiyanova TL, Koester A, et al. FGF-21 as a novel metabolic regulator. J Clin Invest, 2005, 115: 1627-1635
14. Aggarwal BB. Targeting inflammation-induced obesity and metabolic diseases by curcumin and other nutraceuticals. Annu Rev Nutr, 2010, 30: 173-199
15. Kim HP, Leonard WJ. CREB/ATF-dependent T cell receptor induced FoxP3 gene expression: a role for DNA methylation. J Exp Med, 2007, 204(7): 1543-1551
16. Marie JC, Letterio JJ, Gavin M, et al. TGF-beta1 maintains suppressor function and Foxp3 expression in $CD4^+CD25^+$ regulatory T cells. J Exp Med, 2005, 201(7): 1061-1067
17. Allan SM, Rothwell NJ. Inflammation in central nervous system injury. PhilTrans R Soc Lond, 2003, 358: 1669-1677
18. N ilupul PM, M aHK, Arakaw a S, et al. In flamm at ion follow ing stroke. J C lin N Euroseat, 2006, 13(1): 1-8
19. Becker KJ, Kindrick D, Relton J, et al. Antibody to the α4 integrin decreases infarct size in transient focal cerebral ischemia in rats. Stroke, 2001, 32: 206-211
20. Prass K, Meisel C, Hoflich C, et al. Stroke-induced immunodeficiency promotes spontaneous bacterial infections and is mediated by sympathetic activation reversal by post-

stroke T helper cell type 1-like immunostimulation. J Exp Med,2003,198:725-736

21. Gendron A, Teitelbaum J, Cossette C, et al. Temporal effects of left versus right middle cerebral artery occlusion on spleen lymphocyte subsets and mitogenic response in Wistar rats. Brain Res,2002,955:85-97

22. Emsley HCA,Smith CJ,Gavin CM,et al. Clin outcome following acute ischaemic stroke related to both activation and autoregulatory inhibition of cytokine production. BMC Neurol,2007,7:5-8

9. 可溶性晚期糖基化终产物受体与心脏术后急性肺损伤/急性呼吸窘迫综合征

晚期糖基化终产物受体(receptor for advanced glycation end products,RAGE)是目前研究最多,最明确的晚期糖基化终产物(advanced glycation end products,AGEs)结合受体,属于免疫球蛋白超家族,位于细胞表面上,可以识别多种配体并且介导其配体在细胞表面结合,激活细胞内多种信号转导机制,在感染引起的免疫反应、损伤、炎症反应等疾病发生中起重要作用,例如:促进炎性介质、凝血因子、细胞黏附分子的表达,增加血管渗透性,参与了微血管病变的病理过程等。RAGE以两种形式存在:膜结合和可溶性形式(soluble,sRAGE)。RAGE与其配体的结合,将会通过激活核转录因子-κB(nuclear factor-kappaB,NF-κB)从而促进促炎基因的表达和RAGE自身的表达增加,形成正反馈调节。sRAGE能结合AGEs等配体,阻止其与膜上的全长RAGE结合,从而阻断其信号传导通路导致的组织损害作用,同时有助于AGEs等配体的降解排出。正常生理条件下,RAGE在大多数组织中以低水平表达,在肺组织中以高于基础水平表达,尤其是在肺泡Ⅰ型上皮细胞(ATI)基底细胞膜表面,在炎症状态下其表达明显上调,例如当发生急性肺损伤(ALI)/急性呼吸窘迫综合征(ARDS)时其表达会明显增加。ALI/ARDS是严重的肺部炎症,目前的研究证明,ALI/ARDS患者血浆和肺水肿液中sRAGE的水平高于静压肺水肿和健康志愿者,此外,更大范围的患者人群的数据结果显示,血浆中sRAGE表达高于基线水平和ALI/ARDS的严重程度相关。sRAGE作为诱饵受体,已被证明是一个有用的ATI细胞损伤的标志物。体外循环(cardiopulmonary bypass,CPB)术后肺损伤一直受到人们密切的关注,也是实验和临床研究的热点课题。几乎所有的患者CPB术后均有不同程度的肺损害、肺功能减退,轻者仅有一过性症状,重者则表现为ARDS,甚至急性呼吸功能衰竭等。心脏手术CPB术后可能发生肺损伤的几率在12%~50%,多达20%的患者术后需要给予机械通气超过48h。在这些病例中,ARDS发生率为2%,导致死亡的为15%~50%。本文对可溶性晚期糖基化终产物受体与心脏术后ALI/ARDS的作用机制及CPB后肺损伤的病情、预后和防治提供新的靶点进行综述。

一、体外循环术后ALI/ARDS

ALI/ARDS是一种常见危重症,病死率极高,ARDS是在严重感染、休克、创伤及烧伤等非心源性疾病过程中,肺毛细血管内皮细胞和肺泡上皮细胞损伤造成弥漫性肺间质及肺泡水肿,导致的急性低氧性呼吸功能不全或衰竭。多种危险因素可诱发ALI/ARDS,主要包括:①直接肺损伤因素:严重肺部感染,胃内容物反流误吸等;②间接肺损伤因素:体外循环,严重感染,重症急性胰腺炎,弥散性血管内凝血等。

CPB术后肺损伤仍然是一个最常见的临床问题。CPB后肺损伤的临床表现从难以察觉的轻微损伤到最严重的损伤ARDS,其发生机制,至今仍未得到完全的阐明,发生机制主要有以下几点:肺缺血/再灌注(I/R)损伤导致的全身炎症反应;其他因素包括患者准备不充分(如贫血未纠正、呼吸道感染未完全控制、心脏衰竭、高血压控制不理想)、手术医师术中操作不当或与灌注医师配合不佳、术后呼吸机功能参数调整及使用时限掌握不当以及酸碱平衡紊乱未及时纠正等。目前多认为体外循环引起的系统性炎症反应是导致CPB后肺损伤的首要因素。

正常生理条件下,RAGE在肺组织中大量表达,在炎症状态下例如ALI/ARDS这种表达会明显提高。RAGE与其配体的结合,将会激活NF-κB从而促进促炎基因的表达和RAGE自身的表达增加,形成正反馈调节。sRAGE能结合AGEs等配体,阻止其与膜上的全长RAGE结合,从而阻断其信号传导通路导致的组织损害作用,同时有助于AGEs等配体的降解排出。最近研究发现,CPB术后,血浆中sRAGE和其配体浓度明显升高。这与CPB后严重的急性肺损伤和心脏手术的临床结果密切相关,并且血浆中sRAGE的是一个心脏手术后发生ALI可靠的早期预测指标。近年研究发现,RAGE和sRAGE在肺的生理和病理状态下都有至关重要的作用,体内sRAGE水平与ALI严重程度密切相关,可能成为ALI的预警指标及监测疗效的重要生物标志物;RAGE 还通过与相应配体结合参与 ALI 的炎症激活和放大过程,sRAGE 充当"诱饵受体"可阻断这一信号通路,发挥保护作用,为 ALI 的治疗提供了新思路,同时也可以为 CPB 后的 ALI/ARDS 的病情、预后和防治提供新的指标。

目前国内外关于 RAGE 的研究以慢性炎症性疾病为主,已取得重大进展,但急性肺损伤与 RAGE 相关报道是比较热点问题并在逐渐增加,目前的研究表明,RAGE 及其亚型对肺的生理和病理条件发挥着至关重要的生物学作用。但对 CPB 后的肺损伤与 RAGE 的相关研究比较少见,心脏外科手术后急性肺损伤(ALI)导致的术后发病率和死亡率较高,但对发生这种并发症的相关病理生理变化评价的生物学标志相对较少。RAGE 在肺部尤其是Ⅰ型肺泡细胞特异性高表达,并在肺损伤模型建立 2h 后就能在支气管肺泡灌洗液(bronchoalveolar lavag fluid,BALF)及血清中检测到,这使 RAGE 具备了成为 ALI 生物标志物的前提条件,众多研究显示其在判断 ALl 患者预后及动态监测治疗效果等方面的价值,但我们仍需更多的临床资料来判断其特异性及敏感性。

二、RAGE 与 sRAGE

(一) RAGE

RAGE 是一种膜蛋白,属于免疫球蛋白超家族。人 RAGE 由 404 个氨基酸组成,分别由较大的细胞外段(321 个氨基酸残基)、跨膜段(19 个氨基酸残基)及短的细胞内段(41 个氨基酸残基)3 个部分构成。氨基酸序列分析表明,RAGE 为免疫球蛋白超家族的新成员,它与免疫球蛋白超家族中的 MUC18 糖蛋白、神经细胞黏附分子(nerve cell adhesion molecule,NCAM)及 CD20 胞内部分的氨基酸序列高度同源。人体内蛋白水平上能检测到的 RAGE 分子仅有 3 种:fl-RAGE、sRAGE 及内源性分泌型 RAGE(endogenous secretory RAGE,esRAGE)。sRAGE 即 RAGE 胞外段,为配体结合部位,具有 V 型片段紧接两个 C 型片段的免疫球蛋白样结构,每个都含有一对保守的半胱氨酸残基,V 型片段还含有两个与 N 偶联的糖基化位点,这些对于 RAGE 分子结构的稳定性和特异识别配体的功能具有重要意义。在胞外段之后是一个跨膜区和一条带有高度负电荷的胞质尾巴。胞内段 RAGE 与 B 细胞激活标记 CD20 具有高度同源性,该段很可能在配体占领受体后结合胞浆内信号转导分子,产生细胞效应。

(二) RAGE 的分布和配体

生理状态下,RAGE 仅在肺部有丰富的表达,而在其他多种组织细胞如单核细胞、淋巴细胞、大血管平滑肌细胞、肾小球上皮细胞及神经元细胞等仅有低水平的表达,参与维持机体稳态;疾病状态下(如炎症、糖尿病等),RAGE 在炎症细胞及上皮细胞的表达迅速升高,与相应配体结合,参与细胞内炎症。Fehrenbach 等通过免疫电子显微镜等观察到 RAGE 免疫反应在肺部主要存在于Ⅰ型肺泡上皮细胞,而在Ⅱ型肺泡细胞及肺毛细血管内皮细胞缺如,因而推测 RAGE 在肺部主要分布于Ⅰ型肺泡细胞。Shirasawa 等将其分布精确定位于Ⅰ型肺泡细胞的基底外侧膜,并认为 RAGE 可以作为Ⅰ型肺泡细胞的生物标志物。

RAGE 有多种配体。AGEs、晚期氧化蛋白产物和其他蛋白,如 s100/钙粒蛋白家族、高迁移率族蛋白 B1(HMGB1)、β-淀粉样蛋白肽等。RAGE 与不同的配体结合,可激活不同的信号转导途径引起相应的效应,而研究较深入配体的是 RAGEs。RAGEs 与 RAGE 结合后,启动一系列连锁反应,引起血管内皮细胞凋亡、脱落,内皮细胞损伤。RAGE 与其配体的结合,将会激活 NF-κB,从而促进促炎基因的表达和 RAGE 自身的表达增加,形成正反馈调节。这种正反馈调节被认为是促进并延长 RAGE 与配体的致病作用。AGE 与其配体相互作用常导致快速持续的细胞活化和下游基因转录,多种细胞信号,如 ERK1/2(p44/p42)、p38、SAPK/JNK MAP 激酶,rho-GTPases,phosphoinositol-3-激酶,和 JAK/STAT 在不同类型细胞中被激活,并通过 NF-κB 持久活化维持和扩大炎症反应。临床上,sRAGE 水平降低是炎症控制缺失或者失调的标志物,与心血管疾病相关。在高血压患者中 sRAGE 水平与血压负相关。而在肾病末期及急性肺损伤患者血清中,sRAGE 水平明显升高。有趣的是,Jabaudonet 等报道,ALI/ARDS 患者的 sRAGE 的水平并没有受到存在和 RAGE 有关的疾病(如败血症、糖尿病、终末期肾脏疾病、冠状动脉病、类风湿关节炎、阿尔茨海默病和原发性高血压)的影响。

(三) RAGE 与肺组织

在健康成人组织中,RAGE 表达水平低,但即使在生理状态下,其在肺组织中也会高表达。在不同的病理状态下,其表达水平上调。然而,RAGE 在肺组织中的确切作用尚未得以完全阐述。特别是 RAGE 在肺组织中高水平的表达说明可能存在不同于其他组织中的作用。在肺组织中,其主要表达在肺泡Ⅰ型上皮细胞的基底膜,当然在细支气管上皮、肺泡Ⅱ型上皮细胞、肺泡巨噬细胞和血管内皮细胞也有表达。

一项研究证明 RAGE 能增强上皮细胞对胶原表面的黏附能力,并且有一种惊人的能力去诱导细胞扩散,而且可能会协助肺泡Ⅰ型上皮细胞改变一种形态,从而,确保有效的气体交换和肺泡稳定。

(四) sRAGE

sRAGE 仅含胞外段,缺乏跨膜段及胞内段,其产生的主要机制可由 fl-RAGE 经蛋白水解作用截断 C 端生成,也可由 RAGE mRNA 选择性剪切生成。由 RAGE mRNA 选择性剪切产生的转录产物超过 20 种,其中 50% 以上因无义介导的 mRNA 降解作用在形成蛋白以前就被机体迅速清除,一部分缺乏外显子信号序列,形成蛋白质后也很快被降解。值得注意的是,两个可溶性亚型能够和相同的RAGE配体结合,在这个意义上说明它们的功能相同。因此,表明sRAGE一种作为诱饵受体,能防止mRAGE与它的配体之间的相互作用。

ALI和ARDS是在严重感染、休克、创伤及烧伤等非心源性疾病过程中,肺毛细血管内皮细胞和肺泡上皮细胞损伤造成弥漫性肺间质及肺泡水肿,导致的急性低氧性呼吸功能不全或衰竭。这一过程的核心是ATI细胞的损伤,ATI的细胞在生理条件下有助于维持肺泡毛细血管屏障的功能,以确保完整的肺功能。有鉴于此,主要表达在ATI细胞的RAGE,在ALI/ARDS时被作为一种生物标志物。

除了全长膜结合和形式的RAGE(mRAGE),可溶RAGE(sRAGE)是一种分泌的RAGE。和mRAGE一样,在正常生理条件下sRAGE在肺组织中高水平表达。事实上已证明,sRAGE既是ATI的细胞损伤的标志物又是炎症反应的关键介导者。重要的是因为急性肺损伤的机制与上皮损伤和炎症反应有关,并且RAGE和急性肺损伤机制有共同的通同路。

人体试验表明,sRAGE是发生严重ALI/ARDS时的一个生物标志物。Uchid等说明,急性肺损伤合并肺水肿的患者RAGE水平高于健康的志愿者或单纯肺水肿患者。这些发现表明,在这些样本中,绝大多数的RAGE来源于肺,并且RAGE是一种急性肺炎症反应的生物标志物。Jabaudon等研究探讨确定RAGE与单纯脓毒症或单纯肺损伤的相关性。结果发现急性肺损伤的RAGE水平高于单纯脓毒症。结果提示RAGE与上皮损伤比炎症反应本身更相关。

2006年,Uchida等首次对RAGE在动物和人体肺损伤中的作用进行了研究。动物实验中,RAGE作为可溶性单一异构体被释放到支气管肺泡灌洗和血清中,大小约48kDa。在气管内给予盐酸诱发肺损伤后,血液循环和支气管肺泡灌洗中RAGE水平的迅速增加。在气管内给予内毒素引起的肺损伤小鼠的模型中,支气管肺泡灌洗中检测到sRAGE。Su等的研究中,小鼠被暴露在超过95%的氧浓度环境中72h和96h诱导肺损伤。研究发现,肺泡液(ELW)和血管外血浆当量(EVPE;肺血管通透性的指标)升高的水平和支气管肺泡灌洗中RAGE的水平相当。这些研究表明,sRAGE是Ⅰ型肺泡上皮细胞损伤的一种相关生物标志,并且sRAGE的浓度和ALI的严重程度相关。

多种肺损伤模型的研究也证实,RAGE在肺损伤的过程中起着重要的作用。Sternberg发现,阻断RAGE信号通路后,肺部IL-8及NF-κB活化显著减少,缺血/再灌注肺损伤明显减轻。目前,ALI的发病机制尚未完全清楚,但普遍认为炎症介质的过度释放、促炎-抗炎反应失衡在ALI的发生发展过程中起着重要的作用。RAGE的配体HMGB1、S100均为重要的炎症因子,配体与细胞表面RAGE结合后致细胞持续活化并促进下游基因转录,激活多种细胞信号,如活性氧簇、丝裂原活化蛋白激酶,随之NF-κB、黏附分子(细胞间黏附分子、血管细胞黏附分子)及细胞因子(肿瘤坏死因子α、IL-1α、IL-6、IL-8、组织纤溶酶原激活物等)被激活,NF-κB与RAGE启动子结合后又可促进RAGE的转录,黏附分子则介导巨噬细胞及中性粒细胞募集,共同维持并放大炎症反应。

S100A12是钙结合蛋白S100家庭的中的一员,这是一个新发现的RAGE细胞外的配体。S100A12通过与受体RAGE结合可能提示中性粒细胞的活化并有利于肺部炎症改善和内皮细胞激活。多个实验模型证明,阻止RAGE和S100A12的相互结合有助于改善炎症反应。Wittkowski等发现,与健康对照组一致,患者肺炎或腹膜炎引发ARDS的患者,肺组织中S100A12浓度将比支气管肺泡灌洗液更高表达。Liu等研究发现,血浆中sRAGE可以作为婴幼儿CPB后肺损伤一个可靠的早期生物标志物。血浆中的sRAGE和S100A12的水平与CPB后的肺功能和临床疗效相关。数据研究可表明RAGE不仅是一种疾病的标志物,也是心脏手术后肺损伤的媒介。深入研究配体-RAGE轴在CPB后肺损伤的作用,可以更好地理解心脏术后肺损伤。

研究目的在于观察CPB后发生ALI/ARDS时,血浆中sRAGE和S100A12浓度的变化,以便进一步明确,CPB后血浆中的sRAGE和S100A12浓度是否和心脏术后ALI/ARDS相关,并且能否作为一个有意义的急性肺损伤的生物学标志物。ALI/ARDS患者大多需要机械通气治疗,血清及BALF标本相对易获得,RAGE在肺部尤其是Ⅰ型肺泡细胞特异性高表达,众多研究显示了其在判断ALI患者预后及动态监测治疗效果等方面的价值,但我们仍需更多的临床资料来判断其特异性及敏感性。

（米颖　欧阳铭文）

参考文献

1. Creagh-Brown BC, Quinlan GJ, Evans TW, et al. The RAGE axis in systemic inflammation, acute lung injury and myocardial dysfunction: an important therapeutictarget? Intensive Care Med, 2010, 36:1644-1656
2. Shirasawa M, Fujiwara N, Hirabayashi S, et al. Receptorfor advanced glycation end-products is a marker of type I lung alveolar cells. Genes Cells, 2004, 9:165-174
3. Uchida T, Shirasawa M, Ware LB, et al. Receptor for advanced glycation end-products is a marker of type I cell injury in acute lung injury. Am J Respir Crit Care Med, 2006, 173:1008-1015
4. Calfee CS, Ware LB, Eisner MD, et al. Plasma receptor for advanced glycation end products and clinical outcomes in acute lung injury. Thorax, NHLBI ARDS Net-work, 2008, 63:1083-1089
5. Ng CS, Wang S, Yim AP, et al. Pulmonary dysfunction after cardiae suery. Chest, 2007, 126(4):1269-1277

6. Apostolakis E, Filos KS, Koletsis E, et al. Lung dysfunction following cardiopulmonary bypass. J Card Surg, 2010, 5: 47-55
7. Verheij J, van Lingen A, Raijmakers PG, et al. Pulmonary abnormalities after cardiac surgery are better explained by atelectasis than by increased permeability oedema. Acta Anaesthesiol Scand, 2005, 49: 1302-1310
8. Clark SC. Lung injury after cardiopulmonary bypass. Perfusion, 2006, 21: 225-228
9. XiWang Liu, QiXing Chen, ShanShan Shi, et al. Plasma sRAGE enables prediction of acute lung injuryafter cardiac surgery in children Liu et al. Critical Care, 2012, 16: R91
10. Ramasamy R, Yan SF, Schmidt AM, et al. therapeutic target and biomarker of the inflam matory response-the evidence inounts. J I eukoc Biol, 2009, 86: 505-512
11. Jabaudon M, Futier E, Roszyk L, et al. Soluble form of the receptor for advanced glycation end products is a marker of acute lung injury but not of severe sepsis in critically ill patients. Crit Care Med, 2011, 39: 480-488
12. Hanford LE, Enghild JJ, Valnickova Z, et al. Purification and characterization of mouse soluble receptor for advanced glycation end products (sRAGE). J Biol Chem, 2004, 279: 50019-50024
13. Englert JM, Hanford LE, Kaminski N, et al. A role for the receptor for advanced glycation end products in idiopathic pulmonary fibrosis. Am J Pathol, 2008, 172: 583-591
14. Shirasawa M, Fujiwara N, Hirabayashi S, et al. Receptor for advanced glycation end-products is a marker of type I lung alveolar cells. Genes Cells, 2004, 9: 165-174
15. Cheng C, Tsuneyama K, Kominami R, et al. Expression profiling of endogenous secretory receptor for advanced glycation end products in human organs. Mod Pathol, 2005, 18: 1385-1396
16. Morbini P, Villa C, Campo I, et al. The receptor for advanced glycation end products and its ligands: a new inflammatory pathway in lung disease? Mod Pathol, 2006, 19: 1437-1445
17. Demling N, Ehrhardt C, Kasper M, et al. Promotion of cell adherence and spreading: a novel function of RAGE, the highly selective differentiation marker of humanalveolar epithelial type I cells. Cell Tissue Res, 2006, 323: 475-488
18. Uchida T, Shirasawa M, Ware LB, et al. Receptor for advanced glycation endproducts is a marker of type I cell injury in acute lung injury. Am J Respir Crit Care Med, 2006, 173: 1008-1015
19. Jabaudon M, Futier E, Roszyk L, et al. Soluble form of the receptor for advanced glycation end products is a marker of acute lung injury but not of severe sepsis in critically ill patients. Crit Care Med, 2011, 39: 480-488
20. Zhang H, Tasaka S, Shiraishi Y, et al. Role of soluble receptor for advanced glycation end products on endotoxin-induced lung injury. Am J Respir Crit Care Med, 2008, 178: 356-362
21. Su X, Looney MR, Gupta N, et al. Receptor for advanced glycation end-products (RAGE) is an indicator of direct lung injury in models of experimental lung injury. Am J Physiol Lung Cell Mol Physiol, 2009, 297: L1-L5
22. Sternherg DI, Gowda R, Mehra D, et al. Blockade of receptor for advanced glycation end product attenuates pulmonary reperfusion injury in mice. J Thorac Cardiovasc Surg, 2008, 136: 1576-1585
23. Sims GP, Rowe DC, Rietdijk ST, et al. HMGB1 and RAGE in inflammation and cancer. Annu Rev Immunol, 2010, 28: 367-388

10. 酸敏感离子通道研究进展

在中枢神经系统中，由于高能量消耗和代谢需要，以及神经元活性增加、炎症、高碳酸血症及低氧条件下，可导致组织pH波动。相应地，细胞通过特殊的分子机制对这种pH变化做出相应改变，从而维持细胞正常生理状态以及对病理学损伤做出反应。ASICs被认为是细胞膜上的酸受体，pH值改变可激活这种阳离子通道，且这种离子通道在全身神经元中均有表达。通过大鼠实验证明，在多种不同的生理状态或病理条件下，pH值发生改变，ASICs在这些过程中都起着重要的作用。ASICs参与一些重要的生理功能如焦虑、抑郁、疼痛、感觉转导体、视网膜功能以及学习和记忆等。这些发现说明ASICs在神经系统信号通路中起重要作用。此外，在神经胶质细胞、平滑肌细胞和破骨细胞中同样检测到ASIC电流，说明ASICs可能在非神经元细胞中也同样具有重要的生理功能。ASICs同样在病理性损伤中可介导神经元死亡，特别是在大鼠中风和多发性硬化模型中，抑制ASIC1a可减轻神经学损伤，这两种病理状态下都可导致中枢神经系统长时程的细胞外酸中毒。这些结果说明ASICs代表着一种新的治疗靶点，可能具有潜在的治疗作用。本文就ASICs结构及功能的研究进展进行综述。

一、酸敏感离子通道结构及电生理

酸敏感离子通道(ASICs)为退变素/上皮钠离子通道超家族的另一分支，在哺乳动物发现了有4种ASIC基因，编码至少6种不同ASIC亚基，ASIC1a、ASIC1b、ASIC2a、ASIC2b、ASIC3和ASIC4。ASICs亚基由500~1000个氨基酸组成，包含2个疏水跨膜区(TM1和TM2)，还有一个富含半胱氨酸的胞外环和胞内的羧基(C)端和氨基(N)端。ASIC蛋白通道是质子门控阳离子通道，细胞外酸性溶液可导致通道快速开放，介导阳离子转移至细胞内，从而激活细胞内信号通路。在体外，这些通道活化的pH范围是3.0~7.0，最大活化达半数时的pH(pH0.5)值不同，分别是：①ASIC1a(或ASIC1)，pH0.5=6.2；②ASIC1b，含有独特N-末端的ASIC1a剪接体，pH0.5=5.9；③ASIC2a，pH0.5=4.4；④ASIC3，pH0.5=6.5。ASICs可形成同聚体或异聚体通道，这些通道具有不同的动力学特征和活性结构。ASIC2b和ASIC4都不能形成功能性同聚体通道，但ASIC2b与其他亚基联系密切，且能调节其活性。

在整个中枢神经系统都可检测到ASICs，特别是在高密度突触区域，主要集中于体细胞和神经元前体。这种表达模式说明这些通道在感觉感知和神经发生过程中有调节作用，然而，ASICs在非神经元的细胞中也有表达，包括癌细胞、骨、小肠和膀胱上皮及平滑肌细胞。

细胞外质子浓度(酸性pH)快速增加可激活ASICs，质子介导ASICs活化后，ASICs快速脱敏/失活。当细胞处于轻度的酸性pH条件下，或者缓慢酸化时，ASICs通道处于稳定的脱敏状态，此时细胞外pH值降低不能使ASICs通道开放。多项研究显示诱导ASICs处于脱敏状态，可以阻止酸中毒介导的神经元死亡及啮齿类动物行为学的改变。ASIC活性的调节剂同样会影响啮齿类动物的行为学和神经元死亡。最近数据显示ASICs除了能被酸性条件激活，还可以在pH值保持不变时但有其他化合物如胍丁胺或MitTx存在的条件下开放，MitTx为一种蛇毒素。这些数据说明在体神经元处于中性pH值时，可能存在其他调控ASICs活性的门控机制和激活剂。

二、酸敏感离子通道与相关疾病

(一) ASICs与疼痛

ASIC水平靶向治疗的主要指征之一是疼痛治疗，在外周神经系统中发现了许多细胞都有表达ASIC蛋白及其特征性的酸诱导电流。已知酸中毒时常伴随炎症和疼痛，最近发现一种从得克萨斯州珊瑚色蛇中提取的毒素肽，这种毒素可导致剧烈的疼痛，且已知这种毒素是ASIC1和ASIC2通道的激动剂，这些发现说明ASICs可能是疼痛刺激的伤害性换能器。然而，在多项关于ASICs在转导急性皮肤疼痛的研究中,关于 ASICs 介导疼痛的解释是很复杂的,因为啮齿类动物模型之间存在差异。在啮齿类动物模型中,一些研究显示敲除 ASIC 基因不能降低疼痛的敏感性,而在另外一部分实验中,ASIC 基因敲除却能增加疼痛刺激的敏感性。研究表明,ASIC 阻滞剂如阿米洛利及非阿米洛利相关化合物 A-317567,可阻断酸介导的疼痛或热痛。有趣的是,作用于环加氧酶活性的 NSAIDs 如布洛芬和双氯芬酸钠可阻断 ASICs,从而阻断酸介导激活的皮肤疼痛。另有研究表明 APETx2(ASIC3 的特异性阻断剂),可有效阻止疼痛反应,说明 ASIC3 在炎症反应中具有介导疼痛的作用。

ASICs 与骨骼肌、关节、心脏、肺和胃肠(GI)道疼痛感觉有关,背根神经节神经元在介导关节和肌肉疼痛中起中枢调控作用,在这些组织中有 ASIC 的表达,进一步证明了这一观点。角叉莱胶诱导小鼠爪炎症反应,ASIC3 基因敲除小鼠($ASIC3^{-/-}$)的腓肠肌不表现出痛觉过敏,但仍然保持对热反应。此外,在关节炎症模型中,$ASIC3^{-/-}$小鼠关节周围组织不表现出痛觉过敏,野生型小鼠在关节炎症后 ASIC3 表达增加,这些结果证明了 ASIC3 在关节炎疼痛中起重要作用。在心脏,ASIC3 与心绞痛和心搏骤停后的缺血损伤有关,早期有研究表明,在低 pH 值条件下神经元细胞体通过背根神经节进入心脏,随后的研究显示这种动力学反应与 ASIC3 相似。最近研究发现,ASIC3 在感觉神经末梢支配脉管系统,这可能在肌肉缺血中起重要作用。

与心脏内 pH 值变化相对较小不同,在胃肠道特别是胃中,每天都经历着 pH 值的大幅度变化,饭后胃酸分泌,其 pH<1,但其 pH 值可被胃腔中食物所含的缓冲剂快速中和并达到 3 ~ 4。在病理条件下,如十二指肠或胃溃疡、胃食管反流疾病,胃酸分泌同时会伴有剧烈的疼痛。一项动物实验中,使小鼠胃黏膜短暂暴露于醋酸中,造成小鼠胃溃疡模型,DRG 中胃肠传入神经和结节性神经节表现出 ASIC 样电流,这可能是起抑制作用的 ASIC1 和 ASIC2 亚基的表达。当胃酸通过食管括约肌反流入食管后,可造成胸骨后烧灼痛,ASICs 可能在这种感觉中也具有重要作用。已经在结肠神经元中发现了 ASICs1 ~ ASICs3 的表达,这与结肠炎症和肠易激综合征导致的疼痛有关。克罗恩病患者肠道中肠神经元 ASIC3 表达上调,但在肠易激综合征大鼠模型中,其脊髓束 ASIC1 和 2mRNA 表达上调。

总之,除了来自基因敲除动物的实验数据,ASICs 特别是 ASIC3 可能是一种新的疼痛治疗靶点,阿米洛利可减轻人类酸诱导的疼痛,证明 ASICs 的抑制剂包括毒素肽段和氨基糖苷类抗生素,另外还有经典阿米洛利和 NSAID 类,可能在疼痛治疗中起重要作用,且不含有阿片类药物治疗的副作用。

(二) ASICs 与精神类疾病

有研究证明,在小鼠动物模型中,ASIC1 参与突触可塑性、学习和记忆的形成。在 ASIC1 过表达的小鼠中,行为学测试显示恐惧相关行为增加,但 ASIC1 亚基敲除小鼠表现出对暗示性恐惧条件反射缺失,说明 ASIC1 可能在焦虑或惊恐学习中起着重要作用。有趣的是,最近研究显示,高碳酸血症时脑 pH 值降低,同样可在小鼠身上引出恐惧行为,但在 ASIC1 亚基敲除时,这种恐惧反应减轻。另外,在动物模型中给予 ASIC 抑制剂后进行功能测试,结果发现可产生抗抑郁、镇静和抗焦虑作用。如阿米洛利、PcTX1 和 A317567 表现出抗焦虑活性,且 PcTX1 和 A317567 效果最明显。ASIC 在焦虑和恐惧学习中的确切作用及机制还有待进一步研究,但有实验证明 ASICs 在治疗焦虑和抑郁中具有一定作用。

(三) ASICs 与神经退行性疾病

已知在 CNS 中 ASIC 蛋白在神经退行性疾病中起重要作用,包括脑卒中、帕金森病、癫痫、亨廷顿病和自身免疫性脑炎。ASIC 蛋白在这些病理学过程中的机制不同,且还在研究中。

脑卒中发生时会出现局限性细胞外 pH 值下降,由此提出假设,激活同聚体 ASIC1 通道,从而导致细胞内钙离子水平升高及细胞死亡。离体模型及小鼠和大鼠在体脑卒中模型显示抑制 ASIC1 可有效保护神经元免受酸中毒或缺血损伤,在体动物实验数据显示抑制 ASIC1 通道,在后治疗时间窗大于 5h,而 NMDA 拮抗剂治疗时间窗只有 1h。Gu 等通过离体细胞培养,观察酸中毒对海马神经元的影响以及发生氧糖剥离(oxygen-glucose deprivation,OGD)和含氧正常溶液再灌注时 ASICs 的作用。全细胞的膜片钳记录数据表明,与含氧正常的溶液相比,急性 OGD 对 ASIC 电流幅度或脱敏状态无改变,然而,它延长了 ASICs 从脱敏状态的恢复。使用上述两种溶液进行再灌注时,所产生的不同结果是由 ASICs 从脱敏状态恢复时间不同导致的。进一步证明在缺血再灌注时 ASICs 加剧了酸中毒介导的损伤。在体的大鼠局灶性脑缺血模型的研究结果也支持 ASIC1a 在脑缺血损伤中的作用。通过侧脑室给予 ASIC1a 的非特异性阻滞剂 Amiloride 或特异性阻滞剂 PcTX1 都可以减少脑梗死体积且高达 60%。同时在敲除 ASIC1a 的小鼠局灶性脑缺血模型上也证明有同样的脑保护效应。

ASIC2a 在中枢神经系统中生理和病理条件下的功能所知甚少。同聚体 ASIC2a 通道比其他亚基(除外 ASIC2b 和 ASIC4)具有更低的 pH 敏感性。因此,ASIC2a 同聚体在生理 pH 值范围内对细胞外酸性物质无反应。研究证明,发生全脑缺血后,对缺血损伤敏感的皮质和海马神经元 ASIC2a 表达增加,但在可探测的 DNA 损伤神经元中未发现。这种表达模式与存活神经元中抗凋亡蛋白 Bcl-2 和 Bcl-w 相似。另有研究发现,在大鼠缺血模型中 ASIC2a 蛋白的表达显著上调。Liu 等研究证明在大鼠 C6 神经胶质瘤细胞中,敲除 ASIC2a 亚基可加剧酸中毒介导的细胞损伤。这些结果说明 ASIC2a 可能在酸中毒介导的脑损伤中具有神经保护功能。

ASICs 在亨廷顿疾病中起重要作用,亨廷顿基因突变可导致突变后表达的蛋白积聚,导致神经元损伤,离体和在体的亨廷顿疾病模型研究显示，给予阿米洛利或靶向对抗ASIC基因的短发卡结构RNA，可减少疾病损伤。

（四）ASICs与癫痫及帕金森病

ASICs活性与癫痫及帕金森病相关，应用化学物质诱导大鼠癫痫发作，细胞外pH值降低，可能是由于乳酸外流进入到细胞外液，这一发现支持了ASICs可能参与癫痫的发作的观点。Biagini等应用毛果芸香碱诱导癫痫持续状态，发现海马ASIC2b信使水平快速（15min内）、显著且持续（至少持续24h）降低，ASIC1a表达同样降低。最近更多关于ASIC1功能的研究显示ASIC1活性在癫痫终止中起重要作用，与野生型对照组小鼠相比，ASIC1亚基敲除小鼠癫痫发作更严重，野生型小鼠侧脑室注射PcTX1快速阻断ASIC1的实验中也发现同样的结果。相反，ASIC1过表达可缩短癫痫持续时间。然而，癫痫的发作和终止是一个高度复杂的过程，这一过程包括哪些离子通道类型以及其发作位点，在不同物种之间结果不同。最近有研究显示ASICs在帕金森病中也有表达，帕金森病与神经元退变、黑质多巴胺神经元丢失和酸中毒有关。

（五）ASICs与感觉

ASICs可调节多种感觉功能。ASICs在视网膜中也有表达，视网膜神经元经历pH波动，ASICs在此可能起到调节其兴奋性的作用。在整个视网膜包括锥体中都有发现ASIC1a的表达，视网膜电图显示，用PcTX1抑制或敲除ASIC1亚基，可减弱视网膜正常对光反射。但ASIC2亚基敲除小鼠显示，这种ASIC亚基使视网膜对光敏感性增加，说明ASIC2对视觉传导起负作用。与这一结果相一致的研究是，与野生型对照组小鼠相比，ASIC2敲除小鼠更容易导致光诱导的视网膜退变。ASIC3对维持视网膜功能也具有重要作用，敲除ASIC3亚基可导致视杆细胞死亡。在这些动物实验中发现的视网膜损伤与人类患有的视网膜炎及青光眼等相似，这些与人类疾病是否有关联还有待进一步研究。另外，在内耳中发现ASIC2和ASIC3的表达，但在动物实验中，敲除这些亚基不会明显引起听力障碍，但可增加对噪音的敏感性。ASICs还在味蕾上表达，被认为具有酸性感知能力。但这些亚基的表达也存在种属差异。ASICs同样参与触觉，但不同通道的具体作用尚不清楚。

（六）ASICs与癌症

最新研究发现，ASICs在癌症中也具有调节作用，多项研究显示ASICs与细胞分化和增殖有关，甚至是在非肿瘤细胞。已发现在唾液腺癌细胞中ASIC2/3异聚体通道介导质子门控电流，而正常唾液腺上皮细胞中不出现此电流。至今最具代表性的是在结肠和脑的恶性肿瘤中发现了ASICs。且在多形性胶质母细胞瘤中也发现有ASICs表达，多形性胶质母细胞瘤具有高浸润性，可大范围转移，与健康脑组织混合在一起，使得通过外科手术除去肿瘤而不引起严重不良反应几乎是不可能的，常常引起复发，肿瘤发展迅速，预后极差。ASIC/ENaC家族有数个成员表达于星形胶质细胞、培养的胶质瘤细胞系和新鲜的肿瘤切除组织中。ASIC1和ASIC3信使RNAs在这些细胞上也有表达，而ASIC2和ASIC4的表达则较多变。电生理研究显示，胶质细胞转染ASIC2或增加其表面ASIC2表达，可抑制阿米洛利敏感的内向钙离子电流。PcTX1可抑制细胞迁移、增殖和量的调节，说明这些转导体可能是有效的治疗靶点。另有研究显示，在啮齿类动物癌症模型中，阿米洛利及其同型物可减少肿瘤生长及转移。

三、展　望

综上所述，随着对酸敏感离子通道研究的深入，现已对ASICs的结构、电生理、分布及其功能有了基本的了解。ASICs参与味觉、学习与记忆等生理功能，且在缺血性损伤、疼痛及癌症等病理过程中也发挥重要作用。现已知在动物实验中，有多种ASICs抑制剂发挥作用，但其能否作为临床上潜在的治疗药物还有待进一步的研究，这也为某些疾病的治疗提供新的靶点。

（高玮　段满林）

参 考 文 献

1. Bohlen CJ, Chesler AT, Sharif-Naeini R, et al. A heteromeric Texas coral snake toxin targets acid-sensing ion channels to produce pain. Nature, 2011, 479(7373):410-414
2. Coryell MW, Wunsch AM, Haenfler JM, et al. Acid-sensing ion channel-1a in the amygdala, a novel therapeutic target in depression-related behavior. J Neurosci, 2009, 29(17):5381-5388
3. Coryell MW, Ziemann AE, Westmoreland PJ, et al. Targeting ASIC1a Reduces Innate Fear and Alters Neuronal Activity in the Fear Circuit. Biological Psychiatry, 2007, 62(10):1140-1148
4. Ettaiche M. Silencing Acid-Sensing Ion Channel 1a Alters Cone-Mediated Retinal Function. Journal of Neuroscience, 2006, 26(21):5800-5809
5. Wemmie JA, Askwith CC, Lamani E, et al. Acid-sensing ion channel 1 is localized in brain regions with high synaptic density and contributes to fear conditioning. J Neurosci, 2003, 23(13):5496-5502
6. Chung WS, Farley JM, Swenson A, et al. Extracellular acidosis activates ASIC-like channels in freshly isolated cerebral artery smooth muscle cells. Am J Physiol Cell Physiol, 2010, 298(5):C1198-1208
7. Huang C, Hu ZL, Wu WN, et al. Existence and distinction of acid-evoked currents in rat astrocytes. Glia, 2010, 58(12):1415-1424
8. Jahr H, van Driel M, van Osch GJ, et al. Identification of

acid-sensing ion channels in bone. Biochem Biophys Res Commun,2005,337(1):349-354

9. Pignataro G,Simon RP,Xiong ZG. Prolonged activation of ASIC1a and the time window for neuroprotection in cerebral ischaemia. Brain,2007,130(1):151-158

10. Vergo S,Craner MJ,Etzensperger R,et al. Acid-sensing ion channel 1 is involved in both axonal injury and demyelination in multiple sclerosis and its animal model. Brain, 2011,134(2):571-584

11. Xu TL,Xiong ZG. Dynamic regulation of acid-sensing ion channels by extracellular and intracellular modulators. Curr Med Chem,2007,14(16):1753-1763

12. Xiong ZG,Pignataro G,Li M,et al. Acid-sensing ion channels(ASICs) as pharmacological targets for neurodegenerative diseases. Curr Opin Pharmacol,2008,8(1):25-32

13. Waldmann R, Bassilana F, de Weille J, et al. Molecular cloning of a non-inactivating proton-gated Na + channel specific for sensory neurons. J Biol Chem,1997,272(34): 20975-20978

14. Babini E,Paukert M,Geisler HS,et al. Alternative splicing and interaction with di- and polyvalent cations control the dynamic range of acid-sensing ion channel 1 (ASIC1). J Biol Chem,2002,277(44):41597-41603

15. Sherwood TW,Askwith CC. Endogenous arginine-phenylalanine-amide-related peptides alter steady-state desensitization of ASIC1a. J Biol Chem,2008,283(4):1818-1830

16. Wemmie JA,Price MP,Welsh MJ. Acid-sensing ion channels: advances, questions and therapeutic opportunities. Trends Neurosci,2006,29(10):578-586

17. Chen CC,Zimmer A,Sun WH,et al. A role for ASIC3 in the modulation of high-intensity pain stimuli. Proc Natl Acad Sci U S A,2002,99(13):8992-8997

18. Mogil JS, Breese NM, Witty MF, et al. Transgenic expression of a dominant-negative ASIC3 subunit leads to increased sensitivity to mechanical and inflammatory stimuli. J Neurosci,2005,25(43):9893-9901

19. Dube GR,Lehto SG,Breese NM,et al. Electrophysiological and in vivo characterization of A-317567,a novel blocker of acid sensing ion channels. Pain,2005,117(1-2):88-96

20. Voilley N. Acid-sensing ion channels(ASICs):new targets for the analgesic effects of non-steroid anti-inflammatory drugs (NSAIDs). Curr Drug Targets Inflamm Allergy, 2004,3(1):71-79

11. 脊髓背角NMDA受体和$GABA_B$受体相互作用的研究进展

外周伤害性刺激经脊髓、脑干和丘脑的传递和调节，最后在大脑皮层形成痛觉。脊髓在调节伤害性信息传递方面起着重要作用，脊髓背角作为中枢神经系统痛觉信息整合加工的重要部位，是感觉信息传入的门户和整合的初级中枢。脊髓背角谷氨酸能神经元上表达有丰富的 NMDA 受体和 $GABA_B$受体，两种受体间存在相互作用，并在慢性神经病理疼痛形成过程中发挥重要作用。本文就两种受体间的相互作用机制的研究进行综述。

一、两种受体间相互作用的解剖生理学基础

NMDA 受体和 $GABA_B$受体均可表达在兴奋性谷氨酸神经元的树突和棘突。谷氨酸(Glu)作为中枢系统主要兴奋性神经递质的一种，其受体分为离子型受体(iGluRs)和代谢型受体(mGluRs)。NMDA 受体是离子型受体的一个亚型，广泛存在于中枢和外周神经系统。激活 NMDA 受体可使 Ca^{2+}内流并触发或(和)增强细胞内的许多 Ca^{2+}依赖性生理过程，引起神经元和星形胶质细胞内游离 Ca^{2+}浓度升高，从而引起一系列的钙依赖性第二信使级联反应，对神经元和星形胶质细胞信号传递产生重要影响。γ-氨基丁酸(GABA)是中枢神经系统的重要抑制性递质的一种，GABA 受体分为三类：$GABA_A$、$GABA_B$、$GABA_C$。$GABA_B$是一种代谢型 G 蛋白偶联受体，由三种亚单位组成：$GABA_{B1}$、$GABA_{B2}$、$GABA_{BL}$。动物实验和临床观察表明：$GABA_B$受体作为 G 蛋白偶联受体，通过与不同的 G 蛋白偶联而发挥兴奋和抑制作用，并且与胞体或终末膜上的 Ca^{2+}和 K^+通道相偶联，激活 $GABA_B$受体对神经系统兴奋性和抑制性神经递质均有广泛的调节作用。突触前 $GABA_B$受体抑制神经递质释放；突触后 $GABA_B$受体通过控制 Kir3 型 K^+通道抑制神经元的兴奋性，可产生缓慢的抑制性突触后电位和局部分流。

在脊髓背角神经元和星形胶质细胞上都同时存在大量 NMDA 和 GABA 受体，在突触信息传递中均发挥重要调节作用。谷氨酸和 GABA 两种递质在突触间信号传递中扮演重要角色。Xu 等在脊髓背角神经元和星形胶质细胞上发现同时存在大量 NMDA 和 GABA 受体。Charles 等用免疫组织化学方法观察到 $GABA_B$受体在脊髓分布稠密。在脊髓全长，$GABA_B$受体主要定位于与运动有关的脊髓前角运动神经元和脊髓背角浅层。电子显微镜研究发现 $GABA_B$受体在谷氨酸能突触附近表达丰富。上述结果表明 NMDA 和 $GABA_B$受体的相互作用具备解剖生理基础。

二、两种受体间的相互作用机制

激活脊髓 $GABA_B$受体后，通过超极化和 PKA 信号途径抑制 NMDA 受体，从而提高 Mg^{2+}对 NMDA 受体的封闭效应，降低 Ca^{2+}对 NMDA 受体的通透性。有证据表明，谷氨酸受体可减少细胞表面 $GABA_B$受体的表达，从而支持谷氨酸受体和 $GABA_B$受体在树突和脊髓可相互作用。谷氨酸受体和 $GABA_B$受体在信号传导中的相互作用机制，目前还不清楚，可能机制如下：

（一）NMDA 受体通过溶酶体降解途径下调 $GABA_B$受体

$GABA_B$受体不仅在 GABA 能突触表达，在谷氨酸能突触表达也很丰富。GABA 能神经突触传递是由持续外溢的 GABA 递质激活的，并且控制突触前和突触后膜的谷氨酸能突触的活性。越来越多的证据表明，谷氨酸受体的持续激活可能影响 $GABA_B$受体。Vargas 等发现用谷氨酸预处理神经元可导致细胞膜上的 $GABA_B$受体的减少。Cimarosti 等发现 NMDA 诱导的海马的兴奋可导致 $GABA_{B1}$表达的增加，但 $GABA_{B2}$的表达减少。Patrick 等在培养的谷氨酸皮层神经元中加入谷氨酸受体的激动剂和拮抗剂作用 90min 后，利用免疫印迹方法测定 $GABA_B$受体蛋白水平的表达。研究发现，谷氨酸和 AMPA 均可导致 $GABA_B$明显的减少，而谷氨酸比 AMPA 更有效果免疫荧光显微镜下显示谷氨

酸对 $GABA_{B1}$ 和 $GABA_{B2}$ 下调的程度是相似的。由于在试验时间内没有观察到明显的细胞死亡，因此谷氨酸诱导 $GABA_B$ 受体的下调不是神经元暴露于药物的直接结果。谷氨酸诱导 $GABA_B$ 受体的下调作用在 5μM 的谷氨酸剂量内呈现剂量依赖性。谷氨酸不影响 $GABA_A$ 受体的表达。有研究报道，$GABA_B$ 受体是在溶酶体降解的。当使用溶酶体蛋白酶的抑制剂亮肽素阻断溶酶体，免疫印迹结果显示 $GABA_B$ 受体下降幅度受到削弱。

谷氨酸介导的 $GABA_B$ 受体下调受 AMPA 受体调节，并且可被Ⅰ型代谢性谷氨酸受体增强，由于 AMPA 可模拟谷氨酸的效果，因此 AMPA 受体主要导致 $GABA_B$ 受体的下调。AMPA 受体拮抗剂 6-氰基-7-硝基喹喔啉-2,3-二酮可完全抑制 AMPA 诱发的 $GABA_B$ 受体下调，但它只能部分扭转谷氨酸诱导产生的下调。上述结果表明，引起 $GABA_B$ 受体的下调主要是 AMPA 受体。由于选择性 NMDA 受体拮抗剂 D-AP5 可彻底阻断谷氨酸诱导的 $GABA_B$ 受体下调。由于 NMDA 受体静息电位状态下是被镁离子封锁的，这种明显的差异可能是 AMPA 受体在低的基础状态下可充分激活 NMDA 受体造成的。总之，除了 AMPA 受体，NMDA 受体也参与谷氨酸调控 $GABA_B$ 受体的降解。

由于 NMDA 受体的拮抗剂 D-AP5 可完全扭转谷氨酸诱导的 $GABA_B$ 受体的下调，因此假设，在 AMPA 受体激活的基础上激活 NMDA 受体，可能会加速降解 $GABA_B$ 受体的进程。然而，AMPA 和 NMDA 受体/甘氨酸（或 NMDA 受体/D-丝氨酸）并不会导致 $GABA_B$ 受体水平进一步下降。在代谢型谷氨酸受体的试验中发现，通过 L-型电压门控钙通道的钙离子内流，mGluR1/5 可加速 AMPA 和谷氨酸诱导的 $GABA_B$ 受体的下调。谷氨酸诱导的 $GABA_B$ 受体的下调需要 AMPA 和 NMDA 受体的激活，而钙对这些受体都是可渗透的。因此，钙的内流可能是 NMDA 受体诱导 $GABA_B$ 受体下调所必需的。使用 EGTA 去除细胞外的钙离子后可完全抑制谷氨酸和 AMPA 诱导的 $GABA_B$ 受体的下调。

持续的谷氨酸能突触活动可调节 $GABA_B$ 受体的可用性。谷氨酸预处理培养的皮层神经元可导致 $GABA_B$ 受体经溶酶体降解途径快速下调。选择性的激活 AMPA 受体可模拟这种作用，通过代谢型谷氨酸Ⅰ型受体的协同激活进一步加快了 $GABA_B$ 受体的下调。抑制 NMDA 受体，阻断 L-型钙通道和排除细胞外钙内流可阻止谷氨酸诱导的 $GABA_B$ 受体下调，表明钙内流在其中发挥关键作用。

（二）持续激活的 NMDA 受体促进 $GABA_B$ 受体的去磷酸化和突触后终板的代谢

Terunuma 等证明延长 NMDA 受体的激活时间可导致 $GABA_B$ 受体胞吞作用，随后，$GABA_B$ 受体从回收利用的途径转向溶酶体降解通路。高分辨率的显微镜在视觉皮层、小脑、丘脑和海马部位检查发现 $GABA_B$ 受体在兴奋性突触附近聚集，表明激活的谷氨酸受体参与 $GABA_B$ 受体功能的调节。此外谷氨酸促使 $GABA_B$-R1 和 $GABA_B$-R2 从初级神经元的胞浆膜迅速消失。活化的 NMDA 受体可引起大鼠海马切片 $GABA_B$-R2 表达水平的明显减少。谷氨酸通过 NMDA 受体激活 AMPK 和蛋白磷酸酶 2A（PP2A），导致 $GABA_B$-R2 亚基 783 丝氨酸（S783）的磷酸化状态发生短暂变化。S783 的磷酸化变化导致细胞吞噬的 $GABA_B$ 受体从回收利用改变成溶酶体降解途径，减弱了 $GABA_B$ 受体的功能。$GABA_B$ 受体的激动剂能拮抗 NMDA 的作用。因此，谷氨酸激活的 NMDA 受体改变了 S783 的磷酸化状态，并作为分子开关以减少神经元细胞膜 $GABA_B$ 受体的数量。

激活的 NMDA 受体模拟谷氨酸的作用，但引起了 $GABA_B$ 受体快速消失。钙离子载体 A23187 加强 NMDA 受体的效应，同时也明显减少细胞膜表面的 $GABA_B$ 受体。使用全细胞膜片钳记录海马神经元放电评估谷氨酸对生理条件下 $GABA_B$ 受体功能的影响，采用 15s 脉冲/1mM 谷氨酸诱发了突触的兴奋性递质释放。谷氨酸引起 $GABA_B$ 受体产生的内向整流钾电流显著减少。这种减少相对快速（谷氨酸应用后 2min 开始）并可持续 7min，然后再缓慢恢复到初始幅度。NMDA 选择性受体拮抗剂 MK801（100nM）可拮抗谷氨酸对 NMDA 受体的调节作用，但巴氯芬激活的内向整流钾电流仍维持在控制水平。谷氨酸通过 NMDA 受体直接调节 $GABA_B$ 受体激活的电流，对同一个表达 $GABA_B$-R1a 和 $GABA_B$-R2 的细胞系应用 1mM 谷氨酸后并不影响所表达受体的活性（对照 IK = 100%；1mM 谷氨酸 = 95.3% ±7%；n = 6），追加 10μM GABA 也无作用。这两种受体分别与内向整流钾电流 Kir3.1 和 Kir3.2 离子通道偶联。总之，这表明 NMDA 受体的活化在细胞表面 $GABA_B$ 受体的可塑性中扮演一个重要作用。Terunuma 等利用细胞内免疫检测 Rab11 确定活化的谷氨酸是否干扰 $GABA_B$ 受体在细胞内的代谢。Rab11 是一种细胞内循环利用的标记物。结果显示经过胞吞作用后，$GABA_B$ 受体明显和 Rab11 共定位。而谷氨酸刺激后，胞吞的 $GABA_B$ 受体从 Rab11 阳性区域分离被限制到质膜附近。

有研究证实溶酶体参与 $GABA_B$ 受体的降解。溶酶体受体阻滞剂预处理后的神经元进行细胞内免疫分析，发现谷氨酸诱导胞吞的 $GABA_B$ 受体在细胞内的再分配被溶酶体受体阻滞剂显著抑制。因此，由于溶酶体受体抑制剂的存在，暴露于谷氨酸后细胞表面的 $GABA_B$ 受体没有从回收至核激活内体的途径转移，仍然集中在 Rab11-阳性细胞核周围。这些结果表明激活的谷氨酸受体改变了 $GABA_B$ 受体胞吞路线，将回收改变为降解。

多磷酸位点调节 $GABA_B$ 受体的功能和表面稳定性。为了探讨谷氨酸对 $GABA_B$ 受体的去磷酸化是否发挥作用，须观察已知的磷酸化位点。随细胞内的 Ca^{2+} 水平和氯化钾引起的去极化增强，$GABA_B$-R2 亚基 S783 的磷酸化显著增强。谷氨酸也增强了 S783 的磷酸化。S783 的磷酸化可被 NMDA 激动剂显著增强，并且被选择性的 NMDA 受体拮抗剂 AP5 完全抑制。值得注意的是，激活的 NMDA 受体触发的 S783 磷酸化与细胞表面 $GABA_B$ 受体的转运相一致。处理 5min 后表现为早期磷酸化水平上升，随后发生稳定的去磷酸化。因此，NMDA 介导的 $GABA_B$ 受体在突触后膜的转运受 S783 磷酸化的瞬时变化调节。

（三）NMDA 受体通过钙调素蛋白激酶Ⅱ（CaMKⅡ）磷酸化 GABAB1 的 S867 位点来介导 $GABA_B$ 受体内化

有研究报道谷氨酸应用于皮层神经元减少了细胞表面的 $GABA_B$ 受体的数量。另一个研究显示，应用谷氨酸后提高了胞吞的 $GABA_B$ 受体的稳态，而在同一时间降低 $GABA_B$ 受体胞吞的速率。Guetg 等也证明 NMDA 受体激活导致了 $GABA_B$ 受体的内化。NMDA 受体依赖的 $GABA_B$ 胞吞需要 Ca^{2+}/CaMKⅡ的激活，而该激酶与 $GABA_B$ 有高亲和力并可磷酸化细胞内 $GABA_{B1}$ 亚基 C 端丝氨酸（S867）。无论是对 CaMKⅡ还是 S867 的磷酸化进行抑制，NMDA 受体介导的 $GABA_B$ 受体内化呈现难治性。海马器官的时移双光子成像显示 NMDA 受体激活后，在很短的时间内可从树突棘和轴突表面清除 $GABA_B$ 受体。NMDA 受体依赖的 S867 磷酸化和内化作用主要是检测 $GABA_{B1b}$ 亚基异构体，即脊柱集中的抑制性 K^+ 效应器的异构体。与此相一致的是，神经元上 NMDA 受体的激活削弱了 $GABA_B$ 受体激活钾离子通道的能力。

用谷氨酸预处理皮层神经元可显著的增加 S867 的磷酸化，而这种磷酸化只在 $GABA_{B(1b,2)}$ 观察到。缺少 S867 的磷酸化并不减少 $GABA_B$ 在细胞膜上的表达，但可阻止 NMDA 介导的 $GABA_B$ 在膜上的转运。树突棘部位 $GABA_B$ 的效应器是 Kir3 型 K 通道，用全细胞膜片钳发现记录 NMDA 可减少巴氯酚介导的 $GABA_B$ 内化产生的 K 电流。上述结果说明 NMDA 受体通过 CaMKⅡ磷酸化 $GABA_{B1}$ 的 S867 位点来介导 $GABA_B$ 受体内化的。

（四）$GABA_B$ 受体影响 NMDA 受体的活化

从中间神经元溢出的 γ-氨基丁酸可作用于兴奋性突触前和突触后 $GABA_B$ 受体。这将减少谷氨酸的释放并产生抑制性突触后电位的超极化，增强 Mg^{2+} 封闭 NMDA 受体，从而减少 Ca^{2+} 信号。除了调节神经元的电特性，$GABA_B$ 受体也可以通过激活 PKA 信号通路减少树突棘的 NMDA 受体的钙渗透。有报道证明激活 NMDA 受体可以对抗这种钙离子信号的抑制，以及树突状和棘突表面的 $GABA_B$ 受体快速内吞。因此，NMDA 受体与 $GABA_B$ 受体间似乎存在相互调节，同时又可相互抵消。NMDA 受体和 $GABA_B$ 受体短暂的相互作用可能与突触控制相关，而突触控制中 NMDA 受体活性是非常重要的。

综上所述，脊髓背角的 NMDA 受体和 $GABA_B$ 受体通过突触连接，形成广泛的电化学网络联系，在慢性神经痛中有发挥着重要的调控作用。

（吴川　王秀丽）

参 考 文 献

1. Petrenko AB, Yamakura T, Baba H, et al. The role of N-methyl-D-aspartate (NMDA) receptors in pain: a review. Anesth, Analg, 2003, 97(4): 1108-1116
2. Pan HL, Wu ZZ, Zhou HY, et al. Modulation of Pain Transmission by G Protein-Coupled Receptors. Pharmacol Ther, 2008, 117(1): 141-161
3. Bettler B, Kaupmann K, Mosbacher J, et al. Molecular structure and physiological functions of GABA(B) receptors. Physiol Rev, 2004, 84(3): 835-867
4. Chen SR, Pan HL. Spinal GABAB receptors mediate antinociceptive actions of cholinergic agents in normal and diabetic rats. Brain Res, 2003, 965(1-2): 67-74
5. Charles KJ, Evans ML, Robbins MJ, et al. Comparetive immuno histochemical locasisation of GABA(B1a), GABAB (B1b) and GABAB(B2) subunits in rat brain, spinal cord and dorsal root ganglion. Neuroscience, 2001, 106(3): 447-467
6. Kulik A, Vida I, Luján R, et al. Subcellular localization of metabotropic GABAB receptor subunits GABA(B1a/b) and GABA(B2) in the rat hippocampus. J Neurosci, 2003, 23(35): 11026-11035
7. Guetg N, Seddik R, Vigot R, et al. The $GABA_{B1a}$ isoform mediates heterosynaptic depression at hippocampal mossy fiber synapses. J Neurosci, 2009, 29(5): 1414-1423
8. Otmakhova NA, Lisman JE. Contribution of Ih and $GABA_B$ to synaptically induced after hyperpolarizations in CA1: A brake on the NMDA response. J Neurophysiol, 2004, 92(4): 2027-2039
9. Chalifoux JR, Carter AG. GABAB receptors modulate NMDA receptor calcium signals in dendritic spines. Neuron, 2010, 66(1): 101-113
10. Cimarosti H, Kantamneni S, Henley JM. Ischaemia differentially regulates GABAB receptor subunits in organotypic hippocampal slice cultures. Neuropharmacol, 2009, 56(8): 1088-1096
11. Straseele A, Loup F, Arabadzisz D, et al. Rapid and long-term alterations of hippcamapl $GABA_B$ receptors in a mouse model of temporal lobe epilepsy. Eur J Neurosci, 2003, 18(8): 2213-2226
12. Vargas KJ, Terunuma M, Tello JA, et al. The availability of surface GABAB receptors is independent of γ-aminobutyric acid but controlled by glutamate in central neurons. J Biol Chem, 2008, 283(36): 24641-24648
13. Lacey CJ, Boyes J, Gerlach O, et al. GABA(B) receptors at glutamatergic synapses in the rat striatum. Neuroscience, 2005, 136(4): 1083-1095
14. Scanziani M. GABA spillover activates postsynaptic GABA(B) receptors to control rhythmic hippocampal activity. Neuron, 2000, 25(3): 673-681
15. Maier PJ, Marin I, Grampp T et al. Sustained glutamate receptor activation down-regulates $GABA_B$ receptors by

shifting the balance from recycling to lysosomal degradation. J Biol Chem, 2010, 285(46): 35606-35614

16. Grampp T, Sauter K, Markovic B, et al. Gamma-aminobutyric acid type B receptors are constitutively internalized via the clathrin-dependent pathway and targeted to lysosomes for degradation. J Biol Chem, 2007, 282(33): 24157-24165
17. Terunuma M, Vargas KJ, Wilikins ME, et al. Prolonged activation of NMDA receptors promotes dephosphorylation and alters postendocytic sorting of $GABA_B$ receptors. Proc Natl Acad Sci USA, 2010, 107(31): 13918-13923
18. Luján R, Shigemoto R. Localization of metabotropic GABA receptor subunits GABAB1 and GABAB2relative to synaptic sites in the rat developing cerebellum. Eur J Neurosci, 2006, 23(6): 1479-1490
19. Gonchar YR, Pang LY, Malitschek B, et al. Subcellular Localization of GABA(B) Receptor Subunits in Rat Visual Cortex. J Comp Neurol, 2001, 431(2): 182-197
20. Fvairfax BP, Pitcher JA, Scott MG, et al. Phosphorylation and chronic agonist treatment atypically modulate $GABA_B$ receptor cell surface stability. J Biol Chem, 2004, 279(13): 12565-12573
21. Kuramoto N, Wilkins ME, Fairfax BP, et al. Phospho-dependent functional modulation of $GABA_B$ receptors by the metabolic sensor AMP-dependent protein kinase. Neuron, 2007, 53(2): 233-247
22. Wilkins ME, Li X, Smart TG. Tracking cell surface $GABA_B$ receptors using an alpha-bungarotoxin tag. J Biol Chem, 2008, 283(50): 34745-34752
23. Guetg N, Aziz SA, Holbro N, et al. NMDA receptor-dependent $GABA_B$ internalization via CaMK Ⅱ phosphorylation of serine 867 in $GABA_{B1}$. Proc Natl Acad Sci USA, 2010, 107(31): 13924-13929

12. 远端缺血处理脑保护的发展史及研究机制

在过去的几十年中，尽管对脑卒中的治疗已做了大量的研究，也有大量的动物模型研究表明，一些神经保护措施能有效地减少梗死面积，改善神经功能，但这些措施中能成功转移至临床应用的却微乎其微，因此长期以来，探寻有效的、具有临床应用价值的脑保护方法便成为医学研究重点之一。

脑缺血后及早恢复脑血流的灌注是细胞能够继续生存和恢复功能的关键。然而，再灌注却可导致一系列的损伤，即再灌注后脑组织损伤可能比再灌注之前加重，这种现象称为缺血再灌注损伤(ischemia reperfusion injury, IRI)。因此，怎样使脑卒中后功能损伤减小，梗死面积缩小，是脑保护研究的重点与目的，而减少脑缺血再灌注损伤，是达到这个目的的关键。目前在临床急性脑梗死后主要是通过溶栓治疗或者行大脑血管成形术来促进梗死区的脑血流恢复，从而减小梗死面积，改善临床预后。

对脑保护措施的研究大部分是源于对心肌保护的研究，并且目前大多数的研究都还只是停留在基础研究阶段。如研究发现缺血预处理是目前最有效的内源性保护措施之一，但其只能应用于那些缺血可预见的器官或组织，故在临床中的应用受到了限制。随后产生了缺血后处理，这种方法是在缺血后实施，因此可能更适用于临床。然而，这些方法都只局限在原位缺血的器官，但缺血处理这个过程本身就可能导致器官功能衰竭，且需要处理的器官往往是本身对缺血较敏感的大脑或心脏，故在临床中要让这些器官遭受一次额外的缺血，即便是亚致死性、短暂的缺血，在伦理上都受到了限制，因此原位局灶性的缺血处理未能在临床广泛应用。

于是，人们对这些概念进行了延伸，将缺血处理从原位器官的缺血处理拓展至缺血器官以外的其他器官或组织的缺血处理，由此便产生了一个新的概念：远端缺血处理。它是指在缺血器官(通常是指脑缺血或心脏缺血)以外的其他器官或组织(常选择肢体)间断的实施几次短暂的、亚临床性的缺血，从而对缺血器官产生强大的保护作用。对肢体实施的缺血处理可较方便地应用于临床，若肢体缺血实施在远端器官缺血之前，称之为远端缺血预处理；实施在远端器官缺血之中，称之为远端缺血中处理；实施在远端器官缺血之后，则称为远端缺血后处理。

目前，远端缺血处理在心脏保护中已有了深入的研究，大量的基础实验验证了其有效性及其可能机制。近年来，这个措施被引进脑保护的研究中，并已有研究证实了它的脑保护作用，同时大量的研究正在进行，而其潜在机制及其临床应用价值还有待更深一步发掘。现将远端缺血处理在脑保护中的发展史及其可能的机制进行总结。

一、远端缺血处理脑保护的发展史

(一) 缺血再灌注损伤

各器官对缺血的耐受时间是有限的，如肝脏和肾脏耐受缺血的时间大约为15～20min，骨骼肌为2.5h，一旦缺血时间超过其极限值便会造成器官的损伤，这在脑缺血中表现的尤为明显(大脑缺血超过5min便可导致神经元的死亡及大脑梗死)，因此器官缺血，尤其是脑缺血应在尽量短的时间内得以纠正。

但矛盾的是，一方面缺血再灌注可以为缺血器官提供葡萄糖及氧，从而产生ATP，使器官功能重获正常；另一方面，在再灌注的过程中，由于缺血一段时间后的组织适应了无氧代谢，而再灌的血流提供了相对过量的氧导致血管内巨噬细胞的激活，从而产生超氧自由基，也就是活性氧(ROS)，导致氧化应激，最终产生一些甚至比缺血造成的损伤更为严重的副作用，这种现象被称之为缺血再灌注损伤。这是一个较常见且值得重视的临床问题，可发生在不同的器官中，如急性心肌梗死、脑卒中、急性肾损伤、肝缺血、肠缺血及休克过程均可发生。

值得庆幸的是，在所有的哺乳动物中，有一种天生的、强大的保护机制来应对组织的缺血，如某些部位短暂缺血的过程可以保护另一些部位长时间致命的缺血过程。人们将这种短暂的缺血应对长时致命的缺血保护过程称为缺血处理。

（二）缺血预处理

缺血预处理（IPC），是指器官或组织遭受一次或几次短暂的亚致死性的缺血，从而作为一种损伤应激原，调动机体组织的内源性保护机制，使缺血的器官产生缺血耐受，从而减少随之而来长时间缺血所造成的细胞坏死及功能障碍。这个概念是1986年Murry等在犬的心肌缺血再灌注模型中首次定义，实验在冠状动脉梗阻前实施4次短暂的亚致死性的缺血及再灌注，冠状动脉梗阻40min后再灌注，结果表明实验组心肌梗死面积相对非处理组梗死面积减少75%。

现今，预处理已广泛应用于对多种器官缺血再灌注损伤的保护研究，例如脑、肾脏、骨骼肌、肝脏及肠保护，特别是在心肌保护中已有了很深入的研究，且缺血预处理被认为是能减少大脑缺血再灌注损伤最强的内源性保护措施之一。同时研究表明，缺血预处理保护的程度与预处理刺激持续的时间及预处理的次数相关。

在临床研究中，冠脉搭桥手术及血管成形手术中心脏的缺血预处理可以减轻缺血再灌注损伤。由于缺血预处理是发生在器官或组织严重缺血之前，故从理论上讲，缺血预处理可以应用于那些缺血可以预知的情况，那么只有当脑卒中在可以预知的条件下才能将其应用于临床实践，这显然是不切实际的，因此，其临床应用受到了限制。

（三）缺血后处理

缺血后处理被认为是一个相对较新的概念，其在心脏缺血中的研究也是近十年才开展起来。与缺血预处理相反，缺血后处理是指在器官或组织严重缺血之后实施亚致死性、短暂的缺血再灌注过程。它又可分为快速后处理和延迟后处理。快速后处理是指后处理发生在缺血后即刻或在之后的30min之内；而延迟后处理是指在缺血发生后数小时或数天实施的后处理。

普遍认为，缺血后处理的概念是由缺血预处理衍生而来，但事实上，第一次报道缺血后处理是在50多年以前，这比1964年发现的预处理还要早许多年。然而，后处理的概念是在1996年才得以公认，这样说来，的确是比预处理的概念晚很多。对缺血后处理的研究达到白热期是在2003年Zhao等对狗的心肌缺血再灌注模型的研究，他们发现在心肌缺血再灌注后早期反复进行三次短暂的亚致死性的心肌缺血再灌注可以减轻心肌的缺血再灌注损伤，显著减小梗死面积。这个发现被认为是后处理研究的起点，因为这是第一次证实缺血后处理可以减少约44%的梗死面积，与缺血预处理的保护作用相当。之后，大量的研究证实了缺血后处理在心肌缺血后处理中的保护作用，包括分别在大鼠，小鼠，兔，猪模型中，以及在体外的模型，甚至在临床试验中也有实验证实。

既然缺血后处理能够在心肌缺血中起到保护作用，而脑卒中的治疗原则与心肌缺血的治疗原则类似，于是，有人大胆推测：缺血后处理能否对大脑缺血起到保护作用？进一步说，缺血后处理能否成为脑卒中治疗的一种新手段？对此，2006年Zhao等用大鼠大脑MACO模型，对大脑中动脉缺血再灌注后快速后处理——双侧颈总动脉缺血30s再灌注30s，反复三次，实验结果表明与对照组相比，实验组梗死面积明显减少。

从理论上讲，缺血后处理比缺血预处理更具有临床价值，因为其可以应用于已经发生缺血的器官，并且大量的动物模型实验表明其能够减少缺血再灌注损伤。然而，传统的预处理和后处理都是要求在本身缺血的器官或组织进行直接的机械干预，因此临床应用受到了限制。

于是，缺血处理的概念得到了延伸，亚致死性的刺激或损伤不仅仅是指器官或组织的缺血，也可以是缺氧、药物的应用或其他；而缺血的器官或组织也不仅仅是在原位器官，还可以是在非心脏和脑部其他部位的缺血（如肢体），即远端缺血处理。

（四）远端缺血处理

远端缺血处理是指一个器官或组织暂时的亚临床性的缺血对随之而来或已经发生缺血的另一个器官或组织有保护作用。其可以分为远端缺血预处理，即在另一个器官缺血之前所实施的处理；远端缺血中处理，在另一个器官缺血时所实施的处理；远端缺血后处理，指在另一个器官缺血后所实施的处理。

对远端缺血处理的研究，是从对心肌缺血的保护研究中开始的。第一次对远端缺血预处理的描述可以追溯到1993年Przyklenk在狗的心肌缺血再灌注模型中实施局部的心肌缺血预处理。实验中，在冠状动脉左前降支梗阻前1h，对冠状动脉回旋支梗阻5min，再灌5min，反复4次，发现预处理组相对非预处理组心肌梗死面积显著减少。另外，在啮齿动物的研究表明，肾脏及肠系膜的缺血对心肌有保护作用；在猪的心肌缺血模型中，在其后肢实施4次5min的梗阻及再灌注，心肌梗死的面积显著减少。同时，也有研究表明，上臂及下肢的短暂缺血（远端肢体缺血）所产生的保护作用与其他局部或远端缺血模型所产生的效果相当，并且这种骨骼肌的短暂缺血在临床中更易实施。

肢体远端缺血是通过对上臂或下肢间断的实施几次缺血及再灌实现对远端器官长时缺血的保护作用。相较而言，肢体的缺血容易实现，且肢体对缺血再灌注损伤的抵抗性相对较强，因此远端肢体缺血具有很强的实践性，在临床中更具有应用价值。目前大部分关于远端肢体缺血的基础实验研究主要是通过直接夹闭肾下动脉或股动脉来实现肢体的缺血。显然，这种实施缺血的方法是有创的，无法直接应用于临床。于是，人们将目光转向了无创性远端肢体缺血。在对心肌保护的临床研究中，医务人员通过止血带或血压袖带间断的施压来实现肢体的缺血及再灌，结果表明，该方法同样可以起到心肌保护作用。在一篇临床研究中，急救人员将转运至医院要实施冠状动脉成形术的急性心肌梗死患者随机分成两组，对实验组患者上肢用血压袖带间断实施5min的缺血及5min的再灌，反复4次，结果发现与对照组相比，实验组实施的远端缺血处理在急性前壁心肌梗死的患者中，能显著减小患者最终的心肌梗死面积。

肢体远端缺血预处理在心肌缺血研究领域已有近20年的历史，诸多的研究成果激发了人们将其应用于脑卒中领域的兴趣。近年来，一些短暂性、局灶性大脑缺血及全脑缺血的动物模型实验已经证实了肢体远端缺血的脑保护作用。例如，Ren等在大鼠局灶性脑缺血模型中，分别证实了肢体远端缺血预处理及远端缺血后处理具有脑保护作用；Jensen等在猪的深低温停循环条件下，发现肢体远端缺血预处理能减少大脑水肿、出血及神经元的坏死，且能明显改善神经功能。临床研究也表明，在有蛛网膜下腔出血的动脉瘤患者或行颈动脉内膜切除术的患者中，经远端肢体缺血预处理后的手术更安全且患者对其耐受良好。近期一篇研究大鼠局灶性大脑缺血损伤的模型的文章中，研究人员利用止血带或血压袖带来对大鼠的肢体实施无创性远端缺血预处理，发现实验组的大脑梗死面积缩小，功能改善，从而证实了无创性远端肢体缺血预处理有脑保护作用。

由此看来，肢体远端预缺血处理在脑卒中领域应该有着广阔的临床应用价值。事实并非如此，因为尽管远端缺血预处理攻克了局灶性原位缺血处理的限制，但仍是在缺血之前实施，而急性脑卒中往往是不可预测的，因此远端缺血预处理在脑卒中的临床应用中依然受到了限制。那么，至于无创性远端肢体缺血后处理能否对脑卒中患者起到同样的脑保护作用，还需要我们做进一步的研究，若其有脑保护作用，则无创性远端肢体缺血后处理在脑卒中的脑保护中将具有重要的临床意义。

二、远端缺血处理脑保护的机制研究

远端缺血处理是一种新的方法，其机制尚不明确。目前认为可能是一个器官的缺血和再灌的过程中释放了某些生化递质到循环中，或者是激活了某些神经通路，导致一些具有保护作用递质的释放，从而对远端器官起到保护作用。缺血处理的机制是多因子的，各种信号间确切的相互关系还不是很清楚。研究表明，腺苷、NO、TNF-α、阿片类药物、缓激肽、蛋白激酶C（PKC）、降钙素基因相关肽（CGRP）、环加氧酶、K_{ATP}通路、辣椒素、热休克蛋白（HSP）、去甲肾上腺素等都包含在远端缺血预处理的机制中，这些物质在应激后释放，可以通过神经及体液途径对器官产生保护作用。

通常认为远端缺血处理机制包括三个步骤：①首先，远端器官或组织短暂的缺血，可以产生某些内源性的分泌物或因子保护靶器官或组织免受伤害；②保护信号可以从远端的器官或组织输送至靶器官或组织，而保护信号的传输可能是多途径的，包括血源性传输、神经元性传输或全身反应性传输；③靶器官或组织产生保护性的作用。远端缺血处理的器官或组织细胞内的信号通路一旦被激活，靶器官或组织便受到类似缺血预处理或缺血后处理的刺激。而信号介质包括G-蛋白耦联受体（腺苷、缓激肽、阿片类药物、血管紧张素Ⅱ等）、PKC、ROS、NO、AKT、ERK1/2、p38MAPK及STAT5等（图12-1）。

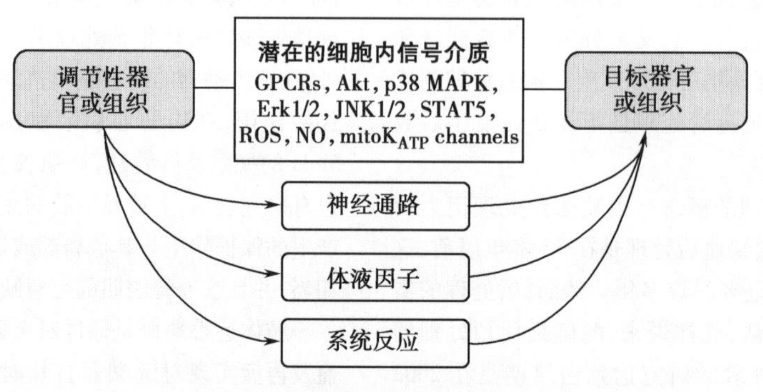

图12-1　远端缺血处理的可能机制

（一）神经通路

一些研究表明，远端处理的器官或组织与受保护的器官或组织之间有神经通路的介导。例如，神经节阻滞剂（六烃季铵或樟磺咪芬）可以抑制远端缺血处理的保护作用，说明自主神经系统可能参与了其保护过程。还有人在动物模型中，行神经切除术或迷走神经切断术，发现远端缺血处理对这些动物没有起到保护作用。最近的研究表明，在经远端肢体缺血预处理的小鼠模型中，神经通路至少包含了股神经和坐骨神经两部分，因为当其中任何一根神经被切除时，保护作用被部分阻断。

目前所了解的神经通路主要是通过释放内源性的分泌物，即远端缺血的器官或组织分泌如神经肽，包括CGRP腺苷缓激肽等，经过传入神经，再到传出神经，最终在远端器官或组织产生保护作用。同时，大量的研究证实了C感觉纤维是神经传输必不可少的，因为预先用辣椒素阻断传入神经的实验对象，远端缺血处理对其没有保护作用。

（二）体液通路

远端缺血器官或组织传送出来的心肌保护信号是通过血源性途径有两个重要的理由：①用经缺血处理的冠脉血或经缺血处理的动物血液，可以使未受处理的心脏免受缺血再灌注损伤，这表明有保护性的体液因子在血液中；②远端缺血的器官在再灌注期间被保护，表明是在处理部位产生了保护性血源性体液因子并通过血液循环转送至远端器官。

腺苷、缓激肽、阿片药物、促红细胞生成素、CB2 大麻素、血管紧张素-1、前列腺素受体及与这些内源性物质相关的信号通路的激活被认为可能介导了远端缺血处理的保护作用,但是,远端缺血处理的器官或组织是否产生这些物质,以及它们是否可以通过血液循环转运至受损的靶器官尚不清楚。尽管如此,Shimizu 等的研究证实了肢体远端缺血处理产生的具有心肌保护性的体液因子是疏水性的,且其分子量<15kDa;Serejo 等的研究发现心肌经缺血预处理,其释放的体液因子是不耐热的、疏水的,分子量>3. 5kDa,且通过 PKC 的激活来产生心肌保护作用;Breivik 等报道,当实施类似的预处理或后处理时,冠状动脉中含有一种疏水性的心肌保护因子,其分子量<30kDa,且通过 PI3K/AKt 通路实现心肌保护作用。因此,体液因子可能是疏水性的,其分子量大约在 3. 5kDa ~ 8kDa 间,只是长期以来还没有对这种体液因子进行深入研究。

(三) 全身反应

有研究表明,远端缺血处理是在翻译或转录水平调控免疫细胞激起全身保护性反应。用微阵列分析法显示,在健康志愿者前臂实施短暂的缺血处理可以抑制促炎基因编码的蛋白质,包括白细胞的趋化、黏附、迁移及胞吐作用,以及抑制内在的免疫应答,细胞因子的合成及细胞的凋亡;而使抗炎基因如 HSP70 及降蛋白酶抑素上调。后来发现,这种基因表达谱的改变与人类白细胞的功能变化有关,且这种抗炎作用可以持续到远端缺血处理后 10d。这个结果与早期的一个报道相符合,即在志愿者上臂实施远端缺血处理后,中性粒细胞及血小板-中性粒细胞复合物降低。后来,在对小鼠的肢体及肠系膜的远端缺血处理研究中发现,与细胞保护、生长、代谢相关的基因,DNA 的修复及氧化还原调节上调。此外,Li 等研究表明,如果对缺乏转录因子 NFkBp105 亚基的小鼠实施延迟远端缺血预处理,没有心肌保护作用。这都说明基因转录在远端缺血处理介导的保护中起到了重要作用。

三、结　　语

虽然远端缺血处理的机制尚未阐明,但其至少为缺血再灌注损伤提供了一个新的治疗方案。肢体、肠系膜、肾脏等都可以作为远端器官进行缺血处理,其中肢体缺血是人们关注的重点。已有研究表明,临床上可以用血压袖带或止血带实现远端肢体的无创性缺血处理,是预防及治疗缺血再灌注损伤一种相对简单、安全且无创、经济的方法,同时还可能实现对多器官的保护。因此,在将来的临床中特别是在脑卒中的治疗中有着巨大的应用价值。另外,对远端缺血处理复杂机制的研究,可以为以后研发一种可以直接激活某个保护信号通路的新药物提供理论基础。当然,从研究走向临床,还有一段很长的路要走,需要医学人员的不懈努力。

(李玲　莫雪莹　王云姣　程智刚　郭曲练)

参 考 文 献

1. Zhao H. The protective effect of ischemic postconditioning against ischemic injury: from the heart to the brain. J Neuroimmune Pharmacol, 2007, 2(4): 313-318
2. Iliodromitis. Protection from post-conditioning depends on the number of short ischemic insults in anesthetized pigs. Basic Res Cardiol, 2006, 101(6): 502-507
3. Dosenko. Proteasome inhibitors eliminate protective effect of postconditioning in cultured neonatal cardiomyocytes. Fiziol Zh, 2006, 52(3): 15-24
4. Zhao H, Sapolsky RM, Steinberg GK. Interrupting reperfusion as a stroke therapy: ischemic postconditioning reduces infarct size after focal ischemia in rats. J Cereb Blood Flow Metab, 2006, 26(9): 1114-21
5. Kharbanda. Remote ischaemic preconditioning protects against cardiopulmonary bypass-induced tissue injury: a preclinical study. Heart, 2006, 92(10): 1506-1511
6. Botker HE. Remote ischaemic conditioning before hospital admission, as a complement to angioplasty, and effect on myocardial salvage in patients with acute myocardial infarction: a randomised trial. Lancet, 2010, 375(9716): 727-734
7. Jin R. L. The role of extracellular signal-regulated kinases in the neuroprotection of limb ischemic preconditioning. Neurosci Res, 2006, 55(1): 65-73
8. Zhao H. Protective effect of remote ischemic preconditioning against focal cerebral ischemia/reperfusion injury in rats. Zhongguo Wei Zhong Bing Ji Jiu Yi Xue, 2007, 19(6): 340-342
9. Ren C. Limb remote-preconditioning protects against focal ischemia in rats and contradicts the dogma of therapeutic time windows for preconditioning. Neuroscience, 2008, 151(4): 1099-1103
10. Ren C. Limb remote ischemic postconditioning protects against focal ischemia in rats. Brain Res, 2009, 1288: 88-94
11. Jensen HA. Remote ischemic preconditioning protects the brain against injury after hypothermic circulatory arrest. Circulation, 2011, 123(7): 714-721
12. Koch S. Remote ischemic limb preconditioning after subarachnoid hemorrhage: a phase Ib study of safety and feasibility. Stroke, 2011, 42(5): 1387-1391
13. Walsh SR. Remote ischemic preconditioning for cerebral and cardiac protection during carotid endarterectomy:

results from a pilot randomized clinical trial. Vasc Endovascular Surg,2010,44(6):434-439

14. Hu S. Noninvasive limb remote ischemic preconditioning contributes neuroprotective effects via activation of adenosine A1 receptor and redox status after transient focal cerebral ischemia in rats. Brain Res,2012,1459:81-90
15. Kanoria S. Protocols and mechanisms for remote ischemic preconditioning: a novel method for reducing ischemia reperfusion injury. Transplantation,2007,84(4):445-458
16. Tapuria N. Remote ischemic preconditioning: a novel protective method from ischemia reperfusion injury—a review. J Surg Res,2008,150(2):304-330
17. Hausenloy DJ, Yellon DM. Remote ischaemic preconditioning: underlying mechanisms and clinical application. Cardiovasc Res,2008,79(3):377-386
18. Heusch G. STAT5 activation and cardioprotection by remote ischemic preconditioning in humans: short communication. Circ Res,2012,110(1):111-115
19. Lim S. Y, D. M. Yellon, D. J. Hausenloy. The neural and humoral pathways in remote limb ischemic preconditioning. Basic Res Cardiol,2010,105(5):651-655
20. Tsubota H. Remote postconditioning may attenuate ischaemia-reperfusion injury in the murine hindlimb through adenosine receptor activation. Eur J Vasc Endovasc Surg, 2010,40(6):804-809
21. Diwan V. Signal mechanism activated by erythropoietin preconditioning and remote renal preconditioning-induced cardioprotection. Mol Cell Biochem, 2008, 315 (1-2): 195-201
22. Zhou Y. Remote limb ischemic postconditioning protects against neonatal hypoxic-ischemic brain injury in rat pups by the opioid receptor/Akt pathway. Stroke,2011,42(2): 439-444
23. Hajrasouliha AR. Endogenous cannabinoids contribute to remote ischemic preconditioning via cannabinoid CB2 receptors in the rat heart. Eur J Pharmacol,2008,579(1-3):246-52
24. Shimizu M. Transient limb ischaemia remotely preconditions through a humoral mechanism acting directly on the myocardium: evidence suggesting cross-species protection. Clin Sci(Lond),2009,117(5):191-200
25. Breivik L. Remote postconditioning by humoral factors in effluent from ischemic preconditioned rat hearts is mediated via PI3K/Akt-dependent cell-survival signaling at reperfusion. Basic Res Cardiol,2011,106(1):135-145
26. Saxena P. Remote ischemic conditioning: evolution of the concept, mechanisms, and clinical application. J Card Surg,2010,25(1):127-134
27. Shimizu M. Remote ischemic preconditioning decreases adhesion and selectively modifies functional responses of human neutrophils. J Surg Res,2010,158(1):155-61

13. 瘙痒机制：麻醉学又一研究新热点

瘙痒是机体生理状态下自我保护的一种反应机制，由于瘙痒是许多系统性疾病和皮肤疾病的症状之一，易引发瘙痒-搔抓的恶性循环，严重损害皮肤和加重瘙痒，因此吸引了许多科学家对瘙痒进行研究。近年来，瘙痒相关研究报道频繁出现在国际最著名的学术期刊 Science、Cell、Nature 上，2009 年美国科学家在脊髓找到瘙痒特异性受体，更是将瘙痒的研究推向了新的高潮。瘙痒和疼痛是两种不同的感觉，由特异的且存在争议的神经通路所传递。鉴于这两种感觉存在某些相似之处如均受情绪影响等，瘙痒机制的基础研究将成为继疼痛研究之后麻醉学研究领域的又一新亮点。引起瘙痒的机制复杂，近年来虽然对瘙痒的病理生理和神经生物学基础的认识有重要的突破，但仍有大量问题尚未阐明。

一、围手术期瘙痒概述

围手术期瘙痒是麻醉医师要经常面对的问题，大致分为如下几类：其一是患者疾病所致，可由肝脏疾病如胆汁淤积症或肾脏疾病如终末期肾病引起，也可由一些严重的皮肤疾病（例如特应性皮炎）引起；其二是术后阿片类药物椎管内镇痛引起的皮肤瘙痒，这已成为影响术后镇痛质量的重要因素；其三是椎管内麻醉作用消退过程中发生的介于麻木和疼痛之间的似痒非痛感觉，此感觉持续时间因人而异，其严重程度个体差异更大。围手术期瘙痒大多属于组胺非依赖性瘙痒，在一些情况下这些影响相当严重，是最使人恼怒和烦躁的症状之一，并且无法采用有效治疗。因此，围手术期瘙痒仍然是一个未得到满足的医疗需求。

二、吗啡镇痛引起瘙痒的机制研究进展

自从吗啡作为镇痛药物用于临床治疗以来，人们即观察到其瘙痒的副作用，但是其分子机制迄今为止还没有得到很好的解释。目前吗啡镇痛引发瘙痒的机制已有基本共识（图 13-1），在正常状态下，中枢神经系统内源性 μ 阿片能系统和 κ 阿片能系统在生理水平处于动态平衡（图 13-1a），μ 受体激动剂吗啡处理后，μ 阿片能系统被过度兴奋，于是打破了内源性 μ 阿片能和 κ 阿片能系统的平衡，其结果阻遏了 κ 阿片能系统功能的发挥，导致瘙痒的发生（图 13-1b）；而使用 κ 受体激动剂则能够抑制瘙痒，这可能是因为先前 μ 和 κ 阿片能系统失衡经 κ 受体激动剂处理而得以改善（图 13-1c）。一般认为，瘙痒是由外周皮肤所引发，但是在缺乏外周输入的条件下鞘内注射 μ 受体激动剂为何能够引发瘙痒呢？在最近的 meta 分析中也发现 κ 受体激动剂纳布啡（nalbuphine）能够减轻 μ 受体激动剂所引起的瘙痒。有如下原因可解释：一是 μ 和 κ 阿片受体均为抑制性受体，当应用阿片类药物抑制脊髓 μ 受体特异性神经元（如疼痛传递神经元）时，那么对 κ 受体特异性神经元

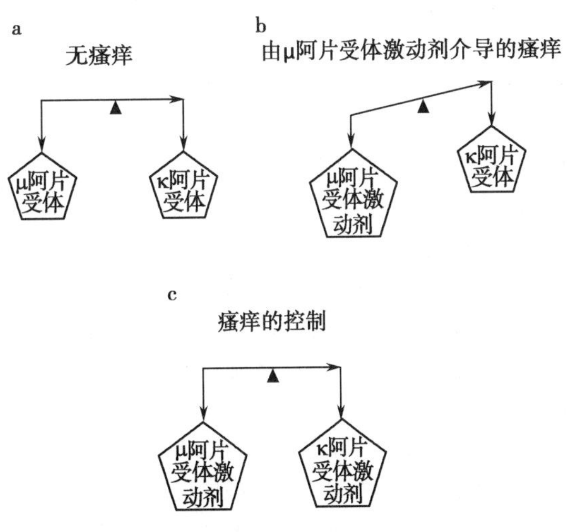

图 13-1　假定的内源性 μ 和 κ 阿片能系统被假定的生理平衡示意图

（a）正常状态下内源性 μ 和 κ 阿片能系统是平衡的；（b）μ 阿片能系统受吗啡的易化作用而过度兴奋，引发内源性 κ 阿片能系统明显阻遏；（c）μ 和 κ 阿片能系统失衡可经 κ 阿片受体激动剂处理而得以改善

(如瘙痒传递神经元)就可能会抑制不足,这就导致瘙痒信号的激活。另一可能是中枢神经系统 μ 受体和 κ 受体存在共定位,在对 κ 受体激动剂敏感的 κ 受体特异性神经元,也对 μ 受体激动剂产生应答。2011 年,有学者初步揭示了用于止痛的吗啡为什么会引起瘙痒的分子机制,发现了在不减轻疼痛药效的前提下,调控阿片类药物引发瘙痒的方法,这一发现将有助于研发新型治疗方法,以减少癌症和外科手术引发的瘙痒情况。

三、非组胺性致痒原在阿片受体相关瘙痒行为中的角色

瘙痒被定义为一种不愉快的诱发搔痒愿望和反射的感觉。人体身心研究和动物电生理学研究已经表明,瘙痒过程存在两条通路,其一是对组胺发生反应,组胺是经典的瘙痒介质,与风团和皮肤发亮相关。由于临床上大多数瘙痒无风团、无皮肤发亮且对抗组胺治疗无效,故组胺并不被认为是引发大多数瘙痒的原因。另一通路是能够被非组胺性致痒原所激活,非组胺性致痒原包括 μ 阿片受体(MOR)激动剂、Cowhage、组织蛋白酶 S、复合物 48/80、氯喹(chloroquine)和胍丁胺(agmatine)等。瘙痒是一种在临床和非病理条件下广泛认识的现象,最近的研究已帮助阐明这一重要感觉状态的所涉及化合物及相关通路。非组胺性致痒原在阿片受体相关瘙痒行为中的角色研究增加了我们对瘙痒感觉在正常和病理两种状态下相关神经生物学的认识。

(一) MOR 激动剂与瘙痒行为

在灵长类,已经证实 μ 阿片受体(MOR)既能介导镇痛效应又能参与瘙痒/搔抓反应。瘙痒在中枢神经系统被认为是由阿片受体介导的感觉异常(paraesthesia)或感觉迟钝(dysesthesia)。临床上发现,广泛使用的鞘内注射 MOR 激动剂方法,能够有效治疗疼痛,却可引发典型的节段性瘙痒,这表明没有初级传入神经元的激活仍可引发瘙痒。由于瘙痒是人类鞘内使用吗啡用于镇痛过程中发生的最常见的不良反应,故这削弱了鞘内吗啡镇痛的应用价值。

既往报道表明,脊髓 MOR 在疼痛和瘙痒调制中承担重要角色。已有证明内吗啡肽-2(endomorphin-2)是 MOR 的内源性配体,内吗啡肽样免疫阳性轴突终末与脊髓中包含有 MOR 的神经元形成突触联系。进一步支持 MOR 信号在瘙痒行为中角色的研究是来源于 Yamaguchi 等的报道,其探讨的是脑池内注射内吗啡肽-1 和内吗啡肽-2 是否产生瘙痒相关反应和抗伤害作用,结果显示内吗啡肽-1 和内吗啡肽-2 参与了中枢神经系统的瘙痒信号调控和镇痛功能的发挥。

瘙痒和疼痛是两种不同性质的感觉,在中枢神经系统内沿着不同的通路进行传递。Kuraishi 等报道,使用一种高选择性 kappa 受体(KOR)拮抗剂 5′-guanidinonaltrindole(GNTI)后,小鼠搔抓行为即刻明显增多。Inan 等报道,颈后皮下注射 GNTI 可诱发颈髓后角浅层外侧 c-fos 表达增加,而使用 KOR 受体激动剂钠呋拉啡(nalfurafine)预处理后则抑制了致痒原引起的 c-fos 表达。与福尔马林相反,GNTI 不引起三叉神经核团内 c-fos 表达,这表明疼痛和瘙痒感觉的投射在三叉神经感觉通路上是不同的。总之,上述结果提示,中枢神经系统内的 KOR 阿片能系统参与了瘙痒的发病机制。

有证据表明,KOR 激动剂在中枢神经系统具有抗瘙痒活性。全身使用 KOR 激动剂钠呋拉啡能够减少由复合物 48/80、氯喹(Chloroquine)和胍丁胺(agmatine)所引起的搔抓反应。有鉴于此,KOR 激动剂有可能被认为是"万能的抗痒剂"。Sun 等选择性敲除小鼠脊髓髓板层表达 GRPR 的神经元,发现小鼠无明显的瘙痒反应,但有疼痛相关行为,这表明 GRPR 是瘙痒特异性基因,GRPR 阳性神经元能够在脊髓构成针对瘙痒感觉的长期寻找的标记线。我们推测 GRPR 基因和 KOR 之间存在相关性。

(二) 氯喹(chloroquine)

长期以来氯喹是用于治疗和预防疟疾的药物,其主要的不良反应是瘙痒,多见于非洲黑人种族,发生率超过 70%,但其他种族少见。由于第一次使用就观察到瘙痒,故氯喹引起瘙痒不被认为是一种过敏反应,同时使用抗组胺药物不能有效治疗,这表明氯喹引起瘙痒涉及组胺非依赖性途径。氯喹引起的瘙痒也在小鼠身上得到证明,给野生小鼠皮下注射氯喹可快速引起剧烈的搔抓行为。

一些 G 蛋白偶联受体(G protein-coupled receptors, GPCRs)已经显示在产生瘙痒包括组胺受体和蛋白酶激活受体是重要的。Mrgprs[也称 Mrg(mas-related gene, Mrg)/SNSR]是属于孤儿 GPCRs 家族,在小鼠基因组中由 50 多个成员组成,可分为几个亚组:MrgprA1-A22, MrgprB1-B13, MrgprC1-C14 和 MrgprD-G。Mrgpr 的表达包括 MrgprAs、MrgprB4、MrgprB5、MrgprC11 和 MrgprD 被限定在背根神经节(DRG)和三叉神经节的小直径感觉神经元中,在中枢神经系统和胞体的其余部分均未检测到,相似的是人类 MrgprXs 也选择性地表达在 DRG 神经元中。已证实一部分 Mrgprs 是作为氯喹的受体,直接激活一小部分 DRG 神经元亚群可介导氯喹引起的瘙痒。氯喹敏感性神经元,仅仅由 4% ~5% DRG 神经元组成,可能是调节瘙痒的一类 DRG 神经元亚群。

(三) Cowhage

Cowhage 指的是一种热带豆荚毛刺,一种覆盖在被称作 *Mucuna pruriens* 的植物豆荚上的毛刺,它能够引起瘙痒。瘙痒感觉是由两种不同的无重叠的皮神经纤维束所介导,这两类纤维束引起的瘙痒程度具有可比性,其中一类纤维属于机械非敏感性纤维束,对组胺的反应强于 cowhage,另一属于机械敏感性纤维束,对 cowhage 的反应强于组胺。Cowhage 的活性成分是黎豆碱(mucunain),后者是作为 PARs2 和 4 的配体的一种半胱氨酸蛋白酶。目前已经鉴定出一种与 cowhage 相同特性的内源性介质,它能够导致非组胺性瘙痒。人类组织蛋白酶 S 与黎豆碱(mucunain)共同具有活性位点序列同源性,其在干扰素 γ 刺激人类角质细

胞过程中被选择性上调,这与炎性皮肤疾病中可能存在的致痒角色相一致。

(四) 组织蛋白酶S

组织蛋白酶S(cathepsin S)是一种与炎症过程包括动脉粥样硬化和哮喘相关的半胱氨酸蛋白酶(cysteine protease),它或其他半胱氨酸蛋白酶可能引起瘙痒或是经典的配体-受体信号级联反应的一部分。已经证实人类组织蛋白酶S能够引起瘙痒和激活人类蛋白酶活性受体(protease-activated receptors,PARs)2和受体4。

研究证实有15种人类组织蛋白酶,包括11种半胱氨酸蛋白酶、2种天冬氨酸蛋白酶和2种丝氨酸蛋白酶。以往组织蛋白酶被认为是溶酶体蛋白酶,如今公认一部分组织蛋白酶广泛表达,受pH范围影响,且具有多种功能包括组织重塑、肿瘤转移和炎症。半胱氨酸蛋白酶活性包括通过组织蛋白酶L裂解胶原产生内皮他丁(endostatin),后者是血管发生的内源性抑制剂;通过组织蛋白酶S裂解抗原提呈细胞的不变链,作为炎症级联反应的一部分。

已证实有4种PARs,它们属于G蛋白偶联受体家族。已鉴定出它们的内源性激活子是丝氨酸蛋白酶,后者通过受体N-末端暴露的锚钉配基(tethered ligand)序列触发PARs活化。某些激肽释放酶相关肽和肥大细胞纤溶酶属于丝氨酸蛋白酶,在体外能够活化PAR2。丝氨酸蛋白酶和PAR2也与屏障作用相关。在皮肤、角质细胞和背根神经节的游离神经末梢存在PAR2,与疼痛和瘙痒关系密切。值得注意的是,还没有鉴定出PAR2的内源性激活子。有关PAR4的资料更有限,已经揭示其表达在大鼠背根神经节,其激活后显示具有抗伤害作用。最近有报道PAR2激动剂能够引起小鼠瘙痒搔抓反应。

组织蛋白酶S和黎豆碱分别属于内源性和外源性半胱氨酸蛋白酶,通过激活PAR-2和PAR-4引起相似的瘙痒和伤害性感觉。组织蛋白酶S参与了病理性神经痛,外周神经损伤后其在大鼠背根神经节上的基因表达增加,但使用组织蛋白酶S抑制剂后疼痛行为减少。这些观察表明组织蛋白酶S对神经元具有兴奋效应。已证实角质细胞能够表达组织蛋白酶S,推测该蛋白酶在皮肤上承担伤害性角色。组织蛋白酶S可能引发炎性皮肤的瘙痒包括特应性皮炎和银屑病,且在皮肤屏障功能方面有一定作用。组织蛋白酶S和内源性或外源性半胱氨酸蛋白酶作为炎性过程的一部分可能激活PARS。例如,Der p1是一种与哮喘相关的螨类半胱氨酸蛋白酶能够激活PAR2。总之,内源性和外源性半胱氨酸蛋白酶作用于PARs,成为维持内稳态和疾病发生发展过程中信号级联反应的一部分。

四、瘙痒研究的历程

多年来瘙痒的研究一直局限在皮肤这一组织层面,几乎所有患有瘙痒症状的患者不约而同地去皮肤科就诊。笔者从1992年参与疼痛门诊以来,深刻体会到对瘙痒认识的过程,早时曾有人描述“瘙痒是疼痛感觉的一种变异”,理由是瘙痒和疼痛这两种感觉均受情绪影响,且将瘙痒处的皮肤搔抓到疼痛后痒就能够减轻,此时的研究状况是“痛痒不分家”。后来慢慢过渡到“痛痒难分家”,此期已经认识到痛与痒共享某种特异的神经机制,但要将二者特异分开,实验技术和条件未能达到,如如何区分小鼠是痛还是瘙痒,小鼠瘙痒发生后其严重程度的金标准评分是什么等。如今瘙痒的研究已进入“痛痒已分家”阶段,其里程碑式的标志是2007年发表在Nature杂志上的“在脊髓中找到瘙痒特异性受体”,这得益于动物瘙痒与疼痛模型的评判(图13-2)、瘙痒特异性模型的建立。

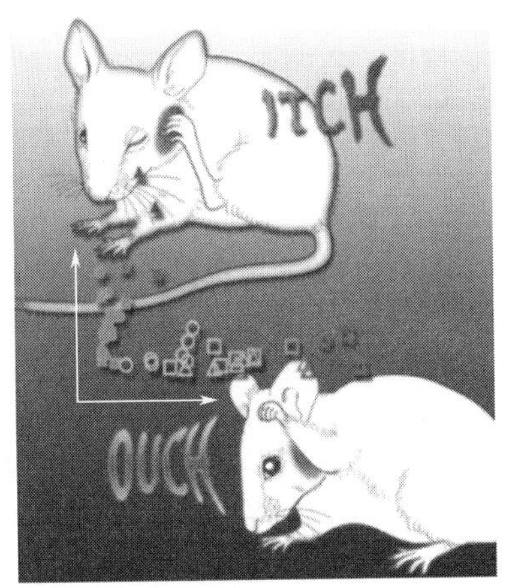

图13-2 小鼠瘙痒(itch)与疼痛(ouch)的评判
(引自耶鲁大学医学院麻醉部LaMotte研究室资料)

五、目前国内瘙痒研究存在的难题

2010年笔者以“痒”作为关键词,从国家自然科学基金委网站上查阅近10年项目资助的题目,仅仅只有3项,分别是2009年的“多肽毒素调制TRPV3通道的分子机制及药效学基础研究”、2008年的“细胞内信号通路决定辣椒素受体传递感觉性质的机制研究”、2007年的“绵羊痒螨越夏及相关生物学研究”。显然这3项还只是与“痒”有一点关系。从1999年至2006年没有1项有关“痒”的课题受到资助。而以“痛”作为关键字,查阅到的基金项目则每年几十项。为何对痒的研究这么少?据推测,主要是国内对动物瘙痒的评分没有一个经典的被公认的衡量标准,尤其是与动物疼痛反应比较时。虽然国外杂志有这方面的描述,许多人都有这样的体会,如果没有亲自看到及比较痛痒反应,还可能是不知其所以然。笔者庆幸现在研究学习所在的实验室,从20世纪60年代以来发表了大量原创性论文包括对瘙痒反应指标的标准化,而笔者掌握了这一基本技能,得益于有实践操作的机会。另一原因则与先前对待疼痛研究的态度相似，是不够重视瘙痒的基础研究，随着人们生活水平的不断提高，随着医疗市场对舒适化需求的增多，社会对治疗瘙痒的关注度将会不断升温，可以预见对瘙痒的研究即将迎来科学的春天，导致新的飞跃。

六、瘙痒研究展望

痒，表面上看只与皮肤相关，现在已公认是神经科学的研究范畴，尤其是组胺非依赖性瘙痒。以前研究状况是"痛痒不分家"，过渡到"痛痒难分家"，如今是"痛痒已分家"。所以研究"痒"和"痛"的科学基础是一致的。鉴于麻醉科领域的学者在疼痛研究领域扎实的基本功，未来将会在瘙痒研究领域挑大梁，有趣的是近年来发表在 Science、Nature、Cell 上的瘙痒研究文稿的作者均来源于麻醉学科研究人员。笔者认为未来瘙痒的基础研究将集中在如下几方面：一是依据临床观察来探究瘙痒机制研究。比如，鞘内使用吗啡后发生瘙痒的部位大多在面部，其神经通路指向了三叉神经节，那么瘙痒发生后三叉神经节的细胞在基因水平及活体电生理特性的变化很值得探究。二是脑干下行抑制/易化系统在伤害性信号传递的调制过程中起着关键性作用，显然慢性顽固性瘙痒是一种伤害性信号，其在脑干下行抑制/易化系统中是如何变化的，这种改变是否是影响中枢神经系统兴奋性增高及痒觉过敏形成的关键？假如此设想成立，那么选择性削弱下行易化系统的作用，就可能重建痒觉调制系统的平衡，是顽固性瘙痒治疗的新思路。

（项红兵）

参考文献

1. Sun YG, Zhao ZQ, Meng XL, et al. Cellular basis of itch sensation. Science, 2009, 325(5947): 1531-1534
2. Ko MC, Husbands SM. Effects of atypical kappa-opioid receptor agonists on intrathecal morphine-induced itch and analgesia in primates. J Pharmacol Exp Ther, 2009, 328(1): 193-200
3. Inan S, Dun NJ, Cowan A. Nalfurafine prevents 5′-guanidinonaltrindole- and compound 48/80-induced spinal c-fos expression and attenuates 5′-guanidinonaltrindole-elicited scratching behavior in mice. Neuroscience, 2009, 163(1): 23-33
4. Liu XY, Liu ZC, Sun YG, et al. Unidirectional cross-activation of GRPR by MOR1D uncouples itch and analgesia induced byopioids. Cell, 2011, 147(2): 447-458
5. Liu Q, Weng HJ, Patel KN, et al. The Distinct Roles of Two GPCRs, MrgprC11 and PAR2, in Itch and Hyperalgesia. Science signaling, 2011, 4(181): ra45
6. Patel KN, Dong X. An itch to be scratched. Neuron, 2010, 68(3): 334-339
7. Johanek LM, Meyer RA, Friedman RM, et al. A role for polymodal C-fiber afferents in nonhistaminergic itch. J Neurosci, 2008, 28(30): 7659-7669
8. Lagerstrom MC, Rogoz K, Abrahamsen B, et al. VGLUT2-dependent sensory neurons in the TRPV1 population regulate pain and itch. Neuron, 2010, 68(3): 529-542
9. Liu Y, Abdel Samad O, Zhang L, et al. VGLUT2-dependent glutamate release from nociceptors is required to sense pain and suppress itch. Neuron, 2010, 68(3): 543-556
10. Reddy VB, Shimada SG, Sikand P, et al. Cathepsin S elicits itch and signals via protease-activated receptors. The Journal of investigative dermatology, 2010, 130(5): 1468-1470
11. Cheng B, Liu HW, Fu XB. Update on pruritic mechanisms of hypertrophic scars in postburn patients: the potential role of opioids and their receptors. Journal of burn care & research: official publication of the American Burn Association, 2011, 32(4): e118-125
12. Moss J, Rosow CE. Development of peripheral opioid antagonists' new insights into opioid effects. Mayo Clinic proceedings, 2008, 83(10): 1116-1130
13. Inan S, Dun NJ, Cowan A. Inhibitory effect of lidocaine on pain and itch using formalin-induced nociception and 5′-guanidinonaltrindole-induced scratching models in mice: behavioral and neuroanatomical evidence. European journal of pharmacology, 2009, 616(1-3): 141-146
14. Tamdee D, Charuluxananan S, Punjasawadwong Y, et al. A randomized controlled trial of pentazocine versus ondansetron for the treatment of intrathecal morphine-induced pruritus in patients undergoing cesarean delivery. Anesthesia and analgesia, 2009, 109(5): 1606-1611
15. Inan S, Lee DY, Liu-Chen LY, et al. Comparison of the diuretic effects of chemically diverse kappa opioid agonists in rats: nalfurafine, U50, 488H, and salvinorin A. Naunyn-Schmiedeberg's archives of pharmacology, 2009, 379(3): 263-270
16. Inan S, Cowan A. Nalfurafine, a kappa opioid receptor agonist, inhibits scratching behavior secondary to cholestasis induced by chronic ethynylestradiol injections in rats. Pharmacology, biochemistry, and behavior, 2006, 85(1): 39-43
17. Patel KN, Liu Q, Meeker S, et al. Pirt, a TRPV1 modulator, is required for histamine-dependent and-independent itch. PLoS One, 2011, 6(5): e20559
18. Liu Q, Tang Z, Surdenikova L, et al. Sensory neuron-specific GPCR Mrgprs are itch receptors mediating chloro-

quine-induced pruritus. Cell,2009,139(7):1353-1365

19. Stefansson K,Brattsand M,Roosterman D,et al. Activation of proteinase-activated receptor-2 by human kallikrein-related peptidases. The Journal of investigative dermatology, 2008,128(1):18-25

20. Hachem JP,Houben E,Crumrine D,et al. Serine protease signaling of epidermal permeability barrier homeostasis. The Journal of investigative dermatology,2006,126(9):2074-2086

21. Shpacovitch V,Feld M,Hollenberg MD,et al. Role of protease-activated receptors in inflammatory responses,innate and adaptive immunity. Journal of leukocyte biology,2008, 83(6):1309-1322

22. Lee TK,Lois JH,Troupe JH,et al. Transneuronal tracing of neural pathways that regulate hindlimb muscle blood flow. Am J PhysiolRegul Integr Comp Physiol,2007,292(4):R1532-1541

23. Barclay J,Clark AK,Ganju P,et al. Role of the cysteine protease cathepsin S in neuropathic hyperalgesia. Pain, 2007,130(3):225-234

24. Asokananthan N,Graham PT,Fink J,et al. Activation of protease-activated receptor (PAR)-1,PAR-2,and PAR-4 stimulates IL-6,IL-8,and prostaglandin E2 release from human respiratory epithelial cells. J Immunol,2002,168(7):3577-3585

25. LaMotte RH,Shimada SG,Green BG,et al. Pruritic and nociceptive sensations and dysesthesias from a spicule of cowhage. Journal of neurophysiology,2009,101(3):1430-1443

26. Imbe H,Kimura A,Okamoto K,et al. Activation of ERK in the rostral ventromedial medulla is involved in hyperalgesia during peripheral inflammation. Brain Res,2008,1187:103-110

27. Roberts J,Ossipov MH,Porreca F. Glial activation in the rostroventromedial medulla promotes descending facilitation to mediate inflammatory hypersensitivity. Eur J Neurosci,2009,30(2):229-241

28. Dogrul A,Ossipov MH,Porreca F. Differential mediation of descending pain facilitation and inhibition by spinal 5HT-3 and 5HT-7 receptors. Brain Res,2009,1280:52-59

14. 疼痛的表观遗传机制与转化医学研究

基于慢性疼痛的发病机制研究与镇痛药物研发进行了五十余年,却少有新药能够根本改善患者的生活质量、减轻其家庭与社会的经济与精神双重负担。从临床医师视野审视慢性疼痛的基础研究与临床镇痛新药的研发,二者之间似乎总有不可逾越的鸿沟。本文将从疼痛的表观遗传发病机制基础研究这一全新视野出发,展望疼痛医学转化研究的新热点。

一、疼痛的基础研究与临床研究新挑战

任何单一实验动物疼痛模型都不能有效、完全模拟各类临床疼痛综合征:现存动物实验疼痛行为学测试方法学不能客观评估疼痛的主观体验,不能有效模拟人类整体痛反应与痛行为。临床上,疼痛不仅是躯体对伤害性刺激的单纯生理或病理反应,更涉及焦虑、抑郁或对镇痛药物耐受/成瘾等诸多复杂的心理、情绪和社会适应性改变或功能失调,已知众多单一实验动物疼痛模型并不能完全模拟临床疼痛状态。

过去三十年以来,无论是基于模式生物分子靶点找寻的疼痛基础研究,抑或新型镇痛药物临床前动物实验数据,均过分地强调伤害性刺激引起的细胞、分子或基因机制,忽略了系统层面的整合生物学研究;而临床上慢性疼痛多数在伤害刺激消失后仍长时间存在;既往阐明的与疼痛密切相关的分子靶点虽多,但因之成功开发的镇痛新药却寥寥无几,或其临床疗效与副作用在新药上市后监测中经常会出现问题。究其原因在于,很多临床慢性疼痛的发病机制仍不明确。

阿片类(加巴贲丁、地佐辛)、大麻类药物用于慢性镇痛同样会出现跟吗啡镇痛类似的痛觉耐受与成瘾现象;新型非甾体类抗炎免疫药(non-steroidal anti-inflammatory drugs,NSAIDs)对于急性疼痛的治疗有效,但并不能根除临床慢性疼痛;基础研究中被认为对慢性疼痛很有前途的镇痛剂,如TRPV1激动剂具有明确的神经毒性,COX2抑制剂的心、脑血管毒副作用正被高度关注。开发特效的慢性镇痛新药仍然任重而道远。

因此,系统整合并革新实验模式,倡导基于慢性疼痛-精神失调性疾病共存机制的疼痛医学转化研究,有助于为临床上慢性疼痛的疾病诊疗带来新曙光。

二、疼痛的表观遗传学新机制

既往研究表明,以疼痛/镇痛相关基因与蛋白的甲基化/乙酰化修饰为代表的表观遗传学机制参与了病理性疼痛的形成和发展。但是,对于疼痛与镇痛相关基因组如何通过转录/翻译后调节影响疼痛行为表型、如何介导神经元可塑性变化?目前仍然数据甚少。

遗传和环境因素共同决定脑和脊髓的早期发育;成熟后的中枢神经系统对外界伤害性疼痛刺激的应答,同样会导致痛相关基因的功能表达出现障碍,进而整体表现为异常疼痛表型的发生。病理性疼痛产生、发展及转归调控的复杂性与精细性,往往取决于神经元生长迁移、轴突定向分化、树突发育、新突触形成、神经递质与神经元微环路重塑、神经营养、发育、损伤与再生等诸多环节。机体内、外环境因素与遗传机制对于异常疼痛表型的产生或放大的积累具有系统、整合效应。表观遗传构筑了遗传与环境致病因子的桥梁。

慢性疼痛相关致病基因单独或与环境因素交互作用引起的表观遗传修饰,目前并不十分清楚。临床上早期干预急、慢性疼痛形成与发展的表观遗传修饰与神经网络的重塑过程,以及环境相关痛基因/基因组失衡是如何影响脑的高级整合功能并引起临床疼痛持续状态,目前也不是十分清楚。

因此,系统研究决定疼痛表型变化的表观遗传因子对神经网络、神经回路和整体疼痛行为的作用过程,从分子、细胞、系统与整体层面揭示病理性疼痛的表观遗传发病机制,并对其进行干预、调控与修复,将是当前疼痛基础研究

的最前沿性学术问题。

（一）DNA 甲基化与组蛋白乙酰化调控病理性疼痛的基础研究

慢性疼痛发生、发展与维持的细胞机制在于神经元对伤害性刺激应答后出现了异常记忆并长期存在。但是，目前学习、记忆相关领域内发现的任何一种蛋白的表达，其时间长度显然无法与临床慢性疼痛行为及情绪不良记忆的长期性相匹配；病理性疼痛记忆长期性的分子机制仍有待进一步探索。

研究表明，DNA 甲基化与组蛋白乙酰化等表观遗传学的改变是发育过程中细胞记忆的重要分子基础，某些基因的甲基化能使该基因永久沉默和不再激活，是细胞分化结束后记忆长期保持的最重要分子机制。神经细胞中唯一保持相对稳定的染色体组、其介导表观遗传变异的长时稳定性，可能是慢性疼痛长期顽固存在的候选机制。

国内、外同行可供查阅的零星证据及本实验室的初步研究结果均表明，DNA 甲基化与组蛋白乙酰化参与了病理性疼痛：神经损伤、炎症等伤害性刺激引起疼痛持续状态后，机体伤害性痛觉传导通路内会发生表观遗传标识物的改变。如神经元 DNA 甲基化状态与组蛋白乙酰化状态会发生变化；一些精确调控神经元 DNA 甲基化状态的 DNA 甲基转移酶（DNMTs）与改变组蛋白乙酰化水平的组蛋白去乙酰化酶 HDAC 会增高；且采用 DNMTs 和 HDAC 抑制剂外源性干预能明显减轻痛行为。因此，围绕 DNA 甲基化与组蛋白可逆乙酰化为代表的表观遗传学机制参与病理性疼痛中枢调制的研究，能为研发新型镇痛药物与临床疼痛诊疗提供新视野、开拓新思路。

但是，上述表观遗传调控手段涉及多基因、多转录因子调控的网络化作用，某些 DNA 甲基化与组蛋白乙酰化位点突变也正是一些严重神经、精神失调性疾病的关键分子病因。因此，找寻对神经发育分化干预影响较轻、不引起内源性神经精神紊乱、与临床疼痛特异性相关、且干预后镇痛满意的 DNA 甲基化与组蛋白乙酰化表观遗传修饰关键靶点，将是未来本领域镇痛机制研究与新药研发的难点与热点问题。

（二）MicroRNA 调控病理性疼痛的相关证据

通过生物信息学检索发现，MicroRNAs（简写 miRNAs，一类含 19～25 个核苷酸序列的非编码 RNA 家族成员），精细调节基因表达与转录/翻译后修饰、控制神经生长、轴突分化、树突发育与新生树突棘的形成过程。miRNAs 作为中枢神经系统内另一类重要表观遗传因子，影响与决定着处在发育阶段的神经元可塑性，但对成熟神经元功能的调节，目前了解仍然不多。

有限资料显示，miRNAs 与小干扰 RNA（SiRNAs）一样与痛觉调制关系密切：当脊髓损伤、炎症刺激等引起病理性疼痛时，感觉神经元内痛信号分子、痛觉递质、离子通道与结构蛋白的表达发生改变；miRNAs 可通过泛素化途径影响痛物质的表达、调制多痛觉传导通路。有研究证实，吗啡镇痛时 MiR-133、miR-let-7 表达引起药物依赖，抑制 miR-let-7 能降低吗啡镇痛耐受的发生；很多 miRNAs 分子（如 miR-21，miR-146b，miR-208a，miR-203，miR-142，miR-302d，and miR-219）具有显著的抗炎效应，能抑制急、慢性炎性痛的发生与发展；miR-29、miR129-2 与 miR146a 表达与神经病理性疼痛密切相关；临床上一些恶性肿瘤及胰腺炎病人，其病变组织 miR-449b、miR-500 表达增高并介导 NK-1 受体密度下调，引起强烈的临床疼痛，这些潜在的拮抗靶点为此类疼痛性疾病的个体化诊疗提供了充分的理论依据。

因此，阐明 miRNAs 分子差异性表达与临床上各类疼痛综合征的关系，有助于攻克一些顽固性病理性疼痛的发病机制，并为个体化镇痛新策略提供坚实的理论依据，或许能为开拓慢性疼痛的生物学与基因治疗打开新闸门。

三、临床多模式镇痛的误区与疼痛医学转化研究新趋势

临床医师对各类慢性疼痛综合征的遗传背景、先前遭受的环境致病因素及神经损伤的程度往往并不十分清楚；有时仅套用急性疼痛与术后镇痛的管理经验来处理慢性疼痛患者；临床慢性疼痛具有难治性与社会经济危害性，且发病机制各异，不能简单套用疼痛基础研究成果。

临床疼痛表型各异。神经病理性痛与离子通道 Nav1.7 和 HCN2 异常激活有关，如脊髓损伤引起的麻痛与损伤交汇区域痛觉超敏现象，涉及多信号通路的激活，故难以用一种药物控制。但是，一些基于个别基因及发病机制的药物镇痛治疗，其临床疗效也恰如其分地应验了古老的寓言故事——有如“盲人摸象”般地误导临床实践，时有学者会因之错误地指导临床多模式镇痛的正确开展。

慢性疼痛的临床管理，镇痛药滥用现象极为普遍。如 NSAIDs 或 COX2 抑制剂与阿片类药物联合治疗术后急性疼痛，能有效减少吗啡的用药量、降低其副作用。但是，这种类似“鸡尾酒”式的多模式镇痛用药方式，如被泛滥推广至慢性疼痛的管理时经常会出现严重问题，合用 COX2 抑制剂增加心梗、卒中等心脑血管恶性事件的发生，长期应用 NSAIDs 类药会引起消化道出血、心血管不良事件等致命性症状。再例如，基于 NMDA 受体过激活及兴奋性氨基酸（谷氨酸）/GABA 抑制性神经递质失衡所主导的痛觉表型异常（痛觉过敏）的神经毒性机制，促使一些临床医师尝试使用小剂量氯胺酮（非特异性 NMDA 受体拮抗剂）合用阿片类药物来治疗围手术期的急性疼痛，但是这种用药方式正被滥用到慢性疼痛的管理，且出现了严重的呼吸抑制甚至个体死亡的悲剧事件！静脉麻醉药异丙酚在疼痛的基础研究中被发现其作用于 GABA 受体、与阿片类药物有协同镇痛作用，但异丙酚如被不懂麻醉药作用规律并具备呼吸道管理经验的非麻醉科医师使用，会让接受其诊疗的慢性

疼痛患者出现致命性呼吸抑制。

多模式镇痛药理作用不是简单地相加、协同或拮抗，一定要全面审视各类镇痛药的药代动力学与药效动力学的相互作用规律。以血流动力学、内分泌与心脏自主神经反应作为临床疼痛与镇痛程度的客观评定指标有时并不可靠；坚持个体化镇痛用药原则，仍需要革新临床疼痛程度评估新方法。此外，理想的镇痛方案还应顾及药物经济学。而从表观遗传调控的系统层面来研究、干预慢性疼痛，或许能解决上述临床多模式镇痛的现存缺陷。关于遗传异质性与表观基因组多态性与中国人群临床慢性疼痛病因学之间的医学转化研究，主要有以下几点：

首先，必须从全基因组角度寻找和识别中国人群慢性疼痛的易感基因组与共享表观遗传位点，建立遗传因素和环境因素对急、慢性疼痛的患病危险度及治疗效果的生物信息学综合评估体系。针对临床慢性疼痛的个体（血清学与病变组织学）进行全基因组芯片的关联分析（GWAS），设计多重检查方法确定中国人群中的各类慢性疼痛基因组失衡、痛基因异常表达及甲基化水平异常位点，为各类疼痛性疾病的早预警、早预防和早治疗找寻具有特异性诊断意义的潜在生物标记物。

其次，揭示引起疼痛相关基因/基因组表达失衡的表观遗传学新机制，要创新疼痛医学转化研究新手段，解决以往局部基因位点研究的不足。动物实验可利用先进的活体荧光分子探针对相关脑区进行基因表达分析，并结合光-电深脑刺激技术（light-electrical deep brain stimulation technology，LEDBS）与在体组织电生理学研究疼痛神经回路影响的电化学基础，全面阐明各类病理性疼痛的在体病理生理特征及其分子和细胞调控机制。排查遗传与环境（如营养缺乏等）对慢性疼痛的作用机制，分析 SNPs 和个体镇痛临床疗效的关系、观察镇痛药物疗效差异所对应的特异蛋白、甲基化/乙酰化水平的动态变化；筛查镇痛药物治疗过程中机体异常基因、蛋白表达和基因甲基化/乙酰化水平的变化，为临床疼痛的特异性治疗摸索新途径。

最后，上述基础研究向临床疼痛的转化医学实践中需要不断革新研究方法。可以采用生物磁共振与 PET-CT 等功能影像学、分子成像等高新技术手段考察各类临床疼痛：从整体水平评估相关表观遗传因子变化及干预措施（具有表观遗传干预作用的镇痛新药）对个体疼痛差异性表型的影响，为个体化表观遗传干预治疗与预后评估奠定坚实的实践基础。

四、开展疼痛表观遗传机制与疼痛医学转化研究的理论与实践意义

（一）架构慢性疼痛的表观遗传调控基础研究与临床疼痛转化医学研究新桥梁

揭示动物慢性疼痛的表观遗传致病机制，有助于为临床各类疼痛综合征致病因子的筛查提供基因组学与表观基因组学的新理论基础。架构相关研究的高新技术平台，有助于发现潜在的诊治新靶点，在疼痛基础研究与临床疼痛研究之间架起转化医学研究的新桥梁，实现对临床疼痛的多靶点调控。

（二）架构表观遗传镇痛新药研发与临床镇痛转化研究新桥梁

临床疼痛的医学转化研究，可以针对表观遗传基础研究中已经阐明的关键作用靶点开发新型镇痛药物；或采用基础研究的手段对临床传统镇痛药物的副作用进行更为深入的临床应用基础研究；或为镇痛新药的上市后监测提供高水平的基础研究平台，积累丰富的临床前研究经验、进而从根本上缩短镇痛新药研发周期、实现疼痛基础研究结果的早日临床转化。

五、研究预测与展望

开展疼痛医学转化研究，有望揭示阿片类强效镇痛剂药物依赖与成瘾的遗传病因与表观遗传病因学，全面阐明临床上各类慢性疼痛、药物耐受/依赖与戒断、疼痛/抑郁共存等诸多疑难疾病发生的分子病因。希望从药物基因组学、表观基因组学角度，实现针对新型镇痛药物的研发与上市后个体与群体遗传不良反应的监测，做到早预警、早干预、早预防、早治疗、少复发、低致残。确定中国人群中的疼痛基因组失衡、疼痛相关基因表达与甲基化水平异常、疼痛引起的染色质重塑与基因重编程问题，能真正确定中国临床疼痛诊疗的个体化镇痛用药原则、节约镇痛经费，最终造福社会与广大疼痛患者。

（鲁显福）

参考文献

1. Pergolizzi J. Chronic pain—moving from symptom control to mechanism-based treatment. Curr Med Res Opin, 2010, 27(10): 2079-2080
2. Zuccaro SM, Vellucci R, Sarzi-Puttini P, et al. Barriers to pain management: focus on opioid therapy. Clin Drug Investig, 2012, 32(1): 11-19
3. Kissin I. The development of new analgesics over the past 50 years: a lack of real breakthrough drugs. Anesth Analg, 2010, 110(3): 780-789
4. Taneja A, Di Iorio VL, Danhof M, et al. Translation of drug effects from experimental models of neuropathic pain and analgesia to humans. Drug Discov Today, 2012, 17(15-16): 837-849
5. Othman AA, Nothaft W, Awni WM, et al. Pharmacokinetics of the TRPV1 antagonist ABT-102 in healthy human volun-

teers: population analysis of data from 3 phase 1 trials. J Clin Pharmacol,2012,52(7):1028-1041

6. Zhang Z, Cai YQ, Zou F, et al. Epigenetic suppression of GAD65 expression mediates persistent pain. Nat Med,2011, 17(11):1448-1455
7. Doehring A, Geisslinger G, Lotsch J. Epigenetics in pain and analgesia: an imminent research field. Eur J Pain,2012,15 (1):11-16
8. Waly MI, Hornig M, Trivedi M, et al. Prenatal and Postnatal Epigenetic Programming: Implications for GI, Immune, and Neuronal Function in Autism. Autism Res Treat, 2012,2012:190930
9. Moore LD, Le T, Fan G. DNA methylation and its basic function. Neuropsychopharmacology,2013,38(1):23-38
10. Bartel DP: MicroRNAs. target recognition and regulatory functions. Cell,2009,136(2):215-233
11. He Y, Wang ZJ. Let-7 microRNAs and Opioid Tolerance. Front Genet,2012,3:110
12. Strickland ER, Hook MA, Balaraman S, et al. MicroRNA dysregulation following spinal cord contusion: implications for neural plasticity and repair. Neuroscience,2011,186: 146-160
13. Mascetta G, di Mola FF, Tavano F, et al. Substance P and neprilysin in chronic pancreatitis. Eur Surg Res,2012,48 (3):131-138
14. Costigan M, Belfer I, Griffin RS, et al. Multiple chronic pain states are associated with a common amino acid-changing allele in KCNS1. Brain,2010,133(9):2519-2527
15. Emery EC, Young GT, Berrocoso EM, et al. HCN2 ion channels play a central role in inflammatory and neuropathic pain. Science,2011,333(6048):1462-1466
16. Acosta C, McMullan S, Djouhri L, et al. HCN1 and HCN2 in Rat DRG Neurons: Levels in Nociceptors and Non-Nociceptors, NT3-Dependence and Influence of CFA-Induced Skin Inflammation on HCN2 and NT3 Expression. PLoS One,2012,7(12):e50442
17. Mailis-Gagnon A, Yegneswaran B, Bharatwal B, et al. Effects of intravenous sodium amobarbital vs lidocaine on pain and sensory abnormalities in patients with spinal cord injury. J Spinal Cord Med,2009,32(1):49-53
18. Brown J, Setnik B, Lee K, et al. Assessment, stratification, and monitoring of the risk for prescription opioid misuse and abuse in the primary care setting. J Opioid Manag, 2011,7(6):467-483
19. Moghaddam B, Krystal JH. Capturing the angel in "angel dust": twenty years of translational neuroscience studies of NMDA receptor antagonists in animals and humans. Schizophr Bull,2012,38(5):942-949
20. Menkiti ID, Desalu I, Kushimo OT. Low-dose intravenous ketamine improves postoperative analgesia after caesarean delivery with spinal bupivacaine in African parturients. Int J Obstet Anesth,2012,21(3):217-221

15. 负性共刺激分子与脓毒症免疫抑制

脓毒症(sepsis)是临床危重患者死亡的重要原因之一,涉及感染、炎症、免疫、凝血及组织损伤的多病理过程,表现为复杂的免疫反应过程。随着危重病治疗技术的进展,大多脓毒症患者能度过促炎反应期,进入持久的免疫抑制期。脓毒症导致的免疫抑制是当前脓毒症患者死亡的主要原因之一。负性共刺激分子,作为免疫细胞表面一类负性调控细胞功能的蛋白,可能在脓毒症免疫抑制中发挥重要作用。因此,深入探索脓毒症免疫抑制的分子机制,特别是负性共刺激分子在其中扮演的角色,是当前脓毒症研究的热点问题之一,也将为脓毒症的免疫调理治疗提供新的方向。

一、脓毒症免疫抑制

近十年来,逾25项脓毒症大规模临床药物试验以失败告终。2011年10月,期待已久的PROWESS研究表明,活化蛋白C并不显著降低脓毒症患者28天病死率,美国Eli Lilly公司随即宣布从市场撤除活化蛋白C(Xigris)。这意味着,进入新世纪来首个被证实治疗脓毒症的有效药物已成明日黄花。基础研究者与临床医师不得不重新思考脓毒症这一棘手难题。首先,脓毒症病理生理机制错综复杂,在其机制研究上业已积累的累累硕果是否陷入某种误区?其次,现有诊断与指标评价体系应用于脓毒症药物试验是否恰当?最后,在审慎思考了前两个问题后,研究者接下来该走向何方?

脓毒症早期以促炎反应为主,其反应强度与病原体种类、数量、毒力及患者并存疾病等密切相关。传统观点认为,炎症细胞过度激活和介质释放是脓毒症导致脏器损伤的主要原因。循证医学证据提示,可显著改善脓毒症预后的主要措施是早期目标化治疗、肺保护性通气策略、严格控制血糖及小剂量糖皮质激素等。上述措施可一定程度上降低脓毒症患者病死率,但仍不能根本性改善脓毒症及其后续并发症的预后,且存在某些相关风险或并发症。

近年研究认为,脓毒症的发生与病程进展,不单纯是病原体及其毒素导致的炎症损害,还存在免疫功能紊乱,主要表现为免疫抑制。学界提出的假说认为,早期的炎症高反应期可诱导机体进入炎症低反应期,出现免疫抑制。换言之,随着病情进展,脓毒症患者常由全身炎症免疫亢进期进入免疫抑制期,机体出现免疫功能低下、免疫抑制或免疫瘫痪,同时发生顽固性继发性细菌、病毒或真菌感染,且多为非条件致病微生物。近期,一项近千例脓毒症患者回顾性分析结果认为,脓毒症患者极易感染条件性致病微生物,导致死亡率增加。

二、脓毒症免疫调理治疗的现状

学界曾提出数项针对性的免疫疗法,旨在增强促炎反应或诱导自身免疫,以达到降低脓毒症病死率的目的。遗憾的是,部分在Ⅰ期或Ⅱ期临床研究中具有确证疗效的药物或疗法,均止步于Ⅲ期临床试验。其失败原因是多方面的,如脓毒症所致免疫抑制程度较重,单纯的增强机体免疫系统或诱导促炎反应很难奏效。其次,有学者认为,脓毒症的免疫调理治疗若未确切评估患者免疫抑制状态,进行选择性的个体化用药,将难以改变脓毒症治疗现状。

单核巨噬细胞集落刺激因子(GM-CSF)具有潜在免疫刺激效应,可促进单核巨噬细胞的存活、增殖分化与吞噬杀菌能力,改善中性粒细胞的迁移与黏附能力。2009年,Meisel等就GM-CSF对脓毒性休克患者免疫抑制状态的影响进行了一项多中心RCT研究。结果表明,对于单核细胞HLA-DR水平连续两次低于8000个单克隆抗体/细胞的患者,应用4μg/(kg·d)的GM-CSF治疗持续5d,可使脓毒性休克患者单核细胞HLA-DR恢复至正常水平。与生理盐水对照组相比,GM-CSF治疗组患者机械通气时间减少,APACHEⅡ评分降低,ICU住院天数及总住院天数有所减少(但无统计学差异)。该研究结论认为,GM-CSF具有改善脓毒性休克患者预后的趋势,其GM-CSF是否降低其病死率需要进一步大规模临床 RCT 予以验证。

为系统评价集落细胞刺激因子在脓毒症中的治疗价值,我们系统检索了 PubMed、EMBASE、cochrane central register of controlled trials 数据库(截至 2010 年 11 月),最终纳入 12 项应用 G-CSF 或 GM-CSF 治疗脓毒症的 RCT,共计 2380例患者。结果表明,G-CSF 或 GM-CSF 可有效逆转脓毒症患者的感染状态,却不显著降低脓毒症患者 14d 或 28d 死亡率及住院死亡率。总之,现有循证医学证据尚不支持将 G-CSF 或 GM-CSF 常规应用于脓毒症患者治疗。

不过,我们的研究不乏局限性,主要表现为纳入的各项 RCT 异质性较高,患者一般状况不统一,基线水平不一,研究质量参差不齐,G-CSF 或 GM-CSF 应用时机与剂量也难以统一。更重要的是,既往此类研究多未事先确定患者免疫状态。因此,只有在确定脓毒症免疫抑制状态的基础上,再给予免疫调理治疗,或能有效地改善患者预后。除前述提及的单核细胞 HLA-DR 可定量评估患者免疫状态外,近年来新发现并备受关注的负性共刺激分子也有助于脓毒症患者免疫状态的评价与分层。

三、脓毒症免疫抑制的可能原因与机制

显而易见,脓毒症犹如一场竞速赛,对垒双方为病原微生物与机体免疫系统。病原微生物通过多途径诱导免疫细胞凋亡,抑制 MHC Ⅱ类分子表达,促进负性共刺激分子表达和抑炎细胞因子分泌,增加调节性 T 细胞(Treg)与骨髓源性抑制细胞(MDSC)的数量。

尽管针对脓毒症免疫抑制的研究为数甚多,但其确切机制仍未阐明。脓毒症免疫抑制时,固有免疫和获得性免疫系统反应均受损害,出现多种免疫细胞凋亡,T 细胞增殖能力受抑制,T 细胞分化由 Th1 向 Th2 转化,迟发型超敏反应能力降低,抗原提呈细胞功能减低等。

单核巨噬细胞功能发生显著改变,对细胞免疫功能产生广泛影响。巨噬细胞吞噬功能受损,其细胞因子谱分泌改变,表达 MHC Ⅱ类分子及正性共刺激分子能力下降;单核细胞"钝化",表现为细胞表面 HLA-Ⅱ类抗原表达减少。

临床观察和动物研究均证实,脓毒症时存在 T 细胞反应性降低或无能。机体经历严重感染或创伤后,细胞因子分泌能力受抑,T 细胞对特异性抗原刺激无增殖反应,外周血效应 T 细胞数目减少,其被认为与脓毒症患者死亡率增加有关。凋亡的 T 细胞进一步诱导免疫细胞无反应性,导致抑炎细胞因子分泌增加,严重损害免疫系统对病原的反应与清除能力。此外,抗原提呈细胞也发生凋亡,使机体无法对病原产生有效的免疫应答。

除此之外,免疫细胞上的负性共刺激分子表达上调,也可能参与了脓毒症的免疫抑制过程,如程序性死亡受体-1(PD-1)和细胞毒性 T 淋巴细胞相关抗原-4(CTLA-4)等。2011 年 12 月,美国 Hotchkiss RS 研究组在 JAMA 杂志发表一项临床研究。研究者利用流式细胞术和免疫组织化学等技术通过尸检 40 例因重症脓毒症死亡患者的肺脏及脾脏等器官,系统地描述了这些患者的免疫抑制表现。与肺癌死亡患者或正常的器官供体相比,脓毒症患者多种负性共刺激分子(PD-1、PD-L1、CTLA-4 及 BTLA)表达水平上调,脾脏内皮细胞表面 PD-L1 表达水平显著上调,气道上皮细胞疱疹病毒进入介质(HVEM)显著增高,免疫抑制细胞数量增加。换言之,这些脓毒症患者死亡前呈现显著的免疫抑制状态,提示如果予以针对性免疫增强疗法,可能有助于改善脓毒症免疫抑制患者的预后。

四、负性共刺激分子在脓毒症中的研究进展

免疫应答过程中,充分活化 T 细胞需要双信号识别,除特异性抗原肽/TCR 组成的第一信号外,还需要多种共刺激分子参与提供第二信号。第二信号的缺乏,会导致 T 细胞的无反应性或特异性免疫耐受;相反,若共刺激信号反应过度则可能导致免疫细胞异常激活,从而引发各种自身免疫性疾病。

第二信号无抗原特异性,但有正、负性之分。正性共刺激分子主要包括 B7/CD28、OX40/OX40L、4-1BB/4-1BBL 和 HVEM/LIGHT 等,负性共刺激分子主要包括 PD-1、BTLA、CTLA-4、Tim-3、LAG-3 及其相应配体。正性共刺激分子促进 T 细胞增殖与分化,分泌效应细胞因子;负性共刺激分子的表达则抑制 T 细胞活化,对外周免疫耐受的形成发挥关键性作用。

共刺激分子参与免疫应答的调节,以使免疫系统适时开启或终止,抵抗外来病原入侵,防止自身免疫性疾病的发生。早期关于 T 细胞活化第二信号的研究,主要集中于正性共刺激分子对免疫系统活化的调控作用。越来越多的研究表明,免疫反应过程中任何一种信号通路均有正性和负性共刺激分子的参与,负性共刺激分子对免疫反应的调节机制日渐受到关注。

(一) PD-1/PD-L1

程序性死亡受体 1(programmed death-1,PD-1,CD279)属于 B7-CD28 超家族,于 1992 年由 Ishida 等首次分离并命名。PD-1 是一个 55kD 的 Ⅰ 型跨膜糖蛋白,其在胞浆区的尾部含有两个酪氨酸残基,N 端酪氨酸残基参与构成一个免疫受体酪氨酸抑制基序(ITIM),C 端参与构成一个免疫受体酪氨酸转换基序(ITSM)。人 PD-1 基因的染色体定位为 2q37.3,编码 288 个氨基酸的蛋白质。

PD-1 可表达于人 T 细胞、B 细胞、自然杀伤 T 细胞、树突状细胞(DC)及活化的单核细胞。通常,PD-1 主要诱导

性表达于活化的 $CD4^+$、$CD8^+$ T 细胞，在静止期 T 细胞上不表达；小鼠胸腺、脾脏、淋巴结和骨髓等淋巴组织中，PD-1 呈低水平表达，当 T、B 细胞受刺激后可诱导性表达 PD-1。PD-1 有两个配体，分别是 PD-L1（B7-H1，CD274）和 PD-L2（B7-DC，CD273）。PD-L1 在人体又称为 B7-H1，广泛表达于 B 细胞、DC、单核巨噬细胞及骨髓源性肥大细胞等。PD-L1 也广泛表达于非淋巴组织中，如血管内皮细胞、胰岛细胞、星状细胞、角蛋白细胞等。PD-L2 仅诱导性表达于 DC、巨噬细胞和肥大细胞表面。

当 PD-1 与其主要配体 PD-L1 结合时，ITSM 发生去磷酸化，从而发挥负性调节作用。PD-1 胞内区 C 端 ITSM 中的酪氨酸残基招募 SHP-2，后者使 TCR 附近的信号分子去磷酸化而失活，从而减弱 T 细胞活化所需的 TCR/CD28 信号。换言之，PD-1/PD-L1 通路可能在外周器官里也可调节免疫应答反应。

PD-1/PD-L1 通路的激活可抑制 Th1 细胞增殖，减少 IFN-γ 和 Th1 型细胞因子分泌，影响 Th1/Th2 分化。当活化的 T 细胞 PD-1 表达上调时，Treg 的免疫抑制作用受 PD-1 调控，当给予抗 PD-L1 抗体后，Treg 的免疫抑制作用终止。这意味着，PD-1/PD-L1 通路对 Treg 发挥抑制作用必不可少。

PD-1/PD-L1 通路在免疫逃逸、肿瘤免疫耐受和自身免疫性疾病中的作用有较多的研究。已有多项研究表明，PD-1/PD-L1 在感染免疫特别是脓毒症中发挥着重要的作用。2009 年，Huang 等研究证实，PD-1 基因敲除脓毒症小鼠生存率显著高于野生型小鼠，表现为腹腔细菌清除率升高，促炎细胞因子水平降低等。在野生型脓毒症小鼠模型，其腹腔巨噬细胞表面 PD-1 显著增高；当去除 PD-1 基因敲除脓毒症小鼠腹腔巨噬细胞后，小鼠清除细菌能力降低，小鼠炎症反应增强，对脓毒症抵抗力降低。总之，PD-1 不仅可作为单核巨噬细胞功能障碍的标志，还有望成为脓毒症治疗的新靶点。

2010 年，Brahmamdam 等的研究显示，抗 PD-1 抗体可提高脓毒症小鼠生存率，预防脓毒症诱导的 T 细胞与 DC 凋亡耗竭，并促进凋亡抑制基因（Bcl-xL）的表达。我们课题组的动物研究表明，脓毒症小鼠 T 细胞、B 细胞及单核细胞上 PD-1 和 PD-L1 表达均上调，给予 PD-L1 阻断性抗体可降低脓毒症小鼠死亡率，提高脓毒症小鼠腹腔细菌清除率，抑制淋巴细胞凋亡，促进促炎细胞因子 TNF-α 与 IL-6 的分泌，减少抑炎细胞因子 IL-10 的分泌。

2011 年，我们课题组的临床研究发现，脓毒性休克患者（19 例）外周血淋巴细胞显著凋亡，外周血 T 细胞 PD-1 和单核细胞 PD-L1 表达均上调。通过体外培养脓毒性休克患者外周血 T 细胞与单核细胞，并给予抗 PD-L1 抗体，结果表明阻断 PD-1/PD-L1 通路可抑制 T 细胞凋亡，促进单核细胞分泌 IL-6 而减少 IL-10 分泌。随后，Guignant 等研究则进一步验证了我们的研究结果。他们的研究显示，脓毒性休克患者（64 例）单核细胞 PD-1、PD-L1 及 PD-L2 表达水平升高，PD-1 及 PD-Ls 的表达水平与脓毒性休克患者的继发性感染及病死率相关。

综合分析看，脓毒症患者和小鼠模型外周血单核细胞 PD-L1 表达水平显著上调，脓毒症小鼠腹腔巨噬细胞 PD-1 表达显著上调。上述研究提示，PD-1/PD-L1 通路在脓毒症免疫抑制中发挥重要作用。无论是特异性阻断 PD-1 还是 PD-L1，都可增强 $CD4^+$、$CD8^+$ T 细胞增殖能力，抑制其凋亡。调控负性共刺激分子 PD-1 及其主要配体 PD-L1 的表达，将可能为脓毒症治疗提供新的靶点。

（二）CTLA-4

细胞毒 T 细胞相关抗原-4（cytotoxic T lymphocyte-associated antigen-4，CTLA-4，CD152）属于 B7-CD28 家族，与 CD28 有 70% 的同源性。1987 年，Brunet 等在筛选小鼠杀伤性 T 细胞 cDNA 文库时发现了 CTLA-4 基因并命名。

CTLA-4 仅表达于活化 T 细胞表面，在 T 细胞活化后迅速上调，一般在 T 细胞活化后的 48h 达到高峰，表达量只有 CD28 的 2% ~3%。B7-1 和 B7-2 是 CTLA-4 的天然配体，又分别称为 CD80 和 CD86，均为免疫球蛋白家族成员的跨膜糖蛋白。CTLA-4 在胞浆内含有 ITIM 功能区，与 B7-1/B7-2 结合后可抑制 T 细胞的活化，降低 IL-2 的产生，使 T 细胞增殖活化受到抑制，保持外周免疫平衡。

CTLA-4 的一大特点是，只需较少的量即可发挥强大的免疫抑制功能。其原因可能是，CTLA-4 与 B7 的亲和力是正性共刺激分子 CD28 的数十倍。在 T 细胞活化后，CTLA-4 与 CD28 竞争结合 B7 分子，易形成 B7-CTLA-4 抑制信号复合物，从而抑制 T 细胞活化，促进免疫抑制形成。这意味着，阻断 CTLA-4 发挥生物学功能，将可能在自身免疫疾病、肿瘤及感染性疾病的治疗中具有重要价值。

我们课题组的研究发现，CLP 小鼠术后 CTLA-4 阳性 $CD4^+$、$CD8^+$ T 细胞比例显著增高，CTLA-4 阳性 Treg 比例及其平均荧光强度也增高。抗 CTLA-4 抗体可显著提高 CLP 脓毒症小鼠和 CLP+白念珠菌感染脓毒症小鼠的生存率。抗 CTLA-4 抗体可显著降低 CLP 脓毒症小鼠 Caspase-3 阳性 $CD4^+$、$CD8^+$ T 细胞比例，而对细胞因子表达以及 T 细胞亚群比例无显著影响。换句话说，抗 CTLA-4 抗体对脓毒症小鼠的治疗作用可能是通过抑制细胞凋亡途径实现的。

值得关注的是，我们的研究发现抗 CTLA-4 抗体仅在小剂量时对脓毒症小鼠产生保护作用；当加大抗 CTLA-4 抗体剂量后，脓毒症小鼠死亡率反而升高。其可能原因是大剂量抗 CTLA-4 抗体可能导致淋巴细胞过度激活，进而导致小鼠死亡。这也从侧面说明，脓毒症时机体免疫系统的调节与平衡是一个动态过程，过犹不及，需适当调节。

Johanns 等的研究认为，高表达 CTLA-4 的 Treg 可抑制小鼠清除沙门氏菌的能力。此外，Treg 表达 CTLA-4 的水平与其对机体的免疫抑制功能呈对应关系，清除此类 Treg 有助于小鼠提高对沙门氏菌的抵抗能力。因此，CTLA-4 介导 Treg 发挥免疫抑制功能，在机体清除特异病原过程中发挥重要作用。

此外，CTLA-4 是 Treg 表面一类重要的介导接触抑制的膜分子蛋白。脓毒症时 Treg 的数量显著增加，并参与脓毒症的免疫抑制。Treg 可介导 Th1 反应向 Th2 反应漂移，抑制 Th1 辅助的 $CD8^+$ T 细胞分化与成熟。因此，脓毒症时 CTLA-4 对 Treg 表型及功能的调节作用，值得进一步研究。

（三）BTLA

B、T 淋巴细胞衰减因子（B and T lymphocyte attenuator，BTLA，CD272），是继 CTLA-4 和 PD-1 之后鉴定出的一个新的负性共刺激分子，于 2003 年由 Murphy 等首次鉴定并命名。BTLA 具有一个 IgV 胞外功能区，胞浆区有 ITIM 和 ITSM 基序，当胞内功能区被磷酸化时可招募 SHP-1 和 SHP-2，这可能是 BTLA 与其配体结合发挥免疫抑制作用的关键因素。

BTLA 主要表达在 T 和 B 淋巴细胞表面，在巨噬细胞、骨髓源性 DC 和 NK 细胞表面也有表达；在骨髓内，原 B 细胞及前 B 细胞阶段的 B 细胞上，BTLA 呈低丰度表达，而在未成熟的 B 细胞上 BTLA 表达水平较高。在外周血，大部分 $CD4^+$ T、$CD8^+$ T 细胞均持续低水平表达 BTLA。

最初认为，BTLA 的配体应该是 B7x 新成员，后续研究发现 BTLA 并不与 B7x 直接结合，HVEM 可能是 BTLA 唯一的配体。HVEM 表达于静止期 T 细胞、巨噬细胞和未成熟的 DC 上。BTLA 与 HVEM 结合可产生抑制信号，下调 B、T 淋巴细胞活性。大量实验表明，BTLA 可抑制 $CD3^+$ T 细胞的活化与增值，抑制 IL-2 和 IFN-γ 的分泌，下调 T 细胞免疫应答。

BTLA 或 HVEM 小鼠抵抗李斯特菌感染能力增强，机体促炎细胞因子分泌增 BTLA-HVEM 激活可抑制李斯特菌感染的初始免疫反应，预防脓毒性休克和炎性风暴的发生。BTLA-HVEM 激活可减轻机体炎症反应和抑制排斥；BTLA 在维持自身免疫系统中发挥重要作用。

BTLA 与 PD-1、CTLA-4 具有相似的结构，但其表达特点有所不同。PD-1、CTLA-4 在静止期 T 细胞上不表达，T 细胞活化后其表达逐步升高，而 BTLA 在静止期 T 细胞上呈组成性表达，活化后继续表达。我们的前期研究也发现，与假手术组小鼠相比，CLP 脓毒症小鼠 $BTLA^+$ B 细胞比例未见显著变化，脾脏内几乎全部的 B 细胞表面均有 BTLA 表达，但 BTLA 在 B 细胞上的平均荧光强度升高约 1.5 倍，抗 BTLA 抗体可抑制其表达；CLP 脓毒症小鼠 $CD4^+$、$CD8^+$ T 细胞表面 BTLA 表达水平升高，$BTLA^+$ $CD4^+$ T 细胞数量未见显著变化，$BTLA^+$ $CD8^+$ T 细胞数量显著增加。与野生型脓毒症小鼠相比，BTLA 脓毒症小鼠生存率未见改善，抗 BTLA 抗体亦未显著降低野生型脓毒症小鼠死亡率（未发表数据）。

美国 Ayala A 教授研究组，以 58 例中重度烧伤患者和 10 例健康成人为研究对象，发现烧伤患者外周血 $CD4^+$ T 细胞表面 BTLA 表达水平升高（88.9% *vs.* 37.7%，$P < 0.0001$）。研究者认为，烧创伤容易合并免疫抑制，监测 BTLA 表达水平与创伤患者病情严重程度、继发感染与并发症的关系，将有助于进一步揭示 BTLA 的作用。总之，BTLA 在脓毒症中的作用值得更深入的研究。

（四）Tim-3

Tim-3 是 T 细胞免疫球蛋白黏蛋白分子（T cell immunoglobulin and mucin domain，Tim）家族成员。Tim 是 2001 年 McIntire 等在研究哮喘基因时发现的新基因家族。目前，已在啮齿类动物体内鉴别出 8 个 Tim 家族成员，包括 Tim-1 ~ Tim-8，人类 Tim 基因家族位于染色体 5q33.3，包括 Tim-1、Tim-3 和 Tim-4。

Tim-3 为 Ⅰ 型跨膜蛋白，其细胞外区含有免疫球蛋白 V 区，由 31% 丝氨酸和丝氨酸残基组成的黏蛋白区，胞浆区含有 6 个酪氨酸，其中一个属于酪氨酸磷酸化基序（RSEENIY）。早期研究认为，Tim-3 表达较为局限，仅特异性表达于分化终末期的 Th1 细胞上，在 Th2 细胞不表达。近来研究提示，Tim-3 也表达于活化的 $CD8^+$ T、Th17、Treg、单核巨噬细胞、DC 与肥大细胞上。值得注意的是，Tim-3 在不同的适应性免疫细胞和固有免疫细胞上，其表达水平与功能不尽相同。

Tim-3 的配体为半乳糖凝集素-9（Galectin-9），广泛表达于人及啮齿类动物脾脏与淋巴组织中，以巨噬细胞和 Treg 细胞为主。Tim-3 与 Galectin-9 结合，向 T 细胞提供负性共刺激信号，抑制 Th1 免疫反应，导致 Th1 型细胞凋亡，抑制 IFN-γ 的分泌。Tim-3 可诱导负性信号，调节巨噬细胞的活化与功能。目前，有关 Tim-3 的研究进展迅速，已基本阐明其基因、蛋白结构，初步明确了 Tim-3 与配体相互作用的途径与生物学效应。

Tim-3 在固有免疫细胞上的表达，已被证实参与调控病毒性肝炎、肿瘤及移植排斥等疾病病理过程。Tim-3/Galectin-9 通路可负性调控 Th1 免疫反应。动物模型和人类基因数据也提示，Tim-3 位点的基因多态性与哮喘、糖尿病、多发性硬化及类风湿性关节炎等相关。

随着 Treg、Th17 细胞在感染免疫中作用的凸显，Tim-3 在此类细胞的表达与功能调控，及其在脓毒症中的作用有待进一步阐明。尽管 Tim-3 参与细胞凋亡，但其对凋亡的调控与脓毒症的关系尚不完全清楚，进一步深入研究 Tim-3 对脓毒症免疫抑制期免疫细胞凋的调控机制，将有助于进一步阐明脓毒症病理生理机制。

（五）LAG-3

淋巴细胞活化基因 3（lymphocyte activation gene 3，LAG-3，CD223）是免疫球蛋白超家族成员之一。LAG-3 是一种跨膜糖蛋白，由胞外区、跨膜区和胞浆区三个部分组成。成熟的 LAG-3 由 470 个氨基酸构成，1990 年由 Triebel 等首次发现。

LAG-3 主要表达于活化的 $CD4^+$ T、$CD8^+$ T 细胞。新近研究发现，LAG-3 还可表达于浆细胞样 DC，其表达水平比活化 T 细胞高数倍。LAG-3 与 CD4 分子具有较高的相似性，可与 MHC Ⅱ 类分子结合，功能却截然相反。LAG-3 是 TCR 的共受体组成部分之一，参与 TCR 激活反应，可增强

Treg 的抑制活性，对非 Treg 的增殖和功能发挥负性调节作用，从而在机体免疫调节中发挥重要作用。

LAG-3 可负性调节 T 细胞扩增，控制记忆性 T 细胞池。阻断 LAG-3 与 MHC Ⅱ类分子结合，可增加 T 细胞活化抗原 CD69 的表达，恢复细胞增殖和细胞因子分泌能力。LAG-3 对 Treg 细胞的抑制功能具有直接调节作用，是 Treg 行使功能的必需分子。阻断 LAG-3 可消除 Treg 的抑制功能。这意味着，阻断 LAG-3 不但有可能显著改善脓毒症免疫抑制时 T 细胞功能，还可降低 Treg 的免疫抑制活性，纠正机体免疫抑制状态。

可溶性 LAG-3(sLAG-3)蛋白，其有增强体液和细胞免疫应答的功能。业已明确，sLAG-3 Ig 融合蛋白可诱导 DC 成熟活化，刺激 T 细胞应答，可作为有效的免疫促进剂。在肿瘤研究中，sLAG-3 Ig 融合蛋白可作为疫苗佐剂，导致抗原或抗原特异性免疫应答能力增强，改善荷瘤动物存活率与生存时间。在小鼠自体抗原耐受模型上，无功能的 $CD8^+$ T 细胞既表达 LAG-3 又表达 PD-1。这很可能意味着，T 细胞的无能或耗竭，极有可能是几个负性共刺激分子同时发挥作用，且为协同作用。总之，LAG-3 在免疫调节中发挥关键作用，为肿瘤、结核及自身免疫性疾病的免疫治疗提供了新的靶点。

我们的前期研究发现，脓毒症患者和小鼠 DC 和 $CD4^+$ T 细胞 LAG-3 表达显著上调，且 LAG3 表达与 PD-1 水平线性相关。进一步研究显示，抗 LAG-3 抗体可减轻脓毒症小鼠淋巴细胞凋亡，增强细菌清除率，提高脓毒症小鼠存活率(待发表数据)。换言之，LAG3 在脓毒症，特别是免疫细胞凋亡的调控中可能发挥重要作用。

五、总 结

共抑制分子抑制免疫系统应答在脓毒症及肿瘤、自身免疫性疾病的发生发展过程中发挥着重要的作用。机体免疫系统错综复杂，负性共刺激分子无疑为人们管窥其中奥秘开启了一扇精巧的“侧门”。然而，阻断负性共刺激分子，寻找潜在有效的免疫调理治疗策略，并真正应用到临床依然有许多问题尚待解决。例如，尚需深入研究 PD-1/PD-L1 与 B7-CD28 家族其他成员(如 BTLA、CTLA-4)是否产生协同作用。更重要的是，机体免疫稳态的调节十分复杂，各类细胞因子与表面受体的功能相互调控，对某一负性共刺激信号的阻断，其安全性与有效性尚待进一步评价。尤需注意的问题还包括，现有关于负性共刺激分子与脓毒症的研究多为动物或离体实验。用于制造脓毒症模型的动物，多处于青壮年期，亦无合并症；而临床脓毒症多好发于老年患者，常合并多种疾病，研究者应注意其中的差别。

总之，负性共刺激分子为脓毒症的治疗带来了新的曙光，并有望成为脓毒症免疫调理治疗的新靶点，负性共刺激分子调控脓毒症免疫抑制的具体机制有待于进一步深入研究。

(薄禄龙 李金宝 邓小明)

参 考 文 献

1. Ward PA. Immunosuppression in sepsis. JAMA, 2011, 306: 2618-2619
2. Skrupky LP, Kerby PW, Hotchkiss RS. Advances in the management of sepsis and the understanding of key immunologic defects. Anesthesiology, 2011, 115: 1349-1362
3. Wiersinga WJ. Current insights in sepsis: From pathogenesis to new treatment targets. Curr Opin Crit Care, 2011, 17: 480-486
4. Mitka M. Drug for severe sepsis is withdrawn from market, fails to reduce mortality. JAMA, 2011, 306: 2439-2440
5. Angus DC. The search for effective therapy for sepsis: Back to the drawing board? JAMA, 2011, 306: 2614-2615
6. Hotchkiss RS, Coopersmith CM, McDunn JE, et al. The sepsis seesaw: Tilting toward immunosuppression. Nat Med, 2009, 15: 496-497
7. Shubin NJ, Monaghan SF, Ayala A. Anti-inflammatory mechanisms of sepsis. Contrib Microbiol, 2011, 17: 108-124
8. Hotchkiss RS, Opal S. Immunotherapy for sepsis—a new approach against an ancient foe. N Engl J Med, 2010, 363: 87-89
9. Otto GP, Sossdorf M, Claus RA, et al. The late phase of sepsis is characterized by an increased microbiological burden and death rate. Crit Care, 2011, 15: 183
10. Toft P, Tonnesen E. Immune-modulating interventions in critically ill septic patients: Pharmacological options. Expert Rev Clin Pharmacol, 2011, 4: 491-501
11. Meisel C, Schefold JC, Pschowski R, et al. Granulocyte-macrophage colony-stimulating factor to reverse sepsis-associated immunosuppression: A double-blind, randomized, placebo-controlled multicenter trial. Am J Respir Crit Care Med, 2009, 180: 640-648
12. Bo L, Wang F, Zhu J, et al. Granulocyte-colony stimulating factor(g-csf) and granulocyte-macrophage colony stimulating factor(gm-csf) for sepsis: A meta-analysis. Crit Care, 2011, 15: 58
13. Schefold JC. Immunostimulation using granulocyte- and granulocyte-macrophage colony stimulating factor in patients with severe sepsis and septic shock. Crit Care, 2011, 15: 136
14. Boomer JS, To K, Chang KC, et al. Immunosuppression in patients who die of sepsis and multiple organ failure. JAMA, 2011, 306: 2594-2605
15. Felix NJ, Suri A, Salter-Cid L, et al. Targeting lymphocyte

co-stimulation: From bench to bedside. Autoimmunity, 2010,43:514-525

16. Jin HT, Ahmed R, Okazaki T. Role of pd-1 in regulating t-cell immunity. Curr Top Microbiol Immunol, 2011, 350: 17-37
17. Bour-Jordan H, Esensten JH, Martinez-Llordella M, et al. Intrinsic and extrinsic control of peripheral t-cell tolerance by costimulatory molecules of the cd28/b7 family. Immunol Rev, 2011, 241:180-205
18. Monaghan SF, Thakkar RK, Heffernan DS, et al. Mechanisms of indirect acute lung injury: A novel role for the coinhibitory receptor, programmed death-1. Ann Surg, 2012,255:158-164
19. Huang X, Venet F, Wang YL, et al. Pd-1 expression by macrophages plays a pathologic role in altering microbial clearance and the innate inflammatory response to sepsis. Proc Natl Acad Sci USA, 2009, 106:6303-6308
20. Brahmamdam P, Inoue S, Unsinger J, et al. Delayed administration of anti-pd-1 antibody reverses immune dysfunction and improves survival during sepsis. J Leukoc Bio, 2010, 88:233-240
21. Zhang Y, Zhou Y, Lou J, et al. Pd-l1 blockade improves survival in experimental sepsis by inhibiting lymphocyte apoptosis and reversing monocyte dysfunction. Crit Care, 2010, 14:220
22. Zhang Y, Li J, Lou J, et al. Upregulation of programmed death-1 on t cells and programmed death ligand-1 on monocytes in septic shock patients. Crit Care, 2011, 15:70
23. Guignant C, Lepape A, Huang X, et al. Programmed death-1 levels correlate with increased mortality, nosocomial infection and immune dysfunctions in septic shock patients. Crit Care, 2011, 15:99
24. Goyert SM, Silver J. Editorial: Pd-1, a new target for sepsis treatment: Better late than never. J Leukoc Biol, 2010, 88: 225-226
25. Di Giacomo AM, Biagioli M, Maio M. The emerging toxicity profiles of anti-ctla-4 antibodies across clinical indications. Semin Oncol, 2010, 37:499-507
26. Paterson AM, Sharpe AH. Taming tissue-specific t cells: Ctla-4 reins in self-reactive t cells. Nat Immunol, 2010, 11:109-111
27. Inoue S, Bo L, Bian J, et al. Dose-dependent effect of anti-ctla-4 on survival in sepsis. Shock, 2011, 36:38-44
28. Shui JW, Steinberg MW, Kronenberg M. Regulation of inflammation, autoimmunity, and infection immunity by hvem-btla signaling. J Leukoc Biol, 2011, 89:517-523
29. Murphy TL, Murphy KM. Slow down and survive: Enigmatic immunoregulation by btla and hvem. Annu Rev Immunol, 2010, 28:389-411
30. Sun Y, Brown NK, Ruddy MJ, et al. B and t lymphocyte attenuator tempers early infection immunity. J Immunol, 2009, 183:1946-1951
31. Cai G, Freeman GJ. The cd160, btla, light/hvem pathway: A bidirectional switch regulating t-cell activation. Immunol Rev, 2009, 229:244-258
32. Sakuishi K, Jayaraman P, Behar SM, et al. Emerging tim-3 functions in antimicrobial and tumor immunity. Trends Immunol, 2011, 32:345-349
33. Freeman GJ, Casasnovas JM, Umetsu DT, et al. Tim genes: A family of cell surface phosphatidylserine receptors that regulate innate and adaptive immunity. Immunol Rev, 2010, 235:172-189
34. Rodriguez-Manzanet R, DeKruyff R, Kuchroo VK, et al. The costimulatory role of tim molecules. Immunol Rev, 2009, 229:259-270
35. Sierro S, Romero P, Speiser DE. The cd4-like molecule lag-3, biology and therapeutic applications. Expert Opin Ther Targets, 2011, 15:91-101
36. Butler NS, Moebius J, Pewe LL, et al. Therapeutic blockade of pd-l1 and lag-3 rapidly clears established blood-stage plasmodium infection. Nat Immunol, 2012, 13:188-195
37. Hemon P, Jean-Louis F, Ramgolam K, et al. Mhc class ii engagement by its ligand lag-3 (cd223) contributes to melanoma resistance to apoptosis. J Immunol, 2011, 186: 5173-5183

16. 脓毒症发病机制和分子靶向治疗的新视野：SphK1/S1P/S1PR途径

脓毒症(sepsis)，又称全身性感染，是创伤、烧伤、感染及外科大手术围术期常见的严重并发症之一，来势凶猛、病情进展迅速，易诱发脓毒性休克(septic shock)、多器官功能障碍(multiple organ dysfunction syndrome，MODS)，重症脓毒症病死率高达30%～70%，如何早期诊断、及时救治、有效控制脓毒症的发生发展是危重病医学亟待解决的重大课题。

1991年美国胸科医师协会(ACCP)与危重病医学会(SCCM)在芝加哥召开的联席会议，首次明确脓毒症及其后续症的定义。脓毒症系微生物入侵机体感染后所致的全身性炎症反应综合征(systemic inflammatory response syndrome，SIRS)，脓毒症伴发器官功能障碍时为重症脓毒症(severe sepsis)，脓毒性休克(septic shock)指脓毒症伴发难治性持续性低血压。2001年美国危重病医学会、欧洲重症监护学会(ESICM)、美国胸科医师协会等五家学术团体重新评价了1991年提出的脓毒症及其后续症的诊断标准，形成了共识性文件，肯定了1991年会议制订的脓毒症、重症脓毒症及脓毒性休克定义现阶段的适用性，并推荐以易感因素、病前基础状态、感染性质、机体反应特征及器官功能障碍程度为基础建立脓毒症分段诊断系统(即staging system for sepsis，PIRO系统)的概念，从而更为客观的反映病情轻重程度，进一步完善脓毒症的诊断，加深对脓毒症发病机制的认识。

Martin研究小组报道，全美每年约有75万人患脓毒症，人群发病率为240.4例/100 000人口；Sundararajan等调查显示，在澳大利亚的急诊病人中有2%罹患脓毒症；Brun-Buisson、Finfer、Padkin等研究小组也对重症脓毒症的人口发病率进行了报道，约为50～100例/100 000人口；欧洲一项跨国界的流行病学研究(SOAP)显示，在重症监护病房脓毒症的发病率为24.7%；我国北京协和医院对230名危重病患者进行前瞻性调查，发现脓毒症的发病率为15.7%；解放军烧伤中心报道严重烧伤病人中有36.4%并发了脓毒症。方向明等对国内十家大学附属医院外科ICU重症脓毒症的流行病学现状进行调查，发现外科ICU中重症脓毒症的发病率为8.68%，与多数国外报道相近(表16-1)。不同研究人群、纳入标准及研究国家机构，其脓毒症发病率存在差异，然而仍可得知，脓毒症是一种常见的危重症，并且根据Martin从1979～2000年脓毒症的发病情况总结出的规律，脓毒症的发病人数呈现逐年增加的趋势(图16-1)，提示有效防治脓毒症的发生发展、提高危重病救治成功率已迫在眉睫。脓毒症的流行病学调查为临床、基础研究提供了很多切入点，但是仍存在不少悬而未决的问题。脓毒症的病理生理机制尚未明确，个体的易感性、严重程度和疗效的差异等现象，期待现代病理生理、分子免疫及分子遗传等各方面的深入阐述。

表16-1 不同国家重症脓毒症流行病学基本特征的比较

研究组	国家	年龄(岁)	男性(%)	ICU发病率(%)	死亡率(%)
XM Fang等	中国	64.0	64.8	8.68	48.7
Brun-Buisson等	法国	61.4	63.0	9.0	59.0
Sand等	美国	59.0	56.0	10.1	34.0
Angus等	美国	59.0	53.0	11.2	34.1
Wichmann等	德国	61.0	71.3	9.4	65.5
Finfer等	澳大利亚	60.7	56.9	11.8	37.5
Adrie等	法国	70.0	70.1	42.0	50.0
Silva等	巴西	66.4	59.0	17.4	47.3

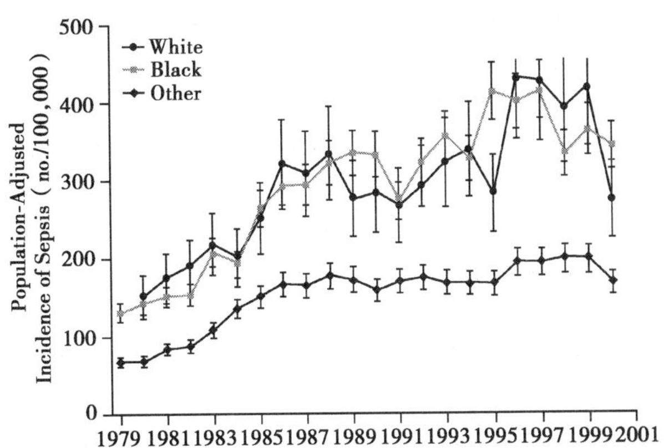

图 16-1 美国 1979 ~ 2001 年不同人种的脓毒症发病趋势。横坐标代表不同的年份,纵坐标代表人口调整后的人群脓毒症发病率,单位是"例/100,000 人",不同折线代表不同人种的情况(White:白种人;Black:黑人;Other:除白种人和黑人以外的人种)

单核巨噬细胞和中性粒细胞介导的先天免疫、炎症反应失衡在脓毒症发生发展中具有重要的作用。病原微生物入侵机体后,机体首先动员其固有免疫系统做出快速有效的防御反应来抗击感染。单核巨噬细胞作为机体固有免疫系统的重要成员,主要通过上调促炎介质 IL-6、IL-8 等的表达,促进急性相蛋白释放,触发免疫炎症反应,抵御致病菌入侵;但是,促炎介质过度释放则介导机体免疫炎症反应失衡,导致机体防御免疫系统布局及功能紊乱,诱发脓毒症、脓毒性休克及多器官功能衰竭,甚至死亡。因此,单核巨噬细胞介导的免疫炎症反应是脓毒症病理生理机制的重要组成部分。

但是,随着十余年的拮抗肿瘤坏死因子(tumor necrosis factor-α,TNF-α)等促炎介质的免疫调节剂,在临床研究中的失败,干扰素、生长因子、抗凋亡治疗等对脓毒症生存率提高、预后改善没有显著临床效果,以及淋巴细胞过度凋亡等机制导致的免疫抑制、免疫麻痹学说的提出,提示我们重症医学研究学者要重新来思考脓毒症的发病机制、防治靶向。

1-磷酸鞘氨醇(sphingosine-1-phosphate,S1P)是一种有生物活性的鞘氨醇代谢产物,研究发现 S1P 通过作用于其 5 个受体在机体固有免疫和获得性免疫中发挥重要作用。SphK1 是 S1P 合成的关键酶,广泛分布于哺乳动物的各类细胞中。目前在人类和小鼠体内发现有 SphK1 和 SphK2 两种 SphK 的异构体存在。SphK1 分子主要催化生成 S1P,通过自分泌或旁分泌途径发挥生物学功能;SphK2 具体作用尚待明确。在免疫细胞,当被炎症等外界因素刺激时,结构性表达于细胞浆的 SphK1,能够被迅速活化并移位至细胞膜表面,以自分泌或旁分泌形式生成释放 S1P,通过与细胞膜上 G 蛋白偶联受体(sphingosine 1-phosphate receptor 1-5,S1PR1-5)结合,调控免疫细胞趋化、T 细胞归巢及单核巨噬细胞炎症反应等重要免疫过程(图 16-2)。研究发现,单核巨噬细胞受 LPS、TNF-α、C5a 等刺激后,能够上调 SphK1 表达,促进 IL-1β 等炎症介质释放;Mark P 研究表明,S1P/S1PR 途径与小鼠单核巨噬细胞吞噬相关的 actin 聚集有关。Kasper 等也观察到,脓毒症中重要趋化因子 CXCL4 介导的单个核细胞促炎活性,能够被 SphK1 的 siRNA 所抑制,过表达 SphK1 则能够增加促炎介质的分泌。由上可见,单核巨噬细胞 SphK1/S1P/S1PR 途径参与脓毒症免疫炎症反应。

然而 SphK1/S1P/S1PR 参与介导脓毒症单核巨噬细胞免疫炎症反应的具体作用机制仍不明确。目前公认,TLRs、NLRs 家族等识别病原分子或自身危险信号,激活下游信号通路,是介导和维持过度炎症反应的"共犯"。研究报道认为与 SphK1/S1P/S1PR 协同 TLR2、TLR4 活化下游 NF-κB 途径有关;但同时,新近康奈尔大学的 Skoura A 研究组采用 siRNA 技术干预 S1PR 表达,抑制 S1P 与受体间的作用,观察到血浆 IL-1β、IL-18 的分泌均被下调,而这两种促炎因子的成熟是经典 NLRs 炎性体途径依赖性。因此,SphK1/S1P/S1PR 也可能通过活化 NLRs 炎性体参与 IL-1β 的表达、成熟,通过 TLRs、NLRs 家族,从转录、翻译、加工、

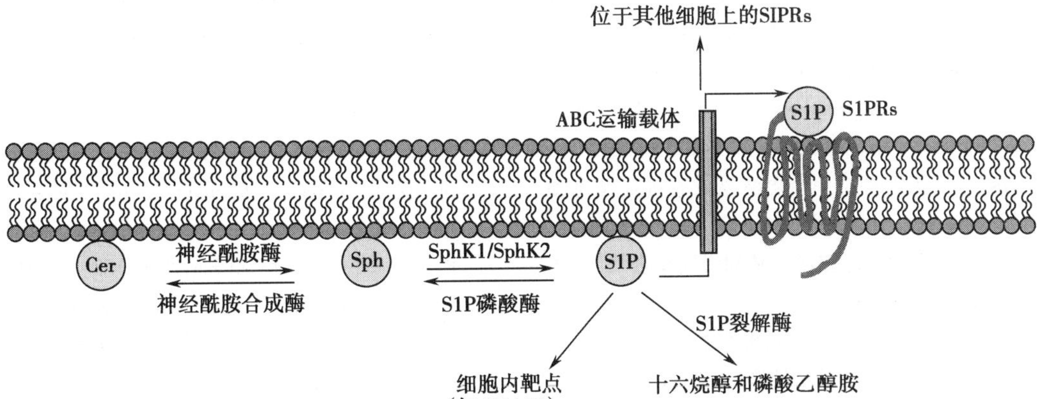

图 16-2 S1P 的合成降解及受体。Sphks 通过磷酸化鞘氨醇(sphingosine,Sph)生成 S1P,而 S1P 会被 S1P 裂解酶(S1P lyase)不可逆的去磷酸化而降解。S1P 通过与细胞膜上 5 个 G 蛋白偶联受体或者通过与细胞内靶点如 TRAF2 结合,而发挥作用

成熟等多个水平共同介导。

鉴于SphK1/S1P/S1PR途径的生物学活性的研究进展，我们研究组猜测，这个途径相关关键分子可能会成为今后脓毒症发病机制和分子靶向治疗的新突破。因此本研究组首先，在药理及基因水平干预单核巨噬细胞SphK1，从而抑制S1P产生，LPS刺激干预后细胞，采用Western-blot、ELISA、realtime-PCR等方法检测细胞内或细胞外促炎介质IL-1β、TNF-α、IL-6等的表达和浓度；并进一步检测活化NF-κB等转录因子、及Nalp3炎性体通路关键分子等。紧接着，药理及基因水平干预单核巨噬细胞S1PR，从而干预S1P作用的受体，LPS刺激干预后细胞，采用Western-blot、ELISA、realtime-PCR等方法检测细胞内或细胞外促炎介质IL-1β、TNF-α、IL-6等的表达和浓度。并进一步检测活化NF-κB等转录因子、及Nalp3炎性体通路关键分子等。最终，采用基因敲除小鼠观察盲肠接扎穿孔后炎症反应水平、器官损伤程度、存活率等指标。我们发现：①干预SphK1或直接S1P作用，能够影响单核巨噬细胞炎症反应，并且与激活Nalp3炎性体通路等机制相关；②干预S1PR能够影响单核巨噬细胞炎症反应，且与活化NF-κB等转录因子相关；③整体S1PR敲除小鼠，盲肠结扎穿孔脓毒症模型后，外周血IL-1β、TNF-α、IL-6等促炎介质水平明显下降，肺、肝等脏器损伤减轻，总体7天存活率明显改善。

结合文献与我们上述发现，提示SphK1/S1P/S1PR通路参与脓毒症单核细胞免疫炎症反应，具体机制与活化NF-κB等转录因子、激活Nalp3炎性体通路等机制相关。但是，细胞水平、实验动物的结果仅仅为临床研究提供参考，脓毒症预后的改善还是任重道远。

（程宝莉 侯金超 顾强 方向明）

参考文献

1. Bone RC, Balk RA, Cerra FB, et al. Definitions for sepsis and organ failure and guidelines for the use of innovative therapies in sepsis. The ACCP/SCCM Consensus Conference Committee. American College of Chest Physicians/Society of Critical Care Medicine. Chest, 1992, 101: 1644-1655
2. Levy MM, Fink MP, Marshall JC, et al. 2001 SCCM/ESICM/ACCP/ATS/SIS International Sepsis Definitions Conference. Crit Care Med, 2003, 31: 1250-1256
3. 林洪远，盛志勇. 我们需要一个更清晰的脓毒症概念和标准. 中华外科杂志，2004，42：836-838
4. 姚咏明，盛志勇. 我国创伤脓毒症基础研究新进展. 中华创伤杂志，2003，19(1)：9-12
5. 徐笑益，方向明. 全身性感染发病机制及治疗的研究进展. 国外医学：麻醉学与复苏分册，2005，26(1)：15-19
6. Martin GS, Mannino DM, Eaton S. The epidemiology of sepsis in the United States from 1979 through 2000. N Engl J Med, 2003, 348(16): 1546-1554
7. Brun-Buisson C, Doyon F, Carlet J, et al. Incidence, risk factors, and outcome of severe sepsis and septic shock in adults: A multicenter prospective study in intensive care units. JAMA, 1995, 274: 968-974
8. Finfer S, Bellomo R, Lipman J, et al. Adult-population incidence of severe sepsis in Australia and New Zealand intensive care units. Intensive Care Med, 2004, 30: 589-596
9. Padkin A, Goldfrad C, Brady AR, et al. Epidemiology of severe sepsis occurring in the first 24h in intensive care units in England, Wales, and Northern Ireland. Crit Care Med, 2003, 31: 2332-2338
10. Vincent JL, Sakr Y, Sprung CL, et al. Sepsis in European intensive care units: Results of the SOAP study. Crit Care Med, 2006, 34: 344-353
11. 王超，张淑文，阴赪宏，等. 近年来北京地区多器官功能障碍综合征流行病学调查. 中华创伤杂志，2004，20(12)：730-733
12. 柴家科，盛志勇，郭振荣，等. 不同治疗阶段(1970～1998年)烧伤脓毒症的防治经验. 中华烧伤杂志，2000，16(2)：78-81
13. Cheng B, Xie G, Yao S, et al. Epidemiology of Severe Sepsis in Critically Ill Surgical Patients in 10 University Hospitals in China. Crit Care Med, 2007, 35(11): 2538-2546
14. Hotchkiss RS, Opal S. Immunotherapy for sepsis--a new approach against an ancient foe. N Engl J Med, 2010, 363: 87-89
15. Wheeler DS, Zingarelli B, Wheeler WJ, et al. Novel pharmacologic approaches to the management of sepsis: targeting the host inflammatory response. Recent Pat Inflamm Allergy Drug Discov, 2009, 32: 96-112
16. Chi H. Sphingosine-1-phosphate and immune regulation: trafficking and beyond. Trends Pharmacol Sci, 2011, 32: 16-24
17. Kasper B, Winoto-Morbach S, Mittelstädt J, et al. CXCL4-induced monocyte survival, cytokine expression, and oxygen radical formation is regulated by sphingosine kinase 1. Eur J Immunol, 2010, 40: 1162-1173
18. Kuehnel MP, Reiss M, Anand PK, et al. Sphingosine-1-phosphate receptors stimulate macrophage plasma-membrane actin assembly via ADP release, ATP synthesis and P2X7R activation. J Cell Sci, 2009, 122: 505-512
19. Davis BK, Wen H, Ting JP. The Inflammasome NLRs in Immunity, Inflammation, and Associated Diseases. Annu Rev Immunol, 2011, 29: 707-735
20. Maekawa T, Kufer TA, Schulze-Lefert P. NLR functions in plant and animal immune systems: so far and yet so close. Nat Immunol, 2011, 12(9): 817-826
21. Fernández-Pisonero I, Dueñas AI, Barreiro O, et al. Lipopo-

lysaccharide and sphingosine-1-phosphate cooperate to induce inflammatory molecules and leukocyte adhesion in endothelial cells. J Immunol, 2012, 189(11): 5402-5410

22. Niessen F, Schaffner F, Furlan-Freguia C, et al. Dendritic cell PAR1-S1P3 signalling couples coagulation and inflammation. Nature, 2008, 452: 654-658

23. Keul P, Lucke S, von Wnuck Lipinski K, et al. Sphingosine-1-phosphate receptor 3 promotes recruitment of monocyte/macrophages in inflammation and atherosclerosis. Circ Res, 2011, 108: 314-323

17. 阳离子抗菌肽在脓毒症中作用的研究进展

阳离子抗菌肽(cationic antibacterial peptides)是宿主产生的抵抗病原体入侵和机体感染的小分子阳离子多肽,广泛存在于昆虫、植物、动物及人体内。在宿主防御中,它们不仅直接杀灭入侵的微生物,还在免疫应答中起着重要作用。迄今发现人体中存在的阳离子抗菌肽有防御素家族(包括α-防御素和β-防御素)、抗菌肽(cathelicidin)家族(LL-37)和铁调素(hepcidin)(表 17-1)。

表 17-1 阳离子抗菌肽及其免疫功能

	功能	主要表达的器官细胞
α-防御素	抗菌活性;抗病毒效应;趋化效应;活化吞噬细胞;释放组胺;诱导细胞因子释放	中性粒细胞,外周单核细胞,树突状细胞,T淋巴细胞,单核/巨噬细胞,呼吸道上皮细胞,嗜酸性粒细胞
β-防御素	免疫增强作用;抗菌活性;趋化效应;活化肥大细胞	
LL-37	抗病原微生物;诱导自体吞噬;抑制凋亡;调节趋化因子;促进伤口愈合,血管生成	中性粒细胞,单核/巨噬细胞,淋巴细胞,上皮细胞,Keratinocytes 细胞
hepcidin	调节机体铁平衡;抑制病原体和癌细胞的侵袭;抗菌活性	肝细胞,巨噬细胞,呼吸道上皮细胞

脓毒症系病原微生物入侵机体感染后所致的全身性炎症反应,是严重感染、创伤、烧伤、休克、大手术后常见的并发症,也是危重病患者重要的死亡原因之一。目前研究普遍认为中性粒细胞、淋巴细胞及单核巨噬细胞系统的激活及其释放的内源性介质在脓毒症病理生理机制中起关键作用。阳离子抗菌肽作为一种古老的宿主防御机制且与免疫细胞联系密切,对脓毒症感染控制,炎症调节,免疫增强起到一定的作用。如有研究表明β-防御素通过抗炎作用在脓毒症的发生发展及预后过程中发挥免疫保护作用。脓毒症患者机体可加强阳离子抗菌肽的诱导性释放,从而加强上述免疫保护作用;但体内阳离子抗菌肽的升高,其作为内源性危险分子,在发挥免疫保护时可对机体组织细胞造成免疫损伤。

一、阳离子抗菌肽介导脓毒症的免疫保护

(一) 阳离子抗菌肽介导脓毒症的先天性免疫保护

研究表明,阳离子抗菌肽介导脓毒症的先天性免疫有多个方面,其中主要包括以下三个方面。

第一,对病原微生物的杀伤或抑制作用。在体外研究证实,防御素能杀死或抑制大部分的微生物。体内一定浓度的阳离子抗菌肽在适宜内环境下可以直接杀死或抑制大部分的微生物。阳离子抗菌肽由于富含赖氨酸、精氨酸和组氨酸等碱性氨基酸,通常带有2~7个正电荷,等电点大于7,表现出较强的阳离子特征。阳离子抗菌肽具有两亲性结构,有1个疏水区域与脂质结合,1个带正电荷的亲水性区域与水或者带负电荷的残基结合。这些特性使得阳离子抗菌肽能够很好地与由两性分子构成特别是呈电负性的细胞膜结合,这是抗菌肽与细菌细胞膜发生相互作用的结构基础。机体自身胞膜结构在生物物理,生物化学特性上与病原微生物具有明显的差别,阳离子抗菌肽从而可选择性地在病原微生物胞膜上形成孔道,使细胞内容物大量渗出,对病原微生物产生抑制或杀伤,而对机体本身细胞不产生损伤。阳离子抗菌肽对革兰阳性细菌还可通过影响其细胞壁的形成来达到抗菌作用。因此阳离子抗菌肽被认为是先天抗微生物免疫直接效应分子。在机体呼吸道,肠道和皮肤上皮表面都存有一定量的阳离子抗菌肽,可对入侵的病原体起到直接的杀伤或抑制作用,是预防脓毒症的第一道防线。另外,铁调素可以通过下降体内血清铁,限制病原

微生物对铁的利用，抑制病原微生物的生长繁殖。

第二，抗内毒素作用。革兰阴性菌感染引起的脓毒症有较高的发生率和死亡率。阳离子抗菌肽能结合并中和其释放的内毒素，抑制其对促炎系统的激活，调节免疫细胞释放细胞因子，从而减轻炎症反应导致的组织损伤，减少感染性休克，多器官功能障碍综合征的发生。在内毒素血症动物实验模型中，阳离子抗菌肽表现出了抑制炎症和脓毒症的作用。另外，Nell 使用 LL-37 治疗人的呼吸道感染，证明 LL-37 能够中和 LPS 和 LTA（脂磷壁酸），减轻炎症反应。事实上，一些阳离子抗菌肽的基因正是由于 LPS 通过 TOLL 样受体（TLRs）信号通道诱导表达的，在一些抗菌肽基因的启动子区域，即存在 NF-κB 结合序列。

第三，免疫调节。当机体遇到危险事件时，如感染，创伤等，机体可通过一系列的反应来抵抗这些威胁。其一就是阳离子抗菌肽诱导性分泌迅速增多，募集和活化具有相应受体的固有免疫细胞。如 HNP-1 和 HNP-2 能够直接趋化中性粒细胞、单核细胞、肥大细胞和辅助性 T 细胞，并诱导中性粒细胞和单核细胞趋化因子或细胞因子（如 IL-8 和 IFN-α）的基因表达，动员先天性免疫细胞到达感染部位。防御素还能提高巨噬细胞非调理素吞噬能力，推动中性粒细胞的再循环，加强前炎症因子的产量，抑制前炎症调节物并调整补体的活性。在急性炎症反应中，Hepcidin 可以通过影响巨噬细胞转录水平从而下调炎症因子 IL-6 和 IFN-α 的表达。有研究报道 α-防御素可通过调节单核细胞因子的释放和内皮细胞黏附因子表达来调节炎症反应来介导机体的先天性免疫。

此外，阳离子抗菌肽具有促进内皮细胞和上皮细胞增殖，血管生成等促进组织细胞再生的功能，对脓毒症患者起到一定的保护作用。

（二）阳离子抗菌肽介导脓毒症的获得性免疫保护

单核细胞、巨噬细胞、中性粒细胞、T 细胞和树突状细胞中作为先天性免疫和适应性免疫沟通的桥梁。阳离子抗菌肽可充当这些免疫细胞的趋化因子，使它们能快速聚集于炎症反应部位，具有潜在的诱导获得性免疫的作用。尤其是抗原提呈细胞，目前备受关注的是其诱导 DC 成熟，上调 DC 表面 MHC 分子和共刺激分子，增强抗原提呈，启动和促进适应性免疫应答的作用。阳离子抗菌肽可作为未成熟树突状细胞和 T 淋巴细胞的化学诱导物，而且他们还能以免疫佐剂的形式与未成熟的树突状细胞和 T 淋巴细胞上的多种受体相互作用，从而影响抗原特异性的获得性免疫的强弱。

阳离子抗菌肽还可通过其他路径来介导脓毒症的获得性免疫。如防御素可促使记忆 T 细胞再循环到被感染的组织，有助于获得性抗感染免疫效应阶段的启动，控制脓毒症感染的扩散和再次感染。机体释放的细胞因子，能够刺激人的自然杀伤细胞，B 细胞和 T 细胞产生 HNP1 ~ 3，这一结果提示阳离子抗菌肽不但是先天性免疫的效应分子，还是细胞介导的获得性免疫的效应成分。

二、阳离子抗菌肽介导脓毒症的免疫损伤

阳离子抗菌肽在介导机体对损伤和感染的免疫应答中至关重要，但其诱导性释放失控同样可以参与脓毒症的发生发展，介导机体免疫损伤。

（一）炎症反应失控

阳离子抗菌肽作为一类内源性危险分子，可以动员和活化抗原提呈细胞，促进中心粒细胞，单核巨噬细胞募集和活化，导致机体固有免疫和先天免疫的放大。活化的免疫细胞又可以进一步释放阳离子抗菌肽以及趋化因子，形成正反馈，使炎症反应不断升级。其中一些（如 hBD-3）可以直接被机体 TLR 样受体所识别，通过激活 NF-κB 以及其他转录因子使机体释放细胞因子 IL-6，IL-1β 等。LL-37 可活化巨噬细胞中 caspase-1，caspase-1 的活化不仅促进炎症因子 IL-1β 等的释放和细胞炎性死亡（pyroptosis）。这些释放的阳离子抗菌肽以及细胞因子又可被机体模式识别受体所识别，可导致机体的全身性炎症反应的失控。过度的炎性反应造成组织和细胞的损伤，正是引发重症脓毒症、脓毒性休克及多器官功能不全的病理机制。有研究表明对这些内源性危险分子进行拮抗可以提高脓毒症患者的生存率，这表明阳离子抗菌肽在脓毒症中致多器官损伤有一定作用。

（二）免疫耐受的破坏

阳离子抗菌肽产生异常在一些自身免疫性疾病的发病机制中扮演关键角色，其一重要致病机制是介导自身 DNA 免疫耐受的破坏。正常情况下机体自身损伤细胞释放的 DNA，在机体内被自身 DNA 酶所降解，不能触发机体的免疫应答。但现已证实在一些自身免疫性疾病如银屑病，系统性红斑狼疮中，发现机体自身损伤细胞释放的 DNA 和 Keratinocytes 细胞过量释放的 LL-37 等物质可形成复合物，逃避机体识别降解，进入浆细胞样树突状细胞（pDCs），如外源性的核酸物质一样激活细胞质中内体上的 TLR-9 受体，促进机体 Ⅰ 型 IFN 和炎症因子的释放。释放的 Ⅰ 型 IFN 可以激活免疫系统，分泌细胞因子，促进炎症级联反应，介导炎症损伤。而这些内源性介质又可刺激机体产生抗菌肽，如 IL-1 可以直接促进上皮细胞释放阳离子抗菌肽或通过活化 T_H17 细胞释放 IL-17 和 IL-22 来促进上皮细胞释放 LL-37。脓毒症患者体内自身损伤细胞释放的大量 DNA 以及产生的 LL-37，可能通过介导自身免疫耐受的破坏对机体产生免疫损伤。

（三）机体正常菌群微生态失衡

人体共生菌群不仅与人体保持平衡状态，而且菌群之间也相互制约，以维持相对的平衡。在这种状态下，正常菌群发挥其营养、拮抗和免疫等生理作用。阳离子抗菌肽是维持机体自身和共生菌群平衡的重要介质，Salzman 研究表明肠道防御素在维持肠道细菌生态系统稳态是必不可少

的,在小鼠体内转入人的 α-防御素基因,可致肠道微生物生态系统的组成成分改变。有学者认为,机体对肠道自身共生菌的免疫耐受发生破坏,导致阳离子抗菌肽释放的异常,是炎症性肠病(IBD)如克罗恩病、溃疡性结肠炎的致病原因。这表明在脓毒症前期机体的阳离子抗菌肽对病原体起到杀伤和抑制,但到后阶段,脓毒症患者体内升高的阳离子抗菌肽可能对机体正常的微生物系统结构产生影响,致使机体正常微生物系统的稳定性下降。机体正常菌群失调,共生菌移位,条件致病菌的进入,这可能是导致脓毒症患者二重感染的原因。

(四)炎症性贫血

铁是人体最丰富的必需微量元素之一,它广泛参与重要的生命代谢过程,尤其是血红蛋白的合成。阳离子抗菌肽铁调素对机体内铁的负调节参与危重病患者炎症性贫血的发生。Kemna 等通过给人注射 LPS 3~4h 后可以观察到 IL-6 浓度升高,6h 后铁调素浓度达到高峰,同时伴随血清铁浓度下降,而且给人注射 IL-6 后发现铁调素升高,并观察到血清铁下降。在脓毒症患者体内炎症刺激促进肝细胞和巨噬细胞分泌铁调素,导致体内血清铁浓度下降,这是脓毒症患者后期出现炎症性贫血重要原因。研究证明拮抗内源性铁调素可能是治疗炎症性贫血的一种有效方法。

三、小 结

阳离子抗菌肽可由不同的细胞产生,如中性粒细胞、巨噬细胞、上皮细胞及肝细胞等,在多方面介导脓毒症的先天性免疫和获得性免疫,同时也作为连接先天性免疫和获得性免疫的桥梁,对脓毒症患者起到免疫保护作用。但已有研究表明阳离子抗菌肽是脓毒症致脏器损伤的独立危险因素,脓毒症患者体内激烈的炎症激活状态与阳离子抗菌肽浓度密切相关,一些抗菌肽血浆浓度与脓毒症的严重程度和死亡率呈正相关。这些提示我们要对阳离子抗菌肽在脓毒症中的作用进行重视,拓展其在脓毒症发病及防治中的确切作用。

(宋胜文 张凯 方向明)

参考文献

1. Shu Q, Shi Z, Zhao Z, et al. Protection against Pseudomonas aeruginosa pneumonia and sepss-induced lung injury by overexpression of β-defensin-2 in rats. Shock, 2006, 26(4): 365-371
2. Kovach MA, Ballinger MN, Newstead MW, et al. Cathelicidin-related antimicrobial peptide is required for effective lung mucosal immunity in Gram-negative bacterial pneumonia. J Immunol, 2012, 189(1): 304-311
3. Chu H, Pazqier M, Jung G, et al. Human a-defensin 6 promotes mucosal innate immunity through self-assembled peptide nanonets. Science, 2012, 337(6093): 477-481
4. Teixeira V, Feio MJ, Bastos M. Role of lipids in the interaction of antimicrobial peptides with membranes. Prog Lipid Res, 2012, 51(2): 149-177
5. Sass V, Schneider T, Wilmes m, et al. Humanβ-defensin 3 inhibits cell wall biosynthesis in staphylococci. Infect Immun, 2010, 78(6): 2793-2800
6. Chromek M, Slamova Z, Bergman P, et al. The antimicrobial peptide cathelicidin protects the urinary tract against invasive bacterial infection. Nat Med, 2006, 12(6): 636-641
7. Wang Z, Lai Y, Bernard JJ, et al. Skin mast cells protect mice against vaccinia virus by triggering mast cell receptor S1PR2 and releasing antimicrobial peptides. J Immunol, 2012, 188(1): 345-357
8. Drakesmith H, Prentice AM. Hepcidin and the iron-infection axis. Science, 2012, 338(6108): 768-772
9. Nell MJ, Tjabringa GS, Wafelman AR, et al. Development of novel LL-37 derived antimicrobial peptides with LPS and LTA neutralizing and antimicrobial activities for therapeutic application. Peptides, 2006, 27(4): 649-660
10. De Domenico l, Zhang TY, Koening CL, et al. Hepcidin mediates transcriptional changes that modulate acute cytokine-induced inflammatory responses in mice. J Clin Invest, 2010, 120(7): 2395-2405
11. Vaschetto R, Grinstein J, Del Sorbo L, et al. Role of human neutrophil peptides in the initial interaction between lung epithelial cells and CD4+ lymphocytes. J Leukoc Biol, 2007, 81(4): 1022-1031
12. Nijink A, Pistolic J, Cho P, et al. The role of Src family kinase LYN in the immunomodulatory activities of cathelicidin peptide LL-37 on monocytic cells. J Leukoc Bio, 2012, 91(4): 599-607
13. Agerberth B, Charo J, Werr J, et al. The human antimicrobial and chemotactic peptides LL-37 and alpha-defensins are expressed by specific lymphocyte and monocyte populations. Blood, 2000, 96(9): 3086-3093
14. Funderburg NT, Jadlowsky JK, Lederman MM, et al. The Toll-like 1/2 agonists Pam(3)CSK(4) and human β-defensin-3 induce interleukin-10 and nuclear factor-κB signaling patterns in human monocytes. Immunology, 2011, 134(2): 151-160
15. Miao EA, Rajan JV, Aderem A. Caspase-1-induced pyroptotic cell death. Immunol Rev, 2011, 243(1): 206-214
16. Bortoluci KR, Medzhitov R. Control of infection by pyroptosis and autophagy: role of TLR and NLR. Cell Mol Life Sci, 2010, 67(10): 1643-1651
17. Pisetsky DS, Fairhurst AM. The origin of extracellular DNA

during the clearance of dead and dying cells. Autoimmunity,2007,40(4):281-284

18. Lande R, Gregorio J, Facchinetti V, et al. Plasmacytoid dendritic cells sense self-DNA coupled with antimicrobial peptide. Nature,2007,449(7162):564-569
19. Tonel G, Conrad C. Interplay between keratinocytes and immune cells-Recent insights into psoriasis pathogenesis. Int J Biochem Cell Biol,2009,41(5):963-968
20. Sass V, Schneider T, Wilmes M, et al. Human β-defensin 3 inhibits cell wall biosynthesis in staphylococci. Infect Immun,2010,78(6):2793-2800
21. Bevins CL, Salzman NH. Paneth cells, antimicrobial peptides and maintenance of intestinal. Nat Rev Microbiol, 2011,9(5):356-368
22. Salzman NH, Huang K, Haribhai D, et al. Enteric defensins are essential regulators of intestinal microbial ecology. Nat immunol,2010,11(1):76-83
23. Ramasundara M, Leach ST, Lemberg DA, et al. Defensins and inflammation: the role of defensins in inflammatory bowel disease. J Gastroenterol Hepatol, 2009, 24 (2): 202-208
24. Roy CN, Mak HH, Akpan I, et al. Hepcidin antimicrobial peptide transgenic mice exhibit features of the anemia of inflammation. Blood,2007,109(9):4038-4044
25. Sasu BJ, Cooke KS, Arvedson TL, et al. Antihepcidin antibody treatment modulates iron metabolism and is effective in a mouse model of inflammation-induced anemia. Blood, 2010,115(17):3616-3624
26. Chen Q, Hakimi M, Wu S, et al. Increased genomic copy number of DEFA1/DEFA3 is associated with susceptibility to severe sepsis in Chinese han population. Anesthesiology,2010,112(6):1428-1434
27. Berkestedt I, Herwald H, Ljunggren L, et al. Elevated Plasma Levels of Antimicrobial Polypeptides in Patients with Severe Sepsis. J Innate Immun,2010,2(5):478-482

18. 预处理及后处理抗肠缺血/再灌注损伤的研究进展

肠缺血再灌注(ischemia-reperfusion,I/R)损伤是外科实践中常见的组织器官损伤之一,在严重感染、创伤、休克等疾患以及肠梗阻、腹主动脉瘤手术、体外循环、小肠移植术等手术的病理生理演变过程中起重要作用。已证实肠I/R不仅可以引起肠道局部损害,而且因肠黏膜屏障的破坏引起肠内细菌、内毒素向肠外组织器官移位,从而导致全身炎症反应综合征(systemic inflammatary response syndrom,SIRS),甚至多脏器功能障碍(multiple organ dysfuction syndrom,MODS)及衰竭(multiple organ failure,MOF)。因此,肠I/R损伤的发生机制及防治一直是近年国内外学者研究的重点及难点。

多年来,本课题组一直在探索肠I/R损伤的发生机制,同时就其防治也进行了有意义的研究。肠I/R损伤可能与氧化损伤、钙超载、白细胞黏附、能量衰竭、补体激活、促炎性介质的释放、细胞凋亡以及一氧化氮、内皮素及一些信号通路(如鞘磷脂酶——神经酰胺通通路,JAK/STAT通路)的激活等有关;针对上述因素,本课题组探索采用了相应的防治手段,如采用中药(四逆汤、银杏叶的提取物)、麻醉药(丙泊酚、右旋美托咪啶)、电刺激迷走神经以及缺血预处理(ischemic preconditioning,IPC)与缺血后处理(ischemic postconditioning,IPO)等方法,这些方法均呈现一定的保护效果。但上述研究在揭示肠I/R损伤机制及探索有效的防治策略方面,仍然还有许多问题有待于澄清。本文就肠I/R损伤机制及防治方面的研究进行综述。

一、缺血预处理(ischemic preconditioning,IPC)

IPC最早是由Murry等于1986年在犬心肌缺血模型中提出,随后其他学者在肝、骨骼肌、脑、脊髓、肾、肺等动物模型也发现了IPC的保护作用。1996年,Hotter首先在大鼠小肠发现了IPC保护意义。其后更多的研究发现,在长时间的缺血损伤之前阻断肠系膜上动脉导致肠缺血5~20min,再灌注5~15min,能显著地改善I/R损伤。IPC效应被分为两个阶段:①早期预适应(early preconditioning),即短暂缺血后立即出现预适应,持续2~3h;②晚期或延迟预适应(late or delayed preconditioning);短暂缺血后的12~24h出现,持续大约3~4d。目前认为早期IPC在几分钟内发生,涉及特异细胞功能的直接调节,而延迟预适应与多种应激基因的激活导致相关蛋白的合成有关。然而,无论是早期预适应还是延迟预适应在某种程度上都由同样的刺激而促发,从而激活同样的细胞信号通路。近年来的研究发现肠IPC作用的产生与其抗氧化应激、抗凋亡作用以及诱导腺苷、NO、血红素加氧酶-1(heme oxygenase-1,HO-1)的合成等有关。

本课题组对IPC的肠保护效应进行了的研究结果总结如下:采用大鼠肠系膜上动脉阻断60min/再灌注60min所致的肠I/R损伤模型,在缺血前实施预处理(IPC),即10min缺血/10min再灌注,一个循环(实验方案见图18-1)。IPC对肠I/R所致的肠、肺损伤均具有显著的保护作用,其作用与它清除氧自由基、抑制中性粒细胞的聚集及炎症介质的释放有关;采用蛋白组学方法(双向电泳及质谱法)发现了一些有意义的差异表达蛋白,包括其中醛糖还原酶(aldose reductase,AR)、蛋白二硫化物异构酶A3(protein disulfide-isomerase A3,PDI A3)、醛脱氢酶(aldehyde dehydrogenase,AD)与抗氧化应激、抑制凋亡相关,顺乌头酸酶(cytoplasmic aconitate hydratase)与改善能量代谢有关;同时,采用RT-PCR方法对AR在肠黏膜的表达进行了验证,发现肠I/R可下调AR在肠黏膜的表达,而IPO则可上调其表达,与双向电泳结果一致;进一步采用AR的抑制剂来研究AR在IPC肠保护效应中的作用,发现AR抑制剂能完全取消IPC的肠保护作用,提示AR能介导肠IPC的保护作用,且其作用与抑制脂质过氧化有关。

肠IPC对肠I/R损伤的保护作用确切机制尚未明确,亟待进一步的研究。

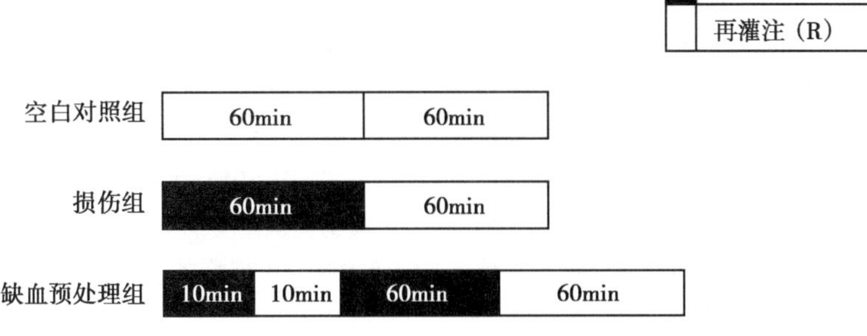

图 18-1 缺血预处理抗肠缺血/再灌注损伤的实验方案

二、药物预适应

随着IPC在防治心肌缺血/再灌注损伤的临床实践中的应用，其局限性也不断的显露出来。因此，"药物预适应(pharmacological preconditioning)"的新概念被提出，即用药物替代缺血刺激促使心肌或者其他器官释放生物活性物质或直接激活保护机制致使心脏等器官对缺血或缺血后再灌注产生耐受。近年来，药物预适应在保护心肌缺血/再灌注损伤方面取得了良好的进展，并且被认为是一种极具临床应用前景的方法。肠IPC在防治肠I/R损伤的研究仅停留在动物实验上面，离临床实践尚有一段距离。与肠I/R的有关的临床现象中，体外循环、肠梗阻、腹主动脉瘤及小肠移植等手术前容易实施肠IPC。但另外一些诱发肠I/R损伤的因素，如严重感染、创伤、休克、心衰等，由于其发生往往较为突然，因此很难在其发生之前及时进行连续短暂的缺血预处理，更大的问题是在实施方面也存在困难，不可能分离患者肠血管而实施IPC，故肠IPC的临床应用也存在严重的局限性。药物预适应的提出无疑也为临床上防治与肠I/R有关的病症(如休克等)提供了新的思路。对此，Ito等率先作尝试在肠缺血开始前48h静脉注射抗癌药物阿霉素(doxorubicin)，发现其可诱导HO-1的表达从而显著地减轻肠I/R导致的肺损伤。该研究表明了药物诱导肠IPC潜在的可行性及有效性。

鉴于与肠I/R有关的临床现象(如休克、肠梗阻等)常发生在手术室及ICU比较常见，本课题组也采用麻醉药物进行了干预研究。丙泊酚是常用的镇静药物，研究发现其预处理能模拟IPC的效应，对大鼠肠I/R后肠黏膜及肺损伤具有显著的保护作用，且保护作用与其清除肠黏膜氧自由基，降低一氧化氮(NO)及内皮素(ET)-1的生成有关；进一步的研究发现丙泊酚预处理对大鼠肠I/R后肠黏膜的保护作用，是通过干预鞘磷脂酶-神经酰胺信号传导通路从而抑制肠黏膜细胞凋亡的。此外，右旋美托咪啶也是目前常用的镇静药物，本课题组也发现其预处理能显著改善大鼠肠I/R后的肠损伤并延长动物的生存时间，而且预处理优于后处理；进一步发现右旋美托咪啶的肠保护作用与其激动α2受体、抑制肠黏膜细胞凋亡有关。此外，鉴于祖国医学中的中药具有整体调理的特点，我们采用具有抗氧化特性的银杏叶提取物(EGb 761)及四逆汤进行预处理也发现它们对大鼠肠I/R后的肠黏膜及肺具有保护作用。这些研究均提示药物预处理在防治肠I/R损伤方面具有良好的应用前景。Mallick等详尽回顾了近年来有关肠I/R损伤的机制及保护策略后提出，未来的研究应该集中在应用药物模拟肠IPC效应的研究上。进一步探讨药物诱导IPC对肠I/R所致肠黏膜损伤的作用，寻找能模拟IPC的药物将具有重要的临床意义。

三、缺血后处理

众所周知，IPC往往是在推测缺血可能发生的情况下于缺血前实施。然而，临床上，严重感染、创伤、休克、心衰及急性肠梗阻等诱发肠I/R损伤的因素往往是不可预知的突发事件，很多情况下无法预测，更不可能在缺血前进行预处理。因此，真正的处理往往都在缺血发生后。可见，无论是缺血预处理还是药物预处理在与肠I/R损伤相关的临床现象的应用中均具有局限性。针对IPC临床应用的局限性，近年来有学者在长时间的缺血后再灌注即刻给予一次或多次短暂再灌注/缺血处理，发现这一方法可以显著减轻心肌I/R损伤，因此提出了IPO的概念。随后这一现象在脊髓、肾、脑等脏器都得到了证实。本课题组率先全面地探讨了IPO对肠I/R损伤的作用及机制。其结果总结如下：采用大鼠肠系膜上动脉阻断60min/再灌注60min肠I/R损伤模型，在再灌注即刻实施后处理(IPO)，即30s再灌注/30s缺血，三个循环(实验方案见图18-2)。①IPO对大鼠肠I/R所致的肠黏膜损伤及肺损伤均具有保护作用，其作用与IPC类似；②IPO与IPC联合应用对肠、肺保护作用具有协同效应；③如果后处理不在缺血后再灌注即刻进行，而延迟到再灌注3min后进行(即延迟后处理，Delay)，IPO的肠保护作用消失，提示再灌注即刻或早期对后处理的肠保护效应是非常关键的，临床上实施后处理须在再灌注即刻或早期进行。④IPO

对肠I/R所致的肠损伤及肺损伤的保护作用与减少氧自由基生成、抑制中性粒细胞的聚集及炎症介质的释放有关；⑤采用蛋白组学方法（双向电泳及质谱法）发现了一些有意义的差异表达蛋白，其中一个是醛糖还原酶（aldose reductase，AR），与抗氧化应激相关。与假手术对照组相比，肠I/R可下调AR在肠黏膜的表达，而IPO则可上调其表达；为了进一步揭示AR与肠I/R损伤及IPO的肠保护作用的关系，我们采用AR的抑制剂依帕司他预处理，发现它能拮抗IPO的肠保护作用。另外，我们采用JAK2及STAT3的抑制剂，发现它们能减轻大鼠肠I/R所致的肠损伤，提示JAK/STAT信号的激活与肠I/R所致的肠损伤有关；同时我们也发现IPO通过抑制JAK/STAT信号的激活，抑制肠黏膜细胞凋亡从而发挥肠保护作用。IPO对肠I/R损伤保护作用机制的报道较少。未来有必要进一步探讨IPO的肠保护作用机制。一方面为防治肠I/R损伤提供重要的可供干预的分子靶点，有利于临床开发防治肠I/R损伤的药物；另一方面可为将来开发模拟IPO肠保护效应的药物提供分子基础。

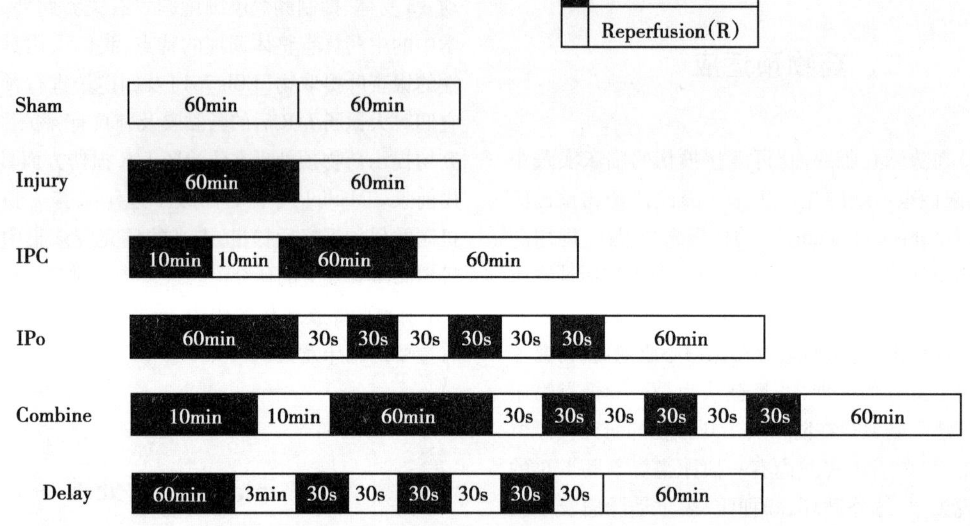

图18-2　缺血后处理抗肠缺血/再灌注损伤的实验方案

（刘克玄　黄文起　李云胜　温仕宏　李毅　刘卫峰　张旭宇　李偲　周军　姚溪　刘家欣）

参 考 文 献

1. Mallick IH, Yang W, Winslet MC, et al. Ischemia-reperfusion injury of the intestine and protective strategies against injury. Dig Dis Sci, 2004, 49(9): 1359-1377
2. Liu KX, Li YS, Huang WQ, et al. Immediate postconditioning during reperfusion attenuates intestinal injury. Intensive Care Med, 2009, 35(5): 933-942
3. Liu KX, Chen SQ, Huang WQ, et al. Propofol pretreatment reduces ceramide production and attenuates intestinal mucosal apoptosis induced by intestinal ischemia/reperfusion in rats. Anesth & Analg, 2008, 107(12): 1884-1891
4. Liu KX, Li YS, Huang WQ, et al. Immediate postconditioning during reperfusion attenuates acute lung injury induced by intestinal ischemia/reperfusion in rats: comparison with ischemic preconditioning. J Surg Res, 2009, 157(1) e: 55-62
5. Liu KX, Rinne T, He W, et al. Propofol pretreatment attenuates intestinal mucosa injury induced by intestinal ischemia-reperfusion in the rats. Can J Anaesth, 2007, 54(5): 366-374
6. Liu KX, Wu WK, He W, et al. Ginkgo biloba extract (EGb 761) attenuates lung injury induced by intestinal ischemia/reperfusion in rats: Roles of oxidative stress and nitric oxide. World J Gastroenterol, 2007, 13(2): 299-305
7. Li YS, Wang ZX, Li C, Xu M, et al. Proteomics of ischemia/reperfusion injury in rat intestine with and without ischemic postconditioning. J Surg Res, 2010, 164(1): e173-180
8. Liu KX, Li C, Li YS, Yuan BL, et al. Proteomic analysis of intestinal ischemia/reperfusion injury and ischemic preconditioning in rats reveals the protective role of aldose reductase. Proteomics, 2010, 10(24): 4463-4475
9. 李云胜，刘克玄，刘家欣，等. 大鼠肠缺血再灌注损伤后肠黏膜差异表达蛋白质组的分离与鉴定. 中华生物医学工程杂志，2009，15(6)：170-175
10. 刘克玄，李云胜，王钟兴，等. 缺血预处理联合后处理对大鼠肠缺血再灌注损伤的影响. 中华麻醉学杂志，2008，29(6)：540-542
11. 刘克玄，冯霞，柳垂亮，等. 丙泊酚对大鼠肠缺血再灌注

时肠黏膜细胞凋亡的影响. 中华麻醉学杂志,2007,27(7):643-646

12. Mallick IH,Yang W,Winslet MC,et al. Ischemia-reperfusion injury of the intestine and protective strategies against injury. Dig Dis Sci,2004,49:1359-1377
13. Ferencz A,Szanto Z,Kalmar-Nagy K,et al. Roth E:Mitigation of oxidative injury by classic and delayed ischemic preconditioning prior to small bowel autotransplantation. Transplant Proc,2004,36:286-288
14. Wu B, Ootani A, Iwakiri R, et al. Fujimoto K: Ischemic preconditioning attenuates ischemia-reperfusioninduced mucosal apoptosis by inhibiting the mitochondriadependent pathway in rat small intestine. Am J Physiol Gastrointest Liver Physiol,2004,286:G580-G587
15. McCallion K, Wattanasirichaigoon S, Gardiner KR. Fink MP: Ischemic preconditioning ameliorates ischemia-and reperfusioninduced intestinal epithelial hyperpermeability in rats. Shock,2000,14:429-434
16. Sola A,DeOca J,Gonzalez R,et al. Protective effect of ischemic preconditioning on cold preservation and reperfusion injury associated with rat intestinal transplantation. AnnSurg,2001,234:98-106
17. Tamion F,Richard V,Lacoume Y,et al. Intestinal preconditioning prevents systemic inflammatory response in hemorrhagic shock. Role of HO-1. Am J Physiol Gastrointest Liver Physiol,2002,283:G408-G414
18. Liu KX,Li YS,Huang WQ,et al. Proteomic analysis of intestinal ischemia/reperfusion injury and ischemic preconditioning in rats reveals the protective role of aldose reductase. Proteomics,2010,10:4463-4475
19. Chen Z, Liu J. Effect of ischemic post-conditioning on spinal cord ischemic-reperfusion injury in rabbits. Can J Anaesth,2007,54:42-48
20. Liu X,Chen H,Zhan B,et al. Attenuation of reperfusion injury by renal ischemic postconditioning:the role of NO. Biochem Biophys Res Commun,2007,359:628-634
21. Rehni AK,Singh N. Role of phosphoinositide 3-kinase in ischemic postconditioning-induced attenuation of cerebral ischemia-evoked behavioral deficits in mice. Pharmacol Rep,2007,59:192-198
22. Zhang XY,Liu ZM,Wen SH,et al. Dexmedetomidine Administration before,but Not after,Ischemia Attenuates Intestinal Injury Induced by Intestinal Ischemia-Reperfusion in Rats. Anesthesiology,2012,116(5):1035-1046
23. Wen SH,Li Y,Li C,et al. Ischemic Postconditioning During Reperfusion Attenuates Intestinal Injury and Mucosal Cell Apoptosis by Inhibiting JAK/STAT Signaling Activation. Shock,2012,38(4):411-419

19. LPS信号通路与EGFR信号通路相互关联的研究进展

炎症与肿瘤有着密不可分的联系，炎症反应特别是慢性炎症所导致的细胞或组织的过度增生常常是肿瘤的诱发原因之一。而一些肿瘤细胞也能够自身分泌一些炎症因子，以促进增长或逃避攻击。因此炎症信号通路与肿瘤信号通路之间的相互影响与关联历来是医学研究的热点问题，本文综述了近几年有关 LPS 信号通路与肿瘤信号通路中 EGFR 信号通路的研究进展，为进一步深入研究炎症与肿瘤相互关系提供一些参考和切入点。

一、LPS-TLR4 通路

LPS（lipopolysaccharide）是革兰阴性细菌外壁层中的重要结构，主要由三部分组成，即核心多糖、O-多糖侧链和类脂 A，其中类脂 A 是 LPS 的主要致病成分。在 LPS 刺激哺乳动物细胞所产生的炎症反应过程中，首先 LPS 在胞外与 TLR4 的识别，这一过程需要 LPS 结合蛋白（LPS binding protein）、MD2、CD14（cluster of differentiation 14）等众多蛋白的参与。其中 LBP 是一种可溶性的穿梭蛋白，能够直接与 LPS 结合，进而促进 LPS 与 CD14 之间的结合。CD14 是一种可溶性的糖基锚定蛋白，其作用是将 LPS 转移到 TLR4/MD-2 复合物并调控 LPS 的识别。MD-2 是以非共价键形式与 TLR4 结合，即使在没有 TLR4 的情况下，MD-2 仍然能够与 LPS 结合形成复合物。虽然目前没有证据表明 TLR4 能够直接与 LPS 结合，但是 TLR4 的存在能够进一步促进 LPS 与 MD-2 的结合。

在 TLR4 与 LPS 识别以后，TLR4 下游众多配体就会结合到 TLR4 的 TIR（toll-interleukin-1 receptor）结构域上，形成一个多聚体复合物。TIR 结构域含有三个高度保守区域以介导 TLR4 与其下游的配体相互结合。目前已经发现的有五个相关配体，分别是 MyD88（myeloid differentiation primary response gene 88）、TIRAP（TIR domain-containing adaptor protein，also known as Mal，MyD88-adapter-like）、TRIF（TIR domain-containing adaptor inducing IFN-b）、TRAM（TRIF-related adaptor molecule）以及 SARM（sterile a and HEAT-Armadillo motifs-containing protein）。而 LPS 通过与 TLR4 结合以后，其信号传递可以分为两条主要途径：一是条 MyD88（myeloid differentiation primary response gene 88）依赖途径；另一是条 TRIF 依赖（或 MyD88 非依赖）途径。

MyD88 依赖途径：细胞或组织受到 LPS 刺激以后，TLR4 与其配体蛋白发生多聚化，并通过 TIRAP 激活 MyD88。MyD88 结合并激活白介素-1 受体相关激酶-4（L-1 receptor-associated kinase-4，IRAK-4）。IRAK-4 同时含有一个死亡结构域和一个激酶结构域，属于 IRAK 家族。LPS 刺激时，无论是 MyD88 还是 IRAK-4 敲除的巨噬细胞，都表现出相应的炎症因子表达缺陷。IRAK4 继而激活 IRAK-1。在 IRAK-1 的下游是 TNF 受体偶联因子 6（TNF receptor-associated factor 6，TRAF6）。TRAF6 能够与 UBC13（ubiquitin-

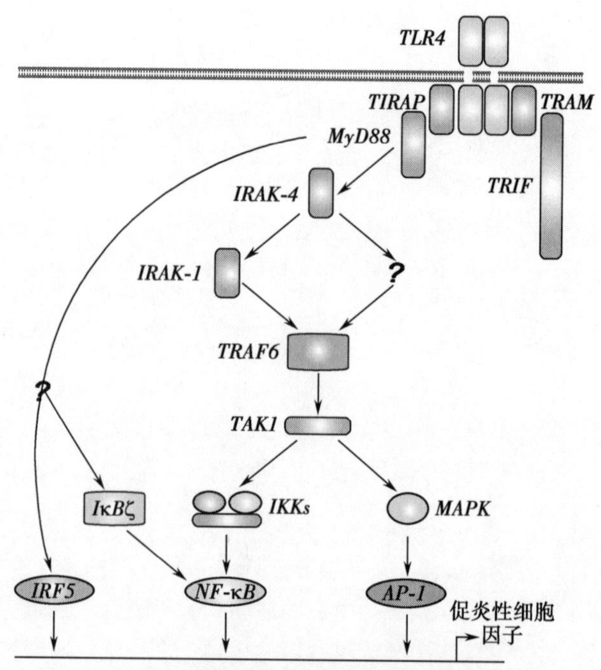

图 19-1　LPS 通过 MyD88 依赖途径激活转录因子诱导炎症因子表达

conjugating enzyme 13）和 UEV1A（ubiquitin-conjugating enzyme E2 variant 1 isoform A）形成复合物，并激活 TAK1（transforming growth factor-b-activated kinase 1）。TAK1 的下游是 IKK（IκB kinase）与 MAPK（mitogen-activated protein kinase）通路。IKKα、IKKβ 与 IKK γ能够形成复合物并磷酸化 IκB（inhibitor of κlight chain gene enhancer in B cells）。IκB被磷酸化以后便发生降解，而转录因子 NF-κB（Nuclear Factor-KappaB）便移位入核，调控炎症因子及其他相关免疫因子的表达。而 MAPK 的激活则是诱导另一转录因子 AP-1（activator protein-1）参与炎症因子的表达调控（图 19-1）。

TRIF 依赖（或 MyD88 非依赖）途径：TRIF 是 MyD88 非依赖通路中最重要的信号蛋白，在激活转录因子以及后期 NF-κB 与 MAPK 的激活中发挥了关键作用。TRIF 的 C 末端含有一个 Rip 同型结合基序（rip homotypic interaction motif，RHIM），介导其与受体结合蛋白 1 结合（receptor-interacting protein 1，RIP1）。RIP1 是一种丝氨酸/苏氨酸激酶，能激活下游的 MAPK 与 IKKs，并进而诱发 NF-κB 与 AP-1 的转录活性。TRIF 还能促进 TRAF3 激活 IRF3，并最终诱导 I 型干扰素的表达（图 19-2）。

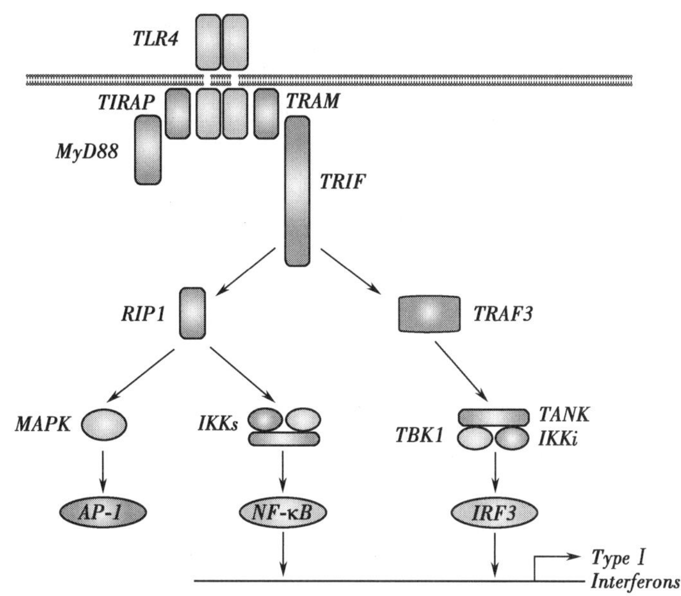

图 19-2 LPS 通过 MyD88 非依赖途径激活转录因子诱导Ⅰ型干扰素的表达

二、表皮生长因子受体

表皮生长因子受体（epidermal growth factor receptors，EGFR），属于受体酪氨酸激酶（receptor tyrosine kinases，RTK）家族，普遍表达在多种肿瘤组织中。EGFR 及其家族成员在调控肿瘤细胞生长、分化、黏附、迁移以及存活方面都起到了关键性作用。目前已知 ErbB 家族的受体分为四类，分别是 ErbB1/EGFR/HER1、ErbB2/HER2/Neu、ErbB3/HER3 以及 ErbB4/HER4。包括 EGFR 在内这些受体都是跨膜糖蛋白，分子量在 170～185kD。在它们的胞外段是一个半胱氨酸丰富的 N 末端配体结合结构域；跨膜区是一个疏水性结构域；而胞内段则是一个高度保守的含有酪氨酸激酶结构域的 C 末端。由于胞内段的高度保守，因此与不同配体的识别主要是依靠胞外段。EGFR 的胞外段可以分为四个区域（Ⅰ，Ⅱ，Ⅲ 和Ⅳ），在非活性状态下，结构域Ⅱ 与 Ⅳ相互结合，形成一种关闭状态，以防止结构域Ⅰ 与 Ⅲ和相应的配体结合。开放时，结构域Ⅱ展开并与另一受体的结构域形成二聚体，并暴露Ⅰ 与Ⅲ使其与相应的配体结合。目前已知的 EGFR 特异性的配体主要有表皮生长因子（epidermal growth factor，EGF）、转化生长因子-α（transforming growth factor alpha TGF-a）、双调蛋白（amphiregulin，AR）、β 细胞素（betacellulin，BTC）以及外调蛋白（epiregulin，EPR）。与这些配体结合以后，EGFR 不仅可以形成同型二聚体，还可以与 HER 家族的其他成员形成异构二聚体。形成二聚体后，两个受体胞内段 C 末端的激酶结构域交互磷酸化对方的酪氨酸残基。而激酶结构域中的磷酸基团就会与下游信号蛋白的 SH2（src homology 2）或磷酸结构域结合，进而激活下游信号分子及通路，包括 KRAS（V-Ki-ras2 kirsten rat sarcoma viral oncogene homolog）-BRAF-MEK-ERK（extracellular signal-regulated kinase）信号通路、PI3K（phosphoinositide 3-kinase）-磷脂酶 C γ蛋白通路、抗凋亡 AKT（protein kinase B，PKB）激酶通路和 STAT（signal transducer and activator of transcri-ption）信号通路，以调控增殖、血管生成、迁移黏附以及存活等细胞过程。

EGFR 信号转导的终止则是通过内化、泛素化、以及受体-配体复合物降解等一系列过程而实现的。当刺激信号终止时,胞膜上的网格蛋白小窝(clathrincoated pits,CCP)将受体-配体复合物(EGF-EGFR)包裹并从胞膜脱落形成内吞囊泡。内吞囊泡与早期的内涵体融合,并将受体复合物释放到内涵体中。这时受体复合物将会面临两种截然不同的命运,一是被重新运送回细胞膜;而另一种则是被管状囊泡包裹并最终在溶酶体内降解。

三、LPS-TLR4 通路与肿瘤

肿瘤细胞与免疫系统之间的相互作用,决定了肿瘤的生长、转移与存活。而表达在免疫前哨细胞包括巨噬细胞与树突状细胞的 Toll 样受体则是免疫系统感知病原体入侵的重要感受器。研究表明 TLRs 受体的变异与肿瘤的发生具有高度相关性。目前在哺乳动物细胞中已经发现有 13 种 TLRs,其中 TLR4 是 LPS 特异性受体,并能同时激活 MyD88 依赖信号通路以及 TRIF 依赖的信号通路。TLR4 的变异与前列腺癌、鼻咽癌、胃肠系统肿瘤以及淋巴瘤有着密切联系。有研究者发现在肿瘤细胞受到 LPS 刺激时,也能够产生类似炎症细胞的效应释放包括一氧化氮、白细胞介素-6(interleukin-6,IL-6)、白细胞介素-12(interleukin-12,IL-12)在内的炎症因子,这些炎症因子能够协助肿瘤细胞逃避 CTL 细胞以及自然杀伤细胞的攻击。而抑制 TLR4 在肿瘤细胞的表达以后,这些效应被阻断并抑制了肿瘤细胞的生长,延长了肿瘤携带小鼠的生命。研究发现在卵巢癌细胞中,主要针对 caspase-3 与 caspase-9 的抑制剂 X-偶联凋亡抑制蛋白(X-linked inhibitor of apoptosis)和 Akt 与肿瘤细胞的生长、抗药性密切相关。而 LPS-TLR4 通路能够显著提高 X-偶联凋亡抑制蛋白的表达以及 Akt 的磷酸化,并最终促进肿瘤细胞的生长与抗药性。另外,还有研究发现,在肿瘤细胞中 LPS-TLR4-NF-κB 通路能够引起 iNOS(inducible NO synthase)、MMP2(matrix metalloproteinase 2)以及整合素 β1(integrin β1)亚单位的表达失控,增加肿瘤细胞与细胞外基质的黏附能力,并最终导致肿瘤细胞的侵袭性和转移行增加。在口腔黏膜异常增生以及口腔鳞状细胞癌中,人 β-防御素-3(Human β-defensin-3,hBD-3)的表达能够促进肿瘤相关巨噬细胞在肿瘤组织周围的聚集,增加肿瘤的进程与侵袭性。而 LPS 与 TLR4 受体结合后,通过磷酸化 EGFR 能够增加 hBD-3 的表达,增加肿瘤组织的侵袭性。在非小细胞肺癌中,研究者发现无论是在体内还是在体外,LPS 都能够促进癌细胞的增殖。而这一机制可能与 LPS-TLR4 能够激活 EGFR,进而增加环氧合酶-2(Cyclooxygenase-2,COX-2)的表达有关。因此虽然 TLR4 在宿主免疫系统抵抗外源微生物入侵时,具有重要的免疫调节与保护作用,但同时 TLR4 的激活对于肿瘤细胞具有抑制和促进的双面性。

四、EGFR 与 LPS-TLR4 通路

虽然炎症特别是慢性炎症与肿瘤有着密切联系,但是反过来,参与肿瘤信号转导的蛋白对 LPS-TLR4 炎症通路的影响,则是近几年才开始被研究与重视。肿瘤坏死因子 α 转化酶(tumor necrosis factor-α-converting enzyme,TACE)属于去整合素-金属蛋白酶家族,能够裂解和释放膜连蛋白的胞外段,这些膜连蛋白包括细胞因子、黏附分子、受体、配体以及酶类。研究发现 LPS 刺激能够促进 TACE 裂解并释放更多的转化生长因子-α(transforming growth factor,TGF-α),TGF-α 在结构上与 EGF 类似并能够结合并激活 EGFR。EGFR 的磷酸化能够磷酸化其下游 MAPKs 家族中的 p38 与 ERK1/2,进而激活转录因子 SP-1(specificity protein 1),诱导 COX-2 的生成。SP-1 属于 Sp/KLF 转录因子家族,其结构中的锌指基序能够直接与 DNA 结合,并促进 DNA 转录(图 19-3)。

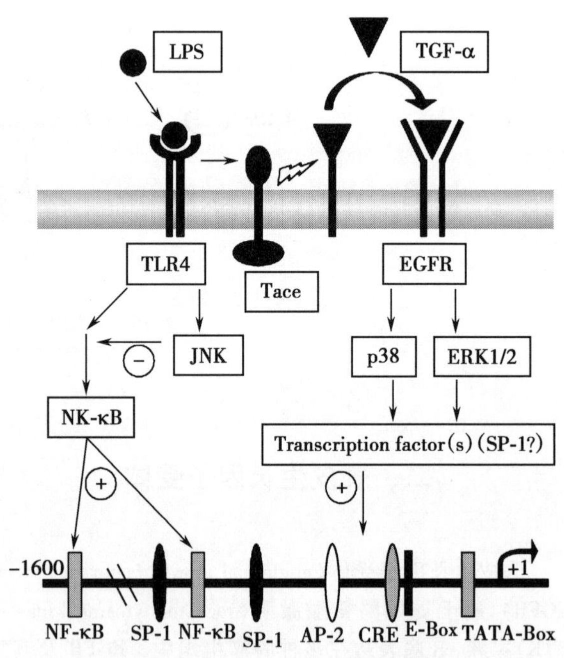

图 19-3　LPS-TLR4 通过 TRACE-TGF-α 激活 EGFR 并诱导炎症因子的生成

另一转录因子,叉头转录因子 O3A(forkhead family of transcription factor O3A,FOXO3A),在炎症、氧化应激刺激以及免疫调控等多种细胞病理生理过程中,能够将核转录因子 NF-κB 的 RelA/p65 隔离,从而起到负调控炎症因子表达的作用。磷酸化、甲基化、泛素化都能通过影响 FOXO3A 的稳定性以及亚细胞定位而调控 FOXO3A 的转录活性。而在慢性阻塞性肺疾病(chronic obstructive pulmonary disease,COPD)的患者以及动物模型中,研究者发现绝大部分 FOXO3A 表达在细胞浆;而正常情况下 FOXO3A 大

部分是表达在细胞核中,对炎症因子的释放发挥负调控作用。因此与正常对照相比,COPD 患者的呼吸道黏膜总是有过多的炎症因子表达。进一步研究发现,造成该现象的原因是,长期的 LPS 刺激会导致气道黏膜的上皮细胞膜上的 EGFR 磷酸化,进而引起 Akt 磷酸化。Akt 是 PI3K 下游的一个丝氨酸/苏氨酸特异性蛋白激酶,参与了糖代谢、凋亡、细胞增殖、转录与细胞迁移等多种生理与病理生理过程。Akt 的激活会磷酸化 FOXO3A,并促使 FOXO3A 与 14-3-3 伴侣蛋白结合并定位于胞浆,使得 FOXO3A 不能进入细胞核而发挥对炎症因子转录的负调控作用。而槲皮素(quercetin),或者 EGFR 抑制剂 Erlotinib 都能够通过抑制 EGFR 的激活,而从一定程度上抑制由 LPS 所导致的 COPD 气道黏膜上皮细胞炎症因子的过度释放。EGFR 的降解是通过泛素化开始的,而这其中最关键的一步是 casitas(c-Cbl)B 系淋巴瘤与 EGFR 的结合。c-Cbl 属于 E3 泛素蛋白连接酶,通过其 RING 指结构域,能够催化 EGFR 与泛素之间形成共价结合,并最终导致 EGFR 在溶酶体中的降解。在细胞受到 LPS 刺激时,肌醇 5′磷酶 2(SHIP2)会与 EGFR 结合,从而阻止 c-Cbl 对 EGFR 的结合,减少 EGFR 的降解,通过 EGFR 的磷酸化激活 MAPK/ERK 通路以及 PI3K/AKT 通路,并最终导致血管内皮细胞的血管细胞黏附蛋白 1(vascular cell adhesion protein 1,VCAM-1)、活性氧(reactive oxygen species,ROS)表达增加以及血管通透性的增加,诱发炎症反应。肝细胞生长因子(hepatocyte growth factor,HGF)由间质细胞分泌,主要作用于上皮与内皮细胞,与原癌基因 c-Met 受体结合后,在调控细胞生长、细胞活力、以及细胞形态方面发挥了重要作用。近来有研究显示,在 LPS 所诱导的炎症反应中,如果预先给予 HGF 处理,HGF 通过与 c-Met 结合,诱导 SHIP2 与 c-Met 结合,这样使得更多的 c-Cbl 能够结合到 EGFR 上,导致 EGFR 被降解。而 EGFR 的表达下调,抑制了 MAPK/ERK 通路以及 PI3K/AKT 通路的激活,最终减轻了炎症反应(图 19-4)。

近期在急慢性肠炎模型以及体外细胞的实验中发现,LPS 在炎症的急性期能够促进 EPI 的表达,而在慢性期则能够促进 AR 的表达。EPI 与 AR 都是 EGFR 的配体,可以进一步激活 EGFR,在肠黏膜的修复以及肿瘤发生过程中都起到重要的作用。在早产儿中,由于尚未完全成熟的肠道过早暴露于微生物中,很容易诱发坏死性小肠结肠炎。有研究发现,与正常成熟新生儿相比,早产儿的肠道中,EGFR 的含量明显减少。在已经发生坏死性肠炎新生小鼠的肠道中,给予羊水(富含 EGF)以及 EGF 治疗能显著抑制炎症和坏死反应。进一步研究证实羊水或 EGF 是通过激活肠道中的 EGFR 并进而激活转录因子过氧化物酶体增殖物激活受体(peroxisome proliferator-activated receptor γ,PPAR-γ),从而抑制由 LPS-TLR4 通路所引起的炎症反应。PPAR-γ是一种Ⅱ型核受体,可调控脂肪酸的储存以及糖代谢,在肠道中还具有显著的抗炎效应。

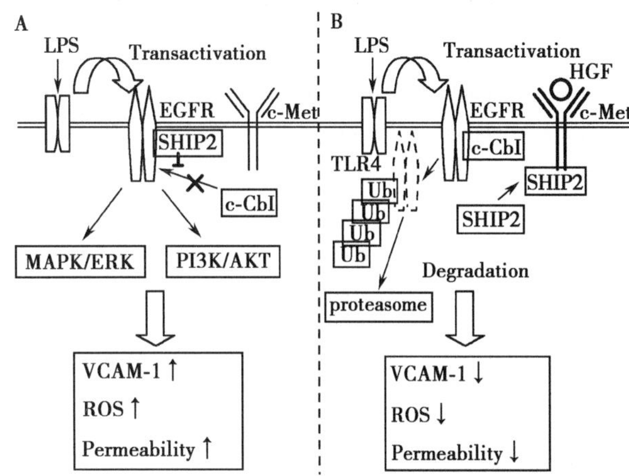

图 19-4 LPS 刺激时,HGF-c-Met 通过促进 EGFR 降解而发挥抗炎作用

总的来说,炎症反应与肿瘤发生之间的关系一直以来都是医学研究的重点。炎症特别是慢性炎症反应对肿瘤组织的免疫逃避、血管生成以及肿瘤细胞的转移都起到了重要作用。而反过来有关肿瘤信号通路的分子,特别是有关 EGFR 对 LPS-TLR4 炎症信号通路的影响,近两年也越来越受到人们的重视,相关研究也越来越多。对于炎症与肿瘤这两种不同病理生理过程相互关系的深入研究,不仅有助于更加系统、全面地认识炎症与肿瘤的发病过程,还有可能在两种疾病的治疗方面,找到新的突破点。

(唐靖　古妙宁)

参 考 文 献

1. Kuraishy A,Karin M,Grivennikov SI. Tumor promotion via injury- and death-induced inflammation. Immunity,201,35(4):467-477
2. Ji RC. Macrophages are important mediators of either tumor- or inflammation-induced lymphangiogenesis. Cell Mol Life Sci,2012,69(6):897-914
3. Teghanemt A,Re F,Prohinar P,et al. Novel roles in human MD-2 of phenylalanines 121 and 126 and tyrosine 131 in activation of Toll-like receptor 4 by endotoxin. J Biol Chem,2008,283(3):1257-1266
4. Greenhill CJ,Gould J,Ernst M,et al. LPS hypersensitivity of gp130 mutant mice is independent of elevated haemopoietic TLR4 signaling. Immunol Cell Biol,2012,90(5):559-563
5. Yu Y,Kita A,Udo M,et al. Sip1,a conserved AP-1 accessory protein,is important for Golgi/endosome trafficking in fission yeast. PLoS One,2012,7(9):e45324
6. Bongers G,Muniz LR,Pacer ME,et al. A role for the epidermal growth factor receptor signaling in development of intestinal serrated polyps in mice and humans. Gastroenterology,2012,143(3):730-740
7. Citri A,Yarden Y. EGF-ERBB signalling:towards the systems

level. Nat Rev Mol Cell Biol,2006,7(7):505-516

8. Shtiegman K, Kochupurakkal BS, Zwang Y, et al. Defective ubiquitinylation of EGFR mutants of lung cancer confers prolonged signaling. Oncogene,2007,26(49):6968-6978
9. Barrat FJ, Meeker T, Gregorio J, et al. Nucleic acids of mammalian origin can act as endogenous ligands for Toll-like receptors and may promote systemic lupus erythematosus. J Exp Med,2005,202(8):1131-1139
10. Huang B, Zhao J, Unkeless JC, et al. TLR signaling by tumor and immune cells: a double-edged sword. Oncogene, 2008,27(2):218-224
11. Basith S, Manavalan B, Yoo TH, et al. Roles of toll-like receptors in Cancer: a double-edged sword for defense and offense. Arch Pharm Res,2012,35(8):1297-1316
12. O'Neill HS, Jenner FE. The global pattern of trace-element distributions in ocean floor basalts. Nature, 2012, 491 (7426):698-704
13. Küper C, Beck FX, Neuhofer W. Toll-like receptor 4 activates NF-κB and MAP kinase pathways to regulate expression of proinflammatory COX-2 in renal medullary collecting duct cells. Am J Physiol Renal Physiol, 2012, 302 (1): F38-46
14. Murthy S, Ryan AJ, Carter AB. SP-1 regulation of MMP-9 expression requires Ser586 in the PEST domain. Biochem J,2012,445(2):229-236
15. Buontempo F, Chiarini F, Bressanin D, et al. Activity of the selective IκB kinase inhibitor BMS-345541 against T-cell acute lymphoblastic leukemia: involvement of FOXO3a. Cell Cycle,2012,11(13):2467-2475
16. Yu H, Li Q, Kolosov VP, et al. Regulation of cigarette smoke-mediated mucin expression by hypoxia-inducible factor-1α via epidermal growth factor receptor-mediated signaling pathways. J Appl Toxicol,2012,32(4):282-292
17. Zhou L, Yang H. The von Hippel-Lindau tumor suppressor protein promotes c-Cbl-independent poly-ubiquitylation and degradation of the activated EGFR. PLoS One,2011,6 (9):e23936
18. Huang L, Pan CQ, Li B, et al. Simulating EGFR-ERK signaling control by scaffold proteins KSR and MP1 reveals differential ligand-sensitivity co-regulated by Cbl-CIN85 and endophilin, PLoS One. 2011,6(8):e22933
19. Shimizu K, Taniyama Y, Sanada F, et al. Hepatocyte growth factor inhibits lipopolysaccharide-induced oxidative stress via epithelial growth factor receptor degradation. Arterioscler Thromb Vasc Biol,2012,32(11):2687-2693
20. Hsu D, Fukata M, Hernandez YG, et al. Toll-like receptor 4 differentially regulates epidermal growth factor-related growth factors in response to intestinal mucosal injury. Lab Invest, 2010,90(9):1295-1305
21. Good M, Siggers RH, Sodhi CP, et al. Amniotic fluid inhibits Toll-like receptor 4 signaling in the fetal and neonatal intestinal epithelium. Proc Natl Acad Sci U S A, 2012,109(28):11330-11335

20. TLR4在继发性急性肺损伤发病机制中的作用

继发性急性肺损伤(IALI)表现为肺外脓毒症、失血性休克、创伤、缺血再灌注及烧伤等肺外损伤诱发的急性呼吸衰竭。越来越多的证据表明肺部疾病中病原体识别受体(PRRs)在先天免疫系统中起关键的作用。Toll 样受体 4(TLR4)是一个具有 PRRs 特点的受体,它不仅识别革兰阴性菌脂多糖(LPS),而且能识别 IALI 中的内源性配体。本文对 TLR4 和 IALI 发病机制相关研究作了总结。

一、IALI 与 TLRs

急性肺损伤(ALI)是一个以顽固性低氧血症为特征的渐进性疾病,具有典型的病理生理改变和影像学表现。欧美共识委员会认为,IALI 由肺外损伤诱发急性系统性炎症反应引起。肺外病灶释放的全身循环介质攻击肺实质或肺血管并导致肺损伤。这些诱发因素包括肺外脓毒症、失血性休克、创伤、缺血再灌注损伤及烧伤等,导致 IALI 发生并持续加重其炎症反应。

病原体识别受体(PRRs)是高度保守的受体,它可触发病原体相关分子(PAMPs)和损伤相关分子(DAMPs)。越来越多的证据表明,它在急性肺损伤的先天以及后天免疫应答中起着关键的作用。Toll 样受体(TLRs)作为 PRRs 的主要成员,由 Ⅰ 型跨膜蛋白组成,属于白细胞介素(IL)受体超家族成员。TLRs 识别细菌、真菌和病毒的特定结构(例如肽类、脂类和核酸),诱导并激活宿主的炎症反应。TLR4 是 TLRs 中最受关注的受体之一。除 TLR4 依赖的脓毒症继发急性肺损伤的相关报道之外,越来越多研究显示 TLR4 与非炎性急性器官功能障碍有关。

二、TLRs 的结构

TLRs 由一个富含亮氨酸重复序列(LRRs)的串联胞外结构域和一个高度保守的 Toll/IL-1 受体胞浆结构域组成。胞外区结构依赖或不依赖辅助分子与不同配体结合,而胞质内包含 200 个氨基酸保守片段的同源 TIR 域则与 TIR 预适应分子相互作用。一旦胞外结构域与 PAMPs 结合,TIR 域发生相应改变启动信号通路并导致相关的炎症反应的发生。

三、TLR4 信号通路

作为 TLR4 激动剂,LPS 最初与 LPS 结合蛋白(LBP)结合。LBP 是一个血清分子,它增加单核细胞对 LPS 应答的敏感性。LPS/LBP 复合物与一种髓样细胞特异性糖化磷脂酰肌醇(GPI)连接分子 CD14 结合后再与 TLR4 结合。经研究证实,TLR4 必须与细胞表面显著表达的 MD-2 结合。此外,LPS-CD14-TLR4-MD-2 复合物固定在细胞膜富含胆固醇脂质上继而使 LPS 信号得以传导。TLR4 同型二聚体通过与 LPS 或其他蛋白识别配体结合启动信号级联反应并诱导参与对病原体的免疫反应基因的表达。共有 5 种胞浆内的适应分子参与其中:髓样分化蛋白 88(MyD88)、TIR 相关蛋白(TIRAP,又称 Mal)、TRIF(又称 TIR 域包含分子 1,TICAM1)、TRIF 相关衔接分子(TRAM,又称 TCIAM2)以及 SARM。

(一) MyD88 依赖信号通路

MyD88 包含一个 N 端死亡结构域和一个 C 端 TIR 域。当受到刺激时,MyD88 即与 TLR4 细胞浆内 TIR 结构域相互作用。随后其 N 端死亡结构域与 IL-1 受体相关激酶(IRAK)4 相结合继而介导 IRAK1 的磷酸化。活化 IRAK1 与肿瘤坏死因子受体相关因子 6(TRAF6)结合,后者作为一种泛素蛋白连接酶,介导两个信号通路。LPS 炎症诱导的负调节因子 IRAK-M(又称 IRAK-3)对于内毒素耐受十分重要,而 TRAF6 对 TGF-β 活化激酶 1(TAK1)的多聚泛素化作用至关重要。在此通路中,当 TRAF6/TAK1/TAB1/TAB2 复合体与泛素连接酶结合并诱导 TRAF6 泛素化后,核因子-κB激酶复合物抑制剂(由IKKα、IKKβ和IKKγ(又称NEMO)构成)被磷酸化并激活。随后IkB的磷酸化和降解导致NF-κB转位和转录。另一方面,包括P38,c-Jun氨基末端激酶(JNKs)和细胞外信号调节激酶(ERKs)等丝裂原活化蛋白激酶(MAPKs)家族成员磷酸化,继而激活衔接蛋白-1(AP-1)。这些级联反应诱导炎性细胞因子的基因转录。

研究显示TIRAP是参与MyD88依赖信号通路的重要分子。TIRAP基因敲除小鼠显现出TLR4应答反应缺陷。此外,TIRAP在介导MyD88依赖的TLR4信号通路诱导炎症因子表达中扮演重要角色。

(二) MyD88非依赖信号通路

Kawai等报道,在LPS刺激作用下TLR4诱导NF-κB延迟性表达。然而,在MyD88基因敲除小鼠中TLR4未能激活炎性细胞因子的基因表达。进一步的研究显示,在MyD88敲除骨髓来源的树突状细胞中,TLR4诱导IFN诱导基因的表达。在IFN-α/β受体敲除小鼠中经LPS刺激表达IFN-β。这些研究表明TLR4信号通路中存在MyD88非依赖通路。

最初通过TRIF基因敲除小鼠确定了TRIF的功能。在这些小鼠中TLR3和TLR4未能诱导IFN-β的表达且无法激活转录因子干扰调节因子3(IRF-3)或NF-κB。此外,TRIF经由大肠杆菌TLR4-MyD88非依赖途径促进树突状细胞成熟。在TLR4-TRIF信号通路中,TRAM(TRIF相关衔接分子)起重要作用。在TRAM敲除小鼠中,TLR4配体无法通过MyD88非依赖通路诱导细胞因子产物表达。小干扰RNA处理TRAM显示其在TLR4通路诱导IFN-β和IFN诱导基因表达中起关键作用。

IKKε和TANK(TRAF相关的核因子κB激动剂)结合激酶(TBK1)对TRIF介导激活IRF-3十分重要。上述激酶磷酸化后,IRF-3转位到细胞核内并诱导下游细胞因子基因的表达。IKKε和TBK1的表达可以加强IFNβ的活化和IRF3的易位,基因敲除IKKε或者TBK1将严重影响IFN-β报告基因的诱导。此外,在IKKε缺陷小鼠中,胚胎成纤维细胞不受TLR3和TLR4配体的影响。

与野生型小鼠相比,MyD88缺陷小鼠在受到LPS刺激时可延迟激活NF-κB。TRIF通过其N端区域与IKKε和TBK1相连并激活IFNβ启动子。另有研究显示,TRIF通过其N端结构与TRAF6相互作用。完全突变TRAF6结合片段仅部分降低NF-κB活性。此外,以往研究提出,TRIF的C末端区域通过与受体反应蛋白1(RIP1)结合参与NF-κB的激活。在RIP敲除小鼠中,胚胎成纤维细胞在TLR3配体作用下激活NF-κB的能力下降。

SARM是TIR域家族的第五位成员。它被证明是TLR信号通路的负调节因子;RNA干扰处理内源性SARM后TRIF依赖的细胞因子产物表达增强。

四、继发性急性肺损伤中TLR4的作用

有研究已证实TLR4表达于诸如血管内皮细胞及气道上皮细胞等不同类型的肺细胞中,在IALI的发病机制中扮演着重要角色。TLR4不仅对肺外入侵微生物的PAMPs有应答,而且对创伤失血性休克、缺血再灌注及烧伤所产生的DAMPs也有应答。

(一) TLR4在脓毒症后继发性急性肺损伤中的作用

1. TLR4在LPS诱导的ALI中的作用　作为革兰氏阴性细菌细胞壁的组成成分,LPS是引起内毒素性休克以及导致ALI患者死亡的主要原因之一。TLR4在识别LPS时发挥关键作用,并通过与一些辅助分子结合激活信号通路。与LPS结合蛋白(LBP)及CD14结合以后,该复合物与MD2结合继而促使TLR4聚集和反应。此外,大剂量LPS通过TLR4通路诱导CD11b而非CD14表达。在内毒素诱导的肺部炎症中MyD88起重要作用。MyD88基因敲除小鼠中未出现急性支气管收缩、细胞因子产生、蛋白质渗出及多形核中性粒细胞(PMN)聚集。TIRAP(而非TRIF)对肺内LPS诱导的炎症反应是必需的。此外,TLR4的表达水平与炎症的严重程度相关。微结构、肺泡上皮细胞及血管内皮细胞的损伤和PMN的聚集似乎与TLR4基因表达量有关。

在LPS诱导的IALI中NF-κB被激活,TLR4野生小鼠肺内细胞因子(如TNF、IL-6及IL-1β)的基因表达水平明显增高。胰腺炎相关肺损伤的研究显示TLR4在内毒素诱导的肺损伤中扮演重要角色,然而TLR4似乎与蛙皮素复合内毒素诱导的急性胰腺炎继发的肺损伤并不相关。

2. TLR4信号通路在脓毒症中激活中性粒细胞　在LPS诱导的ALI中,中性粒细胞是关键的宿主防御细胞。在内毒素血症引发的急性肺损伤中,PMN渗透并迁移入肺实质并表达促炎因子,导致上皮完整性的丧失及氧化损伤。有研究表明在内毒素血症中,中性粒细胞通过TLR4-NF-κB信号途径趋化聚集入肺。磷脂酰肌醇3-激酶(PI3-K)通过磷脂酰肌醇依赖激酶(PDK1和PDK2)磷酸化及活化Akt调节PMN的趋化性。在一个LPS诱导的脓毒血症模型中,控制TLR4和MyD88连接的E3泛素连接酶(Cblb)被证实可调节肺微血管内皮的完整性并防止PMN聚集。Cblb表达缺失可导致炎性趋化因子及细胞因子的高表达并加重急性肺损伤的炎性反应。近期研究显示,mTOR复合物1(mTOR1)通过TLR4通路调节中性粒细胞的活化。mTOR1抑制剂西罗莫司预处理可减轻LPS诱导急性肺损伤的严重程度及减少PMN的趋化聚集。

3. 脓毒症中通过TLR4信号通路激活内皮细胞　在脓毒症诱导的急性肺损伤的发展过程中,肺血管内皮细胞是一个重要的靶点且扮演着重要角色。它可以维系血管止

血，介导肺内中性粒细胞趋化及渗透，并可分泌细胞因子及趋化因子从而加重肺内炎症反应。LPS 诱导内毒素血症中，肺血管内皮细胞的上述功能都由 TLR4 信号级联反应所介导。

最近一项研究显示急性肺损伤中内皮细胞在吸引 PMN 趋化聚集中发挥更大的作用；在 LPS 诱导脓毒症中，$TLR4^{+/+}$ 内皮细胞在缺乏 $TLR4^{+/+}$ 中性粒细胞的情况下，不依赖选择蛋白和 CD18 整联蛋白表达，使 PMN 聚集入肺。LPS 诱导的 TLR4 和 CD14 依赖的内皮反应对于中性粒细胞趋化聚集入肺十分重要。中性粒细胞和内皮细胞间的相互作用对于中性粒细胞的肺内迁移是必须的。此外，这种相互作用可能有助于内皮细胞介导的先天免疫防御。入侵病原体通过 TLR4 与 TLR2 交互作用激活内皮细胞并增强其活性。

4. 脓毒症中 TLR4 信号通路在上皮细胞中的激活　有研究发现 TLR4 在支气管和肺泡上皮细胞（ECs）中表达；此外，TLR4 是识别气道上皮细胞的重要抗原识别受体。在 LPS 诱导的内皮细胞中，IRAK、MAPKs、TRAF6 以及 NF-κB 的活化似乎都与 TLR4-MyD88 依赖的信号传导通路有关。LPS 通过 TLR4 信号通路激活Ⅱ型肺泡上皮细胞，继而增强了肺部的炎症反应。在一项转基因小鼠模型研究中，通过结构突变 IκB-α 选择性抑制了 NF-κB。RelA 在该转基因阴性对照组小鼠气道上皮细胞中的核转录受阻。然而脂多糖吸入诱导实验组小鼠并未受影响。此外，对照组小鼠中支气管内皮细胞 TNF-α 表达减少。LPS 诱导下 NF-κB 活化并参与了肺部远端气道上皮细胞炎症反应。

上皮细胞屏障的完整性对维持肺生理环境至关重要。上皮细胞屏障完整性的破坏导致更多的液体流入肺泡以及组织液重吸收的减少。TLR 基因研究表明，在内毒素诱发的急性肺损伤中，气道蛋白质渗漏所致的肺泡上皮细胞损伤及肺部微结构的破坏与 TLR4 基因相关并呈剂量依赖。

（二）TLR4 与创伤失血性休克（THS）诱导的 IALI

TSH 通常由严重外伤所致，通过激活先天免疫系统促进肺组织中炎症反应的发生发展，往往导致炎症反应恶化及器官损伤。作为脂多糖的受体，TLR4 被认为在失血性休克引发的系统炎症中扮演了关键性抗原识别受体的角色。

1. THS 通过 TLR4 信号途径激活中性粒细胞及肺内皮细胞　研究表明因出血而启动的肺部炎症反应对于 ALI 的发生发展是必须的，PMN 是参与肺部炎症反应的重要细胞。活化的 PMN 在急性肺损伤的发展中扮演着主要角色。在一项失血加盲肠结扎穿孔（CLP）的动物试验中，PMN 引发的呼吸爆发能力增强而细胞凋亡受到抑制。它通过 TLR4 信号通路介导引发了急性肺损伤。在 TLR4 突变 C3H/HeJ 小鼠中，失血性休克后肠系膜淋巴并未激活中性粒细胞诱导产生急性肺损伤。此外，在被 LPS 刺激的 TLR4 野生小鼠中，经未复苏的失血性休克处理后，肺内中性粒细胞呈时间依赖性积聚并被证实与肺的渗出有关。有趣的是，失血性休克与内毒素血症在诱导 TLR4 信号通路介导细胞活化中的作用并不相同。对肺 PMN 而言，两者促进其表达不同的促炎因子。黄嘌呤氧化酶来源的活性氧（ROS）仅与前者模型里中性粒细胞表达的促炎因子相关。

在系统性炎性反应进程中早期内皮细胞即发生改变。有报道证实 TLR4 在出血诱导的内皮功能损伤中扮演重要角色。肺血管内皮细胞通过产生活性氧促进 THS 诱导的急性肺损伤，此外它还能影响多种炎性介质，包括调节 PMN 黏附聚集的细胞间黏附因子-1（ICAM-1）的释放。ROS 调节酶 NADPH 被证实与失出血性休克所致的器官损伤有关。中性粒细胞 NADPH 氧化酶被报道在肺血管内皮组织中可广泛激活 HS 诱导的 NADPH 氧化酶。进一步的研究显示在肺血管内皮组织中，早期阶段 NADPH 氧化酶激活有赖于 TLR4 信号途径，而在后期则有赖于 TLR2 通路。此外，活化的中性粒细胞可通过 TLR4 信号途径上调 TLR2。TLR2 的表达水平与肺内中性粒细胞聚集浸润密切相关。

2. HMGB1-TLR4 信号途径介导创伤失血性休克诱导的急性肺损伤　某些蛋白结合物，如 TNF、IL-1β 及起初被认为是 DNA 结合蛋白的高迁移率族蛋白 1（HMGB1），被报道为高效的促炎因子。当暴露于中性粒细胞或巨噬细胞时，HMGB1 在一定程度上通过 TLR4/TLR2 通路诱导 NF-κB 的转位并增加促炎因子表达。尽管被认为在内毒素血症中较晚发挥作用，HMGB1 也能由早期促炎介质损伤细胞释放并作为 DAMPs 发挥作用。一项最新研究表明，意外创伤后的 6h 内人体血清 HMGB1 水平升高。大量失血后 4h 内，肺内 HMGB1 的表达即可增加并在此后的 72h 内持续上升。在 HS 诱导的 ALI 模型中，经 HMGB1 抗体处理小鼠肺部渗出改变减轻，肺内 MPO 水平下降。此外，HMGB1 有助于失血诱导的急性肺损伤的早期发展。它通过 TLR4-MyD88-IRAK4-Akt/p38 信号通路激活中性粒细胞 NADPH 氧化酶，继而通过 HS 后产生的 ROS 导致肺功能障碍。另外，在肺泡巨噬细胞里中性粒细胞 NADPH 氧化酶产生的氧化物可通过 TLR4-TLR2 交互作用促进 PMN 肺内浸润。

3. HLA-TLR4 信号介导的创伤后急性肺损伤　透明质酸（HA）是一种主要的内源性非硫酸化黏多糖，它广泛分布于如心脏瓣膜、皮肤及关节液等哺乳动物器官中。在组织损伤中，透明质酸被细胞外基质释放并聚集于炎症部位，由其低分子片段引起损伤并诱导炎性基因的表达。在创伤后肺损伤中，可溶性透明质酸片段通过刺激巨噬细胞产生炎症因子并激活先天免疫防御。此外，它作为危险信号触发机体对损伤的识别并诱导修复机制的启动。在一项以博来霉素处理小鼠的研究中发现 HA 降解产物通过 TLR2/TLR4/MyD88 触发炎症反应，维持上皮细胞完整并促进恢复。与 LPS 不同，小 HA 片段需要 MD2 而非 CD14 来激活 TLR4 信号通路。在无菌性肺损伤中，CD44 作为一个辅助分子稳定并加强 TLR4 和透明质酸片段间相互作用。另一个在体实验证实 CD44 在清除 HA 片段中起着重要作用。CD44 基因敲除小鼠因难以清除集聚的低分子 HA 片段而表现出更严重的肺损伤。尽管 HA 和 LPS 都可通过 TLR4 信号通路诱导炎症反应,但是活化的单核细胞表现出不同形式的基因产物。这提示与脓毒症后肺损伤相比,无菌性肺损伤通过不同细胞机制激活 TLR4 通路。

（三）缺血再灌注所致急性肺损伤中 TLR4 的作用

缺血再灌注损伤(I/R)是一种涉及多种细胞与分子机制的复杂致病情况。它通过 TLR4 信号通路识别多种内源性配体激活先天免疫防御。早先的研究发现,在介导包括肝、肾、心和肺等多种器官的缺血再灌注中活化的 TLR4 起了关键作用。考虑到持续供血及摄氧的需要,不论损伤直接发生在肺或是远隔器官,肺脏尤其易受 I-R 损伤的影响。在直接肺损伤模型中,TLR4 敲除小鼠在肺缺血再灌注损伤(LIRI)中血管渗透性显著降低。当左肺肺动脉被闭塞时,TLR4 突变小鼠肺内 PMN 聚集和浸润明显减少。炎症反应导致的肺缺血再灌注损伤似乎与 TLR4,而非 TLR2 有关。然而,有报道表明在肠缺血再灌注诱发的肺损伤中,TLR2 和 TLR4 都参与介导了肺炎症反应,这个过程不需要 TNFα 的参与。TLR4 信号通路介导的缺血再灌注损伤似乎与 P38 激酶、NF-κB 和 AP-1 有关。

ROS 参与了急性肺损伤的发生和发展。肺缺血再灌注损伤的发展过程中,ROS 可以由线粒体、NOS、活化黄嘌呤氧化酶和 NADPH 氧化酶系统产生。在失血性休克/复苏肺损伤模型中,黄嘌呤氧化酶被证实可调控中性粒细胞中 cAMP 反应元件结合蛋白的活性和包括 IL-1β、TNF-a 和 MIP-2 等细胞因子的表达。在失血性休克后复苏诱发的肺损伤模型中,TLR4 突变中性粒细胞所释放的 ROS 显著减少。中性粒细胞 NADPH 氧化酶通过 HMGB1/TLR4 信号途径被激活并导致炎症反应及器官损伤。细胞外过氧化物,即一种 ROS,在 I-R 损伤中主要由黄嘌呤氧化酶和 NADPH 氧化酶激活,在炎性反应中扮演重要角色。阻滞 NADPH 氧化酶产生的过氧化物可以抑制缺血再灌注损伤引起的促炎性反应。另外,黄嘌呤氧化酶产生的细胞外过氧化物,通过 TLR4 依赖的信号通路激活中性粒细胞并且诱发随后的炎症反应。

热休克蛋白(HSP),一个高度保守的蛋白质,存在于所有的原核生物和真核生物。最初被认为是蛋白质合成中折叠幼稚多肽的分子伴侣。作为 HSP 家族的一员,HSP70 被广泛研究并证实其在 I-R 损伤中起到关键作用。早先的研究发现,HSP70 通过 MyD88/NF-κB 信号通路利用 CD14/TLR2 和 CD14/TLR4 产生促炎细胞因子。细胞外心源性休克蛋白 70(HSC70)在全身性 I-R 损伤中可以通过激活 p38MAPK 和 NF-κB 损害心功能,通过 TLR4 依赖的信号通路表达促炎细胞因子。在 HS/R 模型中,遭受 I-R 的小鼠肺部 HSP70 的表达更早上升,增强肺的炎症反应。

（四）烧伤所致急性肺损伤中 TLR4 的作用

除了局部炎症反应和组织损伤以外,大面积烧伤也可诱发全身性先天免疫防御和继发炎性应答。烧伤引起炎症细胞因子和趋化因子过度合成,引起多器官功能衰竭并导致急性肺损伤。有报道称 p38 MAPK 参与了烧伤所致的急性肺损伤。局部伤口应用一种特殊的 p38 MAPK 抑制剂 SB202190,可以显著减轻肺水肿及肺微血管损伤,减少中性粒细胞的聚集和 IL-6,MIP-2 和 iNOS 等细胞因子的表达。

作为组织损伤或非感染性炎性刺激的生物感受器,TLR4 被证实在烧伤引起远处器官衰竭的发病机制中不可或缺。与野生小鼠相比,热损伤下 TLR4 敲除小鼠肠屏障处闭锁蛋白表达更密集,肠通透性较低。用于评价内皮细胞黏附屏障功能的跨内皮电阻,在受到热损伤的 TLR4 野生小鼠中迅速降低,然而,其在 TLR4 敲除小鼠中其反应明显减轻。此外,$TLR4^{-/-}$ 小鼠 PMN 对肠系膜静脉的附着情况也显著减轻。一项近期的研究显示 TLR4 野生小鼠烧伤后 24h 内肺组织已出现早期组织学改变,PMN 浸润急剧增加。TLR4 基因敲除小鼠肺组织中既不产生炎症信号,也未发现 PMN 聚集。然而,Oppeltz 等报道根据支气管肺泡灌洗细胞中 IL-6、TNF-α、IL-17、MIP-1β、MCP-1 和 RANTES 上升水平判断,TLR4 的应答在烧伤后 7d 内不会扩大。这些不同的研究结果可能与研究的具体方案和方法不同有关,还需要更多相关研究来阐明其内在机制。

五、结　　论

迄今为止,尚缺乏能显著改善 IALI 结局的药物疗法。TLR4 不仅是微生物产物受体,还能识别在 IALI 中导致炎症反应的内源性配体。TLR4 在肺实质和脉管系统的信号通路涉及中性粒细胞的产生,肺基质细胞的激活和促炎细胞因子及趋化因子的释放。对于 IALI 来说,直接阻滞和调控 TLR4 受体信号传导通路可能成为有效的治疗策略。在未来的研究还需要关注 IALI 复杂机制中 TLR4 和其他 PPRs 的交叉作用。

（胡蓉　姜虹）

参考文献

1. Xiang M, Fan J. Pattern recognition receptor-dependent mechanisms of acute lung injury. Mol Med, 2010, 16(1-2): 69-82
2. Perl M, Lomas-Neira J, Venet F, et al. Pathogenesis of indirect(secondary) acute lung injury. Expert Rev Respir Med, 2011, 5(1): 115-126
3. Baudouin S. Innate immune defense on the attack in acute lung injury. Crit Care Med, 2010, 38(1): 328-329
4. Kawai T, Akira S. The role of pattern-recognition receptors in innate immunity: update on Toll-like receptors. Nat Immunol, 2010, 11(5): 373-384
5. Noreen M, Shah MA, Mall SM, et al. TLR4 polymorphisms and disease susceptibility. Inflamm Res, 2012, 61(3):

177-188

6. Baumgarten G, Knuefermann P, Wrigge H, Putensen C, et al. Role of Toll-like receptor 4 for the pathogenesis of acutelung injury in Gram-negative sepsis. Eur J Anaesthesiol, 2006, 23(12): 1041-1048
7. Lorne E, Dupont H, Abraham E. Toll-like receptors 2 and 4: initiators of non-septic inflammation in critical care medicine. Intensive Care Med, 2010, 36(11): 1826-1835
8. Imai Y, Kuba K, Neely GG, et al. Identification of oxidative stress and Toll-like receptor 4 signaling as a key pathway of acute lung injury. Cell, 2008, 133(2): 235-249
9. Reino DC, Palange D, Feketeova E, et al. Activation of toll-like receptor 4 is necessary for trauma hemorrhagic shock-induced gut injury and polymorphonuclear neutrophil priming. Shock, 2012, 38(1): 107-114
10. Lv T, Shen X, Song Y. TLR4 is essential in acute lung injury induced by unresuscitated hemorrhagic shock. J Trauma, 2009, 66(1): 124-131
11. Behmaou Y, Favre J, Musette P, et al. Toll-like receptors 4 contribute to endothelial injury and inflammation in hemorrhagic shock in mice. Crit Care Med, 2009, 37(5): 1724-1728
12. Xiang M, Yin L, Li Y, et al. Hemorrhagic shock activates lung endothelial reduced nicotinamide adenine dinucleotide phosphate (NADPH) oxidase via neutrophil NADPH oxidase. Am J Respir Cell Mol Biol, 2011, 44(3): 333-340
13. Sha Y, Zmijewski J, Xu Z, Abraham E. HMGB1 develops enhanced proinflammatory activity by binding to cytokines. J Immunol, 2008, 180(4): 2531-2537
14. Park JS, Svetkauskaite D, He Q, et al. Involvement of toll-like receptors 2 and 4 in cellular activation by high mobility group box 1 protein. J Biol Chem, 2004, 279(9): 7370-7377
15. Peltz ED, Moore EE, Eckels PC, et al. HMGB1 is markedly elevated within 6 hours of mechanical trauma in humans. Shock, 2009, 32(1): 17-22
16. Prakash A, Mesa KR, Wilhelmsen K, et al. Alveolar Macrophages and Toll-like Receptor 4 Mediate Ventilated Lung Ischemia Reperfusion Injury in Mice. Anesthesiology, 2012, 117(4): 1-14
17. Soares AL, Coelho FR, Guabiraba R, et al. Tumor necrosis factor is not associated with intestinal ischemia/reperfusion-induced lung inflammation. Shock, 2010, 34(3): 306-313
18. Victoni T, Coelho FR, Soares AL, et al. Local and remote tissue injury upon intestinal ischemia and reperfusion depends on the TLR/MyD88 signaling pathway. Med Microbiol Immunol, 2010, 199(1): 35-42
19. Ben DF, Yu XY, Ji GY, et al. TLR4 mediates lung injury and inflammation in intestinal ischemia-reperfusion. J Surg Res, 2012, 174(2): 326-333
20. den Hengst WA, Gielis JF, Lin JY, et al. Lung ischemia-reperfusion injury: a molecular and clinical view on a complex pathophysiological process. Am J Physiol Heart Circ Physiol, 2010, 299(5): H1283-H1299
21. Peterson CY, Costantini TW, Loomis WH, et al. Toll-like receptor-4 mediates intestinal barrier breakdown after thermal injury. Surg Infect (Larchmt), 2010, 11(2): 137-144
22. Breslin JW, Wu MH, Guo M, et al. Toll-like receptor 4 contributes to microvascular inflammation and barrier dysfunction in thermal injury. Shock, 2008, 29(3): 349-355
23. Krzyzaniak M, Cheadle G, Peterson C, et al. Burn-induced acute lung injury requires a functional Toll-like receptor 4. Shock, 2011, 36(1): 24-29
24. Oppeltz RF, Rani M, Zhang Q, et al. Burn-induced alterations in toll-like receptor-mediated responses by bronchoalveolar lavage cells. Cytokine, 2011, 55(3): 396-401

21. 氢气对组织器官保护作用的最新进展

氢气是自然界结构最简单且含量丰富的无色、无味、易燃的气体。传统生物医学认为氢气是一种生理性惰性气体，在人体生理条件下，不能与任何物质反应。

氧化应激是指机体在遭受各种有害刺激时，体内高活性分子如活性氧自由基和活性氮自由基产生过多，氧化系统和抗氧化系统失衡，从而导致组织损伤。很多原因可以引起氧化应激反应，如缺血再灌注。2007 年，研究者在大鼠大脑中动脉阻塞的动物模型中，发现体外氢分子可以选择性地降低羟自由基水平，发挥了抗氧化作用。氢气在脑缺血再灌注模型中，可以减轻氧化应激反应带来的损伤。越来越多的研究结果表明氢气具抗氧化功能，减轻或预防氧化应激反应对细胞、组织和器官的损伤。

内生氢气在维持人体细胞和组织稳态中具有重要作用。与其他内源性抗氧化物质一样，氢气通过清除和中和过量的自由基，使体内各种自由基维持在基础的生理学水平。但在缺血、炎症和其他病理情况下，大量的产生自由基将导致细胞和组织发生氧化应激损伤。因此，推测氢气可通过提高机体抗氧化能力，减轻机体的氧化应激损伤，从而保护细胞，组织和器官，重建生理机能。

一、氢气在各种疾病模型中的保护作用

在日本科学家报道以前，很多学者已经证实高压时氢气具有抗氧化作用。为哺乳动物提供高压氢气的生存环境可以显著改善因为血吸虫病引发的慢性肝损伤，其机制包括增加 NO 合酶Ⅱ和抗氧化酶活性，减少脂类过氧化物和循环中 TNF-α 的水平，从而改善血流动力学，减少肝细胞纤维化的。然而由于高压氢的临床应用困难，使得该报道没有引起生物学家们的重视。

（一）氢气与缺血/再灌注（I/R）损伤

在一个大气压下，氢气具有潜在的改善细胞缺血再灌注损伤的作用。研究将大鼠分为 4 组，分别建立阻塞大脑中动脉 90min，再灌注 30min 的模型，之后 4 组分别给予 30% O_2与含 0%、1%、2%和 4%氢气的混合气体。结果表明：与其他两组比较，混有 2%和 4%氢气的两组大鼠脑梗死体积明显减少，2%的氢气组更明显。

氢气在缓解其他器官缺血再灌注损伤的作用也得到证实。吸入 2%的氢气通过减少氧化应激反应抑制肝脏的缺血再灌注损伤。Naomichi 等证实给大鼠喂养产氢气高的食物可以抑制其肝脏在氧化应激情况下缺血再灌注损伤。Wang 等通过大鼠肾脏缺血再灌注模型证实含氢气的生理盐水预处理对大鼠肾脏 I/R 损伤具有保护作用。Buchholza B. M 等对 Lewis 大鼠进行 3h 冷缺血原位小肠移植，所有供体和受体在围手术期分别吸入空气和含 2%氢气的空气，结果表明围手术期用氢气预处理，可以显著减少脂质过氧化，改善移植后小肠的黏膜渗透功能。氢气预处理组肺组织的炎症因子的 mRNA 表达和中性粒细胞的产生显著减少。SUN 等通过阻塞成年雄性 SD 大鼠心脏左前降支冠状动脉 30min，再灌注之前，腹膜内注射饱和氢气生理盐水，结果显示饱和氢气生理盐水处理组中血浆和心肌的 MDA 浓度显著降低，心肌细胞凋亡减少，心梗的范围缩小，反应心脏功能参数的指标如 LVDP 也得到明显改善。在视网膜缺血再灌注损伤模型中，持续使用含氢气滴眼液可提高玻璃体中氢气含量，激活神经 muller 胶质细胞、星形胶质细胞和小神经胶质细胞，减少视网膜凋亡细胞和氧化应激反应呈阳性的细胞数量，从而逆转视网膜变薄。

（二）氢气治疗与中枢神经系统

在新生大鼠低氧-缺血模型中，发现 2%氢气或饱和氢气生理盐水治疗可以减少细胞凋亡。围产期窒息的新生猪吸入含 2.1%氢气的空气可以保持脑血管对高碳酸血症的反应性，减少由窒息-再通气诱发的神经损伤。在大鼠的帕金森病模型中，半饱和氢气水使黑质纹状体免于羟多巴胺诱导的退化，减慢该病的发展进程；饮用水中的氢气减轻氧化应激反应，减少多巴胺能神经元的丢失。在阿尔兹海默症模型中，含氢气的水可预防淀粉样蛋白诱导的神经炎症和氧化应激反应，改善记忆功能。Liu 等建立大鼠大脑中动脉阻塞模型后，腹腔注射氢气盐水 1ml/100g，随后在灌

注的不同时刻检测大脑梗死范围和水肿程度。结果证明注射氢气盐水组大脑梗死范围缩小，水肿程度显著降低，神经功能有所改善。Ge 等通过阻断大鼠大脑的两条血管建立全脑缺血 10min 模型，实验组在阻断后马上吸入 2% 氢气 3h 后通过莫里斯水迷宫来评估大鼠的认知功能。结果表明吸入氢气的大鼠组显著延长氢气在目标区域的停留时间，改善大鼠的认知损害。

（三）氢气治疗与炎症反应

饱和氢气生理盐水通过抑制氧化应激反应，细胞凋亡和 NF-κB 的活性，促进腺泡细胞增殖，改善 L-精氨酸诱导的急性胰腺炎的预后。

在小鼠的系统性炎症模型中，氢气治疗提高脓毒症小鼠的存活率；吸入 2% 的氢气有助于改善脓毒症相关的器官损伤。

即发型超敏反应中，氢气通过抑制 Fc-RI 相关的 Lyn 磷酸化，抑制其下游的分子信号的传递以及 NADPH 氧化酶的活性，减少过氧化氢的产生。氢气对 NADPH 氧化激活的抑制可减弱淋巴细胞中的磷酸化，表明在过敏反应中存在前馈反应环，氢气抑制传导环中的一个分子信号而发挥作用。结果提示氢气的保护作用可能不仅是通过清除自由基，还与调节一些特殊的信号通道有关。

（四）氢气与解毒

氢气能够改善药物或化学诱导的细胞毒性损伤。吸入 1% 氢气或饮用含有氢气的水可以缓和抗肿瘤药物如铂引发的肾毒性，减缓铂诱发的氧化应激反应、缓解体重减轻。且氢气并不改变药物对肿瘤细胞的杀伤作用。

在抗霉素 A 引起的耳毒性模型中，将受损伤的听毛细胞孵育在饱和氢气介质中可以显著减少 ROS 和脂质过氧化物的产生，提高听毛细胞的存活。

（五）氢气与创伤

Huang 等通过阻断肾动脉 20min 建立新西兰雄兔的脊髓缺血再灌注损伤模型，分别于再灌注前 10min 到再灌注 60min 过程中吸入 1%，2% 和 4% 的氢气，发现经过吸氢气处理的雄兔脊髓的运动神经元和后肢运动功能得到明显改善，氢气处理组血清中的异 8-PGF2α、MDA、TNF-α 和 HMGB1 含量均降低，而 SOD 和 CAT 的含量则升高。

氢气对化学创伤也具有保护作用。用等张含氢气溶液灌注角膜，可以减少碱烧伤后血管成形，下调角膜产生的活性氧，抑制 NF-κB 的磷酸化作用，减少促血管内皮生长因子和单核细胞化学引诱物蛋白 1 的水平。

Ren 等发现腹腔内注射饱和氢气生理盐水可降低血浆中细胞因子浓度，降低了 MDA 的水平，补充胰腺内源性抗氧化物（如谷胱甘肽和超氧化物歧化酶），改善组织学结果，提高创伤性胰腺炎的存活率。

（六）氢气与代谢性疾病

动脉粥样硬化也涉及氧化应激，饮用含有氢气的水在敲除载脂蛋白 E 基因的小鼠模型中，可降低主动脉氧化应激水平，预防动脉粥样硬化。故摄入含有氢气的水比其他抗氧化剂能更有效地预防动脉粥样硬化。

氢气可以调节新陈代谢。在一项 2 型糖尿病或糖耐量受损的患者的随机双盲安慰剂对照交叉研究中，饮用氢气水组脂肪和血糖代谢提高。在 20 名隐性代谢综合征的患者研究中，饮用氢气水可作为一项新的治疗方法和预防手段。长期饮用氢气水不改变对食物和水的摄入量，但可刺激能量代谢，控制脂肪含量和体重，该研究提示氢气增加肝脏激素的基因表达和 FGF21，而后者可加强脂肪酸和葡萄糖的消耗。这表明氢气可用于控制肥胖，糖尿病和代谢综合征等疾病。

Hirayama 等报道，含有氢气的水通过降低脑卒中样发作的频率和血中乳酸，丙酮酸的浓度，下调 HbA1c 和尿蛋白的水平成功治疗一名患有线粒体脑疾病伴乳酸酸中毒和脑卒中样发作的患者。

总之，越来越多的研究表明在各种疾病模型中氢气具有抗氧化、抗炎、抗凋亡作用。这表明氢气可能是一种新型的氧化剂，保护细胞、组织和器官免于氧化损伤。

二、氢气保护作用的机制

自由基的化学特性使其具有高度的化学活性。活性氧是细胞内正常代谢物，当产生过量时，与抗氧化物之间失去平衡。活性氧通过破坏细胞中的大分子物质，氧化细胞膜上的脂质层，氧化 DNA，使蛋白质变性，对细胞造成损害。此过程即为氧化应激反应。引起氧化应激反应的因素包括：炎症反应、剧烈运动、心肌梗死、缺血、器官移植等。众多的氧化活性物中 · OH 的活性最强，且哺乳动物体内缺乏内源性解毒系统。因此，减少 · OH 含量成为改善氧化应激损伤预后的一个重要方面。葡萄糖、甘露醇、甲酸、硫脲素、二甲亚砜有清除 · OH 的作用，但过度的抗氧化治疗是有害的，因为 · O_2^- 和 H_2O_2 具有传递分子信号，调节细胞凋亡、细胞增殖分化的作用。故过多减少活性氧化物的含量会对机体产生不可预知的损伤。

氢气分子量小，可以渗透进水溶性抗氧化物难以进入的细胞膜。Ohsawa 等报道氢气可以选择性的灭活 · OH，对 · O_2^- 和过氧化氢没有影响。

由于氢气选择性的清除羟自由基，因此具有细胞保护作用。可能机制为：①抗凋亡作用；②抑制炎症介质；③增加内生性抗氧化酶的活性；④下调炎症分子信号传导通路的活性；⑤刺激细胞增殖。

最近的研究发现氢气对细胞的保护作用不能只归因于对 · OH 的清除。Kawasaki 等发现，在体外，氢气延长骨髓中基质细胞的复制周期，却没有降低羟自由基，羰基和 8-OHdG 的含量。目前，尽管氢气的细胞保护作用机制尚不清楚，但是可以分为两个途径，即依赖和不依赖清除羟自由基。

三、前　　景

氢气作为一种新型的，安全的抗氧化物具有明显的优势。

首先，在活体细胞中它可以有效的中和·OH。尽管在渗透进生物膜的过程中会稍微减弱氢气的活性，但其快速扩散性使得它依然具有很强的降低细胞毒性的作用。

其次，氢气选择性的清楚·OH，不影响·O_2^-和过氧化氢的生物活性。氢气和·OH反应生成体内必需物质——水。结肠中细菌可以持续产生氢气，进入血液中循环，分布到各个组织，然后被肺快速排出。吸入治疗剂量的氢气对S_PO_2和血流动力学（心率和左心室压力）没有影响。故氢气作为一种安全，有效的抗氧化剂可以广泛的应用于临床。

第三，氢气可以应用于治疗多种疾病。在缺血、低氧血症、器官移植、帕金森疾病、药物中毒、脓毒症、糖尿病和肿瘤等临床前期的各种疾病模型中氢气都具有保护作用。一旦在人体实验中得到确认，氢气治疗将造福于很多患者。

最后，制备氢气的过程与其他药物相比更简单。如果氢气可以应用于临床，将会是一种便宜且有效的药物。

总之，氢气在多种疾病中有效发挥抗氧化、抗凋亡、抗炎症反应作用，是一种新型治疗手段。但是，氢气的生物学应用才仅仅是一个开始，还需要更多的研究明确氢气作用的具体机制，以便广泛的用于临床。

（黄清华　罗朝志）

参 考 文 献

1. Ohsawa I, Ishikawa M, Takahashi K, et al. Hydrogen acts as a therapeutic antioxidant by selectively reducing cytotoxic oxygen radicals. Nature medicine, 2007, 13(6): 688-694
2. Nishimura N, Tanabe H, Sasaki Y, et al. Pectin and high-amylose maize starch increase caecal hydrogen production and relieve hepatic ischaemia-reperfusion injury in rats. The British journal of nutrition, 2012, 107(4): 485-492
3. Wang F, Yu G, Liu SY, et al. Hydrogen-rich saline protects against renal ischemia/reperfusion injury in rats. The Journal of surgical research, 2011, 167(2): e339-344
4. Buchholz BM, Kaczorowski DJ, Sugimoto R, et al. Hydrogen inhalation ameliorates oxidative stress in transplantation induced intestinal graft injury. American journal of transplantation: official journal of the American Society of Transplantation and the American Society of Transplant Surgeons, 2008, 8(10): 2015-2024
5. Sun Q, Kang Z, Cai J, et al. Hydrogen-rich saline protects myocardium against ischemia/reperfusion injury in rats. Exp Biol Med (Maywood), 2009, 234(10): 1212-1219
6. Domoki F, Olah O, Zimmermann A, et al. Hydrogen is neuroprotective and preserves cerebrovascular reactivity in asphyxiated newborn pigs. Pediatric research, 2010, 68(5): 387-392
7. Fu Y, Ito M, Fujita Y, et al. Molecular hydrogen is protective against 6-hydroxydopamine-induced nigrostriatal degeneration in a rat model of Parkinson's disease. Neuroscience letters, 2009, 453(2): 81-85
8. Fujita K, Seike T, Yutsudo N, et al. Hydrogen in drinking water reduces dopaminergic neuronal loss in the 1-methyl-4-phenyl-1,2,3,6-tetrahydropyridine mouse model of Parkinson's disease. PloS one, 2009, 4(9): e7247
9. Ge P, Zhao J, Li S, et al. Inhalation of hydrogen gas attenuates cognitive impairment in transient cerebral ischemia via inhibition of oxidative stress. Neurological research, 2012, 34(2): 187-194
10. Chen H, Sun YP, Li Y, et al. Hydrogen-rich saline ameliorates the severity of l-arginine-induced acute pancreatitis in rats. Biochemical and biophysical research communications, 2010, 393(2): 308-313
11. Xie K, Yu Y, Pei Y, et al. Protective effects of hydrogen gas on murine polymicrobial sepsis via reducing oxidative stress and HMGB1 release. Shock, 2010, 34(1): 90-97
12. Itoh T, Fujita Y, Ito M, et al. Molecular hydrogen suppresses FcepsilonRI-mediated signal transduction and prevents degranulation of mast cells. Biochemical and biophysical research communications, 2009, 389(4): 651-656
13. Nakashima- Kamimura N, Mori T, Ohsawa I, et al. Molecular hydrogen alleviates nephrotoxicity induced by an anti-cancer drug cisplatin without compromising anti-tumor activity in mice. Cancer chemotherapy and pharmacology, 2009, 64(4): 753-761
14. Kikkawa YS, Nakagawa T, Horie RT, et al. Hydrogen protects auditory hair cells from free radicals. Neuroreport, 2009, 20(7): 689-694
15. Huang Y, Xie K, Li J, et al. Beneficial effects of hydrogen gas against spinal cord ischemia-reperfusion injury in rabbits. Brain research, 2011, 1378: 125-136
16. Ren J, Luo Z, Tian F, et al. Hydrogen-rich saline reduces the oxidative stress and relieves the severity of trauma-induced acute pancreatitis in rats. The journal of trauma and acute care surgery, 2012, 72(6): 1555-1561
17. Ohsawa I, Nishimaki K, Yamagata K, et al. Consumption of hydrogen water prevents atherosclerosis in apolipoprotein E knockout mice. Biochemical and biophysical research communications, 2008, 377(4): 1195-1198
18. Ohta S. Molecular hydrogen is a novel antioxidant to efficiently reduce oxidative stress with potential for the improvement of mitochondrial diseases. Biochimica et bio-

physica acta, 2012, 1820(5): 586-594

19. Kawasaki H, Guan J, Tamama K. Hydrogen gas treatment prolongs replicative lifespan of bone marrow multipotential stromal cells in vitro while preserving differentiation and paracrine potentials. Biochemical and biophysical research communications, 2010, 397(3): 608-613

20. Hayashida K, Sano M, Ohsawa I, et al. Inhalation of hydrogen gas reduces infarct size in the rat model of myocardial ischemia-reperfusion injury. Biochemical and biophysical research communications, 2008, 373(1): 30-35

22. 医用臭氧神经毒性分子机制的初步探讨

近年来,臭氧介入治疗已被广泛应用于颈腰间盘突出、手术失败综合征、软组织病变和关节痛等疾病,并取得了良好的疗效。但在使用过程中发现,医用臭氧可能会对中枢神经系统产生毒性作用。2001 年北京市调查结果显示,复印作业可造成室内的臭氧浓度升高,长期从事复印作业会对复印作业工人的神经行为功能产生有害影响。此外在临床上也有硬膜外注射医用臭氧误入蛛网膜下腔对中枢神经系统产生严重毒性作用的个案报道。

鉴于这种情况,医用臭氧的神经毒性引起了研究者们的兴趣。近年来,已有研究在体外证实,医用臭氧对中枢神经系统有神经毒性,并呈浓度相关性。但医用臭氧神经毒性作用的分子机制尚不清楚。该文将对医用臭氧神经毒性作用的可能分子机制进行综述。

一、氧 化 应 激

臭氧理化性质十分不稳定,与生物分子反应迅速,最终产生活性氧簇(reactive oxygen species, ROS)和脂质过氧化物(lipid oxidation products, LOPs)。因此最终与细胞接触的应该不是臭氧本身,而是 ROS 和 LOPs。

ROS 是一个统称,是一类分子的集合体,是氧化代谢中持续产生的一些无机分子或有机分子,大体描述为氧衍生的自由基,主要包括超氧化物自由基负离子($O^{2-}\cdot$)、过氧化氢(H_2O_2)、羟自由基(OH^-)、烷氧基等。这些物质都具有较强的氧化能力,广泛参与胞内信号的传递,调控细胞对外界刺激的反应,决定细胞的命运。ROS 通常是非常小的分子并且具有高度反应性,归因于外层不成对电子的存在。中、高浓度的 ROS 可以通过细胞氧化应激反应诱导细胞凋亡甚至坏死。目前发现细胞凋亡存在三条途径:线粒体通路、内质网通路和死亡受体通路,他们均与 ROS 密切相关。已有的研究表明细胞能量代谢功能障碍、电子传递链的断裂与氧化和还原失衡有联系,还有一些证据显示扰乱细胞过程中氧化和还原之间的平衡可能是导致神经退行性疾病的发病机制之一,例如阿尔茨海默病、肌萎缩侧索硬化和帕金森病,其他疾病如自身免疫疾病、炎症、癌症和糖尿病似乎也与该紊乱有关。一般认为臭氧诱导产生 ROS 和一系列氧化事件,最终导致细胞损伤,臭氧的接触强度是确定神经元是坏死还是凋亡的决定因素(低浓度主要引起细胞凋亡,中浓度既可引起细胞凋亡也可引起细胞坏死,高浓度主要引起细胞坏死)。但是,臭氧是如何通过氧化性应激诱导细胞凋亡的仍然没有特征性的描述。

神经细胞易被诱发脂质过氧化的损伤。生存和疾病的痊愈有赖于机体的平衡,氧化/抗氧化平衡是其中最重要的平衡之一。超氧化物歧化酶(SOD)是体内重要的抗氧化酶,可清除过多的氧自由基使机体免受损伤。丙二醛(MDA)是体内主要的脂质过氧化产物,具有细胞毒性。MDA 和 SOD 分别代表着氧化和抗氧化作用,SOD/MDA 可反映二者变化的整体水平。张维等人利用这一指标研究鞘内注射不同浓度医用臭氧对兔行为学和脑脊液 SOD、MDA 水平的影响,结果表明注射后 1d 时,三种浓度的医用臭氧对兔行为学无影响,但不同浓度医用臭氧均能诱导兔脑脊液 SOD/MDA 的变化。30mg/L、50mg/L 医用臭氧可提高抗氧化水平,80mg/L 医用臭氧可抑制抗氧化作用,提示鞘内注射高浓度医用臭氧有潜在的中枢神经系统毒性。

二、钙 超 载

细胞内钙超载可能是神经细胞损伤的最终共同通路,活性氧和脂质过氧化产物均可产生强氧化性刺激,引起胞内钙超载,导致细胞损伤。影响钙离子升高的原因是钙离子通过开放的细胞膜钙通道进入胞浆以及胞内线粒体和肌浆网等钙库释放钙离子。在胞内钙超载过程中,电压依赖性钙通道可能发挥着重要作用。鉴于这种思路本研究小组设计实验探讨了低浓度医用臭氧对胎鼠离体脊髓神经元钙通道的影响。研究结果表明,O3-15 组和 O3-20 组峰值钙电流的电压值向超极化方向移动,提示臭氧可使胎脊髓神经元钙通道激活阈值降低,更易于激活。分析原因可能是臭氧增加大鼠脊髓神经元钙电流密度,且呈浓度依赖性和电压依赖性,脂质过氧化产物对钙电流激活过程有明显的促进作用。

本研究结果表明,臭氧可明显增加胎鼠脊髓神经元钙电流且存在量效关系,提示医用臭氧对神经元电压依赖性钙通道开放动力学的影响可能是其导致胞内钙超载的重要机制之一。臭氧对细胞膜表面和通道蛋白的攻击可能改变了通道蛋白氨基酸残基的氧化还原状态,导致其构象发生改变,从而增加通道的开放频率和开放时间,造成通道关闭延迟,电流增大,进而引起神经元的损伤。

钙离子超载可以引发许多下游神经毒性级联反应,包括线粒体合成ATP过程中的电子传导破坏,激活并过度活化某些酶,如钙蛋白酶及其他蛋白酶、蛋白激酶、一氧化氮合酶(NOS)和核酸内切酶等。这些酶活性的变化会导致:①增加了有毒性反应的活性氧簇(ROS)的产生,如一氧化氮(NO)、过氧化物(O_2^-)和过氧化氢;②细胞骨架结构的变化;③激活细胞死亡(凋亡)基因信号;④线粒体功能紊乱。钙离子诱发的神经毒性要在特异性信号传导通路被激活的情况下发生。实验结果表明,在细胞内钙离子浓度同样增加的情况下,毒性还要取决于钙离子流入的方式。通过L型电压敏感通道运载输送的钙离子对细胞没有毒害作用,而同样条件下通过NMDA受体输送或产生的钙离子则具有很高的神经毒性。

在臭氧介导的钙超载的后果中,激活潜在的致死性第二信使和酶类,线粒体功能障碍和自由基的形成是已知的导致细胞死亡过程的关键步骤。也有研究发现,钙离子依赖性神经毒性是通过细胞内特异性信号通路发生的。这很可能是通过细胞膜受体与特异性膜下分子的相互作用介导的。

三、线粒体功能障碍

有研究表明,线粒体的功能或结构破坏进而导致神经细胞死亡是许多神经系统疾病共同的致病因素。不同浓度的医用臭氧使神经元内线粒体分别出现肿胀、嵴缺失及空泡化等病理损伤,表明臭氧对神经元的线粒体有一定的损伤作用。并且随着臭氧浓度的升高呈现逐渐加重的趋势,对神经元的其他结构也产生了病理损伤,提示臭氧对中枢神经具有一定程度的毒性。

线粒体结构的高度完整性是线粒体发挥正常功能的前提。线粒体有双层膜结构,外膜维持线粒体内环境的稳定,内膜行使呼吸功能。在线粒体内、外膜交界处存在一种蛋白性孔道—线粒体通透性转换孔(permeability transition pore,PTP)。多种细胞死亡信号如Ca^{2+}超负荷、氧化应激、再灌注损伤等可造成PTP持续开放,引起线粒体内膜两侧离子浓度趋于平衡,线粒体膜电位下降,使跨膜的H^+浓度梯度消失,呼吸链脱偶联,线粒体发生渗透性肿胀,外膜破裂,原先位于线粒体内膜的Cyt-c大量释放,一旦Cyt-c释放可引起两种后果:①促使caspaseg前体裂解为活化caspaseg,活化的caspaseg再使caspase3前体裂解产生活化的caspase3,引起细胞凋亡;②由于Cyt-c释放入胞质,线粒体内Cyt-c减少或缺失,可直接导致呼吸链电子传递中断,继而抑制氧化磷酸化,促进氧自由基生成,ATP含量减少,最后导致细胞坏死。因此,线粒体作为细胞内死亡信号途径的重要感受者和放大者,在细胞死亡调节中起重要作用。

线粒体在神经细胞的存活和凋亡中起着中心作用。线粒体通透性转运孔(PTP)开放和释放Cyt-c是启动细胞凋亡的关键,此后,若线粒体能维持产生足够的ATP,细胞将走向凋亡,若不能维持ATP的产生,则细胞将发生坏死。细胞内钙超载和氧自由基是神经元损伤、死亡的关键因素,可能是神经退行性疾病致细胞死亡的"共同通路"。

四、对细胞膜系统的损伤

臭氧具有极强的氧化性,不饱和脂肪酸是臭氧作用的靶分子,因此细胞膜最容易受损。而细胞膜受损后,细胞内的乳酸脱氢酶(LDH)会释放增加,表现为LDH漏出率增加,因此通过细胞培养液LDH漏出率的测定可以较客观地衡量细胞的受损程度。而细胞膜受损后,其通透性发生改变,台盼蓝等染料易穿透细胞膜进入细胞内,使细胞染色,表现为细胞死亡百分比增高,因此细胞死亡百分比是判断细胞受损程度较为简易的指标。神经胶质细胞是神经系统的支持细胞,在构成髓鞘、促进神经元发育等方面起重要作用。本研究小组利用这一原理观察较短时间内臭氧(O_3)对体外培养的大鼠星形胶质细胞(Ast)功能结构的影响,并探讨其作用机制。研究结果显示O_3-40组LDH漏出率有所降低,死亡细胞百分比差异无统计学意义,提示细胞未受到损伤。O_3-80组LDH漏出率、死亡细胞百分比较O_3-40组均明显升高,且4h较2h时升高更明显,提示细胞受到了臭氧的损伤作用,并且这种损伤作用随时间延长而加重。

臭氧与生物分子作用迅速,最终产生ROS和LOPs。因此最终与细胞接触的应该不是臭氧本身,而是ROS和LOPs。ROS和LOPs都有潜在的细胞毒性:破坏膜的正常结构,使膜通透性增加,导致线粒体功能障碍,使氨基酸残基氧化损伤蛋白质的功能,攻击DNA诱导细胞凋亡。但是细胞和体液均具有抗氧化系统,对ROS和LOPs的毒性有对抗作用。在呼吸系统,呼吸道内层液(RTLFs)含有极少量的抗氧化物质,它的保护作用几乎可以忽略不计;而在血液系统,血浆含有大量抗氧化物质,可以迅速稀释、中和ROS等氧化物;在神经系统,Ast具有一定的抗氧化能力,含有较多的维生素E、谷胱甘肽和超氧化物歧化酶(SOD),

O_3-40 组 Ast 未表现出损伤可能源于它较强的抗氧化能力。在 O_3-80 组，由于 ROS 及 LOPs 超出了 Ast 抗氧化能力，脂质过氧化反应增强，细胞受损，LDH 漏出率、死亡细胞百分比增加，并且随细胞损伤加重，产生更多的自由基及脂质过氧化物，引起恶性循环，表现为细胞损伤进行性加重。另外，作为反映细胞膜通透性的 LDH 漏出率在 O_3-40 组下降可能由于臭氧造成的急性氧化应急状态激活细胞内的磷酸戊糖代谢途径及糖酵解过程，从而增加细胞内 ATP、2，3-二磷酸甘油及烟酰胺腺嘌呤二核苷酸磷酸（NADPH）生成，而 NADPH 有利于维持细胞膜的完整性；同时由于细胞内代谢被激活，细胞内 LD 活性增高，使 LDH 漏出率降低。

五、细胞凋亡作用

Bcl-2 和 Bax 分别是 Bcl-2 家族中最有代表性的抗凋亡和促凋亡基因，并且 Bax 是 Bcl-2 活性的主要调控因子。DE FALCO 等通过不同实验研究发现，抗凋亡蛋白与促凋亡蛋白的比例在一定程度上决定了细胞是否发生凋亡，Bax/Bcl-2 高的细胞相比 Bax/Bcl-2 低的细胞容易发生凋亡。

研究发现用臭氧处理过的 Bcl-2 阳性细胞率与对照组相比均降低，Bax 阳性细胞率与对照组相比均升高。该结果显示，臭氧可使细胞内 Bcl-2/Bax 下降，进而诱发细胞凋亡，而细胞凋亡率与臭氧浓度有良好的剂量关系。臭氧诱发的细胞凋亡会对神经系统造成损伤，以致影响学习和记忆。

O_3对细胞的毒性与其强氧化性有关，且对细胞的损伤程度不同与其浓度有关，O_3对脊髓神经元的毒性机制可能是 O_3作用于细胞表面的多聚不饱和脂肪酸，引起细胞膜脂质过氧化，产生乙醛基、过氧化氢、超氧自由基和羟自由基等产物，超出细胞内超氧化物歧化酶、过氧化氢酶、谷胱甘肽的清除能力，进入完整的细胞核使 DNA 断裂，从而造成细胞继发性损伤，产生的过量氧自由基均具有细胞毒性，可导致体内一些重要的代谢酶失活和线粒体及微粒体内代谢链受阻。

臭氧神经毒性的作用机制还不是很清楚，目前大部分的研究只局限于一个方面，虽然推测臭氧的神经毒性是上面几种作用共同的结果，但他们在臭氧毒性过程中的具体关系以及在慢性、亚慢性、急性、亚急性中毒过程中是由于何种机制起到主要作用，他们与剂量的关系等问题还有待深入研究。另外，是否还有别的机制的参与，也有待进一步研究发现。

（李芸　傅志俭）

参考文献

1. Muto M, Andreula C, Leonardi M. Treatment of herniated lumbar disc by intradiscal and intraforaminal oxygen-ozone (O2-O3) injection. J Neuroradiol, 2004, 31(3): 183-189
2. Johnson BA. Intraforaminal O2-O3 versus periradicular steroidal infiltrations in lower back pain: randomized controlled study. AJNR Am J Neuroradiol, 2005, 26(5): 996-1000
3. 李国君，肖忠新，褚金花，等. 复印室内臭氧污染调查及其对复印工人神经行为的影响. 中国现代医学杂志，2001，11(5)：24-26
4. Lo Giudice G, Valdi F, Gismondi M, et al. Acute bilateral vitreo-retinal hemorrhages following oxygen-ozone therapy for lumbar disk herniation. Am J Ophthalmol, 2004, 138 (1): 175-177
5. Ginanneschi F, Cervelli C, Milani P, et al. Ventral and dorsal root injury after oxygen-ozone therapy for lumbar disk herniation. Surg Neurol, 2006, 66(6): 619-620
6. 崔吉正，郑宝森，史可梅，等. 不同浓度臭氧对脊髓神经元的影响. 中国现代医学杂志，2008，18(23)：3439-3404
7. 魏燕，辛晓燕. 活性氧调控的细胞凋亡信号. 现代肿瘤医学，2011，19(2)：371-373
8. 季宇彬，何相晶，曲中原，等. 活性氧诱导细胞凋亡的研究进展. 中草药，2009，40：19-21
9. 刘卉，刘延香. 细胞凋亡与活性氧. 现代肿瘤医学，2008，16(10)：1830-1832
10. 赵保路. 自由基、天然抗氧化剂与神经退行性疾病. 生物物理学报，2010，26(4)：263-274
11. 潘静. 氧化应激与神经退行性疾病. 国际神经病学神经外科学杂志，2008，35(2)：143-145
12. Goering PL, Morgan DL, Ali SF. Effects of Mercury Vapor Inhalation on Reactive Oxygen Species and Antioxidant Enzymes in Rat Brain and Kidney AreMinimal. Appl Toxico, 2002, 22(2): 167
13. 张维，傅志俭，谢裙田，等. 鞘内注射医用臭氧对兔行为学和脑脊液超氧化物歧化酶、丙二醛水平的影响. 中华麻醉学杂志，2006，26(6)：552-554
14. 苏明华，周亚光，杨光田. 川芎嗪对原代培养大鼠海马神经元 L 型钙通道电流和胞浆内钙浓度的影响. 中国康复，2008，23(1)：17-19
15. 林小雯，傅志俭，赵序利，等. 低浓度医用臭氧对胎鼠离体脊髓神经元钙通道的影响. 中华麻醉学杂志，2010，30(10)：1189-1191
16. 孟紫强，聂爱芳. 焦亚硫酸钠对大鼠海马 CA1 区神经元钾电流的影响. 中国应用生理学杂志，2005，21(3)：241-246
17. 盖世英，刘伟国，马力，等. 谷氨酸介导中枢系统损伤神经毒性的分子机制概述. 浙江创伤外科，2010，15(3)：407-409
18. Hagiwara M, Yamagata K, Capaldi RA, et al. Mitoehondrial dysfunetion in focal segmental glomeruloselerosis of puro-

myein aminnueleosid nephrosis. Kidney Int, 2006, 69(7): 1146-1152

19. 高欣, 唐希灿. 神经退行性疾病的早期信号: 线粒体功能障碍. 生命科学, 2006, 18(2): 138-144

20. Strasser A, Huang DC, Vaux DL. The role of the bcl-2/ced-9 gene family in cancer and general implications of defects in cell death control for tumourigenesis and resistance to chemotherapy. Biochim Biophys Acta, 1997, 333(2): 151-178

21. Kimiko Ito A, Sumiko Inoue B, Yusuke Hiraku C, et al. Mechanism of site-specific DNA damage induced by ozone. Mutation Research, 2005, 585: 60-70

23. 氢气对肺损伤的保护效应及其机制研究进展

一、肺损伤的相关机制

急性肺损伤(acute lung injury,ALI)/急性呼吸窘迫综合征(acute respiratory distress syndrome,ARDS)的病死率居高不下,约为35% ~40%,是重症监护病房患者死亡的主要原因之一。ALI和ARDS是同一种病理生理改变发展的不同阶段,主要病理特征为肺泡组织的肺水肿及透明膜形成、肺间质纤维化、肺泡-毛细血管的弥漫性损伤等。其发病机制错综复杂,仍不十分清楚。大量研究显示,氧化与抗氧化反应及炎症与抗炎反应的失衡、过度凋亡在ALI/ARDS发生发展中起着非常重要的作用。

(一) 氧化应激

氧化应激是指体内氧化系统与抗氧化系统失衡所导致的机体各种生理性功能紊乱的过程。活性氧簇(reactive oxygen species,ROS)是指化学活性远高于基态氧的某些特殊氧化学状态或某些含氧化合物,主要包括超氧阴离子($\cdot O_2^-$)、羟自由基($\cdot OH$)、过氧化氢(H_2O_2)、单线态氧($^1O_2$)、激发态氧等。ROS引起肺损伤的机制包括脂质过氧化、对蛋白质和酶的破坏、对核酸的破坏。此外,各种有害刺激激活的炎症细胞产生的H_2O_2和$\cdot O_2^-$在细胞间发挥了第二信使的作用,激发趋化因子的产生,或通过激活核因子-κB(nuclear factor-κB,NF-κB)介导的整合素基因转录来增加白细胞对内皮细胞的黏附,诱发了炎症反应的级联效应,最终造成组织损伤或器官功能障碍。

(二) 炎症反应

炎性反应是机体对各种组织损伤产生的生理性反应。由肺内炎性细胞(如中性粒细胞、巨噬细胞)为主导的肺内炎性反应和抗炎性反应两者之间微妙的平衡与失衡(促炎和抗炎细胞因子失衡)导致的肺泡毛细血管损伤,是形成肺毛细血管通透性增高、肺水肿的病理基础。肺组织损伤时,各种刺激因素激活机体非特异免疫系统和特异性免疫系统,释放大量的早期促炎细胞因子,如肿瘤坏死因子-α(TNF-α)、白介素-1(IL-1)等;晚期促炎因子高迁移率族蛋白B(HMGB-1)等。机体对抗外来刺激产生致炎因子的同时,抗炎系统也在发挥作用,产生抗炎因子,包括IL-4、IL-10、IL-13等,有拮抗炎性介质的作用,抑制炎症的发展。ALI/ARDS是全身炎性反应在肺部的表现,也是机体正常炎性反应过度的结果,是炎症瀑布反应发展过程中的一个阶段,形成了许多正负反馈。在炎性反应中,促炎介质与抗炎介质经常处在此消彼长动态变化之中,深入研究促炎因子和抗炎因子在炎性反应中的变化规律,有助于ARDS发病机制的研究。

二、氢气的主要治病机制

氢是自然界最简单的元素,但是长期以来一直被认为是生理条件下的惰性气体。只有极少数学者认为,氢气可以通过它的还原性发挥其抗氧化的保护作用。研究发现,连续呼吸8个大气压97.5%氢气(2.5%氧)14d,可有效治疗动物皮肤恶性肿瘤,并认为是通过抗氧化作用。同样地,呼吸8个大气压高压氢气可治疗肝曼森血吸虫感染引起的炎症反应,证明氢气具有抗炎作用,且氢气与羟自由基直接反应是治疗炎症损伤的基础。但是高压氢难以作为常用的临床治疗手段,因为高浓度氢气易发生爆炸,所以并未引起国内外学者的高度重视。2007年,Ohsawa等发现2%和4%的吸入氢气可以通过选择性清楚羟自由基和过氧化硝酸阴离子,发挥其抗氧化作用。

与现有的抗氧化剂相比,氢气的生物选择性抗氧化作用具有非常鲜明的优点。①氢的还原性比较弱,只与活性强和毒性强的活性氧反应,不与具有重要信号作用的活性氧反应;②潜水医学的长期研究表明,人呼吸高压氢对人体无明显不良影响;③氢气分子比较小,能够非常容易的达到细胞的每一个部位,例如细胞核和线粒体等,发挥有效的选择性抗氧化作用;④氢本身结构简单,与自由基反应的产物也简单,例如与羟自由基反应生成水,多余的氢可通过呼吸排出体外,不会有任何残留,因而明显不同于其他抗氧化物质。如维生素C与自由基反应后生成对机体不利的代谢产物(氧化型维生素C),这些产物仍需要机体继续代谢清除;⑤氢气的制备容易,价格低廉,相对安全。综上,作为一种抗氧化物质,氢气具有选择性、无毒、渗透性强、无残留、价格便宜等诸多优点,具有很强的临床应用前景。

氢气也可以作为众多疾病的治疗手段,且氢气的抗炎和抗氧化作用是众多学者关注的焦点。下面就氢气对肺损伤的保护作用及其机制进展进行总结。

三、氢气对各种因素诱发的肺损伤的保护作用

(一) 肺缺血再灌注损伤

Mao等研究发现H_2盐水对大鼠肠缺血/再灌注诱发的肺损伤具有明显的保护效应,大鼠小肠缺血、再灌注前10min静脉注射H_2盐水(5ml/kg)能显著降低肺组织中性粒细胞的浸润,脂质过氧化,NF-κB的激活,以及促炎因子IL-1β和TNF-α的表达。给予H_2盐水处理后,肺髓过氧化物酶(myeloperoxidase,MPO)活性、肺MDA的水平明显降低,从而减轻了肠缺血再灌注诱发的肺损伤。结扎大鼠右肺根动脉45min,再灌注120min之前,给予3d[0.6mmol/L,0.5ml/(kg·d)]的氢盐水,能明显减轻肺动脉血管活性,减轻肺水肿,减少MDA和8-OHdG水平,减轻肺上皮细胞凋亡,减少WBC、CRP、ALT和TBil的水平,从而对肺动脉缺血再灌注损伤发挥保护作用。

(二) 脓毒症相关的肺损伤

Xie等发现在小鼠盲肠结扎穿孔(cecal ligation and puncture,CLP)后的第1h和第6h吸入氢气,脓毒症小鼠的生存率明显升高,且呈浓度-时间依赖性。CLP模型24h之后,脓毒症小鼠存在明显的肺损伤,表现为肺MPO、湿干比重(wet/dry,W/D)、支气管灌洗液蛋白浓度和肺组织评分增加,而吸入2%的氢气可以明显减轻器官损伤。氢气治疗脓毒症和脓毒症相关肺损伤的有效作用与氧化产物的减少、抗氧化酶活性升高和血浆组织中HMGB-1的水平降低有密切关系。由此表明氢气通过减少致炎因子的水平、氧化产物的含量,增加抗氧化酶的活性,对肺损伤不仅有保护效应,对脓毒症也有明显的治疗作用。刘伟等利用脂多糖(lipopolysaccharide,LPS)建立脓毒性休克大鼠模型,研究早期液体复苏和2%氢气吸入干预对肺损伤的影响。研究发现脓毒性休克致急性肺损伤过程中氧化损伤比较严重;早期液体复苏联合2%氢气处理组补液量及去甲肾上腺素用量明显低于液体复苏组,W/D明显降低,氧合指数改善,羟自由基、MDA及MPO降低,超氧化物歧化酶(superoxide dismutase,SOD)活性升高;HE染色结果进一步提示早期液体复苏联合2%氢气处理组肺损伤程度较液体复苏组明显改善。脓毒性休克致急性肺损伤过程中存在严重氧自由基损伤,早期液体复苏联合2%氢气吸入既保证了稳定的血流动力学,又减少了补液量,降低了氧自由基损伤,从而减轻了肺损伤程度。

(三) 机械通气诱导的肺损伤

Huang等通过给予氮气和氢气处理来研究氢气对机械通气诱发肺损伤是否有保护效应。该研究采用给气管造口的小鼠2%的氮气和98%的空气。混合气体进行机械通气(潮气量30mg/kg)发现小鼠肺功能减弱、肺水肿、炎症细胞浸润增加。给予空气中混有2%的氢气处理之后,急性肺损伤有了明显改善。氢气治疗明显抑制了致炎因子mRNA的表达同时也上调了抗凋亡基因表达。与用2%的氮气和98%的空气(混合气体处理组)相比,2%氢气处理组的小鼠肺中,MDA明显下降。长时间暴露在低潮气量(10mg/kg,5h)机械通气中可以引起肺损伤,支气管上皮凋亡。氢气可以改善气体交换,减少机械通气诱发肺损伤(ventilation-induced lung injury,VILI)引起的凋亡。总之,通过抗氧化、抗炎、抗凋亡作用,氢气可以有效的减轻VILI及相关的局部和全身炎症反应。

(四) 肺移植肺损伤

肺移植过程中大量的血管结扎再吻合,导致了肺血管的缺血再灌注损伤,为肺移植的预后带来伤害性的影响。Kauamura等在肺移植手术时给予受体鼠2%氢气和98%氧气或2%氮气和98%氧气,1h之后进行再灌注,观察血气、MDA和致炎因子mRNA的水平发现①氢气组肺静脉血氧含量比氮气组明显增多,表明氮气组移植肺功能受到损伤,而氢气组肺损伤得到了改善;②吸入氢气组有明显的移植肺损伤减轻迹象,移植肺的脂质过氧化(通过检测MDA)明显降低;③肺的冷缺血再灌注损伤会产生大量的致炎因子,而给大鼠移植手术再灌注2h后吸入2%的氢气可以明显降低致炎因子(TNF-α、IL-1β)的含量。给肺移植受者短期吸入氢气可以有效的防止肺缺血再灌注损伤,并提高了移植肺的功能。通过对肺移植供肺体提供机械氢气通气预处理发现,供体肺中有229个基因发生变化,(其中184个基因上调,47个基因下调),其中肺表面相关基因(lung surfactant-related genes)、ATP和HSP70等保护性分子通过氢气的预处理都表达增加,并发挥对肺移植的保护性作用。

(五) 高氧诱导的肺损伤

Sun等针对氢气是否对高氧肺损伤具有保护效应进行了实验研究。该研究将大鼠放入高氧(氧浓度大于98%)环境中60h,诱发肺损伤,在模型的12h、24h、36h和48h共4次给予H_2盐水(10ml/kg)处理,显著降低了脂质过氧化、DNA氧化、组织水肿,抑制了凋亡和炎症反应。由此得出结论,通过降低肺氧化应激和炎症级联反应,氢气可以缓解高氧诱发的肺损伤,发挥肺保护作用。

(六) 休克诱导的肺损伤

2011年,Fang等就氢气是否具有治疗严重烧伤休克时肺损伤的作用进行了实验研究。采用30%体表面积重度烧伤大鼠模型,腹腔内分别注射生理盐水和H_2盐水(5ml/

kg)，阳性对照采用 9mg/kg 依达拉奉(edaravone)腹腔注射，模型组损伤后 6h 给予液体复苏。实验结果发现，H_2盐水和 edaravone 均可显著改善烧伤后肺损伤，同时烧伤动物肺组织氧化损伤指标[MDA、-COOH、8-OH-dG(8-羟基-脱氧鸟苷)]和炎症因子明显降低。氢气通过减少烧伤休克引起的肺组织氧化损伤和炎症反应，对其肺损伤有明确的保护作用，提示氢气对烧伤休克具有潜在的治疗作用。

(七) 百草枯诱导的肺损伤

Liu 等采用百草枯诱发的肺损伤模型探讨氢气是否对百草枯中毒大鼠急性肺损伤具有保护作用。本实验通过给予百草枯诱发的肺损伤氢气治疗，发现与对照组比较，百草枯组肺 W/D、肺泡灌洗液中性粒细胞计数、肺损伤评分、肺组织 MDA 升高，PaO_2降低；氢气组的上述指标有了明显改善。因此，氢气治疗能够抑制脂质过氧化，抑制白细胞在肺部的聚集，从而减轻百草枯中毒后引起的急性肺损伤。

(八) 体外循环手术诱发的肺损伤

胡啸玲等在 Beagle 犬体外循环手术全程给予 2% 氢气(1L/min)处理，观察肺损伤情况。研究发现与对照组相比，氢气组肺动脉压、外周血管阻力及氧合指数有明显改善；氢气能够显著减少炎症因子(TNF-α、IL-6 和 IL-8)释放，减轻组织氧化损伤(MDA、MPO 及 W/D 低于对照组，而 SOD 显著高于对照组)，改善肺组织水肿、炎症细胞浸润。由此可见，氢气可能通过维持体内氧化与抗氧化平衡及减少炎症介质释放，减少毛细血管充血、出血及间质肺水肿，改善肺组织损伤，从而发挥肺保护的作用。

(九) 油酸诱发的急性肺损伤

应佑国等利用油酸建立急性肺损伤模型，研究饱和H_2盐水干预对肺损伤的影响。研究发现与饱和生理盐水组相比，H_2盐水治疗肺损伤组 PaO_2 明显升高，肺组织 MPO、MDA、TNF-α、IL-1β 和 NF-κB p65 水平显著降低，以上结果提示饱和 H_2盐水能够降低大鼠油酸肺损伤的严重程度，其机制可能与氢气在体内的选择性抗氧化、抗炎作用有关。

(十) LPS 诱发的急性肺损伤

LPS 是革兰阴性菌细胞壁组成成分，可通过激活多种效应细胞引起一系列级联反应，从而导致 ALI 的发生。我们课题组发现，给予 LPS 诱发的肺损伤小鼠吸入 2% 的氢气或者给予氢盐水，可以减少肺泡灌洗液的炎症细胞数量和蛋白含量，减轻肺上皮细胞凋亡，减少炎症因子(TNF-α、IL-1β、IL-6 和 HMGB1)及趋化因子(KC、MIP-1α、MIP-2 和 MCP-1)的释放，从而对 LPS 诱导的肺损伤发挥保护作用。Liang 等的实验研究发现氢气减轻 LPS 诱发的肺损伤机制可能与肺组织中的活化的 p38 MAPK 及血清和肺组织中 TNF-α 明显降低有关。

(十一) 博来霉素(BLM)诱发的小鼠肺纤维化损伤

肺纤维化是一种由多种病因所引起的肺破坏性疾病。博来霉素是一种细胞毒性药物，在氧存在的情况下，形成过氧化物等中间产物，进而诱发肺组织损伤。BLM 气管注射是目前应用最为广泛的建立肺纤维化动物模型的方法。给予肺纤维化小鼠腹腔注射含氢水可以减轻肺泡炎症细胞的浸润，减少胶原纤维产生，降低肺泡炎症和肺纤维化的评分。含氢水可以减轻 MDA 表达的水平，提高 SOD 活性及降低 NF-κB 和 TNF-α 的表达，从而减轻肺纤维化的程度。

(十二) 小结

氢气对大多数肺损伤模型都具有治疗作用。氢气可以减少肺损伤诱发的致炎因子产生，减少支气管肺泡灌洗液中性粒细胞计数，减少 MDA、羧基、8-OH-dG 等氧化产物，增加 SOD 等抗氧化酶活性，对肺损伤起到了保护作用。综上所述，氢气治疗肺损伤的主要机制是通过氢气的氧化、抗炎作用实现的。

四、展　望

肺损伤作为一种发生率和病死率较高的疾病已越来越受关注。目前，已有大量实验及临床研究对肺损伤的发病机制和氢气的治疗作用进行了探索，并取得了一定成果，但仍存在大量尚未解决的问题。氢气作为一种信号分子在生理和病理状态下存在生物学效应，这表明 H_2 可能被认为是继 NO、CO、H_2S 之后的第四种信号分子。随着对氢气在各种疾病治疗中机制深入研究，氢气可能会成为今后治疗疾病的一个重要手段。

(陈红光　谢克亮　韩焕芝　于泳浩)

参考文献

1. Rubenfeld GD, Herridge MS. Epidemiology and outcomes of acute lung injury. Chest, 2007, 131(2): 554-562
2. 赵文静，胡伟伟. 血红素加氧酶-1 表达对大鼠呼吸机相关性肺损伤的作用及机制研究. 中国危重病急救医学，2010, 22(7): 410-413
3. Lotze MT, Tracey KJ. High-mobility group box 1 protein (HMGB1): nuclear weapon in the immune arsenal. Nat Rev Immunol, 2005, 5(4): 331-342
4. 施红，董晨明. 盐酸戊乙奎醚对脓毒症肺损伤大鼠炎症因子表达的影响. 中国危重病急救医学，2009, 21(11): 685-687
5. 唐道林，肖献忠. 高迁移率族蛋白-1 与脓毒症. 中国危重病急救医学，2004, 16(2): 113-116
6. Gosain A, Gamelli RL. A Primer in cytokines. Bum Care Rohabil, 2005, 26(2): 7-12
7. Petit-Bertron AF, Fitting C. Adherence influences monocyte responsiveness to interleukin-10. J Leukoc Biol, 2003, 73(1): 145-154
8. 戴田，曹书华. 细胞因子在急性肺损伤/急性呼吸窘迫综合征中的作用. 医学综述，2008, 14(6): 900-902

9. Gharib B, Hanna S. Anti-inflammatory properties of molecular hydrogen: investigation on parasite-induced liver inflammation. CR Acad Sci Ⅲ, 2001, 324(8): 719-724

10. Ohsawa I, Ishikawa M. Hydrogen acts as a therapeutic antioxidant by selectively reducing cytotoxic oxygen radicals. Nat Med, 2007, 13(6): 688-694

11. Yan-Fei Mao. Hydrogen-rich saline reduces lung injury induced by intestinal ischemia/reperfusion in rats. Biochem Biophys Res Commun, 2009, 381(4): 602-605

12. Shi J. Hydrogen saline is protective for acute lung ischaemia/reperfusion injuries in rats. Heart Lung Circ, 2012, 21(9): 556-563

13. Xie K. Protective effects of hydrogen gas on murinepolymicrobial sepsis via reducing oxidative stress and hmgb1 release. Shock, 2010, 34(1): 90-97

14. 刘伟,董雪松. 早期液体复苏联合2%氢气吸入对LPS致脓毒性休克大鼠肺损伤的保护作用. 吉林医药, 2010, 31(33): 5939-5941

15. Chien-Sheng Huang. Hydrogen inhalation ameliorates ventilator-induced lung injury. Criti Care, 2010, 14(6): R234

16. T Kawamura T. Inhaled hydrogen gas therapy for prevention of lung transplant-induced ischemia/reperfusion injury in rats. Transplantation, 2010, 90(12): 1344-1351

17. Tanaka Y, Shigemura N, et al. Profiling molecular changes induced by hydrogen treatment of lung allografts prior to procurement. Biochem Biophys Res Commun, 2012, 425(4): 873-879

18. Qiang Sun. Hydrogen-Rich Saline Provides Protection Against Hyperoxic Lung Injury. J Surg Res, 2011, 165(1): e43-49

19. Fang Y. Hydrogen-rich saline protects against acute lung injury induced by extensive burn in rat model. J Burn Care Res, 2011, 32(3): 82-91

20. 李孝全. 氢气对百草枯中毒大鼠急性肺损伤的保护作用. 郧阳医学院学报, 2010, 29(1): 25-27

21. 胡啸玲,汤恢焕. 氢气对体外循环肺损伤的影响. 中国动脉硬化杂志, 2011, 19(2): 110-114

22. 应佑国,何健. 饱和氢气生理盐水对油酸致急性肺损伤大鼠肺的保护作用. 中国急救医学, 2011, 31(5): 426-429

23. Xie K. Molecular hydrogen ameliorates lipopolysaccharide-induced acute lung injury in mice through reducing inflammation and apoptosis. Shock, 2012, 37: 548-555

24. 梁灿鑫,刘新伟. 氢气对急性肺损伤大鼠肺组织p38 MAPK活化的影响. 南方医科大学学报, 2012, 32(8): 1211-1217

25. 田华,姚树桐. 含氢水对实验性小鼠肺纤维化的抑制作用及机制. 中国现代医学杂志, 2012, 22(2): 29-33

24. 富氢液对缺血再灌注损伤的保护作用及研究进展

临床上休克、弥漫性血管内凝血(DIC)、外伤和器官移植等均可发生器官缺血再灌注损伤。有研究表明,氢气可在神经系统疾病,炎症和缺血再灌注损伤的氧化应激动物模型中发挥保护性作用。2007 年 Ohsawa 等在研究中指出,吸入 2% 氢气可通过抗氧化治疗肝脏、脑缺血再灌注损伤。体外研究发现,氢可靶向作用于细胞内的线粒体并可通过选择性清除 $ONOO^-$ 和 ·OH 抑制再灌注引起的氧化应激损伤。近期越来越多的数据显示,在动物脑损伤模型中,氢气是一种有效且安全的抗氧化剂。氢气仅与体内的强氧化剂发生作用,它可选择性的与 ·OH 反应生成水,但不与其他具有生理功能的活性氧簇(reactive oxygen species, ROS)作用。因此,氢气作为药物治疗将不会产生严重的副作用。在这方面,氢气优于其他还原作用强的抗氧化剂(可能通过影响基本防御机制使细胞死亡率增加)。大量证据表明氢气可降低细胞毒性 ROS,从而可用于抗氧化治疗。然而,由于氢气的易燃易爆性,氢气的吸入在临床中应用非常危险,在使用时,需要特制的氢气罐。富氢液是含有浓度为 0.2 ~ 1.0mmol/L 氢气的生理盐水注射液,经过脱气、低温预处理、注入纯氢气与加压助溶等制备而成,与氢气吸入相比较,富氢液(氢气饱和生理盐水)使用起来更加方便和安全。

一、缺血再灌注与氧化应激

当组织发生缺血再灌注时,ROS 在再灌注的早期大量产生,引起强烈的细胞氧化,从而对脑、心、肺、肾、肠等造成严重的损伤。延长热缺血时间则会加重再灌注引起的氧化应激,导致更严重的再灌注损伤。而且 ROS 已被认为是导致生活方式相关疾病,特别是癌症和衰老的主要原因。因此,抑制缺血再灌注时的氧化应激,安全、有效的清除 ROS 或氧自由基已成为研究热点之一。

氧化应激是过多的 ROS 或氧自由基引起的细胞氧化过程。过多的 ROS 或氧自由基可形成过强的细胞氧化电位,导致 DNA 碎裂,脂质过氧化反应和蛋白失活,从而引起细胞凋亡或坏死,导致氧化应激。在 ROS 中,尽管 O_2^- 和 H_2O_2 有细胞毒作用,在低浓度下却有重要的生理功能。它们是大量信号转导的信号调节分子,可调节重要的生物进程,如细胞凋亡、增殖和分化。高浓度下,H_2O_2 可通过髓过氧化酶转化为次氯酸,防止细菌入侵。NO 可作为神经递质和调控血管扩张。·OH 是一种强效的氧化剂,其来源于生物系统中 H-W 反应或 Fenton 反应产生的过氧化物和过氧化氢。·OH 可与核酸,脂类和蛋白质发生反应从而产生细胞毒性作用,导致严重的细胞氧化。超氧阴离子和过氧化氢可通过抗氧化酶、超氧化物歧化酶和过氧化氢酶或谷胱甘肽过氧化物酶来清除,但目前人体内尚未发现清除 ·OH 的生物酶。因此,安全、有效的清除 ·OH 是一个抗氧化的关键过程。

8-羟基脱氧鸟苷(8-OHdG)是敏感的 DNA 氧化损伤标志物,其存在于组织和体液中。脂类过氧化反应是通过过氧化物, ·OH、$ONOO^-$ 和 H_2O_2 等介导的,其可引起细胞膜结构的改变和细胞器的功能损害。丙二醛(MDA)是细胞膜中多不饱和脂肪酸发生过氧化反应的终产物,可作为氧化应激有效的标志物,直接反映细胞的损伤程度。胱天蛋白酶(caspase),是半胱氨酸蛋白酶家族中的一种蛋白酶,其在细胞凋亡、坏死和炎症反应中起重要作用。caspase-3 是 caspase 家族中的一员,在细胞凋亡的发生期起重要作用,有报道指出在蛛网膜下腔出血模型中,caspase-3 的表达增强,如抑制其表达可显著降低神经元损伤。

二、富氢液对组织器官缺血再灌注的保护作用

(一) 富氢液对脑缺血再灌注损伤的保护作用

脑缺血再灌注过程涉及多种病理生理机制,其中比较重要的是氧化应激与炎症反应。缺血破坏了内源性氧化和抗氧化作用的平衡,并产生过量的有害自由基。再灌注同

样可产生大量的 ROS，从而引起脑损伤。TNF-α，IL-1 和 IL-6 等促炎症细胞因子的产生可促进炎症级联反应。其他机制还包括兴奋性氨基酸毒性和细胞内钙离子超载。研究显示，富氢液治疗可降低海马中 ROS 和 MDA 的含量并降低超氧化物歧化酶（superoxide dismutase，SOD）的活性。Ji 等实验结果显示，在全脑缺血再灌注损伤模型中，富氢液治疗组比脑缺血再灌注组 MDA 的水平较低，说明富氢液可降低脂质过氧化反应，减少自由基的产生并降低脑组织的损伤。富氢液还可降低海马中 NF-κB，TNF-α，IL-6 和 caspase-3 的表达，并提高缺血再灌注大鼠海马 CA1 区神经细胞的存活率。研究发现再灌注即刻给予富氢液比再灌注后 6h 给予富氢液对神经细胞的保护作用更强。在大鼠局灶性脑缺血模型中，富氢液治疗可剂量依赖性的提高内源性抗氧化酶（超氧化物歧化酶和过氧化氢酶）的活性，减少氧化产物炎症因子（TNF-α 和 HMGB1）的表达。在新生大鼠低氧性缺血模型中，于缺血后即刻和缺血后 8h 分别腹腔给予 5ml/kg 的富氢液，不仅可减轻早期的如梗塞等病理学改变，降低炎症和氧化应激等生化改变，而且可以改善脑低氧缺血性新生大鼠远期的神经行为学功能。

（二）富氢液对心肌缺血再灌注损伤的保护作用

在大鼠心肌缺血 30min，再灌注 24h 后，腹腔给予 5ml/kg 的富氢液可显著降低血浆和心肌中的 MDA 浓度，减少心肌细胞凋亡，抑制 caspase-3 的活性并缩小心肌梗死面积提高左室收缩期压力（LVSP）和左室舒张期压力（LVDP）。Zhang 等指出，富氢液治疗可降低缺血再灌注损伤介导的心肌细胞凋亡，并可减少中性粒细胞浸润，降低大鼠心脏缺血区细胞黏附分子-1（ICAM-1）和髓过氧化物酶（myeloperoxidase，MPO）的活性。综上，富氢液可抑制组织炎症反应对抗缺血再灌注损伤，从而发挥心肌保护作用，并进一步说明富氢液。

（三）富氢液对肺缺血再灌注损伤的保护作用

在 SD 大鼠急性肺缺血再灌注损伤模型的研究中，对造模前大鼠腹腔给予 0.6mmol/L 富氢液 0.5ml/(L·kg·d)，连续给药 3d，并于造模后立即给予 0.5ml/kg 富氢液，可保护肺动脉的血管活性，减轻肺水肿，降低肺内 MDA 和 8-OhdG 的浓度，减轻肺上皮细胞凋亡，从而减轻肺损伤。Mao 等在研究中指出，在大鼠肺缺血再灌注损伤模型中，富氢液可降低肺组织中 MDA 的表达和 MPO 的活性，同时可降低细胞因子（TNF-α 和 IL-1β）和 NF-κB 的表达。

（四）富氢液对肾缺血再灌注损伤的保护作用

在大鼠肾缺血再灌注损伤模型中，富氢液治疗 24h 后组织学显示肾间质充血、水肿、炎症反应和出血均有所减轻，同时也改善了线粒体形态学的改变。Wang 等在研究中指出，在大鼠肾缺血再灌注前 5min 腹腔注射富氢液 8ml/kg 可显著缓解肾缺血再灌注介导的细胞凋亡，抑制 MPO 的活性，并降低 MDA、8-OhdG、TNF-α、IL-1β 和 IL-6 的水平；同时，富氢液可增加肾组织中超氧化物歧化酶（SOD）和过氧化氢酶（CAT）的活性。

（五）富氢液对肠缺血再灌注损伤的保护作用

再灌注损伤后肠组织内 TNF-α、IL-β 和 IL-6 的水平，组织中 MDA、蛋白羰基和 MPO 活性均显著增高，而富氢液治疗后均降低，且肠组织的形态学改变有所好转，而给予富氮液后上述变化不明显。说明富氢液可减轻肠缺血再灌注损伤，减少氧化应激反应，降低炎症因子的表达并减少中性粒细胞浸润。富氢液还可抑制缺血再灌注引起的凋亡，促进肠上皮细胞增殖，使肠平滑肌收缩功能恢复。此时，富氢液可通过减少炎症反应和抑制脂质过氧化，改善肠缺血再灌注所致的结构和功能损害。

三、展　望

目前的研究均已证明氢气和富氢液通过清除羟基、抑制氧化应激反应来保护细胞和组织。然而，在细胞保护中尚未发现氢介导的基因改变，氢的抗氧化活性中是否激活潜在性的信号通路或调控蛋白尚未得到证实。因此氢保护细胞组织免受氧化应激的机制仍需进一步阐明。

由于富氢液对多种疾病具有潜在治疗作用，因此受到越来越广泛的关注，其主要优点如下：第一，氢具有选择性抗氧化作用，能选择性清除毒性较强的活性氧，而不影响毒性较弱、具有重要生物学功能的活性氧；第二，氢气是内源性物质，人体每天都会产生一定量的氢气，其组织相容性好，安全且副作用少；第三，氢气的扩散性良好，可以渗透至心肌和脑组织深部，中和其他药物难以达到部位的毒性氧自由基，氢气甚至可在血运重建前就能到达组织损伤部位，发挥生物学效应；第四，相比于具有脑保护作用的七氟烷，氢气则没有麻醉科应用的限制，其丰富的生物学效应有利于在临床实践中推广；第五，氢气资源丰富、经济廉价、制取方便、无毒环保。氢气的这些优点必将为氢气的进一步研究和应用奠定坚实的基础。回顾氢气医学研究的数百年历史，其给药方式发生了很大转变，从最初吸入氢气到现在制成饱和氢生理盐水用于口服、静脉注射或腹腔注射，其疗效一直得到学者的肯定。目前，氢气在心脑血管领域较为热点的研究方向有缺血再灌注损伤、炎症反应等。氢气的抗氧化、抗炎、抗凋亡等作用是否与某些信号转导通路相关还需进一步证实。最近中国有学者提出了“氢气复苏（hydrogen resuscitation）”的理念，即机体受到疾病侵袭时，体内原本的氢气水平无法对抗疾病打击，需要补充外源性氢气以治疗疾病。随着研究的进一步深入，氢气可能为某些疾病的治疗提供新的靶点。

（曾秋婷　段满林）

参考文献

1. Li J, Wang C, Zhang JH, et al. Hydrogen-rich saline improves memory function in a rat model of amyloid-beta-

induced Alzheimer's disease by reduction of oxidative stress. Brain Res,2010,1328:152-161

2. Matchett GA,Fathali N,Hasegawa Y,et al. Hydrogen gas is ineffective in moderate and severe neonatal hypoxia-ischemia rat models. Brain Res,2009,1259:90-97
3. Cai J,Kang Z,Liu K,et al. Neuroprotective effects of hydrogen saline in neonatal hypoxia-ischemia rat model. Brain Res,2009,1256:129-137
4. Bjelakovic G,Nikolova D,Gluud LL,et al. Mortality in randomized trials of antioxidant supplements for primary and secondary prevention:systematic review and meta-analysis. JAMA,2007,297(8):842-857
5. Shingu C,Koga H,Hagiwara S,et al. Hydrogen-rich saline solution attenuates renal ischemia-reperfusion injury. J Anesth,2010,24(4):569-574
6. Ji X,Liu W,Xie K,et al. Beneficial effects of hydrogen gas in a rat model of traumatic brain injury via reducing oxidative stress. Brain Res,2010,1354:196-205
7. Sun Q,Cai J,Zhou J,et al. Hydrogen-rich saline reduces delayed neurologic sequelae in experimental carbon monoxide toxicity. Crit Care Med,2011,39(4):765-769
8. Fukuda K,Asoh S,Ishikawa M,et al. Inhalation of hydrogen gas suppresses hepatic injury caused by ischemia/reperfusion through reducing oxidative stress. Biochem Biophys Res Commun,2007,361(3):670-674
9. Zar HA,Tanigawa K,Kim YM,et al. Rat liver postischemic lipid peroxidation and vasoconstriction depend on ischemia time. Free Radic Biol Med,1998,25(3):255-264
10. Wallace DC. A mitochondrial paradigm of metabolic and degenerative diseases,aging,and cancer:a dawn for evolutionary medicine. Annu Rev Genet,2005,39:359-407
11. Murad F. Discovery of some of the biological effects of nitric oxide and its role in cell signaling. Biosci Rep, 2004,24(4-5):452-474
12. Rossi R,Dalle-Donne I,Milzani A,et al. Oxidized forms of glutathione in peripheral blood as biomarkers of oxidative stress. Clin Chem,2006,52(7):1406-1414
13. Simard JM,Geng Z,Woo SK,et al. Glibenclamide reduces inflammation, vasogenic edema, and caspase-3 activation after subarachnoid hemorrhage. J Cereb Blood Flow Metab, 2009,29(2):317-330
14. Allen CL, Bayraktutan U. Oxidative stress and its role in the pathogenesis of ischaemic stroke. Int J Stroke,2009,4(6):461-470
15. Schilling M, Besselmann M, Leonhard C, et al. Microglial activation precedes and predominates over macrophage infiltration in transient focal cerebral ischemia: a study in green fluorescent protein transgenic bone marrow chimeric mice. Exp Neurol,2003,183(1):25-33
16. Tuttolomondo A, Di Sciacca R, Di Raimondo D, et al. Neuron protection as a therapeutic target in acute ischemic stroke. Curr Top Med Chem,2009,9(14):1317-1334
17. Zhou J, Chen Y, Huang G-Q, et al. Hydrogen-rich saline reverses oxidative stress, cognitive impairment, and mortality in rats submitted to sepsis by cecal ligation and puncture. Journal of Surgical Research, 2012, 178 (1): 390-400
18. Li J,Dong Y,Chen H,et al. Protective effects of hydrogen-rich saline in a rat model of permanent focal cerebral ischemia via reducing oxidative stress and inflammatory cytokines. Brain Research,2012,1486(2012):103-111
19. Sun Q,Kang Z,Cai J,et al. Hydrogen-rich saline protects myocardium against ischemia reperfusion injury in rats. Experimental Biology and Medicine,2009,234:1212-1219
20. Zhang Y,Sun Q,He B,et al. Anti-inflammatory effect of hydrogen-rich saline in a rat model of regional myocardial ischemia and reperfusion. International Journal of Cardiology,2011,148(2011):91-95
21. Shi J,Yao F,Zhong C,et al. Hydrogen saline is protective for acute lung ischaemia/reperfusion injuries in rats. Heart,Lung and Circulation,2012,21(9):556-563
22. Mao Y-F,Zheng X-F,Cai J-M,et al. Hydrogen-rich saline reduces lung injury induced by intestinal ischemia/reperfusion in rats. Biochemical and Biophysical Research Communications,2009,381(4):602-605
23. Wang F,Yu G,Liu S-Y,et al. Hydrogen-Rich Saline Protects Against Renal Ischemia/Reperfusion Injury in Rats. Journal of Surgical Research,2011,167(2):e339-e344

25. 活性氧自由基的信号转导作用及其对神经发生的调节

一、活性氧自由基(ROS)的概念

自由基是指在外层电子轨道上含有单个不配对电子的原子、原子团或分子。活性氧自由基(ROS)是指一类由氧形成的,化学性质活泼且有高度反应活性的氧代谢物质的总称,主要包括超氧阴离子(·O_2^-)、羟自由基(·HO)、过氧化氢(H_2O_2)、单线态氧($^1O_2$)、烷氧自由基(LO·)、脂质过氧化物(LOO·)等。氧分子拥有2个不成对电子,并不表现强自由基活性。当1个氧分子接受4个电子则被完全还原成2个H_2O分子,若氧分子没有被完全还原,就会产生ROS,如氧分子接受1个电子则会产生超氧阴离子,再接受1个电子产生过氧化氢,再接受1个电子则产生羟自由基。这些不完全代谢产物中不成对的电子使ROS具有不稳定性和高反应性。氧自由基中的超氧阴离子在生物体内广泛存在,其性质极不稳定,它既可以不断生成新的ROS,同时也是诱发自由基连锁反应的重要启动环节。

二、活性氧自由基的生成

细胞内ROS主要来源于线粒体呼吸链复合体和多种氧化酶类,尤其是NADPH氧化酶。生理状态下,机体将ROS维持在无害的水平,大部分ROS来源于线粒体中的氧化磷酸化,作为氧化磷酸化的副产物,低水平的ROS不断地产生并被清除。ROS可由多种途径产生,例如机体摄取的营养物质在呼吸链中经过一系列氢和电子传递过程,如肌红蛋白、儿茶酚胺等氧化过程以及花生四烯酸、前列腺素等代谢过程。当机体受到外界的各种有害刺激时,体内ROS产生过量,过量的ROS不仅可以影响细胞膜的通透性,引起Ca^{2+}内流和第二信使含量的增多,进而激活多个氧化还原通路,这时机体的氧化产物的生成超出氧化物的清除程度,氧化系统和抗氧化系统失衡,则会导致组织的氧化损伤(包括蛋白质、DNA和脂质损伤)。

三、活性氧自由基的清除

细胞可通过各种酶系和抗氧化剂清除过度产生的ROS,以避免氧化损伤。ROS的清除主要依靠细胞内的抗氧化酶和抗氧化物质,包括超氧化物歧化酶(SOD)、过氧化氢酶(CAT)、谷胱甘肽过氧化物酶(GHS-Px)、过氧化物酶(POD)和抗氧化维生素等,它们协同作用从而完成细胞内的抗氧化过程。研究表明SOD是一类稳定的酶,能够清除超氧化物和过氧化氢,将其转变为无害的H_2O。GHS-Px可催化脂质过氧化物(LOOH)转化为相应的醇,从而阻断脂质过氧化的侧链循环反应,还可将H_2O_2分解为H_2O和O_2。CAT存在于红细胞以及组织细胞内微体,其主要生理作用是催化H_2O_2分解为H_2O和O_2。

四、活性氧自由基的信号转导作用

ROS是细胞信号转导系统的组成部分,它可作为第二信使,通过调控细胞氧化还原状态直接或间接调节胞外信号分子与细胞表面受体的相互作用及胞内的信号转换,还可触发早期应答基因如c-fos、c-jun、c-myc和egr-1表达,参与酪氨酸激酶的活化和磷酸酶的灭活等过程。ROS诱导细胞内氧化还原态的变化不仅影响细胞信号转导,还影响和参与多种细胞内活动,如新陈代谢、生长、分化、凋亡和抗炎等过程。在细胞凋亡信号转导的过程中,ROS既可直接诱导凋亡,又可影响与凋亡有关的细胞内信号转导和基因表达。ROS与凋亡的关系主要表现在:①多种因素诱导细胞凋亡时会产生ROS;②加入外源H_2O_2可以诱导细胞凋亡;③某些凋亡抑制因素通过抑制ROS发挥作用。

ROS的信号转导途径具有细胞种类和刺激因子特异

性，其途径有以下几种：环鸟苷酸相关信号转导途径，蛋白酪氨酸激酶和磷酸酶相关信号转导途径，丝氨酸/苏氨酸激酶相关信号通路，蛋白激酶C相关信号转导途径，Ca^{2+}相关信号转导途径，生长因子相关信号通路，氧化还原敏感性转录因子NF-κB、AP-1、NFAT相关信号转导途径。由于ROS能够调节酪氨酸磷酸化蛋白的氧化还原状态，从而影响与神经发生相关的多个转录过程和信号级联反应，因此可以推测ROS对神经的发生会产生调节作用，而这种条件作用对神经发生是否有利还不清楚。众所周知ROS的过度积累会导致细胞的功能紊乱、氧化损伤甚至死亡，进而引起多种疾病，在神经系统中ROS的产生与一些神经变性疾病密切相关，如阿尔兹海默病，帕金森病等，然而近来一些研究发现ROS水平的少量变化对于细胞生长及存活会产生有益的作用。

五、活性氧自由基对神经发生的调节作用

中枢神经系统具有潜在的自我修复能力，成体脑内有两个神经发生的主要区域：齿状回的颗粒下层（subgranular zone，SGZ）和前脑侧脑室的室下区（subventricular zone，SVZ），这两个区域可终生持续产生神经干细胞（neural stem cell，NSCs），是成年哺乳动物的高密度NSCs聚集区。神经干细胞的分布十分广泛，除海马和侧脑室室下区之外，成年哺乳动物的室管膜、脉络丛、嗅球、纹状体、大脑皮质、脑干和脊髓等区域都存在神经干细胞。这些内源性干细胞能够自我更新，并具有分化为神经元、少突胶质细胞和星形胶质细胞的潜能，这些神经干细胞的增殖、迁移、分化并参与神经修复的过程即为神经发生，其为成体脑内的特定部位不断提供新生细胞，补充丢失的神经细胞，修复损伤。

多种研究结果显示，ROS对脑内的神经发生具有重要的信号转导作用。然而ROS对于神经发生作用的相关研究结果并不一致。早期研究ROS对神经发生的有益影响表现为在体外高氧条件下成神经细胞可分化为神经元。Kim等研究发现抗氧化剂能够增加成体啮齿类动物大脑海马中的神经发生，说明ROS可能会减少神经发生。既往的研究中也发现自由基清除剂能够抑制大鼠大脑中动脉阻塞后的侧脑室室下区神经发生。另有研究发现增殖的多能神经干/祖细胞保持着高ROS水平并且外源性ROS能够增加神经干/祖细胞的自我更新和分化能力，通过在体或体外的药物或基因处理降低细胞内ROS水平后，神经干/祖细胞自我更新和多向分化功能则被干扰，表明ROS对于神经发生具有重要作用。这些研究结果的差异可能归结于不同的动物品系、实验模型和条件等，也与细胞内ROS信号作用的复杂性有关。

ROS对神经干细胞增殖具有调节作用。ROS是许多分裂刺激因子的第二信使，细胞在应答生长因子作用时产生ROS作为分裂信号。有研究结果显示，内源性ROS和一氧化氮在胚胎神经干/祖细胞的增殖中必不可少，且产生的内源性ROS能够促进神经干/祖细胞的增殖活性。很多研究使用自由基清除剂来观察ROS对神经干细胞的增殖的影响，结果也不相一致，例如自由基清除剂能够减少体外培养的神经干细胞增殖，在体研究发现自由基清除剂减少了侧脑室室下区神经干细胞的增殖，而Yoneyama等发现应用自由基清除剂能够对海马齿状回损伤后神经干细胞和神经前体细胞产生刺激作用。另外，在神经干/祖细胞的增殖中，活化NADPH酶发挥非常重要的作用，NADPH酶的抑制剂具有抑制神经干/祖细胞增殖的作用。

ROS对神经干细胞分化具有调节作用。越来越多的证据表明ROS的生成和信号作用参与神经干细胞的分化。Tsatmali等研究发现ROS能够调节神经元前体细胞分化为新生神经元，在神经元分化过程中ROS的生成增加并且抗氧化剂处理后并不能改变神经元数量，但能够改变小神经元成为大神经元的比例。但应用自由基清除剂的研究结果依然不一致，例如Konopka等研究发现，ROS清除剂能够减少维A酸诱导的神经元分化，而Ishii等研究发现，自由基清除剂能修复神经前体细胞的分化能力。此外，通过对SOD缺失小鼠海马神经发生的研究发现，SOD的缺失会导致海马齿状回颗粒下层新生神经元的减少，表明ROS对神经发生区的新生神经元产生有重要作用。

综上所述，在缺血再灌注、低氧或神经变性疾病等多种病理情况下ROS过量产生，一方面会造成组织氧化损伤，另一方面也可能作为损伤修复的启动因子对神经发生进行调节。因此，如何在病理情况下减少ROS的氧化损伤，发挥ROS对神经发生的有利作用，进而促进内源性神经发生以修复组织损伤，都是需要进一步研究解决的问题。在未来关于ROS的研究中，阐明ROS如何参与调控神经发生的细胞通路、作用靶点和相关机制将为治疗神经变性疾病、脑缺血等多种疾病提供新策略。

（雷珊 张蓬勃）

参考文献

1. Chevtzoff C, Yoboue ED, Galinier A, et al. Reactive oxygen species-mediated regulation of mitochondrial biogenesis in the yeast Saccharomyces cerevisiae. J Biol Chem, 2010, 285(3): 1733-1742
2. 朱贤富，王振华. 脑缺血/再灌注损伤机制的研究现状. 医学综述，2010，16(18)：2786-2789
3. Blomgren K, Hagberg H. Free radicals, mitochondria, and hypoxia-ischemia in the developing brain. Free Radical Biology and Medicine, 2006, 40(3): 388-397
4. Finkel T. Oxidant signals and oxidative stress. Curr Opin Cell Biol, 2003, 15: 247-254
5. Correia SC, Santos RX, Cardoso SM, et al. Cyanide precondi-

tioning protects brain endothelial and NT2 neuron-like cells against glucotoxicity: role of mitochondrial reactive oxygen species and HIF-1α. Neurobiol Dis,2012,45(1):206-218

6. Gyorgy N,Andras P. The role of nitric oxide in abnormal T cell signal transduction in systemic lupus erythematosus. Clin Immu,2006,118(2-3):145-151
7. Demple B. Signal transduction by nitric oxide in cellular stress responses. Mol Cell Biochem,2002,234-235(1-2):11-18
8. Quijano C,Romero N,Radi R. Tyrosine nitration by superoxide and nitric oxide fluxes in biological systems: modeling the impact of superoxide dismutase and nitric oxide diffusion. Free Radic Biol Med,2005,39(6):728-741
9. Magdalena LC,Tak YA. Reactive oxygen species, cellular redox systems, and apoptosis. Free Radic Biol Med,2010,48(6):749-762
10. 曹忠平. 活性氧与细胞信号转导. 武警医学院学报,2011,20(8):666-671
11. Kennedy KA,Sandiford SD,Skerjanc IS,et al. Reactive oxygen species and the neuronal fate. Cell Mol Life Sci,2012,69(2):215-221
12. Halliwell B. Oxidative stress in cell culture: an under-appreciated problem? FEBS Lett,2003,540:3-6
13. Gould E,Gross CG. Neurogenesis in the adult mammals: some progress and problems. J Neurosci,2002,22(3):619-623
14. Kim SJ,Son TG,Park HR,et al. Curcumin stimulates proliferation of embryonic neural progenitor cells and neurogenesis in the adult hippocampus. J Biol Chem,2008,283:14497-14505
15. Zhang P,Li W,Li L,et al. Treatment with edaravone attenuates ischemic brain injury and inhibits neurogenesis in the subventricular zone of adult rats after focal cerebral ischemia and reperfusion injury. Neuroscience,2012,201:297-306
16. Le Belle JE,Orozco NM,Paucar AA,et al. Proliferative neural stem cells have high endogenous ROS levels that regulate self-renewal and neurogenesis in a PI3K/Akt-dependant manner. Cell Stem Cell,2011,8(1):59-71
17. Yoneyama M,Kawada K,Gotoh Y,et al. Endogenous reactive oxygen species are essential for proliferation of neural stem/progenitor cells. Neurochemistry International,2010,56:740-746
18. Yoneyama M,Shiba T,Ogita K. Stimulative effect of edaravone on growth of neuronal stem cells and precursor cells following lesioning of hippocampal dentate gyrus. Nihon Shinkei Seishin Yakurigaku Zasshi,2011,31(2):99-100
19. Tsatmali M,Walcott EC,Makarenkova H,et al. Reactive oxygen species modulate the differentiation of neurons in clonal cortical cultures. Mol Cell Neurosci,2006,33:345-357
20. Konopka R,Kubala L,Lojek A,et al. Alternation of retinoic acid induced neural differentiation of P19 embryonal carcinoma cells by reduction of reactive oxygen species intracellular production. Neuroendocrinol Lett,2008,29:770-774
21. Ishii J,Natsume A,Wakabayashi T,et al. The free-radical scavenger edaravone restores the differentiation of human neural precursor cells after radiation-induced oxidative stress. Neuroscience Letters,2007,423(3):225-230
22. Ting-Ting Huang,Yani Zou,Rikki Corniola. Oxidative stress and adult neurogenesis—Effects of radiation and superoxide dismutase deficiency. Seminars in Cell & Developmental Biology,2012,23:738-744

26. IRE1-XBP1信号转导通路与天然免疫功能调控的研究进展

天然免疫是机体抵御病原体入侵的第一道防线，具有探测特异性病原体入侵以及审视自身细胞和组织完整性的能力，其细胞功能状态对维持机体稳定具有重要作用。内质网是真核细胞一种重要的细胞器，是蛋白质合成、修饰、聚集及折叠的场所，也是钙离子贮存库，其功能状态对维持细胞内稳态十分重要。一旦内质网内稳态受各种刺激干扰而发生紊乱，新合成的未折叠蛋白将在内质网腔内蓄积，可诱发内质网应激（endoplasmic reticulum stress，ER stress），并触发一种特异的适应性反应，即未折叠蛋白反应（unfold protein response，UPR）。UPR是一种内稳态信号转导反应，通过增强内质网折叠和分泌能力、减慢内质网翻译，达到缓解蛋白折叠应激。UPR主要通过三种跨内质网膜蛋白始动：肌醇需要酶1（inositol requiring enzyme 1，IRE1）、蛋白激酶受体样内质网激酶（protein kinase receptor-like ER kinase，PERK）和激活转录因子6（activating transcription factor 6，ATF6）。UPR对ER应激时细胞功能恢复以及分泌细胞（如免疫细胞）的功能与存活均有重要调控作用。近来研究发现，需肌醇酶1-X盒结合蛋白1（inositol requiring enzyme 1-X-box binding protein 1，IRE1-XBP1）信号转导通路参与了天然免疫功能调控，并在炎性疾病的发病机制中起重要作用。本文将对IRE1-XBP1信号转导通路与天然免疫功能调控的相关研究进展进行简要综述。

一、IRE1-XBP1信号转导通路

IRE1是一种110kDa的Ⅰ型内质网跨膜蛋白，有两种亚型：IRE1α和IRE1β。IRE1α在机体内广泛表达，而IRE1β目前只于肠上皮细胞发现有表达。IRE1的胞质区具有蛋白激酶，并有核糖核酸内切酶活性，当未折叠蛋白在内质网腔内蓄积时，IRE1发生寡聚化，并触发自磷酸化作用，依次激活其特有的效应子，即活化的IRE1可精确地从XBP1 mRNA中去除一个26核苷酸序列，此过程称为XBP1剪接。IRE1通过两次切断XBP1 mRNA，去除一个内含子结构，可导致阅读框移位，由此对编码XBP1蛋白的基因有较大影响。这种转录后mRNA加工过程与传统mRNA剪接机制不同，并且XBP1 mRNA是目前已知的IRE1唯一底物。非剪接型XBP1（unspliced XBP1，XBP1-U）mRNA编码的XBP1-U蛋白不稳定，并可抑制UPR靶基因表达，而剪接型XBP1（spliced XBP1，XBP1-S）mRNA编码的XBP1-S蛋白则较稳定，是UPR靶基因强效转录因子。XBP1-S mRNA编码的XBP1-S蛋白有376位氨基酸（人类），C-末端具有强效转录活性的转录激活结构域。翻译生成XBP1-S蛋白后转位到细胞核，激活UPR靶基因。哺乳动物细胞UPR靶基因与酵母类似，均含有保守的顺式作用元件——ER应激反应元件（ER stress response element，ERSE），由19个碱基组成CCAAT-N9-CCACG，与活化的XBP1或ATF6结合，但需CCAAT结合非特异性转录因子NF-Y才能上调靶基因表达。研究表明除了ERSE外，还存在功能类似的ERSE-Ⅱ（ATTGG-N-CCACG）。XBP1基因本身也含有ERSE，故剪接后产生的XBP1-S蛋白除了能促进UPR靶基因的表达外，还能促进XBP1基因自身表达。

尽管对IRE1依赖性XBP1 mRNA剪接的具体机制目前仍待阐明，但报告基因检测结果表明XBP1 cDNA的3'-末端编码的具有强效转录活性的转录激活区，被认为是编码XBP1-S蛋白的功能区。XBP1-U mRNA编码半衰期短的XBP1-U蛋白，只含有261位氨基酸（人类），可通过泛素依赖性和泛素非依赖性机制被迅速降解。XBP1-U的N-末端蛋白结构域与XBP1-S相似，含有基本亮氨酸拉链（basic leucine zipper，bZIP）DNA结合/二聚化结构域和核定位结构域（nuclear-localization domain），但缺乏XBP1-S具有的转录激活结构域，因此不能诱导基因转录。在某些状态下，XBP1-U能抑制XBP1-S转位到细胞核或抑制XBP1-S的转录激活，因此，XBP1-U可能是UPR的IRE1-XBP1信号转导通路的一种调控因子。另外，XBP1-U和XBP1-S共同具有的N-末端部分过表达具有显性负性功能，能抑制XBP1-S对UPR依赖性基因的转录激活。通过IRE1剪接后，生成的XBP1-S转位到细胞核，与靶基因ERSE结合，可诱导大量的UPR基因转录，有助于蛋白质合成和分泌，其中包括

内质网相关降解（ER-associated degradation，ERAD）蛋白 EDEM、内质网分子伴侣如位于内质网的 DNAJ4（ER-localized DNAJ4，ERDJ4）、人内质网相关 DNAJ（human ER-associated DNAJ，HEDJ）和 $p58^{IPK}$（也称为 DNAJC3）、糖基化蛋白核糖体相关膜蛋白 4（ribosome-associated membrane protein-4，RAMP4）以及可促进二硫键形成的蛋白二硫异构酶 P5（protein disulphide isomerase P5，PDI-P5）。ERDJ3 和 H-链转录因子 OCT-结合因子 1（OCT-binding factor 1，OBF1，也称为 BOB1 和 OCAB）也可能是 XBP1 的直接靶点。另外，XBP1 诱导转录的基因有助于细胞蛋白质合成和分泌，XBP1 可增强脂质生物合成和内质网生成。

二、IRE1-XBP1 信号转导通路参与细胞分泌功能调节

IRE1-XBP1 信号转导通路是 UPR 最保守的分支，在广泛的生理过程中起着重要的作用，包括发育、代谢、免疫、炎症及神经退行性变。XBP1 在成年小鼠中广泛表达，但在肝脏、外分泌腺、成骨细胞、成软骨细胞、棕色脂肪和小鼠胚胎发育过程中的颈须滤泡（whisker follicles）中表达丰富。XBP1 敲除小鼠胚胎死亡被认为是由于肝脏的 XBP1 表达缺乏所致，在胚胎 13.5～14.5d 时发生胎鼠死亡是由于严重的肝脏发育不全。通过选择性地靶向肝细胞 XBP1 转基因，使 $XBP1^{-/-}$ LivXBP1 小鼠胚胎不发生胚胎死亡，但小鼠表现为外分泌腺严重异常，如外分泌的胰腺和唾液腺，由于胰腺消化酶产生受损，导致产后早期死亡。电镜证实胰腺及唾液腺腺泡细胞内质网结构紊乱，并且内质网分子伴侣基因表达降低。在胚胎发育期间也出现胰腺腺泡细胞明显凋亡，这些小鼠由于胰腺不能分泌消化酶，所以在产后早期死亡，这种缺陷主要归因于胰腺腺泡细胞 XBP1 介导的 UPR 激活障碍。细胞的分泌功能取决于内质网折叠和修饰新合成多肽的能力，以及内质网合成磷脂，以协助通过内质网-高尔基体网络运输分泌蛋白。转录因子 XBP1 可激活某些内质网分子伴侣基因表达，并启动内质网生物合成。因此，XBP1 缺乏可导致内质网产生负荷与负荷处理之间出现失衡，引起 ER 应激介导的致凋亡通路激活。这些研究结果表明了 XBP1 在外分泌细胞生物合成中的必需性。

三、IRE1-XBP1 信号转导通路参与免疫细胞功能调节

许多生理和病理状态均可影响蛋白折叠，如钙转运、氧化应激和糖基化等，可诱发 ER 应激。分泌细胞（包括浆细胞）能特异性地产生大量的分泌性免疫球蛋白，潘氏（paneth）细胞或外分泌的腺泡细胞能分别分泌抗菌分子和消化酶，这些均取决于 UPR 维持的高度扩张和（或）活性的内质网。近来，IRE1-XBP1 信号转导通路参与免疫细胞功能调控受到了广泛关注。XBP1 通过控制内质网膨胀及蛋白转运等相关基因的表达，参与多种分泌反应，包括免疫球蛋白的分泌。IRE1-XBP1 信号转导通路在 B 淋巴细胞分化为浆细胞及其抗体生成过程中发挥重要作用。XBP1 对树突状细胞的发育及存活具有重要影响。XBP1 缺失小鼠树突状细胞及类浆细胞数量减少，将 XBP-S 转染到野生型或 XBP1 缺失的造血祖细胞，则分别能促进和逆转树突状细胞的发育。除了其在功能性分泌细胞的发育中起重要作用外，越来越多的证据表明，IRE1-XBP1 信号转导通路也能影响分化完全的细胞的生物功能，如肝细胞和巨噬细胞。在肝细胞 XBP1 通过控制肝脏脂肪生成，参与胆固醇和甘油三酯水平调控。研究发现 XBP1 激活能抑制 TNF-α 诱导的炎性基因表达，并能抑制 NF-κB 活化。XBP1 在糖皮质激素免疫细胞功能调控中起重要作用。运用小鼠 XBP1 基因 RNA 干扰慢病毒，通过选择性地沉默小鼠腹腔巨噬细胞 XBP1 基因表达，发现 XBP1 基因沉默后皮质酮不能诱导巨噬细胞吞噬功能增强和 TNF-α 生成增加，提示 XBP1 在介导皮质酮对巨噬细胞免疫功能调控中起重要作用。研究表明 IRE1-XBP1 信号转导通路介导巨噬细胞炎症反应，应用细菌 TLR1-TLR2 配体 Pam_3CK_4（一种脂肽）或 TLR4 配体 LPS（脂多糖）刺激小鼠巨噬细胞，可特异性地激活 IRE1-XBP1 信号转导通路，使 XBP1-S 蛋白表达增加，诱发炎症相关基因 IL-6 和 TNF 的表达，并发现 XBP1 缺陷的小鼠造血细胞在受细菌感染后其细菌负荷增加，由此表明 XBP1 在天然免疫中具有重要的功能。此外，TLR 诱发 XBP1 剪接需要适配子蛋白 TIRAP 和 MyD88（TLR2），但不需要下游靶点 NF-κB、MAPK 或 JNK。并且发现 TLR2 和 TLR4 介导的 IRE1-XBP1 信号转导通路激活依赖于 NADPH 氧化酶 NOX2，但具体机制仍不清楚。由此可见，IRE1-XBP1 信号转导通路在调控免疫反应中起重要作用，参与了免疫细胞存活、抗体分泌、炎症反应以及天然免疫等诸多免疫细胞功能调控环节。

四、IRE1-XBP1 信号转导通路在天然免疫中的作用

低水平应激是生理性的，能传递必要的生存或适应信号。然而，高水平应激反应则是不适应的并可能造成损害。细胞内应激信号如 DNA 损伤和氧化应激也可调节炎症反应的各个方面。在炎性病理中也观察到 ER 应激，因而推测其参与免疫反应的强度、特征及持续时间。一些在体及离体实验研究表明，ER 应激可增强炎症反应。在人主动脉内皮细胞，氧化磷脂可导致 ER 应激，激活 UPR，并有大量

炎性基因表达。同样,在巨噬细胞,HLA-B27 错误折叠和 UPR 激活可引起 pro-Th17 诱导的细胞因子 IL-23 表达增加,并使Ⅰ型干扰素生成增加。离体试验中运用药物处理巨噬细胞触发 ER 应激可表现出强烈的 TLR4 和 TLR2 激活反应。应用 XBP1 缺陷巨噬细胞,发现 XBP1 是膜 TLRs 诱发大量基因(包括 IL-6)表达所必需的。在 C. elegans 感染铜绿色假单胞菌模型中,激活天然免疫激酶 PMK-1 可触发 IRE1 和 XBP1 激活,并且 XBP1 缺失可降低感染蠕虫后的生存能力,这可能是因为增加了 PMK-1 激活,此效应甚至在无病原菌时也观察到。这表明在免疫反应期间,XBP1 能抑制 PMK-1 活化的有害效应。由此表明,内质网信号通路参与了宿主抗病原体反应。在巨噬细胞感染的细胞内细菌也观察到相似的结果,因而进一步证实 IRE1-XBP1 信号转导通路参与了宿主天然免疫反应,对病原菌感染及自身免疫性疾病具有重要保护作用。

五、IRE1-XBP1 信号转导通路参与炎性疾病进程

ER 应激也参与慢性疾病的炎症反应进程,如动脉粥样硬化、囊肿性纤维化、炎症性肠病以及Ⅱ型糖尿病,均表现出 ER 应激和炎症特征,包括典型的 UPR 标志,中性粒细胞及巨噬细胞浸润,以及急性期蛋白增加等。而且,研究发现 XBP1 在炎症性肠病和 2 型糖尿病发病进程中具有重要作用。XBP1 与自发性肠炎发病有关。肠上皮细胞缺失 XBP1 可诱导自发性肠炎,并增加自发性肠炎敏感性。还有研究表明 ER 应激通过触发特异性内质网信号通路本身可促进炎症。

六、展　　望

IRE1-XBP1 信号转导通路从酵母到多细胞动物(包括人类)均较保守,其与高度分泌性细胞(如天然免疫细胞)的功能状态关系密切。IRE1-XBP1 信号转导通路参与天然免疫并调节天然免疫信号通路的相关研究进一步证实了 ER 应激与免疫炎症反应关系密切,但这些发现仅有一些实验数据所支持,仍有许多问题有待解决。通过 IRE1-XBP1 信号转导通路与天然免疫功能调控的研究,将进一步揭示免疫炎症性疾病的发病机制,并对其防治具有重要的意义。

(钟河江　杨天德)

参 考 文 献

1. Ron D, Walter P. Signal integration in the endoplasmic reticulum unfolded protein response. Nat Rev Mol Cell Biol, 2007, 8(7):519-529
2. Bertolotti A, Wang X, Novoa I, et al. Increased sensitivity to dextran sodium sulfate colitis in IRE1beta-deficient mice. J Clin Invest, 2001, 107(5):585-593
3. Yoshida H, Matsui T, Yamamoto A, et al. XBP1 mRNA is induced by ATF6 and spliced by IRE1 in response to ER stress to produce a highly active transcription factor. Cell, 2001, 107(7):881-891
4. Lee K, Tirasophon W, Shen X, et al. IRE1-mediated unconventional mRNA splicing and S2P-mediated ATF6 cleavage merge to regulate XBP1 in signaling the unfolded protein response. Genes Dev, 2002, 16(4):452-466
5. Calfon M, Zeng H, Urano F, et al. IRE1 couples endoplasmic reticulum load to secretory capacity by processing the XBP-1 mRNA. Nature, 2002, 415(6867):92-96
6. Clevers H. Inflammatory bowel disease, stress, and the endoplasmic reticulum. N Engl J Med, 2009, 360(7):726-727
7. Kokame K, Kato H, Miyata T. Identification of ERSE-II, a new cis-acting element responsible for the ATF6-dependent mammalian unfolded protein response. J Biol Chem, 2001, 276(12):9199-9205
8. Lee AH, Iwakoshi NN, Anderson KC, et al. Proteasome inhibitors disrupt the unfolded protein response in myeloma cells. Proc Natl Acad Sci USA, 2003, 100(17):9946-9951
9. Tirosh B, Iwakoshi NN, Glimcher LH, et al. Rapid turnover of unspliced Xbp-1 as a factor that modulates the unfolded protein response. J Biol Chem, 2006, 281(9):5852-5860
10. Yoshida H, Oku M, Suzuki M, et al. pXBP1(U) encoded in XBP1 pre-mRNA negatively regulates unfolded protein response activator pXBP1(S) in mammalian ER stress response. J Cell Biol, 2006, 172(4):565-575
11. Lee AH, Iwakoshi NN, Glimcher LH. XBP-1 regulates a subset of endoplasmic reticulum resident chaperone genes in the unfolded protein response. Mol Cell Biol, 2003, 23(21):7448-7459
12. Shaffer AL, Shapiro-Shelef M, Iwakoshi NN, et al. XBP1, downstream of Blimp-1, expands the secretory apparatus and other organelles, and increases protein synthesis in plasma cell differentiation. Immunity, 2004, 21(1):81-93
13. Shen Y, Hendershot LM. Identification of ERDJ3 and OBF-1/BOB-1/OCA-B as direct targets of XBP-1 during plasma cell differentiation. J Immunol, 2007, 179(5):2969-2978
14. Lee AH, Scapa EF, Cohen DE, et al. Regulation of hepatic lipogenesis by the transcription factor XBP1. Science, 2008, 320(5882):1492-1496
15. Sriburi R, Jackowski S, Mori K, et al. XBP1: a link between the unfolded protein response, lipid biosynthesis, and biogenesis of the endoplasmic reticulum. J Cell Biol, 2004,

167(1):35-41

16. Reimold AM, Etkin A, Clauss I, et al. An essential role in liver development for transcription factor XBP-1. Genes Dev, 2000, 14(2):152-157
17. Lee AH, Chu GC, Iwakoshi NN, et al. XBP-1 is required for biogenesis of cellular secretory machinery of exocrine glands. EMBO J, 2005, 24(24):4368-4380
18. Kaser A, Lee AH, Franke A, et al. XBP1 links ER stress to intestinal inflammation and confers genetic risk for human inflammatory bowel disease. Cell, 2008, 134(5):743-756
19. Martinon F, Glimcher LH. Regulation of innate immunity by signaling pathways emerging from the endoplasmic reticulum. Curr Opin Immunol, 2011, 23(1):35-40
20. Iwakoshi NN, Lee AH, Vallabhajosyula P, et al. Plasma cell differentiation and the unfolded protein response intersect at the transcription factor XBP-1. Nat Immunol, 2003, 4(4):321-329
21. Iwakoshi NN, Pypaert M, Glimcher LH. The transcription factor XBP-1 is essential for the development and survival of dendritic cells. J Exp Med, 2007, 204(10):2267-2275
22. Kaufman RJ, Cao S. Inositol-requiring 1/X-box-binding protein 1 is a regulatory hub that links endoplasmic reticulum homeostasis with innate immunity and metabolism. EMBO Mol Med, 2010, 2(6):189-192
23. Li J, Wang JJ, Zhang SX. Preconditioning with endoplasmic reticulum stress mitigates retinal endothelial inflammation via activation of X-box binding protein 1. J Biol Chem, 2011, 286(6):4912-4921
24. Zhou JY, Zhong HJ, Yang C, et al. Corticosterone exerts immunostimulatory effects on macrophages via endoplasmic reticulum stress. Br J Surg, 2010, 97(2):281-293

27. 程序性坏死的分子调控机制

细胞坏死通常被认为是一种意外的不受机体调控的细胞死亡方式,伴随进一步免疫系统的激活和炎症反应的发生。自20世纪80年代末,Laster等发现肿瘤坏死因子(tumor necrosis factor,TNF)可以导致凋亡和坏死以来,越来越多的研究表明,类似于凋亡,细胞坏死也可以受机体免疫系统的调控。2005年Degterev等发现Necrostatin-1并正式将这种不同于凋亡的细胞坏死的模式称作"necroptosis"。它被译为程序性坏死,又称坏死性凋亡。这种细胞死亡方式与凋亡有共同之处,需要能量和合成新的蛋白质,是一个细胞自我调控的主动过程,并和凋亡有相似的传导通路。两者都是由相关死亡受体触发,与配体丝/苏酪氨酸激酶受体相互作用蛋白1(receptor-interact protein 1,RIP1)和RIP3等的参与,形成复合物Ⅰ和Ⅱ。程序性坏死又不同于凋亡,它可以引起显著的炎症反应,并表现为大量炎症细胞浸润。程序性坏死的发生发展包括线粒体裂解,溶酶体和胞膜的裂解,具有细胞坏死的形态特点,但却与通常理解的坏死不同,其中最重要的是程序性坏死过程中核质没有发生明显变化,并且这一过程可以被Necrostatin-1等抑制剂逆转。研究表明程序性坏死参与多种疾病的发生发展,例如缺血再灌注损伤、物理和化学性的创伤、病毒或者细菌感染以及神经退行性病变等病理生理过程。通过总结程序性坏死的机制,可以为进一步的临床相关性研究奠定基础。

一、程序性坏死发生的起点:受体

(一) 死亡受体

能介导细胞程序性死亡的死亡膜受体包括CD95(Fas)、CD95L(Fas L)、肿瘤坏死因子受体1(TNF receptor 1,TNFR1)、肿瘤坏死因子受体2(TNF receptor 1,TNFR2)以及肿瘤坏死因子相关凋亡诱导配体受体1(TNF-related apoptosis-inducing ligand receptor 1,TRAILR1)和TRAILR2。这些受体被相关配体激活后,通常引起依赖半胱氨酸天冬氨酸蛋白酶(cysteine-containing aspartate-specific proteases, caspase)的细胞凋亡,caspase活性被caspase阻断剂zVAD(benzyloxycarbonyl-Val-Ala-Asp(OMe)-fluo-romethylketone)完全阻断后,细胞死亡方式就由凋亡转变为程序性坏死。与凋亡相区别,程序性坏死不依赖于caspase,细胞在caspase活性被抑制而不能发生凋亡的情况下会启动程序性坏死。

(二) 模式分子受体(pattern recognize receptor, PRR)

此类受体包括存在于细胞膜和内含体膜表面相关的Toll样受体(toll-like receptor,TLR)和细胞质内的NOD样受体(NOD-like receptor,NLR)等。病原生物表面的病原体相关分子模式(pathogen-associated molecular pattern,PAMP)的相互识别和作用是启动固有免疫应答的关键。常见的PAMPs包括:入侵机体的细菌或病毒,以及脂多糖(lipopolysaccharide,LPS)和炎症反应因子等。这些PAMPs能被PRRs识别而启动下游信号通路,引起炎症反应。研究表明多种损伤相关分子模式(damage associated molecular patterns,DAMPs)和PAMP能诱导程序性坏死的发生。当caspase-8活性被抑制时,LPS能诱导巨噬细胞发生程序性坏死;牛痘病毒能够诱导细胞编码caspase抑制剂基因B13R,从而促使TNF介导的T细胞和成纤维细胞发生程序性坏死而非凋亡。

二、调控程序性坏死的经典分子机制

虽然存在多种受体和配体能诱导和调控程序性坏死发生,但最为典型的是TNFR1介导的信号传导通路,参与这一过程的主要分子通路见图27-1。通常配体TNF与TNFR1作用后,不同的细胞在不同的微环境下将面临生存、凋亡和程序性坏死的三种不同命运,三者不同又紧密相连。

(一) 促细胞生存信号通路

当TNF作用于其受体TNFR后,肿瘤坏死因子相关死亡域(TNF-receptor-associated death domain,TRADD)在细胞膜募集RIP1、TRAF2、凋亡蛋白抑制物1(inhibitor of

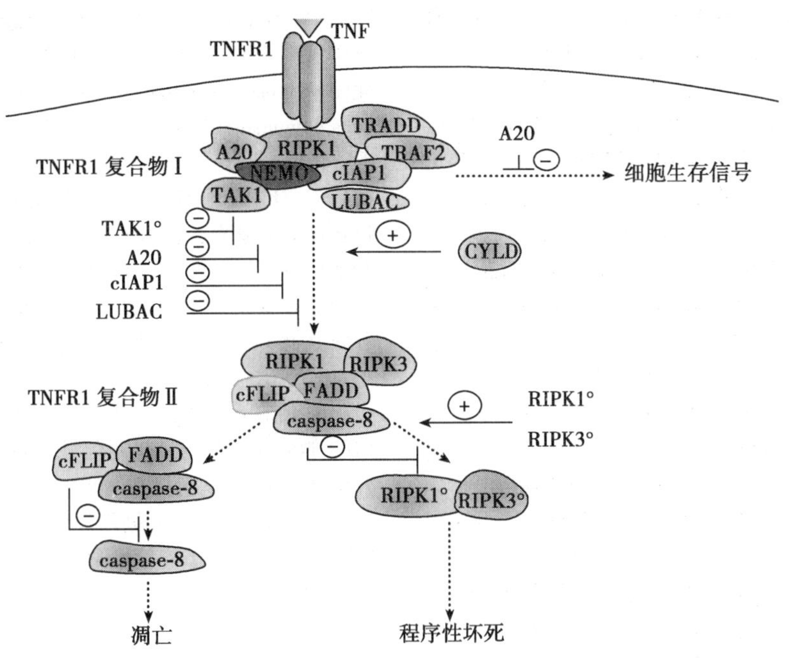

图 27-1 TNF 介导的程序性坏死

注：TNF 与细胞膜受体 TNFR1 在细胞膜的胞浆面结合，进而形成复合物Ⅰ，这是细胞生存和炎症信号通路的基础。复合物Ⅰ中的 TAK1、A20 和 cIAP1 等都可以抑制 TNF 介导的程序性坏死，使复合物Ⅰ激活 NF-κB，导致炎症发生。但是 NF-κB 激活的同时产生大量的 A20 和去泛素化的酶 CYLD，其中 A20 可以负反馈抑制炎症的扩大，另一方面 CYLD 又可以促进复合物Ⅱ形成。复合物Ⅱ的组成决定了细胞两种命运：凋亡和程序性坏死。当 RIP 激酶激活后 RIP1 和 RIP3 发生磷酸化，casepase-8 受到抑制，细胞发生程序性坏死；相反则发生凋亡。TNFR1，TNF 受体-1；TNF，肿瘤坏死因子；TRADD，肿瘤坏死因子相关死亡域；TRAF2，TNF 受体相关因子-2；RIPK1，受体相互作用蛋白激酶-1；RIPK3，受体相互作用蛋白激酶-3；A20，CYLD 调控泛素化的酶；cIAP1，凋亡抑制蛋白-1；NEMO，IκB 激酶复合物；LUBAC，线性泛素链复合物；TAK1，转化生长因子活化激酶-1；FADD，Fas 相关死亡结构域蛋白；cFLIP，转换酶抑制蛋白；caspase-8，半胱氨酸天冬氨酸蛋白酶-8

apoptosis proteins，cIAP1）和 cIAP2 形成复合物Ⅰ，激活核因子-κB（nuclear factor-kappa B，NF-κB）和有丝分裂原激活蛋白激酶（mitogen-activated protein kinase，MAPK）通路。泛素化修饰是一类非常重要的蛋白翻译后修饰，为细胞调控多种生物学过程提供了有力的手段。目前研究最多也最透彻的是 K48 多聚泛素化修饰，它的主要功能是联合蛋白酶体降解底物蛋白。其他类型的多聚泛素化修饰还有 K63 多聚泛素化修饰等。cIAP 具有抑制 RIP1 等分子去泛素化的作用。多泛素化的 RIP1 提供结合位点供转化生长因子活化激酶-1（transforming growth factor-β activated kinase 1，TAK1），TAK1 结合蛋白-2（TAK1-binding protein 2，TAB2）和 TAB3 结合形成 TAK1-TAB2-TAB3 复合物，从而激活 IκB 激酶（I kappa B kinase，IKK）复合物，使 IκB 发生磷酸化，K48 多泛素化并发生降解，激活 NF-κB 和 MAPK 通路，NF-κB 进入核内转录，从而增强促细胞生存的基因表达。

（二）促细胞凋亡信号通路

当 NF-κB 信号通路激活后使去泛素化酶 A20 和 CYLD 表达增加，负反馈作用于 RIP1 使 K63 去泛素化，TAK1-TAB2-TAB3 复合物无法形成，NF-κB 核转位下降。同时，TNFR1 受体发生内化，在胞浆内形成由 TRADD、Fas 相关死亡结构域蛋白（FAS-associated protein with a death domain FADD）、RIP1、RIP3 和 caspase-8 组成的复合物Ⅱ。当 caspase-8 酶活性未受到抑制时，复合物Ⅱ可以发生活化，RIP1 和 RIP3 解聚后程序性坏死被中止，细胞进入经典的 caspase 依赖的凋亡信号通路。

（三）促细胞程序性坏死信号通路

当复合物Ⅱ形成后，caspase-8 酶活性受到抑制。RIP1 和 RIP3 激酶发生活化。程序性坏死的发生依赖于 RIP1 和 RIP3 紧密的相互作用，包括 RIP3 对 RIP1 的直接和间接的磷酸化作用以及 RIP1 在 ser161 位点的自磷酸化作用。复合物Ⅱ形成后增加了细胞的能量代谢，促进细胞程序性坏死的发生。

（四）RIP1 和 RIP3 在细胞程序性坏死中的作用

RIP1 和 RIP3 是参与程序性坏死的关键分子蛋白，其相互作用是启动程序性坏死的关键。

1\. RIP1 的泛素化状态是决定细胞命运的关键 RIP 家族是细胞膜上感受应激不可缺少的感受器。他们拥有共同的 N 端结构域，但有不同的 C 端结构域。RIP1 激酶的死亡结构域可以和死亡受体结合，如 TNFR1、Fas、TRAILR1 和 TRAILR2。它还可以和包含死亡域的配体蛋白结合，如 TRADD 和 FADD，激活 NF-κB 信号通路，维持细胞生存。敲除 RIP1 的小鼠不能激活促生存的转录因子 NF-κB，在出生后 3d 之内就死于广泛的凋亡。同时 RIP1 激酶活性是 TNF、Fas L 和 TRAIL 这些死亡受体介导的凋亡向程序性坏死的转变的关键。Necrostatin-1 是一种 RIP1 激酶的变构抑制剂,能在不同的细胞膜上阻断死亡受体介导的程序性坏死。RIP1 的泛素化状态在这两条信号通路中扮演着极为重要的角色。

泛素化的 RIP1,其 K63 泛素链能促进 TAK1-TAB2-TAB3 复合物的形成,从而促进 MAPK 通路和 NF-κB 通路的激活,促进细胞生存和炎症的发生。凋亡蛋白阻断剂 cIAP 可以维持 RIP1 泛素化状态,从而阻断凋亡通路使细胞沿着生存的方向发展。线粒体来源的 caspase 第二激活因子(second mitochondria-derived activator of caspase, Smac)是一个重要促凋亡蛋白,Smac 类似物可被 cIAP 降解,它的存在使得非泛素化的 RIP1 与 casepase-8 以及 FADD 形成不依赖 TRADD 的复合物Ⅱ,又称为复合物ⅡB。casepase-8 受到抑制时,同样可以引起复合物ⅡB 中 RIP1 和 RIP3 的相互作用进而发生程序化坏死。当 cIAP1 和 cIAP2 因基因敲除或者因 Smac 类似物活性被抑制时,RIP3 的 K63 泛素化状态受抑制以及 TNF 诱导的 NF-κB 转位减少,细胞向凋亡和程序化坏死转变。去泛素化酶 CYLD 和 A20 可以引起 RIP1 的去泛素化,在敲除 CYLD 的人 Jurket 细胞中,TNF 诱导的程序性坏死也减少,说明 CYLD 通过调节泛素化进而影响程序性坏死的进程。

2. RIP3 是程序性坏死与细胞凋亡转换的分子开关 Zhang 等通过基因芯片分析发现在 A 型的 NIH 3T3 细胞中不表达 RIP3,但是在 N 型的 NIH 3T3 中有表达。以 TNF 刺激这两类细胞,当同时当存在 caspase 抑制剂时,A 型的细胞凋亡减少,但是 N 型的细胞中程序性坏死明显增加。当敲除 N 型细胞 RIP3 基因后,细胞程序性坏死明显减少,表明 RIP3 在上述 3 条细胞命运中扮演着重要的转换作用。此外,RIP3 具有 RIP 同型结构域,能与 RIP1 结合。研究发现,RIP3 的激酶活性和 RIP 分子同型结构域对于程序性坏死信号通路的转导起着重要的作用。综上,RIP3 是细胞由凋亡转向程序性坏死的重要分子开关。另有研究表明,当给予程序性坏死刺激(TNF、zVAD 和 Smac 类似物)时,RIP1 和 RIP3 形成程序性坏死复合物,两者存在相互磷酸化作用,启动程序性坏死信号转导通路。在体内实验中,RIP1 和 RIP3 的磷酸化是相互依赖的,RIP1 和 RIP3 的相互作用以及 RIP3 Ser 199 位点自身磷酸化,且能被 RIP1 激酶的阻断剂 necrostatin-1 阻断,说明 RIP1 激酶活性对于 RIP1 和 RIP3 稳定的联系是必需的。离体实验发现 RIP1 不能使 RIP3 磷酸化,RIP3 能部分地使 RIP1 发生磷酸化,但 RIP1 与 RIP3 的相互磷酸化的具体机制仍然未知。Cho 等的研究表明,当 caspase-8 把 RIP1 和 RIP3 从复合物Ⅱ中裂解下来,避免 RIP1 和 RIP3 激酶的活化和相关基因的表达,细胞将进入凋亡途径;当以 zVAD 抑制 caspase 激酶活性时,可能通过调节 RIP1 和 RIP3 的裂解而使细胞进入程序性坏死。当没有 caspase 阻断剂时,完整的 RIP1 仍可存在于复合物ⅡA 中。Festjens 等指出,zVAD 除了抑制 caspase 激酶活性外,可能还有坏死敏感化作用,它的存在使损伤的细胞更容易进入程序性坏死的通路。在某些细胞类型中,RIP1-RIP3 复合物可通过调控下游的活性氧簇(reactive oxygen species, ROS)产生从而诱发程序性坏死。ROS 作为下游信号转导分子参与了 TNF 介导的细胞程序性坏死,而 RIP3 作为重要的分子开关参与了这一过程。Zhang 等在经 TNF、zVAD 处理的 N 型 NIH3T3 细胞 RIP3 免疫沉淀复合物中发现 7 种代谢酶。其中,RIP3 直接结合的有糖原磷酸化酶(glycogen phosphorylase, PYGL)、谷氨酰胺连接酶(glutamate-ammonia ligase, GLUL)、谷氨酸脱氢酶-1(glutamate dehydrogenase 1, GLUD1),这些代谢酶的活化需要 RIP 激酶的参与。PYGL 释放糖原-1-磷酸酶催化糖原分解利用糖原储备作为能量来源;GLUL 存在于细胞质内,催化谷氨酸盐和氨形成谷氨酰胺;GLUD1 存在于线粒体基质内可以把谷氨酸盐转变成 α-酮戊二酸;GLUL 和 GLUD1 使谷氨酸盐和谷氨酰胺作为氧化磷酸化中的底物生成 ATP。当敲除 PYGL、GLUL 和 GLUD1 后,N 型 NIH3T3 细胞中 TNF/zVAD 引起的 ROS 水平降低,程序性坏死减少。据此,我们推测,RIP3 能够与细胞能量代谢信号通路中的这些酶发生作用并增强其活性,从而提升细胞内的整体能量代谢水平导致线粒体产生大量 ROS,最终导致细胞程序性坏死。综上,RIP3 可能通过调节能量代谢激活细胞程序性坏死。

三、细胞程序性坏死与病理生理

过去认为生理情况下,细胞死亡方式以凋亡为主;而病理情况下,细胞以一种不可逆的坏死的方式死亡。随着研究的深入发现,细胞程序性坏死作为第三种细胞死亡方式广泛参与许多疾病的病理生理过程,例如缺血/再灌注损伤、物理和化学性的创伤、病毒或者细菌的感染以及神经退行性病变等。在动物心肌缺血模型中,再灌后给予 RIP 激酶拮抗剂 Nec-1,能够显著缩小整体和离体灌流模型的坏死灶体积抑制心肌组织的坏死后纤维化、改善心功能。活体内的程序性坏死有两大作用:①在凋亡通路被阻断时作为一种保护机制杀死病毒感染的细菌。Cho 等发现,当以能编码 caspase 阻断剂基因 B13R/Spi2 的牛痘病毒感染 RIP3 缺乏型的 T 细胞后,与野生型 T 细胞相比,抗 CD3 抗体刺激引起的坏死激活诱导细胞死亡明显减少。牛痘病毒感染后的细胞死亡需要 RIP3,这说明在活体内防止 TNF 介导的牛痘病毒损伤可通过依赖 RIP3 的程序性坏死。②程序性坏死还可以促进胞内损伤相关分子模式的释放,作为辅助因子增加固有免疫。需要指出的是,程序性坏死的发生与能量代谢关系密切。当组织受到损伤时,损伤区处于缺血/缺氧的状态,此时需要大量能量的细胞凋亡受到抑制。而程序性坏死需要能量的同时也产生能量,这些能量可以使外周的组织不至于发生不可逆的坏死,在一定条件下有可能为细胞转为凋亡提供保障。程序性死亡可能是促生存通路过度刺激或者调节异常的一种副产物,它的存在可能为损伤细胞的生存和修复创造了条件。

四、小结与展望

程序性坏死是一种重要的细胞死亡方式,与凋亡有所不同。程序性坏死不依赖于 caspase 蛋白酶，而是通过 RIP3 和 RIP1 的蛋白激酶，其相互作用及磷酸化过程影响程序性坏死。但是它又有凋亡所具有的优势，即可调控，可以通过阻断剂 Nec-1 调节 RIP 激酶的活性进而控制程序性坏死的发生发展。目前的研究证据表明程序性坏死参与了诸多临床疾病，例如神经退行性病变、病毒感染和缺血/再灌注损伤，炎症等，但程序性坏死的具体信号通路仍然不明确，如细胞是如何精确的调控生存、凋亡和程序性坏死 3 种命运的转换；从受体至下游信号转导分子的调控，如 RIP1 与 RIP3 的磷酸化过程等。程序性坏死的研究提示了其可能作为诸多临床疾病潜在的治疗靶点，具有重要的意义。

（谢婉丽　王惠清　武庆平）

参考文献

1. Laster SM, Wood JG, Gooding LR. Tumor necrosis factor can induce both apoptic and necrotic forms of cell lysis. J Immunol, 1988, 141(8): 2629-2634
2. Degterev A, Huang Z, Boyce M, et al. Chemical inhibitor of nonapoptotic cell death with therapeutic potential for ischemic brain injury. Nat Chem Biol, 2005, 1(2): 112-119
3. Kono H, Rock KL. How dying cells alert the immune system to danger. Nat Rev Immunol, 2008, 8(4): 279-289
4. Kelliher MA, Grimm S, Ishida Y, et al. The death domain kinase RIP mediates the TNF-induced NF-kappaB signal. Immunity, 1998, 8(3): 297-303
5. Rosenbaum DM, Degterev A, David J, et al. Necroptosis, a novel form of caspase-independent cell death, contributes to neuronal damage in a retinal ischemia-reperfusion injury model. J Neurosci Res, 2010, 88(7): 1569-1576
6. Vanlangenakker N, Vanden BT, Krysko DV, et al. Molecular mechanisms and pathophysiology of necrotic cell death. Curr Mol Med, 2008, 8(3): 207-220
7. Vanlangenakker N, Vanden BT, Vandenabeele P. Many stimuli pull the necrotic trigger, an overview. Cell Death Differ, 2012, 19(1): 75-86
8. Festjens N, Vanden BT, Cornelis S, et al. RIP1, a kinase on the crossroads of a cell's decision to live or die. Cell Death Differ, 2007, 14(3): 400-410
9. Degterev A, Hitomi J, Germscheid M, et al. Identification of RIP1 kinase as a specific cellular target of necrostatins. Nat Chem Biol, 2008, 4(5): 313-321
10. Hitomi J, Christofferson DE, Ng A, et al. Identification of a molecular signaling network that regulates a cellular necrotic cell death pathway. Cell, 2008, 135(7): 1311-1323
11. Martinon F, Gaide O, Petrilli V, et al. NALP inflammasomes: a central role in innate immunity. Semin Immunopathol, 2007, 29(3): 213-229
12. Ma Y, Temkin V, Liu H, et al. NF-kappaB protects macrophages from lipopolysaccharide-induced cell death: the role of caspase 8 and receptor-interacting protein. J Biol Chem, 2005, 280(51): 41827-41834
13. Nakagawa T, Shimizu S, Watanabe T, et al. Cyclophilin D-dependent mitochondrial permeability transition regulates some necrotic but not apoptotic cell death. Nature, 2005, 434(7033): 652-658
14. Mahoney DJ, Cheung HH, Mrad RL, et al. Both cIAP1 and cIAP2 regulate TNFalpha-mediated NF-kappaB activation. Proc Natl Acad Sci U S A, 2008, 105(33): 11778-11783
15. Hacker H, Karin M. Regulation and function of IKK and IKK-related kinases. Sci STKE, 2006, (357): e13
16. He S, Wang L, Miao L, et al. Receptor interacting protein kinase-3 determines cellular necrotic response to TNF-alpha. Cell, 2009, 137(6): 1100-1111
17. Schutze S, Tchikov V, Schneider-Brachert W. Regulation of TNFR1 and CD95 signalling by receptor compartmentalization. Nat Rev Mol Cell Biol, 2008, 9(8): 655-662
18. Wilson N S, Dixit V, Ashkenazi A. Death receptor signal transducers: nodes of coordination in immune signaling networks. Nat Immunol, 2009, 10(4): 348-355
19. Holler N, Zaru R, Micheau O, et al. Fas triggers an alternative, caspase-8-independent cell death pathway using the kinase RIP as effector molecule. Nat Immunol, 2000, 1(6): 489-495
20. Mahoney DJ, Cheung HH, Mrad RL, et al. Both cIAP1 and cIAP2 regulate TNFalpha-mediated NF-kappaB activation. Proc Natl Acad Sci U S A, 2008, 105(33): 11778-11783
21. Varfolomeev E, Goncharov T, Fedorova A V, et al. c-IAP1 and c-IAP2 are critical mediators of tumor necrosis factor alpha (TNFalpha)-induced NF-kappaB activation. J Biol Chem, 2008, 283(36): 24295-24299
22. Zhang DW, Shao J, Lin J, et al. RIP3, an energy metabolism regulator that switches TNF-induced cell death from apoptosis to necrosis. Science, 2009, 325(5938): 332-336
23. Galluzzi L, Kroemer G. Necroptosis: a specialized pathway of programmed necrosis. Cell, 2008, 135(7): 1161-1163
24. Cho YS, Challa S, Moquin D, et al. Phosphorylation-driven assembly of the RIP1-RIP3 complex regulates programmed necrosis and virus-induced inflammation. Cell, 2009, 137(6): 1112-1123
25. He S, Wang L, Miao L, et al. Receptor interacting protein kinase-3 determines cellular necrotic response to TNF-alpha. Cell, 2009, 137(6): 1100-1111

28. 病理状态对麻醉药物预/后处理心肌保护作用的影响

心肌缺血再灌注损伤(ischemia/reperfusion injury,I/RI)是指心肌在较长时间缺血后恢复血流灌注不仅不能使心肌功能恢复,反而加重缺血所导致的功能障碍和结构损伤的现象。I/RI 与体外循环心脏手术密切相关,心肌保护已成为其手术成功的关键所在。因此人们一直致力于探索理想的抗缺血再灌注损伤的措施,以达更佳的心肌保护效果。自 1986 年 Murry 首次提出缺血预处理(ischemic preconditioning,IPC)对 IRI 有保护作用后,Zhao 等发现缺血后处理(ischemic postconditioning)对缺血再灌注心肌也具有保护作用,并且效果与 IPC 相当。随后,人们相继发现麻醉等进行预处理或后处理也具有心肌保护作用,而且麻醉药预处理或后处理在实践中方便、易控、安全,将是重要的围术期心肌保护手段。早期的研究多集中于年轻正常的动物模型,然而在临床上,很多心血管疾病的发生多集中于老龄患者或伴有其他疾病,如高血压、心肌肥厚、动脉粥样硬化、糖尿病等,因此研究病理状态对麻醉药物预处理/后处理的影响意义重大。本文旨在对病理状态下麻醉药物预处理/后处理的作用进行综述。

一、高胆固醇血症对麻醉药物心肌保护作用的影响

高脂血症是动脉粥样硬化非常重要的独立的危险因素,加重缺血再灌注损伤。高胆固醇血症能够通过 iNOS 信号通路取消缺血预处理的心肌保护作用。

Zhang 等采用含 2% 胆固醇的高脂饮食喂养雄性 SD 大鼠 8 周致高胆固醇血症的模型,七氟烷延迟预处理组心肌缺血 24h 前采用 2.4% 七氟烷预处理 1h。血流动力学(LVDP,LVEDP,±dp/dt)和心肌梗死面积数据显示,七氟烷延迟预处理对正常大鼠心肌具有明显的保护作用,而高胆固醇血症取消了七氟烷延迟预处理的心肌保护作用。但 iNOS 选择性抑制剂 1400W 和 mK_{ATP}阻断剂 5-HD 取消了七氟烷延迟预处理对正常大鼠心肌保护作用。iNOS 在七氟烷延迟预处理的正常大鼠表达增加,而在高胆固醇血症大鼠无变化。内皮性一氧化氮合酶(endothelial nitric oxide synthase,eNOS)和 Bad 在各组表达无差异。p-eNOS、Bcl-2、p-Bad 在正常大鼠的七氟烷延迟预处理表达无差异,但在高胆固醇血症大鼠表达较正常大鼠减少,而且七氟烷对其表达无影响。

取消七氟烷延迟预处理的心肌保护作用是高胆固醇血症本身,而不是高胆固醇引起的动脉粥样硬化和其他并发症。其机制与 iNOS-mKATP-Bcl-2/Bad 通路下调相关。

二、肥胖对麻醉药物心肌保护作用的影响

2011 年,Song 等首次报道了肥胖情况下麻醉药物预处理的心肌保护作用。他们采用高脂饮食所致肥胖的大鼠模型,较基因突变导致肥胖的大鼠,更能模拟人类肥胖。研究发现,肥胖通过 ROS 介导的 AMPK 信号通路取消了七氟烷预处理的心肌保护作用。直接使用 AMPK 的激活剂 A-769662能够显著减少高脂和低脂饮食大鼠的心肌梗死面积,但高脂饮食大鼠的心肌梗死面积较低脂饮食大鼠大,他们推测可能还有其他信号通路参与肥胖抑制七氟烷预处理的心肌保护作用,例如,乙二腈(adiponectin)浓度的降低等。研究发现,A-769662 能够显著增加磷酸化 AMPK(Thr-172)的表达,且在高脂饮食大鼠和低脂饮食大鼠相当,说明在高脂饮食大鼠 AMPK 本身是完整的。磷酸化 AMPK(Ser485/491)和其上游反应血浆胰岛素水平的 LKB1 在各实验组无差异。而 DHE 染色发现 ROS 产物在高脂饮食大鼠明显增高,七氟烷预处理能够增加低脂饮食大鼠 ROS 的表达但不能增加高脂饮食大鼠的表达。七氟烷预处理时 AMPK 未激活不是由于其上游激酶的失活,也不是由于 AMPK 自身,而是由于在高脂饮食大鼠的氧化应激,从而取消了预处理的保护作用。与 Katakam PV 等观点一致,在肥胖大鼠预处理时,增加氧化应激联合胰岛素抵抗是抑制

ROS 表达的最重要因素，因而削弱预处理的保护作用。

三、糖尿病对麻醉药物心肌保护作用的影响

Kim 等研究表明糖尿病通过影响抗凋亡信号通路减轻瑞芬太尼预处理心肌保护作用。糖尿病取消异氟烷预处理心肌保护作用也被 Matsumoto 等所证实。

2007 年 Gross 等探讨了 GSK-3β 阻断剂 SB216763 或吗啡后处理对糖尿病大鼠在体心肌 I/R 损伤的作用，发现 SB216763 对糖尿病和非糖尿病组都有心肌保护作用，而吗啡后处理只表现对非糖尿病组有保护作用，同时通过免疫印迹分析发现糖尿病吗啡后处理组 GSK-3β 磷酸化水平和其上游介导者 Akt、ERK1、p70s、JAK2 及 STAT3 的磷酸化水平较其对照组都明显减少，证实了糖尿病取消吗啡后处理的心肌保护作用中通过 GSK-3β 上游多重路径，而 GSK-3β 抑制剂为急性心肌梗死患者提供了一种新的治疗方法。

薛等研究发现，七氟烷预处理可以减轻非糖尿病大鼠的心肌 I/R 损伤；4 周病程的糖尿病大鼠基础心功能下降但对心肌 I/R 损伤的耐受增强，七氟烷预处理不能进一步增强其对 I/R 损伤的耐受性。

Drenger 等研究发现，非糖尿病大鼠七氟烷后处理的心肌保护作用在糖尿病大鼠中完全消失。糖尿病大鼠用胰岛素控制血糖后，不能恢复七氟烷后处理的心肌保护作用反而加重缺血再灌注损伤。PI3K/Akt 和 mK_{ATP}介导七氟烷后处理的心肌保护。PI3K/Akt 补救通路被胰岛素中断。STAT3 的酪氨酸磷酸化在糖尿病大鼠严重减少，表明糖尿病使 PI3K 信号通路因 STAT3 抑制而中断。

四、急性高血糖对麻醉药物心肌保护作用的影响

高血糖在围手术期很常见，尤其是心脏手术的患者。高血糖是独立的危险因素，无论是否伴有糖尿病，均能够增加病死率。大量证据表明，无论是否伴有糖尿病，急性高血糖都会增加心肌梗死面积，加重左心室功能的损伤。另外，心肌梗死患者很多也会出现急性高血糖。

Huhn 等证实了七氟烷后处理的心肌保护作用可以被高血糖阻滞，而给予 MPTP 抑制剂可以使这种心肌保护作用效果得到恢复。

Kehl 研究发现，中等程度的急性血糖升高（静脉注射 15% 葡萄糖溶液至血浆葡萄糖浓度为 300mg/dl）能够抑制最低肺泡有效浓度为 0.5（minimum alveolar concentration，MAC）时的异氟烷预处理对犬的心肌保护作用，但 MAC 为 1.0 的异氟烷预处理仍有效。而 0.5MAC 和 1.0MAC 的异氟烷预处理对高度的血糖升高（血浆浓度 600mg/dl）的心肌保护作用均消失。

在其随后的研究中，Kehl 还发现，抗氧化剂 N-乙酰半胱氨酸（150mg/kg，静脉注射）能恢复 1.0MAC 异氟烷预处理对重度血糖升高（血浆浓度 600mg/dl）的犬具有心肌保护作用。该研究表明活性氧自由基（reactive oxygen species，ROS）在高血糖时产生并取消异氟烷预处理的作用。

Raphael 等研究发现异氟烷后处理（1MAC）在雄性新西兰兔急性高血糖状态下（心肌缺血前 10min 静脉注射 15% 葡萄糖 1h 至再灌注 10min，血糖浓度为 300～350mg/dl）心肌保护作用消失。各组 iNOS 表达无差异。而 p-Akt 和 eNOS 蛋白表达水平在异氟烷后处理对照组表达增加，而在高血糖组无变化。NO_x（NO 的稳定氧化产物）在异氟烷后处理对照组也增加而在高血糖组亦无变化。高血糖本身不影响 NO_x的表达。表明高血糖通过 Akt 和 eNOS 通路影响麻醉药后处理的心肌保护作用。

五、慢性心肌梗死对麻醉药物心肌保护作用的影响

Yao 等通过结扎大鼠左冠状动脉前降支制作慢性心肌梗死模型。采用 Langendorff 离体灌注模型，全心缺血 30min，K-H 液再灌 1h。再灌注时，前 15min 灌注用 3% 七氟烷饱和 K-H 液。为了研究 PI3K-PKB/Akt 和 MEK 1/2-ERK 1/2 在 SpostC 中的作用，在再灌注前 15min 给予 PI3K 通路抑制剂 LY294002（15mM）和 MEK 1/2 通路抑制剂 PD98059（20mM）。研究发现，七氟烷后处理对慢性心肌梗死性大鼠的心脏具有保护作用。该保护作用通过激活 PKB 和 ERK1/2 信号通路，从而抑制 mPTP 的开放。

六、心力衰竭对麻醉药物心肌保护作用的影响

在阿霉素致慢性心力衰竭大鼠模型中，吴运香等发现吗啡预处理在体对阿霉素心衰大鼠具有保护作用，并且 p-ERK 可能参与其保护作用，而缺血预处理的保护作用消失。黄等从细胞水平研究再次证实了吗啡预处理对阿霉素心衰大鼠的心肌保护作用，而且发现吗啡预处理通过激活 δ 受体抑制阿霉素心衰大鼠心肌细胞缺氧复氧损伤。王等发现，瑞芬太尼预处理对心衰大鼠心肌亦有保护作用。

七、老龄化对麻醉药物心肌保护作用的影响

Nguyen 等研究发现，异氟烷预处理对低龄大鼠（3～5月龄）具有心肌保护作用，而这种保护作用在高龄大鼠（20～24 月龄）消失了。Sniecinski 等将 Fischer 大鼠分为三部分，分别为 2～4 月龄，10～12 月龄和 20～24 月龄，然后分别进行七氟烷预处理的离体研究，Shim 发现高龄大鼠七氟烷预处理的心肌保护作用明显减弱。发现异氟烷后处理对老年大鼠的心肌保护作用也是消失的。

Peart 等研究发现，在高龄 C57/BL6 小鼠（24～26 月龄），急性吗啡预处理的心肌保护作用消失，而慢性吗啡预处理具有心肌保护作用。

八、小　　结

大量研究业已证实，正常状态下麻醉药物的心肌保护作用以被大量证实。然而，在高胆固醇血症、肥胖糖尿病、心力衰竭、老年、心肌肥厚和动脉粥样硬化等病理状态下，麻醉药物心肌保护作用的影响不尽相同。目前病理状态下的心肌保护的研究尚不完善，且尚有争议，目前还不能普及推广至临床。因此，完善对病理状态下麻醉药物的心肌保护作用具有重要意义。

（王斌　张野）

参 考 文 献

1. Zhao ZQ, Corvera JS, Halkos ME, et al. Inhibition of myocardial injury by ischemic postconditioning during reperfusion: comparison with ischemic preconditioning. Am J Physiol Heart Circ Physiol, 2003, 285(2): H579-588
2. Ferdinandy P. Myocardial ischaemia/reperfusion injury and preconditioning: effects of hypercholesterolaemia/hyperlipidaemia. Br J Pharmacol, 2003, 138(2): 283-285
3. Song T, Lv LY, Xu J, et al. Diet-induced obesity suppresses sevoflurane preconditioning against myocardial ischemia-reperfusion injury: role of AMP-activated protein kinase pathway. Exp Biol Med (Maywood), 2011, 236(12): 1427-1436
4. Katakam PV, Jordan JE, Snipes JA, et al. Myocardial preconditioning against ischemia-reperfusion injury is abolished in Zucker obese rats with insulin resistance. Am J Physiol Regul Integr Comp Physiol, 2007, 292(2): R920-926
5. Kim HS, Cho JE, Hwang KC, et al. Diabetes mellitus mitigates cardioprotective effects of remifentanil preconditioning in ischemia-reperfused rat heart in association with anti-apoptotic pathways of survival. Eur J Pharmacol, 2010, 628(1-3): 132-139
6. Matsumoto S, Cho S, Tosaka S, et al. Pharmacological preconditioning in type 2 diabetic rat hearts: the roles of mitochondrial ATP-sensitive potassium channels and the phosphatidylinositol 3-kinase-Akt pathway. Cardiovasc Drugs Ther, 2009, 23(4): 263-270
7. Gross ER, Hsu AK, Gross GJ. Diabetes abolishes morphine-induced cardioprotection via multiple pathways upstream of glycogen synthase kinase-3beta. Diabetes, 2007, 56(1): 127-136
8. 薛红，刘金东，许鹏程，等. 七氟醚预处理对非糖尿病及糖尿病大鼠心肌保护效应的观察. 徐州医学院学报，2010, 30(6): 365-368
9. Drenger B, Ostrovsky IA, Barak M, et al. Diabetes blockade of sevoflurane postconditioning is not restored by insulin in the rat heart: phosphorylated signal transducer and activator of transcription 3- and phosphatidylinositol 3-kinase-mediated inhibition. Anesthesiology, 2011, 114(6): 1364-1372
10. Huhn R, Heinen A, Weber NC, et al. Hyperglycaemia blocks sevoflurane-induced postconditioning in the rat heart in vivo: cardioprotection can be restored by blocking the mitochondrial permeability transition pore. Br J Anaesth, 2008, 100(4): 465-471
11. Kehl F, Krolikowski JG, Mraovic B, et al. Hyperglycemia prevents isoflurane-induced preconditioning against myocardial infarction. Anesthesiology, 2002, 96(1): 183-188
12. Kehl F, Krolikowski JG, Weihrauch D, et al. N-acetylcysteine restores isoflurane-induced preconditioning against myocardial infarction during hyperglycemia. Anesthesiology, 2003, 98(6): 1384-1390
13. Raphael J, Gozal Y, Navot N, et al. Hyperglycemia inhibits anesthetic-induced postconditioning in the rabbit heart via modulation of phosphatidylinositol-3-kinase/Akt and endothelial nitric oxide synthase signaling. J Cardiovasc Pharmacol, 2010, 55(4): 348-357
14. Yao Y, Li L. Sevoflurane postconditioning protects chronically-infarcted rat hearts against ischemia-reperfusion injury by activation of pro-survival kinases and inhibition of mitochondrial permeability transition pore opening upon reperfusion. Biol Pharm Bull, 2009, 32(11): 1854-1861
15. 吴运香，张野，姜凡，等. 吗啡预处理对慢性心力衰竭大鼠心肌缺血再灌注损伤及心肌磷酸化细胞外信号调节激酶 1/2 表达的影响. 中华麻醉学杂志，2011, 31(7): 854-857
16. 黄春霞，王斌，张野，等. Delta 受体在吗啡预处理减轻慢性心力衰竭大鼠心肌细胞缺氧复氧损伤中的作用.

中华麻醉学,2012,32(7):880-882
17. 王斌,张野,朱海娟,等.瑞芬太尼预处理对心力衰竭大鼠心肌的保护作用.中国药理学通报,2012,28(7):956-960
18. Nguyen LT,Rebecchi MJ,Moore LC,et al. Attenuation of isoflurane-induced preconditioning and reactive oxygen species production in the senescent rat heart. Anesth Analg,2008,107(3):776-782
19. Sniecinski R,Liu H. Reduced efficacy of volatile anesthetic preconditioning with advanced age in isolated rat myocardium. Anesthesiology,2004,100(3):589-597
20. Shim YH. Cardioprotection and ageing. Korean J Anesthesiol,2010,58(3):223-230
21. Peart JN,Gross GJ. Chronic exposure to morphine produces a marked cardioprotective phenotype in aged mouse hearts. Exp Gerontol,2004,39(7):1021-1026

29. 阿片受体激动剂与心肌保护作用的研究进展

心肌缺血再灌注损伤(myocardial ischemia/reperfusion injury,MI/RI)是1960年发现并由Jennings等提出的概念,指心肌缺血缺氧性损伤可在缺血时和恢复血液灌注后发生。这种损伤可严重影响患者的心功能,因此对MI/RI和其保护作用的研究越来越深入。研究显示阿片受体激动剂除了镇痛作用外,还能激活心肌阿片受体对心肌缺血/再灌注损伤有保护作用,本文就阿片受体激动剂预处理和后处理的心肌保护研究进展进行综述。

一、阿片受体激动剂预处理的心肌保护作用

1986年Murry等首先提出缺血预处理(ischemic preconditioning,IPC)的定义,即针对心肌进行多次短暂的缺血刺激后,可增强心肌对随后的缺血刺激的耐受性,随后许多实验证明了IPC具有明显的抗MI/RI作用。1993年Marber等和Kuzuya等提出IPC保护作用存在两个时相:①早期预处理(又称即刻保护),即预处理后数分钟就产生的、可持续2~3h的早期保护作用;②延迟预处理(又称晚期保护),即预处理后24h再度出现且持续2~4d的延迟性保护作用。由于IPC应用起来风险较大,在临床使用上受到限制。后来发现某些药物同样具有类似心肌保护作用,称为药物预处理(pharmaceuticals preconditioning,PPC)。麻醉药预处理(anesthetic-induced preconditioning,APC),即通过麻醉药物激发或模拟内源性保护物质而呈现出与IPC相似的心肌保护作用。

(一)内源性阿片物质、阿片受体与缺血预处理

内源性阿片物质由脑啡肽(enkephalin)、内啡肽(endorphin)及强啡肽(dynorphin)组成。1976年Martin证实存在3种阿片受体,分别命名为κ受体、δ受体和μ受体,均为G蛋白偶联受体,随后又发现每种阿片受体又分为2~3种亚型。脑啡肽、强啡肽及内啡肽分别主要对应于δ、κ及μ阿片受体。当心肌缺血、缺氧时,心脏合成、释放脑啡肽(δ受体激动剂)及强啡肽(κ受体激动剂)等阿片肽,经心脏自分泌途径而激活心肌上的阿片受体,启动内源性心肌保护机制降低缺血、缺氧损伤。如阻断阿片受体,IPC产生的心肌保护作用随之消失。在成年兔心肌细胞培养模拟缺氧模型研究中,已经证实脑啡肽具有心肌保护作用,该脑啡肽作用可被选择性δ阿片受体阻滞剂拮抗。

(二)κ、δ及μ阿片受体激动剂与缺血预处理

1995年Schultz等也发现阿片受体参与介导心脏缺血预处理保护作用。Yu等大部分学者认为,外源性阿片受体激动剂可通过心脏δ和κ阿片受体产生保护作用。在MI/RI前预先给予δ或κ阿片受体激动剂,通过类似于IPC的信号通路减轻心肌损伤程度和发挥抗心律失常的作用。2010年张野等通过中枢侧脑室/鞘内注射小剂量吗啡,直接激活中枢阿片受体,同样可以模拟经典的心肌保护效应,并且发现中枢神经系统3种阿片受体均介导了这种保护作用。

1. δ阿片受体激动剂　已有研究发现δ阿片受体激动剂对缺血后心肌具有占主导地位的保护作用。最初发现可吗啡通过δ阿片受体减少心肌梗死面积,选择性δ阿片受体阻滞剂可取消吗啡心脏保护作用。Patel等研究认为δ阿片受体激动剂可以开放ATP敏感性钾通道(K_{ATP})从而产生心肌保护作用。整体动物模型中猪、狗、兔和大鼠的实验均表明δ阿片受体激动剂可产生心肌保护作用。还有研究表明,选择性$δ_1$受体激动剂还有预处理作用,δ受体阻滞剂能拮抗其作用人类的心房肌受体激动剂也显示出缺血预处理样的心肌保护作用。

2. κ阿片受体激动剂　目前关于κ阿片受体参与阿片类预处理的认识仍有分歧,有的研究认为有保护作用,相反有的研究则认为有促损伤作用。Peart等研究发现κ阿片受体激动剂除了对缺血大鼠心脏产生和δ阿片受体激动剂相似的保护作用,还能明显降低再灌注后心律失常的发生率。Wang等在离体鼠心模型实验中发现,提示κ受体抑制剂能阻断IP诱导的心肌保护,提示受体与IP诱导的心肌保护有关。陈迈等也报道U50488H(选择性κ阿片受体激动剂)具有延迟性心脏保护作用,其机制可能和细胞内

钙稳态有关。但是 Wu 则报道 κ 阿片受体能加剧心肌缺血损伤，内源性 κ 阿片受体肽（如强啡肽）能降低大鼠心室功能，且在体和离体缺血大鼠心脏模型均表现出可致心律失常作用。

3. μ 阿片受体激动剂　研究显示在成年大鼠心室肌细胞上有 κ 和 δ 阿片受体，而没有 μ 阿片受体，但现有研究表明在人类的心房存在 μ、κ 和 δ 受体，有学者认为 μ 受体可能通过外周及中枢阿片受体介导心肌保护作用。2000 年 Kato 等发现芬太尼预处理可通过 δ 受体及蛋白激酶 C（PKC）的介导，促进离体大鼠心脏缺血再灌注后心肌收缩和舒张功能的恢复。2004 年 Zhang 等发现 κ 和 δ 阿片受体均参与了瑞芬太尼预处理对心脏 MI/RI 的保护作用，而 IPC 的研究结果显示仅有 κ 和 δ 受体介入了其保护作用。瑞芬太尼预处理对 μ 受体的作用可能来源于心脏之外的系统和器官，已在离体大鼠心脏 MI/RI 模型上得到了证实。

（三）阿片受体激动剂预处理的心肌保护机制

目前认为预处理的心肌保护机制和 IPC 的心脏保护机制相似，是通过触发点-中介因子-效应物质 3 个环节，影响钙超载、氧自由基产生等 MI/RI 损伤的关键环节而产生心肌细胞保护作用。阿片受体药物心肌保护作用的触发点主要是存在于心肌细胞膜上阿片受体，中间因子以受体后多种蛋白激酶为主，效应物质主要包括细胞保护蛋白、线粒体 K_{ATP}通道等。

很多研究表明 K_{ATP}通道开放是产生预处理保护作用的终末效应器，K_{ATP}通道是心肌细胞普遍上与 δ 及 κ 受体耦联的主要离子通道。通过阿片受体-Gi 蛋白-蛋白激酶 C（Protein Kinase C，PKC）信号通路作用于 K_{ATP}通道产生心肌保护作用。1996 年 Schultz 等报道，预先用 Gi 蛋白抑制剂（PTX）处理大鼠心脏 48h，或者用 K_{ATP}通道阻滞剂（格列苯脲）处理 30min，均可取消吗啡等阿片受体药物模拟 IPC 的作用，证明了阿片受体的心肌保护作用是通过 Gi 蛋白和 K_{ATP}通道介导。

另外 Zhang 等已证明蛋白激酶 C（protein kinase C，PKC）的激活参与了瑞芬太尼和 IPC 的心肌保护作用。后续的研究发现丝裂原活化蛋白激酶 p38 在 IPC 中既是触发因子又是介导因子，但其在吗啡和瑞芬太尼预处理中仅作为介导因子。随后的研究又发现 c-Jun 氨基端激酶（JNK）也参与介导了瑞芬太尼预处理心肌保护作用。心肌保护作用可能是外周给予阿片类药物激动了心脏上的阿片受体，激活 PKC，从而活化 MAPK 家系成员（如 p38 MAPK 和 JNK 等）将细胞外的信号转导至细胞内和核内，作用于 K_{ATP}通道并引起生物学效应，对心肌 MI/RI 产生保护作用。

随着研究的不断深入，越来越多的信号分子已被证明与阿片类物质的心肌保护作用机制有关，如氧自由基、细胞内钙超载、环氧合酶-2（COX-2）及一氧化氮合酶等。此外，阿片受体和其他受体如肾上腺素受体、腺苷受体间的相互作用，均被证明在阿片类物质的心肌保护作用中发挥着重要作用。总之，预处理的保护机制较为复杂，尚有待深入研究。

二、阿片受体激动剂的后处理的心肌保护作用

2003 年 Zhao 等提出了缺血后处理（ishcemic postconditioning，I-postC）定义，即心肌缺血后，在长时间的再灌注前进行数次短暂预灌注结合停灌注以减轻 MI/RI 的一种处理方法。与缺血预处理（IPC）比较，缺血后处理的特点在于保护性的多次短暂复灌/缺血是施加于缺血发生之后。与 IPC 相同，因在临床实施较为困难而受到限制，随后出现了药物后处理（pharmaceuticals postconditioning，P-postC）概念，即在心肌缺血后，长时间的再灌注前即刻给予药物（如阿片类受体激动剂、吸入性麻醉药及胰岛素等）干预以减轻 MI/RI 的方法。

（一）缺血后处理的心肌保护作用

缺血后处理（I-postC）对心脏的保护作用包括减轻 MI/RI 后心肌细胞的凋亡与机械功能障碍，并且减少发生恶性心律失常。现有研究证实，在大鼠心肌梗死后心肌重塑导致的心肌肥大模型上，缺血后处理缩小了上述病变心脏 MI/RI 后心肌梗死的范围，减少乳酸脱氢酶漏出，并改善心肌收缩功能和冠状动脉血流量。Smul 等在兔在体模型（30min 缺血，180min 再灌注）中发现，于缺血前吸入 30min 地氟烷（1MAC）或于再灌注即刻给予地氟烷（1MAC）3min 处理，均可明显减少心梗面积，但地氟烷预处理联合后处理无增强效应。

缺血后处理（I-postC）的心脏保护时相与程度不同于缺血预处理（IPC）。Zhao 等发现 I-postC 可限制 3h 再灌注所致心肌梗死范围，Mykytenko 等发现 I-postC 亦可限制 24h 和 72h 再灌注所致心肌梗死范围，提示缺血后处理的保护作用可能存在于再灌注的全过程。在减轻细胞凋亡和限制心肌梗死范围方面，目前多数实验结果显示缺血后处理的效果与缺血预处理相近，但也有报道缺血后处理的保护程度明显低于缺血预处理。

（二）阿片受体激动剂后处理的心肌保护机制

目前认为缺血预处理和缺血后处理的保护机制具有许多共同点：均首先诱导触发因子释放，经过多条细胞内信号转导途径的介导后作用于多种效应器，影响钙超载、氧自由基产生等 MI/RI 损伤的关键环节而发挥心肌保护作用。

有研究认为缺血预处理与后处理的分子机制是有区别的，Yang 等阐明了 K_{ATP}也参与其中，且 K_{ATP}在发挥缺血后处理心肌保护作用中是在复灌早期被激活的。Yang 用非选择性 K_{ATP}阻断剂格列本脲取消了后处理减少心肌梗死面积的作用，同时选择性线粒体 K_{ATP}阻断剂 5-HD 具有同样的作用，提示线粒体 K_{ATP}参与了缺血后处理的心肌保护

作用。细胞膜 K_{ATP} 发挥着怎样的作用仍是未知，也未明确 K_{ATP} 的激活是发生在后处理阶段还是在随后的复灌阶段。但是在后处理之后给予 K_{ATP} 阻断剂并不能消除心肌梗死面积减少的作用，提示 K_{ATP} 在复灌早期被激活而发挥缺血后处理心肌保护作用。

此外，再灌注损伤补救激酶(RISK)、环氧酶(COX)、内皮源性 NO 合酶(eNOS)等也与后处理的保护机制有关。

三、阿片受体激动剂对动物、人体 MI/RI 的心肌保护

(一) 阿片受体激动剂对动物 MI/RI 的心肌保护

动物实验研究表明，阿片受体激动剂如吗啡、芬太尼、瑞芬太尼、舒芬太尼和阿芬太尼预处理及后处理均对心肌细胞有保护作用。离体、在体和细胞水平的模型均可观察到吗啡预处理的心肌保护作用。1997 年 Schultz 等研究认为 δ 受体主要介导了吗啡预处理过程。2000 年 Kato 等认为离体大鼠心脏缺血再灌注后，予芬太尼预处理能促进心肌机械功能的恢复，该作用由 δ 受体和蛋白激酶 C(PKC)所介导。瑞芬太尼是一种新型超短效 μ、δ和κ阿片受体激动剂，其预处理和后处理均有保护作用。2010 年 Wong 等的研究发现在大鼠心脏缺血再灌注后处理模型中，高剂量瑞芬太尼(10μg/(kg·min)、20μg/(kg·min))比低剂量瑞芬太尼(1μg/(kg·min)、5μg/(kg·min))后处理减轻 MI/RI 的作用更为明显。舒芬太尼作用于 μ 阿片受体为主，δ、κ 阿片受体为辅的新型临床麻醉镇痛药，其心肌保护作用正日益受到重视。2009 年刘鲲鹏等将舒芬太尼预处理用于成年大鼠，发现舒芬太尼能激活阿片受体，使大鼠缺血再灌注心肌发生剂量相关的延迟性保护作用，而且其心肌保护作用有封顶效应，推测该效应与受体数量有关。针对阿芬太尼心肌保护作用的研究比较少，陈猛等在离体大鼠心脏模型实验发现，阿芬太尼预处理能明显提高心肌组织一氧化氮合酶(NOS)的含量，还促进再灌注时冠脉流量及左心功能的恢复，纳洛酮及 NOS 抑制剂都能削弱该保护作用。

(二) 阿片受体激动剂对人体 MI/RI 的心肌保护

临床研究对阿片受体激动剂在人体抗 MI/RI 的保护作用方面进行了大量工作，Xenopoulos 等根据对经皮腔内冠状动脉成形术(percutaneous transluminal coronary angioplasty，PTCA)患者心电图中 ST 段改变的评价发现吗啡冠脉用药时可以模拟缺血预处理。Laskey 将 17 例急性心肌梗死需经皮冠状动脉介入治疗的患者，随机分配到 IPTC 组或标准再灌注治疗组。结果发现在 IPTC 组，ST 抬高比对照组低，而且 ST 段恢复正常的速度快，冠脉血流量均得到改善，从而证实了人体也存在后处理保护现象。

阿片受体激动剂心肌保护在心脏手术应用的临床研究也日益增多。2010 年 Wong 等选择 40 例体外循环(CPB)下冠状动脉搭桥术患者分成 2 组，观察发现瑞芬太尼预处理组较观察组的 CK-MB 等心肌损伤指标有统计学意义，认为瑞芬太尼预处理对 CPB 心脏手术患者有保护作用。2011 年翟明玉等选择单纯房、室间隔缺损患者 60 例，观察心内直视手术患者心肌损伤的影响，得出结论是瑞芬太尼经主动脉灌注管泵入对 CPB 心内直视手术患者心肌损伤有一定保护作用，其作用机制可能与抑制脂质过氧化反应有关。

四、存在问题与展望

尽管阿片受体激动剂在心肌再灌注损伤的研究方面取得较大的进展，但大多限于动物实验，临床上应用较少且效果还有待进一步研究证实。主要存在的问题：①大部分动物实验选用正常动物为模型，保护作用集中于研究心律失常和心梗面积，但心脏机械功能的近、远期影响或合并糖尿病等的动物的保护作用有待研究；②动物实验提示预处理中枢侧脑室/鞘内注射小剂量吗啡，可产生与缺血预处理相似的心肌保护效应，临床实验尚未深入研究；③人类心脏阿片受体分布特点及作用机制尚未阐明，但 κ、δ 阿片受体作为心脏的两种优势阿片受体，选择性 κ、δ 受体激动剂有望作为抗心肌损伤药物被临床开发和利用。

总之，阿片受体激动剂不仅有强大的中枢镇痛作用，还直接或间接作用于心肌产生保护效应。因此阿片受体激动剂可用于缺血性心脏患者冠脉介入治疗，体外循环下心脏手术或是移植心脏的保护。深入研究分子水平下阿片类物质的作用靶点及其机制，将进一步揭示心肌缺血再灌注损伤机制和获得新的心肌保护方案。

(谭义文　田毅　田国刚)

参考文献

1. Zatta AJ，Kin H，Yoshishige D，et al. Evidence that cardioprotection by postconditioning involves preservation of myoeardial opioid content and selective Opioid receptor activation. Am J Physiol Heart Circ Physiol，2008，294(3)：H1444-1451

2. Yu CK，Li YH，Wong GT，et al. Remifentanil preconditioning confers delayed cardioprotection in the rat. Br J Anaesth，2007，99(5)：632-638

3. 张野，陆姚. 外周和中枢阿片受体诱导心脏预处理保护作用及信号转导机制. 国际麻醉学与复苏杂志，2010，31(3)：240-243

4. Peart JN，Gross ER，Gross GJ. Effect of exogenous kappa-opioid receptor activation in rat model of myocardial infarction. J Cardiovasc Pharmacol，2004，43(3)：410-415

5. Zhang Y, Irwin MG, Wong TM, et al. Remifentanil preconditioning confers cardioproteetion via cardiac kappa-and dehaopioid receptors. Anesthesiology, 2005, 102(2): 371-378
6. Zhang Y, Lrwin MG, Wong TM. Remifentanil preconitioning protects against ischemic injury in the intact rate heart. Anesthesiology, 2004, 101(4): 918-923
7. Liu XH, Tang CS. Protection against ischemia-reperfusion injury: from bench to bedside. Chin J Cardiol, 2006, 34: 677-679
8. Zhang Y, Chen ZW, Girwin M, et al. Remifentanil mimics cardiop rotective effect of ischemic preeonditoning via protein kinase C activation in open chest of rats. Acta Pharmacol Sin, 2005, 26(5): 546-550
9. Zhang Y, Gu EW, Zhang J, et al. Role of p38 mitogen-activated protein kinases in cardiopmtection of morphine preconditioning. Chin Med J(En91), 2007, 120(9): 777-781
10. 张野,顾尔伟,张健,等. c-Jun 氨基末端激酶在瑞芬太尼预处理减轻大鼠心肌缺血/再灌注损伤中的作用. 中华麻醉学杂志, 2007, 27(12): 1093-1096
11. Guo Yiru, Adam B, Wen Jianwu, et al. Late preconditioning induced by NO donors, adenosine al receptor agonists, and δ-opioid receptor agonists is mediated by Inos. Am J Physiol Heart Circ Physiol, 2005, 289: H2251-H2257
12. Shinmu RK, Nagai M, Tamaki K, et al. COX-2-derived prostacycl in mediates opioid-induced late preconditioning in is olated rat hearts. Ann J Physiol, 2002, 283 (6): H2534-2543
13. Fras Sdorf J, Weber NC, Obal D, et al. Morphin e induceslate car dioprotect ion in rat hearts in viov: the involvem ent of opioid receptors and nu clear trans cription fact or k-appaB. Anesth Analg, 2005, 101(4): 934-941
14. Zhu M, Feng J, Lucchinetti E, et al. Ischemic postconditioning protects remodeled myocardium via the PI3K-PKB/Akt reperfusion injury salvage kinase pathway. Cardiovasc Res, 2006, 72: 152-162
15. Smul TM, Lange M, Rede IA, et al. Desflurane induced cardioprotection against ischemic reperfusion injury depends on timing. J Cardiothorac Vasc Anesth, 2009, 23 (5): 600-606
16. Mykytenko J, Kerendi F, Reeves JG, et al. Long-term in-hibition of myocardial infarction by postconditioning duringreperfusion. Basic Res Cardiol, 2007, 102: 90-100
17. Andreka G, Vertesaljai M, Szantho G, et al. Remote ischemicpostconditioning protects the heart during acute myocardialinfarction of pigs. Heart, 2007, 93: 749-752
18. Kin H, Zhao ZQ, Sun HY, et al. Postcondi-tioning attenuates myocardial ischemia/reperfusion injury byinhibiting events in the early minutes of reperfusion. Cardiovasc Res, 2004, 62: 74-85
19. Yang XM, Downey JM, Cohen MV. Multiple, brief coronary occlusions during early rerperifusion protect rabbit hearts by activation of ERK and production of nirtie oxide. Circulation, 2003, 108: 158
20. Yang XM, proctor JB, Cui L, et al. Multiple, brief coronary occlusions during early reperfusion protect rabbit hearts by targeting cell signaling pathways. J Am Coll Cardiol, 2004, 44(5): 1103-1110
21. Penna C, Mancard ID, Tulliof, et al. Postconditioning and intermittent bradykinin induced cardio protection require cyclooxygenase activation and prostacyclin release during reperfusion. Basic Res Cardiol, 2008, 103: 368-377
22. Hausenloy DJ, Yellon DM. New directions for protecting theheart against ischaemia-reperfusion injury: targeting the Reperfusion Injury Salvage Kinase (RISK)-pathway. Cardio-vasc Res, 2004, 61(3): 448-460
23. Wong GT, Li R, Jiang LL, et al. Remifentanil post-conditioning attenuates cardiac ischemia-reperfusion injury via kappa ordelta opioid receptor activation. Acta Anaesthesiol Scand, 2010, 54: 510-518
24. 刘鲲鹏,孙海涛,薛富善,等. 不同剂量舒芬太尼预处理对大鼠的延迟性心肌保护作用. 中华麻醉学杂志, 2009, 29(5): 405-407
25. Laskey WK. Brief repetitive balloon occlusions enhance reperfusion during percutaneous coronary intervention for acute myocardial infarction: a pilot study. Catheter Cardiovasc Interv, 2005, 65(3): 361-367
26. Wong GT, Huang Z, Ji S, et al. Remifentanil reduces the release of biochemical markers of myocardial damage after coronary artery bypass surgery: a randomized trial. J Cardiothorac Vasc Anesth, 2010, 24(5): 790-796
27. 翟明玉,顾尔伟,李娟,等. 瑞芬太尼经主动脉灌注管泵入对心肺转流心内直视手术患者心肌损伤的影响. 临床麻醉学杂志, 2011, 27(09): 844-847

30. Nrf2在肺部疾病中作用的研究进展

核因子E2相关因子2(nuclear factor-E2-related factor 2,Nrf2)属于CNC转录因子家族,在各种组织细胞中广泛表达,是细胞调节抗氧化应激反应的重要转录因子。主要通过与抗氧化顺势作用元件(anti-oxidative response element,ARE)结合、调控ARE控制基因的表达,ARE控制基因包括抗氧化酶基因、Ⅱ相解毒酶基因、应激基因等。Nrf2是内源性抗损伤系统的关键转录因子。研究发现,与野生型小鼠比较,Nrf2基因敲除小鼠更易发生肺损伤,提示Nrf2在肺组织抗损伤中具有重要作用。

一、Nrf2的分子结构及转录激活机制

Nrf2是CNC家族的一个具有碱性亮氨酸拉链结构的转录因子。Nrf2含有6个高度保守的环氧氯丙烷相关蛋白同源结构域(Nrf2-epichlorohydrin homology,Neh)。分别如下:①Neh1区:为1个CNC类型的碱性亮氨酸拉链结构(basic leucine zipper,bZip),必须与其他转录因子形成异二聚体后才能识别并结合ARE,启动目标基因转录。此外,该区还含有功能性核定位信号(nuclear localization signal,NLS)和富含亮氨酸的核输出信号(nuclear export signal,NES),参与调控Nrf2的核转位和降解;②Neh2区:与胞浆蛋白Keap1的Kelch区相结合;③Neh3:是活化转录所必需的,通过招募共激动剂-染色质解螺旋酶DNA结合蛋白6(chromodomain helicase DNA-binding protein 6,CHD6)活化转录,目前还不知道CHD6的特定功能;④Neh4和Neh5:富含酸性氨基酸残基,是2个独立的激活区,二者协同激活环磷酸腺苷反应元件结合蛋白(cyclic AMP response element-binding protein,CREB)结合蛋白(CREB-binding protein,CBP);⑤Neh6区:富含丝氨酸残基,与Nrf2氧化-还原非依赖的负性调节有关,但目前尚不清楚其作用或重要性。

在基础条件下,大部分Nrf2与其特异性抑制剂INrf2(inhibitor of Nrf2,INrf2)/Kelch样环氧氯丙烷相关蛋白-1(kelch-like epichlorohydrin-associated protein1,Keap1)相偶联,后者与胞浆肌动蛋白结合而被锚定在胞浆的细胞骨架上。通过泛素介导的蛋白降解系统维持Nrf2的基础水平;另一部分Nrf2以活性状态存在于细胞核中介导基因的基本转录。当受到亲电子物质或氧化剂作用时,通过细胞内信号通道途径,如蛋白激酶C(protein kinase C,PKC)、磷脂酰肌醇激酶(phosphatidylinositol3-kinase,PI3K)和(或)丝裂酶原激活蛋白激酶(mitogen-activated protein kinases,MAPKs)途径,Keap1感受到氧化-还原状态失衡,其半胱氨酸残基被修饰,导致E3泛素连接酶构象改变,不利于Nrf2泛素化。Nrf2发生磷酸化后与Keap1解偶联、转移入核,与其专性伴侣-肌腱膜纤维肉瘤蛋白(musculoaponeuroticfibrosarcoma protein,Maf)结合成异二聚体,识别并结合ARE,启动Ⅱ相解毒酶及细胞内氧化-还原平衡蛋白基因等多种不同类型基因转录。在抗氧化反应的后期,Nrf2转录活性受到抑制,与ARE序列解离,转运出胞核,在胞浆通过Cullin3依赖的E3泛素连接酶机制进行泛素化后降解,关闭Nrf2通路,重新维持低水平的Nrf2。

二、Nrf2在肺损伤中的作用

Nrf2可通过增加解毒和抗氧化能力保护肺脏抵御二丁基羟基甲苯诱导的急性呼吸窘迫综合征(ARDS)、高氧损伤和博来霉素介导的肺纤维化。近来的研究进一步证实,基因敲除Nrf2的小鼠对香烟烟油诱导的肺气肿、肿瘤、卵清蛋白(ovalbumin,OVA)诱导的哮喘、柴油机排出颗粒物(diesel exhaust particle,DEP)诱导的气道炎症等肺部疾病的易感性增加。

(一)Nrf2在COPD发生中的作用

慢性阻塞性肺疾病(chronic obstructive pulmonary disease,COPD)是一种可以预防、治疗的疾病,以不完全可逆的气流受限为特征,气流受限呈进行性加重,与肺部对有害气体或颗粒的异常炎症反应有关。COPD患者气道及肺组织中氧化应激明显增高,氧化/抗氧化机制是COPD发病的

重要机制。近年发现,几乎所有的具有保护作用的抗氧化基因的增强子中存在抗氧化反应元件(ARE),Nrf2 作用于 ARE 调节抗氧化基因的表达,从而保护肺脏免受氧化物的影响。Keap1-Nrf2-ARE 途径调节抗氧化基因的表达,可能在慢性阻塞性发病中发挥着重要的作用。研究发现,支气管哮喘和吸烟所致 COPD 大鼠肺组织 Nrf2 表达明显增强。

吸烟诱导的氧化应激是 COPD 等气道炎症性疾病重要的致病因素。香烟烟雾中含有大量的氧化性物质能导致机体的高氧化应激状态,不仅可以直接损伤气道上皮细胞,加重气道炎症反应,还可以导致蛋白酶/抗蛋白酶失衡,最终导致不可逆的气流受限,继而进展为 COPD。Iizuka 等研究表明 $Nrf2^{-/-}$ 小鼠在香烟烟雾诱导后肺气肿的发生较野生型小鼠明显提前,ARE 介导的抗氧化/抗炎症基因表达不足,支气管肺泡灌洗液中性白细胞弹性蛋白酶活性、巨噬细胞、氧化应激产物明显增加。转染和 ChIP 分析表明 Bachl/Nrf2 竞争性调控 ARE 介导的基因表达调控。在 Hep-G2 细胞,Bach1 的过度表达能够负性调控抗氧化基因的表达调控。由于氧化应激是 COPD 发病的重要机制,因此 Bachl/Nrf2 竞争性调控在 COPD 的发病及治疗起重要作用。在目前大量的临床研究中直接或间接增加细胞内 GSH 含量的途径,都未能取得对 COPD 的满意疗效的情况下,对 Bachl/Nrf2 调控的研究必将为 COPD 的发病机制提供新的理论依据,为 COPD 的药物治疗开辟一条新的途径。

(二) Nrf2 与肺部肿瘤

肺癌是我国发病率高的一种恶性肿瘤,其发生发展是一个多基因、多阶段的过程,是环境和遗传因素共同作用的结果。从功能角度看,肺癌属蛋白组性疾病。Nrf2 是细胞调节抗氧化应激反应的重要转录因子,Keap1 是 Nrf2 的关键调节因子。抗氧化反应元件 ARE 存在于大鼠/小鼠 GST A2 亚基、大鼠/人 NQO1、r-GCS 等和Ⅱ相代谢酶基因启动子 5'调控区,其具有保守序列 5'-(G/A)TGA(G/C)nnnGC(G/A)-3',在Ⅱ相解毒酶的调控中起重要作用。Keap1-Nrf2 系统在细胞抵御外源性或内源性氧化应激的机制中占有重要地位。研究显示,Nrf2 对肿瘤细胞有保护作用,可降低肿瘤细胞对化疗药物的敏感性,诱导耐药的产生,Nrf2 缺失和激活障碍与化合物致癌、药物性肝损伤、炎症修复延迟、细胞凋亡等病变过程相关。随着对 Keap1-Nrf2 在细胞应激保护、损伤修复等诸多方面认识的深入及作用机制的了解,Keap1-Nrf2 将为抗肿瘤、抗炎症治疗提供新的思路。

Shibata 等证实在 103 例原发肺癌患者中,有 11 例发生 Nrf2 体细胞突变;11 例原发头颈癌患者中,有 3 例 Nrf2 基因体细胞突变。所有突变均导致错义氨基酸替换,这表现在 Nrf2 的 ETGE 基序。如前所述,这些基序与 Keap1 的连接有关。因而在这些部位的突变妨害 Keap1 的两端底物识别,阻止了 Nrf2-Keap1 相互作用。事实上,人们注意到含有突变 Keap1 或 Nrf2 基因的肺肿瘤患者的预后比非突变肿瘤患者差。报告显示 Nrf2 特异性 siRNA 进入肿瘤细胞中可以减慢细胞的生长速度,并增强对化疗药物的敏感性,比如 5-氟尿嘧啶等。Singh 等发现在小鼠移植瘤模型肺癌细胞株 A549 和 H460 内注入 Nrf2 基因的 siRNA,可显著抑制肿瘤的生长。据此,可以假设在癌细胞中 Nrf2 的过表达可以通过增加抗氧化蛋白质来对抗氧化应激。最近研究提出了一种可能性,即 Nrf2 可以主导细胞信号通路,例如,在肺癌细胞中敲除 Nrf2 基因可降低磷酸化,反之可导致细胞周期在 G1 期停滞。这些研究证实细胞增殖和生长中 Nrf2 的重要作用,即 Nrf2 的过表达与肿瘤的生长呈正相关。

(三) Nrf2 在肺纤维化中的作用

肺纤维化(pulmonary fibrosis,PF)是特发性肺纤维化、结节病、肺尘埃沉着症、过敏性肺炎、药物和放射导致的纤维化以及胶原血管病致纤维化肺泡炎等慢性肺部疾病的终末病理过程。在肺纤维化的形成中,氧化应激是主要的作用机制,即氧化与抗氧化的失平衡状态。氧化应激促进 TNF-α、IL-1、IL-8 等促炎性介质表达的同时,也提高具有保护性的 γ-GCS、MnSOD、GST 等抗氧化基因的表达。Nrf2 是一种保护肺纤维化损伤的转录激活因子。实验发现大鼠苦参碱[100mg/(kg·d)]能显著减轻大鼠博来霉素气管内注入后肺组织肺泡炎的程度。苦参碱可能通过诱导 Nrf2 的高表达来促进抗氧化物质生成,从而在纤维化早期及炎症期抑制肺纤维化的发展。

虽然实验证实通过提高抗氧化转录因子 Nrf2 及其靶基因之一的 HO-1 表达可以保护肺组织,减轻肺纤维化程度,然而抗氧化基因 Nrf2 及 HO-1 表达增加,却无法阻止肺纤维化的进展。可能是由于肺纤维化形成过程早期主要是启动炎症及免疫反应,同时启动了氧化应激反应,使机体处于氧化和抗氧化失平衡状态。因此,在肺纤维化的进展期,Nrf2 活性的增加不能使其逆转。

(四) Nrf2 与哮喘

通过对 Nrf2 基因缺陷小鼠与野生型小鼠比较分析发现,氧化/抗氧化失衡是支气管哮喘的重要发病机制之一。哮喘作为一种气道炎症性疾病,气道黏膜中存在大量炎症细胞包括嗜酸性粒细胞和 T 淋巴细胞的浸润。氧自由基可以通过炎症细胞产生,也可由空气中直接吸入,氧自由基的产生与哮喘的发生及恶化密切相关。氧自由基可以通过直接氧化和(或)硝酸化蛋白质、脂质、核酸等而导致这些生物大分子出现功能异常。Rangasamy 等研究发现与野生型小鼠相比,Nrf2 基因敲除的小鼠在卵蛋白刺激下可以出现严重的变态反应和气道高反应性;更多的黏液细胞增生和嗜酸性粒细胞浸润;变应原刺激后支气管肺泡灌洗液和脾细胞中 T2 辅助细胞、IL-4、IL-13 表达增加;肺组织中抗氧化物水平很低而且多种抗氧化基因转录水平显著降低。Nrf2 介导的抗氧化途径对刺激的反应能力可能决定变态反应原性哮喘的易感性。体内的抗氧化机制可以保护宿主对抗氧化应激,炎症反应可能破坏了哮喘宿主的抗氧化机制,而导致了抗氧化/氧化平衡的失调。抗氧化系统功能下降和氧化剂的增多是哮喘发病中的重要机制。通过减少氧化应激,增强宿主的抗氧化能力可能对哮喘患者治疗有效。

抗氧化剂治疗哮喘尚未见确切报道，还需要进一步研究。

三、总　　结

氧化/抗氧化失衡是COPD、哮喘、肿瘤等疾病的重要发病机制之一。Nrf2在抵抗氧化攻击中发挥着重要作用，尤其在抗氧化应激、抑制COPD、哮喘、肿瘤形成等多方面的作用受到广泛关注。

Nrf2在多种肿瘤细胞内存在不同程度变异，可致肿瘤细胞对抗肿瘤药物的耐药性增加，促进细胞增殖等多种病理生理作用，促进肿瘤生长。Nrf2抑制机制研究将会是Nrf2领域的主要生长点。Nrf2抑制作用研究将主要集中在如下几方面：①发现新的抑制Nrf2通路的代谢途径；②蛋白质修饰包括磷酸化、泛素化及类泛素化，以及一些主要的信号转导通路，比如MAPKs、JAK、STAT-Wnt及TGF-G对Nrf2的抑制作用的研究；③开发有临床应用价值的Nrf2小分子抑制剂，这些小分子抑制剂不仅具有增敏肿瘤细胞的潜力，而且可进一步揭示Nrf2的抑制作用。随着学科之间互相渗透和交叉，蛋白质组学技术和芯片技术的完善，以及像H460-ARE报告基因试验细胞株模式系统的建立，在不远的将来Nrf2-ARE抑制作用的研究将会在基础理论和临床应用上有突破性进展。

由于吸烟、空气污染等因素，COPD患病率仍有逐渐增加的趋势。氧化应激状态下Nrf2活性调节分子机制的研究为防治这一顽固性疾病开辟了新的途径。抑制蛋白或信号通路中的信号受体，研制出一些新的药物可增强肺组织抵抗氧化应激的能力，从而改变COPD患者的氧化/抗氧化失衡状态。

Nrf2分子水平的调节十分精细而又复杂，要将Nrf2的相关理论真正应用于临床治疗，尚需要更深入的研究。

（段家祥　甯交琳　鲁开智）

参考文献

1. Li W, Kong AN. Molecular Mechanisms of Nrf2-mediated antioxidant response. Mol Carcinog,2009,48(2):91-104
2. Jin W, Wang H, Ji Y, et al. Genetic ablation of Nrf2 enhances susceptibility to acute lung injury after traumatic brain injury in mice. Exp Biol Med,2009,234(2):181-189
3. Thimmulappa RK, Lee H, Rangasamy T, et al. Nrf2 is a critical regulator of the innate immune response and survival during experimental sepsis. J Clin Invest, 2006, 116(4): 984-995
4. Moi P, Chan K, Asunis I, et al. Isolation of NF-E2-related factor 2(Nrf2), a NF-E2-like basic leucine zipper transcriptional activator that binds to the tandem NF-E2/AP1 repeat of the beta-globin locus control region. Proc Natl Acad Sci U S A,1994,91(21):9926-9930
5. Zhang DD. Mechanistic studies of the Nrf2-Keap1 signaling pathway. Drug Metab Rev,2006,38(4):769-789
6. Kang MI, Kobayashi A, Wakabayashi N, et al. Scaffolding of Keap1 to the actin cytoskeleton controls the function of Nrf2 as key regulator of cytoprotective phase 2 genes. Proc Natl Acad Sci U S A. 2004,101(7):2046-2051
7. 林晓萍，李雯等. 抗氧化应激转录因子-Nrf2的研究进展. 中国病理生理杂志,2011,27(6):1234-1239
8. Cho HY, Kleeberger SR. Genetic mechanisms of susceptibility to oxidative lung injury in mice. Free Radic Biol Med,2007,42(4):433-445
9. Kode A, Raiendrasozhan S, Caito S, et al. Resveratrol induces glutathione synthesis by activation of Nrf2 and protects against cigarette smoke-mediated oxidative stress in human lung epithelial cells. Am J Physiol Lung Cell Mol Physiol,2008,294(3):L478-488
10. Rangasamy T, Guo J, Mitzner wA, et al. Disruption of Nrf2 enhances susceptibility to severe airway inflammation and asthma in mice. J Exp Med,2005,202(1):47-59
11. Li YJ, Takizawa H, Azuma A, et al. Disruption of Nrf2 enhances susceptibility to airway inflammatory responses induced by low dose diesel exhaust particles in mice. Clin Immunol,2008,128(3):366-373
12. Chung KF. The role of airway smooth muscle in the pathogenesis of airway wall remodeling in chronic obstructive pulmonary disease. Proc Am Thorac Soc, 2005, 2(4): 347-354
13. Cho HY, Reeddy SP, Kleeberger SR. Nrf2 defends the lung from oxidative stress. Antioxid Redox Signal. 2006, 8(1-2):76-87
14. Zhu Yufu, Dai Aiguo, Hu Ruicheng. Effems of Nrf2 on γ-glutamylcysteine sunthase in lung of guineapigs with bronchial asthma. Chinese Journal of Applied Physiology, 2006,22(4):492-497
15. Jiang Gang, DAI Aiguo, Hu Ruicheng. Nrf2 regulates expression of γ-glutamylcysteine synthetase in chronic obstructive pulmonary disease. International Journal of Respiratory Medicine,2007,27(4):265-269
16. Chung K. F, Marwich J. A. Molecular mechanisms of oxidative stress in airways and lungs with reference to asthma and chronic obstructive pulmonary disease. Ann. N. Y. Acad. Sci,2010,1203:85-91
17. Iizuka T, Ishii Y, Itoh K, et al. Nrf2-deficient mice are highly susceptible to cigarette smoke-induced emphysema. Genes Cells,2005,10:1113-1125
18. 周舫，梁守沛，王玉珍，等. 肺癌组织中HSP70-1+190(G/C)多态性对HSP70-1 mRNA及HSP70蛋白表达的

影响. 郑州大学学报:医学版,2011,46(4):514
19. Lau A, Villeneuve NF, Sun Z, et al. Dual roles of Nrf2 in cancer. Pharmacol Res,2008,58(5/6):262
20. Wang XJ, Sun Z, Villeneuve NF, et al. Nrf2 enhances resistance of cancer cells to chemotherapeutic drugs, the dark side of Nrf2. Carcinogenesis,2008,29(6):1235
21. Kim HR, Kim S, Kim EJ, et al. Suppression of Nrf2-driven heme oxygenase-1 enhances the chemosensitivity of lung cancer A549 cells toward cisplatin. Lung Cancer,2008,60(1):47
22. Kim SK, Yang JW, Kim MR, et al. Increased expression of Nrf2/ARE-dependent anti-oxidant proteins in tamoxifen-resistant breast cancer cells. Free Radic Biol Med,2008,45(4):537
23. 催偎,马海英,孔力. Nrf2/ARE 通路与机体抗氧化机制的研究进展. 吉林大学学报:医学版,2011,37(1):187
24. Taguchi K, Motohashi H, Yamamoto M. Molecular mechanisms of the Keap1-Nrf2 pathway in stress response and cancer evolution. Genes Cells,2011,16:123
25. Sbibata T, Kokubu A, Gotoh M, et al. Genetic alteration of Keap1 confers constitutive Nrf2 activation and resistance to chemotherapy in gallbladder cancer. Gastroenteroloqy,2008,135(4):1358-1368
26. Sinqh A, Boldin-Adamsky S, Thimmulappa RK, et al. RNAi mediated silencing of nuclear factor erythroid-2-related factor 2 gene expression in non-small cell lung canver inhibits tumor growth and increaseefficacy of chemotherapy. Cancer Res,2008,68(19):7975-7984
27. Homma S, Ishii Y, Morishima Y, et al. Nrf2 enhances cell proliferation and resistance to anticancer drugs in human lung cancer. Clin Cancer Res,2009,15(10):3423-3432
28. Penas C, Verdú E, Asensio PE, et al. Valproate reduces CHOP levels and preserves oligodendrocytes and axons after spinal cord injury. Neuroscience,2011,178:33-44
29. 罗庆凯,李炽观等. 苦参碱对博莱霉素诱导的肺纤维化大鼠中 Nrf2 表达的影响. 中国现代医学杂志,2012,22(13):16-20
30. 罗庆凯,陈伟等. 苦参碱对肺纤维化大鼠核因子 E2 相关因子 2_血红素氧合酶_1 的作用研究影响. 中国医药导报,2012,9(21):18-20
31. Fujisawa T. Role of oxygen radicals on bronchia l asthma. Curr Drug Targets Inflamm Allergy,2005,4(4):505-509
32. Kongerud J, Crissman K, Hatch G, et al. Ascorbic acid is decreased in induced sputum of mild asthmatics. Inhal Toxicol,2003,15(2):101-109
33. Nadeem A, Chhabra SK, Masood A, et al. Incrased oxidative stress and altered levels of antioxidants in asthma. J Allergy Clin Immunol. 2003,111(1):72-78
34. Bowler RP. Oxidative stress in the pathogenesis of asthma. Curr Allergy Asthma Rep,2004,4(2):116-122
35. Hayes JD, Mcmahon M. NRF2 and KEAP1 mutations: permanent activation of an adaptive response in cancer. Trends in Biochemical Sciences,2009,34(4):176-188

31. 锌在缺血和药物预处理心肌保护中作用的研究进展

心肌缺血预处理(ischemic preconditioning,IPC)是一种心肌内源性保护机制,指预先一次或反复多次数分钟的短暂缺血可使心肌在随后更长时间的持续缺血损伤中得到保护。自 1986 年 Murry 等首次提出这一现象并在犬模型上成功演示以来,科学家们在大鼠、兔和猪等动物模型以及人类离体心肌细胞和肌肉组织中观察到了该现象,对其在人类在体心脏中的作用也有研究报道。最近的研究表明,锌参与了预处理心肌保护效应。本文综述锌的基本作用及其在预处理心肌保护中的作用及其机制。

一、锌的基本作用

锌是维持细胞功能的必需微量元素,是机体许多蛋白质、酶、转录因子的组成部分,体内锌含量异常会导致生长滞缓、免疫缺陷病、性功能减退、感觉障碍等疾病。锌可作为第一信使,参与细胞间信息传递,并被确认为内源性 G 蛋白偶联受体 39(G protein-coupled receptor 39,GPR39)的激动剂,参与调节上皮细胞修复、胰腺内分泌功能等。锌还可作为第二信使影响细胞内其他信号分子,包括蛋白激酶 C(protein kinase C,PKC)、钙/钙调节蛋白依赖性蛋白激酶Ⅱ(Ca/calmodulin-dependent protein kinase Ⅱ)、细胞外信号调节激酶(extracellular-signal-regulated kinase,ERK)1/2、蛋白酪氨酸磷酸酶(protein tyrosine phosphatase,PTP)和细胞凋亡蛋白酶 3(caspase-3)等,其中 PKC 和 ERK 是介导心肌保护的重要信号分子。此外,锌离子还可调节线粒体功能,影响 ROS 的产生,尤其是抑制线粒体 bc_1 复合体(或称线粒体呼吸链复合体Ⅲ)处电子链传递,使 ROS 产生增加。因此,锌离子不仅是人体必需的元素,而且还参与信号传递和细胞功能的调节。

二、锌在心肌保护中的作用

越来越多的研究结果表明,锌在预处理心肌保护中起了重要作用。在心肌细胞水平的研究发现,低浓度 NO 能动员成年大鼠离体心肌细胞的内源性 Zn^{2+},继而防止氧化损伤所致的线粒体功能障碍;内源性 Zn^{2+} 还能抑制 H9c2 心肌细胞线粒体通透性转换孔(mitochondrial permeability transition pore,mPTP)开放而产生保护效应;在鼠 HL-1 心肌细胞,外源性 Zn^{2+} 能使内源性锌转运蛋白-1(Zinc transporter-1,ZnT-1)发生表达上调从而防止缺血再灌注损伤;在大鼠离体心肌细胞,Zn^{2+} 能介导 5′-N-乙基酰胺基腺苷[5′-(N-ethylcarboxamido) adenosine,NECA)]产生保护效应。在器官水平,Zn^{2+} 能通过抑制氧化损伤而促进大鼠离体心脏缺血后恢复;在缺血后再灌注前加入 Zn^{2+} 可减少大鼠离体心脏的心肌梗死面积;在大鼠离体心脏和大鼠离体心肌细胞,Zn^{2+} 能在缺血再灌注损伤中保护 PKC 的功能而产生心肌保护效应。因此,内源性和外源性的锌都参与心肌的保护作用。

三、锌在心肌保护中的作用机制

锌在心肌保护中具体作用机制还不是很清楚,目前发现锌可能通过 Zn^{2+}-PI3K-Akt-GSK-3β 和 NO-cGMP-PKG-Zn^{2+}-ERK 两大途径而起作用。此外,介导产生保护性 ROS 信号分子也可能是其介导心肌保护的重要机制。

(一) Zn^{2+}-PI3K-Akt-GSK-3β 途径

PI3K-Akt(PI3K 即磷脂酰肌醇 3-激酶 phosphatidylinositol 3-kinase,Akt 又称蛋白激酶 B,即 PKB)信号途径受多种磷酸酶在多个水平调控,如胰岛素样生长因子-1 受体酪氨酸激酶(insulin-like growth factor-1receptor tyrosine kinase,IGF-1RTK)、蛋白丝氨酸/苏氨酸磷酸酶(protein Ser/Thr phosphatases)和 PI3K-Akt 信号途径负向调节分子 PTEN(phosphatase and tensin homolog deleted on chromosome 10,PTEN),即人类第 10 号染色体缺失的磷酸酶及张力蛋白同源的基因)都可能参与其中。Lee 和 Chanoit 等在 $ZnCl_2$ 预处理大鼠 H9c2 心肌细胞实验发现,Zn^{2+} 进入 H9c2

心肌细胞后，通过增加 IGF-1RTK 磷酸化或降低蛋白磷酸酶 2A（protein phosphatase2A，PP2A，为一种主要的蛋白丝氨酸/苏氨酸磷酸酶）的活性来提高 Akt 磷酸化（Ser^{473}）水平，从而激活 Akt，而非通过 PTEN 来激活。Zn^{2+} 使再灌注期 GSK-3β（Ser^{9}）发生磷酸化而失活来抑制 mPTP 开放，从而产生心肌保护效应；且 PI3K 的抑制剂 LY-294002 能阻断这种效应，这提示 Zn^{2+} 通过 PI3K-Akt 途径抑制 mPTP 开放，而 PKC 抑制剂白屈菜赤碱（chelerythrine）不能阻断此效应，提示 PKC 对 Zn^{2+} 此效应几乎无影响。可见，Zn^{2+} 能通过 IGF-1RTK 或 PP2A 来激活 PI3K-Akt 途径后又使再灌注期 GSK-3β 失活而抑制 mPTP 开放，从而产生心肌保护效应。

（二）NO-cGMP-PKG-Zn^{2+}-ERK 途径

Jang 等在分别应用硫-亚硝基-氮-乙酰青霉胺（S-nitroso-N-acetylpenicillamine，SNAP）与 $ZnCl_2$ 预处理成年大鼠离体心肌细胞实验中发现，低浓度的 NO 能通过 cGMP—PKG 通路介导线粒体 K_{ATP} 通道开放来动员内源性 Zn^{2+} 从其结合位点释放，且 Zn^{2+} 能通过减轻氧化损伤所致的线粒体膜电位 ΔΨm 降低而抑制 mPTP 开放。其中 PKG 介导线粒体 K_{ATP} 通道的开放至关重要，直接激活 PKG 即可产生 NO 对 Zn^{2+} 的释放效应和由此产生的心肌保护效应，抑制 PKG 活性则取消上述效应，且线粒体 K_{ATP} 通道的开放与关闭也直接影响上述效应。Xi 等也发现，吗啡预处理 H9c2 心肌细胞时也能通过 NO—cGMP—PKG 信号通路动员胞浆内 Zn^{2+} 释放，后者通过介导 GSK-3β 失活来抑制 mPTP 开放而产生保护效应。5′-N-乙基酰胺基腺苷与 $ZnCl_2$ 预处理大鼠离体心肌细胞和离体心脏的实验中，5′-N-乙基酰胺基腺苷能通过 NO/PKG 途径动员胞浆内 Zn^{2+} 重新分布至线粒体，抑制 mPTP 开放和线粒体代谢活性而产生保护效应。这些结果都提示，NO—cGMP—PKG 是预处理时动员心肌细胞 Zn^{2+} 释放或重新分布的重要途径。

Jang 等还发现，在预处理时 ERK 抑制剂 PD98059 可削弱 Zn^{2+} 的保护效应，这提示 Zn^{2+} 可能通过 ERK 信号产生保护作用。Beharier 等在鼠 HL-1 心肌细胞预处理实验中发现，将 HL-1 心肌细胞短暂暴露于外源性 Zn^{2+} 溶液中，Zn^{2+} 能使内源性 ZnT-1 发生表达上调，ZnT-1 在缺血期又能激活 ERK 信号从而防止缺血再灌注损伤，抑制 ERK 的活性又能阻断 ZnT-1 介导的心肌保护效应，且 ZnT-1 的过表达更能减轻 HL-1 心肌细胞缺血再灌注损伤，敲除内源性 ZnT-1 加重了缺血再灌注损伤，提示 Zn^{2+} 可能通过 ZnT-1 激活 ERK 信号而产生心肌保护效应。可见，NO—cGMP—PKG—Zn^{2+}—ERK 是预处理时 Zn^{2+} 介导心肌保护效应的又一信号途径。

（三）锌介导 ROS 生成的作用与机制

IPC 和缓激肽、阿片类药物预处理都通过线粒体释放 ROS 激活下游信号分子如 PKC 等，最终抑制 mPTP 开放而产生保护效应。最近的研究结果表明，锌参与了预处理时 ROS 的生成，其作用机制可能与线粒体 bc_1 复合体和 α-酮戊二酸脱氢酶复合体的作用有关。

1. 抑制 α-酮戊二酸脱氢酶复合体　Brown 等从大鼠离体肝细胞线粒体和从猪心脏提纯的 α-酮戊二酸脱氢酶复合体中，发现低浓度的 Zn^{2+} 能抑制 α-酮戊二酸脱氢酶复合体活性，从而抑制三羧酸循环，引起 ROS 产生增加；Gazaryan 等在大鼠离体肝细胞线粒体的研究发现，Zn^{2+} 是通过与 Ca^{2+} 竞争钙单向转运体进入线粒体基质，使硫辛酰胺脱氢酶和硫氧还蛋白还原酶、谷胱甘肽还原酶失活，进而改变线粒体基质氧化还原状态，且这种效应先于 mPTP 改变。

2. 抑制线粒体 bc_1 复合体　线粒体 bc_1 复合体，即呼吸链复合体Ⅲ，是一个多亚基的膜蛋白复合体，有 11 条多肽链。泛醇-细胞色素 C 还原酶核心蛋白 1（ubiquinol-cytochrome c reductase core protein1，Uqcrc1）也称细胞色素 bc_1 复合体亚单位 1，带有 Zn^{2+} 结合位点，与线粒体加工肽酶 β 亚单位高度同源，同属 Zn^{2+} 依赖金属内切蛋白酶。在预处理心肌保护中，线粒体 bc_1 复合体作为 ROS 的主要产生部位，扮演着十分重要的角色。有证据表明增强或抑制线粒体 bc_1 复合体的 ROS 生成，都会直接影响心肌预处理保护效应。在小鼠离体心脏缺血再灌注实验中发现，采用 bc_1 复合体抑制剂抗霉素 A（antimycin A）提前抑制其活性，则 ROS 生成增加，心肌对后续的缺血再灌注损伤产生保护作用；而采用黏噻唑菌醇（myxothiazol）抑制 bc_1 复合体的 ROS 生成，则能阻断异氟烷预处理介导的心肌保护效应。这提示，bc_1 复合体是预处理时生成保护性 ROS 信号的主要位点。

Link 等的研究结果提示，Zn^{2+} 可能通过抑制心肌线粒体 bc_1 复合体的电子链传递及 bc_1 复合体的活性而产生 ROS，但其作用机制仍不清楚。Kriaucionis 等在小鼠缺失甲基 CpG 结合蛋白 2（methyl CpG binding protein 2，MeCP2）基因模型中发现，MeCP2 基因的缺失使 Uqcrc1 出现了过表达，且线粒体 bc_1 复合体呼吸率显著增加；通过逆转录病毒感染神经细胞瘤细胞，使其过表达 Uqcrc1，同样引起了线粒体 bc_1 复合体呼吸率显著增加。而 Shibanuma 等发现，氧化应激所引起的线粒体功能障碍时伴有 Uqcrc1 的特异性减少。这提示 Uqcrc1 可能是调节 bc_1 复合体活性的关键靶点。

有证据表明，Zn^{2+} 可能是通过与带有 Zn^{2+} 结合位点的 Uqcrc1 结合而起作用。Zn^{2+} 能与铁硫蛋白（iron-sulfur protein，ISP）非常相近的区域结合而可逆抑制牛心肌线粒体 bc_1 复合体的电子传递和 bc_1 复合体的活性，从 bc_1 复合体的结构可见（详见图 31-1），Uqcrc1 带有 Zn^{2+} 结合位点，且与 ISP 的 N 端非常接近。这些发现都提示 Zn^{2+} 可能与线粒体 bc_1 复合体上的 Uqcrc1 结合从而抑制 bc_1 复合体的电子链传递和 bc_1 复合体的活性而产生保护信号 ROS，这可能是心肌保护中调控心肌线粒体产生 ROS 信号的又一重要机制（图 31-1）。

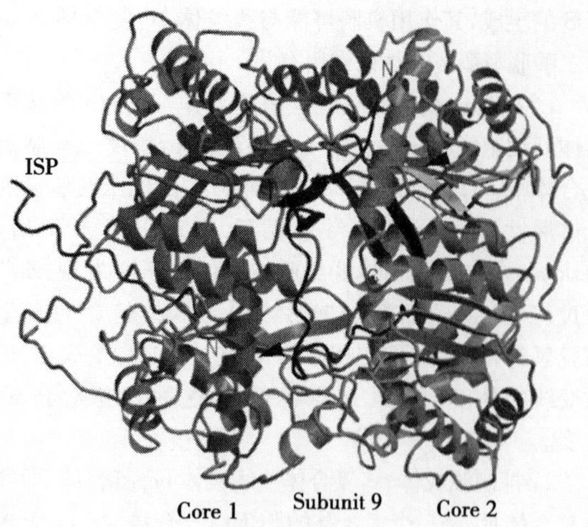

图 31-1 1 ISP 与 Uqcrc1、Uqcrc2

四、结 语

近 30 年来预处理心肌保护研究取得了不少研究成果，已成功将多种研究药物应用于临床防治心肌缺血再灌注损伤，如腺苷、K_{ATP}通道开放剂尼可地儿和克罗卡林等。然而，预处理心肌保护机制仍不完全明了，如心肌保护中 Zn^{2+}与线粒体相互作用的机制，尤其与 bc_1复合体的作用机制、Zn^{2+}与保护性信号分子 ROS 生成之间的关系以及 Uqcrc1 在心肌保护中的作用等。对这些问题的研究有助于人们更好地认识预处理的心肌保护机制。

（易婷婷 李洪 杨天德）

参 考 文 献

1. Eisen A, Fisman E, Rubenfire M, et al. Ischemic preconditioning: nearly two decades of research. A comprehensive review. Atherosclerosis, 2004, 172(2): 201-210
2. Fukada T, Yamasaki S, Nishida K, et al. Zinc homeostasis and signaling in health and diseases: Zinc signaling. J Biol Inorg Chem, 2011, 16(7): 1123-1134
3. Dineley KE, Richards LL, Votyakova TV, et al. Zinc causes loss of membrane potential and elevates reactive oxygen species in rat brain mitochondria. Mitochondrion, 2005, 5(1): 55-65
4. Jang Y, Wang H, Xi J, et al. NO mobilizes intracellular Zn^{2+} via cGMP/PKG signaling pathway and prevents mitochondrial oxidant damage in cardiomyocytes. Cardiovasc Res, 2007, 75(2): 426-433
5. Lee S, Chanoit G, McIntosh R, et al. Molecular mechanism underlying Akt activation in zinc-induced cardioprotection. Am J Physiol Heart Circ Physiol, 2009, 297(2): H569-H575
6. Chanoit G, Lee S, Xi J, et al. Exogenous zinc protects cardiac cells from reperfusion injury by targeting mitochondrial permeability transition pore through inactivation of glycogen synthase kinase-3β. Am J Physiol Heart Circ Physiol, 2008, 295(3): H1227-H1233
7. Beharier O, Dror S, Levy S, et al. ZnT-1 protects HL-1 cells from simulated ischemia-reperfusion through activation of Ras-ERK signaling. J Mol Med (Berl), 2012, 90 (2): 127-138
8. McIntosh R, Lee S, Ghio AJ, et al. The critical role of intracellular zinc in adenosine A(2) receptor activation induced cardioprotection against reperfusion injury. J Mol Cell Cardiol, 2010, 49(1): 41-47
9. Karagulova G, Yue Y, Moreyra A, et al. Protective role of intracellular zinc in myocardial ischemia/reperfusion is associated with preservation of protein kinase C isoforms. J Pharmacol Exp Ther, 2007, 321(2): 517-525
10. Xi J, Tian W, Zhang L, et al. Morphine prevents the mitochondrial permeability transition pore opening through NO/cGMP/PKG/Zn^{2+}/GSK-3β signal pathway in cardiomyocytes. Am J Physiol Heart Circ Physiol, 2009, 298 (2): H601-H607
11. Cohen MV, Downey JM. Adenosine: trigger and mediator of cardioprotection. Basic Res Cardiol, 2008, 103 (3): 203-215
12. Perrelli MG, Pagliaro P, Penna C. Ischemia/reperfusion injury and cardioprotective mechanisms: Role of mitochondria and reactive oxygen species. World J Cardiol, 2011, 3(6): 186-200
13. Brown AM, Kristal BS, Effron MS, et al. Zn^{2+} Inhibits a-Ketoglutarate-stimulated Mitochondrial Respiration and the Isolated a-Ketoglutarate Dehydrogenase Complex. J Biol Chem, 2000, 275(18): 13441-13447
14. Gazaryan IG, Krasinskaya IP, Kristal BS, et al. Zinc Irreversibly Damages Major Enzymes of Energy Production and Antioxidant Defense Prior to Mitochondrial Permeability Transition. J Biol Chem, 2007, 282 (33): 24373-24380
15. Chen Q, Moghaddas S, Hoppel CL, et al. Ischemic defects in the electron transport chain increase the production of reactive oxygen species from isolated rat heart mitochondria. Am J Physiol Cell Physiol, 2008, 294 (2): C460-C466
16. Kabir AM, Clark JE, Tanno M, et al. Cardioprotection initiated by reactive oxygen species is dependent on activation of PKCε. Am J Physiol Heart Circ Physiol, 2006, 291(4): H1893-H1899

17. Ludwig LM, Tanaka K, Eells JT, et al. Preconditioning by isoflurane is mediated by reactive oxygen species generated from mitochondrial electron transport chain complex Ⅲ. Anesth Analg, 2004, 99(5):1308-1315

18. Kriaucionis S, Paterson A, Curtis J, et al. Gene expression analysis exposes mitochondrial abnormalities in a mouse model of Rett syndrome. Mol Cell Biol, 2006, 26(13): 5033-5042

19. Shibanuma M, Inoue A, Ushida K, et al. Importance of mitochondrial dysfunction in oxidative stress response: A comparative study of gene expression profiles. Free Radic Res, 2011, 45(6):672-680

32. 细胞接触性增殖抑制的信号通路在血管重塑性疾病中的调控作用机制的研究进展

细胞与细胞的接触会引起其相关的一系列行为学的改变,其中这种接触性调节产生了两种重要的细胞效应:①接触性细胞运动抑制;②接触性细胞增殖抑制。接触性细胞运动抑制是指细胞在运动过程中与其他细胞相接触后,缩回其伪足,改变原有的运动方向的现象。接触性细胞增殖抑制是指细胞与其他细胞相接触后,停止生长或生长速度变慢的一种生物学特性。他们二者都能使相互接触的细胞呈单层生长,在细胞的正常增殖和分化中发挥重要的作用,对机体正常的组织形态的维持发挥重要作用。当这种效应消失后,在血管中的可表现为血管重塑。血管重塑是指血管发生肌样分化,管壁增厚,出现复层生长。在患肝肺综合征的大鼠肺组织中发现,肺微血管发生重塑,管壁增厚,内皮细胞由单层变为多层排列。了解接触性细胞增殖抑制的发生机制及其信号通路,可为血管重塑性疾病的治疗提供新的研究方案,具有重要的研究意义。

1960 年,研究人员发现当体外培养的细胞逐渐融合时,细胞生长的速度变慢甚至停止(细胞增长曲线表明大部分细胞处于 G1 期),接触性细胞增殖抑制的概念由此产生。在早期的文献中,这种现象被描述为接触性细胞生长抑制,但生长更趋于描述细胞体积的变大而非细胞数量的增多,故被更正为接触性细胞增殖抑制。在体外细胞培养过程中,正常内皮细胞表现为单层生长而不会互相堆积或呈锚定性依赖性生长,而转化细胞表现出与其相反的生长模式,当细胞逐渐融合后,其增殖不受限制,呈多层生长。在低氧刺激下,肺微血管重塑中也出现了微血管由单层变为多层的病理表现。接触性细胞增殖抑制通过抑制细胞的过度增殖,维持正常的组织形态,反之,接触性细胞增殖抑制的丧失,导致细胞过度增殖,形成肿瘤、血管重塑等。接触性细胞增殖抑制是组织的正常形成的关键因素。研究接触性细胞增殖抑制的发生机制的过程包括以下三个阶段:①在理想的培养条件,加入的细胞膜片段能减慢即将融合的细胞的增殖速度表明一些细胞膜上的成分能介导细胞与细胞间接触的调节。②细胞表面分子尤其是细胞与细胞黏附受体能影响细胞增殖。③黏附分子介导的接触依赖性细胞增殖的抑制的调节信号通路的发现。这三个阶段的发现有利于阐述胞内信号传导在接触性细胞增殖抑制的发生机制。综上所述,细胞表面分子及其参与的信号通路在接触性细胞增殖抑制的发生机制中发挥重要作用。可能参与接触性细胞增殖期调控的三个核心机制包括:①细胞表面上要有能感受与其他细胞接触的感受器;②感受器内有介导接触依赖性调节细胞生长的信号通路;③感受器与相应的细胞内信号通路共同作用于细胞生长的调节。

一、细胞与细胞黏附是接触性细胞增殖抑制信号通路的启动子

研究表明,在众多的细胞表面分子中,细胞与细胞黏附受体被证实为接触性细胞增殖抑制发生的启动因子。细胞黏附与细胞接触性增殖的抑制是矛盾的,但两者又有紧密的联系。接触性细胞增殖的抑制是通过细胞与细胞的黏附来加强促使其发生的信号传导。而且细胞黏附分子在行使细胞间黏附作用的同时作为受体感受接触信号,并在接触性细胞增殖抑制发生的信号传导通路中发挥重要作用。这些黏附分子包括钙黏素(cadherin)、结合素(nection)、整合素(intergrin)和 epphrins 家族等。其中,钙黏素(cadherin)备受关注,它是一种细胞表面跨膜糖蛋白,能介导 Ca^{2+} 依赖的亲同性细胞间的黏附,也能激活与细胞极性,细胞骨架,细胞增殖调控相关的跨细胞信号。在缺乏 Cadherin-E 的裸鼠的皮肤癌细胞的培养液中加入 Cadherin-E,癌细胞的增殖受到明显抑制,表明 Cadherin-E 可能抑制细胞的增殖。但不能排除其他的作用机制如加速细胞的凋亡。在体外细胞培养过程中,当细胞增殖逐渐融合时由于接触性细胞增殖抑制的作用使得细胞呈单层生长。用 Cadherin-E 的抗体阻断其表达后,接触性细胞增殖抑制作用的丧失使得细胞单层生长的现象消失,出现复层生长。Cadherin-E 可作为

接触性细胞增殖抑制的受体来调节相互接触的细胞增殖。利用微层图像的方法观察到随着细胞密度的增加,EGF 诱导的细胞增殖的阻力也增大。当 Cadherin-E 的表达被抑制时,这种现象随之消失,提示 Cadherin-E 主要是通过影响细胞与细胞的接触而非细胞的密度来调节接触性细胞增殖抑制的。

二、钙黏素介导的接触性细胞增殖抑制的信号通路

钙黏素介导的接触性细胞增殖抑制的 Hippo 通路

1. Hippo 通路　研究发现,Hippo 通路作为一个能整合生物性线索及信号,调节细胞增殖及凋亡,维持器官组织的正常形态的主要的信号通路,在接触性细胞抑制起重要作用。在经典 Hippo 通路中,YAP 是主要效应分子,其转录活性由在细胞中的位置决定。当 YAP 活化时,在细胞核内与转录激活因子共同作用启动基因的转录,激活下游 cycline 和 DIAPI 的表达,促进细胞增殖,当 YAP 过度表达时甚至会导致细胞恶性生长。当 YAP 磷酸化后转移到细胞质中便丧失转录活性,细胞增殖则受到抑制。在细胞培养的过程中发现,趋于融合的细胞中,YAP 从细胞核中排除,聚集在胞质中,表现为细胞增殖受到抑制。故在 Hippo 通路中,其核心机制是使 YAP 滞留于胞浆中,阻止其进入胞核发挥转录活性,调节细胞增殖。高度表达 YAP 的体外培养的细胞,其增殖不会因为相互接触而出现变慢或停止。用显性负性突变的 YAP 质粒转染接触性细胞增殖抑制丧失的癌细胞后,细胞出现单层生长,提示 YAP 高度表达致接触性细胞增殖抑制丧失。Hippo 经典通路包括的细胞因子有 Hpo、Say、Wts、Mats(小调节蛋白)、Cyclin E 和 DIAP1(凋亡抑制因子)。Wts 是编码 NDR 蛋白的抑制因子,其功能的丧失会导致多种上皮细胞异常增殖。SAY 基因也是一种调控细胞增殖的抑制基因,其功能的丧失同样会引起细胞增殖的异常。据文献报道,Wts 和 SAV 同时丢失,使其下游因子 CYCLINE 及 DIAP1 的表达水平上升,可明显促进细胞增殖。HPO 是编码 STE20 蛋白酶家族的一种抑制基因,可激活 Wts 和 SAV 使其磷酸化而调控细胞的生长。小调节蛋白 Mats 与 Wts 协同,与 Hpo 结合后其活性被激活,抑制细胞异常生长。经典的 Hippo 通路为:Hpo 与 SAV 结合后促进 WTS 的活化促进其磷酸化,磷酸化的 Wts 在调节蛋白 MAT 的协同作用下,导致 YKI 磷酸化而失去活性,抑制下游因子 CYCLINE 和 DIAPI 等的表达,既而调控细胞的生长,抑制细胞的异常增殖。当培养的细胞临近饱和,细胞间的黏附分子将信号传入细胞内,激活相关的信号通路,调节接触性细胞增殖的抑制。这些黏附分子中钙黏素、整合素、膜相关蛋白 Mex、Ex 和 Ed 等,它们通过与细胞支架蛋白、跨膜蛋白作用,传递细胞增殖信号,在 Hippo 通路的调节发挥重要作用。

2. 钙黏素(cadherin)、a-结合素(a-catenin)与 hippo 通路　研究发现,上皮细胞缺乏 a-catenin 的大鼠相对于正常大鼠更倾向形成皮肤癌,在此基础上诱导 P53 发生突变,能够加速肿瘤的形成。通过对一系列可能发挥调节作用的基因的测试发现只有破坏 YAP 的表达才致缺乏 a-catenin 的细胞增殖速度变慢或停止。进一步实验表明,敲除 a-catenin 的培养细胞与正常的培养细胞比较,YAP 的磷酸化并没有差异,这表明 a-catenin 不是通过经典 Hippo 通路发挥作用。在缺乏 a-catenin 的培养细胞中发现 YAP 在胞核里高浓度异常聚集,提示在融合的细胞中,a-catenin 可能是通过影响 YAP 出核来调节 Hippo 通路的。高表达的 a-catenin 能使 YAP 出核,向胞膜方向聚集,并且发现它与钙黏素形成复合体存在于细胞与细胞的连接处。在缺乏钙黏素的培养细胞中,加入 a-catenin,融合的细胞增殖受到抑制,但 YAP 的磷酸化并未受到影响。而用 a-catenin-钙黏素代替 a-catenin 钙黏素缺乏的培养细胞中,该细胞的增殖受到抑制,同时发现磷酸化的 YAP 增多。因此,a-catenin 在接触性细胞增殖中,是通过两条途径进行调节的。第一条是非经典的 Hippo 通路,它和蛋白结合(能促进 YAP 停滞在胞质)间接调控 YAP 的迁移。另一条是 a-catenin 锚定钙黏素与 B-catenin 形成复合体,将细胞接触的信号通过 a-catenin 传向细胞内,激活经典 Hippo 通路的传导。B-catenin 是钙黏素调节 Hippo 通路不可缺少的因子。在高密度的细胞培养中,耗竭 B-catenin 后尽管钙黏素表达量很高,但 YAP 出核仍受到抑制,接触性细胞增殖抑制丧失,细胞无限制增殖。故在接触性抑制中,钙黏素激活 Hippo 通路需要 catenin 的介导发挥作用。

3. 钙黏素介导的调控接触性细胞增殖抑制的 VEGF(血管内皮生长因子)信号传导通路　钙黏蛋白受 VEGF 信号刺激后,其 685 位点的酪氨酸被磷酸化,促进 csk(src 家族的负性的调节因子)与它的结合,竞争性抑制 SRC(活化的 SRC 能激活 Shc-Grb-Sos-Ras-MAP 激酶级联反应,促进细胞生长)与钙黏蛋白结合,抑制内皮细胞增殖,呈单层分布。钙黏素还可以通过与 nectin-3 复合体连接形成细胞间的黏附体,而该 nectin-3 复合体会导致 intergrin avb3 失活,促进 Spry2 从 NECL-5 释放,释放的 Spry2 上的酪氨酸被 src 磷酸化激活致 ras 失活,抑制 ras 介导的细胞增殖信号通路,调控内皮的沉默及内皮呈单层生长。钙黏素促进临近细胞之间形成紧密的关联,包括紧密连接,缝隙连接等阻碍各种生长因子与其相应的受体结合,抑制 VEGF 信号传导通路。在接触的细胞中,相互交联的钙黏蛋白与 VEGFR2 结合,降低它的酪氨酸磷酸化,使 MAP 激酶活性降低,抑制细胞增殖。在密度稀疏的培养细胞中,VEGFR2 能快速被内化,细胞的增殖活动也增强。在高密度的培养细胞中增多的钙黏素形成的黏附体能减少 VEGFR2 的内

化作用，或者与 VEGFR2 结合，使 SHC 去磷酸化失活，负性调控 Shc-Grb-Sos-Ras-MAP 激酶级联反应，抑制内皮细胞增殖。

三、其他黏附分子介导的接触性细胞增殖抑制调节的信号通路

在体研究中，降低钙黏素的表达后细胞过度增殖并不明显。钙黏素缺失致调节接触性抑制的丧失可能被膜上其他黏附抑制所代偿，即细胞膜中还存在其他黏附分子参与接触性细胞增殖抑制的调节。ephrins 家族是迄今所知的最大的生长因子受体家族，是受体酪氨酸激酶亚家族 Eph 的配体，在 CTL 细胞与其他细胞间的黏附和分离中起重要调节作用。Notch 则介导局部细胞间相互作用而产生对细胞分化的抑制信号；通过与鸟嘌呤核苷酸交换因子结合激活 Rhoa，调节细胞的增殖。

四、小　　结

综上所述，细胞间黏附分子作为接触性细胞增殖抑制的受体，将细胞接触的信号传入胞核中，引起一系列基因转录活性的改变，从而调节接触性细胞增殖抑制，维持正常细胞的生长和组织正常形态的形成。在体外培养的内皮细胞中，互相接触的细胞由于接触性细胞增殖抑制的作用，保持内皮单层生长。敲除钙黏素的表达后，接触性细胞增殖抑制丧失，细胞即使达到饱和浓度后其增殖仍不会减弱，呈无限制多层生长，这可能是血管重塑性疾病发生的基本机制。其信号传导通路及黏附分子的研究为接触性细胞增殖抑制的发生提供了分子机制的理论基础，同时为肝肺综合征等血管重塑方面的疾病的研究开辟新的领域。

（袁碧英　易斌　鲁开智）

参 考 文 献

1. Puliafito A, Hufnagel L, Neveu P, et al. Collective and single cell behavior in epithelial contact inhibition. Proc Natl Acad Sci USA, 2012, 109(23): 739-744
2. Mayor R, Carmona-Fontaine C. Keeping in touch with contact inhibition of locomotion. Trends Cell Biol, 2010, 20(12): 319-328
3. Heckman, C. A. Contact inhibition revisited. Cell. Physiol, 2009, 2(20): 574-575
4. Rϕrth, P. Collective cell migration. Annu. Rev. Cell Dev. Biol. 2009, 25(35), 407-429
5. Abercrombie M. Contact inhibition and malignancy. Nature, 1979, 281(67): 259-262
6. Fagotto F, Gumbiner BM. Cell contact-dependent signaling. Dev Biol, 1996, 180(34): 445-454
7. Buda A, Pignatelli M. E-cadherin and the cytoskeletal network in colorectal cancer development and metastasis. Cell Commun Adhes, 2011, 18(6): 133-134
8. Zeng Q, Hong W. The emerging role of the hippo pathway in cell contact inhibition, organ size control, and cancer development in mammals. Cancer Cell. 2008, 13(3): 188-192
9. Kim NG, Koh E, Chen X, et al. E-cadherin mediates contact inhibition of proliferation through Hippo signaling-pathway components. Proc Natl Acad Sci USA, 2011, 108(123): 11930-11935
10. Dupont S, Morsut L, Aragona M, et al. Role of YAP/TAZ in mechanotransduction. Nature, 2011, 474(65): 179-183
11. Schlegelmilch K, Mohseni M, Kirak O, et al. Yap1 acts downstream of alpha-catenin to control epidermal proliferation. Cell, 2011, 144(35): 782-795
12. Zhao B, Wei X, Li W, et al. Inactivation of YAP oncoprotein by the Hippo pathway is involved in cell contact inhibition and tissue growth control. Genes Dev, 2007, 21(21): 2747
13. Zhao B, Tumaneng K, Guan KL. The Hippo pathway in organ size control, tissue regeneration and stem cell self-renewal. Nat Cell Biol, 2011, 13(56): 877-883
14. Zhao B, Wei X, Li W, et al. Inactivation of YAP oncoprotein by the Hippo pathway is involved in cell contact inhibition and tissue growth control. Genes Dev, 2007, 21(112): 2747-2761
15. Grusche FA, Richardson HE, Harvey KF. Upstream regulation of the hippo size control pathway. Curr Biol, 2010, 20(45): R574-R582
16. Bosco EE, Nakai Y, Hennigan RF, et al. NF2-deficient cells depend on the Rac1-canonical Wnt signaling pathway to promote the loss of contactinhibition of proliferation. Oncogene, 2010, 29(17): 2540-2549
17. Wallez Y, Huber P. Endothelial adherens and tight junctions in vascular homeostasis, inflammation and angiogenesis. Biochim Biophys Acta, 2008, 1778(3): 794-809
18. Zhou L, Ercolano E, Ammoun S, et al. Merlin-deficient human tumors show loss of contact inhibition and activation of Wnt/β-catenin signaling linked to the PDGFR/Src and Rac/PAK pathways. Neoplasia. 2011, 13(12): 1101-1112
19. Lampugnani MG, Orsenigo F, Gagliani MC, et al. Vascular endothelial cadherin controls VEGFR-2 internalization and signaling from intracellular compartments. J Cell Biol,

2006,174(45):593-604

20. Motti ML, Califano D, Baldassarre G. Reduced E-cadherin expression contributes to the loss of p27kip1-mediated mechanism of contact inhibition in thyroid anaplastic carcinomas. Carcinogenesis,2005,26(113):1021-1034
21. Takai Y, Miyoshi J, Ikeda W. Nectins and nectin-like molecules: roles in contact inhibition of cell movement and proliferation. Nat Rev Mol Cell Biol,2008,9(8):603-615
22. Peier M, Walpen T, Christofori G, et al. Sprouty2 expression controls endothelial monolayer integrity and quiescence. Angiogenesis,2012,12(13):114-120

33. 右美托咪啶对脑内炎症的影响及可能机制

右美托咪啶是一种新型高选择性 a_2 肾上腺素受体激动药，其受体的选择性（a_2/a_1 为 1620∶1）远高于可乐定（a_2/a_1 为 220∶1），半衰期约为 2h（可乐定为 20～25h），效价比可乐定高 3 倍，具有镇静镇痛、抗炎及改善脑功能作用。动物及人体研究表明，右美托咪啶可减轻 LPS 引起的炎症反应，降低死亡率，并减低病人 TNF-α、IL-1 和 IL-6 的水平。关于右美托咪啶的抗炎机制却没有统一的解释，有人认为是胆碱能抗炎通路，有人认为是下调了免疫细胞 NF-κB 的活性，也有人认为是直接抑制单核巨噬细胞炎症因子的表达。还有研究表明右美托咪啶对脑功能有明显的保护作用，并能降低毒血症及手术后病人谵妄和脑功能障碍的发生率。

一、右美托咪啶的抗炎作用

脂多糖（LPS）是革兰阴性细菌细胞壁的主要成分，免疫系统对 LPS 应答产生过量细胞因子和炎性介质，诱发全身炎性反应，从而导致脓毒性休克和多器官功能障碍综合征。目前研究发现 LPS 可诱导中枢神经系统内小胶质细胞的活化，而星形胶质细胞在激活小胶质细胞的相同条件下可以直接被激活或通过小胶质细胞释放的产物（如 TNF-α、IL-1β）而间接被激活。活化的星形胶质细胞能释放促炎因子（TNF-α、IL-1β）、胞内信号分子 S100β、环氧合酶 2（COX-2）和一氧化氮（nitric oxide，NO）和活性氧簇（ROS）炎症相关因子等，这些因素可进一步激活星形胶质细胞，同时可直接或间接地导致神经元的死亡。研究发现，LPS 诱导星形胶质细胞的激活主要分布于脑室系统周围的脑实质，比如海马、隔区、纹状体、皮质及间脑等结构。海马是哺乳动物大脑内的重要区域，在学习记忆过程中发挥着重要的作用。在阿尔茨海默病中，海马是首先受到损伤的区域：表现症状为记忆力衰退以及方向知觉的丧失；大脑缺氧（缺氧症）以及脑炎等也可导致海马损伤。大量研究资料证实，感染、创伤、休克等原因可通过不同途径激活单核巨噬细胞，释放 TNF-α，IL-1 等促炎症介质，参与机体防御反应，以抵御外来伤害刺激。另一方面，TNF-α，IL-1 本身不仅对组织细胞具有损伤作用，并且能诱导其他细胞产生另外一些细胞因子或炎症介质，如 IL-6，IL-8 和 NO 等。TNF-α、IL-1 所诱导产生的上述炎症介质又可诱导组织细胞产生下一级炎症介质，同时还可反过来刺激单核、巨噬细胞进一步增加 TNF-α、IL-1 的产生。Toll 样受体 4（TLR-4）主要位于单核细胞和巨噬细胞膜上，介导针对 LPS 的免疫应答，激活单核细胞和中性粒细胞产生细胞因子和炎性介质，最终导致炎症级联放大效应。

已有实验证明外周脂多糖引起大鼠脑内 TLR-4 的表达。LPS 是革兰阴性细菌细胞壁的主要成分，免疫系统对 LPS 应答产生过量细胞因子和炎性介质，诱发全身炎性反应，从而导致脓毒性休克和多器官功能障碍综合征。在脑内，LPS 主要诱导脑室系统周围脑实质如海马的星形胶质细胞激活，释放促炎因子，导致脑内炎症及脑功能的损伤。而右美托咪啶在体外大鼠巨噬细胞实验中，0.01μM 并不能影响 iNOS 的表达以及 NO 的产生，剂量提升至 1μM（类似临床剂量），右美托咪啶显著抑制 iNOS 的表达以及 NO 的产生，当剂量提升至 100μM（远高于类似临床剂量）时，相反的再次显著提高了 iNOS 的表达以及 NO 的产生。且该效应同样出现在 COX-2、TNF-α、IL-1、IL-6 以及 IL-10 的表达上，并且，这种效应可以被 α_2 肾上腺受体拮抗剂育亨宾和咪唑克生翻转。也就是说，在这个实验中，临床剂量时，右美托咪啶对于炎症因子的表达是抑制作用，而在明显高于临床剂量的时候，呈现了不同的效应阶段（提高）。尽管如此，这种关联对于临床意义来说并不大。体外实验中，右美托咪啶已被证实可通过下调 TLR-4 mRNA 表达，抑制 TLR4 的合成，从而抑制 LPS 诱导大鼠外周血单核细胞 TNF-α、IL-1 和 IL-6 的生成与释放。

在对于内毒素血症老鼠死亡率和炎症反应的研究中发现，应用了右美托咪啶后，老鼠的死亡率从 94% 下降至 44%，且血浆中的 TNF-α 和 IL-6 的水平也有显著下降。其后又进一步证明了右美托咪啶的剂量越大，死亡率越低，炎症因子的表达也越低。同时，越早应用右美托咪啶，死亡率和炎症因子的表达也越低。同样的效果出现在了盲肠结扎及穿孔所致败血症小鼠模型及肠梗阻术后患者试验中，炎症因子 TNF-α 和 IL-6 的表达明显下降。在小鼠呼吸机相关肺损伤模型中肺部炎症表达的研究中发现高剂量的右美托咪啶能够降低肺部趋化因子的浓度，如巨噬细胞炎性蛋白-2，还能够抑制炎性因子的表达，如 TNF-α、IL-1β 和 IL-6。

右美托咪啶虽然是作为新一代的镇静镇痛药面世的，但是越来越多的试验证明，右美托咪啶不光具有镇痛镇静，抑制交感活动等作用，还具有明显的抗炎作用，脑部炎症亦同样如此。

二、右美托咪啶的抗炎机制

（一）胆碱能抗炎通路

Wang 等发现应用尼古丁或者直接电刺激迷走神经均可以显著降低脓毒症鼠血清中 TNF-α 和 HMGB-1 的浓度，阻止组织进一步的损伤和死亡。他们将这种传出的神经信号通路称为“胆碱能抗炎通路”。Tracey 则系统性地阐述了胆碱能抗炎通路，认为自身免疫系统产生的炎症因子在维持自身健康和疾病发生发展中发挥了重要作用，中枢神经系统通过迷走神经抑制炎症因子的表达，从而阻止组织损伤和死亡。刺激迷走神经能有效的预防实验败血症，内毒素血症，缺血再灌注损伤，失血性休克，关节炎和其他炎症综合征中由于炎症因子释放而引起的损伤作用。

Stefan 等研究证实右美托咪啶能够使脓毒症小鼠中炎性因子如 TNF-α、IL-1B 和 IL-6 的表达下降，提高了脓毒症小鼠的存活率。他们提出了右美托咪啶的抗炎作用是通过中枢交感神经系统和副交感神经系统的相互作用而实现的。Nance 等也认为 α_2-肾上腺素受体激动剂通过抑制交感神经活动，却相对性的激活了胆碱能抗炎通路，从而发挥抗炎作用，并同意胆碱能抗炎机制，认为 α_2-肾上腺素受体激动剂的抗炎作用是源于中枢交感神经系统和副交感神经系统的相互效应。

（二）下调核因子-κB（NF-κB）表达的抗炎途径

NF-κB 在脓毒症的发生过程中起非常关键作用。Zhang 和 Cadenas 等发现在内毒素的信号传递中，NF-κB 的激活起到了关键的作用。Bohrer 等研究结果显示，所有死亡的脓毒症患者其血中单核细胞 NF-κB 活性明显增加，均高于基础值的 2 倍，而幸存者 NF-κB 活性均低于基础值的两倍，这表明 NF-κB 的活性与脓毒症的发生有着非常密切的关系，脓毒症患者外周血单核细胞中 NF-κB 的活化程度甚至可作为疾病严重程度的预警指标。Stefan 等发现右美托咪啶能使炎性因子如 TNF-α，IL-1B 和 IL-6 表达下降，提高了败血症小鼠的存活率。在这项试验中，他们同时研究了小鼠肝细胞 NF-κB 的活性，发现肝细胞 NF-κB 的活性下降，因此他们推断下调 NF-κB 的活性是 α_2-肾上腺素受体激动剂右美托咪啶的可能抗炎作用通路。

（三）抑制 TLR-2/TLR-4/NF-κB/MAPKs 炎症通路

TLR-4 和 TLR-2 在内毒素介导的炎症中起着重要的信号传递作用。TLR 激动后，可以通过两条细胞内信号转导途径作用于炎症基因和干扰素诱导基因转录：①MyD88 依赖途径，即通过 MyD88-IRAK-肿瘤坏死因子受体相关因子6（TRAF-6）-核转录因子 κB 诱导激酶（IKK）这一信号通路，使 IκBα 磷酸化而降解。IκBα 降解后与 NF-κB 分离致 NF-κB 被释放，迁移到胞核内启动靶基因的转录。TRAF-6 还可以通过激活丝裂原激活的蛋白激酶家族（MAPK）通路，参与多种细胞功能的调控，最后导致转录因子 AP-1 家族的活化。②MyD88 非依赖途径，即 toll 受体激动后，其胞内部分依次募集接头蛋白 TRAM 和 TRIF 激活 TRAF-6，RIPI 或 TBKI 分别激活 NF-κB 或 IRF-3 启动 NF-κB 相关的后期基因或干扰素诱导基因的转录，产生和分泌白介素或干扰素等。

Lai 等研究了右美托咪啶对内毒素引起的小鼠巨噬细胞炎性分子的调节中提出，右美托咪啶可能是通过 TLR-4/NF-κB/MAPKs 通路来发挥其抗炎作用。内毒素引起炎性分子的表达是由 TLR-4 来介导的。TLR-4 的激活随之激活了 NF-κB 和丝裂原活化蛋白激酶（MAPKs）。Yang 等研究了右美托咪啶对小鼠呼吸机相关肺损伤中肺部炎症表达的影响，发现高剂量的右美托咪啶能够降低肺部趋化因子的浓度，如巨噬细胞炎性蛋白-2，还能够抑制炎性因子的表达，如 TNF-α、IL-1β 和 IL-6，而且还能降低 iNOS/NO 和 COX-2/PGE2 的表达。而 NF-κB 和 MAPKs 介导的炎性表达在呼吸机相关性肺损伤中发挥着重要作用。据此推断右美托咪啶的抗炎作用通过了 TLR/NF-κB/MAPKs 炎症通路。

（四）直接抑制单核巨噬细胞炎症因子的表达

Kishikawa 等发现高剂量的右美托咪啶可以导致中性粒细胞坏死，抑制中性粒细胞超氧化物的产生。可乐定可以抑制单核细胞中 TNF-α 的表达，而且 α_2-肾上腺素受体激动剂可以调节巨噬细胞中脂多糖介导的 TNF-α 的表达。这些研究表明右美托咪啶的抑制炎症反应的可能机制之一是直接调节单核巨噬细胞中细胞因子的表达。同时 Taniguchi 等发现了右美托咪啶可以降低肺组织中中性粒细胞的渗透和聚集，这也可能是右美托咪啶降低内毒素血症中炎症反应的机制。Hofer 等将 4 只健康小鼠的血液分别抽出分成 4 组，第一组为空白对照组，后 3 组分别为内毒素组、可乐定组以及内毒素合并可乐定组，然后测定炎性因子 IL-1β、IL-6 和 TNF-α 的表达。发现可乐定组和空白对照组炎性因子均没有表达，而内毒素组和内毒素合并可乐定组中炎性因子均大量表达，而这两组炎症因子的表达没有明显差异（$P=0.99$）。据此认为可乐定的抗炎机制可能并不是直接作用于外周单核巨噬细胞等免疫细胞。同时 Nishina 等认为右美托咪啶不影响中性粒细胞的趋化吞噬作用,也不影响中性粒细胞超氧化物的产生。

综上所述,右美托咪啶已经具有明显的抗炎作用,但是对于其具体的抗炎机制还没有明确统一的解释。研究表明右美托咪啶对脑功能有明显的保护作用,并能降低毒血症及手术后病人谵妄和脑功能障碍的发生率。而目前认为手术后病人谵妄和脑功能障碍的发生与脑内炎症有密切关系。手术患者右美托咪啶的应用也许会在镇静镇痛的基础上有降低谵妄和 POCD 的发生,有着更深远的临床意义。

(嵇富海 蔡月娇)

参 考 文 献

1. Tanskanen PE, Kytta JV, Randell TT, et al. Dexmedetomidine as an anaestnetic adjuvant in patients undergoing intrscranial tumour surgery: a double-blind randomized and placebo-controlled study. Br J Anaesth, 2006, 97(5): 658-665
2. Memis D, Hekimoglu S, Vatan I, et al. Effects of midazolam and dexmedetomidine on inflammatory responses and gastric intramucosal pH to sepsis, in critically ill patients. Br J Anaesth, 2007, 98(4): 550-552
3. 蔡姝,嵇富海,张慧娟,等. 尼古丁受体参与小胶质细胞炎性因子的释放. 江苏医药, 2010, 36(3): 322-324
4. Miyake K. Endourfin recognition molecules MD-2 and toll-1ike receptor 4 as potential targets for tnerapeutic of endotoxinshock. Curr Druf Targets Inflamm Allergy, 2004, 3(3): 291-297
5. Lai YC, Tsai PS, Huang CJ. Effect of dexmedetomidine on refulating endotoxin-induced up-regulation of inflammatory molecules in murine macrophages. J Surg Res, 2009, 154: 212-219
6. 闫东来,于泳浩,刘宏伟,等. 右美托咪啶对脂多糖诱导大鼠外周血单核细胞 Toll 样受体 4 mRNA 表达的影响. 中华麻醉学杂志, 2011, 31(1): 115-117
7. Taniguchi T, Kidani Y, Kanakura H, et al. Effects of dexmedetomidine on mortality rate and inflammatory responses to endotoxin-induced shock in rats. Crit Care Med, 2004, 32(6): 1322-1326
8. Takumi Taniguchi, Akihide kurita, Kyoko kobayashi, et al. Dose- and time-related effects of dexmedetomidine on mortality and inflammatory responses to endotoxin-induced shock in rats. J Anesth, 2008, 22: 221
9. Stefan Hofer, Jochen Steppan. Central sympatholytics prolong survival in experimental sepsis. Critical Care, 2009, 13: 1
10. Tasdogan M, Memis D, Sut N, et al. Results of a pilot study on the effects of propofol and dexmedetomidine on inflammatory responses and intraabdominal pressure in severe sepsis. J Clin Anesth, 2009, 21(6): 394
11. Chih-Lin Yang, Pei-Shan Tsai, Chun-Jen Huang. Effects of Dexmedetomidine on Regulating Pulmonary Inflammation in a Rat Model of Ventilator-induced Lung Injury. Acta Anaesthesiol Taiwan, 2008, 46(4): 151
12. Wang H, Liao H, Ochani M, et al. Nicotinic acetylcholine receptor α-7 subunit is an essential regulator of inflammation. Nature, 2003, 421(6921): 384
13. Tracey KJ. Physiology and immunology of the cholinergic anti-inflammatory pathway. J Clin Invest, 2007, 117: 289
14. Stefan Hofer, Jochen Steppan. Central sympatholytics prolong survival in experimental sepsis. Critical Care, 2009, 13: 1
15. Nance DM, Sanders VM. Autonomic innervation and regulation of the immune system (1987-2007). Brain Behav Immun, 2007, 21: 736
16. Hong Qiao, Robert D, Daqing Ma, et al. Sedation improves early outcome in severely septic Sprague Dawley rats. Critical Care, 2001, 1: 4
17. Zhang G, Ghosh S. Molecular mechanisms of NF-κB activation induced by lipopolysaccharide through Toll-like receptors. J Endotoxin Res, 2000, 6: 453
18. Cadenas S, Cadenas AM. Fighting the stranger-antioxidant protection against endotoxin toxicity. Toxicology, 2002, 180: 45
19. 全承炫,欧阳文. 右旋美托咪啶的抗炎作用研究进展. 现代医药卫生, 2011, 27(11): 1665
20. Kishikawa H, Kobayashi K, Takemori K, et al. The effects of dexmedetomidine on human neutrophil apoptosis. Biomed Res, 2008, 29: 189
21. Maes M, Lin A, Kenis G, et al. The effects of noradrenaline and alpha-2 adrenoceptor agents on the production of monocytic products. Psychiatry Res, 2000, 96: 245
22. Szelenyi J, Kiss JP, Vizi ES. Differential involvement of sympathetic nervous system and immune system in the modulation of TNF-alpha production by alpha2- and beta-adrenoceptors in mice. J Neuroimmunol, 2000, 103: 34

34. 右美托咪啶对中枢神经系统作用的研究进展

右美托咪啶(dexmedetomidine,Dex)于1985年由芬兰Famous Group公司研制成功,是美托咪啶的D-对映异构体,相对分子质量236.7,化学分子式 $C_{13}H_{16}N_2 \cdot HCl$。其酸度系数(pKa)为7.1,在pH7.4的水中其分配系数为2.89。Dex属于异吡唑亚类 α_2受体激动药,与可乐定相似,能完全溶解于水。Dex在1999年被美国食品药品管理局(FDA)批准用于重症监护病房镇静,2008年FDA批准用于非插管患者在手术和其他操作前和(或)术中的镇静,2009年6月FDA批准用于全身麻醉的手术患者气管插管和机械通气时的镇静,同年在我国上市。目前,美国和欧洲国家已将其作为一个新型广泛应用于手术麻醉和危重病人镇静的药物,在临床麻醉中的应用日益广泛。与可乐定相比,对中枢 α_2-肾上腺素受体激动的选择性更强,具有抗交感、镇静、镇痛、抗焦虑、抑制气管插管等应激反应,减少麻醉药用量等特性,且无呼吸抑制和成瘾性,临床应用具有广泛前景,它选择性地与 α_2、α_1肾上腺素能受体结合的比例为1600:1,与 α_2AR的亲和力为可乐定的8倍,其半衰期也较可乐定短,分布半衰期大约为6min,消除半衰期大约为2h,药代动力学方面的可预测性更强。

一、对中枢神经系统的镇静作用

Dex是一种新的 α_2受体激动剂,作用于脑和脊髓的 α_2受体。α_2受体激动药通过内源性促睡眠和交感神经阻滞作用途径发挥镇静作用,脑内 α_{2C}-AR主要分布于纹状体、海马和大脑皮质,参与调节单胺类物质的释放、多种行为反应并诱导降低体温,Dex的抗焦虑作用主要通过激动 α_2C亚型起作用。α_{2A}-AR主要分布在脑干的蓝斑、外侧臂旁核、脑桥核、脑桥被盖网状核。蓝斑是大脑负责调解觉醒与睡眠的关键部位,Dex能减少蓝斑核向视前核腹外侧部的投射活动,使结节乳头体核释放γ-氨基丁酸和促生长激素神经肽增加,从而使皮质和皮质下层的投射系统释放组胺减少,以及通过作用于蓝斑核的 α_2受体激动产生镇静和催眠作用。Dex可作为术前镇静用药,能缓解气管插管、拔管或复苏期的应激反应。用于非气管插管气道内手术镇静,过去常用的镇静药几乎都存在呼吸抑制作用,甚至可造成呼吸停止,因此气道内操作或手术对麻醉医师始终是一个挑战和风险,Dex在这一领域可能具有重大作用。Dex用于监护麻醉下的镇静,部分神经外科手术可能涉及特殊的功能领域,术中需要进行神经生理学检查以确定手术部位或评估手术可能引起的神经功能改变,这个过程需要患者随时接受指令和配合。过去,此类手术用药,患者配合程度差或产生呼吸抑制。Dex最大的特点就是镇静的同时没有呼吸抑制,而且可以随时唤醒,因此在需要功能性评估的神经外科手术,如皮层成像立体定位,脑深部神经刺激电极植入的帕金森病治疗等,应用Dex进行监护麻醉,能够达到相应的效果,是特别适用于脑部手术的镇静剂。通过近十年的临床应用,发现Dex具有“拟自然睡眠”功能,是一种较为理想的ICU镇静药,逐渐成为ICU临床医师的一线选择。但随着Dex的广泛临床应用,已见Dex所致严重呼吸抑制的报道,应引起麻醉医师的高度警惕。

二、对中枢神经系统的镇痛作用

关于Dex的镇痛作用存在着争议,有作者观察到全身应用Dex从产生中度镇静到深度镇静,都不能有效缓解热和电刺激导致的疼痛。但更多的研究表明,Dex可产生镇痛作用,与疼痛相关的化学物质及神经递质水平的变化参与了疼痛信号的传递及机体对疼痛的调节。Dex主要通过激动 α_2肾上腺素能受体,参与交感神经信号从中枢向外周的传递,抑制去甲肾上腺素C(NE)的释放,引起神经细胞膜的超极化,从而阻断疼痛信号的传导。脑内 α_2肾上腺素能受体最密集的区域位于蓝斑。蓝斑核是下行延髓-脊髓去甲肾上腺素能通路的起源,对神经递质的调控起重要作用,Dex作用于脊髓和蓝斑核产生镇痛作用。中脑导水管接受蓝斑发出的去甲肾上腺素能上行背束的投射,同时接受脊髓的上行传入纤维投射，是内源性下行性抑制系统的重要组成部分，处在承上启下的关键部位。Dex可抑制切口痛大鼠中脑导水管NE的释放，从而产生中枢镇痛作用。Dex可能通过抑制脊髓Fos蛋白的表达，抑制脊髓背角神经胶质细胞过度生长，活化胞内ERK信号传导通路而发挥镇痛作用。Dex在镇痛方面，与阿片类药物合用具有良好的协同作用，能减少机械通气患者的阿片类用量。能很好控制鸦片戒断产生的拟心理改变症状。也有研究表明，Dex的镇痛机制可能是由于其作用于脊髓后角一级神经元突触前膜及二级神经元突触后膜上的α_2受体，激活细胞内第二信使，使K^+通道开放，细胞膜超极化，抑制细胞内Ca^{2+}浓度增加，从而使一级神经元的P物质释放减少，二级神经元的动作电位难以产生，而在突触处抑制伤害性信息传递。抑制大脑皮质神经末梢释放谷氨酸盐和电压依从性Ca^{2+}通道及有丝分裂原激活蛋白激酶活性。镇痛作用的机制也可能涉及释放NO，从而活化NO-GMPc通路。α_2-AR和NO-GMPc通路在Dex对炎性痛的镇痛效应方面扮演重要角色，依赖K(ATP)通道，有效地减轻排卵诱导激素(OIH)抑制痛觉过敏，调整脊髓NMDAR活化，抑制硝酸盐还原酶(NR)2B磷酸化作用。Dex的镇痛作用还可能依赖胆碱能和一氧化氮机制。乙酰胆碱可在动物体内发挥抗伤害性作用。有研究观察到，在脊神经结扎神经性疼痛模型大鼠在鞘内注射Dex可提高腰段脊髓中的乙酰胆碱水平，从而发挥镇痛的作用。有研究表明，神经损伤后神经胶质细胞迅速激活参与长期慢性疼痛。在中枢神经系统(CNS)的星形胶质细胞和小胶质细胞可以被伤害性刺激激活，包括神经损伤，炎症，肿瘤浸润等。Dex在大鼠神经病理性疼痛(PSNL)模型的神经性疼痛症状缓解的效果，可能要归因于抑制脊髓背角神经胶质细胞增生和抑制ERK信号通路的激活。有资料认为，α_2受体的激活在阿片样物质诱导的感觉过敏有重要的作用，而Dex可调节脊髓NMDA受体的激活降低脊髓背角NR2B亚单位的磷酸化，有效地减轻阿片样物质诱导的感觉过敏。临床上，在妇科腹腔镜手术、鼻中隔成形术或鼻窦内镜手术中，Dex为患者提供镇痛作用。Dex也用于重症监护病房病人的镇痛，用于儿童和成人患者在清醒状态下的开颅手术的镇痛。

三、对中枢神经系统的保护作用及机制

应用各种措施和方法增加脑对缺血缺氧的耐受力，减少缺血缺氧所导致的神经细胞死亡和神经功能受损，成为围术期医学亟待解决的重大课题。麻醉药作为手术过程中必不可少的药物，对术中及术后脑功能的影响很早就得到广泛关注。虽然有研究认为麻醉药及镇静药可对神经系统产生损伤，特别是抑制未成熟神经元发育、加重老年神经元退行性变等，导致部分神经细胞凋亡，或改变神经细胞蛋白质表达等，但更多的研究发现麻醉药及镇静药具有脑保护作用，这类药物与其受体的相互作用，及下游的信号传导所引起的一系列病理生理和基因表达的变化，是其发挥脑保护作用的主要机制。静脉麻醉药是经静脉注射进入体内，通过血液循环作用于中枢神经系统而产生全身麻醉作用的药物。与吸入麻醉药物一样，静脉麻醉药也可产生相应的脑保护作用。1991年，Hoffman发现了Dex对脑的保护作用，人们在随后的研究中观察到，在短暂性大脑中动脉闭塞的动物实验中，Dex的大剂量组(15μg/kg，静脉注射)应用，在皮质和纹状体所测得的梗死面积较小。Dex通过减轻血管痉挛，对蛛网膜下腔出血导致的前额叶皮质和海马神经元损伤有保护作用。在大脑缺血再灌注损伤的动物实验中，Dex作用部位在海马和齿状回，能降低海马组织MDA和NO的水平，增强SOD的活性，使凋亡的神经元数量减少，减少脑组织坏死，改善神经功能，对海马和齿状回具有神经保护作用。在大鼠切口痛模型中，术前腹腔注射Dex能使脊髓背角nNOS的表达较对照组明显降低，提示Dex的抗伤害作用可能与抑制脊髓背角nNOS的表达有关。Dex可以通过介导α-2a受体的激动，促进神经元的生长发育，改善缺血再灌注大鼠的运动功能，从而减轻大鼠脊髓缺血再灌注损伤。Dex剂量依赖性地阻止异氟醚在海马、丘脑、皮质引起的损伤，阻止其对长期记忆的影响，抑制caspase-3表达，但阿替美唑可减弱这种神经保护作用。同时使用Dex和利多卡因可以在前脑缺血时，不改变谷氨酸盐和去甲肾上腺素的浓度，而增加神经传导。兔局灶性脑缺血模型实验研究表明，Dex与氟烷联合应用，与单用氟烷进行麻醉比较，可降低氟烷50%的使用量，并可减少动物的皮层神经元损伤。多项研究表明，Dex可维持脑氧供需平衡，并可与多种其他麻醉药物联合应用于缺血性脑损伤的神经保护作用。对于败血症患者，临床上使用Dex，可使脑功能障碍减轻和机械通气减少，其死亡率低于使用劳拉西泮镇静疗法。在幕上肿瘤开颅术中连续输注Dex，可在全身麻醉下保持血流动力学稳定，降低七氟醚和芬太尼的要求，能显著改善患者的病情。Dex能减少蛛网膜下腔出血后的氧化应激和血管痉挛，并存在剂量依赖性。但最近有作者发现Dex的保护作用呈封顶效应，当Dex剂量超过25μg/kg，这种保护作用并不随剂量的增加而增强，使用高剂量的Dex则不会进一步增加对异氟醚所致脑皮层损伤的保护作用。

新近的研究认为，麻醉药及镇静药的神经保护作用是多因素、多途径的，目前报道有关Dex中枢神经系统保护作用的可能机制主要包括：①Dex具有抗炎、抗氧化作用。炎症反应在脑外伤后继发性脑损伤的病理生理过程中起重要作用，是导致继发性脑损伤的重要因素。脑损伤后急性过度炎症反应是加重脑损伤并影响神经功能恢复的主要因素，与创伤性脑外伤密切相关的炎症因子主要包括TNF-α、IL-6及IL-1β等。TNF-α主要参与免疫和炎症反应，在许多中枢神经系统疾病，如阿尔茨海默病、帕金森综合征及脑

缺血疾病中,其脑组织、脑脊液及血中水平显著增高。TNF-α 是中枢神经系统损伤后最早出现的细胞因子,主要由巨噬细胞、星形胶质细胞和淋巴细胞产生,其适当的增加对机体起防御作用,但过度表达则有神经毒性作用,导致神经细胞肿胀、变性和坏死,加重继发性脑损伤。有作者报道,Dex 能降低血中致炎因子 TNF-α 的水平,对脑的缺血再灌注损伤有保护作用;②Dex 能减少兴奋性神经递质的释放。脑缺血时 ATP 减少,K^+ 外流引起神经元去极化,抑制兴奋性氨基酸的突触前再摄取,最终使细胞间隙兴奋性氨基酸积聚增加,产生正反馈恶性循环。在脑缺血过程中,兴奋性氨基酸的神经毒性作用是损伤脑组织的启动者和执行者,是脑缺血缺氧连锁反应的导火线。此外,脑缺血可导致氧和血糖供应不足,细胞外谷氨酸的堆积,谷氨酸刺激 N-甲基-D-天冬氨酸受体过度兴奋,钙离子大量内流,激活钙离子依赖性蛋白酶引起细胞骨架破坏,自由基损伤等。目前研究表明 Dex 通过氧化机制增加了谷氨酰胺在星状细胞中的代谢,减少其作为兴奋性氨基酸前体的活性,减少脑组织损伤。此外,普遍认为 Dex 可减少损伤时儿茶酚胺的产生,进而减少神经组织损伤并改善神经功能预后;③Dex 具有对促凋亡和抗凋亡蛋白的调节作用。有实验证明,在大脑缺血再灌注的动物模型中,Dex 参与调节促凋亡和抗凋亡蛋白的平衡。用星状孢子素或者渥曼青霉素诱导皮质神经元细胞凋亡,Dex 可以剂量依赖性地阻止皮质神经元的凋亡,但是加大剂量并没有增加这种神经保护作用;有研究者发现在局灶性脑缺血模型中,有多种 caspases 激活,其中 caspases-3 在神经元凋亡中具有重要作用。在缺血缺糖的海马脑片模型中,Dex 的预处理能使 FAK 磷酸化增加,caspases-3 表达减少,使细胞存活;④不论在缺血还是药物预处理中,丝裂原活化蛋白激酶家族中的 ERK1/2 活化后,在细胞保护的起源上都起着很重要的作用。Dex 可以通过激活 α_2-肾上腺素受体,剂量依赖性地使 pERK1/2 表达增加,最终释放神经递质,长时效改变受体的兴奋性,通过激活 ERK、增强突触可塑性,对神经系统,特别是受损的海马产生保护作用;⑤热休克蛋白 27 是一种在大脑缺血后星状细胞内表达的小分子蛋白,使大脑对于缺氧能够耐受。Dex 通过对 PKC 的激活,使热休克蛋白 27 磷酸化,从而产生神经保护作用;⑥Dex 通过 α_2 肾上腺素能受体促进胶质细胞源性神经营养因子(GDNF)的释放而保护受损的神经元,这可能依赖 PKC_α 和反应结合蛋白(CREB)的活化。

此外,需要注意的是对于高血压患者,给予高剂量的 Dex 会造成脑缺血和缺血性脑损伤的加重,这可能是通过 α-2 诱导的脑血管收缩所致。

许多研究表明,Dex 具有神经保护作用,能够减轻实验动物短暂性整体或局部脑缺血后的神经损伤,但其确切机制尚在探索中。

(熊波　缪长虹)

参 考 文 献

1. 梁飞,肖晓山. 盐酸右美托咪啶的临床药理及应用. 现代医院,2011,10(5):90-93
2. 邹鑫,王世端,冯伟. 右美托咪啶的临床麻醉应用进展. 国际麻醉学与复苏杂志,2011,32(2):201-204
3. Szumita PM, Baroletti SA, Anger KE, et al. Sedation and analgesia in the intensive care unit: evaluating the role of dexmedetomidine. Am J Health Syst Pharm, 2007, 64(1): 37-44
4. Lin TF, Yeh YC, Lin FS, et al. Effect of combining dexmedetomidine and morphine for intravenous patient-controlled analgesia. Br J Anaesth, 2009, 102(1): 117-122
5. Yoshitomi T, Kohjitani A, Maeda S, et al. dexmedetomidine enhances the local anesthetic action of lidocaine via an alpha-2A adrenoceptor. Anesth Analg, 2008, 107(1): 96-101
6. Raekllio MR, Kuusels EK, Lehtinen ME, et al. Effects of exercise-induced stress and dexamethasone on plasma hormone and glucose concentrations and sedation in dogs treated with dexmedetomidine. Am J Vet Res, 2005, 66(2): 260-265
7. Riker RR, Shehabi Y, Bokesch PM, et al. Dexmedetomidine vs midazolam for sedation of critically ill patients: a randomized trial. JAMA, 2009, 301(5): 489-499
8. Monk T. G, Price C. C. Postoperative cognitive disorders. Curr Opin Crit Care, 2011, 17(4): 376-381
9. Suehiro S, Kohno K, Inoue A, et al. [Two cases of cervical carotid artery stenosis with high risk post-operative hyperperfusion treated with dexmedetomidine after carotid endarterectomy]. No Shinkei Geka, 2010, 38(8): 731-738
10. Yoshida Y, Nakazato K, Takemori K, et al. The influences of propofol and dexmedetomidine on circadian gene expression in rat brain. Brain Res Bull, 2009, 79(6): 441-444
11. 曾彦茹,佘守章,许立新. 右美托咪啶对切口痛大鼠中脑导水管支去甲肾上腺素释放的影响. 中华麻醉学杂志,2011,31(3):292-295
12. Bulow NM, Barbosa NV, Rocha JB. Opioid consumption in total intravenous anesthesia is reduced with dexmedetomidine: a comparative study with remifentanil in gynecologic videolaparoscopic surgery. J Clin Anesth, 2007, 19(4): 280-285
13. Karaaslan K, Yilmaz F, Gulcu N, et al. Comparison of dexmedetomidine and midazolam for monitored anesthesia care combined with tramadol via patient-controlled analgesia in endoscopic nasal surgery: a prospective, randomized, double-blind, clinical study. Current Therapeutic Research, 2007, 68(2): 69-81
14. Maurtua MA, Cata JP, Martirena M, et al. Dexmedetomidine for deep brain stimulator placement in a child with primary generalized dystonia: case report and literature review. J

Clin Anesth,2009,21(3):213-216

15. Xie Z,Dong Y,Maeda U,et al. The common inhalation anesthetic isoflurane induces apoptosis and increases amyloid beta protein levels. Anesthesiology,2006,104(5):988-994
16. Eser O,Cosar M,Fidan H,et al. The effect of Dexmedetomidine in the prefrontal cortex of rabbits after subarachmoidal hemorrhage. Neurol Psychiat Br, 2006, 13 (4): 189-194
17. Eser O, Fidan H, Coskun O, et al. Attenuation of Vasospasm by Dexmedetomidine after Experimental Subarachnoidal Haemorrhage in Rabbits. Turk J Med Sci, 2008,38(3):191-197
18. Cosar M,Eser O,Fidan H,et al. The neuroprotective effect of dexmedetonidine in the hippocampus of rabbits after subarachnoid hemorrhage. Surg Neurol, 2009, 71 (1): 54-59
19. Eser O,Fidan H,Sahin O,et al. The influence of Dexmedetomidine on ischemic rat hippocampus. Brain Res,2008, 1218:250-256
20. Sanders RD, Xu J, Shu Y, et al. Dexmedetomidine attenuates isoflurane-induced neurocognitive impairment in neonatal rats. Anesthesiology,2009,110(5):1077-1085
21. Coyagi T,Nishikawa T,Tobe Y,et al. The combined neuroprotective effects of lidocaine and dexmedetomidine after transient forebrain ischemia in rats. Acta Anaesthesiol scand,2009,53(9):1176-1183
22. Pandharipande PP,Sanders RD,Girard TD,et al. Effect of dexmedetomidine versus lorazepam on outcome in patients with sepsis: an a priori-designed analysis of the MENDS randomized controlled trial. Crit Care,2010,14(2):R38
23. Soliman RN,Hassan AR,Rashwan AM,et al. Prospective, randomized controlled study to assess the role of dexmedetomidine in patients with supratentorial tumors undergoing craniotomy under general anesthesia. Middle East J Anesthesiol,2011,21(1):23-33
24. Ayoglu H,Gul S,Hanci V,et al. The effects of dexmedetomidine dosage on cerebral vasospasm in a rat subarachnoid haemorrhage model. J Clin Neurosci, 2010, 17 (6): 770-773
25. Sanders RD, Sun P, Patel S, et al. Dexmedetomidine provides cortical neuroprotection: impact on anaesthetic-induced neuroapoptosis in the rat developing brain. Acta Anaesthesiol Scand,2010,54(6):710-716
26. Maria C,Laveniya S,Nicole B,et al. Modulation of immune response by head injury. Injury Int. J. Care Injured,2007, 38(12):1392-1400
27. Bermpohl D,You Z,Lo EH,et al. TNF alpha and Fas mediate tissue damage and functional outcome after traumatic brain injury in mice. J Cereb Blood Flow Metab,2007,27 (11):1806-1818
28. Dahmani S,Rouelle D,Gressens P,et al. Effects of dexmedetomidine on hippocampal focal adhesion kinase tyrosine phosphorylation in physiologic and ischemic conditions. Anesthesiology,2005,103(5):969-977
29. Dahmani S,Paris A,Jannier V,et al. Dexmedetomidine increases hippocampal phosphorylated extracellular signal-regulated protein kinase 1 and 2content by an alpha 2-adrenoceptor-independent mechanism: evidence for the involvement of imidazoline Ⅱ receptors. Anesthesiol,2008, 108(3):457-466
30. Tanabe K,Takai S,Matsushima-Nishiwaki R,et al. Alpha 2-adrenoreceptor agonist regulates protein kinase C-induced heat shock protein 27 phosphorylation in C6 glioma cells. J Neurochem,2008,106(2):519-528
31. Nakano T,Okamoto H. Dexmedetomidine-induced cerebral hypoperfusion exacerbates ischemic brain injury in rats. J Anesth,2009,23(3):378-384
32. Ma D,Rajakumaraswamy N,Maze M. Alpha$_2$-adrenoceptor agonists: shedding light on neuroprotection? Br Med Bull, 2005,71:77-92
33. Chrysostomou C,Schmitt CG. Dexmedetomidine: sedation, analgesia and beyond. Expert Opin Drug Metab Toxicol, 2008,4(5):619-627

35. 右美托咪啶对机体各器官的作用与影响

一、神 经 系 统

（一）镇静、催眠、抗焦虑作用

右美托咪啶（dexmedetomidine，Dex）的镇静、催眠和抗焦虑作用主要通过与脑内蓝斑的 α_2AR 作用抑制去甲肾上腺素的分泌来实现。脑干的蓝斑核是脑内 α_2受体最密集的区域，是大脑内负责调解觉醒与睡眠的关键部位，又是下行延髓脊髓去甲肾上腺素能通路的起源，其在伤害性神经递质的调控中起重要作用。临床试验证明，Dex 达到镇静的血药浓度应大于 0.7ng/ml。Coull 等对人类志愿者进行的交叉研究证实，Dex 引起的血流信号与自然睡眠状态下的血流信号相似。Dex 的这种作用与巴比妥类镇静药物作用于下丘脑直接增强抑制 VLPO 处的 GABA 释放引起的非自然睡眠不同，不会因为没有抑制蓝斑处去甲肾上腺素的释放从而导致睡眠不安稳。因此 Dex 可以避免由于给予 GABA 药物引起的认知功能障碍、降低谵妄的发生率并有利于神经元的恢复和修整。Dex 的镇静作用具有独特的“清醒镇静”的特点，患者能被有效的镇静，同时又容易被唤醒，唤醒刺激一旦撤除，患者又回到镇静状态。因此 Dex 引起了神经外科医师们的极大兴趣，也有实验证明 Dex 可以在创伤性脑病和清醒开颅术中维持患者镇静和比较好的唤醒作用。同时，Davide Cattano 等在应用瑞芬太尼（负荷剂量：0.75mcg/kg，维持剂量：0.075mcg/kg）或 Dex（负荷剂量：0.4mcg/kg，维持剂量：0.7mcg/kg）镇静进行清醒纤支镜插管操作的比较研究中发现，Dex 组需要更长的时间来达到 RSS≥3 和 BIS<80。但是在这种剂量下进行纤支镜插管，Dex 组明显产生更大的遗忘效应。

（二）镇痛

Dex 的镇痛作用主要集中在脊髓水平上，可通过作用于脊髓后角突触前和中间神经元突触后膜 α_2 受体使细胞超极化抑制疼痛信号向脑的传导，或抑制下行延髓一脊髓去甲肾上腺素能通路突触前膜 P 物质和其他伤害性肽类的释放，并与胆碱能、嘌呤及五羟色胺疼痛系统相互作用产生镇痛效应。Brede 等的结果表明，Dex 的镇痛作用主要是通过 α_2A 受体和 α_2C 受体来实现的。在局麻药中加入 Dex 鞘内注射可以增加许多神经痛模型的镇痛时间，如坐骨神经痛，福尔马林疼痛模型。小鼠腹腔内注射 Dex 可以减轻坐骨神经结扎、甩尾、热板等引起的急性痛，并且与阿片类药物合用时具有协同作用，可以减少阿片类药物的用量并延长镇痛时间。但这种镇痛作用并不能取代阿片类药物，因此还需要更多的临床研究对比该药与阿片类在疼痛刺激时的镇痛效果，以便更精确的确定 Dex 的合理用量与效果。

（三）神经保护

Dex 的神经保护作用是通过激活 α_2AR 和绑定咪达唑仑 1 受体和 2 受体实现的。Ma 等的实验证明 Dex 可以提高鼠脑缺血再灌注部位的神经评分并且可以减少该部位的梗死面积。缺血再灌注引起血中儿茶酚胺含量的升高，而 α_2AR 的激活可以减少这种情况的发生从而起到神经保护作用，运用 α_2AR 阻滞剂阿替美唑可以阻断这种作用。Dex 对脑缺血再灌注的神经保护作用可能在于增加海马中 Bcl-2（抗凋亡蛋白）的生成和减少 Bcl-2 相关蛋白（促凋亡蛋白）的生成。Dex 通过激动 α_2AR 使 ERK1/2 磷酸化增加，且不能被育亨宾抑制。而依法克生，一种 α_2AR 和咪达唑仑 1 受体抑制剂却可以抑制 ERK1/2 的磷酸化，表明 Dex 的神经保护作用需要通过咪达唑仑 1 受体的激活。同时咪达唑仑-2 受体也可以在脑缺血模型中起到神经保护的作用。

二、心血管系统

（一）血压

Dex 常见的副作用是低血压和心动过缓。这对有高血压和心动过速的患者有极大的好处，可以通过增强心肌的氧平衡起到心肌保护的作用。Dex 对心血管系统具有双向调节作用。高剂量的 Dex 导致血压升高并引起反射性的心率和心输出量降低，这种作用主要是由药物直接使血管平

滑肌上 α_2AR 大量激活引起大量 Ca^{2+}通过压力性钙通道涌入平滑肌细胞使血管收缩实现的。而低剂量输注 Dex 则以抑制中枢交感神经为主导致血压和心率下降。Hall 在他的实验中发现 Dex 对心血管系统具有两相变化。即在给予一定负荷量的 Dex(1mcg/kg)10min 后出现一个瞬时的血压升高现象,之后出现血压的降低。这可能是因为时间差异,药物进入体内首先与血管平滑肌的 α_2AR 结合,再经血液循环到达中枢抑制交感神经系统。在全身麻醉时,由于喉镜和气管导管的插入可以刺激交感神经系统使血中儿茶酚胺含量的增加从而引发强烈的心血管反应,如高血压、心动过速甚至严重的心律失常。而在麻醉时给予 Dex 可以降低血中儿茶酚胺,以减少其有害刺激,从而明显减轻插管带来的血流动力学影响。

(二)心率

Dex 可以直接抑制肾上腺素介导的室上性或室性心动过速,例如相比丙泊酚,在心脏手术后使用 Dex 可以将室性心律失常的发生率由 5%降至 0。在兔获得性长 QT 综合征模型中,Dex 被认定可以减少室性心动过速的发生,这种作用可能是由于 Dex 抑制中枢交感神经的同时直接抑制心脏去甲肾上腺素的释放和激活迷走神经引起乙酰胆碱的释放引起的。Yoshitomi 等证明 Dex 显著降低由于心肌缺血再灌注引起的室性心律失常,并且这种作用是直接作用于心肌而非通过中枢神经系统介导的。此外,Dex 可以通过抗交感兴奋作用直接抑制房室结和窦房结。有报道称 Dex 引起心动过缓的几率达到 42%,因此在有心脏起搏或传导功能障碍的患者,Dex 可能会引发严重的心律失常甚至心搏骤停。比如在原位肺移植中,因中断了心脏自主神经的支配以及心脏的去副交感作用不能对抗胆碱作用引起的心率增加起反应从而易导致心搏骤停的发生。此外,在 FDA 的推荐剂量范围内应用 Dex 仍然有心跳停搏的事件出现,所以在应用 Dex 时应注意患者个体差异,警惕负性变力性或变时性药物、麻醉药物与 Dex 对心脏的协同抑制作用。对在应用 Dex 过程中发生的心动过缓要给予足够的重视,并及时干预,避免其进一步加重,发展为心搏骤停。也有报道证明咪达唑仑-1 受体亦参与机体血压的调节和抗心律失常的作用。

三、呼吸系统

Dex 作用于脑蓝斑中的 α_2AR 不仅参与调节镇静、催眠,也可能参与呼吸的调节。不同于阿片类药物,Dex 在实现其镇静、催眠、镇痛作用的同时基本不引起呼吸抑制。正常志愿者给予 Dex 后的呼吸类似于自然睡眠呼吸。同瑞芬太尼相比,Dex 可以明显降低高碳酸血症的发生、降低呼吸抑制的阈值和呼吸暂停的次数,以及维持良好的分钟通气量。在 ICU,相比阿片类、苯二氮䓬类药物或丙泊酚,Dex 可以在患者进行插管与拔管时维持良好的氧饱和度,并且已经被成功的运用在由于患者情绪激动导致拔管失败和需要接受无创通气的情绪焦躁的患者。同时,由于 Dex 可以减少唾液和呼吸道分泌物的产生,这进一步增强了其在气道管理中的作用。

四、泌尿系统

Dex 对肾脏功能的影响是复杂的。α_2AR 广泛分布在肾近端、远端小管和周围的血管上。α_2AR 激活可以提高尿流率,动物实验表明,α_2AR 激动剂主要通过调节肾血管的反应性起到肾保护作用。Dex 可以影响下丘脑室旁核的神经元抑制精氨酸加压素的释放从而减少水盐的重吸收产生利尿作用。顾建腾等人报告 Dex 明显改善小鼠肾脏缺血再灌注损伤。其机制可能是通过减少肾细胞的死亡和抑制 HMGB-1-TLR-4 炎症通路起到肾保护作用。

五、内分泌系统

Dex 可以降低胰岛素的一相和二相分泌,且这种作用和胰岛细胞上 Kv 通道的激活和 N 型 Ca^{2+}通道的抑制有关。因此,Dex 可以有效的用于糖尿病患者。此外,Dex 剂量依赖性的刺激生长激素的分泌,且同吗啡具有交叉耐药性并可以被阿替美唑所抑制。Dex 亦可以刺激催乳素的分泌,然而,在某些实验中,给予 α_2-AR 激动剂或 α_2-AR 拮抗剂均可以刺激催乳素的分泌,这种现象被称之为“α_2-悖论”。

六、胃肠道系统

Dex 对胃肠道的作用主要在影响胃肠蠕动。Takefumi 等利用荧光聚苯乙烯微珠和流式细胞仪测定吗啡与 Dex 对大鼠胃排空以及胃肠蠕动的影响,证明吗啡显着剂量依赖性的抑制胃排空和胃肠蠕动。Dex 则不显着抑制胃排空,但却抑制胃肠蠕动。同时,Dex 明显增强吗啡对胃肠道转运的抑制作用。育亨宾可以拮抗 Dex 却不能拮抗吗啡对胃肠道的抑制作用,而纳洛酮却可以拮抗吗啡对胃肠道的抑制作用却不能拮抗 Dex。

七、小　结

国外已有大量临床试验证实 Dex 对 ICU、各科手术及辅助检查患者具有良好的镇静、镇痛效果，但目前针对 Dex 的使用剂量及使用时间是否可以超过 24h 等问题研究者仍有不同的观点尚需更多、更细致的研究以使其应用更安全、更有效。随着 Dex 在国内临床应用的推广，其高额的费用给患者带来较为沉重的经济负担，因此应从不同角度对 Dex 进行药物经济学研究，从而保证临床用药真正做到安全、有效、经济，促进我国药物经济学的发展和我国医疗卫生资源的合理分配。

（陈倩　顾健腾　鲁开智）

参 考 文 献

1. Jeong Han Lee, Hyojoong Kim, Hyun-Tae Kim. Comparison of dexmedetomidine and remifentanil for attenuation of hemodynamic responses to laryngoscopy and tracheal intubation. Korean J Anesthesiol, 2012, 63(2): 124-129
2. Seong-Ho Ok, Sung Il Bae, Haeng Seon Shim. Dexmedetomidine-induced contraction of isolated rat aorta is dependent on extracellular calcium concentration. Korean J Anesthesiol, 2012, 63(3): 253-259
3. Coull YR, Jones M, Egan T, et al. Attentional effects of noradranaline vary with arousal level: selective activation of thalamic pulvinar in humans, 2004, 22(1): 315-322
4. H. E. Aryan, K. W. Box, D. Ibrahim, et al. Safety and efficacy of dexmedetomidine in neurosurgicalpatients. Brain Injury, 2006, 20(8): 791-798
5. T. M. Grof and K. A. Bledsoe. Evaluating the use of dexmedetomidine in neurocritical care patients. Neurocritical Care, 2010, 12(3): 356-361
6. Davide cattano, Nicholas C. Lam, Lara Ferrario, et al. Dexmedetomidine versus Remifentanil for sedation during awake fiberoptic intubation. Anesthesiology Research and Practice, 2012, 12(23): 45-50
7. Guo TZ, Poree L, Golden WJ, et al. Antinociceptive response to nitrous oxide is mediated by supraspinal opiate and spinal alpha 2 adrenergic receptors in the rat. Anesthesiology, 1996, 85(4): 846-852
8. Nelson LE, Lu J, Guo T, et al. The alpha2-adrenoceptor agonist dexmedetomidine converges on an endogenous sleep promoting pathway to exert its sedative effects[J]. Anesthesiology, 2003, 98(2): 428-436
9. Kendig JJ, Savola MK, Woodley SJ, et al. Alpha 2-adrenoceptors inhihit a nocieeptive response in neonatal rat spinal cord[J]. Eur J Pharmaeol, 1991, 192(2): 293-300
10. Eric Prommer, Dexmedetomidine. Does it Have Potential in Palliative Medicine? AM J HOSP PALLIAT CARE, 2011, 28(4): 276-283
11. Ma D, Rajakumaraswamy N, Maze M. α_2-Adrenoceptoragonists: shedding light on neuroprotection? Br Med Bull, 2004, 71(12): 77-92
12. Dahmani S, Paris A, Jannier V, et al. Dexmedetomidine increases hippocampal phosphorylated extracellular signal-regulated protein kinase 1 and 2 content by an α_2-adrenoceptor-independent mechanism: evidence for the involvement of imidazoline I1 receptors. Anesthesiology, 2008, 108(23): 457-466
13. Takamatsu I., Iwase A., Ozaki M, et al. Dexmedetomidine reduces long-term potentiation in mouse hippocampus. Anesthesiology, 2008, 108(23): 94-102
14. Herr D. L., Sum-Ping S. T., England M. ICU sedation after coronary artery bypass graft surgery: dexmedetomidine-based versus propofol-based sedation regimens. J Cardiothorac Vasc Anesth, 2003, 13(26): 576-584
15. Shimizu S, Akiyama T, Kawada T, et al. Medetomidine, an α_2-adrenergic agonist, activates cardiac vagal nerve through modulation of baroreflex control. Circ J, 2012; 76(34): 152-159
16. R. R. Riker, Y. Shehabi, P. M. Bokesch et al. "Dexmedetomidine vs midazolam for sedation of critically Ⅲ patients A randomized trial," Journal of the American-Medical Association, 2009, 301(5): 489-499
17. Yoshitomi, Osamu; Cho, Sungsam; Hara, Tetsuya; et al. Direct Protective Effects of Dexmedetomidine Against Myocardial Ischemia-Reperfusion Injury in Anesthetized Pigs, 2012; 38(1): 92-97
18. liver Panzer, Vivek Moitra, Robert N. Sladen, et al. Pharmacology of Sedative-Analgesic Agents: Dexmedetomidine, Remifentanil, Ketamine, Volatile Anesthetics, and the Role of Peripheral Mu Antagonists. Anesthesiology Clinics, 2011, 29(12): 110-118
19. Shirasaka T, Kannan H, Takasaki M. Activation of a G protein-coupled inwardly rectifying K^+ current and suppression of Ih contribute to dexmedetomidine-induced inhibition of rat hypothalamic paraventricular nucleus neurons. Anesthesiology, 2007, 107(4): 605-15
20. Gu J, Sun P, Zhao H, et al. Dexmedetomidine provides renoprotection against ischemia-reperfusion injury in mice. Crit Care, 2011, 15(3): R153
21. Seong-Ho Ok, Sung Il Bae, Haeng Seon Shim. Dexmedetomidine-induced contraction of isolated rat aorta is dependent on extracellular calcium concentration. Korean J Anesthesiol, 2012, 63(3): 253-259

36. 丙泊酚对神经干细胞发育的调控作用

一、丙泊酚功能及其神经毒性的概述

丙泊酚因具有起效快，诱导迅速，持续时间短，代谢苏醒较快的特点，同时还具有无肝肾毒性，不释放组胺，不抑制肾上腺皮质功能，不良反应少等优点，因此，丙泊酚是临床上应用最广泛的静脉麻醉药物。丙泊酚不仅对多个系统都一定的抑制作用，而且还可以透过胎盘对胎儿产生影响，已有研究表明：丙泊酚对未发育大脑神经细胞有促进凋亡的作用。目前，关于丙泊酚对神经干细胞发育过程的调节机制研究较少。

丙泊酚全身麻醉的特征为遗忘，意识丧失和运动缺失，这些特征都是由于药物作用于中枢神经系统的不同区域的特定神经网络产生的。这些区域特异性和剂量特异性的神经网络分子靶点至今没有完全确定，但一些可能分子靶点已经被识别出来，包括受体上的配体门控通道，如抑制性的GABA受体和甘氨酸受体，兴奋性的NMDA受体和AMPA受体；钠离子、钙离子和钾离子等离子通道来调节神经元的兴奋性和化学传导；多种胞内信号通路。目前研究表明，丙泊酚主要通过两条信号转导通路起作用：一条是GABA-A受体介导的信号转导通路，另一条是NMDA受体介导的信号转导通路。

丙泊酚不仅广泛的应用于成人全身麻醉的诱导和维持过程中，而且近些年来在儿科和产科的手术麻醉过程中也得到了广泛的应用。自从丙泊酚应用于临床以来，人们就开始关注其潜在的毒性作用，其中最关注的问题就是丙泊酚的毒性作用对处于发育过程中婴幼儿大脑的影响。最近，从人类流行病学研究的数据中发现，婴幼儿接受麻醉和手术与其在以后的成长中出现的行为异常和学习能力缺陷之间存在一定的关联。早期的许多体内和体外实验均证实了，将处于突触形成高峰期（出生后7d）的小鼠暴露于麻醉药物之下可导致树突状突起以及海马神经元突触形成都显著减少。因此，在大脑发育的重要时期，也就是突触形成高峰期，若使用丙泊酚阻断NMDA受体或者增加GABA-A受体的活性，很可能会引起广泛的神经凋亡的退行性病变，最终会对小儿认知功能的发育产生一定的影响作用。

二、神经干细胞及神经干细胞的受体

神经干细胞（NSC）是一种具有多种分化潜能的细胞，并且还具有自我复制和自我更新的能力，因此NSC是脑发育分化的重要源泉。在一定的条件下神经干细胞可以分化为神经元、少突胶质细胞和星形胶质细胞。不管是在体还是体外培养的神经干细胞，细胞外信号转导通路都会对其生物学进程产生直接的影响作用，而且在一定的条件下，由不同的受体组成的这些信号转导通路会对体外或体内神经干细胞的增殖、分化以及凋亡的过程进行调节和控制。

（一）GABA受体在神经干细胞发育过程中的作用

GABA受体是一种广泛存在于成年大脑中枢神经系统的一种抑制性神经递质，其受体主要有三种亚型：离子通道受体GABA-A，代谢性受体GABA-B以及GABA-C。

GABA-A受体是配体门控氯离子通道，广泛分布于哺乳动物的神经系统中。已有研究证实，神经递质GABA激活的一条高度保守的GABA-A受体通路对中枢和外周神经干细胞的发育具有调控作用。最近的一项研究表明，GABA-A受体的激活通过改变细胞内Cl^-浓度使细胞膜的潜在电位产生去极化或超极化，从而对神经干细胞的迁移产生强大的驱动力，这种作用可能会对神经干细胞的发育过程产生影响作用；但是Muth-Köhne等研究发现发现神经干细胞中只有由α_2，β_3以及γ_1组成的GABA-A亚型受体的表达，而离子型谷氨酸受体的功能却是缺失的，并且该研究发现上述GABA-A受体亚型的激活可能与Ca^{2+}的内流有关，所以会在NSC的增殖过程产生抑制作用。由于在成年海马神经祖细胞中也存在类似的兴奋性GABA-A受体亚型，因此这些相关机制可能会对成年海马神经祖细胞的发育过程产生一定的调控作用；另有研究还发现，GABA-A受体的激活会对神经祖细胞的分化方向产生影响，随后导致中枢神经系统发育的畸形。因此现在越来越多的研究已证明，GABA-A受体介导的信号通路对神经干或祖细胞的发育过程具有一定的调控作用。GABA-B受体是一种G蛋白耦合受体，神经递质GABA主要是通过调节电压门控Ca^{2+}通道激活GABA-B受体，最终导致突触前抑制。Fukui等研究发现，从小鼠大脑皮质分离出的神经前体细胞上表达的GABA-B受体对细胞的增殖和分化起到一定作用。GABA-C受体也是一种配体门控氯离子通道，与GABA-A受体相比，目前对GABA-C受体的生理功能了解甚少。

由于对麻醉药神经毒性作用认识不断的提高，大量的研究也表明，GABA受体信号通路很可能在麻醉药导致的认知功能障碍的有害反应中具有重要作用，因此，研究GABA受体信号通路在神经系统发育过程中的作用具有重要意义。

（二）NMDA受体在神经干细胞发育过程中的作用

NMDA是中枢神经系统内一类重要的兴奋性氨基酸，NMDA受体属于离子型谷氨酸受体的一个亚型。已有越来越多的研究发现，NMDA受体参与了神经干/祖细胞增殖的过程，尽管研究结果有所差异，但是这些结果均表明NMDA受体在调节神经干细胞发育等方面仍具有重要的作用，而这种作用的差异性可能是由组成NMDA受体的亚型不同所引起的。

NMDA受体在大脑内分布非常的广泛，其不仅对神经干/祖细胞的发育具有调节作用，而且对神经元的发育也具有一定的调节作用，并且还参与了学习和记忆以及神经退行性病变的形成过程。2007年动物实验首次证明，激活NMDA受体能够刺激神经前体细胞的增殖或分化过程，这主要是因为NMDA受体的激活是由NSC中的Ca^{2+}的内流引起的，而Ca^{2+}内流引起的去极化对NSC增殖期DNA的合成具有促进作用，进一步影响NSC的增殖过程，而NMDA受体激活影响NSC分化过程可能与释放的神经营养因子有关。在临床研究中也发现应用NMDA受体非竞争性拮抗剂盐酸美金刚治疗阿尔茨海默病时，具有促进成人海马神经祖细胞增殖的作用，并且还能够增加此区域的神经元的数量。因此NMDA受体对神经系统的发育具有不可替代的作用。

虽然已有大量的研究证明了NMDA受体在神经系统细胞发育过程中的重要作用，但是NMDA受体调节作用的具体机制仍不清楚。

（三）STAT3受体在神经干细胞发育过程中的作用

神经干细胞的增殖和分化过程是由NSC的内部因素与外部微环境共同进行调控的，其中内部因素包括转录因子、表观遗传学因子以及mRNA等因素，而外部微环境则包括细胞因子和生长因子等，其中，STAT3在NSC发育过程中可能起着极为重要的作用。

作为STAT家族的成员之一的STAT3受体是一种重要的信号转导因子，调节细胞因子和生长因子介导的增殖、分化和凋亡过程。STAT3在哺乳动物神经系统的发育过程中具有着不可替代的作用，在成年动物的某些大脑区域该受体仍持续表达而且还具有一定的活性。Rajan等研究发现，孕晚期（E14.5）的神经干细胞中的STAT3活性增强将导致其向胶质细胞分化，因此STAT3信号通路在神经干细胞发育过程中可能发挥重要作用。还有研究发现，STAT3的调节细胞发育过程的作用通常与肿瘤的发生同时进行，并且研究还发现STAT3基因被抑制后，胶质瘤干细胞的增殖和新的神经球的形成过程也受到一定程度抑制。

STAT3信号通路不仅对神经干细胞的发育过程有一定的调节作用，而且还有研究证明，其对中枢神经系统神经元和胶质细胞的发育过程也具有非常重要的调节作用，其中包括细胞的存活、生长和发育过程的调节，STAT3基因还参与了发育过程中的大脑神经元生存的更新。简而言之，STAT3信号通路对神经系统的发育过程可能具有非常重要的调控作用。

（四）Notch受体在神经干细胞发育过程中的作用

神经系统是一个处于不同发育阶段的各种神经细胞的集合，其发育过程包括神经诱导，细胞增殖、分化、迁移的过程以及突触形成。神经系统的发育过程需要有大量基因和信号传导过程对其进行调控，其中Notch信号通路在这些过程中起到了很重要的调节作用。

Notch信号通路是受体和配体间的相互作用，这个通路会对细胞发育的多种结果产生影响，其中包括细胞的增殖、分化、凋亡、迁移以及血管的再生等过程。在中枢神经系统和外周神经系统的发育过程中，Notch信号通路参与胚胎发育期多种组织和器官的发育，在多种细胞的分化选择中也起重要的作用，并且Notch信号通路不仅在维持神经祖细胞发育的过程中具有重要作用，在细胞分化为神经元或胶质细胞的选择过程中也有重要作用。Yoon等研究发现，无论是体内还是体外培养的神经干细胞，Notch信号通路都能够被激活，并维持神经干细胞的自我更新能力。

越来越多的研究表明，Notch信号通路在神经干细胞的发育过程中发挥着非常重要的作用，例如，使用γ分泌酶抑制剂对神经干细胞的Notch信号通路进行阻断后，就会导致神经干细胞状态的退化并且还会诱导神经干细胞的分化，另外，Falk等发现Notch信号通路的阻断抗体能够使得人类神经上皮干细胞的神经元的分化增加。因此，Notch信号通路在神经系统发育的过程中具有不可替代的作用。

（五）Sox2受体在神经干细胞发育过程中的作用

Sox基因家族是由众多具有HMG box保守序列的基因构成的超基因家族，其编码的蛋白质具有结合DNA的能力，并且在维持神经干细胞的未分化状态的过程中起着非常关键的作用。还有研究发现，SoxB1转录因子（Sox1，Sox2，Sox3）在维持胚胎神经祖细胞的未分化状态中也起到了一定的作用。研究发现，当Sox2的活动受到抑制后，神经干细胞将离开细胞分裂周期向中枢神经系统终末细胞分化并发生迁移。因此Sox2的表达能够维持发育中神经干细胞的特性,抑制神经干细胞向神经元方向分化。

已有研究表明,将神经干细胞的Sox2受体敲除后,出现神经干细胞的增殖能力降低的现象,还有文献报道说,Sox2能够维持出生后海马神经细胞的增殖作用,这种作用在一定程度上是通过调节Shh的表达来实现的。所以Sox2受体很可能在神经系统发育的过程中起着非常关键的作用。

综上所述,神经干细胞的发育过程是一个极其复杂的过程,目前关于如何对神经干细胞发育过程进行调节的具体机制仍然是一个谜。神经干细胞先发育为神经祖细胞,最终分化为神经元、星形胶质细胞和少突胶质细胞的过程中,有很多的因素都会对其产生影响作用。因此,需要不断的深入研究其具体机制,使得以后的研究结果能够更好的为临床治疗神经退行性病变提供有力的证据。

三、丙泊酚在神经干细胞发育过程中的作用

丙泊酚是成人和小儿的麻醉中最常见的麻醉药物之一,虽然广泛的临床应用已证实了该药物的安全性,但同时对丙泊酚能够导致认知功能障碍的有害作用也有一定的认识。尽管对婴幼儿使用丙泊酚是否绝对安全仍是一个很有争议的问题,但是在临床上对婴幼儿甚至包括新生儿使用丙泊酚的现象仍较为常见,目前很多的研究证明了丙泊酚会对神经元细胞的发育过程产生一定的影响作用,而其对神经干细胞发育过程影响作用的研究却很少。因此,针对丙泊酚对神经干细胞发育过程的影响作用研究及其对临床麻醉工作的指导作用意义重大。

不同的麻醉药物产生麻醉效果的机制尚未完全清楚,目前还没有丙泊酚直接对STAT3、Notch、Sox2受体信号通路的报道,但是Shall等在异氟烷对离体培养的海马神经前体细胞作用的研究中发现,异氟烷暴露后导致Sox2和Ki67 mRNA的表达下降。许多研究表明,除在神经元上存在大量的GABA-A受体和NMDA受体外,在神经干或祖细胞上面也存在这两种受体,而丙泊酚主要是通过GABA受体和NMDA受体介导的信号通路起麻醉作用的。因此,丙泊酚很可能是通过影响这两个受体介导的信号转导通路对神经干细胞的发育产生影响。一项针对细胞模型的研究发现,亚临床浓度的丙泊酚并不影响神经祖细胞增殖的S期,但是却影响了神经组细胞的分化过程,即促进祖细胞向神经元的方向分化,并且只有在临床相关浓度以上的丙泊酚才具有导致神经祖或干细胞的毒性作用,该研究还发现高剂量丙泊酚介导的神经前体细胞的增殖毒性并不通过GABA-A受体介导。

虽然已经有越来越多的报道证实,在幼年动物大脑快速发育阶段,给予麻醉药物可抑制神经元的生长,并且还可以导致长期显著的认知功能障碍,但是却没有证据能够充分证明丙泊酚具有引起发育大脑的神经细胞凋亡的作用,从而导致人类认知功能障碍。综上所述,丙泊酚很可能通过影响神经干细胞的GABA-A、NMDA、Stat3、Notch、Sox2受体进而引起信号通路的激活,最终对神经干细胞的发育产生一定的影响作用。

四、结论与展望

在新生鼠神经系统发育期,神经细胞增殖减少和神经元分化增多可影响海马正常结构,从而导致认知功能障碍。麻醉药物丙泊酚可能通过影响神经干细胞的发育过程,从而诱导神经干细胞的发育异常,最终引起认知功能障碍。而现今由于麻醉药物的广泛应用,使得产科和儿科的手术患者及家属对麻醉药物的神经毒性作用越来越关注,随着对丙泊酚影响神经干细胞发育的过程调控作用研究的深入,将为孕妇及婴幼儿丙泊酚麻醉术后认知功能改变提供有利的证据。

(高雅静 林函 连庆泉)

参考文献

1. Fredriksson A, Ponten E, Gordh T, et al. Neonatal exposure to acombination of N-methyl-D-aspartate and gamma-aminobutyric ac-id type A receptor anesthetic agents potentiates apoptotic neurode-generation and persistent behavioral decits. Anesthesiology, 2007, 107: 427-436
2. Di Maggio CJ, Sun L, Kakavouli A, Li G. Exposure to anesthesia and the risk of developmental and behavioral disorders in young children. Anesthesiology, 2008, 109: A1415
3. Wilder RT, Flick RP, Sprung J, et al. Relationship between exposure to anesthesia and subsequent learning disabilities in children. Anesthesiology, 2008, 109: A1416
4. Salazar P, Velasco-Velázquez MA, et al. GABA effects during neuronal differentiation of stem cells. Neurochem Res, 2008 Aug, 33(8): 1546-1557
5. Henschel O, Gipson KE, et al. GABAA receptors, anesthetics and anticonvulsants in brain development. CNS Neurol Disord Drug Targets, 2008, 7(2): 211-224
6. Young SZ, Bordey A. GABA's control of stem and cancer cell proliferation in adult neural and peripheral niches. Physiology(Bethesda), 2009, 24: 171-185
7. Young SZ, Taylor MM, et al. NKCC1 Knockdown Decreases Neuron Production through GABAA-Regulated Neural Progenitor Proliferation and Delays Dendrite Development. J Neurosci, 2012, 32(39): 13630-13638
8. Muth- Köhne E, Terhag J, et al. Functional excitatory

GABAA receptors precede ionotropic glutamate receptors in radial glia-like neural stem cells. Mol Cell Neurosci, 2010, 43(2):209-221

9. Tochitani S, Sakata-Haga H, et al. Embryonic exposure to ethanol disturbs regulation of mitotic spindle orientation via GABA(A) receptors in neural progenitors in ventricular zone of developing neocortex. Neurosci Lett, 2010, 472(2): 128-132

10. Fukui M, Nakamichi N, et al. Modulation of cellular proliferation and differentiation through GABA(B) receptors expressed by undifferentiated neural progenitor cells isolated from fetal mouse brain. J Cell Physiol, 2008, 216(2): 507-519

11. Joo JY, Kim BW, et al. Activation of NMDA receptors increases proliferation and differentiation of hippocampal neural progenitor cells. J Cell Sci, 2007, 120(Pt 8): 1358-1370

12. Maekawa M, Namba T, et al. NMDA receptor antagonist memantine promotes cell proliferation and production of mature granule neurons in the adult hippocampus. Neurosci Res, 2009, 63(4):259-266

13. Mochizuki N, Takagi N, et al. Effect of NMDA receptor antagonist on proliferation of neurospheres from embryonic brain. Neurosci Lett, 2007, 417(2):143-148

14. Dingledine R, Borges K, et al. The glutamate receptor ion channels. Pharmacol Rev, 1999, 51(1):7-61

15. Namba T, Maekawa M, et al. The Alzheimer's disease drug memantine increases the number of radial glia-like progenitor cells in adult hippocampus. Glia, 2009, 57(10): 1082-1090

16. Louvi A, Artavanis-Tsakonas S. Notch signalling in vertebrate neural development. Nat Rev Neurosci, 2006, 7(2):93-102

17. Chung PC, Lin WS, et al. Zebrafish Her8a is activated by Su(H)-dependent Notch signaling and is essential for the inhibition of neurogenesis. PLoS One, 2011, 6(4):e19394

18. Shi Y, Sun G, et al. Neural stem cell self-renewa. Crit Rev Oncol Hematol, 2008, 65(1):43-53

19. Pevny L, Placzek M. SOX genes and neural progenitor identity. Curr Opin Neurobiol, 2005, 15(1):7-13

20. Graham V, Khudyakov J, et al. SOX2 functions to maintain neural progenitor identity. Neuron, 2003, 39(5):749-765

21. Gómez-López S, Wiskow O, et al. Sox2 and Pax6 maintain the proliferative and developmental potential of gliogenic neural stem cells In vitro. Glia, 2011, 59(11):1588-1599

22. Favaro R, Valotta M, et al. Hippocampal development and neural stem cell maintenance require Sox2-dependent regulation of Shh. Nat Neurosci, 2009, 12(10):1248-1256

23. Sall JW, Stratmann G, et al. Isoflurane inhibits growth but does not cause cell death in hippocampal neural precursor cells grown in culture. Anesthesiology, 2009, 110(4): 826-833

24. Sall JW, Stratmann G, et al. Propofol at clinically relevant concentrations increases neuronal differentiation but is not toxic to hippocampal neural precursor cells in vitro. Anesthesiology, 2012, 117(5):1080-1090

37. 紧密连接影响血管通透性信号通路的研究

内皮细胞屏障将血管内部与外周组织分隔开,控制着两者之间的物质交换。内皮细胞屏障的高通透性是中性粒细胞游走到炎症部位的必要条件。急性肺损伤(ALI)和急性呼吸窘迫综合征(ARDS)的特征均表现为肺泡-毛细血管屏障通透性的增加和高蛋白水肿液的产生,难治性低氧血症,最终发展成肺功能的衰竭。最近的动物研究证实,在ALI发生后几分钟到几小时,内皮细胞之间会产生间隙。细胞间隙的产生是增加血管通透性的基础。Majino和Palade等在1961年首次提出了分子的细胞旁转运的概念,作者认为组胺在炎症部位诱导了内皮细胞间隙的形成。内皮细胞的收缩会诱发内皮细胞之间连接的破坏。内皮细胞间的连接由一系列复杂的蛋白及细胞外基质组成,在正常情况下,限制了白蛋白及其他血浆蛋白通过细胞旁途径的运输,维持了屏障的完整性。一系列复杂的信号通路能够介导打开紧密连接研究这些信号通路对紧密连接的调控极为重要。

一、细胞骨架-紧密连接-细胞收缩之间的关系

细胞骨架是真核细胞中的蛋白纤维网络结构,参与了几乎所有细胞的生理过程,由微丝、中间纤维和微管组成。微丝即肌动蛋白纤维,在真核细胞中主要由肌动蛋白组成。肌动蛋白以单体(G-肌动蛋白)或多聚体(F-肌动蛋白)的形式存在,肌动蛋白骨架主要由F-肌动蛋白组成。聚合的肌动蛋白束和肌球蛋白细丝组成的应力纤维是内皮细胞收缩的主要机械装置。紧密连接蛋白由紧密连接蛋白(claudins)、封闭蛋白(occludin)及连接黏附分子(junctional adhesion molecules,JAMs)等蛋白组成,这些蛋白通过胞浆中的闭锁小带蛋白ZO-1与肌动蛋白细胞骨架相连。在内皮细胞中,肌动蛋白聚合的过程是动态变化的过程,主要分为两种:一种为厚的皮质肌动蛋白圈和稀少的应力纤维丝,另一种为薄的或者乏皮质肌动蛋白圈和丰富的应力纤维丝。正常情况下,肌球蛋白和肌动蛋白环绕细胞形成了一种紧密的圈从而合力维持紧密连接或者黏附连接的稳定。然而在炎性介质刺激的情况下,聚合的F-肌动蛋白与肌球蛋白收缩导致了紧密连接的破坏。

二、破坏紧密连接的主要因素

血管的通透性主要由跨细胞途径和细胞旁途径两部分组成,紧密连接是细胞旁途径的重要组成部分。紧密连接的破坏主要有两种因素:一种是化学刺激导致紧密连接蛋白本身的破坏。蛋白的降解或者信号级联中的磷酸化可以调节紧密连接的通透性。有研究证实,肿瘤坏死因子α(TNF-α)参与调控与紧密连接有关的蛋白ZO-1的表达及定位;脂多糖(LPS)可诱发occludin、claudin-1、claudin-4及ZO-1等紧密连接蛋白的重组,减少了ZO-1水平。ZO-1酪氨酸的磷酸化与血管的通透性增加有关,近年来更多的证据显示ZO-1丝/苏氨酸的磷酸化在内皮细胞屏障的调控中扮演重要角色。这些都是紧密连接蛋白自身的改变造成了细胞通透性的增加。另一种因素是细胞与细胞之间的收缩产生的机械力使其破坏。研究发现内皮细胞的收缩诱发了内皮细胞之间连接的破坏。细胞旁途径增加细胞通透性的主要因素是紧密连接蛋白的破坏,受肌球蛋白轻链蛋白(MLC)磷酸化的影响,调控紧密连接重要的机制是由肌球蛋白轻链蛋白激酶(MLCK)介导的MLC的磷酸化导致肌动球蛋白收缩及紧密连接蛋白的重组,单独使MLC磷酸化足以引起紧密连接的破坏,从而形成了一种新的调控机制。MLC的磷酸化与MLCK的激活、肌球蛋白轻链蛋白磷酸酶(MLCP)和酪氨酸激酶的激活有关,这些激酶可以触发肌动球蛋白细胞骨架的重组,调控MLC的磷酸化,从而引起内皮细胞的收缩,使细胞间的连接失去稳定性,最后导致细胞与细胞之间的间隙形成。

三、影响紧密连接的信号通路

炎性介质刺激如凝血酶、缓激肽、组胺、活性氧自由基等常常通过多种信号转导途径传递到细胞内，这些信号途径通过影响细胞骨架及细胞与细胞之间的连接诱发细胞旁间隙的形成。环磷酸腺苷（cAMP）、Ca^{2+}、蛋白激酶C（PKC）、小G蛋白及促分裂素原活化蛋白激酶（MAPK）等可以诱发紧密连接蛋白的破坏，进而使细胞间的通透性增加。

（一）小G蛋白对紧密连接的影响

紧密连接蛋白在一定程度上通过与F-肌动蛋白细胞骨架连接被调节，而细胞骨架受小G蛋白的影响。小G蛋白对细胞骨架的重组、细胞运动和内皮细胞通透性均有重要作用，其主要由Rho、Rac及Cdc42组成。Rho蛋白家族在细胞内执行"分子开关"的功能，在激活型（与GTP结合）和失活型（与GDP结合）两者之间互相转换。

1. 小G蛋白对MLC的调节　Rho激酶不仅可以直接催化MLC磷酸化，还可使MLCP的Thr^{695}、Ser^{894}和Thr^{850}磷酸化导致其失活而间接起作用。MLC磷酸化可诱发细胞收缩、紧密连接蛋白重组，最终导致内皮屏障的破坏。另外，Cdc42控制着丝状伪足的形成，最近的研究显示其在内皮通透性调节上的重要作用，一些证据显示Cdc42及Rac的下游效应物丝氨酸/苏氨酸蛋白激酶（PAK），抑制了MLCK的激活，使MLC的磷酸化减少，细胞不发生收缩，从而保护了内皮细胞屏障的功能。也有证据显示，激活的PAK能不依赖MLCK，直接使MLC磷酸化诱导内皮细胞的收缩。

2. 小G蛋白对紧密连接蛋白的调节　在脑血管内皮细胞中，Rho激酶依赖的occludin和claudin-5磷酸化与减少屏障的紧密性和增加单核细胞的迁移有关。RhoA通过与PKC及MLCK相互作用调控紧密连接蛋白的重组，这些途径可以使occludin、ZO-1、ZO-2磷酸化。小鼠炎症模型和肺微血管内皮细胞培养显示血小板激活因子与受体结合经Rac1的T淋巴瘤侵袭转移诱导因子1（Tiam1）激活Rac1，产生肌动蛋白聚合；Tiam1-Rac1移位导致ZO-1重新装配，细胞间连接破坏，大量的内皮缝隙形成，通透性增加。Rac和Rho对于内皮细胞骨架不同的影响证实Rac和Rho介导的信号之间的平衡可能是肺微血管内皮细胞屏障调控的关键组成部分。

（二）cAMP-PKA对细胞通透性的影响

肺微血管内皮细胞研究证实提高细胞内cAMP能够保护内皮屏障及减少凝血酶、LPS及百日咳肉毒素诱发的屏障破坏，蛋白激酶A（PKA）的激活依赖于cAMP，激活的PKA直接磷酸化MLCK，下调MLCK的活性，致使MLC磷酸化水平下降，应力纤维的形成减少。许多研究证实在内皮细胞中，PKA的激活可以促进紧密连接的功能。在人脐静脉内皮细胞中cAMP可以诱导occludin的表达，而claudin-5受PKA的调控。此外，激活的PKA还可抑制ERK1/2的磷酸化，使钙调素结合蛋白的磷酸化减少、钙调素结合蛋白与G-肌动蛋白结合增加、F-肌动蛋白解聚，从而抑制细胞收缩。

（三）PKC对紧密连接的调节

CPI-17（PKC激活的17kDa的抑制性蛋白）是MLCP的特异性抑制蛋白，激活的PKC磷酸化CPI-17，后者磷酸化MLCP，使其活性减弱，从而增加MLCK的活性，导致肌动蛋白-肌球蛋白收缩，间隙形成，通透性增加。在视网膜内皮细胞中通过激活PKC引起的occludin磷酸化也减少了屏障的完整性，增加了细胞之间通透性，此信号途径与激活其下游的丝/苏氨酸磷酸酶有关。此外，ZO-1蛋白上有34个与PKC磷酸化一致的序列，提示ZO-1在胞膜表面的PKC信号转导途径中作为细胞骨架存在。另外，已经证实PKC-θ（PKC的亚基）在体外可以使ZO-1磷酸化，而且PKC-θ的抑制剂可以减少ZO-1的磷酸化，从而使细胞间的通透性减少。

（四）Ca^{2+}/CaM（钙调蛋白）对紧密连接的调节

细胞内的Ca^{2+}对于维持细胞屏障的完整性十分重要，细胞质内的Ca^{2+}增加作为一种信号促进了内皮细胞形状的改变及细胞间连接的打开，导致了屏障的破坏。细胞受到炎症介质的刺激后，细胞质内的Ca^{2+}浓度增加，诱发了内质网储存的Ca^{2+}通过IP3R（inositol 1,4,5-trisphosphate receptor）释放，细胞质内的Ca^{2+}浓度瞬时增高，紧接着细胞外的Ca^{2+}通过胞膜上阳离子通道进入胞内，使Ca^{2+}持续增加，Ca^{2+}与CaM结合，直接激活MLCK，使MLC的Ser^{19}和Thr^{18}磷酸化，MLC失去了抑制肌球蛋白-F-肌动蛋白相互作用的功能，促进微丝收缩，紧密连接遭到破坏，细胞间缝隙增加。另外，降低细胞内的钙离子浓度，可以影响ZO-1/actin的结合，改变occludin的亚细胞定位。通过释放内质网储存的Ca^{2+}使细胞质内的Ca^{2+}增加可以干扰紧密连接的形成。细胞内的Ca^{2+}可以调控其他信号通路如：ERK1/2及PKC。降低细胞外的钙离子浓度可以激活RhoA，增加MLC的磷酸化及调节ZO-1的重新分布。

（五）MAPKs对紧密连接的调节

MAPKs主要由细胞外信号调节激酶（ERK）、JNK及P38亚型三部分构成，通过调节紧密连接蛋白的表达调控细胞旁通透性。乙醇可以激活三条通路降低屏障的功能，但是炎症介质只能诱发Erk1/2及P38，胆盐、活性氧簇（ROS）、病毒或者细菌的致病因子通过Ras或者Raf激活大部分的Erk1/2。激活的Erk1/2及P38都可以通过抑制claudin-2的表达使细胞旁通路的通透性增加。虽然在盲肠结扎穿孔诱导的脓毒症模型中，抑制ERK途径可以极大的增加模型中肺上皮细胞跨上皮细胞的电阻抗及claudin-4的表达。但是最近的研究证实JNK途径的激活可以增加claudin-4的表达。此外，P38磷酸化后可以激活小热休克蛋白27（Hsp27，一种肌动蛋白连接蛋白），磷酸化的Hsp27

无法与 G-肌动蛋白结合,从而促进细胞中的 F-肌动蛋白聚集,进而调控细胞的收缩及通透性。

(六)其他

许多细胞因子不仅影响内皮细胞间的紧密连接,而且影响肌动蛋白细胞骨架。研究较多的是白细胞介素 13(IL-3)、白细胞介素 4(IL-4)、TNF-α 及干扰素 γ(IFN-γ)。IL-13、TNF-α 及 IFN-γ 可以降低血流阻力,打开紧密连接。其中,IFN-γ 可减少 claudin-2 的表达,而 IL-13 可以增加其表达。但是,也有研究证实 IFN-γ 可以增加 occludin、JAM-1 及 claudin-1 的内吞作用。TNF-α 可激活 NF-κB,下调 ZO-1 基因的表达及调节 ZO-1 蛋白的重新分布。另外,活化的 NF-κB 可以介导 T-细胞诱导的 occludin 及 claudin-1 的细胞内吞作用。血管内皮生长因子(VEGF)不仅可以下调 occludin 的表达,而且可以通过激活 PKC,使 occludin 及 ZO-1 的磷酸化增加。在局部缺血和视网膜病变模型中证实 Src 途径的激活可以下调 ZO-1 的表达。

四、小结和展望

紧密连接对于维持内皮屏障的功能有重要作用。各种炎症刺激以及局部缺血,使紧密连接功能丧失,最终导致组织浮肿和损伤。调节紧密连接的信号通路之间相互交叉成一个复杂的网络。研究紧密连接调节机制能够更好地明确其正常生理学功能及病理改变,通过抑制或激活紧密连接信号途径中的信号分子可以提高血管屏障的保护功能,减少其破坏。临床上的危重疾病中如 ARDS 和 ALI,紧密连接的完整性可以抑制水肿液的产生,从而缓解临床症状,为进一步治疗创造有利的条件。

(张兴彩 武庆平)

参考文献

1. Ware LB. Pathophysiology of acute lung injury and the acute respiratory distress syndrome. Semin Respir Crit Care Med, 2006,27(4):337-349
2. González-Mariscal L, Tapia R, Chamorro D. Crosstalk of tight junction components with signaling pathways. Biochim Biophys Acta,2008,1778(3):729-756
3. Rincon-Choles H,Vasylyeva TL,Pergola PE,et al. ZO-1 expression and phosphorylation in diabetic nephropathy. Diabetes,2006,55(4):894-900
4. Shen L,Black ED,Witkowski ED,et al. Myosin light chain phosphorylation regulates barrier function by remodeling tight junction structure. J Cell Sci, 2006, 119 (10): 2095-2106
5. Bogatcheva NV, Zemskova MA, Poirier C, et al. The suppression of myosin light chain(MLC) phosphorylation during the response to lipopolysaccharide(LPS):beneficial or detrimental to endothelial barrier? J Cell Physiol, 2011, 226 (12):3132-3146
6. Bogatcheva NV, Verin AD. The role of cytoskeleton in the regulation of vascular endothelial barrier function. Microvasc Res. 2008,76(3):202-207
7. Wang F, Graham WV, Wang Y, et al. Interferon-gamma and tumor necrosis factor-alpha synergize to induce intestinal epithelial barrier dysfunction by up-regulating myosin light chain kinase expression. Am J Pathol, 2005, 166 (2): 409-419
8. Persidsky Y, Heilman D, Haorah J, et al. Rho-mediated regulation of tight junctions during monocyte migration across the blood-brain barrier in HIV-1 encephalitis (HIVE). Blood,2006,107(12):4770-4780
9. Kouklis P, Konstantoulaki M, Vogel S, et al. Cdc42 regulates the restoration of endothelial barrier function. Circ Res, 2004,94(2):159-166
10. Vandenbroucke E, Mehta D, Minshall R, et al. Regulation of endothelial junctional permeability. Ann N Y Acad Sci, 2008,1123:134-145
11. Harhaj NS, Felinski EA, Wolpert EB, et al. VEGF activation of protein kinase C stimulates occludin phosphorylation and contributes to endothelial permeability. Invest Ophthalmol Vis Sci,2006,47(11):5106-5115
12. Lipschutz JH, Li S, Arisco A, et al. Extracellular signal-regulated kinases 1/2 control claudin-2 expression in Madin-Darby canine kidney strain Ⅰ and Ⅱ cells. J Biol Chem,2005,280(5):3780-3788
13. Sheth P, Delos Santos N, Seth A, et al. Lipopolysaccharide disrupts tight junctions in cholangiocyte monolayers by a c-Src-, TLR4-, and LBP-dependent mechanism. Am J Physiol Gastrointest Liver Physiol, 2007, 293 (1): G308-318
14. Prasad S, Mingrino R, Kaukinen K, et al. Inflammatory processes have differential effects on claudins 2,3 and 4 in colonic epithelial cells. Lab Invest, 2005, 85 (9): 1139-1162
15. Bruewer M, Utech M, Ivanov AI, et al. Interferon-gamma induces internalization of epithelial tight junction proteins via a macropinocytosis-like process. FASEB J, 2005, 19 (8):923-933
16. Tang Y, Clayburgh DR, Mittal N, et al. Epithelial NF-kappaB enhances transmucosal fluid movement by altering tight junction protein composition after T cell activation. Am J Pathol,2010,176(1):158-167
17. Ramachandran C, Srinivas SP. Formation and disassembly of adherens and tight junctions in the corneal endothelium:

regulation by actomyosin contraction. Invest Ophthalmol Vis Sci,2010,51(4):2139-2148

18. Guillemot L,Paschoud S,Jond L,et al. Paracingulin regulates the activity of Rac1 and RhoA GTPases by recruiting Tiam1 and GEF-H1 to epithelial junctions. Mol Biol Cell, 2008,19(10):4442-4453
19. Wray C,Mao Y,Pan J,et al. Claudin-4 augments alveolar epithelial barrier function and is induced in acute lung injury. Am J Physiol Lung Cell Mol Physiol,2009,297(2): L219-227
20. Cohen TS, Gray Lawrence G, Margulies SS. Cultured alveolar epithelial cells from septic rats mimic in vivo septic lung. PLoS One,2010,5(6):e11322

38. 调控内皮细胞向间充质细胞分化的信号转导通路的研究进展

心脏、血管、淋巴管的最内层覆盖着一层薄薄的内皮细胞，呈多边形，通过紧密连接接合在一起。这些紧密连接通过调节内皮通透性而使特异性的大分子穿过内皮。内皮细胞除了组成血管的内皮，还有许多额外的功能。在生理情况下，内皮细胞可以向间充质细胞分化（endothelial-to-mesenchymal transition，EndMT）促进机体的正常发育；病理情况下，内皮细胞也可以向间充质细胞分化，导致疾病发生发展。EndMT 实质上是被广泛研究的上皮向间质转型（epithelial-to-mesenchymal transition，EMT）的一种形式。目前认为 EndMT 与血管疾病、纤维化、肿瘤有关，明确调控 EndMT 的分子机制有利于为相关疾病提供靶向治疗。本文就调控内皮细胞分化有关的信号转导通路的研究进展进行综述。

一、细胞分化与病理生理

细胞分化一般指未分化细胞向某种特定的细胞分化。但是，近年来的研究已经证实一些已分化的细胞在某种特定的环境下还能向另一种细胞转分化，如 EndMT、EMT。在 EndMT 中，血管内皮细胞丢失内皮细胞的标志 CD31 和血管内皮细胞（VE）-钙粘蛋白（vascular-endothelial（VE）-cadherin），获得间充质细胞的标志平滑肌细胞肌动蛋白（smooth muscle cell actin，SMA）、神经（N）-钙粘蛋白（neural（N）-cadherin）和 β-连环蛋白（β-catenin），细胞形态转变梭形。在这个过程中内皮细胞还失去了细胞与细胞之间的连接，获得了迁移和侵袭能力。在损伤组织，EndMT 分化产生的细胞具有成纤维细胞的功能，因而在组织重构和纤维化中发挥着重要作用。在肿瘤组织，EndMT 是癌症相关成纤维细胞（cancer-associated fibroblasts，CAFs）的重要来源。尽管在心脏的发育过程中发现了 EndMT，但是越来越多的证据认为 EndMT 在多种病理生理的发生过程中着重要的作用，例如器官纤维化、肿瘤。

二、细胞分化的信号转导通路

目前的研究认为，调控 EndMT 的信号转导通路主要有转化生长因子（transforming growth factors-β，TGF-β）、骨形态发生蛋白（bone morphogenetic protein，BMP）、Wnt 和 Notch 通路。

（一）TGF-β 超家族信号转导通路

TGF-β 超家族包括 TGF-β1、TGF-β2、TGF-β3、BMP、activin 等，其中 TGF-β 和 BMP 是最常见的成员，也是研究得最广泛的信号通路。其信号传递经过一对跨膜的丝氨酸/苏氨酸激酶受体，磷酸化细胞内的 Smad 蛋白，磷酸化的 Smad 移位到细胞核与不同的 Smad 结合原件（Smad-binding elements，SBE）、DNA 转录因子、转录共激活剂或共抑制剂结合，正性或者负性调控靶基因的表达。

TGF-β 和 BMP 在 EndTM、EMT 中具有非常重要的调控作用。Kitao 等用 TGF-β1 诱导人的真皮微血管内皮细胞分化时，发现细胞核内磷酸化 Smad2 升高，内皮细胞呈现间充质细胞的特征，表现为细胞呈梭形，α-SMA 和 I 型胶原蛋白表达增加。Ghosh 等用 TGF-β2 处理小鼠心肌内皮细胞，发现-转录和翻译水平的 α-SMA、Snail、β-catenin 和乙酰转移酶 P300 升高，用 TGF-β-受体 I（TβR I）激酶抑制剂 SB431542 完全抑制这种现象。Medici 等发现在进行性肌肉骨化症患者病损部位激活素样激酶-2（activin-like kinase-2，ALK2）激活，软骨细胞和成骨细胞表达内皮细胞的标志；系谱追踪异位骨化的大鼠，发现这些细胞来源于内皮细胞；结构性的激活内皮细胞表达 ALK2 能引起 EndMT，获得间充质样细胞表型，用 TGF-β2 和 BMP4 能达到同样的效果。而这些间充质细胞还能分化为软骨细胞，成骨细胞，脂肪细胞。这些结果表明 TGF-β、BMP 和 activin 能促进 EndTM，新得到的细胞具有多向分化潜能，进而促进了某些疾病的发生发展。

（二）Wnt 信号转导通道

Wnt 基因是一个大家族，编码一大类分泌型糖蛋白分子,Wnt 蛋白是一种在哺乳动物中广泛存在的分泌型蛋白,仅在人类中,其成员就至少有 19 种,它通过旁分泌或自分泌的方式作用于邻近细胞,影响着细胞的增殖和分化。经典的 Wnt 信号转导通路即 Wnt/β-catenin 通路,在物种的进化过程中具有高度的保守性。当经典 Wnt 信号通路活化时,Wnt 分子与细胞表面特异使胞浆内未被磷酸化的游离 β-catenin 积聚并移入核内,与 T 细胞因子及淋巴样增强因子结性受体卷曲蛋白及低密度脂蛋白受体相关蛋白 5/6 结合,激活胞内散乱蛋白,使之抑制糖原合成酶激酶 3β 活性,从而,激活靶基因的转录和表达。Wnt 1、Wnt 3a、Wnt 8 和 Wnt 10b 参与此转导通路。

Wnt 信号通路不仅可以促进多种干细胞的分化,还可以调控 EndMT 和 EMT。Wnt3a/β-catenin 调节细胞增殖和 EndMT 不仅在心内膜垫形成过程中具有重要作用,而且在多种疾病中表达明显上调,如成人钙化性主动脉瓣狭窄。Aisagbonhi 等发现在实验性心肌梗死 4d 后,心外膜内皮细胞和管周 SMA 阳性细胞中经典的 Wnt/β-catenin 信号活化,一周后大量的 Wnt 阳性细胞聚集在缺血处形成血管;在追踪细胞系时发现大部分 Wnt/β-catenin 标记的间充质细胞来源于内皮细胞,表明经典的 Wnt/β-catenin 信号可以调节 EndMT。Yee 等发现用 Wnt 的抑制剂 WIF1 能使前列腺癌细胞的上皮细胞标志(E-cadherin,Keratin-8 和 Keratin-18)上调,间充质细胞标志(N-cadherin、fibronectin 和 vimentin)下调,细胞活性和侵袭能力降低;转染 WIF1 后 EMT 的转录因子 Slug 和 Twist 表达降低,细胞形态从间充质细胞向上皮细胞转变。这些结果充分证明 Wnt 能调控 EMT,也可能参与了 EndMT 的信号转导。

(三) Notch 信号转导通路

Notch 是一类在进化上高度保守的受体蛋白,Notch 信号通路由几种高度保守的成员组成,主要包括 Notch 受体分子、配体分子、CSL 蛋白以及 Notch 信号的效应分子。Notch 受体和邻近细胞的配体 Delta-Jagged 结合,促使 Notch 受体的两个亚基发生解离,激活蛋白酶对其两次剪切,释放出具有核定位信号的区域 NICD。NICD 进入细胞核后,与转录因子 CSL 结合形成复合物,CSI 能募集其他分子共同形成调节复合物,调控下游靶基因如 HES 家族、Myc、p21 等表达,如与 SKIP、MAML 等结合起激活作用,与 SKIP、SMTR、SHSPR、CIR 等结合则起抑制作用。

Notch 通路是调节 EndMT 的一条重要信号通路。Noseda 等发现激活 Notch 信号导致内皮细胞的形态、表型、功能向间充质细胞转移。这些改变包括内皮细胞标志(内皮钙粘素、Tie1、Tie2、血小板内皮细胞黏附分子-1 和内皮 NO 合酶)下调,间充质细胞标志(α-smooth muscle actin、纤连蛋白和血小板源性生长因子受体)上调,Jagged1 能诱导内皮细胞发生类似的间充质样细胞分化;而在心肌内膜垫形成的阶段,Jagged1、Notch1、Notch4 在心室外流出道表达,这些结果表明 Jagged1-Notch 能诱导 EndMT。Gasperini 等发现原代皮肤微血管内皮细胞受到卡波氏肉瘤相关疱疹病毒感染后,失去内皮细胞标志,获得间充质细胞标志,表现出新的迁移和侵袭能力;Notch 诱导的转录因子 Slug 和 ZEB1 被激活。相反,TGF-β 信号通道不受影响,表明卡波氏肉瘤相关疱疹病毒促进 EndTM 是通过 Notch 通路,而不是 TGF-β 通路。Fu 等发现 runt 相关转录因子 RUNX3 是 Notch 在内皮中的一个新的直接靶点,异位表达 RUNX3 能诱导 Slug 表达 EndMT。Fu 等还发现 Notch 抑制 TGF-β/Smad1 和 TGF-β/Smad2 信号,增强 Smad3 的表达;Notch 能与 TGF-β 协同性的调节 Smad3 结合到 Smad 与 CSL 的结合位点,并诱导组蛋白 H4 乙酰化,促进 EndMT,这些结果表明 EndMT 可能受到多条信号通路的共同调控。

(四) 其他信号通道

除 TGF-β、BMP、Wnt、Notch 外,还有一些蛋白能调控 EndTM,但是具体机制还不清楚,有的是直接作用,有的可能是通过 TGF-β、BMP、Wnt、Notch 间接发挥作用。Tang 等发现用高糖处理人类主动脉内皮细胞时,一些细胞呈梭形,CD31 丢失,血管紧张素Ⅱ合成增加,而降糖药厄贝沙坦可减弱这种现象。Ma 等用改良过的牛血清白蛋白末端产物培养内皮细胞时发现 VE-cadherin 和 β-catenin 降低,vimentin 和 N-cadherin 升高,细胞迁移和形成管道的能力增强,极性消失,蛋白激酶 B(protein kinase B)(AKT2)表达上调。WidyantoroA 等用 siRNA 沉默 ET-1 后能改善高糖引起的内皮细胞表型转换,抑制 TGF-β 的激活;在高糖饲养的小鼠,ET-1 能通过 EndMT 促进心肌纤维化和心衰,然而 ET-1 敲除的小鼠则不存在这种现象,提示 ET-1 可能通过 TGF-β 促进 EndTM。

三、展　望

目前,调控 EndMT 或 EMT 的信号转导通道成为研究的热点,已证明很多信号转导通道与之相关,如 TGF-β、BMP、Wnt、Notch。但是,在不同的病理生理下,调控 EndMT 或 EMT 的信号通道是不同的,可能还存在几条信号通道之间的相互交叉,需要进一步研究。EndMT 或 EMT 得到的间充质细胞可以成为多种细胞的来源,如肌成纤维细胞、癌症相关成纤维细胞、软骨细胞、成骨细胞、脂肪细胞,肌成纤维细胞可以造成细胞外基质沉积导致器官纤维化,癌症相关成纤维细胞可以导致肿瘤的发生发展,软骨细胞与成骨细胞异常堆积可以造成异位骨化,这些间充质细胞也可以为治疗某些疾病的提供细胞来源,针对性的控制 EndMT 或 EMT 有可能治愈或延缓这些疾病的进展,因此,对内皮细胞分化的信号转导通路进行研究具有非常广阔的应用前景。

(陈兵　易斌　鲁开智)

参 考 文 献

1. Van Meeteren LA, ten Dijke P. Regulation of endothelial

cell plasticity by TGF-beta. Cell and tissue research, 2012, 347(1):177-186

2. Piera-Velazquez S, Li Z, Jimenez SA. Role of endothelial-mesenchymal transition (EndoMT) in the pathogenesis of fibrotic disorders. The American journal of pathology, 2011, 179(3):1074-1080
3. Tao S, Sampath K. Alternative splicing of SMADs in differentiation and tissue homeostasis. Development, growth & differentiation, 2010, 52(4):335-342
4. Kitao A, Sato Y, Sawada-Kitamura S, et al. Endothelial to mesenchymal transition via transforming growth factor-betal/Smad activation is associated with portal venous stenosis in idiopathic portal hypertension. Am J Pathol, 2009, 175(2): 616-626
5. Ghosh AK, Nagpal V, Covington JW, et al. Molecular basis of cardiac endothelial-to-mesenchymal transition (EndMT): differential expression of microRNAs during EndMT. Cellular signalling, 2012, 24(5):1031-1036
6. Medici D, Shore EM, Lounev VY. et al. Conversion of vascular endothelial cells into multipotent stem-like cells. Nature medicine, 2011, 17(4):514
7. Nishimura R, Hata K, Ikeda F, et al. Signal transduction and transcriptional regulation during mesenchymal cell differentiation. J Bone Miner Metab, 2008, 26(3):203-212
8. Xu S, Gotlieb AI. Wnt3a/beta-catenin increases proliferation in heart valve interstitial cells. Cardiovascular pathology: the official journal of the Society for Cardiovascular Pathology, 2012
9. Aisagbonhi O, Rai M, Ryzhov s, et al. Experimental myocardial infarction triggers canonical Wnt signaling and endothelial-to-mesenchymal transition. Disease models & mechanisms, 2011, 4(4):469-483
10. Yee DS, Tang Y, Li X, et al. The Wnt inhibitory factor 1 restoration in prostate cancer cells was associated with reduced tumor growth, decreased capacity of cell migration and invasion and a reversal of epithelial to mesenchymal transition. Molecular cancer, 2010, 9(1):162-166
11. Guruharsha KG, Kankel MW, Artavanis TS. The Notch signalling system: recent insights into the complexity of a conserved pathway. Nature reviews. Genetics, 2012, 13(9): 654-666
12. Noseda M, McLean G, Niessen K, et al. Notch activation results in phenotypic and functional changes consistent with endothelial-to-mesenchymal transformation. Circ Res, 2004, 94(7):910-917
13. Gasperini P, Espigol-Frigole G, McCORMICK PJ, et al. Kaposi sarcoma herpesvirus promotes endothelial-to-mesenchymal transition through Notch-dependent signaling. Cancer research, 2012, 72(5):1157-1169
14. Fu Y, Chang AC, Fournier M, et al. RUNX3 maintains the mesenchymal phenotype after termination of the Notch signal. The Journal of biological chemistry, 2011, 286(13): 11803-11813
15. Fu YX, Chang A, Chang 1, et al. Differential Regulation of Transforming Growth Factor beta Signaling Pathways by Notch in Human Endothelial Cells. Journal of Biological Chemistry, 2009, 284(29):19452-19462
16. Tang RN, Lv LL, Zhang JD, et al. Effects of angiotensin Ⅱ receptor blocker on myocardial endothelial-to-mesenchymal transition in diabetic rats. International journal of cardiology, 2013, 162(2):92-99
17. Ma JL, Liu T, Dong XG. Advanced glycation end products of bovine serum albumin-induced endothelial-to-mesenchymal transition in cultured human and monkey endothelial cells via protein kinase B signaling cascades. Molecular vision, 2010, 16(285-286):2669-2679
18. Widyantoro B, Emoto N, Nakayama k, et al. Endothelial Cell-Derived Endothelin-1 Promotes Cardiac Fibrosis in Diabetic Hearts Through Stimulation of Endothelial-to-Mesenchymal Transition. Circulation, 2010, 121(22): 2407-2418

39. 术后认知功能障碍与炎症反应关系的研究现状

术后认知功能障碍是老年患者手术后一种常见的并发症，常发生于术后数周或数月，少数患者可持续更长的时间，由神经心理学量表评估，目前大多数研究使用 MMSE 量表，这一麻醉手术后的并发症主要表现为认知受损，包括学习记忆能力的下降，意识及信息处理障碍等中枢神经系统功能障碍，严重的可出现痴呆。POCD 的发生延长了患者的住院时间、增加了患者的住院费用、影响了患者的生活质量，给个人和社会造成了严重的负担。随着人口老龄化的加剧，老年人口不断的增长，老年患者的人数也随之增长，并基于外科手术及麻醉医疗技术的发展，越来越多的老年患者得到手术救治机会，因此术后认知功能障碍成为社会关注的显著医学问题。虽然目前 POCD 的病理生理机制仍然不明，但是很多因素和 POCD 发生有关。近期，很多研究认为 POCD 的发生和炎症反应有关，炎症是如何从外周到达中枢的具体机制不明，研究表明一些神经系统疾病与血脑屏障通透性增加有关，如阿尔兹海默病，帕金森等，最近有研究发现术后谵妄的发生与血脑屏障通透性的增加有一定的关系。本文主要就 POCD 的研究现状进行综述，在机制方面主要从麻醉手术引起的炎症反应（主要为晚期炎症因子 HMGB1），与血脑屏障通透性及术后认知功能障碍三者之间的关系这几个方面进行具体的分析。

一、术后认知功能障碍定义及诊断

由于术后认知功能障碍的诊断尚无统一标准，因此并没有很明确的定义。目前比较公认的是术后认知功能障碍属于轻度神经认知障碍，指术前无精神障碍的患者受围术期多种因素的影响，在麻醉手术后出现大脑功能活动紊乱，其表现为记忆力、思维损伤等，同时伴有社会活动能力的减退，即手术后人格、社交能力及技巧的变化。其中记忆减退是认知障碍患者的核心症状及表现。近年来的研究发现，麻醉患者术后引发的精神功能障碍，其可能没有明显的临床症状，一般认为术后 3～7d 开始发生，有的可持续超过 3 个月，甚至更长时间，严重影响患者术后的职业功能及社会功能恢复。

二、术后认知功能障碍的发病率

由于诊断标准，患者术前的认知水平，手术麻醉方式以及观察患者的例数不同，术后认知功能障碍的发病率报道也有所不同。在 1955 年 Bedford 首先报道了全身麻醉后老年患者可出现神经精神症状，并列举 18 例典型病例。随后 Moller 等在一项由 8 个国家 13 个医学中心组成的国际术后认知功能障碍（ISPOCD）研究小组中，在 1218 名全麻下接受腹部，胸部（非心脏）和骨科大手术年龄>60 岁的老年患者中发现术后一周 POCD 的发病率为 25.8%，术后 3 个月仍有 9.9%，而同时间段非手术 176 名对照组的发生率分别为 3.4% 和 2.8%，相比较有明显的统计学差异，此研究为后期术后认知功能障碍的研究提供了很重要的参考作用。随后的更多研究显示在各年龄阶段的非心脏手术中术后认知功能障碍在术后一周发生率大约为 19%～41%，术后 3 个月为 10%～17%。心脏手术后发生率有所上升，术后一周达 43%～81%，术后 3 个月为 6%～39%。同时有研究对小手术也进行了统计，发现术后一周认知功能障碍的发生率大约为 7%，在术后 3 个月仍为 7%。

术后认知功能障碍可以持续到手术之后 3 个月，在老年患者中更为明显，有很多研究证明术后认知功能障碍可能成为持续存在的功能障碍，由于不同的研究方法，得出 POCD 的发生率差异很大，所以分析 POCD 的发生率时需要综合分析。

三、术后认知功能障碍的影响因素及发病机制

为了找到预防和治疗老年人术后认知功能障碍的方

法，人们围绕POCD的发病机制进行了广泛的研究。但是POCD发生的确切原因及发病机制现在仍然不清楚。目前普遍认为POCD的发生是在中枢神经系统衰老的基础上由麻醉和手术刺激诱发，多种因素综合作用的结果。Moller等调查发现，术后1周POCD的发生率与年龄增加、受教育程度低、麻醉时间延长、二次手术、呼吸系统并发症和术后感染等诸多因素有关，术后3个月发生POCD的危险因素仅与年龄有关。2010年Renk等总结了影响患者发生POCD的因素（表39-1）。

表39-1　POCD发生的可能因素

术前	术中及术后	医院相关因素
年龄	炎症反应	外周环境的改变
术前存在的基础疾病	术后疼痛刺激	长时间住院
教育程度低	应激导致的睡眠障碍	睡眠剥夺（噪音及医院监护的影响）
本身的认知功能水平	阿片类药物的使用	

本文主要从患者及麻醉、手术导致的炎症反应几个方面阐述POCD的发病机制。

（一）术后认知功能障碍的患者因素及遗传机制

1. 年龄因素　患者的年龄是术后发生POCD的一个有显著意义且独立的危险因素。有研究表明，年龄>65岁的患者POCD发生率是年轻患者的2～10倍，年龄>75岁的患者POCD的发生率比年龄在65～75岁的患者高3倍。动物研究也表明老年大鼠相比较成年大鼠术后更容易出现空间学习记忆能力的下降。就目前而言，术后较易出现认知功能障碍的观点已得到广泛的认同，研究提示随着年龄的增加，大脑的结构和功能发生了显著的退化，如大脑萎缩。大脑重量及神经元数目在成年后随着年龄的增加不断的减少，并且在59岁后逐步加速。同时老年人各个器官功能和储备能力都有一定程度的减退，这意味着老年人对手术及麻醉等刺激的调控能力较成年人存在显著差异，且大多数老年患者合并高血压、冠心病、糖尿病、高脂血症、电解质紊乱等与POCD有关的基础疾病。近年来研究报道很多炎症标志物，如IL-6，在老年大脑中较成年人大脑有所上调。在一项前瞻性研究中，Yaffe等调查了3000例以上的认知功能正常的老年人，发现在外周血中有高表达炎症标志物的老年人在未来的两年中更容易发生认知功能的下降。在动物实验中也发现老年大鼠脑内细胞因子HMGB1mRNA水平显著高于成年组大鼠。另一项研究发现老年小鼠脑内海马区炎症反应及细胞因子表达比成年小鼠显著上升，证实了老年小鼠大脑内存在一定的炎症反应。据此我们初步认为老龄化使脑内的细胞因子平衡状态被打破，激活的小胶质细胞数量增加，在外周免疫系统激活或受到应激刺激时，脑内会产生放大的炎症反应。这与老年患者更容易发生POCD可能存在一定的关系。

2. 遗传学因素　目前仍然无法回答为什么只有一部分患者发生POCD而另一部分却不发生，即使是相同疾病及麻醉手术过程。说明患者本身的状态可能起了很重要的作用。基因易感性可能和POCD的发生有关。近年来研究最多的是载脂蛋白E（apolipoproteinE，ApoE）基因型，其是AD发病的年龄预测、诊断和预后判断的重要易感和危险因素之一，已获得较多证据支持。流行病学调查显示，携带ApoE4基因的健康老年人更容易发生。此外，AD和POCD在发病机制方面有很多的相似点，例如小胶质细胞的激活及脑神经的退行性改变，基于此，有学者推测ApoE4基因可能同样为老年患者POCD的危险因素。关于POCD和ApoE4的相关性不同的研究结论相差很大。最近多项研究提示ApoE4基因在心脏手术中预测POCD高危人群，认为ApoE4与POCD存在显著相关。可作为POCD高危人群的预警指标。但是也有学者认为两者之间并没有显著相关。关于ApoE与认知功能障碍的关系已争论多年，由于各种复杂因素的干扰以及目前对POCD的诊断缺乏客观的指标，使得各研究结果参差不齐，其与POCD的关系还有待进一步证实。最近有研究发现细胞色素P450的基因编码CYP2C19或2D6与POCD发生有关，但是同时在另一项老年患者的非心脏手术研究中作者认为CYP2C19或者2D6的基因多态性和POCD的发展并没有相关性。

目前对于患者遗传因素的研究尚无统一的结论，还有很多问题没有解决，患者是否存在对于炎症反应易感的基因，目前并没有研究证实。除了对ApoE基因型研究以外，可能还有其他的遗传因素起作用，值得我们进一步研究。

3. 术后认知功能障碍的应激反应机制　术前大多数患者有精神紧张、失眠、焦虑等情感反应，患者进入手术后这种情感反应更为明显，绝大多数患者进入手术室后的第一个血压值较平常血压值高并表现为心率加快，由于高龄患者机体适应能力明显降低，对应激源敏感性增加，应激反应加强，异常兴奋传导多，更容易发生精神障碍。应激（stress）是指机体受到各种内外环境因素的影响而出现的非特异性全身性的适应反应，主要表现在机体受到应激时下丘脑—垂体—肾上腺皮质轴发生很多激素变化，如肾上腺糖皮质激素、生长激素等分泌增加，后续对机体的心血管系统、血液系统、免疫系统及三大代谢产生影响，对患者生理和心理上造成一定的负担，从而改变患者的认知水平。目前有研究显示患者术前术后的精神状态对POCD的评估有很大的干扰，可能与患者对手术本身产生的心理反应有关。Gustafson等对老年股骨颈骨折的手术患者观察发现，发生术后意识障碍患者中88%合并了术前抑郁，而通过积极干预，其发生率明显降低，症状明显减轻，住院时间有所缩短。Hudetz等对40名年龄大于55岁的心脏手术患者研究发现，患者术前良好的精神状态有利于术后早期认知功能的恢复。所以，术前积极干预，有效地与患者及其家属沟通，最大程度地减轻患者对手术的恐惧对预防POCD的发生是很必要的。

4. 疾病相关认知功能障碍　Leung 和 Jankowski 等研究显示术前已经存在认知受损的患者更容易发生术后谵妄，同时在 Evered 的研究中也指出在经历了不同手术及麻醉处理的患者中具有相似的术后认知功能障碍的发生率，其主要原因和患者本身的状态有关。如果手术后大多数发生了 POCD 的老年患者术前存在其他的疾病例如轻度的认知受损，那么我们用“疾病相关性认知功能障碍”来替代“术后认知功能障碍”将会更加准确。

（二）术后认知功能障碍的围术期因素及围术期发病机制

、　术后认知功能障碍的炎症反应机制　最初 Bedford 在 1955 年进行了回顾性研究（当时的麻醉记录不全），发现老年患者手术后发生 POCD，而 POCD 的发生与麻醉毒性有关。Yan 等发现吸入麻醉药物损伤了老年大鼠的学习记忆能力。同时其他关于异氟烷的研究发现异氟烷可以增加海马区细胞因子的表达引起细胞损伤导致认知功能的受损。前瞻性的临床研究显示仅早期 POCD（手术后 1 周）与麻醉时间长短有关，晚期 POCD（手术后 3 个月）与麻醉时间长短无关。这表明麻醉药物在老年患者的 POCD 发生发展中不起主要作用。加上没有关于老年志愿者在没有手术的情况下检测麻醉药物的研究报道，麻醉药物与老年患者 POCD 的关系至今仍不清楚。一项关于 438 例患者的研究发现全身麻醉和区域麻醉相比对 POCD 的发生并没有明显的差异，但是长期观察发现患者死亡率在区域麻醉的患者中发生率较低。有趣的是，低氧和低血压也并没有影响 POCD 的发生，术中发生多次氧饱和度低于 80% 并超过 2min 的患者中 POCD 的发生率为 26%，术中出现多次平均动脉压低于 60% 并未超过 30min 的患者中有 26% 发生了 POCD。

近年来，人们发现神经系统炎症在神经系统退行性疾病（如老年痴呆）的发生发展中起重要作用，结合手术能诱导外周炎症这一特征，人们企图从老年患者手术诱导的外周炎症探讨 POCD 的发病机制。Terrando 等用成年小鼠的开放性胫骨骨折手术做模型，发现该手术可导致外周血中 TNF-α 和 IL-1β 水平升高，同时伴有术后认知的障碍；术前阻断 TNF-α 和 IL-1 信号通路有效降低了认知障碍程度。Cao 等在老龄大鼠中也发现手术创伤引起中枢炎症反应包括小胶质细胞的激活、TNF-α、IL-1β 等炎症因子蛋白及 mRNA 水平的表达上调，同时发生了术后认知功能的下降。Fidalgo 等观察到骨科手术后海马中 IL-1β 的上升与脑源性神经营养因子的下降是同步的，提示炎症因子可能与神经营养因子有相互作用。在临床研究中，Li 等发现老年患者进行全髋关节置换手术后，外周血中 IL-6 的水平与 POCD 的发生成正相关，但患者术后外周血中 TNF-α、IL-1、CRP 的水平无明显改变。在老年患者骨折手术中也发现外周血中 CRP 水平的增高与认知功能的下降有关，同时在心脏手术中手术后患者的脑脊液中炎症反应标志物表达上调，并与认知的下降相平行。这些提示老年患者外周血中炎症因子的水平可能与 POCD 的发生密切相关，但不同的手术可能诱导了不同的炎症因子改变。

高迁移率族蛋白 1（high mobility group box-1 protein，HMGB1）是 35 年前发现的存在于真核细胞核内的非组蛋白染色体结合蛋白，因其在聚丙烯酰胺凝胶电泳（PAGE）中迁移速度快而得名。1999 年 Wang 等首次报道 HMGB1 作为新的潜在的晚期炎症介质参与了脓毒症的发病过程，是内毒素致死效应的晚期重要炎症介质后，从此人们才逐渐开始认识 HMGB1 作为一种炎症因子具有的重要意义。HMGB1 被称为内源性危险分子也可称之为损伤相关分子模式。正常时它作为一种 DNA 结合蛋白广泛表达于各种细胞核内，能调节多种转录因子与 DNA 的结合。生理水平的 HMGB1 有利于机体限制感染扩散或组织损伤，从而促进伤口愈合和组织重新生长，是正常免疫反应必不可少的一种介质。在病理条件下，HMGB1 既能从损伤或坏死的细胞释放出来，也可从活化的免疫细胞分泌出来，成为一种炎症因子和损伤信号分子，在炎症反应中发挥枢纽作用。它一方面具有趋化作用，能使免疫细胞向损伤部位集中；另一方面，它能通过与其特异性受体（如 TLR2，TLR4，RAGE，Mac1）结合，诱导其他炎症因子如 TNF-α、IL-6、IL-1 的释放或损伤靶细胞，并扩大脂多糖（LPS）和 IL-1 的促炎刺激，导致更为强烈的全身炎症反应，甚至引发严重的多器官功能障碍，如急性肺损伤、胃肠紊乱、肝损伤、心肌梗死和急性重症胰腺炎。正常动物给予外周注射 HMGB1 亦可导致系统性的炎症反应，包括发热、体重下降、食欲下降、急性肺损伤、内皮细胞屏障受损、关节炎，更为严重的将导致死亡。当予以抗-HMGB1 治疗后炎症反应得到一定的缓解。

HMGB1 在中枢神经系统中的作用也有其两面性。生理水平的 HMGB1 参与了大脑的早期发育并促进生物的个体发育。在亨廷顿病中，HMGB1 有保护神经元和减轻症状的作用。然而在其他神经退行性疾病如老年痴呆、帕金森病和多发性硬化症中，HMGB1 却起到反面作用，成为记忆损伤、慢性神经退行性变和神经炎症的危险因素。健康大鼠脑室内注射 HMGB1 可以诱发大脑产生 TNF 和 IL-6，引起下丘脑 IL-1 水平升高及发热症状，证实了 HMGB1 在中枢神经系统中的病理作用。

最近研究提出了 HMGB1 与认知功能之间的可能联系。Terrando 等研究发现手术后 1h 外周血中 HMGB1 开始上升，6h 达到高峰，并与对照组相比具有统计学的差异，同时 HMGB1 与认知功能下降可能具有一定的关系。He 等实验发现老年大鼠脾切除术后外周血中 HMGB1 水平升高，同时脑内 HMGB1 蛋白及 mRNA 水平表达上调并伴有认知功能障碍、血脑屏障的损伤。此外 Chavan 等在盲肠结扎穿刺构建严重的脓血症小鼠模型中也发现：存活的模型小鼠血浆 HMGB1 水平增高，并伴有认知障碍；腹腔给予抗 HMGB1 的抗体显著提高了小鼠的认知水平、减轻了脑损伤。另一项研究则通过应用 TLR4 基因敲除小鼠和 RAGE

基因敲除小鼠,表明 HMGB1 可以通过 TLR4 和 RAGE 两种受体影响小鼠的认知水平。另外,HMGB1 也可通过上调骨髓分化主要反应蛋白质 88(myeloid differentiation primary response protein 88,Myd88)来刺激炎症和免疫的发展。通过与其受体的结合,或者与小胶质细胞巨噬细胞抗原复合体(microglial macrophage antigen complex 1,Mac1)连接,HMGB1 可激活 MAPK 和 NF-κB 等通路来促进炎症的发生与发展,诱发其他炎症因子的产生,而这些炎症因子同样可以导致认知障碍的发生。以上研究提示围术期控制患者的炎症对于患者的恢复至关重要,而 HMGB1 可能成为控制炎症、改善患者认知功能的新靶点。

那么外周炎症是如何影响中枢神经变化的,目前研究主要集中在血脑屏障依赖性通路和神经通路两个方面,我们着重探讨血脑屏障依赖性通路与外周炎症及 POCD 的关系。

中枢神经系统免疫豁免主要依赖于血脑屏障的完整性。血脑屏障(blood-brain barrier,BBB)是血液与脑组织间的一种特殊屏障。由脑部的微血管内皮细胞、管周细胞、基膜、星形胶质细胞和部分神经元轴突末梢构成。在生理条件下,BBB 为脑组织选择性通透营养物质,包括氧气、葡萄糖等。同时它可以保护脑组织不受血液中有毒物质的侵害,并将脑组织中的有害的成分过滤到血液中,维持了脑内环境的稳定,确保了中枢神经系统功能的正常执行。大量的研究表明,BBB 通透性的改变和神经系统疾病密切相关。源于 BBB 的损伤和功能失调引起的神经系统的病变很多,其中包括脑缺血性疾病、脑肿瘤、神经退行性疾病(帕金森病,阿尔茨海默病)、癫痫、感染或炎症过程(脑膜炎、多发性硬化等)以及创伤等。Huber 等对各种炎症疼痛模型进行研究发现在外周炎症的刺激下血脑屏障的通透性有所增加,同时 BariaOztas 等也证实了手术炎症刺激可以增加血脑屏障的通透性。除了手术炎症刺激,麻醉药物也有可能增加血脑屏障的通透性,Tetrault 等研究显示 1% 的异氟烷可以使下丘脑处血脑屏障轻度打开,3% 的异氟烷可以使皮质及下丘脑处的血脑屏障明显受损,此后 Masamoto 等用 FMRI,PF,CBF 等指标观察不同剂量的异氟烷对血脑屏障的影响,也得到了相似的研究结果。说明吸入麻醉药对血脑屏障的通透性存在一定的影响。最近 Munster 等发现术后谵妄的发生与血脑屏障通透性的增加有一定的关系。HMGB1 可以损伤内皮细胞组成的屏障,这说明 HMGB1 促进内皮细胞的炎症反应。很多研究发现 HMGB1 与内皮细胞上的 RAGE 受体相结合,激活下游的炎症通路,释放炎症因子及黏附分子。同时也有学者将 HMGB1 和血管细胞之间的反应作为研究血管性疾病的一个突破。最近研究发现手术创伤刺激导致外周 HMGB1 水平的升高,同时观察到血脑屏障通透性的增加及认知功能有所下降,初步认为外周炎症因子 HMGB1 引起血脑屏障的受损,促使脑内炎症反应加重最终导致术后认知功能的改变。

POCD 的炎症反应机制现在受到了越来越多的研究者的重视,但是其具体机制目前还不是十分清楚,因此炎症反应机制需要更进一步的研究,针对性的干预外周炎症因子在预防和治疗老年人术后认知功能障碍中将起到很重要的作用。

四、术后认知功能障碍的预防及治疗

由于 POCD 的具体发病机制还不是很明确,目前尚没有很有效的针对 POCD 的治疗措施。近年来尽管在手术操作、麻醉技术、监护仪器等方面有了很大进步,大大提高了麻醉及手术的安全性,但老年患者 POCD 的发生仍不可小视,并应引起广泛的重视,对于老年患者 POCD 的处理,应以预防为主。做好充分的术前准备,最大程度地降低患者应激水平,对老年患者尤为重要。如果 POCD 的炎症机制的确存在那么针对性的抗炎治疗将有一定的疗效,米诺环素,属于四环素衍生物的非特异性抗炎药物,在小鼠实验中得到证实可以降低中枢神经系统炎症并减少 POCD 的发生,但是此项研究还缺乏临床试验的支持。除了药物预防及治疗外,功能行为学锻炼也起到了一定的作用,近期有研究发现在多发性硬化症的患者中予以注意力,信息处理能力等方面的锻炼有效地缓解了认知功能受损,但是在 POCD 目前还没有此研究。

(何慧娟　王彤　王意　段开明　欧阳文)

参 考 文 献

1. Ramaiah R, Lam AM. Postoperative cognitive dysfunetion in the elderly. Anesthesiol Clin, 2009, 27(3): 485-496
2. Krenk L, Rasmussen LS, Kehlet H. New insights into the pathophysiology of postoperative cognitive dysfunction. Acta anaesthesiologica Scandinavica, 2010, 54(8): 951-956
3. Rasmussen LS. Post-operative cognitive dysfunction-incidence, risk factors, and correlation with biochemical markers for brain damage. Acta anaesthesiologica Scandinavica, 2008, 52(3): 442-443
4. Phillips-Bute B. Association of Neurocognitive Function and Quality of Life 1 Year After Coronary Artery Bypass Graft (CABG) Surgery. Psychosomatic Medicine, 2006, 68(3): 369-375
5. Rosczyk HA, Sparkman NL, Johnson RW. Neuroinflammation and cognitive function in aged mice following minor surgery. Experimental gerontology, 2008, 43(9): 840-846
6. Sparkman NL, Johnson RW. Neuroinflammation Associated with Aging Sensitizes the Brain to the Effects of Infection or Stress. Neuroimmunomodulation, 2008, 15(4-6): 323-330
7. Leung JM, Tsai TL, Sands LP. Preoperative Frailty in Older Surgical Patients Is Associated with Early Postoperative De-

lirium. Anesthesia & Analgesia,2011,112(5):1199-1201

8. Crosby G, Culley DJ. Surgery and anesthesia: healing the body but harming the brain? Anesthesia and analgesia, 2011,112(5):999-1001
9. Leuner B, Gould E. Structural Plasticity and Hippocampal Function. Annual Review of Psychology, 2010, 61 (1): 111-140
10. Lin D, Zuo Z. Isoflurane induces hippocampal cell injury and cognitive impairments in adult rats. Neuropharmacology, 2011, 61(8): 1354-1359
11. Mantell LL, Parrish WR, Ulloa L. HMGB-1 as a therapeutic target for infectious and inflammatory disorders. Shock, 2006,25(1):4-11
12. Yang H, Tracey KJ. Targeting HMGB1 in inflammation. Biochimica et biophysica acta, 2010, 1799(1-2): 149-156
13. Fang P, Schachner M, Shen YQ. HMGB1 in development and diseases of the central nervous system. Mol Neurobiol, 2012,45(3):499-506
14. Quan N. Immune-To-Brain Signaling: How Important are the Blood-Brain Barrier-independent Pathways? Molecular Neurobiology,2008,37(2-3):142-152
15. Oztas B, Akgul S, Arslan FB. Influence of surgical pain stress on the blood-brain barrier permeability in rats. Life Sciences,2004,74(16):1973-1979
16. Hayakawa K, Qiu J, Lo EH. Biphasic actions of HMGB1 signaling in inflammation and recovery after stroke. Annals of the New York Academy of Sciences, 2010, 1207 (1): 50-57
17. Evered L. Postoperative Cognitive Dysfunction Is Independent of Type of Surgery and Anesthetic. Anesthesia and analgesia,2011,112(5):p. 1179-1185.
18. Rodriguez RA. Cerebral Emboli Detected by Transcranial Doppler During Cardiopulmonary Bypass Are Not Correlated With Postoperative Cognitive Deficits. Stroke. a journal of cerebral circulation,2010,41(10):2229-2235
19. Royse CF. The influence of propofol or desflurane on postoperative cognitive dysfunction in patients undergoing coronary artery bypass surgery. Anaesthesia, 2011, 66 (6): 455-464
20. Cao XZ. Postoperative cognitive deficits and neuroinflammation in the hippocampus triggered by surgical trauma are exacerbated in aged rats. Progress in Neuro-Psychopharmacology and Biological Psychiatry,2010,34(8):1426-1432
21. Hudetz JA. Preoperative Dispositional Optimism Correlates With a Reduced Incidence of Postoperative Delirium and Recovery of Postoperative Cognitive Function in Cardiac Surgical Patients. Journal of Cardiothoracic and Vascular Anesthesia,2010,24(4):560-567
22. Fidalgo AR. Peripheral orthopaedic surgery down-regulates hippocampal brain-derived neurotrophic factor and impairs remote memory in mouse. Neuroscience, 2011, 190: 194-199
23. Gao HM. HMGB1 Acts on Microglia Mac1 to Mediate Chronic Neuroinflammation That Drives Progressive Neurodegeneration. Journal of Neuroscience, 2011, 31 (3): 1081-1092
24. Newman S. Postoperative cognitive dysfunction after noncardiac surgery: a systematic review. Anesthesiology, 2007, 106(3):572-590
25. Suda K. High-mobility-group box chromosomal protein 1 as a new target for modulating stress response. Surgery Today, 2010,40(7):592-601
26. He HJ. Surgery Upregulates High Mobility Group Box-1 and Disrupts the Blood-Brain Barrier causing Cognitive Dysfunction in Aged Rats. CNS Neuroscience & Therapeutics,2012,18(12):994-1002
27. Chavan SSl. HMGB1 Mediates Cognitive Impairment in Sepsis Survivors. Molecular medicine, 2012, 18 (6): 930-937
28. Mazarati A. High-mobility group box-1 impairs memory in mice through both toll-like receptor 4 and Receptor for Advanced Glycation End Products. Experimental neurology, 2011,232(2):143-148
29. Fan L. Minocycline may be useful to prevent/treat postoperative cognitive decline in elderly patients. Medical Hypotheses,2011,76(5):733-736

40. 多聚ADP核糖聚合酶-1在神经系统疾病中的研究进展

多聚 ADP 核糖聚合酶(poly ADP-ribose polymerase, PARP)是一类广泛存在于真核细胞的 DNA 修复酶超家族。其中,PARP-1 是最主要的成员,其活性占 PAPR 家族的 85%以上,在感受和调节细胞应激以及损伤修复中发挥关键作用。PARP-1 依赖性细胞死亡参与脑卒中和神经退行性病变等多种疾病的发生。近来研究发现,阻断 PARP-1 具有细胞保护作用,可有效改善细胞存活状态。因此,抑制 PARP-1 有望成为相关疾病新的干预靶点,为其治疗带来新的希望。

一、PARP-1 的结构与 DNA 修复功能

PARP-1 相对分子质量为 116kDa,主要位于细胞核,少量存在于细胞质。它具有 3 个主要的结构域,分别是 N 末端 DNA 结合域(DNA binding domain, DBD)、C 末端催化域(catalytic domain, CD)和自身修饰域(automodification domain, AMD)。DBD 域大小为 46kDa,包括 3 个锌指结构和一个核定位序列,参与识别 DNA 损伤区域并与之紧密结合,促进 CD 域的催化活性。CD 域则为一个 54kDa 大小的催化区域,利用辅酶 Ⅰ 和 ATP 为底物,合成线性或分支状多聚 ADP 核糖[poly(ADP-ribose) polymers, PAR],并结合到目标蛋白上。AMD 域约为 22kDa,包括一个 BRCT 折叠区域(大多数 DNA 修复蛋白的常见片段,介导修复蛋白与 DNA 损伤位点的结合)。AMD 域与 PARP-1 自身糖基化和二聚体形成有关。

PARP-1 作为一种 DNA 修复酶具有调整染色体结构稳定性的作用,参与碱基切除修复、核苷酸切除修复、DNA 连接酶Ⅲ介导的单链碱基修复、双链碱基修复等过程。PARP-1 在 DNA 受损时被激活,促进组蛋白等核蛋白发生多聚 ADP 核糖化,改变核小体结构,绕核小体的 DNA 链解旋而开放,使染色体形成开放松散结构,有利于其他 DNA 修复酶与受损 DNA 位点接触。同时,活化的 PARP-1 识别并结合到 DNA 断裂部位,保护裸露的 DNA 末端免遭核酸酶的分解。此外,PARP 经过自身催化作用形成带较多负电荷的 PAR 支链,也能通过电荷的相互排斥作用,防止附近的 DNA 分子与损伤 DNA 进行重组。

聚 ADP 核糖糖基酶(PARG)则是 PARP-1 的拮抗因子,其所催化合成的 PAR 可被 PARG 降解,二者共同调控 DNA 损伤修复。伴随 DNA 修复的完成,PARG 则不断降解 PAR,染色体逐渐恢复聚合状态。

二、PARP-1 参与凋亡与细胞死亡的调控

当 DNA 损伤发生时,PARP-1 活化促进其修复,维持基因组稳定性,细胞得以存活。如果 DNA 损伤不能被完全修复,细胞启动凋亡程序,活化 caspase 家族可将 PARP-1 剪切为 85kDa 和 24kDa 的两个片段,前者与 DNA 结合能力显著下降,丧失催化活性;后者包含两个锌指结构,与 DNA 断端不可逆结合,抑制 DNA 修复。该过程中,PARP-1 作为 caspase 的作用底物,被认为是凋亡启动的标志物之一。

然而,过度活化的 PARP-1 除了参与凋亡过程,还与细胞程序性死亡密切相关。近年来该作用逐渐引起人们重视,Harraz 等取 PAR 为字头,死亡的希腊语 thanatos 为字尾,将这种由 PARP-1 激活导致的细胞死亡过程命名为 Parthanatos,即 PARP-1 依赖性细胞死亡。由于过度活化 PARP-1 催化合成 PAR 需要消耗细胞内大量辅酶 Ⅰ 和 ATP,因此 Parthanatos 早期被认为是细胞能量耗竭而发生的死亡过程。近期研究认为,PARP-1 催化合成的 PAR 由细胞核进入细胞质,可促进凋亡诱导因子(Apoptosis-inducing factor, AIF)向细胞核转位,诱导染色质浓集,大片段 DNA 断裂,为 Parthanatos 的主要过程,且不受 caspase 家族影响。AIF 是一种分子量为 62kDa 的氧化还原酶,位于线粒体内膜参与氧化磷酸化过程。在细胞应激时,AIF 被钙依蛋白酶(calpains)和/或组织蛋白酶(cathepsins)剪切

为 57kDa 的缩短型 AIF(truncated AIF,tAIF),并经细胞质转位至细胞核。过多合成的 PAR 激活 AIF 的具体机制尚不完全清楚,但有研究发现 PAR 有可能通过促进瞬时受体电位 M2 依赖的钙离子通道开放,增加细胞内钙离子从而激活 calpains,剪切并促进 AIF 自线粒体释放。AIF 进入细胞核后与组蛋白 H2AX 及核酸内切酶 CypA 结合,形成 DNA 降解复合物,引起 DNA 断裂,一期染色质浓集。Parthanatos 不同于细胞凋亡,它不形成凋亡小体和小片段的 DNA 碎片;与坏死和自噬不同,它不引发细胞肿胀以及溶酶体降解,被认为是一种细胞程序性死亡。

三、PARP-1 在神经损伤性疾病中的作用

PARP-1 在氧化应激损伤中具有重要作用,其活化介导的 Parthanatos 存在于多种神经损伤性疾病,如脑卒中和神经退行性疾病等。目前研究认为氧化应激导致的 DNA 损伤是 PARP-1 活化的主要因素。氧化应激是多种疾病的共有病理过程,大量活性氧导致线粒体、内质网以及细胞核内大分子物质,如脂蛋白、脂质和 DNA 氧化损伤,并激活多种信号途径。其中 ERK1/2 的磷酸化亦可直接激活 PARP-1,高血糖、钙离子、血管紧张素Ⅱ也与 PARP-1 活化相关。

缺血再灌注损伤是脑缺血等脑血管疾病的主要致病机制,其中过氧亚硝基阴离子($ONOO^-$)等自由基使 DNA 发生氧化损伤,激活 PARP-1 及其级联的 Parthanatos,介导神经细胞的程序性细胞死亡。在大鼠前脑缺血再灌注模型中,应用 PARP-1 抑制剂 PJ34 几乎完全抑制了海马区小胶质细胞/巨噬细胞活化,同时减少了大约 84% 的神经细胞死亡。Strosznajder 等研究沙士鼠大脑缺血再灌损伤,发现海马 Ca1 区细胞内 AIF 自线粒体向细胞核转位;给予 PARP 抑制剂 3-氨基苯甲酰胺后,AIF 转位现象被抑制,同时细胞内 Bcl-2(一种抗凋亡因子)表达明显上调。

神经退行性疾病包括帕金森病、阿尔茨海默病、亨廷顿舞蹈症和肌萎缩性侧索硬化症等。经研究发现,谷氨酸、多巴胺和 β 淀粉样蛋白等代谢物质可诱发氧化应激,激活 PARP-1,引发神经元退行性改变。谷氨酸与其受体结合,促进线粒体摄入钙离子,引发线粒体呼吸链产生过多超氧化物和氧自由基,导致细胞氧化应激。该过程存在持续的 DNA 损伤、PARP-1 的过度活化以及 AIF 向细胞核内的转位,因此 Parthanatos 被认为是介导谷氨酸兴奋性毒性作用的主要方式之一。实验发现,低浓度谷氨酸(20μM)刺激神经元 10min 即可引发细胞核 DNA 氧化损伤;而 100μM 的谷氨酸则可导致神经元死亡。应用 Iduna(泛素 E3 配体)则可干扰 PAR 活性,干扰谷氨酸诱导的细胞死亡,从而进一步证实了 Parthanatos 参与谷氨酸兴奋性毒性作用。在红藻氨酸盐(谷氨酸类似物)诱导的大鼠脊髓兴奋性毒性损伤中,应用 PARP-1 特异性阻断剂 PJ-34 可抑制大鼠脊髓背侧、腹侧和中心部分的灰质神经元死亡,避免腰腹根运动功能损伤,说明 Parhanatos 介导了脊髓迟发型神经元病变。

研究 DNA 损伤和 PARP 的过度活化与帕金森病密切相关,应用 PARP 抑制剂 5-氨基异喹啉酮、苯甲酰胺等可有效逆转该疾病动物模型中的神经元损伤,而 caspase 抑制剂 Z-VAD-fmk 不能逆转该病损,提示 Parthanatos 参与该病理过程,阻断 PARP 可能对帕金森病有治疗作用。阿尔茨海默病患者大脑额叶和颞叶神经元中有 PARP-1 过表达以及 PAR 堆积;而且 PARP-1 基因多态性与该病具有一定相关性。β 淀粉样蛋白产生过多及其寡聚化促进自由基产生,引起氧化应激级联的 PARP-1 活化。

此外,PARP-1 亦通过影响一些转录因子的多聚 ADP 核糖化来参与调控炎症过程,如核转录因子 NF-κB。而炎症过程存在于缺血、氧化应激等病理过程中。因此,阻断 PARP-1 不仅可以抑制 Parthanatos,也可一定程度上减轻炎症反应,为相关疾病的治疗带来新的希望。

综上所述,PARP-1 是神经细胞氧化应激的关键效用因子,其介导的 Parthanatos 普遍存在于脑卒中、神经退行性疾病中。抑制 PARP-1 具有神经保护作用,有望成为治疗该类疾病的新的靶点。

(刘宏伟　华宁　于泳浩)

参考文献

1. Woodhouse BC,Dianov GL. Poly ADP-ribose polymerase-1: an international molecule of mystery. DNA Repair(Amst),2008,7(7):1077-1086
2. Harraz MM,Dawson TM,Dawson VL. Advances in neuronal cell death 2007. Stroke,2008,39(2):286-288
3. Chaitanya GV,Steven AJ,Babu PP. PARP-1 cleavage fragments: signatures of cell-death proteases in neurodegeneration. Cell Commun Signal,2010,8:31
4. Wang Y, Kim NS, Haince JF, et al. Poly(ADP-ribose)(PAR) binding to apoptosis-inducing factor is critical for PAR polymerase-1-dependent cell death(parthanatos). Sci Signal,2011,4(167):ra20
5. Buelow B,Song Y,Scharenberg AM. The Poly(ADPribose) polymerase PARP-1 is required for oxidative stress-induced TRPM2 activation in lymphocytes. J Biol Chem,2008,283(36):24571-24583
6. Baritaud M,Boujrad H,Lorenzo HK,et al. Histone H2AX, the missing link in AIF-mediated caspase-independent programmed necrosis. Cell Cycle,2010,9(16):3166-3173
7. Andrabi SA, Dawson TM, Dawson VL. Mitochondrial and nuclear cross talk in cell death: parthanatos. Ann N Y Acad Sci,2008,1147:233-241
8. Altmeyer M,Hottiger MO. Poly(ADP-ribose) polymerase 1 at the crossroad of metabolic stress and inflammation in ag-

ing. Aging(Albany NY),2009,1(5):458-469

9. Strosznajder RP,Czubowicz K,Jesko H,et al. Poly(ADP-ribose) metabolism in brain and its role in ischemia pathology. Mol Neurobiol,2010,41(2-3):187-196

10. Hamby AM,Suh SW,Kauppinen TM,et al. Use of a poly (ADP-ribose)polymerase inhibitor to suppress inflammation and neuronal death after cerebral ischemia-reperfusion. Stroke,2007,38(2 Suppl):632-636

11. Strosznajder R,Gajkowska B. Effect of 3-aminobenzamide on Bcl-2,Bax and AIF localization in hippocampal neurons altered by ischemia-reperfusion injury. the immunocytochemical study. Acta Neurobiol Exp (Wars), 2006, 66 (1):15-22

12. Yang JL,Sykora P,Wilson DM 3rd,et al. The excitatory neurotransmitter glutamate stimulates DNA repair to increase neuronal resiliency. Mech Ageing,2011,132(8-9):405-411

13. Kuzhandaivel A, Nistri A, Mladinic M. Kainate-mediated excitotoxicity induces neuronal death in the rat spinal cord in vitro via a PARP-1 dependent cell death pathway (Parthanatos). Cell Mol Neurobiol, 2010, 30 (7): 1001-1012

14. Yang JL,Tadokoro T,Keijzers G,et al. Neurons efficiently repair glutamate-induced oxidative DNA damage by a process involving CREB-mediated up-regulation of apurinic endonuclease 1. J Biol Chem, 2010, 285 (36): 28191-28199

15. Andrabi SA,Kang HC,Haince JF,et al. Iduna protects the brain from glutamate excitotoxicity and stroke by interfering with poly (ADP-ribose) polymer-induced cell death. Nat Med,2011,17(6):692-699

16. Mazzone GL,Nistri A. Effect of the PARP-1 inhibitor PJ 34 on excitotoxic damage evoked by kainate on rat spinal cord organotypic slices. Cell Mol Neurobiol, 2011, 31 (3): 469-478

17. Linsenbardt AJ,Breckenridge JM,Wilken GH,et al. Dopaminochrome induces caspase-independent apoptosis in the mesencephalic cell line,MN9D. J Neurochem,2012, 122(1):175-184

18. Yokoyama H,Kuroiwa H,Tsukada T,et al. Poly(ADP-ribose)polymerase inhibitor can attenuate the neuronal death after 1-methyl-4-phenyl-1,2,3,6-tetra hydropyridine-induced neurotoxicity in mice. J Neurosci Res,2010,88(7): 1522-1536

19. Strosznajder JB, Czapski GA, Adamczyk A, et al. Poly (ADP-ribose) polymerase-1 in amyloid beta toxicity and Alzheimer's disease. Mol Neurobiol,2012,46(1):78-84

20. Abeti R, Duchen MR. Activation of PARP by Oxidative Stress Induced by β-Amyloid:Implications for Alzheimer's Disease. Neurochem Res,2012,37(11):2589-2596

21. Erener S, Pétrilli V, Kassner I, et al. Inflammasome-activated caspase 7 cleaves PARP1 to enhance the expression of a subset of NF-κB target genes. Mol Cell,2012,46 (2):200-211

22. Kauppinen TM,Suh SW,Berman AE,et al. Inhibition of poly(ADP-ribose)polymerase suppresses inflammation and promotes recovery after ischemic injury. J Cereb Blood Flow Metab,2009,29(4):820-829

41. 高迁移率族蛋白B1调节自噬在神经退行性疾病的作用研究进展

随着人口老龄化日益加剧，以神经元退行性变为主要特征的老年病的发病率呈现逐年上升趋势。第六次全国人口普查结果表明，中国已进入老龄化社会。目前我国 60 岁及以上人口为 177 648 705 人，占所有人口的 13.26%，65 岁以上人口为 118 831 709 人，占 8.87%。由于神经元退行性变疾病的发病机制不清，缺乏有效的早期诊断措施，给治疗带来了很大困难。神经退行性疾病（ND）的治疗费用占医疗卫生费用支出的很大部分，随着老龄人口的增多将会持续增加。

神经元退行性变疾病包括多种疾病，如常见的阿尔茨海默病（Alzheimer's disease，AD）等，此类疾病的共同特点是进行性的神经元损伤。由于发病机制复杂，并涉及许多至今未知的因素，目前尚无有效的干预措施，故阐明神经元退行性变疾病的发生相关机制十分重要。自 1999 年 Wang 等发现高迁移率族蛋白 B1（high mobility group box 1 protein，HMGB1）以来，对 HMGB1 的研究一直是热点。HMGB1 是一种非组蛋白染色体蛋白质，参与多种重要的生物学过程包括基因转录、DNA 修复、重组、分化和发育。自噬（antophagy）是广泛存在于真核细胞中的一条胞内蛋白的降解途径，它主要对体内的长寿蛋白及一些细胞器进行降解。自噬过度可以导致细胞死亡，但与细胞凋亡不同，是非 caspases 依赖的另一类重要的程序化细胞死亡方式，因此，被称为Ⅱ类程序性细胞死亡。最近的研究显示，HMGB1 具有调节自噬的重要作用，而另有报道自噬在神经退行性疾病中有重要作用，本文就其上述作用予以综述。

细胞内有两种主要的蛋白质降解途径：泛素（ubiqultin）—蛋白酶体途径和细胞自噬途径，它们的降解终端分别是蛋白酶体和溶酶体。相对于泛素途径，细胞自噬途径能够更有效的识别并降解神经退行性疾病中出现的异常聚集的蛋白质。基础水平的自噬在清除异常积聚的蛋白质、长寿命蛋白以及受损细胞器、维持细胞内稳态和细胞生存中扮演重要角色。自噬功能的缺陷与神经退行性疾病如 AD、帕金森病、亨廷顿病等可能存在重要联系，这些疾病的主要特点就是大脑神经元内蛋白的异常积聚而造成的神经元损伤。由于神经元为不可再生细胞，所以通过自噬清除神经元内异常积聚的蛋白、维持神经元正常功能就显得格外重要。同时自噬过程受到一系列复杂信号分子的调控，使胞内物质被双层膜结构的自噬小体包裹，自噬小体与溶酶体融合而降解。

一、自噬的发生过程及分子机制

哺乳类细胞的自噬包括至少 3 个过程，即伴侣蛋白调节的自噬（chaperone-mediated autophagy，CMA）、微量自噬（mierophagy）和大量自噬（maemphagy）。CMA 自噬是细胞质蛋白含有 KFERQ 结构序列（一些肽段的存在与含该肽段肽链的降解有关，这类肽段可以视为肽链降解的信号肽。例如，细胞质中某些常有 KFERQ/RIDKQ 序列的蛋白质易于进入溶酶体，然后在那里被降解。）可以选择靶细胞中用于降解的溶酶体腔物质。许多具有神经元病理意义的蛋白，包括淀粉样前体蛋白（amyloid pro-protein，APP）和核素蛋白（synuclein）都含有这个序列，该序列有极大的疾病相关性[4]。微量自噬又称为非选择程序性自噬，即小量的胞质进入溶酶体，溶酶体膜内陷并断裂成小液泡，以便在内腔中消化。大分子自噬是一个从酵母到哺乳类的保守途径，它调节大量细胞质成分降解，把含有蛋白质和细胞器的胞质区隔离到密封的双层膜液泡，即自噬小体（autophagosome）中，含有需要降解的物质称为自噬开始。自噬体的成熟是分步进行的，与内吞泡或溶酶体泡融合形成二性小体（amphisome）或自溶酶体（autolysosome），当溶酶体水解酶消化自噬液泡内含物时，最后降解只在自溶酶体中进行。一系列进化保守的基因如特异自噬基因（autophagy-specific gene，ATG）产物控制完整的自噬过程。

自噬的调控十分复杂，包含了众多自噬相关基因（autophagy-related gene，ATG）的参与，这些基因大多是首先在酵母中发现的，且在哺乳动物中存在同源物，具有高度保守性。西罗莫司靶蛋白（target of rapamycin，TOR）、磷脂酰肌醇-3 激酶（phosphatidylinositol 3-kinase，PI3K）/蛋白激酶 B (protein kinase B,PKB)以及腺苷酸活化的蛋白激酶(adenosine monophosphate activated protein kinase,AMAPK)等信号通路也都对自噬的发生发展起着重要的作用。

Beclin1 基因也称 BECN1 基因,是酵母 ATG6 的同系物,也是哺乳动物参与自噬的特异性基因。1998 年 Liang 等在致死性 Sinbis 病毒性脑炎的大鼠中发现一种分子量为 60kD 的蛋白质,他们将编码这种蛋白质的基因命名为 beclin1。1999 年 Aita 等发现编码该蛋白的基因 Beclin1 位于人染色 17q21,并成功克隆了 beclin1 基因。Beclin1 基因主要通过与Ⅲ型 PI3K(phosphatidylinositol 3,kinase)形成复合体来调节其他的 ATG 蛋白在自噬前体结构中定位,调节自噬活性。已经证实通过上调 beclin1 在哺乳动物细胞中的表达能够刺激自噬的发生。而近来有研究发现阿尔茨海默病早期,病变所累及的大脑区域 beclin1 蛋白表达量减少,是否意味 Beclin1 蛋白表达的减少和自噬与神经退行性疾病发生有关(图 41-1)?

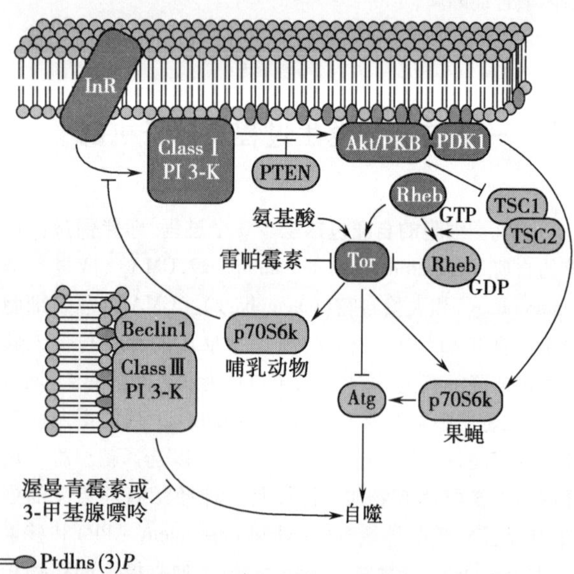

图 41-1　高等真核生物中自噬的调控机制

二、自噬与神经退行性疾病

神经退行性疾病共同病理特征之一是神经元内存在易聚集蛋白,如淀粉样前体蛋白、突变的 α-突触核蛋白(α-synuclein)和 Tau 蛋白等,它们对神经元产生毒性损伤作用,最终导致神经元的死亡而出现相应的临床症状。通过自噬等途径及时清除胞内有害物质显得十分重要。有报道称在神经变性性疾病中的早期阶段,激活自噬加速变性蛋白的清除阻止了疾病的进一步发展。在亨廷顿病中,通过自噬途径对突变蛋白小片段的降解的阻止它们的进一步聚集。值得注意的是,特异性抑制小鼠大脑的自噬,即使在没有疾病相关突变蛋白的积聚下,也可导致神经退行性疾病病变的发生。

AD 是老年期痴呆最常见的类型,是一种在脑内形成大量老年斑和神经原纤维缠结为主要病理特征、进行性记忆障碍为主要表现的最常见的神经退行性疾病。据报道不到 2% 的病例是由常染色体突变所引起的,而此病因造成的家族性 AD 发病和散在性 AD 患者病理机制类似。因此,神经毒性蛋白的聚集在 AD 病因中是主要原因,有效清除这些异常物质至关重要。相对于泛素途径,细胞自噬途径能够更有效的识别并降解神经退行性疾病中出现的异常聚集的蛋白质。临床上对 AD 患者的脑皮层活检标本进行研究,发现自噬小体及其他前溶酶体自噬小泡显著增加。Hung 等发现在神经母细胞瘤细胞 SH-SY5Y 细胞中,给予细胞外 Aβ,可引起细胞内强烈的自噬溶酶体产生,效果类似于血清饥饿所引起。Yu 等发现,自噬小体是大脑细胞内 Aβ 的主要储存场所。Komatsu 等日本学者用自噬相关蛋白 APG5 或 APG7 建立的基因敲除小鼠中发现,单纯自噬障碍可产生神经变性疾病的表现,而病理上也表现为细胞内包涵体的形成。学者们提出即使在缺乏明确的致病蛋白的同时,自噬功能的缺失或失代偿,也可能导致细胞对蛋白质、细胞器或是异常聚集体的降解能力降低,并最终导致包涵体形成和神经元变性死亡。正常情况下,产生的 Aβ 随自噬小体最后可以通过溶酶体降解。若自噬小体与溶酶体融合出现障碍,增多的自噬小体则为 Aβ 沉积创造有利条件,最终导致 AD 的症状。Nixon 等用家族性 AD 的一个基因突变 APP(淀粉样前体蛋白)的突变体构建的转基因动物模型发现,有明显的溶酶体功能上调,表现为囊泡样结构增多,水解酶如 cathepsin D 等的转录和表达增高。用 cathepsin B 基因敲除小鼠研究也发现,Aβ 和老年斑产生增多。溶酶体功能改变往往早于 Aβ、老年斑和临床表现,提示其可能是 AD 发病的启动因素。据此提出了溶酶体功能异常在 AD 发病机制中的可能作用:神经元的内吞溶酶体(endocytosis-lysosome)功能障碍,使得溶酶体内的水解酶外溢,造成细胞的损伤。

Nixon 等发现在受损神经元胞体周围,特别是出现神经纤维缠绕病理改变的,常伴随线粒体等细胞器相关损伤,自噬是显而易见的。有研究发现高度磷酸化 tau 蛋白不能通过自噬溶酶体途径代谢,从而聚集形成纤维缠绕结构是 AD 发病机制之一。同时有研究显示在用 FTDP-17(一种由于 tau 蛋白突变所导致的合并帕金森症的额颞痴呆)突变体构建的转基因鼠中,突变的 tau 蛋白可导致溶酶体功能障碍,进一步加重 AD 的发生。

三、自噬调节对 AD 疾病发生发展的影响

自噬在阿尔茨海默病扮演双重角色,既具有保护作用,

但也很可能是一种致病因素。自噬可以清除积聚在内质网内外错误折叠的蛋白质,然而过度的自噬却也导致了一些退行性神经病变的病理改变。随着疾病的进展,蛋白聚集物越来越多,它们对溶酶体蛋白酶降解的敏感性下降,自噬的持续性激活导致细胞最终发生自噬性程序性细胞死亡,神经元进一步丢失,加速了退行性疾病的进程。最新的研究表明高迁移率族蛋白-1(HMGB1)具有调节自噬的重要作用。

(一) HMGB1 在自噬中的作用

HMGB1 是一种非组蛋白染色体蛋白质,在染色质的结构、功能及基因表达调控过程中均发挥着重要作用。有报道称 HMGB1——染色质相关蛋白和胞外损伤相关模式分子,是一个关键的吞噬调节者。

HMGB1 分子由 215 个氨基酸组成,包含 2 个与 DNA 结合的结构域即 A-box(9～85 氨基酸)和 B-box(88～162 氨基酸)以及 1 个高度重复并富含酸性氨基酸的 C-末端(186～215 氨基酸)。研究表明,HMGB1 在成年小鼠脑内(脑皮层、海马、纹状体、小脑、脑干、室管膜和脑室下区)广泛表达,在中枢神经系统中,HMGB1 与其受体在炎症、凋亡、血脑屏障(blood-brain barrier,BBB)通透性调节中起重要作用。HMGB1 具有调节自噬的重要作用。Tang 等研究表明在哺乳动物细胞,HMGB1 是一种新颖的自噬效应器。消耗或抑制小鼠胚胎成纤维细胞(MEFs)或肿瘤细胞中的 HMGB1,可以显著减弱微管相关蛋白 1 轻链 3(LC3 的)聚点(自噬体形成标志),其与细胞经典的自噬性刺激后增加 p62/SQSTM1 表达有关。与此相反,上调 HMGB1 缺陷的细胞中的 HMGB1 表达可以恢复 LC3 聚点状形成。为了评估细胞质 HMGB1 的自体吞噬作用,Tang 等建立了无核细胞,饥饿刺激后,HMGB1$^{+/+}$的胚胎成纤维细胞(MEF)的胞质仍然能够积累 LC3 的聚点。相反,HMGB1$^{-/-}$的 MEF 胞质的 LC3 的聚点比 HMGB1$^{+/+}$的水平低,表明细胞质的 HMGB1 是饥饿刺激吞噬重要因素。

(二) HMGB1 通过 Beclin1 作用增强自噬作用

Bec Lin-1 是酵母自噬相关基因 At6 的哺乳细胞同源基因,为磷酸肌醇二磷酸激酶(PI3K)中的一员,与早期自噬体形成有关,是其他自噬蛋白基因参与自噬形成过程的必需成分。Beclin1 最初是作为 Bcl-2 的相互作用蛋白而被发现。Bcl-2(以及其同源的 Bcl-xL)具有抑制 Beclin1 的自噬作用。Tang 等研究结果表明,HMGB1 可能通过 ERK(细胞外信号调节激酶)/或 MAPK 途径(丝裂原激活蛋白激酶)通路参与了 Bcl-2 磷酸化的调节,HMGB1 消融后,饥饿诱导的 ERK1/2 和 Bcl-2 两者的磷酸化减少了,但这种效应的机理仍不清楚。有趣的是,HMGB1 和 Beclin1 在酵母,小鼠和人类有相当多的同源性序列,表明它们可能有共同的起源。此外,Beclin1 和 HMGB1 都被发现在线粒体,内质网和细胞核内存在,其中各自扮演的角色仍不明确。敲除 HMGB1,以及使用 MEK/ERK 的联合抑制剂 U0126 后,阻碍了 Bcl-2 从 Beclin1 分离从而抑制了自噬。内源性 HMGB1 结合 Beclin1,调控饥饿诱导的细胞内 Bcl-2 磷酸化,从而抑制 Beclin1 和 Bcl-2 之间的相互作用,增强自噬作用。

四、小　　结

自噬功能在 AD 中确切作用还没有得到完全的阐明。但是,随着自噬溶酶体途径的不断被揭示,自噬溶酶体途径在 AD 中的作用将会越来越受到重视。上述的研究提示:①细胞基础水平的自噬对于神经元细胞起保护作用,包括对抗营养缺乏、降解受损细胞器和神经毒性蛋白等;②不完整的自噬(如自噬体和溶酶体的融合被抑制或自噬溶酶体内容物的降解受到抑制)对神经元细胞是有害的,可能导致细胞死亡;③某些刺激情况下,过度自噬的产生消耗了细胞大量的健康细胞器,使得细胞不可避免的走向死亡。细胞质的 HMGB1 是刺激自噬的重要因素,可以通过 Beclin1 作用增强自噬作用。在神经退行性疾病中维持合适 HMGB1 水平,增强自噬,通过清除 AD 神经元中毒性蛋白(Aβ 及 tau 蛋白等)对缓解 AD 是否有利仍值得研究。进一步揭示神经退行性疾病的发病机制,可能为神经退行性疾病预防和治疗提供很有价值的线索。

(周俊　马千　曹红　李军)

参 考 文 献

1. Wang H, BIoom O, Zhang M, et al. HMGB1 as a late mediator ofendotoxin lethality in mice. Science, 1999, 285 (5425):248-251
2. Tang D, et al. Endogenous HMGB1 regulates autophagy. J. Cell. Biol, 2010, 190, 881-892
3. Chu CT. Autophagic stress in neuronal injury and disease. J Neuropathol Exp Neurol, 2006, 65:423-432
4. Massey A, Kiffin R, Cuervo AM. Pathophysiology of chaperone-mediated autophagy. Int J Biochem Cell Biol, 2004, 2420-2434
5. Liang XH, Jackson S, Seaman M, et al. Induction of autophagy and inhibition of tumorigenesis bybeclin 1. Nature, 1999, 402(6762):672-676
6. F Scarlatti, R Maffei, I Beau, et al. Role of non-canonical Beclin 1-independent autophagy in cell death induced by resveratrol in human breast cancer cells. Cell Death Differ, 2008, 15(8):1318-1329
7. Pickford F, Masliah E, Britschgi M, et al. The autophagy-related protein beclin 1 shows reduced expression in early Alzheimer disease and regulates amyloid[beta] accumulation in mice. J Clin Invest, 2008, 118(6):2190
8. Nixon RA, Wegiel J, et al. Extensive Involvement of Autoph-

agy in Alzheimer Disease: An Immuno-Electron Microscopy Study. Neuropathol Exp Neurol, 2005, 64(2): 113-122

9. Hung SY, Huang WP, Liou HC, et al. Autophagy protects neuron from Aβ-induced cytotoxicity. Autophagy, 2009, 5: 4, 502-510
10. Yu WH, Cuervo AM, Kumar A, et al. Macroautophagy-a novel Beta-amyloid peptide-generating pathway activated in Alzheimer disease. Cell Biol, 2005, 171: 87-98
11. Komatsu M, Waguri S, Chiba T, et al. Loss of autophagy in the central nervous system causes neurodegeneration in mice. Nature, 2006, 441: 880-884
12. Nixon RA. Autophagy amyloidogenesis and Alzheimer disease. Cell Sci, 2007, 120: 4081-4091
13. Nixon RA, Cataldo AM, Mathews PM. The endosomal-lysosomal system of neurons in Alzheimer's disease pathogenesis: a review. Neurochem Res, 2000, 25 (9-10): 1161-7214
14. Lim F, Hernandez F, Lucas JJ, et al. FTDP-17 mutations in tau transgenic mice provoke lysosomal abnormalities and Tau filaments in forebrain. Mol Cell Neurosci, 2001, 18: 702-714
15. Maiuri MC, Le Toumelin G, Criollo A, et al. Functional and physical interaction between Bcl-X(L) and a BH3-like domain in Beclin-1. EMBO J, 2007, 26(10): 2527-2539

42. 线粒体转录因子A研究进展

线粒体是真核细胞特有的亚细胞结构，机体能量代谢的动力工厂。线粒体转录因子A（mtTFA、TFAM及mtTF1）是调控线粒体生物发生和维护线粒体DNA（mtDNA）稳定的关键因子，对维持线粒体功能有非常重要的作用，其表达对机体功能影响受到国内外广泛关注。本文就其结构、功能、相关因子及在氧化应激中的作用等研究热点进行综述。

一、线粒体转录因子A的结构

线粒体转录因子A（mitochondrial transcription factor A，mtTFA）是由核基因编码的一种小分子多肽，属于对DNA有高亲和力的HMG box（high mobility group box）蛋白家族成员，在结构上包含两个HMG box结构域和一个C末端结构，两个HMG box之间还存在一个由27个氨基酸残基组成的短连接区域。Rubio-Cosials A等研究发现，两个HMGbox蛋白结构域通过嵌入两个倒立的DNA结合位点，使DNA旋转180度弯曲，暴露了C-末端与线粒体DNA（mitochondrial DNA，mtDNA）结合位点，这种形态变化为mtTFA的C-末端绑定在弯曲的DNA尾部提供条件。研究证实，C末端区域含有25个氨基酸，其在功能上表现为使mtDNA的拷贝数量非常精确。mtTFA通过C末端与mtDNA的D环内的启动子结合，在线粒体RNA聚合酶和线粒体转录因子B（mitochondrial transcription factor B，mt-TFB）存在的情况下，共同组成转录起始复合物，然后这种复合物可以激活转录。C-末端结构不仅增强了mtTFA与mtDNA的亲和力，还与启动子序列特异结合参与mtDNA转录活化。缺乏C末端的25个氨基酸将使转录活性下降。

二、mtTFA调节mtDNA基因拷贝数

mtTFA可以调控线粒体基因拷贝数，mtDNA编码蛋白是呼吸链酶复合体的重要成分，而mtDNA转录产物的多少在很大程度上取决于mtDNA的拷贝数量，因此通过mtTFA调控mtDNA的拷贝数对维持线粒体能量供给非常重要。Ekstrand等分别在过表达mtTFA和mtTFA基因敲除小鼠研究发现，过表达mtTFA可以增加小鼠mtDNA的数量；用SiRNAi抑制mtTFA的表达，mtDNA的数量表现出与mtTFA同样水平的降低。通过对mtTFA直接评估可以反映线粒体的基因水平，为线粒体基因的稳定表达提供了一个研究位点。

三、mtTFA参与的线粒体拟核结构

mtTFA是线粒体拟核（nucleoid）组分蛋白中成员，也是mtDNA的包装蛋白。研究普遍认为，哺乳动物的线粒体DNA形成更高级的结构，称为拟核。拟核结构是mtDNA转录和复制的功能单元。对mtTFA和mtDNA定量研究发现，mtTFA的数量是mtDNA的数百倍，每个细胞中mtTFA将mtDNA完全覆盖。这种包裹形成的覆盖作用，可保护mtDNA损伤。mtTFA作为一包装蛋白，以纳摩尔亲和力与mtDNA结合，共同形成环状球体，并能将数个mtDNA分子压缩形成拟核。通过mtTFA可以使mtDNA发生弯曲作用，这种弯曲的mtDNA便于拟核结构的形成。

四、mtTFA相关的线粒体因子

（一）PGC-1α-NRF-1-mtTFA通路

线粒体转录因子A已经被证实是mtDNA复制转录的最直接的调控因子。除mtTFA外，参与线粒体调控作用的主要因子还有很多，其中包括：过氧化物酶体增殖物激活受体γ辅激活因子（peroxisome proliferators γ activated receptor coativator-1α，PGC-1α）、核呼吸因子（nuclear respiratory factor-1/2, NRF-1/2)等。PGC-1α 可以激活很多介导线粒体因子最上级因子。在人 mtTFA 基因研究中发现, PGC-1α 首先激活 NRF-1、NRF-2,激活后的 NRF-1、NRF-2 再与 mtTFA 基因启动子的特异性结合位点结合,从而调节 mtTFA 表达。

(二) 线粒体转录因子 B(mitochondrial transcription factorB-1/-2)

线粒体转录因子 B(mitochondrial transcription factor B, mtTFB)也通过核基因转录和翻译调节 mtDNA 而调控线粒体的功能。目前发现的 mtTFB 主要有两种:mtTFB-1 和 mtTFB-2,它们在功能上不尽相同。mtTFB-1 主要参与线粒体 rRNA 的甲基化。mtTFB-2 与线粒体 RNA 聚合酶、mtTFA 共同形成对呼吸链至关重要的三联体系。研究表明,特异性敲除 mtTFA 基因小鼠可导致严重的线粒体心肌病,早期发病后,经过补充这三种转录因子使线粒体基因的损耗得到弥补,推测该三联体系是 mtDNA 的稳定机制。

五、氧自由基对线粒体功能障碍影响及 mtTFA 的关系

在组织缺血缺氧、缺血再灌注及细胞凋亡衰老等病理改变中,释放出大量活性氧簇 ROS(reactive oxygen species, ROS)。ROS 主要是线粒体呼吸链产生,最直接途径导致 mtDNA 损伤和突变,进而发生呼吸链功能障碍,ATP 生成减少。作为 mtDNA 转录、复制和维护稳定的重要调控因子 mtTFA 与氧化应激损伤密切相关。

(一) mtTFA 在神经系统疾病的相关研究

Keeney 等利用 MTD-mtTFA 对帕金森疾病(PD)细胞模型 PD 杂交细胞进行基因治疗,发现处理 MTD-mtTFA 对改善线粒体功能具有一定的意义。新的研究发现,脊髓神经元肌萎缩侧索硬化症的主要发病机制是细胞色素 C 减少、mtDNA 的突变,将重组的 mtTFA 导入线粒体内,可以通过改善神经元细胞能量供给和突触障碍,减少患者死亡率。镍可以损伤小鼠神经细胞的拟核结构,特别是损伤 mtDNA 并减少 mtTFA 蛋白质水平。褪黑素可提高 mtTFA 的水平达到对中枢神经系统的保护作用。Hayashi 等研究发现,脂质使老年转基因小鼠脑细胞中过氧化物的积累,mtTFA 表达下降。脂多糖处理的老年转基因小鼠脑细胞中 mtTFA、mtDNA 的表达水平上调,IL-1 的大幅度减少,其学习记忆、工作记忆和海马电位时长都有显著的改善。

(二) mtTFA 在循环系统疾病相关研究

研究表明,mtTFA 对缺血缺氧或缺血再灌注心肌损伤的保护机制可能为:线粒体氧化应激导致 ROS 产生增加、mtDNA 损伤、呼吸链酶合成不足从而引起线粒体呼吸功能减弱。线粒体呼吸功能障碍还会进一步产生 ROS,损伤其邻近的 mtDNA,造成广泛的周期性的恶性循环,心肌细胞肥大最终凋亡。过表达的 mtTFA 通过减少 mtDNA 拷贝数下降,可改善线粒体功能障碍进程,进而对心衰和心肌重构有治疗作用。Palacin 等也证明,活性氧大量产生造成的 mtDNA 多态性与 mtTFA 基因变异导致动脉粥样硬化与缺血性心肌梗死的风险很大。动脉粥样硬化斑块内存在大量的氧化反应和炎症损伤,在兔动脉粥样硬化血管平滑肌细胞研究中发现,PGC-NRF-1/-2-mtTFA 通路可能对血管平滑肌细胞增殖和动脉粥样硬化的发展发挥关键作用。Alonso-Montes 等对敲除 mtTFA 基因的小鼠研究显示,肥厚性心肌病的发病主要和 mtDNA 的拷贝、呼吸链活动减少产生氧化应激相关联。mtTFA、mtTFB-1 和 mtTFB-2 对 mtDNA 具有调控作用,其表达水平可以评估肥厚性心肌病的风险。

六、展　　望

mtTFA 组成结构与功能定位的研究的逐渐深入,将有益于今后针对线粒体发病机制的研究。mtTFA 作为线粒体生物发生重要的调控因子,在许多疾病中起到重要的作用。线粒体在氧化应激中有非常大的研究价值,近期研究主要集中在心脏和神经系统的研究上,肝脏、肾脏、肺以及淋巴系统的研究比较匮乏。目前对 mtTFA 研究、主要集中在慢性疾病,有少数研究发现,转录因子的表达在急性期或短时间的缺血缺氧中已有改变。探索短时间的缺血缺氧对线粒体造成的影响,对其机制的进一步完善可为线粒体保护提供新出发点。

七、结　　语

mtTFA 是维护 mtDNA 稳定、调控线粒体生物发生的重要调节因子,其表达的高低不仅参与在线粒体生物发生及机体组织细胞更新的生理过程,也体现在各种刺激因素产生代偿性适应疾病的病理过程。综上所述,mtTFA 可以作为研究线粒体修复的靶点和疾病预后的评价指标,mtTFA 参与线粒体引起的氧化应激,对 mtTFA 更进一步的研究能为氧化应激的防治提供新的研究方向。

(何　锟)

参考文献

1. Gangelhoff TA, Mungalachetty PS, Nix JC, et al. Structural analysis and DNA binding of the HMG domains of the human mitochondrial transcription factor A. Nucleic Acids Res, 2009, 37:3153-3164
2. Rubio-Cosials A, Sidow JF, Jimenez-Menendez N, et al. Human mitochondrial transcription factor A induces a U-turn

structure in the light strand promoter. Nat Struct Mol Biol, 2011,18(11):1281-1289

3. Shutt TE, Lodeiro MF, Cotney J, et al. Core human mitochondrial transcription apparatus is a regulated two-component system in vitro. Proc. Natl Acad. Sci. USA,2010,107: 12133-12138
4. Kasashima K, Sumitani M, Endo H. Human mitochondrial transcription factor A is required for the segregation of mitochondrial DNA in cultured cells. Exp Cell Res,2011,317(2):210-220
5. Ekstrand MI, Falkenberg M, Rantanen A, et al. Mitochondrial transcription factor A regulates mtDNA copy number in mammals. Hum Mol Genet, 2004, 13(9): 935-944
6. Kaufman BA,Durisic N,Mativetsky JM,et al. Themitochondrial transcription factor TFAM coordinates the assembly of multiple DNAmol-ecules into nucleoid-like structures. Mol Biol Cel,2007,18(9):3225-3236
7. Fukuoh A,Kang D. Methods for assessing binding of mitochondrial transcription factor A(TFAM) to DNA. Methods Mol Biol,2009,554:87-101
8. Malarkey CS, Bestwick M, Kuhlwilm JE, et al. Transcriptional activation by mitochondrial transcription factor A involves preferential distortion of promoter DNA. Nucleic Acids Res,2012,40N2:614-624
9. Gleyzer N, Vercauteren K, Scarpulla RC. Control of mitochondrial transcription specificity factors (TFB1M and TFB2M) by nuclear respiratory factors(NRF-1 and NRF-2) and PGC-1 family coactivators. Mol Cell Biol,2005,25(4): 1354-1366
10. Richter U,Kuhn K,Okada S,et al. A mitochondrial rRNA dimethyladenosine methyltransferase in Arabidopsis. Plant J,2010,61(4):558-569
11. Freyer C,Park CB,Ekstrand MI,et al. Maintenance of respiratory chain function in mouse hearts with severely impaired mtDNA transcription. Nucleic Acids Res,2010,38(19):6577-6588
12. Finkel T. Signal transduction by mitochondrial oxidants. J Biol Chem,2012,287(7):4434-4440
13. Keeney PM,Quigley CK,Dunham LD,et al. Mitochondrial genetherapy augments mitochondrial physiology in a parkinsons diseasecellmode. l Hum Gene Ther,2009,20:1-11
14. Keeney PM,Bennett JP Jr. ALS spinal neurons show varied and reduced mtDNA gene copy numbers and increased mtDNA gene deletions. Mol Neurodegener,2010,5:21
15. Xu SC,He MD,Lu YH,et al. Nickel exposure induces oxidative damage to mitochondrial DNA in Neuro2a cells:the neuroprotective roles of melatonin. J Pineal Res,2011,51(4):426-433
16. Hayashi Y,Yoshida M,Yamato M,et al. Reverse of age-dependent memory impairment and mitochondrial DNA damage in microglia by an overexpression of human mitochondrial transcription factor a in mice. J Neurosci,2008, 28(34):8624-8634
17. Tsutsui H,Kinugawa S,Matsushima S. Mitochondrial oxidative stressand dysfunction inmyocardial remodelling. Cardiovasc Res,2009,81(3):449-456
18. Palacin M,Alvarez V,Martin M,et al. Mitochondrial DNA and TFAM gene variation in early-onset myocardial infarction:evidence for an association to haplogroup H. Mitochondrion,2011,11(1):176-181
19. Wu WS,Liu GN,Huo HY,et al. Upregulated PGC-NRF-mtTFA expressions contributed to the development of atherosclerosis in rabbits fed with a high fat diet. Zhonghua Xin Xue Guan Bing Za Zhi,2008,36(7):646-650
20. Alonso-Montes C,Castro MG,Reguero JR,et al. Mitochondrial transcription factors TFA,TFB1 and TFB2:a search for DNA variants/haplotypes and the risk of cardiac hypertrophy. Dis Markers,2008,25(3):131-139

43. HPS分子机制的研究进展

一、肝肺综合征的简介

肝肺综合征（hepatopulmonary syndrome，HPS）是慢性肝病的严重并发症，以肺微血管扩张（pulmonary vasodilatation，PVD）引起的低氧血症为典型病理改变，主要发生于肝硬化，也发生于其他各种慢性肝病。HPS在晚期肝硬化患者中发生率为4%～20%，在肝移植受者中发生率为10%～20%，所以已经成为麻醉学等相关学科的研究热点。研究提示HPS也是引起围手术期移植肝无功能及肺部感染的主要原因。HPS并发呼吸困难患者的中死亡率为41%。了解HPS的相关病理基础及分子机制可以为该病的治疗奠定理论基础，尤其是在围手术期对肺脏的保护具有重要意义。

HPS的发病机制可能有：①肺血管的分流；②通气/血流比失调；③肺微血管扩张。其中PVD在HPS发病过程中起关键性作用，而肺微血管以内皮细胞（pulmonary microvascular endothelial cells，PMVECs）为主，所以在PVD中PMVECs发挥了重要的生物学效应。通过倒置相差显微镜观察，肺微血管内皮细胞呈"铺路石样"排列，状如梭形或多角形，大小均匀，胞核清晰，呈卵圆形，胞浆丰富。

HPS是以PVD和低氧血症为主要病理改变的肝病末期并发症。HPS的主要病理过程为肝功能障碍产生多种细胞因子通过血液循环到达肺脏，作用于PMVECs使其发生一系列的病理改变，导致PVD并加重其发展；扩张的微血管导致血红蛋白氧合障碍产生难治性低氧血症和低氧肺血管重建而进一步加重低氧血症，从而导致HPS的发生和进展。国斌报道HPS大鼠血清能够刺激离体PMVECs异常增殖，且呈时间依赖性，提示PMVECs异常增殖可能在PVD起到重要作用。本课题组前期研究提示离体PMVECs在HPS大鼠血清刺激下，在增殖的同时，部分PMVECs内检测出SM-α-actin、SM-MHC、calponin蛋白表达，提示PMVECs存在肌样化改变；进一步研究发现离体PMVECs在CBDL大鼠血清的刺激下出现复层生长，而且在体的CBDL大鼠肺微血管管壁增厚。PMVECs的异常增殖、肌样分化以及复层生长在HPS的PVD中发挥重要生物学效应，是PVD的典型病理基础。

二、PMVECs异常增殖

既往有关HPS发病机制的研究主要局限在现象观察和细胞因子浓度的测定方面，近年来逐步深入到信号通路及其调控，使得HPS的研究进入一个更深入的领域。HPS导致肝病患者在围手术期并发肺部感染、移植肝无功能等并发症的危险程度增加，也是引起肝病患者死亡率增加的重要原因，所以对其分子机制进行深入研究有着重要的科学意义。在我们的研究中主要以PI3K/AKT信号通路为PMVECs异常增殖的研究切入点。磷脂酰肌醇-3-激酶（phosphoinositide-3-kinase，PI3K）是一个酶家族，它们参与细胞的众多功能，如细胞生长、细胞增殖、细胞分化、细胞运动、细胞生存及细胞之间的运输。它们主要存在于真核生物的各种细胞中，可分为3类：Ⅰ型、Ⅱ型、Ⅲ型。而其中研究最多的就是Ⅰ型，在正常哺乳动物细胞中，Ⅰ型又分为IA和IB两个亚型。丝氨酸/苏氨酸蛋白激酶（serine/threonine kinase，Akt）是一种分子量为56kDa大小的丝氨酸/苏氨酸蛋白激酶，是PI3K信号通路的核心靶蛋白。在信号转导通路中，它们主要存在于细胞内等待激活信号，其激活途径主要包括两种：一种是通过Ras和Pll0直接结合，导致P13K的活化；另一种是与具有磷酸化酪氨酸残基的生长因子受体或连接蛋白相互作用，引起构象改变而被激活。活化的PI3K使磷酯酰肌醇二磷酸（phosphatidylinositide-3，4-bisphosphate，PIP2）磷酸化生成磷酯酰肌醇三磷酸（phosphatidylinositide-3，4，5-triphosphate，PIP3），Akt通过PH结构域被聚集到细胞膜，发生构象变化，从而使磷酸肌醇依赖激酶1（phosphoinositide-dependent kinase 1，PDK1）和磷酸肌醇依赖激酶2（phosphoinositide-dependent kinase 2，PDK2）在活化环内激活Akt蛋白的丝氨酸和苏氨酸位点，参与 Akt 蛋白的激活。活化后的 Akt 主要磷酸化含有丝氨酸/苏氨酸残基的底物而发挥广泛的生物学效应，Akt 底物包括 P21Cip、cyclin Dl、Bad、caspase9、forkhead、IkB 激酶、GSK3、eNOS、HIF-1、P70S6K 等，上述 Akt 的下游靶点在各种细胞的生长和分化中均起关键作用。国内研究提示该通路在细胞增殖中发挥重要生物学效应。通过转染该通路的抑制性基因 PTEN 入 PMVECs 后，能够明显抑制低氧诱导的 PMVECs 异常增殖、凋亡减缓的现象，进一步提示 PI3K-Akt 通路在调控 PMVECs 增殖中起关键作用。

三、PMVECs 肌样分化

在 HPS 患者术后低氧血症得到显著性改善，且检测到肺微血管产生了收缩，表明在 PMVECs 异常增殖的基础上，肌样分化在 PVD 中发挥了重要作用。目前研究以 TGF-β1/Smads 信号通路为主，进一步研究其信号通路及调控具有重要意义。

转化生长因子（transforming growth factor，TGF）是一类具有多种生物学活性的细胞因子，参与调节细胞的增殖、分化、发育和凋亡等多种生命活动。TGF 家族包括：TGF-β、活化素（activin）、骨形态发生蛋白（BMP）、生长分化因子（GDF）等。哺乳动物中 TGF-β 共有三种异构体形式：TGF-β1、TGF-β2 和 TGF-β3，它们均由一个成熟的 TGF-β 和 N 端前体残基（又称潜态相关蛋白）组成。TGF-β 受体（TGFR）有 5 种不同类型（Ⅰ ~ Ⅴ型），其中Ⅰ型和Ⅱ型受体在该通路中起重要作用。Smads 蛋白家族是 TGF-β 信号通路的关键蛋白，不同的 Smads 蛋白介导不同的 TGF-β 家族成员的信号转导，其中哺乳动物中有 8 中 Smads 蛋白，即 Smads1-8，根据蛋白的功能将其分为 3 类：膜受体激活的 Smad（R-Smads），包括 Smad1、2、3、5、8；通用 Smad（co-Smad），目前只有 Smad4；抑制性 Smads（I-Smads），包括 Smad6 和 7。在 TGF-β1/Smads 信号通路中，当机体受到各种细胞因子刺激后，TGF-β1 首先与相应的Ⅱ型受体结合而被磷酸化激活成为具有活性的激酶，同时也激活了Ⅱ型受体，活化的Ⅱ型受体使得Ⅰ型受体聚集，并将Ⅰ型受体胞内区外侧的富含丝氨酸/苏氨酸残基的 GS 区磷酸化而将其激活，活化的Ⅰ型受体与下游的 Smads 蛋白（主要是 R-Smads 蛋白）结合使 Smads 蛋白磷酸化，再与 co-Smads 蛋白结合转入细胞核，参与基因调控功能。既往的报道也指出 TGF-β1/Smads 信号通路在细胞的分化中起了重要作用，进一步说明 TGF-β1/Smads 信号通路在 PMVECs 肌样分化中发挥了重要的生物学效应。

四、PMVECs 的复层生长

在 CBDL 大鼠血清的刺激下，肺微血管内皮细胞出现复层生长。在体 CBDL 大鼠肺微血管管壁增厚提示 PMVECs 的生长受到接触性抑制的失衡控制，从而导致了 PMVECs 的复层生长。细胞接触性抑制指在细胞的生长过程中相邻细胞接触后通过细胞黏附分子（cell adhesion molecule，CAM）的作用抑制细胞的增殖，目前在肿瘤疾病的研究中甚为广泛。细胞黏附分子主要包括钙黏素（cadherin）、整合素（integrin）、选择素（selectin）、免疫球蛋白超家族（Ig-superfamily，Ig-SF）及透明质酸粘素（hyaladherin），它们都是滑膜糖蛋白，分子结构由胞外区、跨膜区及胞质区组成，参与信号转导的为胞质区。其中钙黏素和整合素在细胞接触性抑制中的作用研究最为广泛。

钙黏素属于亲同性 CAM，其作用依赖于钙离子，整合素为亲异性 CAM，作用也依赖于钙离子，它们共同介导细胞与细胞、细胞与细胞外基质（extracellular matrix，ECM）之间的相互作用，参与细胞的增殖，分化以及其他的病理生理过程。脂质阀（lipid raft）和小凹（caveolae）是细胞膜上富含胆固醇和鞘磷脂的特殊结构域，参与跨膜信号的转导、物质内吞，脂质及蛋白质定向分选在内的多种细胞生物学过程。Caveolae 中主要是小凹蛋白起作用，在细胞的接触性抑制中，整合素和钙黏素受脂质阀和小凹蛋白的调节形成 lipid raft-integrin/hemophilic。在肿瘤疾病的研究中，脂质阀促进钙黏素与肌动蛋白及亲同种抗原体的结合，小凹蛋白下调钙黏素的表达，通过 FAK-Ras-ERK 途径调节细胞周期，抑制细胞的接触性抑制，导致细胞异常增殖。

五、展　望

HPS 是慢性肝病严重并发症，也是肝移植围手术期死亡率增加的重要因素。但是目前该疾病的预防及有效治疗仍没有实质性的突破，研究其分子机制可以为该病的防治提供指导性意义。HPS 以 PVD 和低氧血症为主要病理变化，而低氧血症以微血管扩张为病理基础，所以肺微血管扩张在 HPS 相关机制中起重要作用。肺微血管扩张主要以 PMVECs 异常增殖、肌样分化及复层生长而成，从病理改变上起了重要作用，从而在 HPS 的分子机制中发挥了生物学效应。深入研究这些信号通路的传导及其调节蛋白可以为 HPS 的分子机制提供理论基础，从而在 PMVECs 的病理改变上为 HPS 的防治开辟一个新的领域。

（王芝　易斌　鲁开智）

参 考 文 献

1. Sindhu S，Ramesh P，Juneja R，et al. Hepatopulmonary Syndrome，an Unusual Cause of Hypoxemia. Indian Journal of Pediatrics，2007，74（12）：1127-1129
2. Krug S，Seyfarth HJ，Hagendorff A，et al. Inhaled iloprost for hepatopulmonary syndrome：improvement of hypoxemia. Eur

J Gastroenterol Hepatol,2007,19(12):1140-1143

3. Melo-Silva CA,Gaio E,Trevizol,et al,Respiratory mechanics and lung tissue remodeling in a heoatooulmonary syndrome rat model. Respiratory Physiology Neurobiology,2011,179(2-3):326-333
4. Akiko M, Yasumi K, Xue-jun Z, et al. Effect of chronic methylene blue administration on hypoxia in rats with common bile duct ligation,Hepatology Research,2010,40(6):622-632
5. Liping T,Junlan Z,Bao L. Effect of bile acids on pulmonary microvascular endothelial cell proliferation:implications for experimental hepatopulmonary syndrome(HPS). Hepatology,2007,46(4):611A
6. 国斌,易斌,徐顺贵,等. 肝肺综合征大鼠血清对肺微血管内皮细胞 Akt 表达的影响. 中华麻醉学杂志,2010,30(1):75-78
7. 王芝,易斌,国斌,等. 肝肺综合征大鼠肺微血管内皮细胞肌样分化时转化生长因子 β1 表达的变化,2011,31(7):862-864
8. Martelli AM,Faenza I,Billi AM,et al. Intranuclear 3-phosphoinositide metabolism and Akt signaling:new mechanisms for tumorigenesis and protection against apoptosis? Cellular Signaling,2006,18(8):1101-1107
9. Zhang HY,Han DW,Su AR,et al. Intestinal endotoxemia plays a central role in development of hepatopulmonary syndrome in a cirrhotic rat model induced by multiple pathogenic factors. World Journal of Gastroenterology,2007,13(47):6385-6395
10. 国斌,易斌,鲁开智. 哺乳动物雷帕霉素靶蛋白的研究进展. 医学研究生学报,2010,8(23):876-879
11. Park S,Ahn JY,Lim MJ,et al. IM-412 inhibits transforming growth factor β induced fibroblast differentiation in human lung fibroblast cells. Biochemical and Biophysical Research Communications,2010,399(2):268-273
12. Miyake T, Alli NS, McDermott JC. Nuclear function of Smad7 promotes myogenesis. Molecular and Cellular Biology,2010,30(3):722-735
13. Fuchshofer R,Stephan DA,Russell P,et al. Gene expression profiling of TGF-β2 and/or BMP7 treated trabecular meshwork cells:Identification of Smad7 as a critical inhibitor of TGF-β2 signaling. Experimental Eye Research, 2009, 88(6):1020-1032
14. Causeret M,Taulet N,Comunale F,Favard C,et al. N-cadherin association with lipid rafts regulates its dynamic assembly at cell-cell junctions in C2C12 myoblasts. Mol Bio of Cell,2005,16(5):2168-2180
15. Anderson RGW. The caveolea membersnce system(J). Ann Rev Biochem,1998,67(1):199-225
16. Zeidan A, Broman J, Hellstrand P, Sward K. Cholesterol dependence of vascular ERK1/2 activation and growth in response to stretch role of endothelin-1. Arterio Thro and Vas Bio,20003,23(7):1528-1534
17. Stehr M,Estrada CR,Khoury J,et al. Caveolae are negative regulators of transforming growth factor-1 signaling in ureteral smooth muscle cells. J of Urology,2004,172(10):2451-2455

44. 信号转导与转录活化蛋白STAT3在神经干细胞发育中的影响

神经干细胞(neural stem cell,NSCs)是一类具有分裂潜能和自更新能力的母细胞,它可以通过不对等的分裂方式产生神经组织的各类细胞,包括神经元,星形胶质细胞和少突胶质细胞等。神经干细胞分化,迁移,成熟过程的是内因和外因相互作用的结果,二者不可或缺。内因是指细胞自身的,包括细胞膜,细胞质,细胞核等成分的状态,实质上就是细胞的基因表达状态。外因是指细胞以外的,对细胞发挥影响作用的一切因素,包括营养因素,分泌因素,代谢因素,物理化学因素,细胞间通讯,细胞微环境等。STAT3是主要通过其内因改变神经干细胞的状态。在静息细胞中,STAT3 存在于细胞质内;在细胞外因子的刺激下,STAT3 被激活,从细胞质中转移至细胞核内调控靶基因的表达,这些靶基因编码的蛋白质在神经干细胞的增殖、分化和凋亡过程中发挥着重要作用。已证实,STAT3 参与到胚胎的神经系统发育过程中。细胞因子激活的 JAK/STAT 信号途径是哺乳动物发育时期决定细胞分化方向的一个重要机制。STAT3 与其他信号途径如 MAPK 相互作用,在神经系统的发育过程中表达并激活,参与神经干细胞的分化;同时,还能通过 notch 家族主要成员(notch1、notch 2 和 notch 3)和抑制性 bHLH 因子(Hes1 和 Hes5)调节胶质细胞的形成。STAT3 为重要的信号转导因子,参与多种基因的表达和调控,并与其他转录因子一起形成复杂的调控网络。

一、神经干细胞

1989 年 Anderson 等首先提出了神经干细胞概念,并通过实验首先证实 NSCs 的存在。NSCs 是一类具有分裂潜能和自我更新能力的母细胞,它可以通过不对等的分裂方式产生神经组织的各类细胞,包括神经元,星形胶质细胞和少突胶质细胞等。需要强调的是,在脑脊髓等所有神经组织中,不同组织的神经干细胞类型产生的子代细胞种类不同,分布也不同。神经干细胞具有两个显著特性:①高度自我更新能力,能够重复进行有丝分裂,产生大量子代细胞;②在一定条件下可分化为神经元、星形胶质细胞和少突胶质细胞。在对称分裂情况下,神经干细胞产生的两个子代细胞可以均为神经干细胞,也可以均为神经祖细胞;而在不对称分裂情况下,则产生一个神经干细胞和一个神经祖细胞。神经祖细胞的自我更新能力有限,终将逐步分化成熟。

基因调控对神经干细胞的增殖分化至关重要。特别是不同发育分化阶段主要调控基因决定着神经干细胞向所需功能的神经细胞分化。基因的表达受到其自身固有分子程序的调控和周围环境的影响,目前主要有两种研究方式:①体外研究,在各种外环境条件诱导刺激下研究基因对神经干细胞的增殖与分化的影响;②在体研究,通过基因转导与基因敲除,检测这些基因在神经干细胞增殖和分化方向上的作用。

二、STAT3 的结构

信号转导与转录活化蛋白(signal transducer and activator of trameripfion,STAT3)是 STAT 家族成员,作为一种转录因子调控多种基因的表达。

编码 STAT3 的基因在人类定位于第 17 号染色体(q21)。其表达产物 STAT3 蛋白的结构包括七个部分:①SH2区,位于第 600 ~ 700 位氨基酸之间,主要促使 STAT3 与活化的受体形成复合物,介导 JAK-STAT 间的相互作用,使 STAT3 形成二聚体,移至细胞核,识别并结合 DNA,导致特定靶基因的开启;②SH3 区,位于第 500 ~ 600 位氨基酸之间,保守性较差,功能尚不清楚;③羧基端第 705 位的酪氨酸磷酸化位点(Y705),该位点的磷酸化可致 STAT3 活化;④DNA 结合区,位于高度保守的第 400 ~ 500 位氨基酸之间,其最佳结合序列为 Trcc(G/C)GGAA;⑤保守性较差的羧基端,含有转录激活区(TAD),与转录激活有关;⑥第 727 位的丝氨酸磷酸化位点(S727),可能被有丝分裂原激活的蛋白激酶(MAPK)所磷酸化,激活 STAT3,使 STAT 途径和大鼠肉瘤蛋白(rat saroma,Ras)途径发生联系;⑦保守的氨基酸序列,为STAT3和其他转录因子之间的作用、STAT3二聚体的形成以及细胞因子受体间的结合等功能所必需。

在STAT3的亚型中,除了STAT3α(即全长的STAT3)外,还有在对其mRNA转录物选择性剪接或翻译后蛋白酶加工过程中产生的STAT3β和STAT 3γ。STAT3β仍能与DNA结合,但通常是作为显性负性蛋白存在,具有很强的转录抑制作用;STAT3γ是STAT3α的限制性蛋白水解产物。

三、STAT3所在信号通路的活化及调节

(一) STAT3的激活

细胞膜上的细胞因子受体与相应的配体结合后,形成同源或异源二聚体,使胞质内JAK处于适当的空间位置而相互磷酸化,活化后的激酶使受体链酪氨酸残基磷酸化,STAT通过SH2结构域将STAT补位到受体复合物的酪氨酸磷酸化特异位点,JAK接近STAT并使STAT的一个羟基酪氨酸磷酸化,从而激活STAT。活化后的STAT与受体分离,并且形成同二聚体或异二聚体,然后转位至胞核,与DNA上的特定调节序列结合,调节基因转录。

目前已知有多种细胞因子、生长激素通过JAK-STAT途径进行信号转导,因此受该途径调控的基因包括多个方面,如与凋亡相关的Fas、Fas-L和Bcl-2等,与免疫防御有关的Mx蛋白和穿孔蛋白(perfor-in),JAK-STAT信号转导途径已经成为细胞因子信息传递的重要途径。Ras-MAPK途径是STAT3信号转导的另一条途径:MAPK是Ras信号转导途径中的下游信号分子,具有丝氨酸,酪氨酸激酶活性,它通过磷酸化STAT3的Ser727使其激活。此外,还有包括Src相关激酶的非受体型酪氨酸酶激活途径。

(二) STAT3的负向调控

STAT3信号传导途径的负向调控主要有细胞因子途径抑制子(SOCS)和活化的STAT蛋白抑制子(PIAS)。SOCS是一类由细胞因子诱导的STAT抑制蛋白,通过与磷酸化的JAK激酶或磷酸化细胞因子受体结合抑制STAT的活化;PIAS是一类特异的STAT抑制蛋白,与活化的STAT结合并封闭其DNA结合活性,进而下调下游基因表达。

四、STAT3信号转导和调控

STAT3与其他信号途径如MAPK,P132K等相互作用,在神经系统的发育过程中表达并激活,参与神经管上皮内神经干细胞的分化。Peripherin为神经元特异中间丝蛋白,在所有外周神经元及脑部感觉及运动神经元中表达,启动子上含一个STAT结合位点,在白血病抑制因子(LIF)及白介素6(IL-6)作用STAT3发挥转录活性,提示STAT3对外周神经元活动也具有调节功能。

STAT3是EGF、IL-6/JAK等多个致癌性酪氨酸激酶信号通路的汇聚点,STAT3过度激活后诱导干细胞增殖、分化、凋亡密切相关的关键基因的异常高表达,通过各种途径促进细胞增殖、恶性转化、阻碍细胞凋亡,表现出致癌作用,STAT3激活常伴随着cyclinDl、c-myc和Bcl-xL的表达上调。

有报道称,神经干细胞中STAT3 mRNA的表达降低能导致notch1、notch2的mRNA表达降低。很多研究者认为STAT3通路和Notch通路关系密切。Gp130激活可刺激Notch通路。同时,有报道STAT3是Notch-Hes信号通路的效应器。而且,notch配体DLL1在抑制神经干细胞的形态和神经元再生方面,作为STAT3的一种重要的目标。STAT3的破坏能维持Hes1的稳定性,Hes1的表达调控是受到notch通路和STAT3机制的共同调节。Hes1的高表达是神经干细胞向神经胶质细胞方向分化的必要条件。在神经干细胞中,STAT3的丢失能促进神经元再生,抑制星形胶质细胞再生,这主要是通过下调notch1,notch2和hes5完成的。

(一) STAT3通过notch信号通路调节神经干细胞发育

激活Notch信号通路可以抑制神经干细胞凋亡,促进脑缺血后的神经再生和修复过程,且对成熟神经元的突触可塑性有促进作用。同时还发现,这些作用可能系Notch受体和配体的结合,激活了PI3K/Akt和mTOR(Akt的下游分子,是细胞生长中的关键调节因子),并与JAK/STAT信号通路相互协同,从而调节神经细胞的存活与分化。JAK/STAT信号通路与notch通路交互关联,STAT3与notch1,notch2共同调节神经干细胞的分化方向,即STAT3受抑制或丢失后使神经干细胞向着神经胶质细胞分化,这一过程主要是由notch1,notch2下调所介导,同时,这一过程还促进神经元的再生和修复。

Notch通路可促进神经胶质细胞特定基因的表达,Notch通路的活化对于神经胶质细胞的发生是必不可少的,它不依赖Notch通路的活化对维持神经干细胞于未分化状态的作用。

(二) STAT3通过碱性螺旋-环-螺旋(bHLH)调节神经干细胞发育

碱性螺旋-环-螺旋(bHLH)基因在神经干细胞的分化过程中具有重要作用。Hes基因是一种抑制型的bHLH基因,它不仅能调节神经干细胞的功能,而且对胶质细胞的形成也同样具有重要的作用。当抑制型bHLH基因表达时,神经干细胞的分化被抑制,通过上调HES1和HES5基因的表达,抑制神经干细胞分化成为神经元和胶质细胞,从而保

持神经元和神经胶质细胞合适的数目和比例。

Notch 和 JAK-STAT 信号通路之间的作用是通过 Hes 与 STAT3 结合所介导。Notch 激活后能刺激 STAT3 激活，此时 notch 的效应因子 Hes1 和 Hes5 也同时存在。此外，Hes 家族有 7 个成员，其中 Hes1、Hes3、Hes5 在 NSCs 中高度表达，Hes1、Hes5 基因是 Notch 信号通路的效应因子，通过激活 Notch 信号通路可以上调这两种基因的表达。

Hes 蛋白与 JAK2 和 STAT3 结合，能促进 JAK2 和 STAT3 之间的络合物形成，促进 STAT3 磷酸化并激活 STAT3。胚胎大脑过表达 Hes1、Hes3、Hes5 基因可维持 NSCs 特性并抑制其向神经元方向分化；反之，在 Hes1 基因敲除小鼠中可观察到神经元生成加快的现象。

五、STAT3 对神经干细胞增殖的影响

神经上皮细胞的增生、分化和迁移对于神经系统正常结构和功能的建立十分重要。胚胎早期神经管的神经上皮中存在大量能够增殖分化为神经元、星形胶质细胞和少突胶质细胞的多潜能神经前体细胞，亦即神经干细胞。STAT3 除了在神经干细胞分化中起作用，而且在干细胞生物学和中枢神经系统中起至关重要的作用。

STAT3 抑制能诱导凋亡。研究证实 STAT3 的瞬时抑制会导致细胞停滞和神经球的形成。神经干细胞中的 STAT3 丢失能，能通过 notch1、notch2 和 hes1 等基因的下调，促进神经再生，同时抑制星形胶质细胞形成。有人报道，STAT3 丢失使神经前体细胞的产生减少，同时降低神经干细胞标记物 nestin 的表达。深入研究表明，在神经发育早期，存在新的信号通路。这条通路上 STAT3 能直接调控 sox2 启动子，使 sox2 充分表达，然后表达 nestin，使神经干细胞处于增殖状态。

此外，Gp-130 相关细胞因子-睫状神经营养因子（CNTF）在胚胎发育期参与调解神经干细胞的自我更新和分化。STAT3 敲除抑制 CNTF 对神经球的影响，同时细胞信号抑制因子-3（SOCS3）的敲除能增加上述效应。另据研究报道小胶质细胞通过 STAT3 功能激活促进星形胶质细胞再生和神经干细胞的维持。

Theotokis 等发现，notch 受体激活能诱导 hes3 表达，因而能促进神经干细胞的存活，这主要与 STAT3 通路的快速激活有关。同时还能增加新生的神经前体细胞数量。Ying 等研究表明，LIF 通过激活 STAT3 启动小鼠胚胎干细胞的自我更新能力。

如今，已证明 JAK/STAT 通路对神经母细胞的形成有抑制作用。Wang 等发现 JAK/STAT 通路对于神经上皮干细胞的增殖和维持是不可或缺的。

六、STAT3 对神经干细胞分化的影响——促进神经胶质细胞形成

神经组织中，STAT3 蛋白最早发现在少突胶质细胞的祖细胞内，并在睫状神经营养因子（CNTF）和血小板源性生长因子（PDGF）的作用下，祖细胞内 STAT3 蛋白可被迅速磷酸化而激活。进一步研究发现，星形胶质细胞内也有 STAT3 蛋白存在，而且胶质前体细胞分化为星形胶质细胞必须依赖于 JAK/STAT 信号通路。STAT3 与其他信号途径如 MAPK，P132K 等相互作用，在神经系统的发育过程中表达并激活，参与神经管上皮内神经干细胞的分化。

有研究报道，小鼠胚胎干细胞依赖于白血病抑制因子 LIF（STAT3 的强效激动剂），而且显性失活的 STAT3 导致胚胎干细胞进入分化状态并失去多能性。STAT3 基因敲除能使神经干细胞向神经元方向分化，而不会产生神经胶质细胞。

Aberg 等观察到 STAT3 蛋白激活可以特异性介导Ⅱ型星形胶质细胞的定向分化。所有这些研究结果都提示细胞因子激活 JAK/STAT 信号途径是哺乳动物发育时期决定细胞分化方向的一个重要机制。提示 STAT3 也参与了神经系统发育过程中神经细胞的分化。

Nakashima 等研究 LIF 和 BMP2 骨形成蛋白 2（BMP2）通过 STAT3 和 Smad 发出信号，然而，LIF 和 BMP2 能诱导原代胚胎神经前体细胞向星形胶质细胞方向分化。

胶质瘤干细胞在 STAT3 基因表达和活化被阻断后细胞出现增殖受抑、G1 期阻滞，CD133 细胞比例下降、细胞进入分化，成瘤能力显著下降，说明 STAT3 基因在人胶质瘤干细胞的分化调节中起着重要作用。

多项研究证实，STAT3 能促使神经干细胞不分化为神经元，而是向神经胶质细胞方向分化，并表达神经胶质细胞表达物—胶质纤维酸性蛋白（GFAP）。

七、STAT3 对神经干细胞凋亡的影响

通过 RNA 干扰阻断胶质瘤干细胞 STAT3 基因表达后细胞凋亡增加，凋亡的增加可能与 STAT3 阻断后引起的下游凋亡相关基因 Bcl-2 表达下降有关。

Ivanov 等研究发现，亚砷酸钠能抑制 STAT3 的活性，从而抑制自我更新并诱导胚胎干细胞凋亡。另据国内研究报道，人参皂苷 Rg1 和 Rbl 对侧脑室下区（SVZ）NSCs 谷氨酸兴奋毒性有保护作用—凋亡率下降，其机制可能与 STAT3 表达增加有关。

八、结　语

在神经干细胞的发育过程中,STAT3 受到抑制,可能由于 JAK/STAT 通路受到抑制或者是 STAT3 基因下调以及其蛋白失活,这些都能导致神经干细胞的功能紊乱,致使神经干细胞的增殖,分化和凋亡受到影响,进而影响神经干细胞的进一步发育,造成神经系统的不良发育。

同时,STAT3 受到多种基因的调控,如 notch,Hes 等,其影响因素包含很多。STAT3 的上下游调控以及蛋白的生物学效应是相当复杂的,随着发育阶段的不断变化,神经干细胞的生物学功能的变化也随之改变。因此,深入了解研究 STAT 对神经干细胞复杂的调控和影响是十分必要的。更深一步研究发现这些机制,对于人们了解 NSC 的基本特性非常重要,同时为临床神经干细胞移植提供依据。

(刘劲　林函)

参 考 文 献

1. Reynolds BA, Tetzlaff W, Weiss S. A multipotent EGF-responsive striatal embryonic progenitor cell produces neurons and astrocytes. J Neurosci, 1992, 12(11):4565-4574
2. Frisen J. Central nervous system stem cells in the embryo and adult. Cell Mol Life Sci, 1998, 54(9):935-945
3. Ying QL. The ground state of embryonic stem cell self-renewal. Nature, 2008. 453(7194):519-523
4. Yu LJ. Inhibition of STAT3 expression and signaling in resveratrol-differentiated medulloblastoma cells. Neoplasia, 2008, 10(7):736-744
5. Lim CP, Cao X. Structure, function, and regulation of STAT proteins. Mol Biosyst, 2006, 2(11):536-550
6. Brantley EC. Loss of protein inhibitors of activated STAT-3 expression in glioblastoma multiforme tumors: implications for STAT-3 activation and gene expression. Clin Cancer Res, 2008, 14(15):4694-4704
7. Cao F. Conditional deletion of Stat3 promotes neurogenesis and inhibits astrogliogenesis in neural stem cells. Biochem Biophys Res Commun, 2010, 394(3):843-847
8. Arumugam TV. Gamma secretase-mediated Notch signaling worsens brain damage and functional outcome in ischemic stroke. Nat Med, 2006, 12(6):621-623
9. Greenberg DA, Jin K. Turning neurogenesis up a Notch. Nat Med, 2006, 12(8):884-885
10. Kamakura S. Hes binding to STAT3 mediates crosstalk between Notch and JAK-STAT signalling. Nat Cell Biol, 2004, 6(6):547-554
11. Shi Y. Neural stem cell self-renewal. Crit RevOncol Hematol, 2008, 65(1):43-53
12. Ohtsuka T. Roles of the basic helix-loop-helix genes Hes1 and Hes5 in expansion of neural stem cells of the developing brain. J Biol Chem, 2001, 276(32):30467-30474
13. Gu F. Suppression of Stat3 promotes neurogenesis in cultured neural stem cells. J Neurosci Res, 2005, 81(2):163-171
14. Foshay KM, Gallicano GI. Regulation of Sox2 by STAT3 initiates commitment to the neural precursor cell fate. Stem Cells Dev, 2008, 17(2):269-278
15. Aberg MA. Selective introduction of antisense oligonucleotides into single adult CNS progenitor cells using electroporation demonstrates the requirement of STAT3 activation for CNTF-induced gliogenesis. Mol Cell Neurosci, 2001, 17(3):426-443
16. Wang W. Role of JAK/STAT signaling in neuroepithelial stem cell maintenance and proliferation in the Drosophila optic lobe. Biochem Biophys Res Commun, 2011, 410(4):714-720
17. Cheng X. Stage-dependent STAT3 activation is involved in the differentiation of rat hippocampus neural stem cells. Neurosci Lett, 2011, 493(1-2):18-23
18. Nakashima K. Synergistic signaling in fetal brain by STAT3-Smad1 complex bridged by p300. Science, 1999, 284(5413):479-482
19. Yang J. Stat3 activation is limiting for reprogramming to ground state pluripotency. Cell Stem Cell, 2010, 7(3):319-328
20. Chen X. Integration of external signaling pathways with the core transcriptional network in embryonic stem cells. Cell, 2008, 133(6):1106-1117

45. 疼痛相关的基因多态性研究进展

基因多态性(polymorphism)是指在一个生物群体中,存在两种或多种不连续的变异型或基因型(genotype)或等位基因,亦称遗传多态性(genetic polymorphism)。多态性的产生在于基因水平上的变异,既来源于基因组中重复序列拷贝数的不同,也来源于单拷贝序列的变异,以及双等位基因的转换或替换。通常分为三大类:DNA 片段长度多态性(DNA fragment length polymorphism, FLP)、DNA 重复序列多态性(DNA repeat sequence polymorphism, RSP)、单核苷酸多态性(single nucleotide polymorphisms, SNPs)。SNPs 即散在的单个碱基的突变导致的不同,包括单个碱基的缺失、插入或置换。但后者更多见,包括腺嘌呤与鸟嘌呤和胞嘧啶与胸腺嘧啶的互相置换,是最常见的基因多态性形式,也是目前最受关注的一类多态性。

自 2003 年完成人类基因组图测绘项目后,在医学领域探讨基因与疾病的病因、诊断和治疗相关性已越来越受到重视,并向无临床表现的潜在疾病进行治疗和依据基因特性个体化用药的"精确医学"发展。精确医学的宗旨是通过基因和分子分析,为患者"量身订制"个体化用药方案,提高药物疗效、降低不良反应。

在疼痛基础研究和临床治疗领域,基因多态性导致的个体疼痛敏感性、对镇痛药的反应、疼痛治疗不良反应以及阿片(肽)类药与阿片受体相互作用的差异等问题的探讨已有一定研究发现,与其他领域的基因多态性对药理学影响相似,基因多态性对阿片类物质作用的影响涉及药物代谢酶、转运蛋白、受体和药物作用靶点的不同,导致阿片类药物的效应和不良反应的个体差异。目前已知可导致机体疼痛敏感性和镇痛药反应个体差异基因包括表达 μ 阿片受体(μ-opioid receptor, MOR)、ATP 结合盒 B 亚家族(ATP-binding cassette subfamily B)、儿茶酚-O-甲基转移酶(catechol-O-methyltransferase, COMT)、细胞色素 2D6(cytochrome 2D6, CYP2D6)、白介素 1 受体拮抗剂(interleukin-1, IL-1)、黑皮素 1(melanocortin-1 receptor, MC1R)受体等基因。

一、μ 阿片受体基因

阿片受体是内源性阿片类和外源性阿片类药物发挥生物学作用的结合靶点,至今已发现 μ、δ、κ、σ 和 ε 5 种阿片受体。其中,μ、δ 和 κ 3 种受体已明确与机体内阿片类物质的镇痛作用有关,在人类尤其以位于 6 号染色体 q24 ~ q25 的阿片受体 μ1 基因(opioid receptor-μ1 gene, OPRM1)编码的 μ 阿片受体发挥最为重要的镇痛作用。

目前在 OPRM1 上发现了最为常见、并且对疼痛领域最有意义的 SNPs,其编码区基因外显子 1 第 118 位点的腺嘌呤被鸟嘌呤替代(a118G),导致其表达的受体蛋白氨基酸序列第 40 位的天冬酰胺为天冬氨酸所取代(Asn40Asp)。多数研究表明,OPRM1 的这种 SNPs 可导致疼痛阈值和阿片类药物镇痛效应的改变,大部分对象中,a118G 携带者的疼痛阈值降低,对阿片类药的镇痛反应减弱,导致对吗啡、芬太尼、羟考酮等阿片类药的需求量增加。在体外细胞培养研究也显示 a118G 突变引起 β-内啡肽与 μ 受体的结合力明显增高(其结合力在 118GG 等位基因携带者约为 118AG 或 118AA 等位基因携带者的 3 倍)。在一项采用 Ultracet(曲马多/对乙酰氨基酚混合剂)处理因奥沙利铂化疗导致的神经病理性疼痛患者时发现,处理前后的 VAS 评分在 G 等位基因变异即 118GG 等位基因组为 3.1 和 2.6,而在 AA 基因型组 VAS 评分为 3.0 和 0.9($P<0.001$),表明 a118G 的 SNPs 能明显提高神经病理性疼痛患者对 Ultracet 的治疗反应,提高疗效;并且需要更少的救援性镇痛。在产科使用硬膜外舒芬太尼镇痛的研究中也发现类似的结果,具有 OPRM1 118AA 基因型的产妇需要的舒芬太尼剂量明显小于 SNPs 导致 AG 突变(118AG 或 118GG 基因型)组。Zhang 等选择子宫切除术和子宫肌瘤剔除术的患者于术前测定对电刺激的疼痛敏感性,发现 118GG 基因型患者对电刺激疼痛敏感性显著增高,提示对电刺激的痛耐受阈值降低;针对同一群体患者的研究还发现,118GG 基因型患者的芬太尼需要量明显增加,三种基因型芬太尼

消耗量分别是 118GG 基因型 485μg、118AG 基因型 391μg、118AA 基因型 363μg(P=0.01)。

尽管大部分研究提示 G 等位基因(al18G 突变的 SNPs)可导致痛敏感增高(痛耐受阈值降低),增加手术后及神经病理性疼痛的阿片类等镇痛药需要量,但也有研究结果不支持此结论。Walter 等对 8 项临床研究、77 例患者进行 meta 分析,结果提示 OPRM1 al18G 的 SNPs 并不影响阿片类药的需要量、疼痛程度以及不良反应的发生。因此,有关 OPRM1 SNPs 发生的 al18G 突变对个体痛敏感性、镇痛药反应性以及不良反应的影响仍有待更多的临床研究进行阐述。

二、IL-1 受体拮抗剂基因

IL-1 是诱发机体产生炎症反应的重要因素,其编码基因定位于人类 2 号染色体 q13 位点,长度 430 000 碱基对包含者编码 IL-1α、IL-1β 和 IL-1 受体拮抗剂核苷酸序列;前两者均通过与 IL-1 受体结合而发挥生物学效应,后者通过与 IL-1 受体竞争性结合,降低 IL-1α 和 IL-1β 的作用。IL-1 受体拮抗剂基因内含两个序列的多态性区域包含拷贝数不同且长度为 86 个碱基对的串联重复序列,其中,IL-1RN*1、IL-1RN*2、IL-1RN*3 分别代表具有 4 份、2 份、5 份拷贝数重复序列,串联重复序列的拷贝数目与 IL-1RA 的表达水平成反比。研究发现,行肾切除术的 IL-1RN*2 携带者术后第一个 24h 镇痛的阿片类药需要量比 IL-1RN*1 携带者减少 43%;所有患者血清 IL-1RA 水平术后第 24h 均比基础值增加 2 倍以上,而 IL-1RN*2 携带者血清 IL-1RA 水平最高。另一项针对骨性关节炎患者的研究提示,IL-1β 表达水平增高的患者疼痛评分增高,至少为对照组的 2 倍以上。Cohen 等将人类 IL-1R 单克隆抗体应用于骨性关节炎患者也获得 Western Ontario & McMaster 骨性关节炎指数疼痛评分数值的改善。

三、黑皮素 1 受体(melanocortin-1 receptor,MC1R)基因

MC1R 是一种 G 蛋白偶联受体,其编码基因位于人类 16 号染色体,是毛发和皮肤色素沉着的主要调节因素。Mogil 等研究发现,MC1R 基因 SNP 改变的个体可发生与 κ 受体相关的镇痛效应改变。与不具有 MC1R 两个变异性等位基因的男性相比,具有该等位基因的女性喷他佐辛通过 κ 受体发挥的镇痛效果显著增强。这种基因-性别相互作用对疼痛影响的特点可能是将来研究手术镇痛的潜在领域。Mogil 等又进行一项针对鼠和人的研究,发现 C57BL/6-Mclr e/e 基因多态性的个体对伤害性疼痛的敏感性降低,给予 44 位志愿者逐渐增加电流刺激直至其无法忍受疼痛,结果提示 MC1R 具有两个以上变异等位基因者功能减弱,与对照组比较对电流刺激的耐受性增强,分别为 20.9mA 和 15.8mA(P=0.018)。最近,Delaney 等的研究了 MC1R 变异和 MC1R 拮抗剂对鼠神经病理性疼痛和炎症性疼痛的影响,结果提示 MC1R 基因敲除或 MC1R 基因突变的雌性小鼠与对照组比较更能耐受更高的热痛和炎症疼痛刺激,而对神经病理性痛无明显影响;有趣的是,雄性小鼠无论具有或不具有 MC1R 基因突变对上述各种痛刺激的耐受性均无影响。

四、儿茶酚-O-甲基转移酶基因

多巴胺、肾上腺素、去甲肾上腺素等儿茶酚胺参与痛觉的调制过程,儿茶酚胺氧位甲基转移酶(catechol-O-methyltransferase,COMT)是这些儿茶酚胺的分解酶,其位于人类 22 号染色体上编码基因可发生 SNPs,表达的产物第 158 位点缬氨酸被蛋氨酸取代(val158met),导致该酶活性降低,研究表明,该受体基因为纯合子携带者的酶活性是变异型携带者的 4 倍。Loggia 等证实,这种活性改变导致肾上腺素和去甲肾上腺素水平升高,表现为疼痛程度放大。目前已证实,由于 SNPs 的影响,COMT 的基因型包括 158val/val、158met/met 和 158val/met,COMT 活性分别为最强、最弱和中等,相应地对应低、高和平均水平的疼痛敏感性。Loggia 等采用功能磁共振技术观察患者对热刺激的反应,结果也证实 met/met 基因型的患者功能磁共振信号显示出比 val/val 纯合子基因型更强的痛反应,提示 met/met 纯合子基因型具有更敏感的痛觉。另一项研究也采用热作为痛刺激,结果同样提示 met/met 纯合子基因型比 val/val 纯合子基因型具有更强的痛反应。

COMT 基因 SNPs 导致的不同基因型表现出不同疼痛敏感性在烧伤患者中也得到很好的体现,而且作为预测疼痛程度的因素比烧伤大小、烧伤深度以及入院疼痛评估时间都更理想。在女性乳腺癌患者群体进行的有关研究也有类似的结论。因乳腺癌接受乳腺切除和重建术的患者,携带 met/met 纯合子基因型者比 val/val 和 val/met 基因型更容易趋向于发生永久性术后痛,强度更大的颈部痛以及 C5/C6 关节和三角肌对压力的痛阈降低。此外 met/met 基因型者还表现出更大程度的疲劳。

COMT 基因的 SNPs 还可发生于其他位点,但是,这些位点的基因突变可能导致对疼痛的不同影响。研究表明,位于编码区、表达可溶性和膜结合 COMT 的基因发生 SNPs rs4818,位于启动子区域、与可溶性 COMT 表达相关的发生 SNPs rs6269,这可导致术后静息痛和运动痛的减轻。还有研究发现,具有 COMT 特殊单倍体基因型的癌症疼痛患者

对吗啡的需求量低于不具有该单倍体基因型的患者。

五、细胞色素2D6(cytochrome 2D6,CYP2D6)基因

CYP2D6是许多药物,包括阿片类药的重要代谢酶,CYP2D6的SNPs可导致临床上对一些阿片类药的反应发生改变。CYP2D6的活性可分为四种类型:无活性(代谢不良)、中等代谢(低于正常活性)、具有1~2个等位基因的广泛代谢、具有3个以上等位基因的超快速代谢(代谢活性增高)。一般来说,低代谢者发生镇痛效果不良的危险性较大,广泛代谢者倾向于具有较好的临床反应,而超快速代谢者发生不良反应的风险较高。近期研究结果表明,具有广泛代谢型的患者术后镇痛吗啡需要量(≤4mg/4h)少于其他代谢型,出现此现象的机制尚未阐明,可能的机制是与内源性阿片类产物有关。在一项评估羟考酮镇痛效果的研究中,发现超快速代谢者的镇痛效果增高达广泛代谢者的1.5~6倍,广泛代谢者的镇痛效果是代谢不良者的2~20倍;同时,镇静、低血氧饱和度等不良反应在超快速代谢者中也比代谢不良者更常见。

另一种广泛使用的镇痛药可待因也受CYP2D6活性影响,在其氧位去甲基化生成吗啡需要CYP2D6的参与。Kirchheiner等在志愿者试验中给予可待因30mg后,观察其代谢物的浓度-时间曲线变化,结果是代谢不良、广泛代谢、超快速代谢者的吗啡曲线下面积(AUC)差异显著,代谢不良者最小,超快速代谢者最大;11例超快速代谢者中的10例(91%)出现镇静,而12例广泛代谢者仅6例(50%)出现镇静现象。吗啡的血浆浓度和曲线下面积在广泛代谢者与超快速代谢者间的差距为1.5倍,而且与产生的效果呈线性关系。此结果表明,可待因30mg在超快速代谢者产生的效应相当于45mg在广泛代谢者中产生的效应。

六、ATP结合盒B亚家族成员1(ATP-binding cassette subfamily B member 1,ABCB1)基因

ABCB1或多药耐药/抗原肽转运蛋白1[multidrug resistant(MDR)/antigen peptide transporter 1]是一种P-糖蛋白、膜结合、广泛特异性的外排泵,吗啡及其他药物从肠道、肾脏和中枢神经系统组织的细胞内排出到细胞外均需要ABCB1的参与。ABCB1蛋白由ABCB1/MDR基因编码,该基因SNPs研究最多的是C3435T突变。Campa等对145例因肿瘤经历慢性伤害性疼痛并接受吗啡作为唯一镇痛药物的患者进行基因分型并评估镇痛效果,发现具有多态性3453 TT纯合子的患者疼痛缓解程度明显高于拥有野生型3435CC纯合子和3435TC杂合子的患者,而且阿片类药物使用量减少。据推测,C3435T多态性通过影响吗啡作用的位点而改变其药代动力学特征。Lötsch等在一项多中心研究中,分析OPRM1、COMT、MC1R,ABCB1和CYP2D6基因的一些已知遗传学变异,已有报道表明这些遗传学变异均与疼痛调节有关。该研究观察了不同基因型对以自我管理方式给药的患者阿片类药物需要量所造成的影响,结果发现只有ABCB1 C3435T纯合子基因多态性个体的阿片类药物剂量明显降低,该群体阿片类药平均剂量为口服吗啡(86.8±78.8)mg/d,而野生型组为口服吗啡(255.2±269)mg/d,疼痛评分和阿片类药不良反应在两组基本等同。Zwisler对ABCB1基因多态性与羟考酮的镇痛效果及不良反应的关系进行了几项研究,首先进行的疼痛基因组实验性研究发现基因型为C3435T和G2677T/A者药物不良反应发生较少;但是,随后的研究提示,经静脉注射羟考酮的需要量、疼痛评分、或者阿片类药物不良反应升高情况在ABCB 1转运蛋白C3435T与G2677T/A不同等位基因组之间没有显著差别,于是得出OPRM 1和ABCB 1基因的SNPs与术后羟考酮的镇痛效应之间缺少相关性的结论。但是,该结论忽略了一个事实,即第二项研究中纳入了不同种类手术、实施手术的医师也不相同,这样就可能产生因不同手术医师、不同的手术程序以及身体不同部位造成的混淆因素的干扰。

展望当今医学,新药物、新材料、新疗法不断涌现,但是总体上仍是延续传统的诊断和治疗模式。随着人类基因组测序工作的完成,特别是药物基因组学研究的兴起,越来越多有关基因的多态性或基因突变在疾病诊断和治疗方面的意义将被阐明,那么,改变传统的治疗模式、依据基因特性制订一套全新且更有针对性的治疗方案势在必行。在疼痛治疗领域,上述讨论的基因多态性或其与疼痛相关性,以及尚处于最初探索阶段的基因突变,可能不久即将成为制订个体化疼痛治疗用药的依据。尽管目前对患者进行基因组测序尚未成为医院护理和治疗的常规措施,但是,在越来越多的临床疗效与基因型相关性研究支持下,包括疼痛治疗领域必会迈出依据临床基因药理学进行个体化用药的巨大跨步,实现疗效最大和不良反应最少、最轻微的愿景。

(张良成)

参考文献

1. Mirnezamim R, Nicholson J, Darzi A. Preparing for precision medicine. N Engl J Med, 2012, 366: 489-491
2. Sehgal N, Smith HS, Manchikanti L. Peripherally acting opioids and clinical implications for pain control. Pain Physician, 2011, 14: 249-258
3. Kleine-Brueggeney M, Musshoff F, Stuber F, Stamer U. Pharmacogenetics in palliative care. Forensic Sci Int, 2010, 203: 63-70

4. Kosarac B, Fox A, Collard C. Effect of genetic factors on opioid action. Curr Opin Anaesthesiol, 2009, 22: 476-482
5. Zwisler ST, Enggaard TP, Mikkelsen S, et al. Lack of association of OPRM1 and ABCB1 single nucleotide polymorphisms to oxycodone response in postoperative pain. J Clin Pharmacol, 2012, 52: 234-242
6. Bond C, LaForge KS, et al. Single-nucleotide polymorphism in the human mu opioid receptor gene alters beta-endorphin binding and activity: possible implications for opiate addiction. Proc Natl Acad Sci U S A, 1998, 95(16): 9608-9613
7. Liu YC, Wang WS. Human mu-opioid receptor gene al18G polymorphism predicts the efficacy of tramadol/acetaminophen combination tablets (Ultracet) in oxaliplatin-induced painful neuropathy cancer. Cancer, 2012, 118: 1718-1725
8. Camorcia M, Capogna G, Stirparo S, et al. Effect of l-opioid receptor al18G polymorphism on the ED50 of epidural sufentanil for labor analgesia. Int J Obstet Anesth, 2012, 21: 40-44
9. Zhang W, Chang YZ, Kan QC, et al. Association of human m-opioid receptor gene polymorphism al18G with fentanyl analgesia consumption in Chinese gynaecological patients. Anaesthesia, 2010, 65: 130-135
10. Walter C, Lötsch J. Meta-analysis of the relevance of the OPRM1 118A>G genetic variant for pain treatment. Pain, 2009, 146: 270-275
11. Candiotti K, Yang Z, Morris R, et al. Polymorphism in the interleukin-1 receptor antagonist gene is associated with serum interleukin-1 receptor antagonist concentrations and postoperative opioid consumption. Anesthesiology, 2011, 114: 1162-1168
12. AtturM, Belitskaya-Le′ vy I, Oh C, et al. Increased interleukin-1 gene expression in peripheral blood leukocytes is associated with increased pain and predicts risk for progression of symptomatic knee osteoarthritis. Arthritis Rheum, 2011, 63: 1908-1917
13. Cohen SB, Proudman S, Kivitz AJ, et al. A randomized, double-blind study of AMG 108 (a fully human monoclonal antibody to IL-1R1) in patients with osteoarthritis of the knee. Arthritis Res Ther, 2011, 13: R125
14. Mogil JS, Wilson SG, Chesler EJ, et al. The melanocortin-1 receptor gene mediates female-specific mechanisms of analgesia in mice and humans. Proc Natl Acad Sci U S A, 2003, 100: 4867-4872
15. Mogil JS, Ritchie J, Smith SB, et al. Melanocortin-1 receptor gene variants affect pain and mu-opioid analgesia in mice and humans. J Med Genet, 2005, 42: 583-587
16. Delaney A, Keighren M, Fleetwood-Walker SM, Jackson IJ. Involvement of the melanocortin-1 receptor in acute pain and pain of inflammatory but not neuropathic origin. PLoS One, 2010, 5: e12498
17. Rakvåg TT, Klepstad P, Baar C, et al. The Val158Met polymorphism of the human catechol-O-methyltransferase (COMT) gene may influence morphine requirements in cancer pain patients. Pain, 2005, 116: 73-78
18. Loggia ML, Jensen K, Gollub RL, et al. The catechol-O-methyltransferase (COMT) val158met polymorphismaffects brain responses to repeated painful stimuli. PLoS One, 2011, 6: e27764
19. Zubieta JK, Heitzeg MM, Smith YR, et al. COMT val158met genotype affects mu-opioid neurotransmitter responses to a pain stressor. Science, 2003, 299: 1240-1243
20. Jensen KB, Lonsdorf TB, Schalling M, et al. Increased Sensitivity to Thermal Pain Following a Single Opiate Dose Is Influenced by the COMT val158met Polymorphism. PLoS One, 2009, 4: e6016
21. Orrey DC, Bortsov AV, Hoskins JM, et al. Catechol-O-methyltransferase genotype predicts pain severity in hospitalized burn patients. J Burn Care, Res 2012, 33(4): 518-523
22. Hickey OT, Nugent NF, Burke SM, et al. Persistent pain after mastectomy with reconstruction. J Clin Anesth, 2011, 23: 482-488
23. Ferna ' ndez-de-Las-Peñas C, Ferna ' ndez-Lao C, Cantarero-Villanueva I, et al. Catechol-O-methyltransferase genotype (Val158met) modulates cancerrelated fatigue and pain sensitivity in breast cancer survivors. Breast Cancer Res Treat, 2012, 133: 405-412

46. 自噬，神经退行性疾病与术后认知功能障碍

自噬是吞噬、降解和消化细胞内物质成分的重要过程，对于维持细胞内稳态、物质循环利用和细胞形态完整性等具有重要作用。研究发现自噬可清除错误折叠蛋白以及受损的亚细胞器，在神经退行性疾病中发挥了重要作用。术后认知功能障碍与神经退行性疾病尤其是阿尔茨海默病（Alzheimer disease，AD）有着相似之处，而自噬对于学习记忆的基础突触发育与生长有重要的促进作用，其可能参与自噬与术后认知功能障碍（post-operative cognitive dysfunction，POCD）的发生。本文将综述自噬的分子机制及其在神经退行性疾病中的作用，同时讨论自噬参与 POCD 发生的可能性。

一、自　　噬

（一）自噬的概念

自噬（autophagy），即自体吞噬，是指溶酶体降解利用细胞内物质成分的过程。它具有高度保守性，是真核细胞所特有的自我保护机制。正常细胞生长发育和生理病理过程中，均有自噬发生，基础水平的自噬通过降解长寿蛋白、错误折叠蛋白和亚细胞器等维持细胞内稳态；饥饿、病原微生物侵入感染等生理和病理情况时则可激活自噬发挥保护作用。因此，自噬对于防止如神经退行性病变、肿瘤、病原微生物感染等疾病以及对防止老化、延长寿命有积极作用，动物实验证实自噬对于肝、心、神经系统和肾等器官损伤具有保护作用，但过多细胞自噬则引起细胞死亡，是近年来分子生物学的研究热点。

自噬包括巨自噬（macroautophagy）、微自噬（microautophagy）和分子伴侣介导的自噬（chaperone-mediated autophagy，CMA），其机制和功能各不相同。巨自噬时，双层膜结构的自噬体（autophagosome）吞噬细胞内成分，可以是非选择性吞噬大量细胞浆或者特异性吞噬某些亚细胞器、病原微生物。自噬体与内涵体或溶酶体融合后，吞噬的物质被水解酶降解。巨自噬对于维持基础水平的自噬非常重要，通常所说的自噬即巨自噬，简称“自噬”。微自噬指溶酶体直接通过膜的内凹吞噬细胞内物质，此过程有何功能，在高级真核生物尚不清楚。真菌具有类似微自噬的过程，涉及选择性降解亚细胞器。CMA 通过胞浆和溶酶体的分子伴侣 hsc70 和完整的膜受体 LAMP-2A（lysosome-associated membrane protein type 2A）直接将未折叠的蛋白转运通过溶酶体膜进入溶酶体降解。

（二）自噬的过程

自噬起始于双层膜结构的自噬前体膜（phagophore），其延伸吞噬细胞质中的成分，并闭合成囊状的自噬体（autophagosome），与溶酶体融合后形成自噬溶酶体（autolysosome），被吞噬的成分则由溶酶体水解酶降解。自噬主要包括三个环节：自噬体形成、延伸、成熟与融合。自噬相关基因（autophagy-related gene，ATG）最初在酵母菌被发现，后来发现哺乳类动物也具有同源基因，许多 ATG 蛋白参与了自噬的三个主要环节。

自噬体的形成发生在自噬前体膜装配点（phagophore-assembly-site，PAS）。形成新的自噬体必须激活调节自噬的大分子复合物，包括 Vps34（class Ⅲ phosphatidylinositol-3-kinase，PI3K）和 Beclin 1。Vps34 在 PAS 处可产生 PI3-P（phosphatidylinositol-3-phosphate，PI3-P）从而募集其他 ATG 蛋白；Beclin 1 则增强 Vps34 的活性。AMBRal、UVRAG 和 Bif-1 正向调节 Beclin 1 和自噬，抗凋亡蛋白 Bcl-2/Bcl-X_L则具有负向调节作用。ULK1/Atg1-Atg13-FIP200/Atg17-Atg101 复合物及其他蛋白复合物也参与了自噬体的形成。

自噬前体膜的延伸依赖两个泛素样结合系统。第一个是需要 Atg7 和 Atg10 参与的 Atg12-Atg5 的结合，是此阶段必需的；另一个泛素化反应是微管相关蛋白 1 轻链 3（microtubule-associated protein 1 light chain 3，MAP1-LC3/LC3）与脂质磷脂酰乙醇胺（phosphatidylethanolamine，PE）结合。Atg4 使 LC3 在 C 末端断开形成胞质型 LC3-I，激活 Atg7 和 Atg3 可使 LC3-I 与 PE 结合从而产生 LC3-II。LC3-II 被广泛用作研究自噬的标记物，它是目前所知唯一特异性与自噬体结合的蛋白，可位于自噬体膜的两侧，当自噬体与溶酶体融合后，胞质侧的 LC3-Ⅱ转化为 LC3-I 循环利用，内侧的

LC3-Ⅱ则被降解。

自噬体成熟与融合。自噬体形成后，利用 dynein-dynactin 复合物，沿着微管移向溶酶体，但自噬体和溶酶体融合过程的具体机制尚不清楚。被自噬体吞噬的细胞内成分被溶酶体内的酶批量降解。

（三）自噬的信号调节通路

调节自噬的信号是一个包括多种激活和抑制信号的复杂网络，主要包括：依赖 mTOR（mammalian target of rapamycin，mTOR））的通路，mTOR 整合Ⅰ型 PI3K 和氨基酸依赖的信号通路是自噬负调控的主要角色。胰岛素受体激活后刺激Ⅰ型 PI3K 复合物和 small GTPase Ras，从而激活 PtdIns3K-PKB-TOR 通路，抑制自噬。雷帕霉素则可作用于 TOR 激活自噬。Beclin1 基因，也称 BECN1 基因，是酵母 ATG6 的同系物，也是哺乳动物参与自噬的特异性基因。Beclin 1 基因主要通过与Ⅲ型 PI3K 形成复合物并增强其活性来调节其它的自噬相关蛋白在自噬前体结构中定位，调节自噬活性。研究证实通过上调 Beclin 1 在哺乳动物细胞中的表达能够刺激自噬的发生。凋亡相关蛋白 Bcl-2 或 Bcl-X_L可绑定至 Beclin 1 抑制自噬的发生。饥饿可激活 Jnk1（Jun N-terminal kinase 1），使 Bcl-2 磷酸化从而干扰 Beclin 1 和 Bcl-2 的相互作用诱导自噬。

二、自噬与神经退行性疾病

多数神经退行性疾病一个常见的病理特征就是神经元和其他类型细胞中积聚物的形成，比如 AD 常有 tau 蛋白的积聚，帕金森病（Parkinson disease，PD）有核突触蛋白（α-synuclein）积聚，亨廷顿病（Huntington disease，HD）则有突变蛋白积聚。自噬水平降低是否导致了蛋白积聚物的形成是近年研究的热点。Hara 等利用小鼠进行基因学研究发现了持续自噬在神经元等不分裂细胞中的重要性。神经元细胞缺失 Atg5 或 Atg7 的小鼠会出现胞浆内包涵体积聚并发生进行性的运动功能障碍。提示神经元基础水平的自噬对于清除胞浆内弥散的蛋白防止异常蛋白积聚所致的神经功能改变具有重要意义。

（一）AD

AD 患者神经退行性改变，可进展为痴呆，脑部病理改变可出现脑萎缩、含淀粉样蛋白（beta amyloid，Aβ）的老年斑和神经元内过度磷酸化 tau 蛋白形成的神经纤维缠结（neurofibrillary tangles，NFT）。Pickford 等报道 AD 患者自噬缺陷，表现为 Beclin 1 表达显著下调可损害自噬体合成。AD 转基因鼠降低 Beclin 1 表达，可减少神经元自噬，干扰溶酶体，促进细胞内外 Aβ 积聚，加剧神经退行性改变。反之，增加 Beclin 1 表达则可减少 AD 转基因鼠 Aβ 积聚病理改变。

（二）帕金森病（Parkinson disease，PD）

PD 患者黑质常发生与路易小体（Lewy bodies）内核突触蛋白积聚有关的选择性多巴胺能神经元死亡。Webb 等报道核突触蛋白依赖巨自噬和 CMA 降解，提示了自噬参与 PD 的发生。Michiorri 等也发现自噬通过 PINK1 和 Parkin 蛋白等参与 PD。在细胞内，直接或间接通过自噬途径降解核突触蛋白中 Beclin 1 至关重要。Spencer 等把表达 Beclin 1 的慢病毒输入核突触蛋白转基因小鼠的脑内，发现边缘系统核突触蛋白的积聚减少，突触和树突的病理改变减轻。

（三）亨廷顿病（Huntington disease，HD）

HD 是一种常染色体显性遗传运动障碍性疾病，其致病基因 huntingtin（htt）基因上端编码区的胞嘧啶-腺嘌呤-鸟嘌呤（CAG）异常扩增性重复（>35 次），编码突变的 Htt 蛋白，其在神经元的积聚被认为是 HD 特征性病理改变。自噬可对抗 Htt 蛋白的毒性，在 HD 细胞模型，雷帕霉素可降低 Htt 蛋白积聚减少细胞坏死，抑制自噬则产生相反的作用。大量研究探索了在不同的 HD 模型中激活自噬具有潜在治疗作用。Shibata 等认为 Htt 突变蛋白可损害 Beclin 1的功能，并进一步减弱自噬，减少自噬途径的 Htt 突变蛋白降解。Beclin 1 的表达随年龄老化而降低，因此其推测随着患者老龄化，Beclin 1 表达下调，自噬活性下降，将促进 Htt 突变蛋白聚积和 HD 病情进展。

三、自噬与术后认知功能障碍

（一）自噬与突触发育和认知功能

突触生长和可塑性是学习记忆认知功能的基础，而神经元自噬对于突触发育至关重要。研究表明自噬水平的上调或下调对于突触的大小有着相应影响，神经元自噬可促进果蝇神经-肌接头突触发育。过表达 Atg1，诱导高水平自噬可增强突触生长。反之，突变自噬基因抑制自噬则导致突触变小。研究发现 Atg1 在调节突触结构中通过下调 MAP 激酶 ERK 活性而发挥作用。

（二）术后认知功能障碍（POCD）

POCD，以通过术前术后认知功能测试，术后持久的认知功能下降为特征，被定义为“以记忆力或注意力损害为表现的认知功能退化”。POCD 可能于术后持续数周或数月。Hudetz 等认为 POCD 患者的认知功能损害，或暂时性的或永久性的，导致患者住院时间延长，延缓了疾病恢复。Abildstrom 等报道发生 POCD 的患者认知功能常常持续退化，其术后 1～2 年可能遭受更进一步认知功能减退的风险增加 3 倍。非心脏手术后 3 个月发生的 POCD 甚至与术后长达 8 年后的死亡率增高具有相关性。

（三）神经退行性疾病与 POCD

自噬在神经退行性疾病中发挥了重要作用，而 POCD 与神经退行性疾病尤其是 AD 有着相似之处。离体研究表明吸入麻醉药氟烷、异氟烷可能增加在 AD 才能见到的病理改变，特别在老年人等高风险人群。异氟烷麻醉激活

caspases,可促进神经纤维缠结形成,是β淀粉样蛋白的关键组分,也是AD的重要病理特征。上述发现引起了人们对吸入麻醉药可能对大脑产生持续变化的关注,其可能促进AD进展,在易感个体导致POCD的发生。

(四) 自噬与POCD

研究表明,随着年龄增加,细胞自噬水平下降,在老化组织中ATG蛋白表达也下调。目前确认老年是POCD发生的显著且独立的危险因素。Lipinski等报道随着人体大脑老龄化,Atg5,Atg7和Beclin 1表达下调;胰岛素抵抗和代谢综合征时Sirtuin 1表达下调;骨关节炎时,ULK1、Beclin 1和LC3表达下调。研究发现大于60岁患者PCOD发生率为15% ~25%,其中10%的患者术后3个月仍有症状。Monk等也认为较年轻患者,POCD在大于60岁的老年人更常见。

有间接证据来自Zhao等的研究,其发现锂通过抑制PI3K/AKT/mTOR通路可增加海马p-GSK-3β含量,减少IL-1β,并改善老年大鼠术后空间记忆。锂可通过抑制肌醇单磷酸酶(IMPase)诱导自噬,并增强Htt突变蛋白的清除。同时自噬也具有抗炎减少IL-1β产生和分泌的作用。因此,锂改善老年大鼠认知功能也可能是激活了自噬的缘故。

综上所述,适度的自噬水平是重要的神经保护机制,其对于学习记忆的基础突触发育和生长也具有重要的促进作用。自噬功能障碍在神经退行性疾病的发生中发挥了重要作用,POCD与神经退行性疾病尤其是AD可能存在相似的病理生理改变。机体老年化后自噬水平下降可能与老年是POCD显著且独立的危险因素有内在的关系,激活自噬可对认知功能发挥保护作用,均提示自噬可能参与POCD发生的病理生理机制,值得进一步探讨研究。

(黎平 闵苏)

参考文献

1. Pickford F, Masliah E, Britschgi M, et al. The autophagy-related protein beclin 1 shows reduced expression in early Alzheimer disease and regulates amyloid beta accumulation in mice. J Clin Invest, 2008, 118:2190-2199
2. Spencer B, Potkar R, Trejo M, et al. Beclin 1 gene transfer activates autophagy and ameliorates the neurodegenerative pathology in alpha-synuclein models of Parkinson's and Lewy body diseases. J Neurosci, 2009, 29:13578-13588
3. Sarkar S, Perlstein EO, Imarisio S, et al. Small molecules enhance autophagy and reduce toxicity in Huntington's disease models. Nat Chem Biol, 2007, 3:331-338
4. Xie Z, Culley DJ, Dong Y, et al. The common inhalation anesthetic isoflurane induces caspase activation and increases amyloid beta-protein level in vivo. Ann Neurol, 2008, 64: 618-627
5. Shen W, Ganetzky B. Autophagy promotes synapse development in Drosophila. J Cell Biol, 2009, 187:71-79
6. Roy S, Debnath J. Autophagy and tumorigenesis. Semin Immunopathol, 2010, 32:383-396
7. Levine B, Kroemer G. Autophagy in the pathogenesis of disease. Cell, 2008, 132:27-42
8. Zhang C, Cuervo AM. Restoration of chaperone-mediated autophagy in aging liver improves cellular maintenance and hepatic function. Nat Med, 2008, 14:959-965
9. Gottlieb RA, Mentzer RM. Autophagy during cardiac stress: joys and frustrations of autophagy. Annu Rev Physiol, 2010, 72:45-59
10. Ravikumar B, Sarkar S, Davies JE, et al. Regulation of mammalian autophagy in physiology and pathophysiology. Physiol Rev, 2010, 90:1383-1435
11. Jiang M, Liu K, Luo J, et al. Autophagy is a renoprotective mechanism during in vitro hypoxia and in vivo ischemia-reperfusion injury. Am J Pathol, 2010, 176:1181-1192
12. Suzuki K, Kirisako T, Kamada Y, et al. The pre-autophagosomal structure organized by concerted functions of APG genes is essential for autophagosome formation. EMBO J, 2001, 20:5971-5981
13. Sinha S, Levine B. The autophagy effector Beclin 1: a novel BH3-only protein. Oncogene, 2008, 27(1): S137-S148
14. Mizushima N. The role of the Atg1/ULK1 complex in autophagy regulation. Curr Opin Cell Biol, 2010, 22:132-139
15. Jahreiss L, Menzies FM, Rubinsztein DC. The itinerary of autophagosomes: from peripheral formation to kiss-and-run fusion with lysosomes. Traffic, 2008, 9:574-587
16. Scarlatti F, Maffei R, Beau I, et al. Role of non-canonical Beclin 1-independent autophagy in cell death induced by resveratrol in human breast cancer cells. Cell Death Differ, 2008, 15:1318-1329
17. Wei Y, Pattingre S, Sinha S, et al. JNK1-mediated phosphorylation of Bcl-2 regulates starvation-induced autophagy. Mol Cell, 2008, 30:678-688
18. Hara T, Nakamura K, Matsui M, et al. Suppression of basal autophagy in neural cells causes neurodegenerative disease in mice. Nature, 2006, 441:885-889
19. Komatsu M, Waguri S, Chiba T, et al. Loss of autophagy in the central nervous system causes neurodegeneration in mice. Nature, 2006, 441:880-884
20. Webb JL, Ravikumar B, Atkins J, et al. Alpha-Synuclein is degraded by both autophagy and the proteasome. J Biol Chem, 2003, 278:25009-25013
21. Vogiatzi T, Xilouri M, Vekrellis K, et al. Wild type alpha-synuclein is degraded by chaperone-mediated autophagy and macroautophagy in neuronal cells. J Biol Chem, 2008, 283:23542-23556

22. Cuervo AM, Stefanis L, Fredenburg R, et al. Impaired degradation of mutant alpha-synuclein by chaperone-mediated autophagy. Science, 2004, 305: 1292-1295
23. Michiorri S, Gelmetti V, Giarda E, et al. The Parkinson-associated protein PINK1 interacts with Beclin1 and promotes autophagy. Cell Death Differ, 2010, 17: 962-974
24. Narendra D, Tanaka A, Suen DF, et al. Parkin is recruited selectively to impaired mitochondria and promotes their autophagy. J Cell Biol, 2008, 183: 795-803
25. Ravikumar B, Vacher C, Berger Z, et al. Inhibition of mTOR induces autophagy and reduces toxicity of polyglutamine expansions in fly and mouse models of Huntington disease. Nat Genet, 2004, 36: 585-595
26. Ravikumar B, Stewart A, Kita H, et al. Raised intracellular glucose concentrations reduce aggregation and cell death caused by mutant huntingtin exon 1 by decreasing mTOR phosphorylation and inducing autophagy. Hum Mol Genet, 2003, 12: 985-994
27. Shibata M, Lu T, Furuya T, et al. Regulation of intracellular accumulation of mutant Huntingtin by Beclin 1. J Biol Chem, 2006, 281: 14474-14485
28. Wairkar YP, Toda H, Mochizuki H, et al. Unc-51 controls active zone density and protein composition by downregulating ERK signaling. J Neurosci, 2009, 29: 517-528

47. 氯胺酮抗抑郁作用进展

抑郁症是一种常见的精神性疾病，据世界卫生组织统计。抑郁症已成为世界第四大疾患。预计到2020年可能成为仅次于冠心病的第二大疾病。现有抗抑郁药其副作用明显，而且通常约数周或数月起效，而在未起效时间内死亡率和致残率会显著增加；另外其复发率高，并且约1/3患者在用药数月后症状尚不能缓解。

一、氯胺酮快速、持久抗抑郁作用

氯胺酮是一种非选择性NMDA受体拮抗剂，在临床上广泛用于镇静、麻醉前用药、麻醉诱导以及麻醉维持。在2000年，Berman等首次发现给患有严重抑郁障碍(major depressive disorder，MDD)的患者应用亚麻醉剂量(0.5mg/kg)的氯胺酮72h后其抑郁症状明显改善。2006年，Zarate等进一步发现经常规治疗无效的MDD患者静脉给予氯胺酮110min后症状得到明显改善；并且70%以上的患者此作用可持续24h，35%的患者可持续1周；有两例作用持续了2周。而且，还发现麻醉诱导时应用氯胺酮可使MDD患者症状得到改善，并可提高电休克治疗的效果，对合并酒精依赖和疼痛综合征MDD患者也可产生快速的抗抑郁作用。但是，Liebrenz等发现在首次应用氯胺酮6周后再次应用同剂量氯胺酮其效能明显降低。并且重复应用氯胺酮可使抑郁症患者和健康志愿者发生精神失常、欣快感等副作用的几率明显增加。这将限制氯胺酮在临床上的大量应用，因此阐明氯胺酮产生快速持久抗抑郁作用的机制非常迫切，这将为开发新型抗抑郁药提供重要依据。

二、氯胺酮产生快速、持久抗抑郁作用的机制

氯胺酮抗抑郁作用非常独特，其抗抑郁机制也引起了极大的关注。因为氯胺酮是一种典型的NMDA受体拮抗剂，因此氯胺酮抗抑郁作用与NMDA受体及其他蛋白质受体的关系方面已经有系列研究。

(一) 谷氨酸盐、NMDA和AMPA受体

谷氨酸是人类大脑系统中一个至关重要的兴奋性神经递质，在维持细胞的可塑性和细胞稳态中起重要作用。另外，诸多研究均表明其在MDD中起重要作用，而且认为其是情绪调节的一个重要靶点。谷氨酸盐主要作用于突触前或突触后的NMDA，AMPA等离子型谷氨酸受体。在成熟突触，NMDA受体同AMPA受体共同表达，共同作用于学习、记忆和神经保护等突触可塑性过程。

氯胺酮是一种非选择性NMDA拮抗剂，NR2亚单位离子通道内部的苯环利定(phencyclidine，PCP)部位是氯胺酮的结合位点。并且应用选择性作用于NR2B亚单位的拮抗剂后在啮齿类动物及人类均发现了抗抑郁作用。另外，应用选择性的NR2B受体的拮抗剂R025-6981 24h后，同氯胺酮一样可以产生抗抑郁作用，且在西罗莫司预处理后此作用可被消除；同时发现给药1h后大鼠PFC脑区的4E-BP1，p70S6K，mTOR，ERK和Akt明显增加，6h后突触蛋白、Arc、PSD95、GluR1和存在于突触神经小体的突触蛋白I明显增加，表明mTOR信号途径被激活。但是，Autry等发现其他NMDA受体拮抗剂MK801、CPP均可同氯胺酮一样产生快速抗抑郁作用，然而，MK801的抗抑郁作用可持续24h，CPP持续不到1周，均长于它们各自的半衰期，提示NMDA受体拮抗剂的持续抗抑郁作用不是由于阻滞受体引起的，但是两者却均短于氯胺酮的抗抑郁作用持续时间，原因尚不明确。

同样的，应用AMPA受体的拮抗剂NBQX预处理后，氯胺酮未产生快速抗抑郁作用。Li等还观察到NBQX预处理大鼠后，其完全抑制了氯胺酮诱发的磷酸化mTOR、磷酸化p70S6激酶和磷酸化4EBP1以及其下游分子磷酸化Akt和磷酸化ERK数目的增加。另外，AMPA受体还可调节L-型电压依赖的钙离子通道(VDCCs)的开放从而影响BDNF的释放。这表明NMDA受体及AMPA受体在氯胺酮快速、持久抗抑郁作用中起重要作用，但是其与BDNF、 mTOR 信号传导途径的相互作用尚需进一步验证。

（二）mTOR 和 GSK3

mTOR 是一种非典型的丝氨酸/苏氨酸蛋白激酶，主要通过调节真核起始因子 4E（eIF-4E）结合蛋白和核糖体蛋白质 S6 激酶（p70S6K）的磷酸化，影响蛋白翻译等生物过程，对细胞增殖和凋亡起重要作用，尤其是 mTOR 可调控突触发生所需要的新蛋白质的合成，进而影响树突形成过程。

Jernigan 等在 MDD 患者 PFC 脑区发现 mTOR 及其下游分子 p70S6K、eIF-4B 较正常人明显降低，说明 mTOR 信号途径在抑郁症的病理生理过程起重要作用。2010 年，有研究发现亚麻醉剂量的氯胺酮可迅速诱发大鼠 PFC 内 mTOR 和 p70S6K 磷酸化，增加磷酸化的 eIF-4E 结合蛋白（4E-BP）的水平；并且 mTOR 信号途径在氯胺酮注射 30min 后就可诱发，2h 后 mTOR 磷酸化蛋白降至基础水平；且突触前蛋白突触蛋白 I 以及突触后蛋白 PSD95 和 GluR1 在给药后 2h 明显增加，且可持续约 1 周，这同树突棘形成和持续时间是一致的；进一步在大鼠 PFC 区域应用 mTOR 抑制剂西罗莫司或 mTOR 上游分子 ERK 或 PI3k/Akt 的抑制剂后，氯胺酮所诱发树突棘的形成、突触蛋白的生成以及行为学上的快速抗抑郁作用均被消除，因此认为 mTOR 信号传导途径在氯胺酮的快速、持久抗抑郁作用中起重要作用。但是，Autry 等研究未发现氯胺酮可以诱发 mTOR 信号途径，也未发现西罗莫司的注射会消除给予氯胺酮 30min 后的抗抑郁作用。并认为 Li 等的研究是观察给予氯胺酮 2h 后 mTOR 信号分子的变化。另外 Aurey 等还观察了西罗莫司预处理是否消除了给予氯胺酮 24h 后的抗抑郁作用，结果表示 mTOR 在氯胺酮抗抑郁作用的维持阶段起重要作用，而在快速诱发阶段作用不大。研究还发现突触蛋白的合成在氯胺酮抗抑郁作用中起重要作用，并且突触蛋白的合成是通过抑制真核细胞延胡索酸 2（eukaryotic elongation factor 2，eEF2）激酶引起的。然而，Duman，Li 等则认为以上两研究结果的不同可能是由于 Autry 等测量的是天然的海马匀浆中的 mTOR 信号，而 Li 等则是对 PFC 浓缩片段中的突触小体中的 mTOR 信号进行测量，mTOR 的表达贯穿神经元和神经胶质细胞的胞体，天然的海马匀浆可能掩盖了小的树突细胞间隙间 mTOR 信号的改变；另外，对于西罗莫司预处理未消除氯胺酮注射后 30min 的抗抑郁作用，则可能由于给予氯胺酮 30min 后，谷氨酸盐的分泌达高峰可使动物在强迫游泳实验中兴奋性增加，并且 Autry 等腹腔注射西罗莫司外周副反应要多于 Li 等的脑室注射。综上所述，mTOR 在氯胺酮抗抑郁作用维持阶段起重要作用，但是其在快速触发阶段是否起作用尚待进一步研究。

GSK3 也是一种丝氨酸/苏氨酸类蛋白激酶，参与细胞增殖、细胞分化等生理过程，可以调节神经发生、突触可塑性等神经功能。诸多证据表明 GSK3 与抑郁等精神性疾病有密切关系。2011 年，E Beurel 等研究发现给予小鼠亚麻醉剂量的氯胺酮 30min 及 60min 后，其海马及 PFC 内 GSK3 含量均明显降低，并且对持续表达激活 GSK3 的小鼠给予合适剂量氯胺酮后未发现有抗抑郁作用。然后应用 GSK3 的抑制剂后，需要应用较平常更大剂量的氯胺酮才可以产生抗抑郁作用。结果表明抑制 GSK3 活性在氯胺酮产生快速、持久抗抑郁作用的机制中占有至关重要的作用，但具体机制不清，目前推测 GSK3 与 mTOR 两者共同的调节剂 Akt 可能使两者相互影响。

（三）BDNF

BDNF 是 mTOR 信号传导途径的一个重要调节剂，对神经元的生长发育和突触可塑性等起重要作用。诸多研究表明抗抑郁药可使海马中 BDNF 的表达增加，脑室或海马内 BDNF 的注射后可产生快速且可持续 3～6d 的抗抑郁作用。另外，海马中 BDNF 的缺失会减弱抗抑郁药的抗抑郁作用。同样的，最近的研究发现在 BDNF 敲除的小鼠中应用氯胺酮等 NMDA 受体拮抗剂 30min 或 24h 后均未出现抗抑郁作用，且 TrkB 敲除的小鼠对氯胺酮的抗抑郁作用不敏感，推断 BDNF 调节 TrkB 过程在氯胺酮抗抑郁作用的触发和维持阶段均起重要作用。进一步研究发现 BDNF 蛋白在给予氯胺酮 30min 后明显增加，但在给药 24h 后无变化，同时编码 BDNF 的外显子在两个时间点均无变化，这表明阻断 NMDA 受体加速了 BDNF 蛋白的翻译而非蛋白转录，从而触发了氯胺酮的快速抗抑郁作用；研究还发现氯胺酮通过抑制静息状态 NMDA 受体自发性微小兴奋性突触后电位（NMDAR-mEPSCs），从而使 eEF2K 去磷酸化，解除其对蛋白翻译过程的抑制，使 BDNF 蛋白迅速增加；给予蛋白生成抑制剂后氯胺酮在 30min 和 24h 的抗抑郁作用被消除，表明迅速而短暂的 BDNF 蛋白的翻译在氯胺酮抗抑郁作用的触发和持续阶段均起重要作用。

（四）其他机制

研究表明在动物和人类的一生中，海马是可以产生新生神经元的少数区域之一，并且其神经元极易被应激等各种因素影响。而神经元的一项基本功能—突触可塑性，在学习与记忆中发挥重要作用。在 2000 年，Duman 等对抑郁症患者的脑组织进行尸检，发现其海马体积减少，并且伴随神经细胞萎缩。利用磁共振（MRI）技术发现抑郁症患者双侧海马体积明显小于对照组，并且海马体积萎缩程度与抑郁症病程成正比。随后在动物实验中又发现给予一定应激或造成动物抑郁模型后均发现海马新生细胞数目减少，并且抗抑郁药可以使海马新生细胞数目增加。同样的，研究发现 NMDA 受体拮抗剂可迅速增加海马新生细胞的数目。PFC 及海马是与抑郁症等应激性疾病密切相关的脑区，长期给予慢性应激可使 PFC 神经元树突棘的密度减低及形态发生改变。Li 等还发现给予大鼠亚麻醉剂量氯胺酮 24h 后可增加 PFC 四层锥体神经元树突棘的数目。研究还发现氯胺酮的注射明显增加了 5-羟色胺和下视丘分泌素诱发的兴奋性突触后电流（excitatory postsynaptic currents，EPSCs）的频率和幅度，从而分别增加了皮质和皮质之间以及丘脑皮层之间的联接。令人惊奇的是，在人类氯胺酮静脉注射的半衰期是 180min，但是其抗抑郁作用持续时间却明显超过其半衰期。因此海马神经元再生以及突触可塑性与氯胺酮产生快速、持久抗抑郁作用之间的关系值得进一步研究。

三、小　结

氯胺酮产生快速持久抗抑郁作用的具体机制尚不明确。目前的研究结果已经表明 mTOR 和 GSK3 传导通路、BDNF 以及 NMDA 和 AMPA 受体起重要作用,但是其他机制比如神经元突触可塑性也可能是一个重要机制之一。根据现有研究结果可推测如下:氯胺酮作用于 NMDA 受体的 NR2 亚单位,抑制 NMDAR-mEPSCS,使 eEF2K 去磷酸化;同时干扰了谷氨酸盐与 NMDA 受体的结合,从而使 AMPA 大量激活,调节 VDCCs 的开放;以上两方面导致 BDNF 大量释放,通过 TrkB 等进一步调节 mTOR 信号传导通路,使突触蛋白等大量合成,从而改变神经元突触可塑性等其他机制,进一步引发了抗抑郁作用的行为学表现。但是 GSK3 的作用以及各个物质间的相互作用还有待进一步研究。另外,其他 NMDA 受体拮抗剂抗抑郁作用的持续时间短于氯胺酮,故氯胺酮是否还通过其他机制而发挥抗抑郁作用尚待进一步研究。但是,值得肯定的是氯胺酮抗抑郁作用机制的阐明,是开发新型快速、持久且无明显副作用抗抑郁药的重要桥梁,使抑郁症患者在更大程度上改善症状成为可能,具有重大意义。

(李晶　陈向东)

参 考 文 献

1. Duman RS, Voleti B. Signaling pathways underlying the pathophysiology and treatment of depression: novel mechanisms for rapid-acting agents. Trends Neurosci, 2012, 35(1):47-56
2. Berman RM, Cappiello A, Anand A, et al. Antidepressant effectts of ketamine in depressed patients. Biol Psychiatry, 2000, 47(4):351-354
3. Zarate CA Jr, Singh JB, Carlson PJ, et al. A randomized trial of an N-methyl-D-aspartate antagonist in treatment-resistant major depression. Arch Gen Psychiatry, 2006, 63(8):856-864
4. Kudoh A, Takahira Y, Katagai H, et al. Small-dose ketamine improves the postoperative state of depressed patients. Anesth Analg, 2002, 95(1):114-118
5. Ostroff R, Gonzales M, Sanacora G. Antidepressant effect of ketamine during ECT. Am J Psychiatry, 2005, 162(7):1385-1386
6. Liebrenz M, Stohler R, Borgeat A. Repeated intravenous ketamine therapy in a patient with treatment-resistant major depression. World J Biol Psychiatry, 2009, 10:640-643
7. Phelps LE, Brutsche N, Moral JR, et al. Family History of Alcohol dependence and initial antidepressant response to an N-m-ethyl-D-aspartate Antagonist. Bio Psychiatry, 2009, 65(2):181-184
8. Dillon P, Copeland J, Jansen K. Patterns of use and harms associated with non-medical ketamine use. Drug Alcohol Depend, 2003, 69(1):23-28
9. Duman RS, Malberg J, Nakagawa, et al. Neuronal plasticity and survival in mood disorders. Biol Psychiatry, 2000, 48(8):732-739
10. Czeh B, Michaelis T, Watanabe T, et al. Stress-induced changes in cerebral metabolites, hippocampal volume, and cell proliferation are prevented by antidepressant treatment with tianeptine. Proc Natl Acad Sci USA, 2001, 98(22):12796-12801
11. Snyder JS, Soumier A, Brewer M, et al. Adult hippocampal neurogenesis buffers stress responses and depressive behaviour. Nature, 2011, 476(7361):458-461
12. Nacher J, Alonso-Llosa G, Rosell DR, et al. NMDA receptor antagonist treatment increases the production of new neurons in the aged rat hippocampus. Neurobiology of Aging, 2003, 24(2):273-284
13. Li N, Lee B, Liu RJ, et al. mTOR-dependent synapse formation underlies the rapid antidepressant effects of NMDA antagonists. Science, 2010, 329(5994):959-964
14. Jernigan CS, Goswami DB, Austin MC, et al. The mTOR signaling pathway in the prefrontal cortex is compromised in major depressive disorder. Prog Neuropsychopharmacol Biol Psychiatry, 2011, 35(7):1774-1779
15. Autry AE, Adachi M, Nosyreva E, et al. NMDA receptor blockade at rest triggers rapid behavioural antidepressant responses. Nature, 2011, 475(7354):91-95
16. Duman RS, Li N, Liu RJ, et al. Signaling pathways underlying the rapid antidepressant actions of ketamine. Neuropharmacology, 2012, 62(1):35-41
17. Beurel E, Song L, Jope RS. Inhibition of glycogen synthase kinase-3 is necessary for the rapid antidepressant effect of ketamine in mice. Mol psychiatry, 2011, 16(11):1068-1070
18. Adachi M, Barrot M, Autry AE, et al. Selective loss of brain-derived neurotrophic factor in the dentate gyrus attenuates antidepressant efficacy. Biol Psychiatry, 2008, 63(7):642-649
19. Machado-Vieira R, Salvadore G, Diazgranados N, et al. Ketamine and the next generation of antidepressants with a rapid onset of action. Pharmacol Ther, 2009, 123(2):143-150
20. Maeng S, Zarate CA Jr, Du J, et al. Cellular mechanisms underlying the antidepressant effects of ketamine: role of alpha-amino-3-hydroxy-5-methylisoxazole-4-propionic acid receptors. Biol Psychiatry, 2008, 63(4):349-352

48. 施万细胞在神经病理性疼痛中的作用

神经病理性疼痛(neuropathic pain)是指神经系统损伤引起的与实在或潜在组织损伤相关的不愉快感觉和情绪体验,时间超过3个月的一种慢性状态或过程,即通常所指的慢性疼痛。常见神经病理性疼痛症状有:自发痛、触诱发痛、痛觉过敏。到目前为止,神经病理性痛确切的发病机制尚不清楚,外周敏化学说认为组织损伤使受伤细胞释放炎性介质,如H^+、K^+、缓激肽、组胺、ATP、5-HT和NO,并激活花生四烯酸,产生白三烯等。外周神经特别是无髓鞘的神经末梢暴露于炎性介质中,使其对其他刺激的反应性和兴奋性不断增强,敏化了兴奋阈高的伤害性感受器,导致痛阈下降和痛敏。而许多中枢敏化的发生是由于损伤部位所释放的大量炎症介质,逆向运输到邻近的神经元细胞而产生。研究表明当这种逆向轴浆运输被阻断后,异常的疼痛现象不再发生。因此,损伤部位神经本身的病理改变是发生神经病理性疼痛的非常重要的原因之一,而这些损伤神经局部微环境是由外周神经胶质细胞施万细胞所高度调控。

施万细胞(schwann cells,SCs)作为周围神经系统的髓鞘形成细胞,长期以来认为其主要功能是为有髓神经的轴突提供髓鞘,对无髓神经进行包裹,起到绝缘和稳定轴突的作用,并诱导周围神经再生。然而研究表明,在神经损伤发生后,施万细胞发生了表型的改变,获得了分化能力,并且释放TNF-α,IL-1β,IL-6和PG等疼痛介质,并表达一些与疼痛密切相关的离子通道、组织相容性复合物Ⅰ和ATP受体,控制神经组织的Wallerian变和促进神经组织再生。推测施万细胞可能是通过释放介质间接敏化或激活初级伤害性神经元,而导致外周敏化的发生从而产生疼痛。越来越多的研究发现施万细胞在神经病理性疼痛的发展过程中承担了重要作用,认识施万细胞的生理功能及其在神经损伤时分泌的炎症因子,都将成为神经病理性疼痛领域的关键问题。因此,本文就施万细胞在神经病理性疼痛中的作用做简单的概述。

一、施万细胞

施万细胞主要分布在周围神经系统中神经元的突起周围,细胞形状不规则。它是周围神经纤维的鞘细胞,它们排列成串,一个接一个地包裹着周围神经纤维的轴突,反复包卷形成的同心圆板层,形成髓鞘。施万细胞外表面有一层基膜,在周围神经再生中起重要作用。无髓神经纤维的一薄层髓鞘亦是由其细胞膜深度凹陷形成。施万细胞的作用有:

(一)促进轴突再生

再生轴突的髓鞘化Wallerian退变发展到一定阶段,新生的SCs重新进入神经束中残留的基膜管,形成Bungner带,再生轴突将沿着Bungner带向前延伸。在对中枢神经系统(the central nervous system CNS)的脱髓鞘实验模型的研究中发现,移植入CNS的SCs可以与原有的少突胶质细胞竞争性地使脊髓神经轴突复髓鞘化,其产生的髓磷脂包绕神经轴突,超微结构接近正常,这是神经传导恢复的基础。SCs表达的细胞黏附分子(如NCAM和L1)、髓磷脂相关糖蛋白(MAG)和P0均参与周围神经系统的髓磷脂形成,其中P0起核心作用,NCAM、L1和MAG则主要起稳定髓鞘的作用。

(二)恢复神经支配作用

在发育阶段,SCs由一种前体细胞发育成形态学和功能上完全不同的两类,即髓鞘形成细胞和非髓鞘形成细胞。以上两类细胞的分化是可逆的,如果神经离断后,这两类细胞都可恢复到发育早期的"活跃细胞"阶段。

(三)与再生神经纤维的细胞间作用

对中枢神经元的再生研究表明,正常环境下损伤后再生是非常困难的,但若将带有SCs的周围神经移植物、带有SCs提取物的移植体与空的基底板移植体比较,发现植入网状区后神经元再生的情况在SCs移植体最好,而在空移植体则未见再生,说明SCs提供的细胞表面是非常重要的。

二、神经损伤后的施万细胞

周围神经损伤后,在一定的条件的允许可以部分或全部完成再生,部分恢复周围神经的功能。研究发现:周围神经损伤后的再生依赖于损伤侧的施万细胞所提供的神经营养因子，神经营养因子通过轴突的逆行转运而支持神经细胞的存活。神经纤维损伤后，典型变化为沃勒(Wallerian)变性。沃勒变性指轴突和髓鞘的分解吸收以及施万氏细胞增生等现象。这一退变过程，在神经断裂后即开始，一般在神经伤后8周左右完成。随之而来的损伤神经的修复再生过程可以概括为三个方面：①损伤神经近段轴突的芽生与延伸；②再生轴突的再髓鞘化；③再生轴突与相应的靶器官重建突触联系。

施万细胞在沃勒变性反应开始的一刻即参与损伤和再生的整个过程。神经损伤后施万细胞立即开始分裂、增殖，其高峰出现在伤后第1~2周，以后快速回落。施万细胞在周围神经损伤后的作用是多方面的，周围神经损伤后神经修复的研究，在相当程度上可以归结为施万细胞的研究。完成这一变化的主要原因是施万细胞在外周神经损伤后增殖速度明显加快，增殖的施万细胞可以形成带，及合成和分泌多种神经营养因子，如神经生长因子(nerve growth fator，NGF)、脑源性神经生长因子(brain-derived neurotrophic factor，BDNF)、睫状神经营养因子(ciliary neurotrophic factor，CNTF)、成纤维细胞生长因子(fibroblast growth fator，FGF)、胶质细胞生长因子(glial growth factor，GGF)、血小板源性生长因子(platelet-derived growth factor，PDGF)、神经营养素(neurenergen，NT)、生长相关蛋白(growth associated protein，GAP-43)等。施万细胞也能产生多种细胞外基质，如层粘连蛋白(laminin，LN)、纤维粘连蛋白(fibronectin，FN)、Ⅰ、Ⅲ、Ⅳ型胶原(Collagen)、硫酸乙酰肝素蛋白多糖(heparan sulfate proteoglycan，HSPG)等和多种细胞黏附分子(cell adhesion molecule，CAM)，如神经细胞黏附分子(neural cell adhesion molecule，NCAM)，神经胶质细胞黏附分子(neuroglial cell adhesion molecule，Ng-CAM)，髓鞘相关糖蛋白(myelin associated glucop rotein，MAG)，周围髓鞘蛋白(PO)等，对于髓鞘的生成，营养神经元，支持神经结构至关重要。另外，人胚施万细胞可表达细胞因子白细胞介素如：IL-1β、IL-4、IL-6、IL-8、IL-11、IL-12、IL-13、IL-15和肿瘤坏死因子TNF-β，及细胞因子和组织坏死因子以及gp130的受体。关于周围神经损伤后施万细胞增殖速度加速的原因，学者发现神经损伤后施万细胞的有丝分裂活动存在两个高峰期。Salzer等通过对沃勒变性的研究认为：变性初期的髓鞘降解产物和后期神经修复再生阶段的轴突可以分别调节变性初期和后期施万细胞的增殖，但Benche等通过阻止巨噬细胞进入损伤的神经段的实验发现：在没有巨噬细胞的神经内，施万细胞的有丝分裂趋于静止。因此Benche认为巨噬细胞及其分泌物可以促进变性初期施万细胞的增殖，而非髓鞘降解产物。后来，Clemence等通过H3标记法观察施万细胞在神经再生时的变化，亦验证了巨噬细胞及其分泌物可能是施万细胞的有丝分裂源。在周围神经的生理发育过程中，施万细胞进行大量增殖，但在髓鞘形成前，施万细胞的有丝分裂就自我终止。所以在分化成熟的神经中，施万细胞的数量是稳定不变的，说明存在着对施万细胞增殖的抑制调节。Muir等曾发现一种金属蛋白酶Mt55000，对施万细胞有着强烈的抑制作用。施万细胞还可以根据它们所包裹的有髓神经或者无髓神经不同而产生不同的表型改变。总之，在神经损伤发生的时候，施万细胞能够做出最迅速的调控机制，从而获得分化能力，并且分泌大量的炎症介质，清除损伤的碎屑，最后完成损伤神经的修复和再生。

三、施万细胞在神经病理性疼痛中的研究

研究发现，在神经损伤的动物模型中，阻止施万细胞的肥大增生，失去施万细胞基底膜的支持，对于降低神经病理性疼痛的发生是有效的。在外周神经损伤的最初几个小时内，施万细胞释放前炎症因子以及TNF-α。研究发现，直接注射TNF-α可以诱发组织学和分子水平的神经损伤样的改变。而且，动物直接注射TNF-α到非损伤的神经也可以诱导神经病理性疼痛的发生。在损伤的神经，TNF-α能够促进巨噬细胞的聚集以及其他炎症因子的释放，如IL-β，IL-6。并且在神经病理性疼痛的其他炎症性疾病中，TNF-α也发挥着重要作用。研究发现使用TNF-α的中和抗体或者它的拮抗剂能够减轻疼痛的发生而产生治疗效果。近期研究证实，TNF-α也能够被内源性的红细胞生成素(erythropoietin EPO)所中和。在很多神经损伤模型中，包括挤压伤和CCI模型，Epo和其受体都在损伤神经本身或者远端发生了上调。而在损伤神经的Epo是由激活的施万细胞所分泌产生。Epo的受体在神经轴和施万细胞中表达，研究证明在培养的施万细胞中，通过Epo和其受体结合，激活了JAK2，活化ERK/MAP激酶通路而产生作用。Campana使用拮抗剂AG490阻止该通路的信号传导，能够降低TNF-α的表达，减轻疼痛的发生。keswani发现注射Epo到疼痛动物模型中能够缓解疼痛的行为学改变，并且减少50%的TNF-α和IL-6的表达。因此，Epo对于在神经损伤发生后，维持炎症因子和抗炎因子的平衡，避免神经元和胶质细胞遭遇更大的损伤起到了作用。提示采用抗炎治疗对改善神经病理性疼痛是有效的，例如使用抗炎因子IL-10能够减少大鼠热痛的发生。因此，考虑通过改善施万细胞上调的Epo信号通路从而减少炎症因子TNF-α的释放，减少疼痛的发生，这将为治疗神经病理性疼痛带来新的思考。

四、基因靶向治疗神经病理性疼痛

几种针对施万细胞的基因敲除的小鼠模型被科学家所

发现,其中关于 CNPase 启动子的转基因小鼠具有代表意义。这种小鼠对于研究髓鞘相关疾病是非常有用的,因为 CNPase 启动子只有在有髓神经纤维结构的施万细胞中才被激活,并且,在出生后髓鞘开始生长的时候才代表性的表达。这些研究对于我们更好的理解外周敏化的分子机制提供帮助。表皮生长因子受体家族(epidermal growth factor family)是施万细胞所表达的酪氨酸激酶受体。ERbB 信号通路决定了施万细胞的生长、分化和成熟。Lemke 和 Chen 研究小组发现缺失以 CNPase 作为启动子的 ErbB4 受体的转基因小鼠,它们的坐骨神经髓鞘变细,结节变短,成髓时间延长。和野生型小鼠相比使用 Von Frey 检测其疼痛行为改变发现机械痛反应增强了,但是热痛没有发生变化。其他的基因敲除技术还包括 dystroglycan 基因和 periaxin 基因敲除技术。这些研究提示,改变施万细胞的功能从而影响髓鞘形成,对于神经病理性疼痛的发生发展有相应的作用。Samsam 证明基因敲除 CCI 模型小鼠和野生型小鼠相比,在热痛和机械痛刺激方面反应都增强了。这是由于它们在产生施万细胞的微绒毛方面遇到了障碍。上述研究说明,改变施万细胞的生化特性和分子机制能够诱导外周敏化的发生而影响神经病理性疼痛产生。最近研制成功了以 CFAP 为启动子表达 HIV 的衣壳蛋白 gp120 的转基因小鼠,它成为和 HIV 相关的新的疼痛的模型。gp120 在无髓鞘神经纤维的施万细胞中表达。在这个模型中,使用治疗性药物 DDI(didanosine,HIV 患者常规治疗使用的反转录酶抑制剂)的小鼠的热痛反应是增强的,而野生型的对照组小鼠的热痛没有改变。这些结果提示,针对无髓鞘神经纤维的施万细胞使用 DDI 治疗能够减轻轴索功能的变化,直接调节伤害性疼痛的发生。

五、问题与展望

迄今为止,对于神经病理性疼痛的基础研究已经取得了相当大的进步,其病理生理机制逐渐被阐明,但是神经病理性疼痛的产生是多因素相互作用的复杂过程,随着研究不断深入,研究者将疼痛研究的重心逐渐由神经元转向胶质细胞,从而对神经病理性疼痛的免疫机制有了更深入的了解发现。最新的研究发现,在糖尿病大鼠的坐骨神经截断模型中,施万细胞表达的转录因子 3(transcription factor 3 ATF 3)和凋亡信号标记 caspase 3 比对照组升高,说明施万细胞能够通过多种机制调节神经细胞的功能,影响神经元对外界刺激的反应,这种调控包括直接的轴突作用和改变神经元生长的微环境。在神经损伤发生时,施万细胞能够迅速发生表型的改变,从而使得神经细胞从损伤的状态中恢复,或者脱离正常的轨道,导致神经病理性疼痛的发生。施万细胞与疼痛的关系日益受到科学家的重视,尤其在慢性病理痛或疼痛的未知领域中它们的作用可能更为重要。这也许可以解释目前以神经元作为靶点的镇痛药物对疼痛的疗效不理想,尤其是对各种病理痛的疗效欠佳的现象。因此,施万细胞和它在神经损伤中的生理功能将成为如何治疗神经病理性疼痛发生的新的目标。相信随着神经生物学和相关学科的进步,神经病理性疼痛的研究必将有突破性的进展。

(魏桂花　左云霞　刘进)

参考文献

1. Toth C, Lander J, Wiebe S. The prevalence and impact of chronic pain with neuropathic pain symptoms in the general population. Pain Med, 2009, 10(5):918-929
2. Guillot X, Semerano L, Decker P, et al. Pain and immunity. Joint Bone Spine, 2012, 79(3):228-236
3. Cámara-Lemarroy CR, Guzmán-de la Garza FJ, Fernández-Garza NE. Molecular inflammatory mediators in peripheral nerve degeneration and regeneration. Neuroimmunomodulation, 2010, 17(5):314-324
4. Stemkowski PL, Smith PA. Sensory neurons, ion channels, inflammation and the onset of neuropathic pain. Can J Neurol Sci, 2012, 39(4):416-435
5. Fu ES, Zhang YP, Sagen J, et al. Candiotti KA, Transgenic inhibition of glial NF-kappa B reduces pain behavior and inflammation after peripheral nerve injury. Pain, 2010, 148(3):509-518
6. Webber C, Zochodne D. The nerve regenerative microenvironment: early behavior and partnership of axons and Schwann cells. Exp Neurol, 2010, 223(1):51-59
7. Kiguchi N, Kobayashi Y, Kishioka S. Chemokines and cytokines in neuroinflammation leading to neuropathic pain. Curr Opin Pharmacol, 2012, 12(1):55-61
8. Dubový P. Wallerian degeneration and peripheral nerve conditions for both axonal regeneration and neuropathic pain induction. Ann Anat, 2011, 193(4):267-275
9. Gao YJ, Ji RR. Chemokines, neuronal-glial interactions, and central processing of neuropathic pain. Pharmacol Ther, 2010, 126(1):56-68
10. Goethals S, Ydens E. Timmerman V, et al. Toll-like receptor expression in the peripheral nerve. Glia, 2010, 58(14):1701-1709
11. Milligan ED, Watkins LR. Pathological and protective roles of glia in chronic pain. Nat Rev Neurosci, 2009, 10(1):23-36
12. Austin PJ, Moalem-Taylor G. The neuro-immune balance in neuropathic pain: involvement of inflammatory immune cells, immune-like glial cells and cytokines. J Neuroimmunol, 2010, 229(1-2):26-50
13. Gordon T. The physiology of neural injury and regeneration:

the role of neurotrophic factors. J Commun Dis, 2010, 43 (4):265-273

14. Gosselin RD, Suter MR, Ji RR, et al. Glial cells and chronic pain. Neuroscientist, 2010, 16(5):519-531
15. Kirsch M, Campos Friz M, Vougioukas VI, et al. Wallerian degeneration and axonal regeneration after sciatic nerve crush are altered in ICAM-1-deficient mice. Cell Tissue Res, 2009, 338(1):19-28
16. Ozaki A, Nagai A, Lee YB, et al. Expression of cytokines and cytokine receptors in human Schwann cells. Neuroreport, 2008, 19(1):31-35
17. Cheepudomwit T, Güzelsu E, Zhou C, et al. Comparison of cytokine expression profile during Wallerian degeneration of myelinated and unmyelinated peripheral axons. Neurosci Lett, 2008, 430(3):230-235
18. Inoue G, Gaultier A, Li X, et al. Erythropoietin Promotes Schwann Cell Migration and Assembly of the Provisional Extracellular Matrix by Recruiting b1 Integrin to the Cell Surface. Glia, 2010, 58(4):399-409
19. Li X, Gonias SL, Campana WM. Schwann cells express erythropoietin receptor and represent a major target for Epo in peripheral nerve injury. Glia, 2005, 51(4):254-265
20. Campana WM, Li X, Shubayev VI, et al. Erythropoietin reduces Schwann cell TNF-alpha, Wallerian degeneration and pain related behaviors after peripheral nerve injury. Eur J Neurosci, 2006, 23(3):617-626
21. Keswani SC, Buldanlioglu U, Fischer A, et al. A novel endogenous erythropoietin mediated pathway prevents axonal degeneration. Ann Neurol, 2004, 56(6):815-826
22. Stenberg L, Kanje M, Dolezal K, et al. Expression of Activating Transcription Factor 3 (ATF 3) and caspase 3 in Schwann cells and axonal outgrowth after sciatic nerve repair in diabetic BB rats. Neurosci Lett, 2012, 515(1):34-38

49. HCN离子通道与疼痛的研究进展

1976 年 Noma 等在兔窦房结细胞上记录到一种超极化激活的内向电流，随后被 Brown 等命名为 If。后来发现这一电流也存在于感光细胞和海马 Cal 区的锥体细胞等多种组织细胞，并称之为超极化激活电流（hyperpolarization-activated current，Ih）。1997 年 Santoro 等发现了介导 Ih 的离子通道 HCN（hyperpolarization-activated, cyclic nucleotide）。HCN 通道广泛分布于心脏组织和神经系统中。在心脏组织中，HCN 通道主要起维持窦房结正常节律的作用；在神经系统中，HCN 通道具有稳定细胞膜电位、参与树突整合，以及调节神经递质释放等生理功能。

一、HCN 通道的特征

进一步的研究发现，HCN 通道由 6 个跨膜结构域和 1 个单孔环构成，共有 4 个亚型，即 HCN1、HCN2、HCN3、HCN4，且四个亚型分别具有各自特征：①对 cAMP 的敏感程度不同。HCN 通道通常在细胞膜超极化至-60～-90mV 被激活，而且其激活受到细胞内 cAMP 的调节，HCN 通道能与 cAMP 直接结合，增强通道活性，使门控电压向去极化移动，但是 cAMP 只改变激活速度，而不影响最大电流。但是不同的亚型之间对 cAMP 反应的敏感程度不同，HCN2 和 HCN4 对胞内 cAMP 变化敏感，而 HCN1 和 HCN3 则相对不敏感。②激活的时程不同。HCN1 的激活和失活速度最快，一般为 60ms，HCN2 和 HCN3 稍慢，HCN4 最慢，通常为 400ms。HCN4 在心脏窦房结细胞 If 的产生中起着重要作用，而 HCN1 和 HCN2 则在神经细胞 Ih 的产生中起重要作用。

在躯体感觉神经中，较大的神经细胞上产生的 Ih 对 cAMP 不敏感、产生的速度也较快；较小的神经细胞上产生的 Ih 则刚好相反，表现为对 cAMP 敏感、产生速度较慢。而敲除 HCN1 基因后，较大神经元上的 Ih 也随之消失。这说明较大的神经元上的 Ih 主要由 HCN1 介导产生。当敲除 HCN2 基因后，较小的神经元上的 Ih 减弱了，但是仍存在大量对 cAMP 不敏感的 Ih，这些保留下来的 Ih 有可能是由 HCN3 介导产生的。在伤害性感受器中，HCN2 离子通道调节动作电位产生，对于调节伤害性感受器的兴奋性起着重要作用。

二、疼痛的分类

对伤害性刺激的感知（主要是痛觉的产生）可以避免机体受到持续的损伤，是一种重要的自身保护机制。个别患有先天性“无痛症”的患者都因为意外伤害而过早死亡，由此可见疼痛对于人类生存有着重要意义。然而，并不是所有的疼痛都是对机体有利的。疼痛也可以表现为慢性、持续性和病理性，如糖尿病性周围神经病变和带状疱疹后神经痛（postherpeti neuralgia，PHN），这时的疼痛会给患者带来巨大的痛苦，且是难以治愈的。

按照产生的原因，疼痛可以大致分为三类：①急性伤害性疼痛：在伤害性刺激作用于痛觉敏感的神经末梢的同时产生，对保护机体有重要作用；②急性炎性疼痛：在损伤发生之后很快产生，损伤组织所释放的炎性因子作用于伤害性感受器，也加强了损伤及周围组织对于痛觉的敏感性，造成痛觉过敏。因此，炎性疼痛的产生可以保护已经受到损伤的区域免遭进一步的伤害。一般情况下，炎性疼痛常常会伴随组织损伤的修复而自动消失。但是，当炎性疼痛表现为慢性时，痛觉过敏会严重影响患者的日常生活，甚至使患者丧失劳动能力。此时，炎性疼痛不仅不能起到对机体的保护作用，甚至会给机体带来伤害；③神经病理性疼痛：以自发性疼痛，痛觉过敏和异常性疼痛为特征，其发病机制非常复杂，包括外周和中枢神经过敏，但周围神经损伤是公认的重要环节。这种神经损伤可以是神经肿瘤造成的直接损伤，也可以是糖尿病等疾病发展过程中对神经功能的影响。神经病理性疼痛也是持续性的，且伴有痛觉过敏，而且通常的镇痛药物常常对其无效。

痛觉可以由多种不同的刺激形式所诱发，包括热刺激、冷刺激、机械刺激和化学性刺激。一般情况下,当潜在的伤害性刺激作用于感觉神经末梢的痛觉感受器时,离子通道激活使细胞膜去极化产生动作电位从而诱发疼痛。在以往的研究中,多种离子通道已经被证明在急慢性疼痛的产生中起着重要的作用,例如电压门控钠离子通道(voltage-gated Na channels,VGSCs)和电压门控钙离子通道(voltage-gated calcium channels,VGCC)。现在,越来越多的研究显示,HCN 通道也在疼痛的产生和发展中扮演重要角色,本文就 HCN 通道在疼痛中的作用展开综述。

三、HCN 通道与疼痛的关系

(一) HCN 通道与急性伤害性疼痛

急性伤害性疼痛多由伤害性刺激引起,冷、热、压力等作用于外周伤害性刺激感受器,伤害性信号便会经脊髓上行传导束传导至丘脑和大脑皮质,这些信号在中枢进行整合后就会产生疼痛感觉,同时中枢神经系统又经下行传导通路对疼痛进行调控,其机制相对于炎性疼痛和神经病理性疼痛较为简单。Luo 等用较温和的热刺激(mild thermal injury,MTI)模拟急性疼痛,发现全身和局部注射 ZD7288 均可以缓解 MTI 引起的触觉痛和自发性疼痛,而不能缓解热痛觉过敏。同时,实验还证明了 HCN1 分布于真皮乳头层的麦斯纳小体(Meissner's corpuscles)和表皮层的是莫克尔细胞(Merkel cells);HCN2 和 HCN3 也分布于麦斯纳氏小体。而麦斯纳小体、莫克尔细胞、环层小体(Pacinian corpuscles)和鲁菲尼小体(Ruffini endings)是四个典型的机械刺激感受器。以上研究证实,HCN 通道在急性伤害性疼痛的产生和初级传入中起到重要作用,但具体哪种亚型的作用更为重要尚有待研究。

(二) HCN 通道与炎性疼痛

在大鼠和小鼠的多种疼痛模型中(包括注射 PGE2、福尔马林和卡拉胶),使用 HCN 通道的阻断剂 ZD7288 均可以使疼痛缓解。由于 ZD7288 对于 HCN 通道的阻滞没有选择性,所以上述结果并不能明确起主要作用的亚型通道。基因敲除技术使得我们可以精确定位特定的通道亚型,但缺点是无法确认基因敲除后是否会引起其他离子通道代偿性的增加,或者发生未知的改变。

HCN1 主要表达于较大的神经元上,如传递非伤害性刺激的 Aβ 纤维。而传递伤害性刺激的主要为较细的 Aδ 和 C 纤维,所以敲除 HCN1 基因从理论上推测不会影响机体对伤害性刺激的感觉。Momin 等的研究也证实了这一点,HCN1 全身敲除的小鼠痛阈没有改变,而且在足底注射 PGE2 的炎性疼痛模型中,热痛敏和机械痛敏感也没有变化。HCN2 主要表达于较小的神经元,故它在疼痛中的作用应更有价值。但是 HCN2 敲除的小鼠常常表现出癫痫和共济失调,所以不适宜做行为学研究。而选择性地敲除与 NaV1.8 共表达的 HCN2 通道时(Nav1.8-HCN2$^{-/-}$),小鼠的表现正常。这些小鼠在注射 PGE2 和卡拉胶的模型中不表现出热痛敏,而机械痛敏则没有变化。这些现象表明,热刺激和机械刺激引起的疼痛是由不同的神经纤维传导的。所以,注射 ZD7288 所起到的对炎性疼痛的缓解作用很可能是通过 HCN2 通道起的作用而不是 HCN1 通道。

(三) HCN 通道与神经病理性疼痛

对于神经病理性疼痛的发病机制,到现在为止还没有统一的意见,但是周围神经的损伤是公认的关键环节,神经损伤会引起神经纤维持续放电。但是,现在还不清楚是否是这种异位放电诱发了神经病理性疼痛。

注射 ZD7288 可以明显减轻神经损伤所引起的神经病理性疼痛,这一现象提示 HCN 通道可能在神经病理性疼痛中发挥重要作用。进一步的研究显示,ZD7288 可以明显抑制神经元的异常放电,但对兴奋的传导速度没有影响。这说明 ZD7288 不是通过电压依赖性 Na^+ 通道起作用,因为电压依赖性 Na^+ 通道起着维持神经纤维上动作电位持续传导的作用,如果 ZD7288 影响了 Na^+ 通道的功能,必然会影响兴奋的传导速度。此外,也有研究显示神经损伤后 HCN 通道的密度及 Ih 产生的频率都会有明显增加。

基因敲除技术的应用使得人们可以区分哪些 HCN 通道的亚型在神经病理性疼痛中发挥作用。在神经损伤的模型中,HCN1 敲除的小鼠对于热刺激和机械刺激的敏感性没有改变,但是对于冷刺激的反应性降低了大约 50%,这一结果说明 HCN1 在冷刺激引起的疼痛中起了部分的作用。McNaughto 等研究发现,慢性坐骨神经缩窄性损伤(chronic constriction injury of the sciatic nerve model,CCI)神经病理痛模型,Nav1.8-HCN2$^{-/-}$ 小鼠的机械痛敏,热痛敏和冷痛敏都明显减轻;研究还发现,在 Nav1.8-HCN2$^{-/-}$ 的小 DRG 神经元上,福司柯林(可提高细胞内 cAMP 水平)不再能引起动作电位发放频率的增加和膜电位的去极化。我们知道,Nav1.8 主要表达在小型神经元而不表达于中型和大型神经元,故敲除的 HCN2 也主要位于传递伤害性刺激的小型神经元。这些结果均表明,HCN2 是神经病理性疼痛发病的关键环节,也是调节神经病理性疼痛的重要靶点。

四、结　语

HCN 通道广泛分布于心脏组织和神经系统,由于其在神经系统中的特殊作用可能成为疼痛治疗的有效靶点。但是,目前常用的 HCN 通道阻断剂,如 ZD7288 和伊伐布雷定等都没有明显的亚型选择性,且伊伐布雷定也是目前为止唯一可以在临床使用的 HCN 通道阻断剂。在伊伐布雷定的临床使用中,由于同时阻断了分布于心脏和感光细胞中的 HCN 通道,偶尔会出现暂时性的视觉障碍和罕见的窦性心动过缓等副作用。因此,特异性阻断剂的研究就显得尤为重要。由于炎性疼痛和神经病理性疼痛是我们临床治疗的重点，且通过对上文总结可以发现，HCN2 通道在这两种疼痛中均发挥重要作用，所以针对 HCN2 的特异性阻断剂可能会为临床治疗各种顽固性疼痛提供可能。

（赵怡 陈向东）

参考文献

1. Noma A, Irisawa H. Membrane currents in the rabbit sinoatrial node cell as studied by the double microelectrode method. Pflugers Arch, 1976, 364(1):45-52
2. Brown HF, Di Francesco D, Noble SJ. How does adrenaline accelerate the heart. Nature, 1979, 280(5719):235-236
3. Robinson RB, Siegelbaum SA. Hyperpolarization-activated cation currents: From molecules to physiological function. Annu Rev Physiol, 2003, 65:453-480
4. Wainger BJ, DeGennaro M, Santoro B, et al. Molecular mechanism of cAMP modulation of HCN pacemaker channels. Nature, 2001, 411(6839):805-810
5. Baruscotti M, Bucchia A, Viscomi C, et al. Deep bradycardia and heart block caused by inducible cardiac-specific knock out of the pacemaker channel gene Hcn4. Proc. Natl Acad. Sci. USA, 2011, 108:1705-1710
6. Momin A, Cadiou H, Mason A, et al. Role of the hyperpolarization-activated current Ih in somatosensory neurons. J Physiol, 2008, 586:5911-5929
7. Emery EC, Young GT, Berrocoso EM, et al. HCN2 ion channels play a central role in inflammatory and neuropathic pain. Science, 2011, 333(6048):1462-1466
8. Cox JJ, Reimann F, Nicholas AK, et al. An SCN9A channelopathy causes congenital Inability to experience pain. Nature, 2006, 444(7121):894-898
9. Linley JE, Rose K, Ooi L, et al. Understanding inflammatory pain: ion channels contributing to acute and chronic nociception. Pflugers Arch, 2010, 459(5):657-669
10. Matzner O, Devor M. Hyperexcitability at sites of nerve injury depends on voltage-sensitive Na+ channels. J Neurophysiol, 1994, 72(1):349-359
11. Dannielle P, David L. Targeting voltage-gated calcium channels for neuropathic pain Management. Neurotherapeutics, 2009, 6(4):679-692
12. Luo L, Chang L, Brown SM, et al. Role of peripheral hyperpolarization-activated cyclic nucleotide-modulated channel pacemaker channels in acute and chronic pain models in the rat. Neuroscience, 2007, 144(4):1477-1485
13. Ludwig A, Budde T, Stieber J, et al. Absence epilepsy and sinus dysrhythmia in mice lacking the pacemaker channel HCN2. EMBO J, 2003, 22(2):216-224
14. Cavanaugh DJ, Lee H, Lo L, et al. Distinct subsets of unmyelinated primary sensory fibers mediate behavioral responses to noxious thermal and mechanical stimuli. Proc. Natl Acad. Sci. USA, 2009, 106(22):9075-9080
15. Djouhri L, Koutsikou S, Fang X, et al. Spontaneous pain, both neuropathic and inflammatory, is related to frequency of spontaneous firing in intact C-fiber nociceptors. J Neurosci, 2006, 226(4):1281-1292
16. Sandra R, Chaplan, Hong-Qing Guo, et al. Neuronal hyperpolarization-activated pacemaker channes drive neuropathic pain. J Neurosci, 2003, 23(4):1169-1178
17. Selieva I, Camm A J. If inhibition with ivabradine: electrophysiological effects andsafety. Drug Saf, 2008, 31(2):95-107

50. TRPV1受体和疼痛的研究

人体中的一些初级感觉神经元末梢可以感受伤害性刺激，称为伤害性感受器，将热化学和机械性等各种理化刺激传递至脊髓和大脑内的特定区域，从而引起痛觉，最终机体产生保护性反射。1997 年 Caterina 克隆出能被辣椒素(capsaincin)激活的一种受体。因为辣椒素为香草酸类化合物，故称为香草酸受体(VR1)，后改名为瞬时感受器电位香草酸受体 1(transient receptor potential vanilloid1, TRPV1)。目前研究表明 TRPV 家族中至少有六个亚型即 TRPV1 ~ TRPV6，其中 TRPV1 受体是受关注最广泛的非选择性阳离子通道受体之一。激活 TRPV1 受体可以引起胞内信号转导和基本生理病理性活动的触发。

一、TRPV1 受体的分布和结构

TRPV1 受体广泛分布于哺乳动物的感觉神经纤维，尤其是无髓鞘的 C 类和部分少髓鞘的 Aδ 类纤维。与疼痛相关的 TRPV1 受体主要表达于背根神经节(DRG)和三叉神经节(TG)。TRPV1 受体也参与中枢神经系统区域如海马的病理性凋亡过程。神经系统中表达的 TRPV1 受体与刺激产生的疼痛、炎症引起的急性持续性疼痛和慢性疼痛息息相关。呼吸道平滑肌细胞、上皮细胞、血管内皮细胞、平滑肌细胞、炎症细胞、肥大细胞、膀胱上皮细胞、泌尿肌、皮肤的角质细胞和脂肪细胞等非神经组织也有 TRPV1 的表达。

TRPV1 受体属于瞬时感受器电位(TRP)通道家族成员，是一种配体门控的非选择性阳离子通道。TRPV1 受体由六个跨膜区域组成，氨基端和羧基端位于细胞内。其中氨基末端有 3 个锚蛋白结合位点，羧基末端具有 TRP 结构域。TRP 结构域是 TRPV1 受体成为功能性通道的决定因子，也是维持亚基多聚化的进化上高度保守的区域。TRPV1 受体胞内的 N 末端锚蛋白重复序列凹面存在 ATP 结合位点，起到激活通道和调节通道功能的作用，并且可以防止对香草酸类化合物(如辣椒素)的快速耐受。

二、TRPV1 受体与疼痛

TRPV1 受体可以被各种理化因素激活，引起 Ca^{2+}、Mg^{2+} 和 Na^+ 等阳离子内流，其中 Ca^{2+} 和 Mg^{2+} 有相对选择特异性，引起相应的生理病理反应。激活 TRPV1 受体的因素包括辣椒素类(如辣椒素)、香草类化合物(如大麻素)、各种炎症介质如缓激肽、P 物质、前列腺素、脂质过氧化物、ATP、神经生长因子、NGF 和降钙素基因相关肽 CGRP 等物质，在体内还可以被机械刺激、热刺激(>42℃)和酸性环境(pH<6)活化。TRPV1 受体激活后可以介导疼痛、咳嗽、炎症、胃肠运动、细胞凋亡、脂肪代谢等生理病理过程。

当机体受到化学、热力或机械等可以损伤身体组织的刺激且产生不愉快的主观体验即疼痛。疼痛是通过痛觉感受器感受刺激或者神经系统直接损伤而产生。痛觉按照病因可以分为：①创伤性疼痛，主要是由皮肤、肌肉、韧带、筋膜、骨的损伤而引起的，如骨折，烧伤等；②炎性疼痛，由生物源性炎症、化学源性炎症所致的疼痛，如风湿性关节炎，类风湿性关节炎，强直性脊柱炎等；③神经病理性疼痛，由末梢神经至中枢神经任何部位的神经病变和损害，出现痛觉过敏和异常如带状疱疹后神经痛，糖尿病性神经病变等；④癌痛，由于肿瘤的压迫和浸润周围器官、神经而引起的疼痛；⑤精神性疼痛。

TRPV1 受体是一类和痛觉传递密切相关的离子通道受体，可在炎性痛、内脏痛和癌痛甚至痛觉敏化等多种疼痛中发挥重要作用。当辣椒素及其类似物、缓激肽、ATP 等刺激机体时，分布于皮肤、内脏的痛觉感受器感知后，可激活 TRPV1 通道。通过 Na^+、Ca^{2+} 等离子内流发生去极化，从而以电信号的方式传递给痛觉的传入神经纤维(主要是无髓鞘的 C 纤维和部分少髓鞘的 Aδ 纤维)，继而传给初级神经元(脊髓背根神经节和三叉神经节)，整合后经脊髓最后传入大脑皮层(皮层下中枢)。在这个过程中 TRPV1 受体从初级感觉神经元产生到传递都起了关键作用。

TRPV1 受体是疼痛相关的关键分子之一。研究表明，小鼠 TRPV1 基因敲除后仍旧对化学致痛物质如福尔马林和角叉莱胶等以及神经损伤后的神经病理性疼痛敏感，却对炎性痛和热敏痛有明显抑制作用。此外 TRPV1 基因敲除的小鼠可以促进多发性神经痛（如链佐星所致糖尿病并发神经性病变和顺铂毒性引起的神经性病变）的发生。在 TNF-α 诱导的急性和慢性关节炎的经典模型中 TRPV1 基因敲除的小鼠可以明显地缓解热刺激引起的痛觉过敏和肿胀程度，说明 TRPV1 受体参与了 TNF-α 的致炎机制。近年来对癌性痛、周围神经痛、呼吸道炎症、胃食管反流征和膀胱功能失调等疾病的研究表明在神经源性炎症的过程中有 TRPV1 受体的参与。最近研究表明 TRPV1 有一定程度的抗炎作用，如保护心血管和肝肾的缺血再灌注、败血症、大肠炎和慢性炎性肠病等病理生理过程。各种研究表明 TRPV1 受体在炎性疼痛的机制中发挥重要作用。通过受体、离子通道、神经递质或神经调节蛋白可以对疼痛的复杂过程进行调控。

三、TRPV1 受体激动剂、TRPV1 受体拮抗剂与疼痛

临床上常用的疼痛治疗药物有麻醉性镇痛药、非甾体类抗炎药、局部麻醉药、抗抑郁、抗癫痫、神经安定药以及糖皮质激素类药物等。麻醉性镇痛药如吗啡可以引起成瘾性，芬太尼非甾体类抗炎药如阿司匹林可以引起严重的胃肠道反应。体内分布广泛的 TRPV1 受体可以参加痛觉的产生，加深了对痛觉的产生机制的认识，为研究新的镇痛药物提供新的方向。

TRPV1 受体激动剂主要是通过激活 TRPV1 通道引起 Na^+、Ca^{2+}等阳离子内流导致初级感觉神经元兴奋。长期使用可致神经元脱敏，最终阻断痛觉的传递。目前已知的 TRPV1 受体激动剂有辣椒素、RTX 等。辣椒素药理作用广泛，包括镇痛、心肌保护、调节血压、抗炎、抗氧化等。Epstein 等人研究显示辣椒素治疗带状疱疹后神经痛、三叉神经痛、糖尿病神经痛、风湿性关节炎、骨性关节炎、牛皮癣等有明显效果，还可以用于麻醉和戒毒等方面。辣椒素在疼痛治疗方面的机制非常复杂，不同剂量或不同时间点给予的辣椒素对机体的效果有明显的差异。首次给予辣椒素可以引起机体注射部位烧灼样的刺痛感，局部血管扩张，形成一个痛觉过敏区从而引起神经源性炎性反应。持续使用辣椒素后，神经元对辣椒素和其他伤害性刺激反应较弱，即“脱敏作用”。辣椒素作为一种兴奋性制剂，用量超过一定范围将会产生神经的纤维变性、坏死等不可逆性毒性作用。有报道指出辣椒素在大鼠上用量大于 50mg/kg 会引起过量神经递质释放从而损害感觉传入神经元。Richeux 等人研究发现 29.3μmol/L 的辣椒素使 alpha-1 酸性糖蛋白不能进入培养细胞内，60μmol/L 的辣椒素是可以抑制 50% 的蛋白质合成。研究发现辣椒素可以使某些药物如利多卡因衍生物 QX-314 经 TRPV1 受体进入神经细胞胞内。联合使用 QX-314 和辣椒素可以引起机械和热刺激的伤害感受的时间明显延长，同时不伴随运动和触觉方面的障碍。当辣椒素和 TRPV1 受体结合后使神经细胞内聚集大量钙离子破坏细胞膜，使整个细胞的电容大幅度减小，同时改变线粒体膜的通透性可导致神经细胞的死亡。

TRPV1 受体拮抗剂是通过阻断 TRPV1 通道，阻止神经细胞的去极化，使痛觉传递路径中断，从而产生镇痛作用。研究发现 TRPV1 受体阻断剂可以减少以往镇痛药物的神经毒性作用。目前 TRPV1 受体拮抗剂在治疗炎性疼痛和偏头痛方面已经进入临床试验阶段。动物实验还发现 TRPV1 受体拮抗剂可以治疗其他类型的疼痛如癌痛、难治性疼痛等。辣椒平（capsazepine）是最经典的 TRPV1 受体拮抗剂，可阻断辣椒素引起的 TRPV1 通道开放的离子内流包括钙离子内流引起的去极化，减少神经肽的释放。但辣椒平不能阻断使辣椒素敏感的神经元的其他激动剂所产生的生物学效应。在体实验也证明了辣椒平可以阻断辣椒素所产生的生物学效应。但在炎性疼痛和神经性痛中的痛觉过敏只能部分被辣椒平阻断，而且具有物种选择性和非特异性，因此辣椒平的应用较为局限。

TRPV1 受体激动剂可以导致感觉脱敏化，同时可能抑制表达 TRPV1 的神经细胞，使其不能发挥重要效应。与 TRPV1 受体拮抗剂相比 TRPV1 受体激动剂在神经兴奋时的敏感性调制有更强的镇痛作用。TRPV1 受体激动剂在关节炎、糖尿病性神经病变等引起的疼痛和术后疼痛等方面可能有一定的治疗效果。有研究表明大剂量使用 TRPV1 受体激动剂后可以导致低体温，给这些化合物的临床试验带来了很大的挑战。相反，TRPV1 受体拮抗剂可以降低辣椒素等 TRPV1 受体激动剂引起的低体温，导致体温过高。值得注意的是 TRPV1 受体激动剂和拮抗剂功能上并不是相互对立的，而是相互补充的协同镇痛作用。

四、结　语

虽然 TRPV1 受体是在上个世纪末才被发现和克隆的，但是其广泛分布于传递各种感觉信号的感觉神经元，同时可以调节各种理化刺激导致的胞内外信号分子的转化、器官功能活化、激活慢性疼痛如炎性痛、疼痛过敏的产生等等多种病理生理功能，提示 TRPV1 受体可以作为一个新的靶点起到镇痛和治疗的作用。但是目前的发现还有许多地方需要进一步研究比如 TRPV1 受体激动剂和 TRPV1 受体拮抗剂是否有等效性以及相关的不良反应。尽管这类药物能否成功地应用于人体尚不明确，但至少可以为研究新型疼痛治疗药物以及麻醉药物提供新的方

向和手段。

（张茜茜　张文胜）

参 考 文 献

1. Caterina M. J. S, chumacher MA, Tom inaga M. The capsaicin recepor a heat-activated ion channel in the pain pathway. Nature, 1997, 389(6653):816-824
2. Vennekens R, Owsianik G, Nilius B. Vanilloid transient receptor potential cation channel: an overview. Curr Pharm Des, 2008, 14(1):18-31
3. Alawik, Keeble J. The paradoxical role of the transient receptor potential vanilloid1 receptor in inflammation. Pharmacol Ther, 2010, 125(2):181-195
4. Lishko, P. V. E. Procko, X. Jin, et al. Structure of TRPV1 channel revealed by electron cryomicroscopy. Nature, 2000, 405:183-187
5. Fu M, Xie ZP, Zuo HC. TRPV1: A potential target forantiepileptogenesis. Med Hypoheses, 2009, 73:100-102
6. Kim SR, Chung YC, Chung ES, et al. Roles of transient recepor potential vanilloid subtype 1 and cannabinoid type 1 recepor in the brain: neuroprotection versus neurotoxicity. Mol Neurobiol, 2007, 35(3):245-254
7. Calixto JB, Kassuya CA, Ander E, et al. Contribution of natural products to the discover of the transient recepor potential (TRP) channels family and their function. Pharmacol Ther, 2005, 106:179-208
8. Luo Xiu-ju, PENG Jun, LI Yuan-jian. Recent advances in the study on capsaicinoids and capsinoids. Eur J Pharmacol, 2011, 650(1):1-7
9. PENG Jun, LI Yuan-jian. The vanlilloid recepor TRPV1: role in cardiovascular and gastrointestinal protection. Eur J Pharmacol, 2010, 627(1-3):1-7
10. 谭冠先. 疼痛诊疗学. 第三版. 北京：人民卫生出版社，2008:8-9
11. Bolcskei K, Helyes Z, Szabio A, et al. Investigation of the role of TRPV1 recepors in cute and chronic nociceptive processes using gene-deficient mice. Pain, 2005, 117(3):368-376
12. Kerrari Lf, Gear Rw, Levine Jd. Attenuation of activity in an endogenous analgesia circuit by ongoing pain in the rat. J Neurosci, 2010, 30(41):13699-13706
13. Richeux F, Cascante M, Ennamany R, et al. Cytotoxicity and genotoxicity of capsaicin in human neuroblastoma cells SHSY-5Y. Arch Toxicol, 1999, 73:403-409
14. Binshtok AM, Bean BP, Woolf CJ. Inhibition of nociceptors by TRPV1-mediated entry of impermeant sodium channel blockers. Nature, 2007, 449(7162):607-610
15. Olah Z, Szabo T, Karail, et al. Ligand-induced dynamic membrane changes and cell deletion conferred by vanilloid recepor 1. Biolchem, 2001, 276(14):11021-11030
16. Szallasi A, Cortright DN, Blum CA, et al. The vanilloid recepor TRPV1: 10 years from channel cloning to antagonist proof-of-concept. Nat Rev Drug Discovery, 2007, 6(5):357-372
17. Dickenson A. H., Dray A., Seletive antagonism of capsaicin by capsazepine: evidence for a spinal recepor site in capsaicin-induced antinociception. Pharmacol, 1999, 104(4):1045-1049
18. Knotkova H, et al. Capsaicin (TRPV1 agonist) therapy for pain relief: farewell or revival? Clin J Pain, 2008, 24:142-154

51. K_{ATP}通道参与痛觉调控的研究进展

K_{ATP}通道于1983年在心脏中首次发现，多位于心脏和血管平滑肌上。近年来研究表明K_{ATP}通道还存在于其他许多细胞类型，例如胰腺β细胞、骨骼肌细胞、黑质、皮层、海马、下丘脑等多个脑区的神经细胞以及背根神经节神经元细胞。在胰腺β细胞中，K_{ATP}通道参与调节胰岛素的分泌；在心肌细胞上，K_{ATP}通道在缺血状态下激活可导致动作电位的缩短；在血管平滑肌细胞中，其参与血管张力的调节；在骨骼肌细胞，它K_{ATP}通道可介导运动引起的钾离子外流，调节骨骼肌的兴奋性。总之，在中枢和外周神经系统，K_{ATP}通道可调控各种生理过程如神经保护、神经递质的释放、细胞兴奋性、疼痛感受、能量平衡相关的激素分泌等。大量研究表明离子通道在疼痛信号传递的过程中起着重要的作用，本综述重点介绍K_{ATP}通道在中枢和外周不同部位的表达与痛觉调控的关系。

一、K_{ATP}通道在外周组织参与痛觉调控

（一）外周局部组织中K_{ATP}通道与疼痛

1. 外周局部组织中K_{ATP}通道参与阿片类药物的镇痛作用　实验证明很多药物的镇痛作用和钾离子通道的开放有关。钾离子通道的开放在调控急慢性疼痛中的作用也得到证实。局部组织的K_{ATP}通道的开放或激活介导的阿片类药物的镇痛作用，与初级传入神经纤维末梢的超极化引起动作电位产生减少有关。K_{ATP}通道参与了μ、δ阿片受体激动剂的镇痛作用，但不参与κ受体激动剂的镇痛作用。Pacheco等发现足底注射δ阿片受体激动剂SNC80可减轻PGE2诱导的痛觉过敏反应，当给予K_{ATP}通道阻断剂格列本脲后其镇痛作用消失。Picolo和Cunha等也通过类似的研究证明，激活K_{ATP}通道可介导阿片受体激动剂的镇痛作用。

2. 外周局部组织中K_{ATP}通道参与非阿片类药物的镇痛作用　研究表明K_{ATP}通道不仅介导阿片类受体激动剂的镇痛作用，也可以介导大麻素类受体激动剂的外周镇痛作用，但这种作用需要阿片类药物的介导的NO-cGMP-PKG-K_{ATP}信号通路的激活。腺苷Al受体激动剂R-PIA能拮抗神经病理性疼痛大鼠的触诱发痛，预先给予K_{ATP}通道阻断剂能减轻R-PIA的镇痛作用；K_{ATP}通道的开放剂具有镇痛作用，并能增强R-PIA的作用。因此R-PIA的镇痛作用是由K_{ATP}通道介导的。足底局部注射磺脲类药物能拮抗足底注射低剂量的双氯芬酸（diclofenac）对福尔马林引起的炎性痛的镇痛效应，相似的结果也出现在双氯芬酸拮抗PGE2引起的机械性痛觉过敏上。这两项研究提示初级传入神经末梢的K_{ATP}通道的开放介导了非甾体类抗炎药物的镇痛作用。

3. 外周局部组织中K_{ATP}通道镇痛机制：NO-cGMP-PKG-K_{ATP}信号通路　大量研究表明阿片和非阿片类镇痛药物的镇痛作用都和K_{ATP}通道有关，但其具体机制尚不明确。研究表明响尾蛇毒素的镇痛效应可被神经元NO合酶抑制剂、鸟苷酸环化酶激活抑制剂嗯二唑以及K_{ATP}通道抑制剂格列本脲拮抗，这提示NO-cGMP-PKG-K_{ATP}信号通路参与响尾蛇毒素的镇痛效应。此外，μ、δ、κ阿片受体激动剂在周围水平镇痛的分子机制还包括激活L-精氨酸-NO-cGMP信号通路。

（二）背根神经元（dorsal root ganglion neuron，DRGn）K_{ATP}通道与疼痛

1. 正常和神经损伤后DRGn的K_{ATP}通道表达的相关亚基　PCR证实在正常DRGn上有Kir6.1、Kir6.2、SUR1、SUR2四种K_{ATP}通道亚基的mRNA表达。除Kir6.1外，Kir6.2、SUR1、SUR2亚基的表达都可被western blot和免疫组化证实，荧光和共聚焦显微镜发现亚基表达于在浆膜和核膜上。Kir6.1在DRGn上mRNA和蛋白表达检测不一致，可能与PCR与western blot的敏感性不同或转录后未翻译成蛋白有关。研究还发现在脊神经结扎后大的有髓鞘的DRGn上SUR1的表达与对照组相比降低；而小的无髓鞘的DRGn上SUR1的表达和对照组无差异。这与脊神经结扎后，只有来自痛觉过敏的大神经元K_{ATP}通道的活性被抑制的结论是一致的。SUR的重要作用在于调节K_{ATP}通道的

开放和关闭，上述结果说明 DRG 大神经元的 K_{ATP}通道在神经损伤过程中具有重要作用。但有研究发现在急性神经损伤（脊髓损伤 4h 和 24h）DRGn 的 Kir6.2 亚基 mRNA 水平和正常大鼠相比升高，这和慢性神经损伤时亚基的表达变化相反，这可能是一种应激保护。因为急性脊髓损伤后，神经元处于代谢应激状态，ADP 在胞浆积聚，K_{ATP}通道开放可发挥保护作用。

2. DRGn 的 K_{ATP}通道的电流性质　K_{ATP}通道可被高的或生理浓度的细胞内 ATP 阻断，细胞代谢降低能导致 K_{ATP}通道活化和钾离子外流，引起膜超极化，降低细胞兴奋性。运用膜片钳技术可以记录到神经病理性疼痛大鼠和对照组大鼠 K_{ATP}通道的电流。K_{ATP}通道的开放剂二氮嗪和吡那地尔能加强，而其阻断剂格列本脲能阻断对照组神经元的 K^+引起的外向电流。损伤的周围神经元上的外向电流对 ATP 通道的调节剂不敏感。神经病变引起的 K_{ATP}通道电流的变化可能导致神经递质释放的加强和突触反应的易化。研究表明可以在大的 DRGn 记录到更高开放度和持续时间更长的 K_{ATP}电流；脊神经结扎后，K_{ATP}通道的活性被抑制仅限于那些来自痛觉过敏的大神经元。神经损伤后，K_{ATP}通道各亚基的生物物理和药理学性质仍高度保存，这说明初级传入神经元的 K_{ATP}通道作为神经病理性疼痛的治疗靶点是可能的。研究发现 K_{ATP}通道开放剂可拮抗神经病理性疼痛。K_{ATP}通道激动剂二氮嗪和吡那地尔不仅对缓激肽（BK）、热刺激和机械刺激引起的伤害性反应有拮抗作用，而且可以拮抗缓激肽引起的背根神经元的兴奋性增强。激活或抑制 K_{ATP}通道对神经元的静息膜电位影响很小，这进一步为 K_{ATP}通道激活剂治疗临床疼痛提供了理论依据。

二、K_{ATP}通道在中枢水平参与痛觉调控

（一）脊髓水平 K_{ATP}通道与疼痛

1. 脊髓背角表达的 K_{ATP}通道　Wu 等研究发现 SUR1、SUR2、Kir6.1 在脊髓背角表达较多，而 Kir6.2 表达较少。坐骨神经慢性压迫性损伤（chronic constriction injury of the sciatic nerve，CCI）术后在神经损伤的同侧可发现 K_{ATP}亚基表达均下调，伴随着热痛和机械痛觉过敏，而在损伤的对侧没有发现明显改变。脊髓给予 K_{ATP}通道开放剂克罗卡林能剂量依赖性地预防或阻止痛觉过敏和触诱发痛。K_{ATP}通道在脊髓背角表达的下调，可引起 K_{ATP}通道电流的丢失，这可以增加细胞膜的兴奋性并增加神经递质的释放，从而参与神经病理性疼痛的过程。据此可以推断，外周神经损伤后，脊髓背角神经元细胞膜 K_{ATP}通道表达下降或开放减少，引起细胞膜的去极化，使神经元兴奋性增高，导致脊髓背角敏化，从而可能引起神经元的异位放电。这种变化可影响外周感觉神经元对疼痛的反应，进而导致自发性疼痛、痛觉过敏及痛觉异常等慢性疼痛症状的产生。但是在神经损伤的急性期，脊髓背角 K_{ATP}通道相关亚基的表达没有下降，反而是上升的，RT-PCR 结果显示脊髓背角的 Kir6.1 和 SUR2mRNA 水平在急性脊髓损伤后 4h 和 24h 表达明显上升。这提示 K_{ATP}通道在神经损伤的早期可能起到保护作用。

2. K_{ATP}通道参与镇痛药物发挥镇痛作用的脊髓机制　K_{ATP}通道的开放在脊髓水平的镇痛效应也被大量研究证实。2000 年，Asano 等研究发现在大鼠甩尾实验中，硬膜外注射吗啡的镇痛作用可被硬膜外给予 K_{ATP}通道开放剂尼克地尔和左克罗卡林加强，同时 K_{ATP}通道阻断剂格列本脲能消除这种强化作用。K_{ATP}通道介导的非阿片受体激动剂类药物的脊髓镇痛作用也有不少报道。Eleonora 等研究硫化氢（H_2S）、5-氨基水杨酸衍生物 ATB-429 的对抗直肠扩张引起的疼痛的作用时发现，预先经静脉给予 K_{ATP}通道阻断剂格列本脲可降低脊髓 c-fos 的表达，因而能逆转 ATB-429 的镇痛作用，这说明 K_{ATP}通道可能部分参与了 ATB-429 的镇痛作用。对 bis-selenide 的镇痛机制的研究中发现，其镇痛作用也是由 K_{ATP}通道介导的，因鞘内注入 K_{ATP}通道阻断剂格列本脲能逆转 bis-selenide 镇痛作用。Wang 等进一步研究显示脊髓 NO-cGMP-PKG-K_{ATP}信号通路介导牛乳铁蛋白在 CCI 大鼠的抗痛觉过敏的效应，这提示 NO-cGMP-PKG-K_{ATP}信号通路在发挥镇痛作用的脊髓机制中起一定作用。综上所述，不论是阿片受体激动剂类药物还是非阿片类药物，很多药物镇痛作用的脊髓机制都和 K_{ATP}通道相关。

（二）脊髓上水平 K_{ATP}通道与镇痛

研究表明 K_{ATP}通道也存在于脑组织，发挥脊髓上水平的镇痛作用。1990 年，Ocan 等通过热板实验发现，脑室内注入 K_{ATP}通道的阻断剂格列本脲能拮抗皮下注射吗啡引起的镇痛作用。此后在小鼠和大鼠的甩尾实验中也得到相似的结果。研究发现侧脑室内注入 K_{ATP}通道开放剂克罗卡林和吡那地尔可以增强皮下注射吗啡引起的镇痛作用，这种增强效应可以被格列本脲消除，提示镇痛作用的发挥和 K_{ATP}通道有关，这也为 K_{ATP}通道参与药物脊髓上水平镇痛机制提供佐证。Han 等研究表明鞘内注入 K_{ATP}通道阻断剂格列本脲，可以阻断或取消刺激蓝斑引起的对束旁核伤害性放电的抑制作用；鞘内注入 K_{ATP}通道激动剂尼可地尔，可抑制束旁核神经元的伤害性放电，因此蓝斑刺激抑制脊髓背角中痛信号的上传，要有 K_{ATP}通道的激活。直接在脑内相关核团注射 K_{ATP}通道调节剂也发现 K_{ATP}通道可在阿片受体激动剂的脊髓上水平镇痛中所起的作用。在 DAMGO（一种 μ 阿片受体激动剂）注入丘脑中央下核（thalamic nucleus submedius，Sm）前注入格列本脲能阻断 DAMGO 对炎性痛相关的脊髓背角 c-fos 的表达和畏惧行为的抑制作用。这些结果为 K_{ATP}通道参与脑内镇痛提供了相关功能性解剖定位支持。

三、结语与展望

现有的研究显示，K_{ATP}通道广泛分布在多种组织和系统中，其表达并不具有特异性，但对机体的病理生理功能发挥着重要的作用。

对K_{ATP}通道激活介导镇痛作用的研究提示，在中枢和外周神经系统，K_{ATP}通道可以调控各种生理过程，如神经保护，神经递质的释放，细胞兴奋性，疼痛感受等。大部分研究仅说明K_{ATP}通道参与镇痛作用，但其进一步具体机制尚不明了。K_{ATP}通道在机体另外一条重要调节通路-脑-脑脊液（神经体液）调节通路中的作用还未见报道，值得进一步研究。

（张秀丽　张励才）

参 考 文 献

1. Rodrigo GC, Standen NB. ATP-Sensitive Potassium Channels. Current Pharmaceutical Design, 2007, 11: 1915-1940
2. Du X, Wang C, Zhang H. Activation of ATP-sensitive potassium channels antagonize nociceptive behavior and hyperexcitability of DRG neurons from rats. Molecular pain, 2011, 7: 35
3. Kawano T, Zoga V, Gemes G. ATP-sensitive potassium currents in rat primary afferent neurons: biophysical, pharmacological properties, and alterations by painful nerve injury. Neuroscience, 2009, 162: 431-443
4. Willis WD, Coggeshall RE. Sensory mechanisms of the spinal cord. New York: Kluwer Academic Publishers/Plenum Publishing, 2004, 271-274
5. JE Linley, K Rose, L Ooi, et al. Understanding inflammatory pain: ion channels contributing to acute and chronic nociception. Pflugers Arch, 2010, 459: 657-669
6. Quock LP, Zhang Y, Chung E. The acute antinociceptive effect of HBO(2) is mediated by a NO-cyclic GMP-PKG-KATP channel pathway in mice. Brain Research, 2011, 1368: 102-107
7. TM Cunha, D Roman-Campos, CM Lotuf, et al. Morphine peripheral analgesia depends on activation of the PI3Kgamma/AKT/nNOS/NO/KATP signaling pathway. Proceedings of the National Academy of Sciences, 2010, 107: 4442-4447
8. Roger Negretel, Arnau Herveral, Sergi Lea'nez. The Antinociceptive effects of JWH-015 in chronic inflammatory pain are produced by Nitric Oxide-cGMP-PKG-KATP pathway activation mediated by opioids. PLoS ONE, 2011, 6 (10): e26688
9. Kawano T, Zoga V, Gemes, et al. Nitric oxide activates ATP-sensitive potassium channels in mammalian sensory neurons: action by direct S-nitrosylation. Molecular Pain, 2009, 5: 12
10. Song JG, Kyung Don Hahm, Young Ki Kim. Adenosine triphosphate-sensitive potassium channel blockers attenuate the antiallodynic effect of R-PIA. Pain Mechanisms, 2011, 112: 1494-1499
11. Vanessa P, Gutierrez, Vanessa O, et al. The peripheral L-arginine-nitric oxide-cyclic GMP pathway and ATP-sensitive K+ channels are involved in the antinociceptive effect of crotalphine on neuropathic pain in rats. Behavioural Pharmacology, 2012, 23: 14-24
12. Wu XF, Liu WT, Liu YP. Reopening of ATP-sensitive potassium channels reduces neuropathic pain and regulatesastroglial gap junctions in the rat spinal cord. Pain, 2011, 152: 2605-2615
13. Zoga V, Kawano T, Liang MY, et al. KATP channel subunits in rat dorsal root ganglia: alterations by painful axotomy. Molecular pain, 2010, 6: 6
14. Yin XF, Fu ZG, Zhang DY. Alterations in the expression of ATP-Sensitive potassium channel subunit mRNA after acute peripheral nerve and spinal cordnjury. Eur Neurol, 2007, 57: 4-10
15. Constantine Sarantopoulos, Bruce McCallum, Damir Sapunar. ATP-sensitive potassium channels in rat primary afferent neurons: the effect of neuropathic injury and gabapentin. Neuroscience Letters, 2003, 343: 185-189
16. XX Chi, X Jiang, GD Nicol. ATP-sensitive potassium currents reduce the PGE2-mediated enhancement of excitability in adult rat sensory neurons. Brain Research, 2007, 1145: 28-40
17. 吴焕兵，张登文，夏辉. 坐骨神经慢性压迫性损伤大鼠相应脊髓背角神经元 KATP 通道表达的变化. 华中科技大学学报，2011，40: 400-403
18. Cristiano R, Jesse, Lucielli Savegnago, et al. Nogueira Spinal mechanisms of antinociceptive effect caused by oral administration of bis-selenide in mice. Brain Research, 2008, 1231: 25-33
19. Ocana M, Cendan CM, Cobos EJ, et al. Potassium channels and pain: present realities and future opportunities. Eur J Pharmacol, 2004, 500(1-3): 203-219
20. Wang J, Zhang LC, Lv YW, et al. Involvement of the nitric oxide-cyclic GMP-protein kinase G-K + channel pathway in the antihyperalgesic effects of bovine lactoferrin in a model of neuropathic pain. Brain research, 2008, 1209: 1-7
21. Feng J, Huo FQ, Jia N. Activation of mu-opiod receptors in thalamic nucleus submedius depressses bee venome-evoked spinal c-fos expression and flinching behaviors. Neuroscience, 2009, 161: 554-560

52. 中脑腹侧被盖区多巴胺系统参与慢性疼痛的研究进展

慢性疼痛包括神经病理性痛和炎性痛，在成年人群中的发病率约为30% ~45%，严重影响患者的生活质量和身心健康。中脑腹侧被盖区（VTA）多巴胺系统与中脑边缘系统密切相关，参与奖赏行为、学习记忆等复杂的脑内活动，近年来有研究证实VTA多巴胺系统参与了慢性疼痛的过程，但具体机制仍未明确。VTA多巴胺能神经元投射到伏核（nucleus accumbens，NAc）、前额叶皮质（prefrontal cortex，PFC）等重要区域，这些区域也参与了慢性疼痛的调控。本文就VTA多巴胺系统及其投射区域参与慢性疼痛调节的机制进行综述。

一、慢性疼痛

慢性疼痛是由于组织损伤性刺激引起中枢及周围神经系统的变化所致，常伴随着自发的疼痛，对冷、热及机械刺激敏感等症状，其本身就是一种疾病的过程。慢性痛分为神经病理性痛和炎性痛两类。神经病理性痛是指损伤或疾病侵袭到中枢神经系统或躯体感觉系统所导致的疼痛。炎性痛是炎症引起的神经损伤而产生的神经痛，神经损伤引起的炎症反应也能引起炎性痛，基本表现为自发性疼痛、痛觉过敏和触诱发痛。

二、VTA多巴胺能神经元在慢性疼痛调节中的作用

（一）VTA

VTA位于中脑腹内侧，靠近黑质和红核。该区域是脑内多巴胺能神经元聚集的重要核团之一，同时VTA投射到伏核、杏仁核、前额叶皮质、海马等重要区域。VTA的多巴胺能神经元与奖赏行为以及认知、记忆等有着密切的关系，当行为产生愉悦感时，能够刺激VTA；中枢神经兴奋剂（如可卡因）也能直接刺激这个区域，因此VTA被认为与物质成瘾有关。同时也有研究表明VTA参与回避、恐惧制约等情绪的调节。

研究表明，包括VTA在内的中脑边缘系统多巴胺能神经元参与镇痛作用。Francisco等发现，VTA的损伤会增加伤害性刺激后大鼠的自噬行为，而电刺激VTA可产生镇痛作用。其功能的实现是由突触部位神经递质多巴胺来介导的。

（二）多巴胺（dopamine，DA）

自从Arvid Carlsson的研究证实DA是脑内的一种重要的神经递质，DA在CNS中的作用受到广泛关注。近年来的研究表明多巴胺参与调节躯体运动精神和情绪、内分泌和心血管活动，并介导镇痛作用。

DA是由多巴胺能神经元末梢释放的，多巴胺能神经元在CNS中广泛分布，脑内有10个DA细胞群，被命名为A8 ~ A17，其中A8 ~ A10细胞群分布于中脑，A11 ~ A14细胞群在丘脑，A15、A16位于端脑，A17位于视网膜内。A8 ~ A10细胞群集中了约70%的多巴胺能神经元。人脑中多巴胺能神经元主要位于黑质致密带（substantia nigra pars compacta，A9）、腹侧被盖区（VTA，A10）和弓状核（arcuate nucleus，A12）。

研究表明多巴胺在中枢神经系统多个水平参与疼痛过程，包括脊髓、水管周围灰质（periaqueductal gray，PAG）、丘脑、基底节、扣带回皮质等。动物实验证实，电刺激VTA、NAc、纹状体等富含多巴胺能神经元的区域或使用DA重摄取抑制剂，能产生镇痛作用；而DA内源性的释放减少或选择性损伤多巴胺能神经元，会引起痛觉过敏。

（三）DA受体

DA通过其相应的膜受体发挥作用，DA受体属于G蛋白耦联受体，根据它们的生物化学和药理学性质，可分为D1受体家族（D1-like receptor family）和D2受体家族（D2-like receptor family）。现今发现的DA受体有五种，包括D1、D2、D3、D4、D5，其中D1、D5为D1受体家族，激活后可升高细胞内腺苷酸环化酶（cAMP）水平；D2、D3、D4为D2受体家族，激活后降低细胞内cAMP水平。

DA 受体在 CNS 中广泛分布，但不同区域分布的受体类型不同，其作用也不相同。在大鼠中枢神经系统中，多巴胺受体的数量依次为 D1>D2>D3>D5>D4。D1 和 D2 受体在纹状体、伏隔核、嗅结节都有密集的分布。D3 受体主要分布在中脑边缘多巴胺能神经元支配的结构中，以伏隔核中含量最多。D4 受体主要分布于额叶皮质，杏仁核，中脑和延髓，纹状体含量较少。D5 受体在脑内的分布较局限，主要见于海马、丘脑束旁核及外侧乳头体。中脑-边缘系统和中脑-皮质系统主要表达 D2 受体家族（D2、D3 和 D4 亚型）。

一般情况下，多巴胺的镇痛作用是由激活 D2 受体产生的，但在 PAG 区域是通过激活 D1 受体。中脑边缘系统多巴胺能神经元抑制慢性疼痛是通过激活 D2 受体而发挥作用的。Austin 等的实验表明，单侧 CCI 模型大鼠的对侧 NAc 多巴胺系统适应发生改变，NAc 中酪氨酸羟化酶（TH）表达增加即 DA 水平上调，同时 Western blotting 结果也表明 D2 受体表达明显增加 PET 脑成像显示，疼痛敏感性增强与纹状体未结合的 D2/D3 受体结合力（binding potential, BP）有关，长期的 DA 水平下降使受体密度或亲和力增加。

（四）VTA 多巴胺能神经元的放电形式

VTA 多巴胺能神经元的兴奋性是由其内在的起搏活性和电压依赖性离子通道形成的。多巴胺能神经元有两种自发放电形式：无规则的单放电（single firing）和爆发性放电（bursting firing）。单放电时由内在的起搏电位产生的，爆发性的放电主要是由于冲动的传入引起的。前者动作电位幅度无显著改变，后者动作电位幅度逐个减低，时程逐个加宽，并且动作电位间隔逐渐延长。爆发性放电模式所产生的 DA 释放远远高于单放电模式，更有效地调节神经元的活动。

慢性伤害性刺激导致 VTA 多巴胺能神经元自发放电模式发生异常适应性改变，改变在其投射区多巴胺神经递质的释放量，进而通过伏核和前脑皮层等区域接受神经元的多巴胺受体功能改变介导相应的行为变化。

三、VTA 投射区在慢性疼痛调节中的作用

（一）多巴胺能神经元的纤维投射

多巴胺能神经元在 CNS 广泛投射，主要有 4 条多巴胺能神经元纤维投射通路：A9 区域的胞体发出神经纤维主要投射到纹状体的尾核和壳核，形成黑质纹状体通路（nigrostriatal pathway）；A10 区的胞体主要投射到边缘系统，包括 NAc、PFC 及扣带回皮质（cingulate cortex），构成了 DA 中脑边缘皮质系统（mesolimbocortical DA system）。丘脑弓状核和下丘脑室周区的胞体向漏斗和垂体前叶投射，形成多巴胺的结节漏斗系统（tuberoinfundibular DA system）。此外，中脑多巴胺能神经元还可下行投射到脑干和脊髓，形成下丘脊髓束。VTA 参与了其中两条主要的多巴胺神经通路：中脑边缘系统通路从 VTA 投射到 NAc；中脑皮层通路从 VTA 投射到 PFC。

（二）NAc 参与镇痛

NAc 是构成腹侧纹状体和基底前脑的主要结构，其内在的神经元包括投射神经元和中间神经元。NAc 是中脑多巴胺奖赏系统的重要核团，同时在慢性疼痛的调控中也发挥了一定作用。研究表明，NAc 微注射阿片类药物能产生镇痛作用，而 NAc 微注射纳洛酮能降低吗啡全身给药的镇痛效应，说明这一作用是依赖 NAc 的阿片类和多巴胺二者的共同作用来实现的。Altier 等的实验表明，VTA DA 能神经元释放的 DA 激活 NAc D2 受体可产生镇痛作用。

（三）PFC 参与镇痛

大量证据表明前额叶皮层 PFC 在疼痛调节中发挥着重要作用。研究表明，重复经颅磁刺激（rTMS）受试者的 PFC 能介导安慰剂镇痛效应产生，提示 PFC 活动增强可能参与了这种镇痛效应。Wiech 和 Lorenz 分别证实了腹外侧和背外侧 PFC 在痛觉调节中发挥了重要作用。VTA 是投射到近中侧 PFC 的主要来源，其 DA 神经元投射所形成的突触联接，几乎都是由树突脊树突在神经元上分化成几百个微小投射形成的，因此突起的密度增加，能介导传入通路的信号传递。

四、结语与展望

目前治疗慢性疼痛的药物和手段很多，但是由于其机制尚未完全阐明，治疗效果受到一定影响。DA 能神经元与 γ-氨基丁酸（GABA）能神经元是 VTA 的重要组成部分。其中的机制值得进一步研究。

（李晨　曹君利）

参考文献

1. Albanese A, Minciacchi D. Organization of the ascending projections from the ventral tegmental area: a multiple fluorescent retrograde tracer study in the rat. J Comp Neurol, 1983, 216(4): 406-420
2. Wise RA. Dopamine, learning and motivation. Nat Rev Neurosci, 2004, 5(6): 483-494
3. Nicola SM, Taha SA, Kim SW, et al. Nucleus accumbens dopamine release is necessary and sufficient to promote the behavioral response to reward-predictive cues. Neuroscience, 2005, 135(4): 1025-1033
4. Patrick B. Wood, Mesolimbic dopaminergic mechanisms and pain control. Pain, 2006, 120: 230-234
5. Sotres-Bayón F, Torres-López E, López-Avila A, et al.

Lesion and electrical stimulation of the ventral tegmental area modify persistent nociceptive behavior in the rat. Brain Res,2001,898(2):342-349

6. Girault JA,Greengard P. The neurobiology of dopamine signalling. Arch Neurol,2004,61:641-644
7. Flores JA, El Banoua F, Galán-Rodrígucz B, et al. Opiate anti-nociception is attenuated following lesion of large dopamine neurons of the periaqueductal grey:critical role for D1 (not D2) dopamine receptors. Pain, 2004, 110 (1-2): 205-214
8. López- Avila A, Coffeen U, Ortega-Legaspi JM, et al. Dopamine and NMDA systems modulate long-term nociception in the rat anterior cingulate cortex. Pain,2004, 111(1-2):136-143
9. Austin PJ,Beyer K,Bembrick AL,et al. Peripheral nerve injury differentially regulates dopaminergic pathways in the nucleus accumbens of rats with either 'pain alone' or 'pain and disability'. Neuroscience, 2010, 171 (1): 329-343
10. Scott DJ,Heitzeg MM,Koeppe RA,et al. Variations in the human pain stress experience mediated by ventral and dorsal basal ganglia dopamine activity. J Neurosci,2006, 26(42):10789-10795
11. Floresco SB,West AR,Ash B,et al. Afferent modulation of dopamine neuron firing differentially regulates tonic and phasic dopamine transmission. Nat Neurosci,2003,6(9): 968-973
12. Margolis EB,Lock H,Chefer VI,et al. Kappa opioids selectively control dopaminergic neurons projecting to the prefrontal cortex. Proc Natl Acad Sci USA,2006,103(8): 2938-2942
13. Altier N,Stewart J. The role of dopamine in the nucleus accumbens in analgesia. Life Sci,1999,65(22):2269-2287
14. Gear RW, Aley KO, Levine JD. Pain-induced analgesia mediated by mesolimbic reward circuits. J Neurosci,1999, 19(16):7175-7181
15. Altier N, Stewart J. Dopamine receptor antagonists in the nucleus accumbens attenuate analgesia induced by ventral tegmental area substance P or morphine and by nucleus accumbens amphetamine. J Pharmacol Exp Ther,1998,285 (1):208-215
16. Peter K, Victor C, Gerd F, et al. Prefrontal cortex modulates placebo analgesia. Pain,2010,148:368-347
17. Katja W, Raffael K, Nikolaus W, et al. Anterolateral prefrontal cortex mediates the analgesic effect of expected and perceived control over pain. J Neurosci, 2006, 44: 11501-11509
18. Lorenz J, Minoshima S, Casey KL. Keeping pain out of mind:the role of the dorsolateral prefrontal cortex in pain modulation. Brain,2003,126:1079-1091
19. Seamans JK,Yang CR. The principal features and mechanisms of dopamine modulation in the prefrontal cortex. Prog Neurobiol,2004,74(1):1-58
20. Metz AE,Yau HJ,Centeno MV,et al. Morphological and functional reorganization of rat medial prefrontal cortex in neuropathic pain. Proc Natl Acad Sci USA,2009,106(7): 2423-2428

53. HCN通道特征及其在疼痛中的研究进展

Noma 和 Irisawa 首次报道，在兔窦房结细胞上存在着一种超极化激活的内向电流，因为它的不寻常的激活特性而被 Brown 等命名为 I_f（“funny”电流）。I_f 也存在于其他组织，后来又称之为超极化激活电流 I_h（hyrpolarization-activated current），也被称为 I_q、I_h。1997 年 Santoro 等后续的研究发现，I_h电流与 HCN 通道的分子结构密切相关，介导 I_h 的分子机制正是超极化激活环核苷酸门控阳离子通道 HCN（hyperpolarization-activated cyclic nucleotide gated cation channel，HCN）。近年研究发现，I_h电流与多种神经病理性疼痛有关。

一、HCN 通道特征

（一）分子结构

HCN 通道属于电压门控钾通道超家族，与 Shake 型钾通道相似，包括 HCN1 ~ HCN4 四个家族成员。有功能的 HCN 通道由相同亚型（同源四聚体）或不同亚型的 4 个亚基（异源四聚体）聚集而成，每个亚基由 6 个跨膜的 α-螺旋域组成（S1 ~ S6）。大多数跨膜域包括 S4 电压传感器、小孔区以及环核苷酸结合结构域（CNBD），该结构域序列上与环核苷酸没空通道 CNG 高度同源。

（二）生理特征

1. 具有独特的电压依赖性　大多数电压门控通道都是在膜电位去极化时激活。而 HCN 通道的激活则依赖于细胞膜的超极化。当膜电位去极化到-50 ~ -60mV 时，通道仅部分被激活；当膜超极化至-100mV 时，通道则完全被激活。

2. 具有非特异的钠、钾离子通透性　开放的通道允许大量 Na^+内流及少量的 K^+外流，伴随一个净内向电流，从而产生去极化“sag”膜电位。

3. 受胞内 cAMP 调节　cAMP 或 cGMP 直接结合到 HCN 的 CNBD 上，HCN 通道被激活。HCN 通道四个亚型对 cAMP 调节的反应敏感程度不同，依次是 HCN4>HCN2>HCN3>HCN1。

4. HCN 通道各亚型的激活动力学并不相同，依次是 HCN1>HCN2>HCN3>HCN4。

5. 可与细胞外的 Cs^+ 快速结合从而发生阻滞，并且冲洗下来后可逆。但因为 Cs^+ 为非选择性的钾通道阻断剂，目前倾向于选择特异性相对较高的阻断剂 ZD728。

（三）分子调控

大量的环境及胞内因素影响 HCN 通道。

1. cAMP 调控　CNBD 与 S5 ~ S6 之间的通道孔共同组成门控环，控制通道的开和关；在 cAMP 与 CNBD 结合，HCN 通道构象变化，通道开启。不同的通道亚型对 cAMP 敏感性不一样。在感觉传导通路中调控 GPCRs，进而影响 cAMP 的生成，可能会改变疼痛阈值。Gi/o 偶联的 μ 阿片受体激动剂吗啡可明显降低 cAMP 生成，推测吗啡可能就是借此降低 I_h而产生镇痛作用；反之，在阿片戒断综合征中，I_h随 cAMP 一同升高，机体表现出阿片痛觉过敏。

研究表明，许多参与神经传递和炎症相关的能影响 cAMP 生成的 GPCRs，都能影响 I_h，如 α 肾上腺素受体、血清素受体等。

2. pH 的调控　HCNs 通道 S4 螺旋上的 321 组氨酸残基介导胞内 pH 对该通道的的调节。胞内质子与组氨酸残基结合后，HCN 电压依赖性的激活变得更加超极化，并且减慢了其活化动力学速率，进而影响到了通道的功能。胞外的酸性 pH（pH<5.0）上调 HCN 通道的超极化激活阈值。

除此之外，HCN 还受多种物质的调控，如 PIP2、酪氨酸磷酸化、MApkP38、氯化物等。

（四）生理功能

HCN 通道功能多样，参与细胞膜电位稳定、心脏及神经节律的调节、树突整合、学习记忆和神经递质释放等多种生理功能。HCN 通道功能或结构的改变能引起神经系统和心脏传导系统多种疾病的发生，如窦性心律失常，失神性癫痫，药物成瘾，帕金森病等。Chaplan 等首次报道了 ZD7288 的抗异位性疼痛的作用，提示 HCN 可能参与疼痛的调控。

二、HCNs 通道在神经传导通路上的分布

HCN 通道几乎遍布各个组织器官,主要表达于神经系统及心脏,广泛地分布于整个大脑和神经组织,包括肠道神经元与特殊感觉器官。

(一) 大脑水平

Notomi 和 Shigemoto 等通过免疫组织化学研究表明,HCN1 主要位于大脑皮质,集中分布于新皮质、海马、上丘小脑;HCN3 和 HCN4 主要位于皮质下,HCN3 在下丘脑。HCN4 集中分布于丘脑;HCN2 则在大脑中广泛分布。

(二) 脊髓水平

随着 4 个 cDNAs 编码的 HCN 通道被克隆后,对初级传入神经元 HCN 通道的分布的研究也更加深入。在背根神经节 DRG 中,HCN1 是表达最多的亚型,几乎可见于所有的大、中型 DRG 神经元和少量的小型 DRG 神经元,HCN1 主要位于细胞体的膜上;HCN2 的表达稍微低于 HCN1,所有类型的神经元中约 50% 可见 HCN2;HCN4 的表达最低。HCN 通道也表达于脊髓后角和腹侧角。在脊髓背角,HCN1 主要存在于Ⅲ层。与腹侧角的 α 运动神经元同位于脊髓腹角;HCN2 主要存在于脊髓灰质的Ⅰ~Ⅱ层,与肽能的初级传入神经中枢末端密切相关,并被证明与致密中心小囊泡同时存在,在神经根切除后消失。

进一步的研究表明,HCN2 阳性终端主要位于脊髓后角的兴奋性中间神经元附近。在穿过脊髓后角的神经元中可发现 HCN3。HCN4 在神经元和神经纤维中都呈阳性染色。

(三) 外周伤害性感觉神经元

后来的研究发现,Merkel 细胞上也存在 HCN 通道。Luo 等人利用免疫双标的方法,在小鼠足底真皮乳头层的 Meissner's 小体上检测到 HCN1~HCN4 的表达。

三、HCNs 通道与疼痛

HCNs 与慢性神经病理性疼痛

神经病理性疼痛以自发性疼痛,痛觉过敏和异常性疼痛为特征,其发病机制非常复杂,至今还不完善。基于神经病理性模型的一系列的行为学研究表明,HCN/I_h 与神经病理性疼痛密切相关。

1. 在大鼠 SNL 模型、CCI 模型、CCD 模型及早期神经瘤模型研究中发现,异位放电主要产生于大、中型 DRG 神经元。这与 I_h 主要存在于大、中型神经元相一致。在神经损伤后 I_h 的表达和 HCN 亚型种类也都随着发生改变。SNL 损伤后 1~3 周和 CCD 损伤 1 周内,可观察到大、中型 DRG 神经元 HCN 表达及激活速度明显加快。研究发现 HCN 表达增多时,其激活动力学有的不变,有的增加。在 CCI 模型中,研究者发现 DRG 神经元上 HCN1、HCN2 的表达显著增加,而在神经瘤模型中,坐骨神经切断后的 2~7 周,DRG 神经元的 HCN 减少。神经损伤后,HCN mRNA 和蛋白的表达减少,但也有表达增加的报道。You 研究显示,在 SNL 模型中的 DRG 中 HCN mRNA 的表达下降;而在 CCI 模型中,损伤的初级感觉神经元的轴突中 HCN 则大量聚积。

2. Chaplan 等首次报道了 HCN 非特异性阻滞剂 ZD7288 具有抗异位性疼痛的作用。后续的研究发现,ZD7288 不管是鞘内给药、腹膜内给药、损伤的坐骨神经周围给药,还是直接在损伤的足底给药,或是损伤的 DRG 神经元表面喷洒,在不影响运动功能的情况下都能产生显著的镇痛效果。

临床上多种慢性疼痛治疗药物也被证明部分性的通过 HCN 或影响 I_h 电流而发挥作用。Eugenol(丁香酚)能阻断三叉神经系统中的 I_h 电流,并去除慢性神经损伤诱发的机械痛觉过敏。相似的药物还有洛哌丁胺、可乐定等。

3. Momin 等发现 HCN1 敲除的小鼠,在 SNL 模型中对冷感觉的异常性疼痛减低,还能短暂的抑制机械痛觉过敏。Edward 等利用 Cre-Loxp 重组酶系统构建的 NaV1.8-HCN2$^{-/-}$ 小鼠研究显示,CCI 模型诱发神经病理性疼痛得到显著抑制。

四、HCNs/I_h 介导神经病理性痛的机制

(一) 自发异位放电

大量的在体或离体的实验显示,低浓度的 ZD7288 能够有效的抑制损伤神经元胞体或轴突的异位放电,尤其是在大的神经元上的抑制更明显。这就表明 HCN 可能参与了自发性异位放电的形成。然而让人疑惑的是,自发异位放电的频率高达 100Hz,而 HCN 通道激活却要数百毫秒的时间。

Yao 等发现,CCI 离体的 DRG 神经元 HCN 激活速率加快,但是依然不足为信,因为 HCN 似乎还不足以激发如此快的电位发放。体内、体外实验研究显示,酪氨酸蛋白激酶能够调节 HCN 通道的激活速率;钾通道、钠通道的 N 端糖基化能增加它们的活化速率,HCN 的 N 端也能被糖基化修饰,推测 N 端的糖基化也能加快 HCN 的激活。

阈下膜电位震荡(STMO)与异位放电密切相关。已有文献报道,抑制多种中枢神经元(如丘脑的接替神经元、下橄榄体神经元等)I_h,能有效抑制 STMO。但在 DRG 神经元上,却还没有相关的报道,值得进一步研究。

(二) 外周伤害性感受器的敏化

大量的神经病理性疼痛模型研究表明,ZD7288 不管是

鞘内给药,腹膜内给药,损伤的坐骨神经周围给药,还是直接足底在损伤的足底给药,或是损伤的 DRG 神经元表面喷洒,都能显著的抑制伤害性感受器的敏化。

(三) 轴突传导

文献报道,可乐定可增强镇痛药对周围神经阻滞作用,是通过抑制轴突 I_h 而发挥功效的。矛盾的是,有些文献却表明 ZD7288 并不能阻断轴突传导。体外实验已经显示,低频强直刺激激活 HCN 后,抑制膜的超极化,加快轴突的传导,在损伤神经上这种现象更明显。但是这种现象是如何诱发神经病理性痛依然不清。

总的来说,HCNs 介导的神经病理性机制还不是很明确,依然存在较多的疑点。

(四) HCN 与炎性痛

Papp 等在 CFA 炎性痛模型中发现,致炎的后爪炎性机械痛敏,HCN2 在脊髓背角Ⅰ~Ⅱ层中表达也相应增强,并与 SP 共表达。因而 HCN2 可能是在 SP 调节的慢性炎性痛机制中起着重要作用。后续研究也同样证实了 HCN2 通道参与了炎性痛觉过敏,HCN2 的小鼠炎性热痛过敏消失。但与 Papp 等研究结果相反,该文发现 HCN2 通道与炎性机械痛无关。

另外,HCN1 也参与了炎性痛发病机制。与野生型小鼠相比,$HCN1^{-/-}$小鼠在 PGE2 注射后短暂地升高热缩足潜伏期,而机械缩足潜伏期则无明显差异。

(五) HCN 通道与内脏痛

在急性内脏痛模型和慢性内脏痛模型研究中,ZD7288 鞘内给药均能剂量依赖性降低大鼠腹壁撤退反射评分和腹外斜肌放电幅值,升高痛阈。该结果提示,阻断脊髓水平的 HCN 通道对急、慢性内脏痛大鼠可能有镇痛作用。Lu 等的研究进一步证实 HCN1、HCN2 在慢性内脏痛模型大鼠的胸腰脊髓、海马、大脑中缝核、室旁核表达增强,表明 HCN1、HCN2 在中枢的不同部位水平,涉及内脏痛的中枢敏化机制。

五、展　望

目前对 HCN 通道的研究已经比较透彻,但是依然还有许多值得我们进一步去研究探讨的地方。首先,继往研究多局限于 DRG、脊髓水平,对其在脊髓水平以上高位中枢的研究很少;其次,HCN 参与神经病理性疼痛调节的具体机制还依然不详;再次,过去的研究成果看法不一,甚至存在着诸多对立的观点;这些研究领域中的不足将不断指引学者们去研究探索。

在疼痛通路中,HCN 通道主要的亚型是 HCN1、其次为 HCN2。ZD7288、伊伐布雷定虽然能阻断 HCN 通道而发挥镇痛效果,但是其对 HCN 通道亚型的选择差。伊伐布雷定在临床应用中偶尔会出现视觉障碍和罕见的窦性心动过缓等副作用,从而限制了在临床上的应用。最新研究表明,非甾体类的镇痛抗炎药 NFA(尼氟酸),能够特异性地阻断 HCN2,其在风湿性疾病中的治疗作用可能是通过此机制介导。开放特异性的 HCN 通道阻滞剂,必将成为疼痛治疗的一个重要靶点,为临床疼痛治疗提供新的药物。

(刘美军　曹君利)

参 考 文 献

1. Hong-yuan CHU, Xuechu ZHEN. Hyperpolarization-activated, cyclic nucleotide-gated (HCN) channels in the regulation of midbrain dopamine systems. Acta Pharmacologica Sinica, 2010, 31(9):1036-1043
2. Mirko Baruscotti, Georgia Bottelli, Raffaella Milanesi, et al. HCN-related channelopathies. Pflugers Arch, 2010, 460(2):405-415
3. Ildiko Papp, Krisztina Hollo, Miklo's Antal. Plasticity of hyperpolarization-activated and cyclic nucleotid-gated cation channel subunit 2 expression in the spinal dorsal horn in inflammatory pain. European Journal of Neuroscience, 2010, 32(70):1193-1201
4. Vasilyev DV, Shan Q, Lee Y, et al. Direct inhibition of Ih by analgesic loperamide in rat DRG neurons. J Neurophysiol, 2007, 97(5):3713-3721
5. WAN You. Involvement of hyperpolarization-activated, cyclic nucleotide-gated cation channels in dorsal root ganglion in neuropathic pain. Acta Physiologica Sinica, 2008, 60(5):579-580
6. Yagi J. Sumino RInhibition of a hyperpolarization-activated current by clonidine in rat dorsal root ganglion neurons. J Neurophysiol, 1998, 80:1094-1104
7. Momin A, Cadiou H, Mason A, et al. Role of the hyperpolarization-activated current Ih in somatosensory neurons. J Physiol, 2008, 586:5911-5929
8. Ingram SL, Williams JT. Opioid inhibition of Ih via adenylyl cyclase. Neuron, 1994, 13:179-186
9. Bickmeyer U, Heine M, Manzke T, et al. Differential modulation of I(h) by 5-HT receptors in mouse CaI hippocampal neurons. Eur J Neurosci, 2002, 16:209-218
10. Porciatti F, Pelzmann B, Cerbai E, et al. The pacemaker current I(f) in single human atrial myocytes and the effect of beta-adrenoceptor and A1-adenosine receptor stimulation. Br J Pharmacol, 1997, 122:963-969
11. Zong X, Stieber J, Ludwig A, et al. A single histidine residue determines the pH sensitivity of the pacemaker channel HCN2. J Biol Chem, 2001, 276:6313-6319
12. Stevens DR, Seifert R, Bufe B, et al. Hyperpolarization-activated channels HCN1 and HCN4 mediate responses to sour stimuli. Nature, 2001, 413(6856):631-635

13. Santoro B, Baram TZ. The multiple personalities of Ih-channels. Trends Neurosci,2003,26:550-554

14. Santoro B, Liu DT, Yao H, et al. Identification of a gene encoding a hyperpolarization-activated pacemaker channel of brain. Cell,1998,93:717-729

15. Kaupp UB, Seifert R. Molecular diversity of pacemakerion channels. Annu Rev Physiol,2001,63:235-257

16. Nolan MF, Dudman JT, Dodson PD, et al. HCN1 channels control resting and active integrative properties of stellate cells from layer II of the entorhinal cortex. J Neurosci, 2007,27:12440-12451

17. Aponte Y, Lien CC, Reisinger E, et al. Hyperpolarization-activated cation channels in fast-spiking interneurons of rat hippocampus. J Physiol,2006,574:229-243

18. Santoro B, Chen S, Luthi A, et al. Molecular and functional heterogeneity of hyperpolarization-activated pacemaker channels in the mouse CNS. J Neurosci, 2000, 20: 5264-5275

19. Milligan CJ, Edwards IJ, Deuchars J. HCN1 ion channel immunoreactivity in spinal cord and medulla oblongata. Brain Res,2006,1081:79-91

20. Selieva I, Camm AJ. If inhibition with ivabradine; electrophysiological effects and safety. Drug Say,2008,31(2):95-107

21. Lan Cheng, Sanguinetti MC. Niflumic acid alter gating of HCNZ pacemaker channels by interaction with the outer region of S4 voltage sensing domains. Molecular Pharmacology Fast Forxvard,2009,75(5):1210-1221

54. 电压门控型钠通道1.7和1.3与疼痛

疼痛是临床上疾病最常见的症状之一。它包括伤害性刺激作用于机体所引起的痛感觉，以及机体对伤害性刺激的痛反应。其发生与机体受到伤害性刺激后，产生神经传导信号并经相应的传导系统传至中枢神经直接相关。此过程中，伤害性感受神经元细胞膜上电压门控钠离子通道的激活及开放是疼痛产生的关键因素之一。

目前已证实，感觉神经元的电压门控性钠离子通道在疼痛中起重要作用，与钠通道阻断相关的药物，如抗惊厥剂、抗心律失常剂、局部麻醉药等对疼痛均有一定的治疗作用。

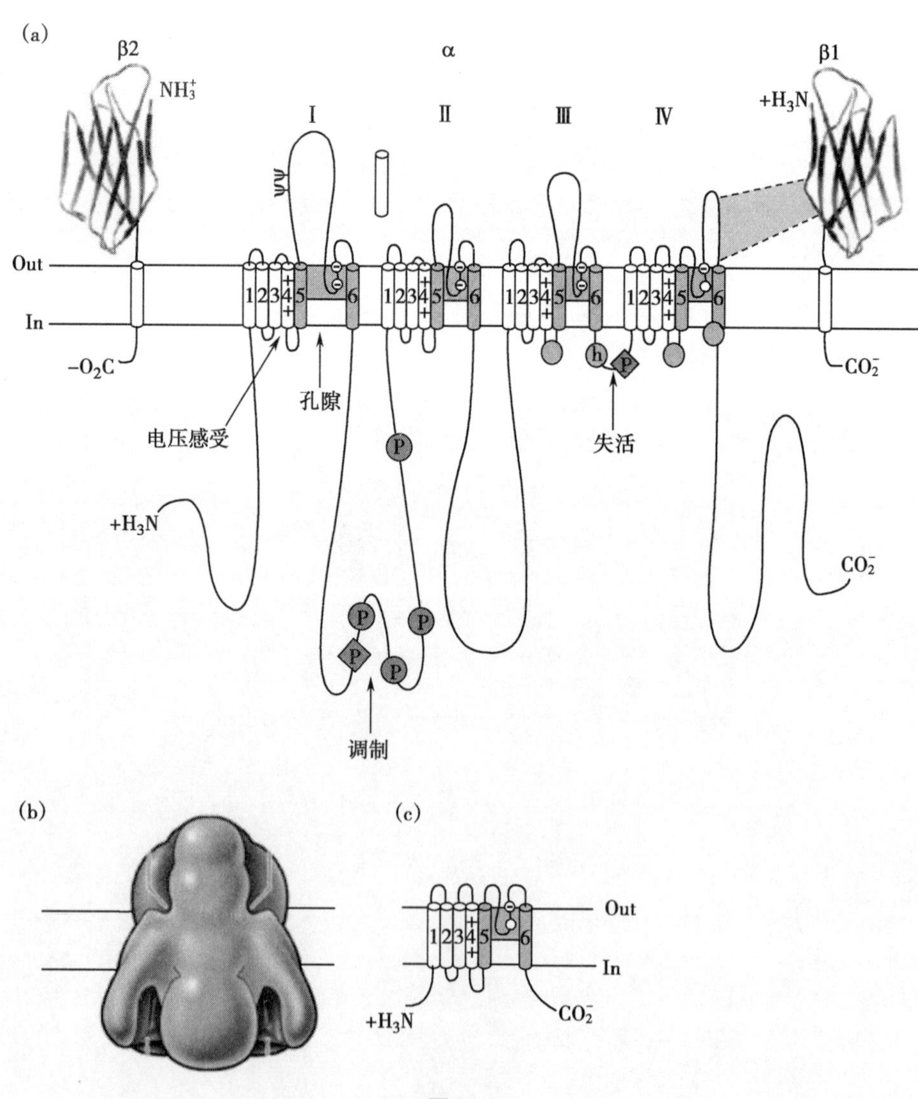

图 54-1

电压门控钠通道(voltage-gated sodium channels, VGSCs)是一种跨膜糖蛋白,由一个 α 亚基和一个或多个 β 亚基组成。α 亚基是主要的功能性单位,目前已发现 10 种亚型,分别是 Nav1.1~Nav1.9 和 Nax。β 亚基有 4 种亚型(β1~β4,33~36kDa),对 α 亚基在膜上的定位及稳定性起辅助作用,并参与调节 α 亚基电压敏感性和失活过程。其由 α 亚单位的 4 个高度相似的同源结构域围绕一个中心,形成离子通道的中央孔,每个结构域有 6 个 α 螺旋跨膜片段(S1~S6),其中 S4 的氨基酸序列高度保守,被认为是电压门控钠离子通道的电压感受器(图 54-1)。根据被河豚毒素(tetrodoxin, TTX)阻断的敏感性将钠离子通道分为 TTX 敏感型(tetrodoxin-sensitive, TTX-S)和 TTX 不敏感型(tetrodoxin-resistance, TTX-R)。其中 Nav1.5、Nav1.8 和 Nav1.9 为 TTX-R 型,其余为 TTX-S 型。

一些研究表明,在外周神经系统中特异性表达的钠离子通道 Nav1.7,以及只在哺乳动物胚胎时期或神经元损伤后表达量上调的 Nav1.3 与疼痛密切相关。

一、Nav1.7

Nav1.7 主要表达在 DRG,肠肌层神经元,以及交感神经节神经元,特别是大部分为伤害性感受器的小直径 DRG 神经元。Nav1.7 分布有种属特异性,人类只分布在外周神经系统。其特征为产生快速失活的 TTX-S 钠电流、慢复活和慢关闭状态失活,与神经元兴奋的阈值高低相关,可使神经元对较小的阈下刺激产生相对较大的反应,从而降低其阈值,提高其兴奋性。

实验证实:在约-65mV 的低电压下 Nav1.7 能够产生对 TTX 敏感的持续的内向电流。Nav1.7 的这个特点能够提高神经元对外来刺激的去极化水平,可以造成小的、敏感的除极过程的放大,进而使冲动扩大激活神经末梢的伤害性感受器。

(一) Nav1.7 与炎性痛

许多研究表明,Nav1.7 与炎性疼痛关系密切。在大鼠后爪注射角叉菜胶后,Nav1.7 在 DRG 神经元中的表达上调,提示其与促进神经元兴奋性增高,导致炎性疼痛有关。

Narssar 等把伤害性感受器上 Nav1.7 基因特异性的敲除后发现所有由一系列刺激包括福尔马林、辣椒素、弗氏完全佐剂或神经生长因子等引起的炎性痛都得到显著缓解或消除。

Yeomans 等将重组疱疹病毒载体应用于小鼠后爪皮肤,此载体编码绿色荧光蛋白(GFP)和 Nav1.7 基因的反义序列,并在小鼠后爪注射完全弗氏佐剂使其产生炎症。应用载体后,阻止了 Nav1.7 在 GFP 阳性神经元表达的增加,热伤害性感受试验发现其阻止了痛觉过敏的发展。对照组采用只编码 GFP 的载体并未出现以上变化。这一结果清楚地说明 Nav1.7 在伤害性感受神经元表达的增加参与了炎症性痛的发生和发展。

(二) Nav1.7 与神经病理性痛

不同于炎性痛,Nav1.7 基因敲除小鼠和 Nav1.7/1.8 双基因敲除小鼠并没有表现出明显的神经病理性疼痛症状减轻的现象。

Nav1.7 特异性阻断剂却能有效地减轻脊神经结扎(spinal nerve ligation, SNL)和慢性坐骨神经缩窄损伤(CCI)模型引起的痛觉敏化的症状。

2009 年,Mcgowane 等发现一种小分子钠通道阻断剂 N-[(R)-1-((R)-7-chloro-1-isopropyl-2-oxo-2,3,4,5-tetrahydro-1H-benzo [b] azepin-3-ylcarba-moyl)-2-(2-fluorophenyl)-ethyl]-4-fluoro-2-trifluoromethyl-benzamide(BZP),BZP 能特异性地阻断 Nav1.7,并能有效减轻 SNL 模型后出现的神经病理性疼痛症状和 CFA 炎性痛引起的痛觉过敏,且对中枢神经系统不存在抑制作用。

2010 年,Ghelardini 等发现另一分子 1-benzyl-N-(2,6-dimethylphenyl) pyrroldine-3-carboxamide(NeP1)也能剂量依赖地阻断 Nav1.7,有效减轻 CCI 模型引起的痛觉敏化的症状。

进来研究发现在偏头痛时,Nav1.7 表达上调,并且表达水平与 ERK 信号通路的调节有关。Persson 等也发现在大鼠坐骨神经横断引起的神经瘤模型中神经轴突 ERK1/2 的表达明显增加引起了 Nav1.7 的表达明显上调。

是否可以推测,在神经病理性疼痛过程中 Nav1.7 的表达和激活可能主要受到 ERK 或其他与疼痛有关信号通路的调节。

由于目前还没有公认的 Nav1.7 的阻滞剂,对于 Nav1.7 的研究集中在基因水平。有文献报道,特异敲除伤害性感受器上的 Nav1.7 后,小鼠机械痛阈和热痛阈均上调。而全身敲除 Nav1.7 基因的小鼠在出生后不久即死亡。人类缺失 Nav1.7 时仍能正常生活,丧失的仅仅是感受疼痛的功能。

将突变型的 Nav1.7 转染 HEK293 细胞,测定电位变化后发现:Nav1.7 通道的激活向超极化偏移,通道失活变慢,激活阈值降低,电流的幅值增大,开放时间延长,对斜坡电位的反应增强。这些特点导致神经元能够感应微小的刺激并持续兴奋,对疼痛的敏感性增强。进一步的研究发现突变的通道对温度敏感随着温度的降低,电位接近野生型的通道。

(三) Nav1.7 与疾病

编码人类 Nav1.7 的基因—SCN9A 位于 2 号染色体长臂上。其 hNav1.7 的核苷酸序列由一个开放的读码框架组成,该读码序列包含有 113.5kb 碱基,26 个外显子,编码 1977 个氨基酸。目前发现的 Nav1.7 的突变位点有 29 个,多数与疾病密切相关。

近研究进一步发现,人类 Nav1.7 可以产生功能增强型突变和功能缺失型突变,分别对应相应的疾病。

1. Nav1.7 功能增强型突变

(1) 原发性红斑肢痛(primary erythermalgia,PE):PE是一种常染色体显性遗传疾病。主要表现为儿童期出现肢体末端阵发性对称性烧灼痛,伴有局部的皮肤温度升高和皮肤红斑,通常由轻微热刺激或运动产热引起。

研究发现,该病的致病基因为Nav1.7。Nav1.7的突变导致其功能加强。迄今为止,发现的Nav1.7突变位点有9个:V136I、F216S、S241T、N395K、I848T、L858F、L858H、A863P和F1449V,分别位于第3、5、6、9、15、15、15、15和第23号外显子。

将突变型的Nav1.7转染HEK293细胞,测定电位变化,发现Nav1.7通道的激活向超极化方向偏移,通道失活过程变慢,电流的幅值增大,开放时间延长,通道开放的阈值减小,对斜坡电位的反应增强。这些特点导致神经元能够感应微小的刺激并持续兴奋,对疼痛的敏感性增强。

(2) 阵发性剧痛症(paroxysmal extreme pain disorder,PEPD):阵发性剧痛症是一种常染色体显性遗传的疼痛性疾病,症状为无征兆的突发性烧灼痛,伴有皮肤潮红,一般发生在直肠、下颌和眼部。

Fertlema等研究发现PEPD是由于SCN9A发生功能增强型突变,为一种突发性的内脏痛,对卡马西平的治疗有效,Nav1.7的失活对其有影响。目前发现的有R996C、V1298D、V1298F、F1449V、I1461T、F1462V、T1464I、M1627K和V1299F9个突变位点。

对HEK293细胞中3个(T1464I、M1627K和T1464I)位点进行全细胞膜片钳实验,发现与PE的电位特点不同,在PEPD中,通道开放后不易失活,持续时间长。这导致动作电位持续时间延长,神经元对刺激发生重复的响应。

2. 功能缺失型突变

无痛症(channelopathy-associated insensitivity to pain,CIP)与PE和PEPD不同,是一种常染色体隐性遗传疾病。患有无痛症的遗传个体先天痛觉缺失,但是个体的神经发育正常,无病理变化并且机体的其他感觉(触觉、温觉、本体觉和味觉)功能正常。

2006年Cox研究确定CIP的致病原因为Nav1.7的基因突变。目前发现与CIP有关的Nav1.7基因位点有13个。分别为:Y328X、R277X、W897X、W1689X、K1659X、R1488X、S459X、E693X、I176X、R830X、F1200LfsX33、1235LfsX2和4336-7-10delGTTTX。这些基因突变最终导致外显子上的位点变成一个终止密码子,导致多肽链合成提前终止,最终翻译出来一个截断的Nav1.7突变通道,从而功能丧失。

Ahmad等的研究发现:在啮齿类和灵长类之间Nav1.7的表达模式和水平有明显的不同;啮齿类动物的下垂体核群和肾上腺细胞内有Nav1.7表达,而在灵长类则缺如,这恰好解释了敲除Nav1.7的小鼠出生后很快死亡的原因。在ND7/23(属于DRG细胞)细胞上,转染的突变SCN9A并没有对其他的电压门控型钠通道产生影响,Nav1.7的突变体也并没影响该细胞膜上的电压和电流,这可以解释人类个体其他感觉正常的现象。

(四) 与Nav1.7相互作用的蛋白质

最新研究发现大鼠前列腺癌细胞上有Nav1.7表达,并且受到神经生长因子(NGF)调节。NGF的增加导致Nav1.7电流剂量依赖性的增加,NGF没有影响Nav1.7mRNA的水平,但是上调了钠通道α亚基的表达。进一步研究发现NGF是通过调节PKA的活性影响Nav1.7的表达。

Chattopadhyay等发现糖尿病大鼠周围神经病变疼痛时DRG上Nav1.7的表达增加受到p38MAPK和PKC的调节,在给予脑啡肽激动突触前膜δ阿片受体后,发现钠电流减小,Nav1.7表达降低,提示脑啡肽也对Nav1.7活性起到调节作用。

上述研究表明,Nav1.7作为一种电压门控型钠通道的亚型,在人类的伤害性感受产生过程中是必不可少的。Nav1.7具有缓慢关闭失活和缓慢复活的特点,这使它可以对低于激活阈值的刺激产生去极化,对疼痛刺激进行放大。对其进一步研究有可能揭示疼痛的本质。

二、Nav1.3

Nav1.3是一种快速再启动电压门控性钠通道,具有缓慢失活的特性,这使得Nav1.3在静息膜电位(resting membrane potential,RMP)附近产生斜坡电流(ramp current)和持续性的短时电流,因此阈下刺激就能够引发动作电位。正常状态下仅仅在发育感觉神经元和成人的中枢神经系统表达,在成人周围神经系统中不表达或是低水平表达。周围神经损伤或中枢神经损伤导致Nav1.3和相关的β3亚单位在感觉神经元的再表达。

(一) 周围神经损伤引起的神经病理性疼痛中Nav1.3的变化

针对周围神经损伤(spared nerve injury,SNI)模型的研究结果显示,周围神经损伤增加了DRG一级神经元上Nav1.3样的免疫反应性,口服给予Nav1阻滞剂美西律和拉莫三嗪后,机械性异常性疼痛得到了部分缓解。而鞘内给予选择性Nav1.3反义寡核苷酸后Nav1.3样免疫反应性降低了50%。

同样周围神经损伤也引起了Nav1.3在背角二级神经元上表达上调。采用慢性结扎模型(chronic constriction injury,CCI)模型,10d后观察到明显的异常性疼痛和痛觉过敏。原位杂交、QRT-PCR和免疫细胞化学研究结果表明,Nav1.3在背角伤害性感受神经元的表达上调,而不是在星形胶质细胞或小胶质细胞。也有研究证实,对脊神经结扎模型(spinal nerve ligation,SNL)鞘内注射利多卡因预处理,发现Nav1.3上调,抑制脊髓小胶质细胞活化,减轻急性

SNL 诱导神经病理性疼痛。

Nav1.3 的特殊电生理性质，对神经病理性疼痛情况下神经元的高度兴奋甚至持续自发性兴奋起到了重要的作用。CCI 后，DRG 神经元中 Nav1.3 的含量大大增加，并伴随着快速复极化现象的产生。快速复极化使得 Nav1.3 能迅速从失活状态中恢复，并产生持续的异常放电，从而产生神经病理性疼痛。

Hains 等研究发现，鞘内注射 Nav1.3 的反义寡核苷酸能降低脊髓背角神经元的兴奋性，减轻由于 CCI 模型引起的痛觉过敏的现象。胶质细胞源性神经营养因子(glia cell line-derived neurotrophic factor，GDNF)能减少受损神经元中 Nav1.3 的表达，可以显著改善部分坐骨神经结扎模型(partialsciatic nerve ligation，PSL)的痛敏现象。

Nav1.3 在动物的胚胎时期和幼年时期大量表达，而在正常动物的成熟 DRG 神经元中难以检测到。当神经发生损伤时，DRG 神经元中 Nav1.3 大量增加。Cummins 研究小组利用转染技术发现，转染受损神经元 Nav1.3 的细胞株从失活状态恢复的速度是正常神经元的 4 倍，提示 Nav1.3 主要参与了受损神经元从失活状态快速恢复的过程。

(二) 中枢神经损伤引起的神经病理性疼痛中 Nav1.3 的变化

脊髓损伤(spinal cord injury，SCI)引起的中枢神经病理性疼痛中，Nav1.3 在背角伤害性感受神经元中上调。鞘内注射 Nav1.3 反义寡核苷酸降低了 Nav1.3 mRNA 和蛋白的表达，降低了背角伤害性感受神经元的高兴奋性以及机械性异常性疼痛和热痛觉过敏。停止给予 Nav1.3 反义寡核苷酸后，这些变化得到恢复。但是在给予 Nav1.3 反义寡核苷酸后，机体对正常伤害性刺激的反应和运动功能并未受影响。

这些结果表明神经损伤后背角二级神经元上 Nav1.3 表达上调，说明 SCI 可以激发钠通道表达的变化，Nav1.3 表达与中枢神经病理性疼痛相关的神经元之间可能存在功能的关联。

脊髓损伤除了引起背角伤害性感受神经元 Nav1.3 异常表达以外，也引起了位于丘脑的第三级神经元 Nav1.3 表达的变化。许多二级的背根神经元投射到位于丘脑腹侧基底的第三级神经元。研究表明，SCI 4 周后，丘脑腹后外侧核和腹后中间核神经元 Nav1.3 蛋白上调，并且这些部位的细胞外单位记录表明自发性放电增多，并且对非伤害性刺激和伤害性外周刺激的反应性均增加，周围感受域增大。鞘内注射特异性的 Nav1.3 反义寡核苷酸后，丘脑神经元 Nav1.3 表达明显下调，电生理改变发生逆转。说明在 SCI 后，丘脑的神经元发生了与 Nav1.3 异常表达相关的电生理改变。

(三) 影响 Nav1.3 的 β 亚单位和蛋白

电压门控钠通道 α 亚单位在疼痛的病理生理过程中发挥着重要的作用，并受到 β 亚单位的调节。在邻近脊髓神经根撕脱伤神经元上，β1 和 β2 亚单位表达降低，而 β3 亚单位表达显著增高。

在爪蟾卵细胞上表达钠通道 Nav1.3 时，共表达 β3 亚单位可以修饰 Nav1.3 的性质，β3 亚单位改变了 Nav1.3 在快和慢模式间的平衡，并使其电压依赖性激活或失活发生负向改变。而在人胚肾(HEK)293 细胞上表达钠通道 Nav1.3 时，共表达 β1 和/或 β2 亚单位对其动力学和电压依从性几乎没有影响；而共表达 β3 亚单位时却有显著的影响。

接触蛋白 F3，一种细胞黏附分子，被认为影响并增强了钠通道 Nav1.2 和 Nav1.9 在细胞表面的表达。有研究表明，在新生大鼠的脑组织中富含 Nav1.3 的区域，Nav1.3 稳定转染的 HEK293 细胞上，接触蛋白 F3 与 Nav1.3 都发生了共免疫沉淀。与 Nav1.3 相似，接触蛋白在轴突受损的神经元上表达上调。在轴突横断的 DRG 神经元上接触蛋白 F3 的上调以及它与 Nav1.3 的共表达说明其可能促成了受损神经元的兴奋性增高。

Mog 等发现在 SNL 模型中 Nav1.3 的表达明显上调，而给予蛋白激酶 C 的阻滞剂十字孢碱后，抑制了 Nav1.3 的表达及其产生的兴奋性电流。这表明 PKC 对 Nav1.3 在神经病理性疼痛中起到调控作用。Zang 等研究发现在大鼠神经病理性疼痛模型中，DRG 的 Nav1.3 的表达上调与 p38MAPK 及 JNK 的活性密切相关。

三、展　望

以离子通道与疼痛性疾病的关系为方向，进一步寻找和研究电压门控钠离子通道亚型在疼痛发生、发展中的功能变化及其分子机制，及对 α 亚基和 β 亚基更深入的研究会进一步揭示疼痛的发病机制。

积极探索、开发各钠离子通道亚型特异性阻滞剂，或者采用基因技术特异的敲低该通道，或干扰与之相关的蛋白在细胞表面的功能性表达，并最终应用于人类，将成为未来治疗疼痛性疾病的方向。

(闫巍巍　张励才)

参 考 文 献

1. Tarnawa I，BÊ lcskei H，Kocsis P. Blockers of voltage-gated sodium channels for the treatment of cent ral nervous system diseases. Recent Pat CNS Drug Discov，2007，2(1)：57-78
2. Ron A，Charles EA，Gary JB，et al. The role of sodium channels in chronic inflammatory and Neuro-pathic Pain. The Journal of Pain，2006，7：S1-S29
3. Sage D，Salin P，Alcaraz G，et al. NaV1.7 and NaV1.3 are the only tetrodotoxin-sensitive sodium channels expressed by the adult guinea pig entericnervous system. J Comp Neurol，2007，504(4)：363-378

4. Rush AM, Dib-hajj SD, Liu S, et al. A single sodum channel mutation produces hyper-or hypoexcitability in different types of neurons. Proc Natl Acad Sci USA, 2006, 103(21): 8245-8250
5. Cummins TR, Sheets PL, Waxman SG. The oles of sodium channels in nociception: implications for mechanisms of pain. Pain, 2007, 131(3): 243-257
6. Mcgowan E, Hoyt SB, Li X, et al. A peripherally acting Na(v)1.7 sodium channel blocker reverses hyperalgesia and allodynia on rat models of inflammatory and neuropathic pain. Anesth Analg, 2009, 109(3): 951-958
7. Elardini C, Desaphy JF, Muraglia M, et al. Effects of a new potent analog of tocainide on hNav1.7 sodium channels and in vivo neuropathic pain models. Neuroscience, 2010, 169(2): 863-873
8. Yan J, Melemedjian OK, Price TJ, et al. Sensitization of dural afferents underlies migraine-related behavior following meningeal application of interleukin-6 (IL-6). Mol Pain, 2012, 24(8): 6
9. Persson AK, Gasser A, Black JA, et al. Nav1.7 accumulates and co-localizes with phosphorylated ERK1/2 within transected axons in early experimental neuromas. Exp Neurol, 2011, 230(2): 273-279
10. Joost PH, Stephen G, Waxman, et al. Mutations in s odium-channel gene SCN9A cause a spectrum of human genetic pain disorders. The Journal of Clinical Investigation, 2007, 117(12): 3603-3609
11. Han C, Lampert A, Rush AM, et al. Temperature dependence of ery thermalgia mutation L858F in sodium channel Nal.7. Mol Pain, 2007, 19(3): 3
12. Han C, Rush AM, Yong Yang, et al. Sporadic onset of erythermalgia: a gain-of-function mutation in Nav1.7. Ann Neurol, 2006, 59(3): 553-558
13. Lampert A, O'Reilly AO, Reeh P, et al. Sodium channelopathies and pain. Pflugers Arch, 2010, 460(2): 249-263
14. Cox JJ, Reimann F, Nich olas AK, et al. An SCN9A channelopathy causes congental inability to expertence pain. Nature, 2006, 44(12): 894-898
15. Ahmad S, Dahllund L, Erikss on AB, et al. As top cod on mutation in SCN9A causes lack of pain sensation. Human Mol Genet, 2007, 16(17): 2114-2121
16. Dray A. Neuropathic pain: emerging treatments. Br J Anaesth, 2008, 101(1): 48-58
17. Brackenbury WJ, Djamgoz MB. Nerve growth factor enhances voltage-gated Na+ channel activity and Transwell migration in Mat-LyLu rat prostate cancer cell line. J Cell Physiol, 2007, 210(3): 602-608
18. Chattopadhyay M, Mata M, Fink DJ. Continuous delta-opioid receptor activation reduces neuronal voltage-gated sodium channel (NaV1.7) levels through activation of protein kinase C in painful diabetic neuropathy. J Neurosci, 2008, 28(26): 6652-6658
19. Cheng KI, Lai CS, Wang FY, et al. Intrathecal lidocaine pretreatment attenuates immediate neuropathic pain by modulating Nav1.3 expression and decreasing spinal microglial activation. BMC Neurol, 2011, 16(11): 71
20. Cusdin FS, Nietlispach D, Maman J, et al. The sodium channel {beta} 3-subunit induces multiphasic gating in NaV1.3 and affects fast inactivation via distinct intracellular regions. J Biol Chem, 2010, 285(43): 33404-33412
21. Mo G, Grant R, O'Donnell D, et al. Neuropathic Nav1.3-mediated sensitization to P2X activation is regulated by protein kinase C. Mol Pain, 2011, 7: 14
22. Zang Y, Xin WJ, Pang RP, et al. Upregulation of Nav1.3 Channel Induced by rrTNF in Cultured Adult Rat DRG Neurons via p38 MAPK and JNK Pathways. Chin J Physiol, 2011, 54(4): 241-246

55. 神经病理性疼痛持续化与慢化的解剖学基础及其分子机制

疼痛是人类最为常见的生理与病理现象。生理性疼痛能为机体提供特殊的警报信号,是生命不可缺少的保护机制之一,有利于机体趋利避害。痛觉是重要的生命指征之一,先天性痛觉缺失同样有害无益。生理学疼痛的特点在于,疼痛轻微而短暂,不致造成对机体的明显损害。而病理性疼痛则会或多或少给机体造成伤害。依据组织损伤是否涉及神经系统的病理性改变,病理性疼痛至少可分三种情况:①炎性痛:由于创伤、手术、感染等组织损伤或潜在损伤而导致的疼痛。一般伴有如红、肿、热、胀、痒等炎症表现。在短期内尚未造成躯体感觉神经的病理性改变,尚无明显的自发痛、痛觉过敏等表现。及时清创和抗炎治疗,多可终止或治愈疼痛;②神经病理性疼痛:国际疼痛研究会(2001)的定义为:由神经系统原发性损害和功能障碍所激发或引起的疼痛。依据发生位置应包括周围和中枢两类。新近的定义为“因躯体感觉神经系统直接损伤或疾病而导致的疼痛”。最显著特点是具有自发痛、痛觉过敏和触诱发痛等临床表现。新老定义的最大区别在于,新定义指出,只要涉及躯体感觉神经系统的损伤或疾病就可以确认为神经病理性疼痛,而不必出现中枢敏化造成疼痛加剧。这对早期诊断和治疗无疑是有益的。此外,精神源性疼痛也应归属于病理性疼痛的范畴。它是指神经系统未见明显器质性病理改变,但患者却自述疼痛难忍的一类病征,如精神妄想、癔症、抑郁症等精神性疾患所伴随的疼痛。上述三种病理性疼痛中,炎症性疼痛可予以及时清创与抗炎治疗,临床处理并不困难;而精神源性疼痛,一般多属精神类疾病的诊治范畴,由此可见所谓临床难治性疼痛主要是指神经病理性疼痛。因此揭示神经病理性疼痛的发病机制,探寻有效的诊疗措施,更具迫切性和实际意义。有观点认为,如果一过性而非持续性疼痛,并不会造成对机体的太大伤害。而神经病理性疼痛之所以对机体造成伤害乃是疼痛持续化和转为慢性的结果。因此探讨疼痛的持续化与慢化的解剖学基础与分子机制,对揭示神经病理性疼痛的发病机制及采取针对性的治疗措施显然具有重要的科学意义和实用价值。

本文将从外周、中枢、脑-脑脊液环路三个部分阐述神经病理性疼痛持续化与慢化的解剖学基础及其分子机制。

一、神经病理性疼痛持续化与慢化的外周解剖学基础及其分子机制

(一) 损伤局部致痛物质释放持续增加

外周组织的损伤或潜在损伤,局部致痛物质释放量的增加,是疼痛发生的始动因素。致痛物质的来源复杂,目前认为主要包括:受损细胞破裂释放出的一些物质,如 K^+,H^+,HA,ATP,5-HT 等;受损血管的渗出物,如 BK,PGs 等,以及受损感受器自身释放出的某些致痛物质,如 SP、TRP 家族或 CGRP 等。此外,受损局部组织的前炎症及炎症介质,如 TNF-α、IL-1、IL-6、IL-8、NGF/BDNF、5-HT 及其受体,COX-1 和 COX-2 等细胞信号物质,也会在受损局部增多。Kajander 和 Xie 等曾为上述物质在损伤区的增多提供过明确的证据。Devor、Chaplan 和 Strichartz 等在损伤局部应用相应物质的拮抗剂,结果表明可减轻神经源性疼痛。新近的一些研究表明,及时处理或干预损伤局部致痛物质的释放即可减轻或去除疼痛。这也从另一侧面说明损伤局部致痛物质释放量的积累与增加是疼痛持续化与慢化的启动和持续的必要条件。

(二) 伤害性感受器的持续兴奋

正常情况下,神经末梢的跨膜离子通道在组成、构架和分布等方面性能稳定,不刺激,不放电。而在组织损伤情况下,离子通道的密度、开放特征、兴奋模式和传导频率等都发生了改变。无刺激情况下也出现放电现象,且伴随异位放电。Kajander 和 Xie 等研究表明,Cf 特有的 TTX 非敏感 Nal. 8/1. 9 开放,可产生持续自发性电冲动,且在损伤区域可监测到这种异位放电现象;Strichartz 等局部应用 Ca^{2+} 通道或 Na^+ 通道阻断剂,结果显示可抑制异位电活动和自发性电活动,从而减轻神经性疼痛。大量研究证实,损伤局部的各种致痛因素(热、冷、酸、伤害性物质包括前炎性介质如 TNF-α、IL-1β、IL-6、IL-8 和炎性介质如 PGs、白细胞三

烯、5-HT、HA 等，如不及时处理不仅会引起炎症反应，还可直接作用于伤害性感受器，使其兴奋性增强，其标志是传入纤维的动作电位(action potential，AP)即神经冲动增加，传入信号不断增多。伤害性感受器的持续兴奋，使神经病理性疼痛得以持续化并日渐慢化。

(三) 背根神经节的神经元超兴奋

各种实验业已证明在背根神经节的神经元中，直径在 20～35μm 的中等大小的 Aδ 神经元可接受或传导快痛，而直径在 6～20μm 的小型 C 神经元则接受或传导慢痛。一般认为相邻神经元具有通过非突触作用交互诱发放电的功能。但在正常情况下，由于神经纤维髓鞘完整相互绝缘，故彼此影响很小。而当组织损伤时，不断增加的致痛物质的持续刺激，感受器和传入纤维持续冲动以及因损伤造成的绝缘作用减弱(如脱鞘、神经瘤等)，使得去极化电位扩散到邻近静息电位的神经元，进而诱发临近神经元的放电，并形成反复放电的环路。伤害性感受器兴奋性增强，异位放电活动的加强，以及神经元相互非突触影响作用的增强，可以使背根神经元持续超兴奋，即持续产生动作电位。此外背根神经元上分布着大量钾、钠、钙等跨膜离子通道，在众多伤害性刺激信号的持续影响下，离子通道的密度、开放特性、兴奋模式等都发生了改变，全细胞钾、钠等电流信号始终处于高频状态，促使整个脊髓背角神经元处于高兴奋状态，这些作用奠定了中枢神经敏化进而神经病理性疼痛加剧、持续化与慢化的解剖与功能基础。

(四) 脊神经背根逆向轴索反射

Willis 研究发现，外周损伤导致的脊髓前结构的持续进行性自发放电增强，可致脊髓伤害性神经元持续兴奋或脊髓其他神经元处于高兴奋状态。这个过程可经脊髓背角中间 GABA 能神经元介导使得初级传入纤维去极化，引起背根神经逆向轴索反射，使 PAD 冲动逆向传至受损局部及其累及的感受器。一方面导致局部神经肽和兴奋性氨基酸等物质的释放增多，促进血管扩张与渗出，加剧局部组织的神经源性炎症反应。另一方面兴奋性氨基酸通过作用于外周神经末梢上的 NMDA/非 NMDA 以及 NK 受体进一步使感受器致敏。上述两个方面的效应，进一步使局部伤害性刺激反应恶化，使神经放电与冲动进一步增强，加剧了疼痛持续化与慢化的病理过程。

(五) 交感神经活性增强与芽生

在正常情况下，交感节后神经纤维多与血管伴行并随其分支分布，在 DRG 神经元簇集区，很少见有交感纤维与背根神经元发生关系。但当外周组织损伤时，不仅可引起受损局部交感神经的活化，还可引起交感神经在 DRG 出现出芽纤维包绕背根神经元的胞体。Chung 等用电镜观测到，交感神经末梢可与 DRG 神经元之间呈现形似突触的间接或直接对合关系，且在邻近未损伤的神经节也见有出芽现象。Thompson 等在交感神经元培养过程中施加神经生长因子(NGF)和白细胞抑制因子(LIF)，结果发现可诱发交感神经出芽现象。正常情况下，交感神经递质肾上腺素或去甲肾上腺素注入皮下并不引起疼痛，但在受损局部外源性施加交感神经递质肾上腺素或去甲肾上腺素可以致痛。提示在损伤状态下，交感神经可能参与了疼痛的致敏化过程。Chen 等报道，全身或局部应用酚妥拉明，能阻断自发或去甲肾上腺素诱发的放电，并可抑制痛觉过敏。Levine 和 Reichling 进一步证实交感神经参与疼痛敏化作用主要通过 α_2受体介导。此外与交感神经活动相关的 NPY，花生四烯酸等代谢产物也可能参与此过程。上述研究提示交感神经芽生与活性增强对受损感觉神经元的兴奋作用具有促进作用。

参与疼痛持续化与慢化的外周解剖学基础主要包括上述五个环节，而参与这一过程的分子信号物质则非常多，但只有少数为直接致痛物质(如 ATP、H^+、K^+和 BK 等)，其余均为增强痛觉物质。这些环节和分子物质的共同作用，使得传入中枢第一站(脊髓背角)的伤害性信息持续增加，进而开启了疼痛在中枢神经系统的持续化与慢化(敏化)过程。

二、神经病理性疼痛持续化与慢化的中枢解剖学基础及其分子机制

神经病理性疼痛在外周神经结构(特别是躯体感觉神经)的持续化的结果与中枢神经系统的敏化几乎不可分割甚至是同步的。如不能及时干预或中断外周神经结构各环节的痛感信息传递，则必然累及中枢神经系统，从而导致疼痛的中枢敏化。但涉及中枢的结构及其分子远比外周更加复杂。目前对中枢参与疼痛持续与慢化的认识，比较明确的主要在脊髓背角和脑干，新近对胶质细胞参与疼痛的过程也有较多的研究，而对于更高级中枢对疼痛的调制则了解尚少，且多无明确定论。

(一) 脊髓背角神经元的广泛激活

背角神经元按其对刺激的接受类型可分三类：①特异性伤害感受型神经元，主要位于Ⅰ，Ⅱ层，少量在Ⅴ层，专门接受某些特异性的伤害性信息；②非特异性伤害感受型神经元主要分布于背角Ⅳ～Ⅵ层，可接受各类伤害性信息；非伤害感受型神经元，主要接受非伤害性信息，主要见于Ⅲ～Ⅵ层。实际上任何情况下，都不可能有高精度的特异性伤害刺激，往往是多种伤害甚至是非伤害性刺激的广泛复合。脊髓背角伤害性神经元的持续去极化，产生兴奋性突触后电位(EPSP)，也会殃及其他神经元的共同兴奋，并产生敏感化即长时程增强效应。此外，位于Ⅲ，Ⅵ层的非伤害感受型 AB 神经元也会长芽伸至Ⅰ，Ⅱ层，并发生突触联系(Doubell 97)，脊髓背角神经元的广泛激活作用的结果是，降低痛阈，加剧疼痛。

(二) 脊髓背角抑制性中间神经元的活性减低

脊髓背角抑制性中间神经元主要是指位于背角Ⅰ～Ⅲ

层的 GABA 能神经元。形态学研究表明,其轴突和含囊泡的树突与 Cf 末梢形成轴-轴,树-轴突触,位于突触前小部分(位于突触后)。有研究证实,位于Ⅱ层 C 纤维末梢 GABA-AR 的激活,可使其 Ca^{2+} 内流减少,K^{+} 通透增强,C 纤维末梢冲动幅度降低,递质释放减少。脊髓背角 GABA 能神经元中间神经元以突触前抑制的方式,减少伤害性信息的内传,从而减轻疼痛。Sugimoto 等曾将这种背角抑制性中间神经元,称之为"黑色"神经元,并证实在外周损伤条件下,该类神经元可出现跨突触的兴奋毒性改变,甚至发生凋亡或死亡,结果活性降低,抑制痛觉内传的功能减弱。有研究称,减少黑色神经元的形成,可抑制痛觉过敏的形成也为此提供了证据。因此这类神经元发生可塑性变化,也是疼痛持续与慢化的重要环节。

(三) 脊髓背角胶质细胞活性增强

近 20 年来越来越多的研究表明,脊髓胶质细胞参与痛觉传导与调节及其持续与慢化过程。因为在胶质细胞上人们发现具有与神经元一样的辣椒素受体(TRPV1),特异性的 ATP 受体亚型 P2X4,与痛相关的 MAP(ERK)家族;损伤和炎症时,胶质细胞炎症因子合成释放增加,外源性药物抑制胶质细胞功能活动,可阻止疼痛敏化脊髓 LTP 增强,吗啡镇痛耐受形成时,胶质细胞肥大,GFAP 明显上调。胶质细胞被激活后可在脊髓释放大量的炎性因子,如 IL-1β,IL-6,TNF-α 以及 NO、PGs,ATP 等。这些化学物质可反过来作用于伤害性神经元使其兴奋性进一步增强,作用于突触前初级纤维的终末,亦可增强递质如 SP 和 EAAs 释放,从而使中枢敏化过程进一步加剧。用 GFAP 标记星形胶质细胞,用 OX-42 标记小胶质细胞的重复实验一再验证,脊髓背角胶质细胞的活性增强在疼痛的持续化与慢化过程中发挥重要作用。

(四) 脑干内源性痛觉下行调节系统功能紊乱

脑干内源性痛觉下行抑制系统功能消弱可使背角神经元更容易出现敏化状态,这可能是疼痛慢化与持续的另一重要因素。有资料表明,背角下行 5-HT 能传入具有伤害和抗伤害双重信号,如果 5-HT 的伤害性作用增强即可使中枢更容易出现敏化状态。同样背角下行去甲肾上腺素能在一方面通过作用于 α2A 受体而产生抗伤害作用,而另外一方面,通过 α1 受体激活 PLC 而使背角伤害性神经元兴奋。近期一些研究也对此进行了佐证。

近年来的研究资料表明,在脑干内还可能存在一个与下行抑制系统作用相反的下行易化系统。这主要是因为人们在研究下行抑制系统时发现,以大小不同的电流量刺激脑干中另外一些核团(如延髓网状巨细胞核和其 α 部位会引起完全相反的作用。虽然与下行抑制系统相比,下行易化系统的解剖结构、传导途径和神经递质等的研究还处于初级阶段,但问题的提出对了解脑的下行调制机制无疑是有益的。

(五) 其他高级中枢在痛觉调制中的作用

形态学上已经证明,传递痛觉的脊髓丘系、三叉丘系的纤维终止于丘脑的不同核团,并存在种属的差异性,例如大鼠、猫和猴的脊丘束在丘脑投射既有相同的核团,也有不同的核团。一般认为,痛觉可分为感觉分辨成分和情绪反应成分两部分。丘脑外侧核群神经元的反应具有躯体定位投射关系,神经元放电的频率和时程与刺激强度变化成正比,所以能定量反映外界刺激。这些神经元将外周刺激的部位、范围、强度和时间等属性编码向皮层传递,司痛觉分辨的功能。而丘脑板内核群神经元对外周刺激缺乏明确的躯体投射关系,感受野大,反应阈值也高。这些神经元的轴突广泛投射大脑皮层,包括与情感有关的额叶皮层,也接受与边缘系统、下丘脑有密切联系的网状结构的传入。因此,它们可能主要行使痛觉情绪反应功能。综上所述,人们有理由认为,丘脑是最主要的痛觉整合中枢。

尽管边缘系统(limbic system)一些结构并非痛觉传递通路的主要驿站,但整个系统在形成痛觉反应过程中作用是不可忽视的。目前认为边缘系统除对机体的感觉、运动和内环境稳定等各种生理功能起着调节作用,还参与中枢调整活动,使机体更易对复杂多变的环境作出正确的、有利于自身生存的反应。其中部分核团对机体痛阈影响显著:

海马区(hippocampus):是边缘系统中最显著的一个结构。单侧或双侧刺激海马背部,均可提高痛阈,并引起海马 θ 节律(或称节律性慢节律活动,4 ~ 7 次/秒)增多。在一定范围内,刺激越强,θ 节律活动也显著,同时可强烈抑制丘脑板内核群的单位放电,海马与脑干的上行激活系统相联系,参与维持觉醒状态。

杏仁核(amygdaloid nucleus):刺激此核可提高痛阈,表现为对刺激内脏大神经所致的丘脑后核放电有抑制作用。

扣带回(cingulum):扣带回切除术能改变痛觉的情绪和情感成分。刺激扣带回前部能提高痛阈,而刺激扣带回后部有时痛阈下降。一般认为,扣带回是通过其下行控制,影响腹后外侧核水平上的痛觉信息传递的。

新近的研究表明,基底神经节中的尾状核在中枢性痛觉调制中占有重要的地位。该核能接受内外感受器传来的感觉冲动,并与丘脑、脑干网状结构及边缘系统等有着广泛的联系。刺激能抑制大脑皮层的电活动对上行网状激活系统的作用。近期研究证明,刺激尾状核前区可明显提高痛阈,而刺激中心区则降低痛阈。正如临床观察所见,刺激疼痛患者尾状核前区可使疼痛明显缓解,对晚期癌症患者,也可通过这个方法得到满意的效果。

知觉是感觉整合的最高级中枢-大脑皮层的独有功能,痛觉属于感觉中的一种,其冲动必然要到达大脑皮层进行信息加工,最终上升到意识。神经束路追踪研究证实,接受痛觉传入的丘脑各核团发出的投射纤维终止于不同的皮层区域,其中大脑皮质中央后回和旁中央小叶的后部为接受躯体感觉的主要区域已为公认。在人的皮层诱发电位实验中,实验性损伤刺激使受试者产生疼痛时,在皮层感觉区可记录到长潜伏期的慢波反应,并可被镇痛药所抑制。近年来,随着正电子发射断层扫描(PET)、单光子发射断层扫描

(SPET)和功能磁共振技术(fMNT),以区域脑血流图(rCBT)变化作为脑区激活的指标显示脑活动的人体脑成像技术的发展和应用,可直观地观察到疼痛发展过程中脑活动的变化,积累了不少有重要价值的资料,加深了皮层对痛觉调制和感知的认识。但由于知觉研究技术上的限制,很难在人体上进行更深入的研究,因此迄今为止人们对大脑皮层(即使是已公认的感觉区)对不同感觉(包括痛觉)的整合和感知机制的认识,尚还处在一知半解的水平,然而这并不影响我们对皮层是痛觉整合、感知的最高级中枢的认识。

中枢中任何与痛相关的结构与功能发生异常,都将对神经病理性疼痛的调制作用产生影响,但其确切的结论尚需进一步研究。

综上所述,可见疼痛的持续化与慢化是一个极其复杂的过程。参与这一过程的解剖学基础既有外周结构,也有中枢结构,其机制既有外周敏化也有中枢敏化。如图 55-1 所示。尽管这些研究对揭示病理性疼痛的发病机制做出了重要的贡献,并为临床诊疗提供了重要的启示,现行不少镇痛药物的研发也都主要基于既往研究工作所阐述的原理,但实际应用的效果并不十分理想。

不难看出这些结论的解剖学基础主要为神经-神经的对话关系。然而,机体的调控途径是复杂的,其中脑-脑脊液环路也有可能在疼痛的持续化与慢化过程中发挥重要作用。

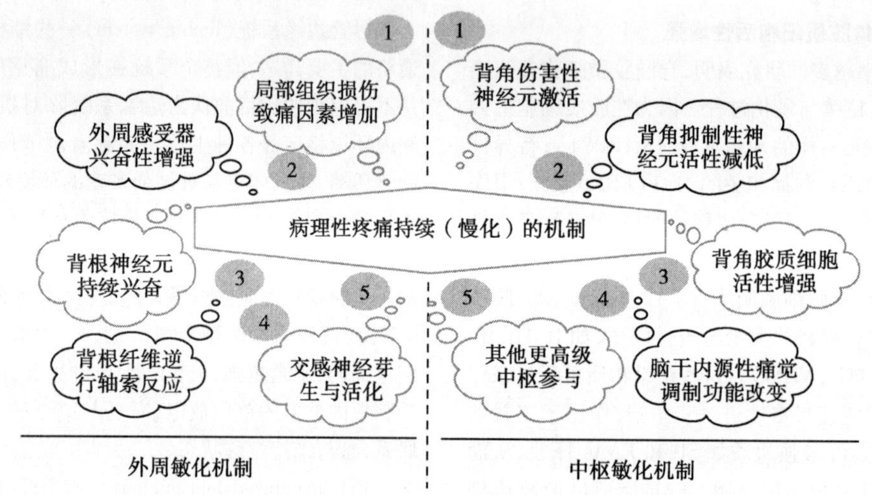

图 55-1　疼痛持续化与慢化的解剖学基础与分子机制示意图

三、神经病理性疼痛持续化与慢化的脑-脑脊液环路的解剖学基础及其分子机制

1988 年,朱长庚等基于脑脊液中不仅存在神经细胞、神经纤维,而且含有多种神经递质、神经激素或神经调制物的事实,推测在脑组织与脑脊液之间可能存在信息交流的网络。鉴于该网络与传统的神经-神经调节具有本质的区别,因此第一次提出了脑-脑脊液神经体液调节环路的概念。但他同时指出,对这一领域的研究还刚刚开始,很多问题尚待深入研究。即使是脑-脑脊液环路的结构基础也并不完全清楚,而对其功能意义的研究就更加鲜见。

目前认为,脑内接触脑脊液神经元,简称触液神经元(CSF-CN),是脑-脑脊液环路中最为重要的细胞学基础。主要包括两类:近位触液神经元和远位触液神经元。对于近位触液神经元,因其胞体邻近脑室,位置明确,可直接识别,研究方便。国际上许多学者进行了大量的研究:不仅在盲鳗、狗鲨、七鳃鳗、鲟鱼、爪蟾、小鼠和大鼠等不同种属动物脑室证实了该类神经元的存在,而且对它们的结构特征、物质分布也作了较详细的研究。国外研究也仅止于此。

而远位触液神经元,因其位于脑实质内部,位置不确切,没有特异性标记方法,很难从“豆腐脑”中将其识别出来。多年来,国内外不少学者试图解决这一问题,由于寻找特异性标记脑内远位触液神经元的努力一直未能取得突破性进展,因此藉此为基础的脑-脑脊液环路结构与功能的研究也停滞不前。

20 年来,为探寻脑-脑脊液环路的结构基础,我们进行了持之以恒的研究,并取得了备具知识产权的原创性成果,国际上此类研究可见的资料,主要为我们的研究成果:①成功找到了识别脑-脑脊液环路结构基础-脑内触液神经元的特异性方法;②为脑-脑脊液环路提供了明确的形态学证据,各脑室壁上存在着大量近位触液神经元,其中有的触液神经元可以伸出长长的突起到达脑实质甚至脑表,但各脑室分布不均,尤以第三脑室壁最丰富,某些触液纤维甚至连于或穿入脑内毛细血管;③在脑实质内首次发现了脑-脑脊液环路最关键性结构-远位接触脑脊液的神经核团-并命名为“触液核”。这些神经元恒定存在于脑实质的特定部位,而其突起却伸在脑脊液中。我们用电镜研究表明,触液神经元不仅具有吸收或摄取的亚细胞结构，还具备自脑实质向脑脊液或自脑实质向脑脊液，双向信息传递的突触结构，其终末甚至还连于脑血管壁；④我们制作了经典的炎性痛、神经病理性痛、内脏痛、应激、吗啡戒断与依赖等动物模型，观测了 Fos、nNOS、SP、GABA、5-HT1AR、Drebrin、p38MAPK、CREB、TRPC6、ERK1/2 和 TRPV8 等 10 余种神经活性物质在触液核的分布及其在上述生命活动中的量变规律，证实脑-脑脊液环路特别是其枢纽性结构-"触液核"在疼痛的传递、调制以及病理性疼痛的发生与形成过程也同样发挥着重要作用。事实上参与疼痛慢化外周神经与中枢的脊髓和脑都浸泡在脑脊液中，临床上蛛网膜下隙的"腰麻"镇痛也正是通过脑脊液途径实现的。然而神经解剖学研究表明，脑-脑脊液之间存在着脑脊液-脑屏障，脑与脑脊液是彼此分开的。我们的研究也反复证明，一些大分子物质是无法通过屏障直接作用于脑组织的。

这种解剖学上分开而功能学上却相互影响的矛盾现象，恰恰提示了脑-脑脊液环路在其中发挥的重要作用。由于"触液核"（胞体位于脑实质，突起伸在脑脊液）是能突破脑脊液-脑屏障，将脑组织与脑脊液联系起来的枢纽性神经结构，因此在疼痛持续化与慢化过程中一定扮演着不可或缺的重要角色。然而相关研究却刚刚起步。

（张励才　鲁显福　周芳　刘鹤　张宗旺　秦承伟　梁栋　杜晶　耿晓娟　王素华　吴婷婷　王春光）

参 考 文 献

1. Jensen TS, Baron R, Haanpää M, et al. A new definition of neuropathic pain. Pain, 2011, 152(10): 2204-2205
2. Cao XH, Byun HS, Chen SR, et al. Reduction in voltage-gated K+ channel activity in primary sensory neurons in painful diabetic neuropathy: role of brain-derived neurotrophic factor. J Neurochem, 2010, 114(5): 1460-1475
3. Isose S, Misawa S, Sakurai K, et al. Mexiletine suppresses nodal persistent sodium currents in sensory axons of patients with neuropathic pain. Clin Neurophysiol, 2010, 121(5): 719-724
4. Kayser V, Viguier F, Ioannidi M, et al. Differential anti-neuropathic pain effects of tetrodotoxin in sciatic nerve-versus infraorbital nerve-ligated rats--behavioral, pharmacological and immunohistochemical investigations. Neuropharmacology, 2010, 58(2): 474-487
5. Perret D, Kim DS, Li KW, et al. Exposure of the dorsal root ganglion to pulsed radiofrequency current in a neuropathic pain model of peripheral nerve injury. Methods Mol Biol, 2012, 851: 275-284
6. Bee LA, Bannister K, Rahman W, et al. Mu-opioid and noradrenergicα(2)-adrenoceptor contributions to the effects of tapentadol on spinal electrophysiological measures of nociception in nerve-injured rats. Pain, 2011, 152(1): 131-139
7. Hsieh GC, Honore P, Pai M, et al. Antinociceptive effects of histamine H3 receptor antagonist in the preclinical models of pain in rats and the involvement of central noradrenergic systems. Brain Res, 2010, 1354: 74-84
8. Martins I, Costa-Araújo S, Fadel J, et al. Reversal of neuropathic pain by HSV-1-mediated decrease of noradrenaline in a pain facilitatory area of the brain. Pain, 2010, 151(1): 137-145
9. Sardella TC, Polgár E, Watanabe M, et al. A quantitative study of neuronal nitric oxide synthase expression in laminae Ⅰ-Ⅲ of the rat spinal dorsal horn. Neuroscience, 2011, 192: 708-720
10. Yang K, Ma H. Blockade of GABA(B) receptors facilitates evoked neurotransmitter release at spinal dorsal horn synapse. Neuroscience, 2011, 193: 411-420
11. Wu J, Xu Y, Pu S, et al. p38/MAPK inhibitor modulates the expression of dorsal horn GABA(B) receptors in the spinal nerve ligation model of neuropathic pain. Neuroimmunomodulation, 2011, 18(3): 150-155
12. Wang W, Mei XP, Wei YY, et al. Neuronal NR2B-containing NMDA receptor mediates spinal astrocytic c-Jun N-terminal kinase activation in a rat model of neuropathic pain. Brain Behav Immun, 2011, 25(7): 1355-1366
13. Kobayashi K, Takahashi E, Miyagawa Y, et al. Induction of the P2X7 receptor in spinal microglia in a neuropathic pain model. Neurosci Lett, 2011, 504(1): 57-61
14. Biber K, Tsuda M, Tozaki-Saitoh H, et al. Neuronal CCL21 up-regulates microglia P2X4 expression and initiates neuropathic pain development. EMBO J, 2011, 30(9): 1864-1873
15. Saadé NE, Al Amin H, Tchachaghian S, et al. Alteration of GABAergic and glycinergic mechanisms by lidocaine injection in the rostral ventromedial medulla of neuropathic rats. Pain, 2010, 149(1): 89-99
16. Lu XF, Geng X, Zhang LC, et al. The methodology for labeling the distal cerebrospinal fluid-contacting neurons in rats. J Neurosci Methods, 2008, 168(1): 98-103
17. Lu XF, Li YY, Wang CG, et al. Substance P in the cerebrospinal fluid-contacting nucleus contributes to morphine physical dependence in rats. Neuroscience Letters, 2011, 488(2): 188-192
18. Zhang L, Chen QP, Wang JK, et al. Effects of morphine-dependent and withdrawal on activation of the distal cerebrospinal fluid contacting neurons' phosphorylation CREB in rat brain. Neurol Res, 2009, 31(7): 738-742
19. Wu TT, Zhao ZJ, Xu C, et al. Distribution of TRPC6 in the cerebrospinal fluid-contacting nucleus of rat brain parenchyma and its expression in morphine dependence and withdrawal. Neurochem Res, 2011, 36(12): 2316-2321
20. Wang CG, Lu XF, Wei JQ, et al. Activation of the spinal extracellular signal-regulated kinase 5 signaling pathway contributes to morphine physical dependence in rats. Neurosci Lett, 2011, 494(1): 38-43

56. 神经病理性疼痛蛋白质组学研究进展

神经病理性疼痛(neuropathic pain,NP)是临床常见但却缺乏有效治疗手段的症状和疾病,其发生、发展和维持的生物学机制及其治疗是一个具有挑战性的研究课题。国际疼痛研究协会(IASP)将其定义为“源于或由神经系统功能紊乱所引起的疼痛”。NP可以由外周或者中枢神经的各种损伤引起,包括代谢紊乱、创伤、炎症和神经毒性。NP的分子机制尚不完全清楚,目前神经性疼痛的药物治疗包括三环类抗抑郁药,如阿米替林,抗惊厥药物,如加巴喷丁和普瑞巴林,5-羟色胺/去甲肾上腺素重摄取抑制剂,如多西汀以及阿片类药物。然而,这些药物伴随大量的不良反应进而使其使用受限,且缓解疼痛的机制尚未完全清楚。因此,开发对神经性疼痛有效的新治疗方法势在必行。

新药物的发现,设计和评估应严格基于对各种疾病的蛋白质机制的阐明。神经性疼痛反映了在感觉神经翻译和翻译后修饰的外周和中枢的致敏机制。因此针对神经病理性疼痛的蛋白质组学研究有助于鉴定出新的疼痛治疗分子靶点,从而开发新的镇痛药物。蛋白质组学(proteomics)是从整体动态的水平上研究细胞、组织或机体在特定的时间和空间中表达的所有蛋白质,其目的是研究细胞基因组编码的全部蛋白质组成和活动规律。随着生命科学研究已进入了后基因组时代,诸如基因的表达时间、表达量、蛋白质翻译后加工和修饰等在基因组学中不能解决的问题,可以在蛋白质组学的研究中找到答案。事实上,从DNA、mRNA到蛋白质存在三个层次的调控,即转录水平调控、翻译水平调控、翻译后水平调控,从mRNA角度考虑,实际上仅包括了转录水平调控,并不能全面代表蛋白质表达水平。蛋白质复杂的翻译后修饰、蛋白质的亚细胞定位或迁移、蛋白质—蛋白质相互作用等则几乎无法从mRNA水平来判断。对蛋白质结构和功能的研究将直接阐明生命在生理或病理条件下的变化机制。发现和鉴定目的基因所调控的特异蛋白质群,进而揭示目的基因的功能和作用机制。近年来,已有学者开始对NP进行蛋白质组学研究,以期发现新的疼痛治疗靶点,促进NP的分子机制研究。

机体大部分功能是蛋白质整合的结果。由于蛋白质与疾病的病理生理学上的相关性,药物常是以蛋白质为作用靶点。但是目前为止,被认为是“可作为药物治疗靶点”的3000多种蛋白质中,只有大约500种蛋白是作为药物治疗的真正靶点。蛋白质组学是一门研究蛋白质的学科和方法学,该学科要求对细胞、组织或者器官的蛋白质组成进行量化。蛋白质组学是对以DNA和RNA为研究对象的基因组学的补充。不同于基因组学,蛋白质组学传递了蛋白质同分异构体的信息,翻译后修饰如糖基化和磷酸化,蛋白质与蛋白质间的相互作用,以及蛋白质的稳定性和降解。然而机体的基因组是相对固定不变的,而蛋白质组在不同细胞之间有显著差异,并且在基因和环境的生化相互作用下不断地发生修饰和变化。蛋白质的表达在身体的不同部位存在差异,同时也受很多参数如年龄、环境或疾病的影响。

蛋白质组学可以绘制特定组织的蛋白质图谱(蛋白质表达或者蛋白质组表达图谱),研究异常蛋白质(功能蛋白质)以阐明疾病的病理生理过程,以及将蛋白质和相关的核苷酸结合起来。本文对神经病理性疼痛的蛋白质组学研究进展进行简要综述。

一、蛋白质组学的研究方法

(一)双向聚乙烯酰胺凝胶电泳(2D-PAGE)

蛋白质组学的主要技术是2D-PAGE,第一向是等电位聚焦,第二向是十二烷基环酸钠聚乙烯酰胺凝胶电泳。这项技术能使复杂的蛋白质混合物根据它们的等电位点、质量分数、溶解度和相对丰度实现分离。2D-PAGE能分离出数千种蛋白质,这取决于pH梯度和凝胶的大小。聚集在凝胶中的蛋白质能够利用多种化学染色或荧光标记物进行显影。蛋白质染色的致密程度用来衡量蛋白质的含量。而后的蛋白质分析和鉴定经常是通过质谱法完成(基质辅助激光解吸飞行的时间质谱)。2D-PAGE的第一向是等电位聚焦。蛋白质负载于pH梯度稳定的凝胶上,在高压等电位聚焦下根据不同的净电荷(等电位)被分离。等电位聚集后,pH梯度稳定的条片被置于十二烷基环酸钠聚乙烯酰胺凝胶的顶部,不同蛋白质根据分子量进行分离。凝胶被染上考马斯亮蓝、银色或荧光。两个不同的样本用合适的影像分析便可得出蛋白质表达上的差异。典型的2D-PAGE可以在一个凝胶上分离出成百上千个蛋白质斑点(图56-1),具有高通量、重复性好、敏感性高等优点。此技术的局限性在于对一些低丰度蛋白、溶解度极大或极小的蛋白尚不能进行有效分离出来。另一种高通量灵敏度高的研究方法—蛋白质芯片能检测出蛋白样品中存在的微量蛋白,检测水平达纳克级,是对蛋白质组学研究很好的补充。

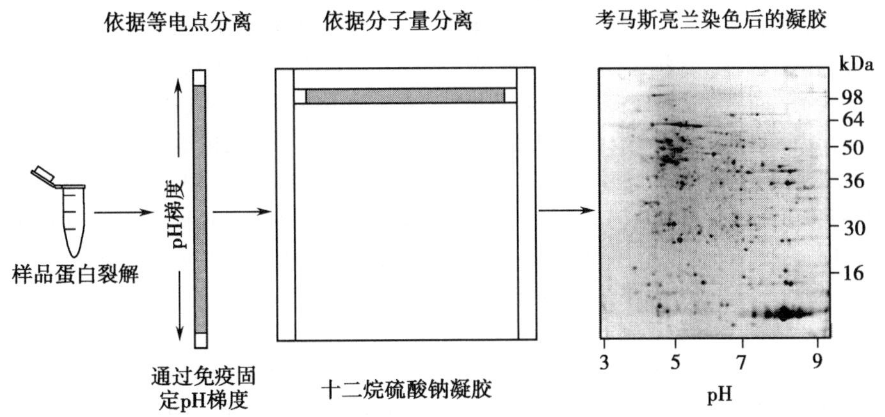

图56-1　双向聚乙烯酰胺凝胶电泳(2D-PAGE)示意图

第一向为等电聚焦,将蛋白质沿pH梯度分离至各自等电点,通过电荷分离蛋白质;第二向为十二烷基磺酸钠-聚丙烯酰胺凝胶电泳,通过分子量分离蛋白质。样品经过电荷和质量两次分离后,所得蛋白质二维排列图中每个点代表样本中一个或数个蛋白质

(二)双向凝胶电泳分离后蛋白质斑点的鉴定

蛋白质从凝胶上切下并在胰蛋白酶的作用下分解成肽,适当的有机溶剂将节段性的肽提取出来用以分析。蛋白质的识别建立在肽的质量匹配基础上,利用基质辅助激光解吸电离飞行时间质谱分析法或者表面增强型激光解吸电离飞行时间质谱分析法进行研究。

(三)蛋白质组学的应用

蛋白质组学被认为是临床应用上很有前景的研究领域,比如用于生物学标记物的鉴定和疾病监测。比较蛋白质组学可用于发现疾病和明确诊断、判断预后以及预测疾病的生物学标记物,而功能蛋白质组学可用于识别鉴定药物的新作用分子靶点。在多个医学领域发现了已经显示出蛋白质组学研究的潜力,尤其在心血管疾病、神经系统疾病、感染性疾病,癌症方面研究更为明显。很多癌症的生物学标记已经通过表面增强型激光解吸电离飞行时间质谱分析法而得以识别,并得到验证。通过蛋白质组学技术进行已知药物作用靶点研究,有助于鉴定和药物相互作用的蛋白质,进而为药物作用的新靶点提供线索,例如对蛋白质激酶C抑蛋白依赖性酶2。由此可见,蛋白质组学将在未来于很多领域中发挥作用。但直至现在,蛋白质组学的很多成果都与肿瘤的诊断和治疗相关,将蛋白质组学作为一门技术广泛应用尚有待时日。

二、神经病理性疼痛的动物模型

由于外周神经系统和中枢神经系统的病变均可引起神经病理性疼痛。根据临床中不同的神经痛疾病,目前已有多种慢性神经病理性疼痛模型的相关报道。

(一)中枢神经病理性疼痛模型

大多数中枢神经性疼痛动物模型是建立在脊髓损伤(spinal cord injury,SCI)基础上的。对患者来说,这种类型的神经性疼痛是由于脊髓损伤或缺血后引发,常伴有感觉迟钝、自发痛和诱发痛。SCI动物模型建立的方法有落槌法、脊髓节段压迫法、光化学诱发脊髓损伤法、兴奋性神经毒法和脊髓半切和脊髓横断性损伤等方法。这些模型可导致自发性疼痛和诱发痛,以及痛觉异常和痛觉过敏。

1. 撞击性SCI模型　通过在暴露的胸腰段脊髓表面施以坠物来建立SCI模型,这是一种相当古老的方法,称为Allen模型,模型制作数天后,动物出现对后肢和尾部的搔抓、舔咬现象。这种模型模拟了临床脊髓创伤,但这种动物模型会导致动物截瘫和排便功能障碍。

2. 兴奋性神经毒SCI模型　动物脊髓中直接注射兴奋性神经毒性物质(谷氨酸、强啡肽、5-羟色胺等)后形成兴奋性神经毒中枢SCI模型,动物出现长期异常疼痛,包括自发性疼痛、触痛过敏和热痛觉过敏现象。

3. 光化学物质致SCI模型　大鼠静脉注射光敏感染料后,用激光照射暴露的T8～T12节段椎体,氩离子激光激活染料产生光化学反应,光化学反应导致被照射脊髓区域出现缺血性脊髓实质的损伤。这种动物模型会引发动物自残、机械性感觉和冷觉过敏以及痛觉过敏。

4. 脊髓半切和脊髓横贯性损伤SCI模型　脊髓半切的动物模型,脊髓只在T13水平被部分离断,从而出现即刻发生的同侧后腿和前爪的软瘫,机体在受伤15d后恢复。

与此同时，对该前爪的刺激会引发感觉异常和感觉过敏。胸段T9～T10脊髓横断性损伤导致后腿完全性不可逆性瘫痪。这种模型适用于研究成年残疾人中枢神经系统损伤后神经元再生的机制。

5. 周围神经损伤性神经病理性疼痛模型　人类的外周神经性疼痛可以由多种原因引起，比如创伤、压力、感染、代谢性疾病、神经毒物质、肿瘤等。常见的模拟人类外周神经性疼痛的动物模型包括脊髓神经结扎、部分神经损伤、慢性坐骨神经缩窄压迫性损伤以及分支神经损伤。这些动物模型的设计主要是考虑到大多数由神经创伤引起神经性疼痛的患者都有局部的神经病变，而完全性的神经病变却较少引起神经病理性疼痛。

6. 脊神经结扎损伤模型（spinal nerve ligation，SNL）对大鼠L5脊神经进行结扎的方法操作简单，也同样能引发长期的感觉异常和感觉过敏，疼痛可持续4个月，且没有自残行为。这些模型模拟了临床上神经丛或背根损伤的情况。这种模型对初级传入神经纤维参与NP机制研究有利。

7. 慢性压迫背根神经节模型（chronic compression of DRG，CCD）　这种模型制作是将一小金属棒置于大鼠L4或L5椎间孔中，从而导致大鼠DRG神经元胞体受直接持续机械压迫并引发继发性炎症刺激，动物出现痛觉异常和自发性疼痛。CCD模型痛觉行为与临床上神经根性疼痛的症状相似。

8. 坐骨神经部分结扎损伤模型（partial sciatic nerve ligation，PSNL）　为了实现局部神经损伤，将33%～50%的坐骨神经用丝线高位结扎。采用丝线紧紧结扎股骨1/3～1/2处坐骨神经干，手术后的数小时内大鼠出现以舔咬同侧前爪和后爪为特点的自发性疼痛。动物模型还出现对机械性刺激的感觉异常以及对温度和有害刺激的感觉过敏，一般无动物自残现象，疼痛行为可持续数月，和临床上复杂性区域疼痛综合征类似。

9. 慢性坐骨神经缩窄压迫性损伤动物模型（chronic constriction injury，CCI）　这种NP动物模型制备方法是用4-0铬制羊肠线轻度结扎大鼠单侧坐骨神经干，结扎的力度以导致大鼠大腿肌肉轻轻颤抖为度。坐骨神经结扎后导致结扎线远端的有髓和无髓神经纤维受到损伤产生痛觉异常，这种痛觉异常在术后24h出现，症状可持续2个月。CCI模型模拟了腰椎间盘突出或神经受压时慢性神经压迫性疼痛。由于该模型对抗炎治疗有效，提示有坐骨神经结扎致NP有炎症性疼痛的发生。

10. 选择性坐骨神经分支损伤动物模型（spared nerve injury，SNI）　Decosterd和Woolf的分支神经损伤模型是基于对坐骨神经的外周分支中的两支进行分离和结扎：其中胫神经和腓神经被结扎，而腓肠神经保持完整。这个模型不同于脊髓神经节段性损伤和CCI模型，它限制了远端完整的轴突和近端变性的轴突的合并，并且允许在去神经区域邻近的没有受损的皮肤区域上进行行为学测试。分支神经损伤在24h内导致行为修饰（感觉过敏）并将持续至少6个月。SNI模型大鼠诱发痛过敏，但热痛阈改变不明显。

11. 实验性神经钳夹　在这个模型中，坐骨神经于股部中段暴露，并用有齿止血钳钳夹。这样处理后3周首先出现触觉和温觉过敏以及感觉异常，且症状将持续至少52周。神经钳夹导致沃勒变性并在随后引发再生过程。

（二）神经病理性疼痛相关的蛋白质调控

在上述各种神经病理性疼痛动物模型已进行了神经系统不同组织的蛋白质表达调控的研究。蛋白质的修饰在不同的模型和不同的组织中有很大的差别，这个与不同的神经性疼痛动物模型不同的行为和形态上表现是相一致的。而且，人体的神经性疼痛可以由不同的病因引起并且表现出不同的症状，提示特异的神经性损伤有特定潜在的致病机制。

1. 脊髓损伤　以脊髓损伤的大鼠为研究对象进行蛋白质组学研究发现，发生SCI后24h，双向凝胶上的947个蛋白质斑点中，有超过39种蛋白质表达上调和29种蛋白质表达下调（≥2倍差异表达）。这个时间节点的蛋白质变化可能与神经病理性疼痛的启动和早期发展有关。这些差异表达包括脊髓损伤后神经相关性蛋白质系谱的改变和凋亡蛋白的调节，通过免疫组化法可以进行证实。基于上述结果我们可以发现：SCI后发生各种继发改变，包括凋亡细胞的死亡和再生过程，后者通过提高局部生长因子水平以刺激内源性神经祖细胞的迁移、增生、胶质化来进行慢性恢复。

另一组研究以完全脊髓横切的动物模型为研究对象。这项研究重点在于与成人中枢神经系统无法再生的机制以及相关的蛋白质基础上。虽然，轴突的再生并不能恢复SCI发生之前的神经解剖，但是这对于增强神经网络的重新连接以恢复功能进而改善神经系统症状是非常重要的。损伤后5d，脊髓中超过30种蛋白质表达上调（≥1.5倍）。这表明这些蛋白质在脊髓损伤和再生过程中担任不同的角色。其中的两种上调蛋白质（11-锌指蛋白和磷脂酰肌醇蛋白聚糖）被估计为轴突生长和再生的抑制蛋白。磷脂酰肌醇蛋白聚糖表达于未成熟的神经元中并作为轴突生长抑制剂的受体而阻止轴突生长。11-锌指蛋白参与了细胞周期的调节和抑制肿瘤细胞的生长和增殖。

2. 脊神经结扎　在L5～L6脊神经捆扎模型中，五种表达程度不同的蛋白质被识别（最低的调控阈值没有确定）。在这些蛋白质中，作者着眼于肌酸激酶B的研究，该蛋白在神经损伤后表达减少。有研究报道肌酸激酶B降低了谷氨酸的水平并具有神经保护作用，作者认为该蛋白的表达下调可能对神经性疼痛的发生和发展有重要作用，因此可能成为神经性疼痛治疗的靶点。另一组研究以同样的动物模型研究脑干中不同的蛋白质表达。研究发现，与对照组大鼠相比较，脊神经捆扎组手术后7d有14种蛋白质表达上调和7种蛋白质表达下调（≥30%）。有趣的是，在脊髓中表达异常的蛋白质在脑干中无一出现，反之亦然。

这表明,传递疼痛刺激的蛋白质在不同的组织中大相径庭。另有研究分析了在 L5 脊神经捆扎后 L4 和 L5 脊髓背根神经节后的变化,研究发现有 67 种蛋白质出现变化。(如果某种蛋白质的水平与分离的大约 1300 种蛋白质标准水平之间差异显著,即 $P<0.05$,则可认为该蛋白质的表达发生了差异调控)。与 Lee 的结论一致,肌酸激酶 B 的表达水平也出现下调,这是关于 SNL 的不同研究中唯一的一致结论。

3. 坐骨神经压迫　大鼠坐骨神经的蛋白质表达的研究以实验性神经钳夹为模型展开。在损伤的 5d、10d 和 35d 后进行蛋白质组学研究,所以该研究包括了对损伤的即刻反应和随后的再生过程。在每个凝胶上的大约 1500 个蛋白条斑点,不同的时间点发现了至少有 121 种差异蛋白。这些蛋白质中大多数没有明确参与神经的再生过程。总之,被检测的蛋白质可能参与神经复杂性和暂时性再生过程,提示了胶质细胞和炎性反应的存在。

4. 部分神经损伤　Katano 等研究了部分神经损伤的和大部分神经损伤的大鼠初级传入神经纤维的蛋白质组学改变。他们报道了单独表达于脊髓背根神经节的 12 种蛋白质和单独表达于中枢区域的 3 种蛋白质。后者包括微管蛋白 β3 和 β15,前者包括胶原蛋白 α1,α-微管蛋白和外周脑源性神经抑制因子介质蛋白 2(periCRMP-2)。该研究着眼于 periCRMP-2 的特性,后者参与调节神经极性,轴突生长和神经损伤后的再生过程。由于总 CRMP-2 的水平在神经损伤后并没有改变,而只有外周 CRMP-2 水平是降低的,于是有研究认为 periCRMP-2 可能与脊神经疾病的病理生理和再生过程有关。Fujisawa 等的研究结果也支持这一点结论。

5. 慢性坐骨神经缩窄性损伤　有研究报道以 CCI 大鼠为模型分析腰段脊髓的蛋白质的表达。双向凝胶上平均 500 种蛋白质条带中,在 CCI 后 14d 发现了 5 种显著的蛋白质条带发生了变化(≥40%)。比较 CCI 后发生的蛋白质差异蛋白与炎症刺激后的蛋白质差异蛋白,发现只有一个蛋白是重叠的,这提示了炎症和神经性疼痛有着不同的调控机制。

三、蛋白质的功能分类

近年来,在以上所述的各种神经痛动物模型的基础上做了一些研究,由于各实验室采用的具体研究方法和判断标准亦有所差异,加上动物模型不同,得到不同的差异蛋白质点,也有少数相同的差异蛋白质。所有这些神经病理性疼痛的蛋白质组学研究传递出了大量与疼痛疾病发生相关的蛋白质信息。虽然有大量的蛋白质调控在个别研究中看似特异,但是通过上述的各种研究比较,会发现实际上有相当部分的重叠。有趣的是,有些蛋白质在不同的模型中发生了不同方向的调控。基于它们的生理功能,这些调控蛋白可大致被分为以下基本类别:与细胞稳态和代谢相关的蛋白质、神经功能性蛋白质、热休克蛋白、分子伴侣和抗氧化剂,与细胞周期、凋亡和神经变性相关的蛋白质、信号蛋白、免疫系统相关的蛋白质,以及与蛋白质合成加工相关的蛋白质。这些蛋白质大部分都参与了神经变性、再生和炎症过程。有些蛋白质已经证实与疼痛发生有关,但是还有大量的调节蛋白质与疼痛的关系尚待进一步研究。

(一) 细胞稳态和代谢相关的蛋白质

神经损伤后有大量的参与细胞稳定和代谢的蛋白质被调控。由于这些蛋白质几乎在所有的细胞中都表达并且对细胞的功能起到非常重要的作用,所以它们本身不能作为药物作用的靶点。有趣的是,白蛋白表达水平在三个神经模型中(SCI,NC 和 L5 脊神经结扎)都发生改变,中枢神经系统组织中白蛋白表达水平的改变提示了血脑或者血脊髓屏障的功能障碍。神经损伤后,脊髓中白蛋白的免疫活性增高,从而打破了屏障的完整性。因此,白蛋白可能用作神经系统发生失衡的生物学标记物。Komori 等对大鼠 SNL 模型的患侧和健侧 L4 和 L5 背根神经节组织进行蛋白质组学研究,发现白蛋白、载脂蛋白和 al 巨球蛋白在神经节内高表达,这类蛋白通常存在于血清和脑脊液中,推测可能与脊神经损伤后背根神经节的血管通透性升高有关。Gordh 等也发现 SNL 模型大鼠脊神经结扎 2 周后,脊髓内白蛋白和神经胶质酸性蛋白明显升高,蛋白水平升高状态可持续 10 周,提示脊神经损伤改变了血—脊髓屏障功能,使 NP 大鼠脊髓微环境发生了改变。

(二) 细胞代谢相关蛋白

NP 会导致细胞代谢发生改变,有多项利用 NP 比较蛋白质组学研究发现,报道细胞代谢的酶表达发生了改变。报道上调的酶有:磷脂酰肌醇转移酶、二氢嘧啶酶、腺苷磷酸化酶转移酶、胆碱磷酸化酶转移酶、烯醇化酶和丙酮酸激酶等。有趣的是,α-烯醇化酶在几项不同的 NP 动物模型中的表达都明显升高,提示 α-烯醇化酶在 NP 的发生发展中可能起重要的作用。目前报道发生下调的蛋白质有:细胞色素 C 还原酶、肌酸激酶、乳酸脱氢酶、酪氨酸磷酸化酶、ATP 合成酶、辅酶 Q 合成酶、磷酸果糖激酶等。其中很多酶是参与糖酵解途径的,从以上这些酶类蛋白表达的变化,提示在 NP 的形成过程中,神经细胞存在缺氧性代谢变化。未来对存在差异表达的酶类蛋白进一步进行功能学研究是有必要的。

(三) 神经功能性蛋白

大部分神经功能性蛋白是细胞骨架蛋白,其参与了轴突的外生长信号传导。此外,细胞骨架蛋白在从轴突末端到细胞体间的信号传递中起到关键作用。它的这个功能调节了神经损伤后神经内在的再生和修复能力。有 3 个模型在神经损伤后即刻出现波形蛋白(vimentin)的上调,这表明后者在神经病变中的重要性。受损神经轴浆中波形蛋白的产生是通过局部翻译、钙蛋白酶的裂解实现的,进而允许磷酸化的丝裂原激活的蛋白激酶的逆行转运。Vimentin-ERK复合体被认为用于保护ERK不被去磷酸化。由于这种相互作用是钙依赖性的，因此钙水平持续升高的水平可为损伤和损伤程度提供信息。

（四）热休克蛋白、分子伴侣和抗氧化剂

完全性脊髓横断、SCI、NC和SNL后热休克蛋白HSP27发生了调控改变。热休克蛋白是一种应激性蛋白，介导不同组织的蛋白质稳定和保护细胞在应激环境中免受影响。作为对损伤的反应，神经系统在应激或者受损的情况下出现有大量热休克蛋白上调。新的证据表明热休克蛋白HSP27的过表达有抗神经毒性刺激的作用，同时它可作为神经退行性变的抑制剂。然而在4个蛋白质组学研究中，有两个研究，即在发生NC和SCI后出现了HSP27表达下调。这可能说明在这两个模型中神经的损伤为不可逆的。

作为对神经损伤的反应，载脂蛋白表达上调这一现象已有报道。在神经元的再生和退行性变过程中，这些蛋白质作为细胞之间脂质运输的交通工具。不同的神经性疼痛的模型中有大量的载脂蛋白异构体表达上调。A-I同分异构体在4个模型中表达上调，这提示其可作为神经性疼痛的分子靶点。

（五）与细胞周期、凋亡、神经退行性变相关的蛋白质

大量的蛋白质参与了外周和中枢神经系统损伤后经常发生的凋亡过程。凋亡看起来导致了神经的敏感性和抑制系统的缺失，这些不可逆的过程可能与神经性疼痛的发生有关。所以预防凋亡的发生可能成为未来防治神经性疼痛新的策略。在发生CCI、NC和SCI后，与神经细胞凋亡相关的蛋白二硫键异构酶增加。在神经系统中，蛋白二硫键异构酶的上调被认为是缺氧和脑缺血的结果。神经退行性变常与毒性蛋白质聚集相伴行，继而诱发凋亡和神经元缺失。该蛋白既作为还原-氧化抑制剂，或作为分子伴侣防止蛋白变性或降解。由此可见，蛋白二硫键异构酶的上调可能参与形成防止凋亡的一个机制。在3个神经痛模型中发现电压依赖性阴离子通道蛋白表达上调。这些通道是线粒体外膜的重要组成部分，它们调节膜通透性并继而释放凋亡促进因子。因此，在神经损伤中，它们可能参与了神经退行性变的过程。

（六）与免疫相关的蛋白质

半乳凝素-3是一种特异的半乳糖凝集素，在3项蛋白质组学研究中发现其表达上调，该蛋白参与了神经元黏附和外向生长的过程。大鼠外周神经损伤以后，可以观察到脊髓背角神经元细胞亚群中发生了由N-甲基-D-天冬氨酸（NMDA）介导的半乳凝素-3表达上调。因为半乳凝素-3也同样存在于吞噬髓鞘的过程，因此在沃勒变性的神经元中，它可能是神经损伤后凋亡发生的触发因子。研究报道许多免疫调节蛋白例如补体C3、半乳凝素-3、主要组织相容性复合体-1、免疫球蛋白、T细胞受体α链、白细胞介素-1等参与周围神经损伤后胶质细胞及小胶质细胞被激活导致神经病理性疼痛，提示免疫炎性反应在NP的发病机制中起重要作用。Riedl等通过蛋白组学分析发现感觉神经元分泌的神经营养诱导蛋白VGF肽激活脊髓小胶质细胞参与外周神经损伤所致的神经病理性疼痛。

（七）细胞结构和功能完整性相关蛋白

Kunz等通过2-DE和MALDI-TOF MS质谱技术发现在炎性疼痛（酵母多糖）和神经病理性疼痛（CCI）中有9种和5种调节蛋白，但这些调节蛋白未获得其他途径证实，其中热休克蛋白和α-晶体蛋白表达下调，其他蛋白上调，而α-晶体蛋白对细胞骨架有保护作用。Sung等用蛋白质组学方法分析NP组和电针处理（EA）组间差异，发现与对照组相比有36种蛋白不同的表达，通过EA处理后恢复到正常表达水平，其中有21种蛋白在数据库中被证实并涉及大量的生物学过程，包括炎症，酶代谢和信号传导。这些蛋白包括有促泌素、P2X6和与钙信号通路及ATP介导的快突触传递或者囊泡释放有关系的钙调蛋白激酶1等。微管蛋白是一种重要的细胞骨架蛋白，主要作用可促进轴突的延伸，与动力蛋白一起参与神经元轴浆运输。多项神经病理性疼痛蛋白质组学研究报道显示微管蛋白、弹性蛋白及肌动蛋白等在神经损伤后表达明显上调，而神经纤丝蛋白下调，提示受损的神经组织可能发生了异常再生。有报道称发生病变的外周神经组织和中枢神经组织（脊髓、下丘脑、脑干）的细胞骨架蛋白表达发生了改变，但骨架蛋白表达改变的具体机制及其功能学意义尚待进一步研究。

（八）信号转导相关蛋白

有报道称在SNL致NP的大鼠背根节中，膜联蛋白A表达升高。膜联蛋白A具有多个磷酸化位点，是PKC和酪氨酸蛋白激酶的底物，参与细胞内多种信号转导过程（如MAPK、ERK、JNK等通路）。PKC亦可通过激活膜联蛋白使神经元兴奋性增高。还发现NP大鼠DRG中延伸因子-2、不均一核糖核蛋白升高，而多聚腺苷酸结合蛋白3（PABP-3）降低，这些蛋白与神经损伤修复有关，提示在NP中，存在神经损伤修复过程中的异常转录和翻译。

四、目前蛋白质组学研究的局限性

目前，由于神经科学的蛋白质组学研究仍存在很多局限性，使得不能进行完整的蛋白质质谱分析。首先，双向凝胶电泳无法区分脑和脊髓送检样本中复杂和异源的细胞类型。只有通过神经细胞培养才能进行单个确定的细胞研究。激光微切割法为分析神经组织中单个细胞提供新的方法。其次，低丰度表达的蛋白质不能被检测到，这是由于目前没有特异扩增方法技术，蛋白质分析存在底物缺乏的问题。类似的，双向聚乙烯酰胺凝胶电泳无法分离大分子、小分子蛋白质以及疏水性膜蛋白。因此，2-DE的最大优点在于在生理或者病理情况下对有限的蛋白质模式进行评估。功能蛋白质组学已经发现大量相关资料，这些资料为开展进一步研究打下了基础。

神经病理性疼痛和伴随的神经症状需要有效和高度特异的药物治疗。尽管如此,靠目前的药物并不能使患者得到满意的治疗。因此,有必要了解疾病发生的分子机制,并找到神经性疼痛中有特异调控的蛋白质作为药物的靶点。目前已建立了大量的可复制和发展的痛觉超敏和痛觉过敏的动物模型。这些模型通过不同的方法产生中枢或者外周神经损伤,模型之间差异很大。因此,很难说哪一种模型能最好的表现出临床上人体对神经损伤的"正常"反应。不同模型得出的数据只能在特定的背景下进行解释。尽管收集有关疼痛的信号传递的新数据很重要,但是仅有少数几个研究对神经损伤后蛋白质的类型进行了比较,这些研究发现了大量被调控的蛋白质。不同的动物模型或者不同的神经组织中,蛋白质的调控差异巨大。样本、等电荷聚焦以及双向聚乙烯酰胺凝胶电泳等情况下都可能导致蛋白质调控结果的差异。但是原则上,蛋白质组学能揭示疼痛相关的蛋白质的信息,并且能为识别神经损伤后发生调控的蛋白质提供合适的技术。

五、展　望

随着蛋白质组学本身技术的发展及其与其他分子生物学技术联合应用,将为神经病理性疼痛发病机制及发现其相关的分子靶点研究提供新的方法和手段,具有良好的应用前景。最近 Wang 等报道通过联合应用比较蛋白质组学和化学蛋白组学发现罗通定对福尔马林炎性痛有显著的保护作用。Linke 等首次采用拓扑蛋白质组学方法对非阿片类镇痛药物在花生四烯酸代谢信号通路改变对脊髓伤害性信息传递中的作用进行研究,发现拓扑蛋白质组学是鉴定药物作用机制的有效工具。Singh 等提取 SNI 脊髓背角组织膜相关蛋白进行蛋白质组学研究,提示 SNI 所致外周神经损伤 NP 不仅使脊髓背角蛋白表达发生改变,而且导致脊髓背角细胞亚细胞结构发生改变。

综上所述,目前对 NP 的蛋白质组学研究尚不完全成熟,尽管目前研究报道通过 2-DE 鉴定出一些在 NP 不同神经组织中表达的差异蛋白,其中一些差异蛋白是从来没有报道过的,为 NP 的机制研究提供了新的实验依据和线索。由于机体组织及细胞功能的调节是复杂的各种蛋白质网络共同作用的结果,其中目前尚无法对 NP 中的低丰度蛋白如信号转导蛋白进行鉴定,因此尚不能对已经鉴定出的差异蛋白进行新药开发研究。目前对 NP 蛋白质组学研究及特定慢性疼痛的分子靶点调控 NP 的发病机制仍需进一步深入研究,随着蛋白质组学技术及研究策略的深入发展,将推动对神经病理性疼痛及其分子靶点的机制研究。

(邹望远　郭曲练)

参 考 文 献

1. Niederberger E, Kühlein H, Geisslinger G. Update on the pathobiology of neuropathic pain. Expert Rev Proteomics, 2008,5(6):799-818
2. Atkins JH, Johansson JS. Technologies to shape the future: proteomics applications in anesthesiology and critical care medicine. Anesth Analg,2006,102(4):1207-1216
3. Burre J, Beckhaus T, Corvey C, et al. Synaptic vesicle proteins under conditions of rest and activation: Analysis by 2-D difference gel electrophoresis. Electrophoresis,2006,27(17):3488-3496
4. Simon R. Applications of tissue microarray technology. Methods Mol Biol,2010,664:1-16
5. Tomizaki KY, Usui K, Mihara H. Protein-protein interactions and selection: array-based techniques for screening disease-associated biomarkers in predictive/early diagnosis. FEBS J,2010,277(9):1996-2005
6. Costigan M, Belfer I, Griffin RS, et al. Multiple chronic pain states are associated with a common amino acid-changing allele in KCNS1. Brain,2010,133(9):2519-2527
7. Engwegen JY, Gast MC, Schellens JH, et al. Clinical proteomics: Searching for better tumour markers with SELDI-TOF mass spectrometry. Trends Pharmacol Sci, 2006, 27(5):251-259
8. Ding Q, Wu Z, Guo Y, et al. Proteome analysis of up-regulated proteins in the rat spinal cord induced by transection injury. Proteomics,2006,6(2):505-518
9. Jimenez CR, Stam FJ, Li KW, et al. Proteomics of the injured rat sciatic nerve reveals protein expression dynamics during regeneration. Mol Cell Proteomics, 2005, 4(2): 120-132
10. Kang SK, So HH, Moon YS, et al. Proteomic analysis of injured spinal cord tissue proteins using 2-DE and MALDI-TOF MS. Proteomics,2006,6(9):2797-2812
11. Lee SC, Yoon TG, Yoo YI, et al. Analysis of spinal cord proteome in the rats with mechanical allodynia after the spinal nerve injury. Biotechnol Lett, 2003, 25(24): 2071-2078
12. Komori N, Takemori N, Kim HK, et al. Proteomics study of neuropathic and nonneuropathic dorsal root ganglia: Altered protein regulation following segmental spinal nerve ligation injury. Physiol Genomics,2007,29(2):215-230
13. Fujisawa H, Ohtani-Kaneko R, Naiki M, et al. Involvement of post-translational modification of neuronal plasticity-related proteins in hyperalgesia revealed by a proteomic analysis. Proteomics,2008,8(8):1706-1719
14. Kunz S, Tegeder I, Coste O, et al. Comparative proteomic

analysis of the rat spinal cord in inflammatory and neuropathic pain models. Neurosci Lett,2005,381(3):289-293

15. Gordh T, Chu H, Sharma HS. Spinal nerve lesion alters blood-spinal cord barrier function and activates astrocytes in the rat. Pain,2006,124(1-2):211-221
16. Huang HL, Cendan CM, Roza C, et al. Proteomic profiling of neuromas reveals alterations in protein composition and local protein synthesis in hyper-excitable nerves. Mol Pain, 2008,4:33
17. Perlson E, Hanz S, Ben-Yaakov K, et al. Vimentin-dependent spatial translocation of an activated MAP kinase in injured nerve. Neuron,2005,45(5):715-726
18. Sharma HS, Gordh T, Wiklund L, et al. Spinal cord injury induced heat shock protein expression is reduced by an antioxidant compound H-290/51: Anexperimentalstudyusinglightandelectronmicroscopy in the rat. J Neural Transm, 2006,113(4):521-536
19. Byrnes KR, Stoica B, Riccio A, et al. Activation of metabotropic glutamate receptor 5 improves recovery after spinal cord injury in rodents. Ann Neurol,2009,66(1):63-74
20. Riedl MS, Braun PD, Kitto KF, et al. Proteomic analysis uncovers novel actions of the neurosecretory protein VGF in nociceptive processing. J Neurosci, 2009, 29 (42): 13377-13388
21. Zhang Y, Wang YH, Zhang XH, et al. Proteomic analysis of differential proteins related to the neuropathic pain and neuroprotection in the dorsal root ganglion following its chronic compression in rats. Exp Brain Res, 2008, 189 (2):199-209
22. Niederberger E, Geisslinger G. Proteomics in neuropathic pain research. Anesthesiology,2008,108(2):314-323
23. Wang C, Zhou J, Wang S, et al. Combined comparative and chemical proteomics on the mechanisms of levo-tetrahydro-palmatine-induced antinociception in the formalin test. J Proteome Res,2010,9(6):3225-3234
24. Linke B, Pierre S, Coste O, et al. Toponomics analysis of drug-induced changes in arachidonic acid-dependent signaling pathways during spinal nociceptive processing. J Proteome Res,2009,8(10):4851-4859
25. Singh OV, Yaster M, Xu JT, et al. Proteome of synaptosome-associated proteins in spinal cord dorsal horn after peripheral nerve injury. Proteomics, 2009, (5): 1241-1253

57. PI3K-Akt-mTOR信号转导通路与病理性疼痛的研究进展

疼痛的产生和维持是多种因素相互联系、相互作用的结果。尽管经过数千年的探索,人们对疼痛的认识仍然具有很大的局限性。疼痛的治疗,尤其慢性疼痛的治疗始终是一个临床难题。通过探索疼痛的分子生物学发病机制为疼痛治疗提供新的思路和靶点,将是解决这个临床难题的根本途径。PI3K-Akt-mTOR 信号通路是联系细胞内外信号传递与细胞应答效应的桥梁之一,广泛存在于机体多种细胞中,参与细胞代谢、增殖、分化、凋亡等多种生理过程。近年来研究表明,PI3K-Akt-mTOR 信号通路从多个层面参与病理性疼痛的调制,如在中枢参与突触可塑性,在外周可能与组织损伤后的痛觉易化形成有关。本文将就 PI3K-Akt-mTOR 信号通路的组成与功能以及其在炎性痛、神经病理性疼痛及癌症痛等病理性疼痛中的作用机制进行综述。

一、PI3K-Akt-mTOR 信号转导通路的组成与结构特点

PI3K 由一个相对分子质量为 110kD 的催化亚基 p110 和一个相对分子质量为 85kD 的调节亚基 p85 构成。p85 亚基的氨基端含有 SH3 结构域及能与 SH3 结构域相结合的脯氨酸富集区,其羧基端含有 2 个 SH2 结构域及 1 个与 p110 结合的区域。PI3K 的 pl10 亚基与蛋白激酶具有同源性,本身既具有 Ser/Thr 激酶的活性,也具有磷脂酰肌醇激酶的活性。PI3K 可被 G 蛋白偶联受体和(或)蛋白酪氨酸激酶受体激活,也可被 Ras 蛋白激活。

Akt,又称蛋白激酶 B(protein kinase B,PKB),是 1 种分子量为 57kD 的丝氨酸/苏氨酸蛋白激酶。目前在哺乳动物中发现至少有 3 种 Akt 亚型:Aktl(PKBα)、Akt2(PKBβ)和 Akt3(PKBγ)。PKB/Akt 的催化区与 PKA 有 65% 的同源性,与 PKC 有 75% 的同源性。Akt 由 N 末端的调节区、中间酶活性区、C 末端的调节区和连接 PH 区与激酶活性区的铰链区四部分组成。其中,中间酶活性区具有催化丝/苏氨酸残基磷酸化的活性,位于可变肽环(T 环)中的 Thr308 位点的磷酸化是 Akt 活化所必需的。C 末端有一个富含脯氨酸的疏水结构域(HM),含有 Akt 完全活化所必需的第 2 个磷酸化位点 Ser473。Akt 处于 PI3K/Akt 通路的中心环节,是 PI3K 的直接靶基因。激活的 PI3K 在质膜上产生第二信使 PIP3,PIP3 调节 Akt 的 Ser473 位点和 Thr308 位点的磷酸化,从而将 Akt 锁定于活化状态即为 pAkt。

mTOR,分子量为 289kD,由 2549 个氨基酸组成,是一类进化上高度保守的蛋白激酶家族,广泛存在于各种生物细胞中。mTOR 分子羧基端的催化结构域(KIN)与 PI3K 激酶脂激酶结构域高度同源。KIN 包含内有保守磷酸化位点的负性调节域(NRD),NRD 内的磷酸化位点 Thr2448、Ser2448 和 Ser2481 与 mTOR 的活性水平相关。mTOR 包括 mTORC1 和 mTORC2 两种亚型。mTORC1 激活后可调节 2 条不同的下游通路:核糖体 S6 蛋白激酶(S6K)和真核细胞始动因子 4E 结合蛋白 1(4EBP1)。4EBP1 和 S6K1 是目前研究最广泛的 mTOR 的底物,它们是蛋白翻译的关键调节因子。mTORC2 在生物体内主要调节了肌动蛋白以及蛋白激酶 C 的磷酸化。最近的研究已表明,mTOR 作为 PI3K-Akt 信号通路的下游分子,广泛参与了炎性痛、神经病理性疼痛和癌症痛模型中神经突触可塑性的形成以及疼痛信号的转导过程。

二、PI3K-Akt-mTOR 信号转导通路与病理性疼痛的调制

(一) PI3K-Akt-mTOR 信号转导通路与炎性痛

Xu 等在角叉莱胶及福尔马林致炎的大鼠模型的研究中发现,炎症导致 pAkt 和 pmTOR 在大鼠脊髓背角表达大量增加,且多位于脊髓背角的Ⅰ、Ⅲ、Ⅳ层神经元中。其中,pmTOR 及其下游的标志物 pS6、p4EBP,也可见于激活的胶质细胞中。鞘内分别给予 PI3K 或 Akt、mTOR 的抑制剂能够抑制福尔马林所致的Ⅱ相痛及角叉莱胶致炎所产生的热痛觉过敏和触诱发痛。而且鞘内给予镇痛剂量的 PI3K 抑

制剂 wortmannin 能够降低已增加的 Akt、mTORC1 信号分子（pS6、p4EBP）。作者同时还发现，脊髓Ⅰ～Ⅲ层表达 pAkt 和 pmTOR 的神经元为神经激肽-1 受体阳性神经元。在鞘内直接注射 P 物质所致痛觉过敏的模型中，研究人员发现 PI3K-Akt-mTOR 信号转导通路被激活，而鞘内给予 wortmannin（PI3K 抑制剂）和 rapamycin（mTOR 抑制剂）则可抑制该信号通路的活化，同时痛觉过敏现象也受到抑制。以上研究表明，PI3K-Akt-mTOR 信号转导通路可能参与了炎性痛及其痛觉过敏形成的调制，且鞘内直接注射 P 物质所致痛觉过敏亦可活化这一信号通路。同样，在角叉莱胶致炎的炎症痛模型上，Western blot 方法检测到致炎后 4h mTOR 下游的 pS6K 及 4EBP1 的磷酸化水平在脊髓水平上调，而鞘内给予 rapamycin 后缓解了角叉莱胶所致的热痛觉过敏和机械触诱发痛。同时，采用离体实验也验证了 rapamycin 抑制了 mTOR 信号通路的活化。以上研究表明，PI3K-Akt-mTOR 信号转导通路参与了角叉莱胶所致的炎症性痛觉过敏。

Pezet 等研究发现大鼠足底注射福尔马林能引起脊髓背角 pAkt 的表达增加，而鞘内注射 LY294002（PI3K 抑制剂）能够抑制脊髓背角 pAkt 的增加，同时显著地降低大鼠福尔马林试验Ⅰ相和Ⅱ相时程的舔足时间，即起到明显的镇痛作用。这与 Xu 等在福尔马林致炎模型中鞘内给予 PI3K 或 Akt、mTOR 的抑制剂仅能抑制福尔马林所致的Ⅱ相痛的研究结果不一致。而在福尔马林致炎模型中，Ⅰ相痛和Ⅱ相痛分别代表急性疼痛感知信息的传递和脊髓调节的中枢敏化过程。因此需要进一步的研究来明确 PI3K-Akt-mTOR 信号转导通路参与福尔马林炎症痛敏的确切机制。

另外，在大鼠离体研究中发现，辣椒辣素能够促使离体的 DRG 上 Akt 的磷酸化水平增加，并且能被 PI3K 抑制剂（wortmannin 或 LY294002）抑制。与此相一致的是，在体研究中发现，足底注射辣椒辣素引起了大鼠明显的热痛敏和机械痛敏，同时在皮肤、DRG、脊髓背角也检测到 pAkt 表达量的增加；而鞘内给予 PI3K 抑制剂或者 Akt 抑制剂后能够减轻热痛敏和机械痛敏，而且 pAkt 表达量的增加也可被抑制和逆转。通过在体和离体实验表明，辣椒辣素引起的痛觉过敏模型中也有 PI3K-Akt 信号通路的参与。

以往研究表明，神经生长因子（NGF）能够通过作用于辣椒素受体（TRPV1）引起痛觉过敏。在有关足底注射 NGF 的大鼠炎症痛模型的研究中发现，给予 P13K 的抑制剂 wortmannin 或 LY294002 则能够减轻 NGF 足底注射引起的机械痛敏和热痛敏。以上研究表明，PI3K-Akt 信号通路介导了 NGF 引起的痛觉过敏。

综合以上多种炎症痛模型研究的结果，我们可以发现，模型动物出现痛觉过敏的同时伴随着 PI3K-Akt-mTOR 信号转导通路的活化；而给予此信号通路相应的抑制剂后，痛觉过敏的症状会被明显逆转。由此说明这一信号通路参与了炎性痛的调制，若进一步明确其机制则可能为炎性痛治疗提供新的靶点。

（二）PI3K-Akt-mTOR 信号转导通路与神经病理性疼痛

神经病理性疼痛是一种与外周和中枢神经系统损伤及功能失调有关的疼痛，常由各种神经系统损伤、糖尿病或感染造成，这种疼痛即使在组织损伤治愈后仍然可能存在。Xu 等在大鼠腰 5 脊神经结扎的神经病理性疼痛模型中发现，pAkt 在腰 4DRG、腰 5DRG 和脊髓背角的表达均增高，给予 P13K 或 Akt 抑制剂预处理及后处理均能抑制神经损伤所致的热痛敏、机械痛敏。鞘内给予 wortmannin 也能够明显的抑制腰 5DRG 和脊髓背角 pAkt 的增高。Shi 等在单侧坐骨神经切断模型中发现，坐骨神经切断后小鼠同侧脊髓背角和 DRG 神经元中 pAkt 表达量明显增加。这说明了 Akt 可能是外周神经损伤后感觉神经元及脊髓中枢主要的信号分子。Jimenez-Diaz 等使用肌电图研究显示，局部使用 mTOR 抑制剂 rapamycin 降低了神经损伤后有髓鞘痛觉感受器的敏感性，同时行为学实验也证明给药后明显抑制了损伤所致的持续性疼痛，减弱了外周神经损伤所致的长时程的机械痛敏。在大鼠腰 5～6 脊神经结扎的神经病理性疼痛模型上，Asante 等采用电生理技术及免疫组织化学技术也说明，影响脊髓水平的 mTOR 信号通路对于神经损伤引起的脊髓神经元的可塑性和痛行为学的高敏感性是至关重要的。以上研究表明，PI3K-Akt-mTOR 信号转导通路在中枢及外周均参与了神经病理性损伤所引起的痛觉过敏的发生。

Obara 等研究发现，pmTOR 在小鼠的皮肤和背根神经的有髓鞘初级传入纤维上有广泛的表达。在坐骨神经分支选择性损伤（SNI）小鼠模型上，单次和连续地系统给予 mTORC1 的选择性抑制剂 CCI-779，均能够抑制脊髓水平和外周感觉轴突水平的 mTORC1 信号通路的活化，同时降低了神经损伤所致的痛觉过敏。这提示我们，选择性地抑制 mTORC1 信号通路可为神经病理性疼痛的治疗提供一个更为精确的靶点治疗方向。

另外，在链脲霉素静脉注射所致大鼠糖尿病神经病理性疼痛的相关研究中，Sugimoto 等在建模后 2 周观察到大鼠机械痛阈的下降，同时检测到 pAkt 与 totalAkt 比值的下降，4 周时两者比值出现上调，12 周时明显增加。作者推测在建模后 2 周出现 pAkt 与 totalAkt 比值的下降可能与过量的葡萄糖氧化引起的氧化性应激导致 pAkt 水平下降有关，而与糖尿病神经病理性疼痛的相关性较小。而柯等在进一步研究中发现，糖尿病大鼠建模后 4 周，DRG 和脊髓中 pAkt 水平均明显升高；给予 P13K 抑制剂 wortmannin 后，DRG 和脊髓中 pAkt 水平显著降低，同时大鼠的疼痛症状明显缓解，神经传导功能也明显改善。从而证明，持续抑制 P13K-Akt 信号通路可缓解糖尿病神经病理痛的症状并改善其神经功能。由此可见，P13K-Akt 信号通路参与了糖尿病大鼠神经功能的损伤及神经病理痛的形成和发展过程，但具体的作用机制仍需要进一步的探讨。

（三）PI3K-Akt-mTOR 信号转导通路与癌症痛

癌症痛作为第三种慢性病理性疼痛，与炎性痛、神经病理性疼痛有着显著的差异。癌症痛不仅妨碍了癌症的治疗，也影响了患者的生活质量，严重困扰着癌症患者。然而当今，癌症痛之所以未能得到较为有效的缓解，主要是由于人们对癌痛产生和维持的机制还未完全了解。因此，探究 PI3K-Akt-mTOR 信号转导通路与疼痛的关系，可能会为未来癌痛机制的深入研究提供一些依据。

Han 等在胫骨注射 MRMT-1 肿瘤细胞建立的骨癌痛模型的研究中发现，肿瘤组织衍生的内源性甲醛通过活化 TRPV1 参与癌症痛的形成和发展，而在原代培养的骨癌痛大鼠 DRG 神经元内预孵育 PI3K 抑制剂 LY294002，采用 RT-PCR 技术检测到其抑制了甲醛所致 TRPV1 mRNA 表达的增加。同样，采用 Western blot 方法也检测到了 PI3K 抑制剂导致 TRPV1 蛋白表达的下降。Han 等人的工作表明，甲醛可能通过 PI3K 信号通路活化 TRPV1，进而参与了骨癌痛的形成。这说明了 PI3K 信号通路在骨癌痛的形成机制中可能发挥重要作用。另外，Shih 等在前列腺癌细胞所致的骨癌痛模型上的研究表明，随着癌痛的发展，pmTOR 及其下游的效应分子 p-p70S6K 在致癌同侧的 L4 ~ L5 脊髓背角出现时间依赖性的表达增加。在胫骨注射前列腺癌细胞致癌后，经鞘内连续给予 mTOR 抑制剂 rapamycin 抑制了痛觉过敏的形成。而在稳定的痛觉过敏形成后，经鞘内连续给予 mTOR 抑制剂 rapamycin 则可翻转痛觉过敏的症状，抑制癌症所致痛觉过敏的发展。这说明了 mTOR 参与了骨癌痛的形成和发展，脊髓水平的 mTOR 可能是今后预防和治疗癌症相关疼痛的新的治疗靶点。

三、研究 PI3K-Akt-mTOR 信号转导通路的潜在临床价值

疼痛的发生、发展和维持是由多因素形成的相互关联的网络系统共同作用的结果，而从现有的大量研究中得知，PI3K-Akt-mTOR 信号转导通路可能是这一网络中的一条重要途径。目前，越来越多的研究者已经认识到 PI3K-Akt-mTOR 信号转导通路在疼痛信号调制中的作用，但是有关这一信号通路的上下游调质以及信号分子传递过程的具体机制仍不很清楚。在临床治疗中，传统的镇痛药物如阿片类药物疗效欠佳，且大剂量使用时患者常难以耐受其不良反应。而抑制 PI3K-Akt-mTOR 信号转导通路的活化以及上下游调质的释放，可能为病理性疼痛的治疗指出一个与传统方法完全不同的新方向。因此，对这一信号通路的研究不仅有助于进一步揭示炎性痛、神经病理性疼痛及癌症痛等病理性疼痛的发生机制，而且将为我们寻找新的疼痛靶向治疗方法奠定基础。

（李双双　许华）

参考文献

1. Hoeffer CA, Klann E. mTOR signaling: at the crossroads of plasticity, memory and disease. Trends Neurosci, 2010, 33: 67-75
2. Hou L, Klann E. Activation of the phosphoinositide 3-kinase-Akt-mammalian target of rapamycin signaling pathway is required for metabotropic glutamate receptor-dependent long-term depression. J Neurosci, 2004, 24: 6352-6361
3. Pearce LR, Komander D, Alessi DR. The nuts and bolts of AGC protein kinases. Nat Rev Mol Cell Biol, 2004, 11: 9-22
4. Xu QH, Fitzsimmons B, Steinauer J, et al. Spinal Phosphinositide 3-Kinase-Akt-Mammalian Target of Rapamycin Signaling Cascades in Inflammation-Induced Hyperalgesia. J Neurosci, 2011, 31(16): 2113-2124
5. Pezet S, Marchand F, D' Mello R, et al. Phosphatidylinositol 3-kinase is a key mediator of central sensitization in painful inflammatory conditions. J Neurosci, 2008, 28: 4261-4270
6. Yaksh TL, Ozaki G, McCumber D, et al. An automated flinch detecting system for use in the formalin nociceptive bioassay. J Appl Physiol, 2001, 90: 2386-2402
7. Zhuang ZY, Xu H, Clapham DE, et al. Phosphatidylinositol 3-kinase activates ERK in primary sensory neurons and mediates inflammatory heat hyperalgesia through TRPV1 sensitization. JNeuresci, 2004, 24(38): 8300-8309
8. Pezet S, Spyropeulos A, Williams RJ, et al. Activity-dependent phosphorylation of Akt/PKB in adult DRG neurons. Eur J Neurosei, 2005, 21(7): 1785-1797
9. Sun RQ, Tu YJ, Yan JY, et al. Activation of protein kinase B/Akt signaling pathway contributes to mechanical hypersensitivity induced by capsaicin. Pain, 2006, 120(1-2): 86-96
10. Sun RQ, Yan JY, Willis WD. Activation of protein kinase B/Akt in the periphery contributes to pain behavior induced by capsaicin in rats. Neuroscience, 2007, 144(1): 286-294
11. Ma W, Chabot JG, Quirion R. A role for adrenomedullin as a pain related peptide in the rat. Proe Natl Acad Sci USA, 2006, 103(43): 16027-16032
12. Malik-Hall M, Dins OA, Levine JD. Primary afferent nociceptor mechanisms mediating NGF-induced mechanical hyperalgesia. Eur J Neurosci, 2005, 21(12): 3387-3394
13. Xu JT, Tu HY, Xin WJ, et al. Activation of phosphatidylinositol 3-kinase and protein kinase B/Akt in dorsal root ganglia and spinal cord contributes to the neuropathic pain induced by spinal nerve ligation in rats. Exp Neurol, 2007, 206(2): 269-279

14. Xu JT, Kong SF, Tu HY, et al. Lumbar 5 spinal nerve ligation induced P13K-PKB/Akt signal pathway activation in dorsal root ganglia in rats. Life Science Journal, 2007, 4(2):19-24
15. Shi TJ, Huang P, Mulder J, et al. Expression of p-Akt in sensory neurons and spinal cord after peripheral nerve injury. Neurosignals, 2009, 17:203-212
16. Jimenez-Diaz L, Geranton SM, Passmore GM, et al. Local translation in primary afferent fibers regulates nociception. PLoS One, 2008, 3(4):e1961
17. Asante CO, Wallace VC, Dickenson AH. Mammalian Target of Rapamycin Signaling in the Spinal Cord Is Required for Neuronal Plasticity and Behavioral Hypersensitivity Associated With Neuropathy in the Rat. The Journal of Pain, 2010, 11(12):1356-1367
18. Obara I, Tochiki KK, Hunt SP, et al. Systemic inhibition of the mammalian target of rapamycin (mTOR) pathway reduces neuropathic pain in mice. Pain, 2011, 152(11):2582-2595
19. Ying Han, Yan Li, You Wan, et al. Formaldehyde up-regulates TRPV1 through MAPK and PI3K signaling pathways in a rat model of bone cancer pain. Neurosci Bull, 2012, 28(2):165-172
20. Shih MH, Kao SC, Tao YX, et al. Spinal Cord NMDA Receptor-Mediated Activation of Mammalian Target of Rapamycin Is Required for the Development and Maintenance of Bone Cancer-Induced Pain Hypersensitivities in Rats. The Journal of Pain, 2012, 13(4):338-349

58. 神经病理性疼痛中脊髓小胶质细胞活化的分子机制

慢性炎症、组织与神经系统损伤可导致神经系统功能障碍,从而诱发慢性疼痛或神经病理性疼痛。与急性疼痛不同,即使局部损伤完全修复,神经病理性疼痛仍可长期存在甚至不可逆转,并伴随痛觉过敏(hyperalgia)、自发性疼痛(spontaneous pain)和触诱发痛(allodynia)等表现。

目前认为,外周与中枢神经系统敏化是神经病理性疼痛发生发展的主要神经生物与神经化学机制。现有的研究表明炎症因子是导致神经系统敏化的重要神经调质。在脊髓水平,小胶质细胞与星形胶质细胞是炎症因子的主要来源。由于小胶质细胞的活化优先于星形胶质细胞,且鞘内注射小胶质细胞抑制剂米诺环素可有效抑制神经损伤所致的星形胶质细胞的活化。因此,目前认为小胶质细胞是痛觉信号触发胶质细胞活化的启动环节,对神经元—胶质细胞间痛觉信号的传递起重要作用。

生理状态下,小胶质细胞处于分支状,而当机体接受外界刺激处于病理状态时,小胶质细胞被激活呈现变形虫状并表现其活性。因此,小胶质细胞的活化对神经病理性疼痛的发生与维持起着至关重要的作用。本文结合文献拟就神经病理性疼痛状态下,小胶质细胞的活化机制进行综述。

一、小胶质细胞活化的细胞外机制

由于目前发现的介导小胶质细胞活化的通路种类复杂繁多且尚无定论,本文拟讨论参与小胶质细胞活化的主要信号介质或受体,包括嘌呤受体 P2X4、趋化因子 CX3CL1、CCL2 和 Toll 样受体(toll-like receptor,TLR)。

(一) P2X4

P2X 受体家族是一类能被三磷酸腺苷(ATP)激活的配体门控阳离子通道,其中 P2X4 受体主要表达于脊髓小胶质细胞。外周神经损伤后脊髓小胶质细胞中 P2X4 受体表达显著增加,阻断 P2X4 受体可有效防止外周神经损伤引起的机械性触诱发痛。而大鼠鞘内注射 ATP 可引起小胶质细胞活化以及触诱发痛表现。电生理实验发现鞘内注射接受过 ATP 刺激的小胶质细胞可引起脊髓 Ⅰ 板层神经元去极化,给予 P2X 受体阻滞剂 TNP-ATP 能够逆转这一去极化效应。进一步研究发现,外源性的脑源性神经营养因子(brain-derived neurotrophic factor,BDNF)同样可诱导产生类似的去极化改变和疼痛表现,阻断 BDNF-TrkB 信号通路可逆转这一效应。因此,ATP 诱发的痛觉过敏可能是通过激活小胶质细胞而产生的,活化后的小胶质细胞释放 BDNF,激活神经元 BDNF-TrkB 通路引起神经元的去极化改变,最终导致神经元兴奋性增加。近期有研究认为纤连蛋白也可能参与了小胶质细胞中 P2X4 的上调。

此外,P2X7 受体在小胶质细胞中也有表达,P2X7 基因缺失的转基因小鼠不能诱发神经病理性疼痛。在三种不同的神经病理性疼痛动物模型中[坐骨神经慢性压榨性损伤模型(chronic constriction injury of the sciatic nerve,CCI)、脊神经结扎模型(spinal nerve ligation,SNL)和化疗引起的神经病理性疼痛模型],给予 P2X7 受体阻断剂均能有效抑制触诱发痛的形成。

(二) CX3CL1/CX3CR1

CX3CL1 是趋化因子 CX3CL 亚族的唯一成员,也被称为分形趋化因子。在中枢神经系统中,CX3CL1 主要表达于脊髓和背根神经节(dorsal root ganglion,DRG)神经元,而其唯一的受体 CX3CR1 仅表达于小胶质细胞。这一特殊的分布方式提示 CX3CL1 可能参与了神经元与小胶质细胞之间的信号传导过程。

CX3CL1 分为膜结合型与游离型两类,膜结合型 CX3CL1 从细胞膜解离成为游离型后才能发挥其生物学作用。兴奋性刺激(谷氨酸)在体外培养的皮质神经元中能够触发 CX3CL1 从胞膜释放,刺激后 3h 检测培养基,发现培养基对小胶质细胞具有显著的趋化活性,这一活性可被 CX3CR1 的中和性抗体所抑制。此外,神经损伤并不增加脊髓和 DRG 的 CX3CL1 mRNA 总量,但可使 DRG 神经元膜结合型 CX3CL1 解离增加。鞘内注射 CX3CL1 可激活小胶质细胞并诱发痛觉过敏,其作用可被米诺环素阻断。SIN、CCI、SNL 动物模型中,小胶质细胞上 CX3CR1 表达均显著增加,阻断 CX3CR1 可减弱神经损伤所致的痛觉过敏与小胶质细胞活化。这提示了 CX3CL1/CX3CR1 在神经元——小胶质细胞间的痛觉信号传递过程中起重要作用。电生理实验发现 CX3CL1 对神经元活性并无直接影响,但预先给予 CX3CL1 激活小胶质细胞后,可使神经元电活动明显增加,进一步证实了 CX3CL1 通过 CX3CR1 激活小胶质细胞后间接地调节神经元的活性。

CX3CL1 从胞膜的分离过程需要蛋白酶的参与。例如组织蛋白酶 S(cathepsin S,CatS),基质金属蛋白酶 9(matrix metalloproteinase 9,MMP-9)等。CatS、MMP-9 均可通过对 CX3CL1 的促释放作用参与神经病理性疼痛的发生与发展。

Zhuang 等还发现脊髓注射 CX3CL1 可激活 p38MAPK,而 p-p38MAPK 主要表达于脊髓小胶质细胞。鞘内注射 CX3CR1 中和抗体能够阻断 p38 的激活。这些结果说明 CX3CL1/CX3CR1 通过激活 p38MAPK 引起小胶质细胞活化。因此,CX3CL1/CX3CR1 对于神经元与小胶质细胞间的信号传递过程和随后小胶质细胞的活化及促炎细胞因子的释放均起到了至关重要的作用。

(三) CCL2

CCL2,也称为单核细胞趋化蛋白 1(monocyte chemotactic protein-1,MCP-1)。CCL2 能够识别多个受体,包括 CCR1,CCR2 和 CCR4,但其与 CCR2 亲和力最高。

脊髓背角 CCL2 表达分布的空间位置与活化的小胶质细胞大致吻合,且在时间上,小胶质细胞的激活也位于 CCL2 表达上调之后。鞘内注射 CCL2 引起脊髓小胶质细胞激活,CCR2 基因敲除的小鼠中注射 CCL2 则无上述效应,进一步研究发现敲除小鼠 CCR2 基因或鞘内注射 CCL2 中和抗体可以预防神经损伤引起的脊髓小胶质细胞的活化。CCL2 鞘内注射可诱发痛觉过敏,而 CCR2 基因敲除小鼠神经损伤后痛觉过敏明显减轻。因此,感觉神经元释放 CCL2 作用于小胶质细胞 CCR2 受体是神经损伤后小胶质细胞激活的又一条重要信号通路。

CCL2 除可直接激活小胶质细胞外,还可募集外周单核细胞浸润至脊髓背角,随后单核细胞发生增殖、变形转化为新的小胶质细胞。Zhang 等报道鞘内注射 CCL2 中和抗体或敲除外周单核细胞 CCR2 能够预防神经损伤后单核细胞往脊髓背角的浸润,选择性敲除中枢小胶质细胞或外周单核细胞的 CCR2 受体均可减轻神经损伤所致的痛觉过敏,表明 CCL2/CCR2 不仅通过激活脊髓固有的小胶质细胞发挥其对中枢敏化的促进作用,还可通过募集外周单核细胞间接发挥作用。此外,CCL2 还可能通过改变大脑和脊髓微血管内皮细胞中的紧密连接相关蛋白的表达从而增加血脑屏障/血脊髓屏障的通透性。

(四) TLR4

Toll 样受体 4(TLR4)已被越来越多研究证实其在小胶质细胞活化和神经病理性疼痛进展过程中起重要作用。离体和在体实验均证明 TLR4 主要表达于小胶质细胞,并可激活核转录因子 NF-κB 引起促炎因子的释放从而参与痛觉敏化过程。另有报道,TLR4 基因敲除和 TLR4 基因点突变小鼠不能诱导形成神经病理性疼痛。TLR4 反义寡核苷酸抑制脊髓 TLR4 表达的同时,可明显减轻疼痛的行为学表现,同时能够抑制脊髓小胶质细胞的活化和促炎因子的释放,进一步说明 TLR4 也是神经病理性疼痛形成所必需的。

Hutchinson 等发现鞘内注射 TLR4 受体激动剂脂多糖(lipopolysaccharide,LPS)不能诱发机械性异常疼痛的产生,提示 TLR4 可能需要一个辅助因子的参与才能形成功能性的 TLR4 伤害感觉传导通路。进一步研究发现,全身应用热休克蛋白 90(heat shock protein 90,HSP90)阻滞剂格尔德霉素或者鞘内注射 HSP90 抑制剂(17-DMAG)均能减轻 CCI 引起的异常性疼痛。Hutchinson 等还发现,二甲基亚砜(DMSO)可以增强 TLR4 通路的信号传导,而 DMSO 已知可以促进 HSP90 的释放。上述研究结果提示 TLR4 可能是通过调节 HSP90 的活性参与疼痛信号的转导过程。

二、小胶质细胞活化的细胞内机制

小胶质细胞活化的胞内机制目前并不完全清楚。近年来大量研究结果显示,丝裂原活化蛋白激酶(MAPKs)是小胶质细胞活化的重要胞内信号转导通路。MAPKs 包括胞外信号调节激酶 1/2(ERK1/2)、p38 MAPK、c-Jun 氨基端激酶(JNK)与胞外信号调节激酶 5(ERK5)等四个主要成员,其中 ERK5 和 p38 MAPK 主要在小胶质细胞中活化。Ji 等发现,鞘内注射 p38MAPK 抑制剂 SB203580 不仅抑制小胶质细胞活化还可明显减轻神经损伤所致的痛觉过敏,提示 p38 MAPK 的活化在慢性疼痛的发生发展过程中是必不可少的。离体实验证实 p38MAPK 可通过调节多种转录因子,包括 NF-κB、cJUN 等,调节免疫细胞的活化与细胞因子的合成与释放。目前已证实 NF-κB 是调节小胶质细胞活化与细胞因子释放的关键转录因子之一。在体实验发现 p38MAPK 可通过 NF-κB 调节多种炎症因子如白介素 1β(IL-1β)、肿瘤坏死因子 α(TNF-α)、前列腺素 E2(PGE2)的表达。上述炎症因子除直接增加兴奋性突触传递外,还可减少抑制性突触的传导,而阻断这些炎症因子的作用均能明显减轻痛觉过敏。在神经病理性疼痛状态下,p38MAPK 仅表达于小胶质细胞,因此 p38MAPK 信号通路的激活对于小胶质细胞的活化以及随后细胞因子的释放是不可或缺的。

急性或慢性炎症引起脊髓背角神经元上 ERK1/2 被激活并作用于中枢的敏化过程。但是,Zhuang 等发现脊神经结扎引起的 ERK1/2 活化先后发生于神经元、小胶质细胞和星形胶质细胞上。在 SNL 发生 3 天后,ERK1/2 主要表达于脊髓小胶质细胞,鞘内给予 ERK 抑制剂 U0126 能够预防 SNI 引起的机械性异常疼痛。但是由于外周神经损伤不仅可激活小胶质细胞 ERK1/2,还可激活神经元与星形胶质细胞的 ERK1/2,因此 ERK1/2 抑制剂 U0126 对小胶质细胞的抑制作用究竟是直接作用,还是通过神经元或星形胶质细胞发挥间接作用,或二者兼有目前尚不清楚。最近 MAPK 家族中另外一个成员 ERK5 在神经病理性疼痛中的作用也受到了关注。Xiao 等发现 ERK5 信号通路的激活在外周炎症引起的持续性痛觉过敏中起重要作用。Obata 等报道,外周神经损伤所致的 ERK5 的活化仅发生于脊髓小胶质细胞,鞘内注射反义寡核苷酸抑制 ERK5 的表达可逆转 SNL 引起的痛觉过敏和小胶质细胞的活化。这些结果提示 ERK5 同样参与了小胶质细胞的活化和痛觉信号的转导过程,由于缺乏特异性抑制剂,其确切作用机制尚待进一步研究。

三、总　　结

越来越多研究证据表明:脊髓小胶质细胞参与痛觉的中枢敏化过程从而在神经病理性疼痛的发生发展过程中起到至关重要的作用。因此,将小胶质细胞活化相关的各级分子事件作为镇痛药物开发的新方向可能成为未来治疗神经病理性疼痛的一条新途径。虽然目前对于小胶质细胞的研究仍处于动物实验阶段,但是我们可以相信以小胶质细胞为靶向的疼痛治疗方法在不久的将来能够为神经病理性疼痛的治疗带来新的曙光。

(卢波　孙建良)

参 考 文 献

1. Ji RR, Kohno T, Moore KA, et al. Central sensitization and LTP: do pain and memory share similar mechanisms? Trends in Neurosciences, 2003, 26(12): 696-705
2. Latremoliere A, Woolf CJ. Central sensitization: a generator of pain hypersensitivity by central neural plasticity. J Pain, 2009, 10(9): 895-926
3. Zhuang ZY, Gerner P, Woolf CJ, et al. ERK is sequentially activated in neurons, microglia, and astrocytes by spinal nerve ligation and contributes to mechanical allodynia in this neuropathic pain model. Pain, 2005, 114(1-2): 149-159
4. Ito N, Obata H, Saito S. Spinal microglial expression and mechanical hypersensitivity in a postoperative pain model: comparison with a neuropathic pain model. Anesthesiology, 2009, 111(3): 640-648
5. Beggs S, Trang T, Salter MW. P2X4R(+) microglia drive neuropathic pain. Nat Neurosci, 2012, 15(8): 1068-1073
6. Fujita R, Ma Y, Ueda H. Lysophosphatidic acid-induced membrane ruffling and brain-derived neurotrophic factor gene expression are mediated by ATP release in primary microglia. J Neurochem, 2008, 107(1): 152-160
7. Coull JA, Beggs S, Boudreau D, et al. BDNF from microglia causes the shift in neuronal anion gradient underlying neuropathic pain. Nature, 2005, 438(7070): 1017-1021
8. Tsuda M, Tozaki-Saitoh H, Inoue K. Pain and purinergic signaling. Brain Res Rev, 2010, 63(1-2): 222-232
9. Honore P, Donnelly-Roberts D, Namovic MT, et al. A-740003 [N-(1-{[(cyanoimino)(5-quinolinylamino) methyl] amino}-2, 2-dimethylpropyl)-2-(3, 4-dimethoxyphenyl) acetamide], a novel and selective P2X7 receptor antagonist, dose-dependently reduces neuropathic pain in the rat. J Pharmacol Exp Ther, 2006, 319(3): 1376-1385
10. Patel S, Mukovozov I, Robinson LA. Assessment of the recycling of the membrane-bound chemokine, CX(3)CL1. Methods Mol Biol, 2011, 748: 143-153
11. Milligan E, Zapata V, Schoeniger D, et al. An initial investigation of spinal mechanisms underlying pain enhancement induced by fractalkine, a neuronally released chemokine. Eur J Neurosci, 2005, 22(11): 2775-2782
12. Sun S, Cao H, Han M, et al. New evidence for the involvement of spinal fractalkine receptor in pain facilitation and spinal glial activation in rat model of monoarthritis. Pain, 2007, 129(1-2): 64-75
13. Lee KM, Jeon SM, Cho HJ. Interleukin-6 induces microglial CX3CR1 expression in the spinal cord after peripheral nerve injury through the activation of p38 MAPK. Eur J Pain, 2010, 14(7): 682 e1-12
14. Clark AK, Yip PK, Malcangio M. The liberation of fractalkine in the dorsal horn requires microglial cathepsin S. J Neurosci, 2009, 29(21): 6945-6954
15. Zhuang ZY, Kawasaki Y, Tan PH, et al. Role of the CX3CR1/p38 MAPK pathway in spinal microglia for the development of neuropathic pain following nerve injury-induced cleavage of fractalkine. Brain Behav Immun, 2007, 21(5): 642-651
16. Zhang ZJ, Dong YL, Lu Y, et al. Chemokine CCL2 and its receptor CCR2 in the medullary dorsal horn are involved in trigeminal neuropathic pain. J Neuroinflammation, 2012, 9: 136
17. Zhang J, De Koninck Y. Spatial and temporal relationship between monocyte chemoattractant protein-1 expression and spinal glial activation following peripheral nerve injury. J Neurochem, 2006, 97(3): 772-783
18. Zhang J, Shi XQ, Echeverry S, et al. Expression of CCR2 in both resident and bone marrow-derived microglia plays a critical role in neuropathic pain. J Neurosci, 2007, 27(45): 12396-12406
19. da Silveira Cruz-Machado S, Pinato L, Tamura EK, et al.

Glia-Pinealocyte Network: The Paracrine Modulation of Melatonin Synthesis by Tumor Necrosis Factor (TNF). PLoS One, 2012, 7(7): 40142

20. Vabulas RM, Ahmad-Nejad P, Ghose S, et al. HSP70 as endogenous stimulus of the Toll/interleukin-1 receptor signal pathway. J Biol Chem, 2002, 277 (17): 15107-15112
21. Hutchinson MR, Ramos KM, Loram LC, et al. Evidence for a role of heat shock protein-90 in toll like receptor 4 mediated pain enhancement in rats. Neuroscience, 2009, 164 (4): 1821-1832
22. Ji RR, Suter MR, MAPK. microglial signaling, and neuropathic pain. Mol Pain, 2007, 3: 33
23. Inoue K, Tsuda M. Purinergic systems, neuropathic pain and the role of microglia. Exp Neurol, 2012, 234 (2): 293-301
24. Xiao C, Zhang L, Cheng QP, et al. The activation of extracellular signal-regulated protein kinase 5 in spinal cord and dorsal root ganglia contributes to inflammatory pain. Brain Research, 2008, 1215: 76-86
25. Obata K, Katsura H, Mizushima T, et al. Roles of extracellular signal-regulated protein kinases 5 in spinal microglia and primary sensory neurons for neuropathic pain. J Neurochem, 2007, 102(5): 1569-1584

59. JAKs-STATs信号通路与神经病理性疼痛

神经病理性疼痛是神经系统损伤引起的一种慢性状态,临床上以自发痛、诱发痛、痛觉过敏、痛觉超敏以及异常性疼痛为特征,严重影响患者生活质量。尽管针对神经病理性疼痛的病理生理学和解剖学基础研究较多,但其发病的细胞和分子机制尚未完全阐明。

JAKs-STATs 信号通路是介导细胞反应的重要信号通路系统,能对生长因子、细胞因子等多种细胞外刺激做出快速的反应,把细胞外刺激信号从细胞表面传导到细胞核内部,在细胞生长、发育分化、凋亡等过程中发挥着重要作用,近年研究表明,JAKs-STATs 信号通路与神经病理性疼痛的发生也密切相关。本文以近年来 JAKs-STATs 信号转导通路在神经病理性疼痛发病机制中的研究进展进行综述。

一、JAKs-STATs 通路概述

1998 年,Danell 在研究干扰素作用后靶基因激活所需信号分子中首次发现了该信号通路,随后 JAKs-STATs 通路在各领域的研究得到了迅猛发展。

JAK 是一种非受体型蛋白酪氨酸激酶(PTK),分子量为 120-130kD。该家族由 JAK1、JAK2、JAK3 和 TYK2 4 个成员构成。STATs 是一类可与 JAKs 信号偶联,与靶基因调控区 DNA 结合调控转录的胞浆蛋白,由 734 ~ 851 个氨基酸组成,分子量为 84 ~ 113kD 左右。目前在哺乳动物中已发现 7 种,包括 STAT1、STAT2、STAT3、STAT4、STAT5a、STAT5b 及 STAT6。该家族主要由 N 端保守序列、中间的 DNA 结合区、Src 同源结构域 2(SH2)及 C 端的转录激活区组成。

(一) JAKs-STATs 通路的激活

细胞因子与细胞膜上的受体结合后激活 JAK,胞浆内的受体亚基的磷酸化为 STAT 募集到受体复合体上提供了相应的位点,STAT 通过其 SH2 区域与受体结合后,JAK 激活 STAT,使其酪氨酸残基磷酸化,磷酸化后的 STAT 通过其 SH2 区域的相互作用形成同二聚体或异二聚体,并以这种形式转运至核内,结合到相应的基因的启动子上,激活靶基因的转录。

(二) JAKs-STATs 通路的调控

JAKs-STATs 通路的一个重要的特点是迅速激活和下调,该通路的调控在 JAK 激活、STAT 核转运和负反馈等多个水平均有进行。细胞信号抑制蛋白(suppressors of cytokine signaling,SCOS)家族是经典的 JAKs-STATs 信号通路的负反馈调节机制。SCOS 家族至少包括 CIS 及 SCOS1 ~ SCOS7 8 个成员。在基础状态下 SCOS 家族蛋白表达量很低,在 STATs 与靶基因结合后 SCOS 开始迅速激活,阻止 STAT 进一步转录。此外 STAT 蛋白抑制剂(protein inhibitor of activated STAT,PIAS)同样可以与活化的 STAT 结合,阻断转录。

STATs 的蛋白 C 端有促丝裂原活化蛋白激酶(MAPK)的作用位点,可作为 MAPK 的底物被活化,此外,自身具有酪氨酸激酶活性的受体能直接将 STATs 磷酸化而无需 JAKs 参与,如表皮生长因子(EGF)、血小板源性生长因子(PDGF)受体。除 JAKs 以外的酪氨酸激酶甚至可能无需与受体结合便能激活 STATs。可见 JAKs 并不是唯一的能激活 STATs 的酪氨酸激酶。

二、JAKs-STATs 通路在神经病理性疼痛中的作用

(一) JAKs-STATs 与神经胶质细胞

外周神经损伤导致胶质细胞活化,后者可释放促炎的疼痛的相关分子,发挥正反馈作用,加剧疼痛。SCI 大鼠脊髓中白介素-6(IL-6)浓度、JAK1 的 1022/1023 酪氨酸位点和 STAT3 的 705 位酪氨酸残基的磷酸化在 12h 后达到高峰,其中 p-STAT3 的高表达持续 7d。IL-6 及磷酸化的 JAK1 和 STAT3 的表达主要位于脊髓前角神经元。应用 JAK 磷酸化抑制剂 AG490 能抑制 JAK1 和 STAT3 的磷酸化,小鼠运动功能恢复差。在结扎腰 5、6 脊神经的大鼠模

型中,鞘内给予 IL-6 中和抗体或 AG490 均抑制了 SNL 所致的 p-STAT3 表达升高,与 SNL 模型组相比,大鼠机械痛阈和热痛阈升高。CCI 中应用嗜少突胶质细胞慢性病毒载体后,可使得局部 SOCS3 含量增加,选择性阻断 JAK/STAT3 信号通路,抑制了 CCI 所致的 IL-6、单核细胞趋化因子-1(MCP-1)、转录激活因子-3(ATF-3)表达增高,减轻了大鼠的痛觉过敏。这些结论提示 JAK-STAT3 参与了 IL-6 所介导的神经病理性疼痛,并且与受损神经功能恢复有关。

STAT3 可影响胶质细胞增生。STAT3 在胶质细胞、神经元中均有表达。研究表明,在正常对照组和 STAT3 敲除的 SCI 模型组的小鼠的星型胶质细胞中,用免疫组化技术几乎检测不到 p-STAT3,在神经元或其他细胞中仅可观察到少量表达。SCI 模型组小鼠造模后,可观察到几乎所有绿色荧光蛋白(green fluorescent protein, GFP)标记的 STAT3,完整的小鼠脊髓星型胶质细胞 p-STAT3 表达显著增加,持续达 7d, 14d 后星型胶质细胞中很难观察到 p-STAT3,仅在一些 GFP 阴性的细胞中观察到 p-STAT3 表达。通过观察星型胶质细胞肥大程度和免疫印迹定量检测星型胶质细胞特征性标志物胶质纤维酸性蛋白(glial fibrillary acidic protein, GFAP),进一步证实了 STAT3 敲除小鼠的星型胶质细胞增生受到抑制。复合应用 AG490 和 JAK 抑制剂 1 后,抑制了神经损伤所致的脊髓背角星型胶质细胞中核易位的 p-STAT3 表达升高,同时,脊髓背角星型胶质细胞的活化也同样受到抑制。术后 3~7d 为星形胶质细胞活化增生时间,该时间段复合应用 AG490 和 JAK 抑制剂 1,小鼠机械触痛改善显著,鞘内使用星形胶质细胞抑制剂 flavopiridol 同样观察到了这一现象,但 JAK 抑制剂作用更为明显,提示机械触痛的改善与星形胶质细胞活化抑制有关。与之相反,大鼠结扎腰 5、6 脊神经 48h 后,与正常对照组相比,脊髓中小胶质细胞中 p-STAT3 显著增高,而脊髓中星形胶质细胞和神经元中并未检测到 p-STAT3。损伤一周后大鼠小胶质细胞中仅有极少量 p-STAT3 表达。导致结果不同最主要的原因可能是 STAT3 亚细胞的定位不同,在此研究中,p-STAT3 免疫荧光并不是定位于细胞核内,而是与小胶质细胞细胞膜表面的标记物小胶质细胞特异表达补体 C3 受体(OX-42)共标记。虽然目前仍不清楚 STAT 作为转录因子在小胶质细胞胞质中发挥何种作用,但可能有别于它在脊髓星形胶质细胞中的作用。应用 AG490 后,大鼠小胶质细胞活化的信号 OX-42 并未受到影响。提示 JAKs-STATs 信号通路可能没有参与外周神经损伤后小胶质细胞的激活。

STAT 不但影响着神经损伤后星形胶质细胞的数量和形态,星形胶质细胞对神经损伤的反应同样发生了变化,STAT3 敲除或应用 AG490 的星型胶质细胞线粒体功能受损,不能很好地维持膜电位和产生 ATP。同时细胞超氧化物生成增加,GSH 减少,提示氧化应激反应加剧。不仅细胞中 GAFP 合酶减少,巢蛋白和波形蛋白同样减少,调节炎症的功能受损。使用抗氧化剂并不能改善 STAT3 敲除对星型胶质细胞的增殖的影响,说明细胞周期的改变和凋亡基因的控制可能是影响星形胶质细胞增殖分化的主要因素。

(二) JAKs-STATs 与外周神经再生

多种研究表明,神经损伤后生长因子、激素及细胞因子能够激活 JAKs-STATs 信号通路,对受损的神经起保护作用,它们有着共同的信号受体 gp-130。

目前研究表明,JAK2-STAT3 是神经损伤性疼痛中激活星形胶质细胞的重要通路,并且星型胶质细胞中 STAT3 有着双重作用。星型胶质细胞最突出的特性是在神经受损后被激活,增生肥大,同时伴有功能改变,最终形成胶质疤痕,隔离炎性细胞和神经营养因子。这个胶质疤痕将隔离神经营养因子阻止神经再生,然而阻断星型胶质细胞 STAT3 后,进而阻止了星型胶质细胞向损伤部位迁移,炎性细胞浸润增加,造成了更严重的运动性功能损害。当 SOCS3 基因被选择性地阻断后,p-STAT3 长时间激活,可观察到大量的星形胶质细胞向损伤部位迁移,小鼠运动功能显著改善,说明 p-STAT3 对神经生长起着积极作用。

轴突切断使得坐骨神经中 p-STAT3 表达升高,机械损伤坐骨神经后,大鼠脊髓运动神经元和背根神经节中 p-STAT3于神经再生阶段表达增加。在辣椒素化学损毁的外周神经中,p-STAT3 在背根神经节中于 30min 后表达增加,在再生的坐骨神经中的感觉纤维中于 6h 后表达增加。在第 6 周的时候,神经再生结束,p-STAT3 免疫反应减弱,进一步说明了 STAT3 参与了神经再生的过程。

在神经损伤的背根神经节细胞模型中,给予皮质醇和红藻氨酸治疗后促进了背根神经节神经元 STAT3 的 Ser727 位点磷酸化。生长相关蛋白(GAP-43)是神经再生的一个重要标志,在 p-STAT3 高表达的生长锥部位细胞和上述细胞模型中 GAP-43 表达同样上调。JAK-STAT3 信号通路可影响 GAP-43 的转录活性,在应用 AG490 后,GAP-43 的表达受抑制,使皮质醇和红藻氨酸促神经生长功能减弱。

活体成像研究表明,在外周神经损伤 2d 后,与 STAT3 完整的大鼠相比,STAT3 缺陷的大鼠外周神经轴突再生恢复缓慢,轴突几乎没有开始生长。7d 后,STAT3 缺陷的大鼠的神经轴突生长速度与 STAT3 完整的大鼠没有差异。提示 STAT3 对外周神经轴突再生的作用可能只存在于神经再生的起始阶段,而不是整个过程。

JAK2-STAT5 信号通路同样可能参与了神经再生,Sakshi 在对体外培养的神经干细胞和 PC12 细胞的研究发现,JAK2-STAT5 可能通过以下机制调节细胞增殖分化:胰岛素样生长因子(IGF-1)激活神经干细胞和 PC12 细胞中的 JAK2-STAT5 信号通路,p-STAT5 形成二聚体转入核内,作为 SOCS6 的转录因子促进细胞分化,SOCS6 随后可与 IGF 受体和 JAK2 结合,形成三聚体,抑制 STAT5 磷酸化,发挥负反馈调节作用。

JAK 能够通过调节多种神经递质受体的表达和功能,参与突触重塑,包括 γ-氨基丁酸受体、毒蕈碱型乙酰胆碱受体和 N-甲基-D-天冬氨酸受体(NMDAR)。JAK 与 NMDA

相关的突触传递的长时程增强密切相关,后者被认为是学习和记忆的重要过程。JAK 位于突触末端,抑制 JAK 或 STAT3 后,NMDA 受体相关的长时程增强效应(LTP)均被抑制,而基础 LTP 未受影响。其中 AG490 和 STAT3 抑制效果相似,说明 STAT3 是 JAK2 主要的下游底物。活化的 STAT3 不仅存在于细胞核中调控转录,在树突分支的胞质中同样大量存在,由于 STAT3 在未进入细胞核前就已经开始磷酸化,说明 STAT3 在细胞核外可能发挥着其他重要作用,其具体机制尚不明确。通过不同的检测手段发现,STAT3 在细胞核内调控转录的作用并未影响 NMDAR-LTD。然而此项研究仅限于 STAT3 于核内转录 3h 内,不能排除 STAT3 在随后的时间里调节影响 NMDAR-LTD 的蛋白表达。

(三) JAKs-STATs 与神经病理性疼痛

研究表明,在多种神经病理性疼痛模型中,JAKs-STATs 信号通路可能与痛觉过敏的形成有关。如骨癌痛敏产生后,脊髓内 STAT3 的表达显著上调,核转位现象增多,表明有 STAT3 的激活。在严重脊髓压迫损伤模型(SCI)和部分脊神经结扎(SNL)模型中,均观察到脊髓中 JAK 级联系统关键成分上调,鞘内注射 JAK 磷酸化抑制剂 AG490 后均能抑制 SNL 和 SCI 所致的神经病理性疼痛,其抗痛觉过敏的作用与脊髓 JAK 水平相关。大鼠坐骨神经慢性压迫模型(CCI)也可诱导脊髓 JAK 信号通路的激活。最新研究发现,JAK2-STAT3 信号通路可能参与了瘦素介导的神经病理性疼痛,鞘内单次给予瘦素可以增强鞘内注射 NMDAR 所诱导的大鼠自发的咬足、抓足、舔足等行为,多次给予瘦素可诱导大鼠痛觉过敏。正常大鼠鞘内注射瘦素后,脊髓背角中 NMDAR 和 p-STAT3 表达上调。对脊髓片应用 JAK2-STAT3 信号通路抑制剂 AG490,可抑制瘦素所增强的 NMDAR 介导的板层Ⅱ神经元放电,而使用磷脂酰肌醇 3 激酶(PI3K)或丝裂原激活的蛋白激酶(MAPK)信号通路的抑制剂未观察到这一现象。然而,不使用瘦素,单独加入 AG490 并不能改变 NMDAR 介导的板层Ⅱ的神经元放电的基础水平,进一步证实了神经病理性疼痛的发生可能与瘦素介导的脊髓 JAK2-STAT3 信号通路的活化有关。

三、结 语

综上所述,神经病理性疼痛的发病机制对于疼痛研究来说是一个挑战,阐明神经病理性疼痛的发生机制有利于制定针对性的治疗方案。JAKs-STATs 信号转导通路参与了神经系统发育以及胶质细胞活化的过程,与神经病理性疼痛过程密切相关。随着 JAKs-STATs 信号转导通路研究的深入,相信在神经病理性疼痛和 JAKs-STATs 信号转导通路之间将会有更多更深入的发现。

(周林 李军 曹红)

参 考 文 献

1. Bareyre FM, Garzorz N, Lang C, et al. In vivo imaging reveals a phase-specific role of STAT3 during central and peripheral nervous system axon regeneration. Proc Natl Acad Sci USA,2011,108(15):6282-62827
2. Darnell JE Jr. Studies of INF-induced transcriptional activation uncover the Jak-Stat pathway3. J Interferon Cytokine Res,1998,18(8):549-554
3. Christian Schindler, Courtney Plumlee. Inteferons pen the JAK-STAT pathway. Semin Cell Dev Biol. Semin Cell Dev Biol,2008,19(4):311-318
4. Douglas A. Harrison The JAK/STAT Pathway. Cold Spring Harb Perspect Biol,2012,4:a011205
5. Katsuaki Y, Koji O, Masakazu T, et al. Activation of JAK/STAT signaling in neuro following spinl cord injury in mice. J Neurochem,2006,96(4):1060-1070
6. Elisa D, Cyril R, Blandine P. JAK/STAT3 pathway is activated in spinal cord microglia after peripheral nerve injury and contributes to neuropathic pain development in rat. J Neurochem,2008,107(1):50-60
7. Elisa D, Annie M, Jacpues M, et al. SOCS3-Mediated Blockade of JAK/STAT3 Signaling Pathway Reveals ItsMajor Contribution to Spinal Cord Neuroinflammation and Mechanical Allodynia after Peripheral Nerve Injury. J Neurosci, 2010,30(16):5754-5766
8. Herrmann JE, Imura T, Song B, et al. STAT3 is a critical regulator of astrogliosis and scar formation after spinal cord injury. J Neurosci,2008,28(28):7231-7243
9. Tsuda M, Kohro Y, Yano T, et al. JAK-STAT3 pathway regulates spinal astrocyte proliferation and neuropathic pain maintenance in rats. Brain,2011,134(4):1127-1139
10. Sarafian TA, Montes C, Imura T, et al. Disruption of Astrocyte STAT3 Signaling Decreases Mitochondrial Function and Increases Oxidative Stress In Vitro. PLoS One,2010,5(3):e9532
11. Okada S, Nakamura M, Katoh H, et al. ablation of Stat3 or Socs3 discloses a dual role for reactive astrocytes after spinal cord injury. Nat Med,2006,12(7):829-834
12. Lee N, Neitzel KL, Devlin BK, et al. STAT3 phosphorylation in injured axons before sensory and motor neuron nuclei: potential role for STAT3 as a retrograde signaling transcription factor. J Comp Neurol,2004,474(4):535-545
13. Donnerer J, Liebmann l, Schicho R. ERK and STAT3 phosphorylation in sensory neurons during capsaicin-induced impairment and nerve growth factor treatment. Pharmacology,2005,(3):116-121
14. Sheu JY, Kulhanek DJ, Eckenstein FP. Differential patterns

of ERK and STAT3 phosphorylation after sciatic nerve transection in the rat. Exp Neurol, 2000, 166(2): 392-402

15. Tsai SY, Yang LY, Wu CH, et al. Injury induced Janus kinase/protein kinase C-dependent phosphorylation of growth-associated protein and signal transducer and activator of transcription 3 for neurite growth in dorsal root ganglion. J Neurosci Res, 2007, 85(2): 321-331
16. Qiu J, Cafferty WB, McMahon SB, et al. Conditioning injury-induced spinal axone generation requires signal transducer and activator of transcription 3 activation. J Neurosci, 2005, 25(7): 1645-1653
17. Gupta S, Mishra K, Surolia A. suppressor of cytokine signalling-6 promotes neurite outgrowth via JAK2/STAT5-Mediated Signalling Pathway, Involving negative feedback inhibition. PLoS One, 2011, 6(11): e26674
18. Nicolas CS, Peineau S, Amici M, et al. The JAK/STAT pathway is involved in synaptic plasticity. Neuron, 2012, 73(2): 374-390
19. 项红兵，肖建斌，招伟贤，等. 骨癌痛模型大鼠患侧腰段脊髓 STAT3 的表达及其意义. 中国现代医学杂志，2008, 18(9): 1158-1161
20. Tian Y, Wang S, Lim G, et al. Leptin enhances NMDA-induced spinal excitation in rats: A functional link between adipocytokine and neuropathic pain. Pian, 2011, 152(6): 1263-1271

60. 胆碱受体异质化对危重病患者肌松药药效学影响的机制研究

肌松药广泛的应用于危重患者，是危重患者气道管理重要的辅助用药。快速起效的去极化肌松药常用于饱胃和预计困难气道的危重病患者。对于重症监护室（intensive care unit，ICU）内的危重症患者，肌松药辅助机械通气，可降低呼吸肌做功，改善肺的氧合。肌松药与镇静镇痛药合用，有效地阻断反射活动，尤其适用于循环不稳定的创伤、烧伤等危重病患者。肌松药还用于控制 ICU 患者因高热引起的抽搐和破伤风痉挛发作。研究表明，肌松药可以改善院外和急症室创伤患者的预后。

急危重症患者肌松药使用的并发症已被广泛报道，包括难以预计的困难气道，胃内容物反流误吸，呼吸道梗阻。这些并发症常常导致患者发生严重的低氧血症。研究表明低氧血症是危重症患者插管期间引起死亡的主要原因。对于手术患者，使用肌松药最大的危险是患者自主呼吸被肌松药阻断后不能通气和及时气管插管。一旦进入这种危急情况，患者常常发生危及生命的低氧血症。

一、危重症患者肌松药药效学改变

肌松药分为去极化肌松药和非去极化肌松药。危重病患者去极化肌松药使用的危险在于严重的高钾血症。琥珀胆碱是临床上最常用的去极化肌松药，具有起效快的优点。琥珀胆碱用于危重患者可产生严重的高钾血症，导致室性心动过速或室颤，甚至心搏骤停。琥珀胆碱给药后引起的血浆钾离子迅速升高，对于烧伤，创伤等危重患者这种作用尤为显著。这种高钾血症常常发生在创伤和烧伤后 48 ~ 72h。对于出血引起的酸中毒，琥珀胆碱也可引起的高钾血症，但这种情况下无 nAchR 的改变。琥珀胆碱引起高钾血症的原因尚不完全清楚。非去极化肌松药分为苄异喹啉类（依赖 hofmann 消除和非特异性酯酶水解）和甾类（依赖肝肾代谢）。危重症患者普遍对去极化肌松药反应超敏化，而对非去极化肌松药敏感性降低，表现为肌松作用下降，维持时间缩短，要达到相同的肌松水平，这些患者常常需要增加 3 ~ 5 倍的剂量和次数，因而血药浓度异常增高。然而危重症患者常常合并肝肾功能障碍，Hofmann 消除受酸中毒而下降，以及酯酶合成障碍，使得肌松药清除下降，出现残余肌松效应。残留肌松效应严重影响呼吸功能恢复，使呼吸道梗阻发生增加，同时降低颈动脉化学感受器对缺氧的反应，因此残余肌松导致术后低氧血症，严重影响器官功能的恢复。系统荟萃分析以及前瞻性 RCT 研究均表明残余肌松作用是围术期患者死亡率增高的风险因素。危重患者对肌松药反应的改变与烟碱型乙酰胆碱受体质和量的改变有关。

二、突触后 nAchR 的生物学特性

nAchR 受体主要表达于神经肌肉接头突触后膜、自主神经节以及中枢神经系统，参与乙酰胆碱（Ach）介导突触传递。在脊髓动物中，有 17 种 nAchR 亚型克隆：α1 ~ α10、β1 ~ β4 以及 δ、γ、ε。在正常神经支配的骨骼肌上，nAchR 仅表达在神经肌肉接头区，属于成熟的 nAchR 受体（成人型 nAchR）。成熟的 nAchR 受体由五个亚基组成：2×α1，β，ε，δ。神经递质 Ach 在受体上的结合位点以及一些配体的结合位点（如肌松药）是在 α 亚基交界处。神经支配下的骨骼肌只表达成熟型 nAchR（ε-nAchR）。但肌细胞核有合成 nAchR 其他亚基的基因（-γ，-α7）。当肌肉处于活动或受神经支配的情况下，肌细胞核不会直接合成其他亚型的基因。当肌肉失去神经支配或者处于胎儿期，另外两种亚型的 nAchR—幼稚型 nAchR（γ-nAchR）和神经型 α7-nAchR 表达在骨骼肌上。γ-nAchR 由四种亚基 α1、β、γ、δ 以 2∶1∶1∶1比例组成。因此，在去神经的骨骼肌上，γ 亚基取代了原来的成熟受体的 ε 亚基，成为幼稚的 γ-nAchR，大量表达分布在神经肌接头区外的细胞膜上，而不仅仅在突触接头区。

近年的研究发现一种神经型 nAchR 在骨骼肌发育过程以及去神经的骨骼肌细胞膜上与 γ-nAchR 共同表达。

α7-nAchR 是由同价同效 5 个 α7 亚基组成的 5 聚体通道。过去认为其仅仅在中枢神经和自主神经节中发现表达。内源性的激动物质，如 Ach、nicotine 和 choline，可以激动受体 α7-nAchR。一些外源性拮抗剂（如肌松药，金环蛇毒，芋螺毒素）也能与该受体结合，但结合能力不同。

实验研究表明，除了在去神经支配和胎儿发育期，一些化学性，医源性，病理性导致的肌肉长时间运动无能也会导致 nAchR 数量和质量的变化。产生肌肉运动无能的最常见化学药物是肌松药。其他一些杆菌毒素（如破伤风，肉毒杆菌）以及镁剂可诱导"拟去神经支配效应"，拟去神经支配效应与去神经支配效应的差别在于，去神经支配是骨骼肌和运动神经发生了机械性的联系断裂，如运动神经损伤。而拟去神经支配是运动神经对骨骼肌的营养作用减弱，神经肌肉接头发生功能障碍。直接和间接证据表明在这些病理的情况下，骨骼肌发生拟去神经支配，都伴有 γ-nAchR 和 α7-nAchR 在骨骼肌上的表达。

α-金环蛇毒素常用于定量测定肌肉上的 nAchRs 表达。然而这种配体缺乏特异性，不能区别 nAchR 受体亚型。通过电生理、分子生物学以及免疫组化技术可以鉴别骨骼肌上的 3 种不同 nAchR 受体（ε-nAchR，γ-nAchR 和 α7-nAchR）。受体亚基组成的改变可以影响受体的电生理特性。γ-nAchR 与终板膜上的成熟受体 ε-nAchR 相比，有更小的单通道电导属性（阳离子 Na^+，Ca^{2+} 内流，K^+ 外流较小），2～10 倍的通道开放时间。γ-nAchR 表达可以改变受体对激动剂和拮抗剂的敏感性。激动剂（比如 Ach，琥珀胆碱）更容易激动幼稚型受体。1/10～1/100 剂量的 Ach 即可引起 γ-nAchR 去极化。竞争性拮抗剂（如非去极化肌松药）对 γ-nAchR 敏感性降低，低浓度的非去极化肌松药能对抗 Ach 激动受体的作用。因此，骨骼肌膜上 γ-nAchR 表达可以降低非去极化肌松药的作用。

α7-nAch 具有不同的功能和药理学特性。胆碱（choline）对于 γ-nAchR 和 ε-nAchR 是不完全激动剂，而对于 α7-nAch 是完全激动剂。不能激动 γ-nAchR 和 ε-nAchR 的胆碱浓度可以激动 α7-nAchR。即使在胆碱持续激动的情况下，α7-nAch 也不发生降敏作用。这种特点与表达在中枢神经的 α7-nAchR 特点不同。中枢的 α7-nAch 可以被胆碱激动后快速脱敏。α7-nAch 能够被琥珀胆碱激动，允许更大的 K^+ 从细胞内向细胞外流动。骨骼肌上的 α7-nAch 与拮抗剂（如泮库溴铵和 α-金环蛇毒）的亲和力较低，这些拮抗剂阻断 α7-nAch 需要更高的浓度。

三、调控 nAchRs 表达的因素

神经的营养功能、神经电活动对于神经肌接头突触后膜烟碱型乙酰胆碱受体的分化、表达、稳定具有重要作用。神经生长因子信号（如胰岛素、凝集素、AchR 诱导活性因子 NRβ-1）参与调控成熟受体以及幼稚受体、α7 受体的表达。骨骼肌与其他细胞不同，有成千上万的细胞核，这些细胞核同时表达这三种受体的基因。骨骼肌在神经支配前，几乎所有的细胞核参与合成 α7/γ-nAChR，受体分布在整个细胞膜。当神经参与支配骨骼肌，神经末梢释放生长因子促进终板膜附近细胞核开始合成 ε 亚基，使 α7/γ-nAChR 向 ε-nAChR 转化，2 周后 ε-nAChR 聚集在终板膜。从胎儿期向成熟期的过程，α7/γ-nAChR 随神经参与支配由表达到逐渐消失。α7/γ-nAChR 的表达最初由肌细胞控制，而后受到神经来源的信号抑制，转而合成成熟受体亚基 ε。

肌肉本身固有 nAChR 的分化调控程序受肌源性特异转录因子家族（muscle-specific transcription factors）介导，其中重要的是肌转录因子（MyoD）。α7 和 γ 亚基基因上游调控核心区域均存在单个 E-box。MyoD 通过其特殊的螺旋-环螺旋结构（basic helix loop helix，bHIH）与 E 蛋白结合后作用于启动子内的 E-box 序列，启动亚基基因表达，可能是导致骨骼肌 α7/γ-nAChR 共表达调控的关键因素。

神经调节蛋白（neuregulin）介导的神经源性生长因子信号对调节突触后乙酰胆碱受体的分化、表达、稳定具有重要作用，以凝集素蛋白 agrin 以及 AchR 诱导活性因子（acetylcholine receptor inducing activity，ARIA，NRβ-1）的作用最为重要。在终板膜区，突触 nAchR 基因转录由肌细胞膜特异性受体肌特异性激酶（muscle specific kinase，MuSK）的自激活或与基板膜内的 agrin 蛋白结合而激活而启动，其下传的信号促进 Rapsyn 蛋白、乙酰胆碱酯酶、肌源性神经调节蛋白（NRG）和神经调节蛋白受体（ErbBs）等突触蛋白的聚集。Rapsyn 蛋白是膜上 nAchR 的锚定蛋白，使 nAchR 聚集在终板膜区。ErbBs 是酪氨酸激酶受体 ErbBs 家族。蛋白 NRβ-1 由运动神经元合成，再由神经末梢释放。NRβ-1 通过与骨骼肌细胞膜上受体 ErbB2 和 ErbB4 特异结合形成复合体，由调节蛋白 cdk5 和 p35 参与激活和合成，然后再磷酸化受体自身的酪氨酸激酶，其下行通路通过 ras 进一步激活 MAPK 激酶信号通路和 Jnk 激酶信号通路，导致 c-JNK 和 c-fos 发生短暂的激活，使信号通路下游的底物 Ets 相关的 GABPα/β 蛋白因子磷酸化，作用于基因启动子内 N-Box 序列，启动 ε 亚基基因的表达，同时抑制肌源性特异转录因子与 E-box 区的结合，抑制 α7/γ-nAChR 的表达。与 NRβ-1 结合的效应受体 ErbB2 和 ErbB4 在肌细胞膜上的聚集需要 agrin 蛋白的参与。在失神经支配或者正常神经支配肌肉的终板外区注射携带 agrin 基因的质粒可以诱导 nAchR 的 γ 亚基向 ε 亚基转换，形成类突触后膜样结构，说明 agrin 参与介导 γ 向 ε 亚基转换过程。来自运动神经的电冲动导致突触前膜释放 Ach。Ach 结合突触后膜上的 nAchR，使通道开放，Ca^{2+} 内流。胞内 C^{a2+} 增高，激活丝氨酸/酪氨酸激酶，抑制肌源性特异转录因子与 E-box 区结合，γ-nAchR 和 α7-nAchR 表达受抑制。出生后，所有的 γ-nAchR 都会转化成为成熟受体 ε-nAchR。调控 α7-nAchR 表达的生长因子还不清楚。

胰岛素抵抗也是导致 nAchR 上调的因素。胰岛素通过酪氨酸激酶受体发挥作用。在烧伤和去神经支配的骨骼肌上,胰岛素抵抗与 γ-nAchR 和 α7-nAchR 表达上调同时发生。因此,agrin 激活 Musk 信号通路下降可能是导致受体上调和异质性受体表达的原因。在这些病理情况下,缺乏神经支配的骨骼肌受到直接的电刺激,或者神经诱发的骨骼肌收缩可下调骨骼肌细胞膜上的受体分布,说明电活动对于控制 nAchR 表达的重要性。

四、骨骼肌对非去极化肌松药敏感性下降的受体生物学基础

经典的药理学理论认为拮抗剂或激动剂的敏感性上升或下降与受体上调(或下调)的作用有关。所谓"上调"和"下调"指的是可用受体总的数量变化,但不涉及 nAchR 亚型的改变。受体理论认为 nAchR 上调将增加对去极化肌松药敏感性,降低对非去极化肌松药敏感性。去极化肌松药量效曲线发生左移,非去极化肌松药发生右移。在烧伤、创伤等危重症患者观察到非去极化肌松药敏感性下降,其骨骼肌上三种受体(ε,γ,α7-nAchR)有共存表达。这些受体亚型表达可以影响非去极化肌松药的作用。

引起受体上调的病理性因素包括上、下运动神经元损伤、运动无能(失用性萎缩)、创伤、烧伤以及危重病患者。对于危重病患者来说,特别是脓毒症,普遍引起神经功能性损伤(拟去神经支配),从而上调 nAchR。因此,烧伤、直接的肌肉损伤、感染(包括局部和全身)都可导致 nAchR 表达上调。导致 nAchR 上调的毒素常为杆菌毒素感染(如破伤风毒素、肉毒杆菌毒素)。这些毒素抑制突触前膜 Ach 释放,阻断突触传递。其他的病原菌是否能够抑制受体上调尚不清楚。长时间使用肌松药也可以上调 nAchR,不仅出现受体数量的改变,还出现新的亚型受体(γ-nAchR 和 α7-nAchR),原因与长时间的制动和受体本身的失活有关。这些受体表达的生物学基础还需要进一步研究。虽然药效学改变在非去极化肌松药敏感性下降中具有重要的作用,但药代动力学因素以及药物遗传学也在药物反应的改变中发挥作用,如烧伤患者的肌松药清除动力学下降,以及药物与 α1-酸性蛋白结合下降导致游离的药物浓度下降。

综上所述,烧伤、创伤等危重患者的骨骼肌对肌松药的反应性改变,对去极化肌松药敏感性增强,对非去极化肌松药敏感性减弱。对于严重烧伤,创伤的危重患者,要达到相同的肌松效应,需要更大剂量的肌松药。导致这一改变的原因可能与骨骼肌细胞膜表达异质性 nAchR 有关。导致这些异质受体表达的原因还不清楚,可能与毒素、炎症因子导致的骨骼肌拟去神经支配有关。

(刘力　闵苏)

参 考 文 献

1. Sakles JC, Laurin EG, Rantapaa AA, et al. Airway management in the emergency department: a one-year study of 610 tracheal intubations. Ann Emerg Med, 1998, 31: 325-332
2. Norwood S, Myers MB, Butler TJ. The safety of emergency neuromuscular blockade and orotracheal intubation in the acutely injured trauma patient. J Am Coll Surg, 1994, 179: 646-652
3. Syverud SA, Borron SW, Storer DL, et al. Prehospital use of neuromuscular blocking agents in a helicopter ambulance program. Ann Emerg Med, 1988, 17: 236-242
4. Ma OJ, Atchley RB, Hatley T, et al. Intubation success rates improve for an air medical program after implementing the use of neuromuscular blocking agents. Am J Emerg Med, 1998, 16: 125-127
5. Bulger EM, Copass MK, Sabath DR, et al. The use of neuromuscular blocking agents to facilitate prehospital intubation does not impair outcome after traumatic brain injury. J Trauma, 2005, 58: 718-724
6. Schwartz DE, Matthay MA, Cohen NH. Death and other complications of emergency airway management in critically ill adults. Anesthesiology, 1995, 82: 367-376
7. Martyn JAJ, Richtsfeld M. Succinylcholine-induced hyperkalemia in acquired pathologic states: etiological factors and molecular mechanisms. Anesthesiology, 2006, 104: 158-169
8. Coursin DB, Klasek G, Goelzer SL. Increased requirements for continuously infused vecuronium in critically ill patients. Anesth Analg, 1989, 69: 518-521
9. Callanan DL. Development or resistance to pancuronium in adult respiratory distress syndrome. Anesth Analg, 1985, 64: 1126-1128
10. Askmark H, Backman E, Gillberg PG, et al. Quantification of extrajunctional acetylcholine receptors in human muscle biopsies. Acta Neurol Scand, 2010, 83: 259-261
11. Lindstrom JM. Nicotnic acetylcholine receptors of muscles and nerves. Comparison of their structures, functional roles, and vulnerability to pathology. Ann NY Acad Sci, 2003, 998: 41-52
12. Tsuneki H, Salas R, Dani JA. Mouse muscle denervation increases expression of an alpha7 nicotinic receptor with unusual pharmacology. J Physiol, 2003, 15: 169-179
13. Fischer U, Reinhardt S, Albuquerque EX, et al. Expression of functional alpha7 nicotinic acetylcholine receptor during mammalian muscle development and denervation. Eur J Neurosci, 2009, 11: 2856-2864
14. Fambrough DM. Control of acetylcholine receptors in

skeletal muscle. Physiol Rev,2011,59:165-227

15. Witzemann V,Brenner HR,Sakmann B. Neural factors regulate AChR subunit mRNAs at rat neuromuscular synapses. J Cell Biol,1991,114:125-141
16. Fahim MA. Rapid neuromuscular remodeling following limb immobilization. Anat Rec. 1989,224:102-109
17. Ibebunjo C,Martyn JAJ. Fiber atrophy,but not changes in acetylcholine receptor expression,contributes to the muscle dysfunction after immobilization. Crit Care Med,2005,27:275-285
18. Yanez P, Martyn JAJ. Prolonged d-tubocurarine infusion and/or immobilization cause upregulation of acetylcholine receptors and hyperkalemia to succinylcholine in rats. Anesthesiology,2006,84:384-391
19. Hogue CW Jr,Ward JM,Itani MS,et al. Tolerance and upregulation of acetylcholine receptors follow chronic infusion of d-tubocurarine. J Appl Physiol,2002,72:1326-1331
20. Markewitz BA, Elstad MR. Succinylcholine-induced hyperkalemia following prolonged pharmacologic neuromuscular blockade. Chest,1997,111:248-250
21. Kim C,Hirose M,Martyn JAJ. d-Tubocurarine accentuates the burn-induced upregulation of nicotinic acetylcholine receptors at the muscle membrane. Anesthesiology,1995,83:309-315
22. Gu Y,Franco A Jr,Gardner PD,et al. Properties of embryonic and adult muscle acetylcholine receptors transiently expressed in COS cells. Neuron,2000,5:147-157
23. Yost CS,Winegar BD. Potency of agonists and competitive antagonists on adult-and fetal-type nicotinic acetylcholine receptors. Cell Mol Neurobiol,2007,17:35-50
24. Placzek AN,Grassi FK,Papke T,et al. A single point mutation confers properties of the muscle-type nicotinic acetylcholine receptor to homomeric a7 receptors. Mol Pharmacol,2012,66:169-177
25. Hall ZW. Synaptic structure and development: the neuromuscular junction. Neuron,2010,10:99-121
26. Tansey MG, Chu GC, Merlie JP. ARIA/HRG regulates AChR epsilon subunit gene expression at the neuromuscular synapse via activation of phosphatidylinositol 3-kinase and Ras/MAPK pathway. J Cell Biol,2010,134:465-476
27. Ikezu T,Okamoto T,Yonezawa K,et al. Analysis of thermal injury-induced insulin resistance in rodents: implication of post-receptor mechanism. J Biol Chem, 2010, 272: 25289-25295
28. Hirose M,Kaneki M,Sugita H,et al. Immobilization depresses insulin signaling in skeletal muscle. Am J Physiol Endocrinol Metab,2010,279:235-241
29. Hirose M, Kaneki M, Sugita H, et al. Long-term denervation impairs insulin receptor substrate-1-mediated insulin signaling in skeletal muscle. Metabolism,2011,50:216-222

Ⅱ 临床监测

61. 脑电双频谱指数监测：进展与争议

自从 1846 年 10 月 16 日首次乙醚吸入麻醉演示成功以来，"麻醉深度"一直是人们关注的热点。脑电双频谱指数(bispectral index，BIS)于 1997 年商业化用于麻醉深度的监测，逐渐成为经典的镇静麻醉深度监测参数，其综合了脑电图中频率、功率、位相及谐波等特性，包含了原始脑电图信息，能迅速反映大脑皮层功能状况，因此被认为是评估意识状态和镇静深度敏感且准确的客观指标。随着学者们对其认识程度的不断加深，BIS 在临床应用范围不断扩大。本文综述 BIS 监测在防止麻醉术中知晓和减少麻醉用药、低 BIS 值与患者术后转归、BIS 指导下双闭环靶控麻醉等方面的争议与应用进展状况。

一、BIS 监测防止麻醉中知晓和减少麻醉用药的争议

AIM 研究是一项前瞻性多中心研究(2004)，其包括美国地理位置分开的 7 所研究中心接受全身麻醉的 19 576 例患者，对所有病例行术后随访，术后 1 周进行结构性问卷调查，总共确认 25 例术中知晓(0.13%)，并且 7 所研究中心的发生率相当一致，高危手术如心脏手术的术中知晓发生率(0.95%)高于低危的矫形手术(0.1%)。术中知晓的发生率约为 1000 例麻醉中有 1～2 例。

多项多中心随机双盲临床研究，观察了与术中知晓相关的 BIS 监测的意义。早期(2004)B-Aware 研究是澳大利亚的一项前瞻性随机双盲多中心试验，对象为术中知晓高危患者(剖宫产手术、高危心脏手术、创伤手术或硬质气管镜检查)；麻醉分为 BIS 监测指导麻醉组和常规临床用药组，麻醉后 2～6h、24～36h 和术后 30d 评估患者知晓情况；与对照组(n=1238，11 例知晓)相比，BIS 监测指导麻醉可使术中知晓的危险下降 82%(n=1227，2 例知晓)。

2008 年 B-Unaware 比较研究高危知晓患者 BIS 监测和呼末麻醉气体浓度监测(ETAG)是否降低知晓发生率。2000 例患者分为 BIS 组(BIS 在 40～60)和 ETAG 组(呼末麻醉气体(0.7～1.3MAC)。在 0～24h、24～72h 和拔管后 30d 访视患者；各组均有 2 例患者发生了术中知晓，1 例知晓患者 BIS>60，3 例术中知晓患者麻醉药浓度<0.7；BIS 组平均麻醉药浓度为 0.81±0.25MAC，ETAG 组平均麻醉药浓度为 0.82±0.23MAC(P>0.05)，BIS 监测指导麻醉并不降低麻醉的术中知晓率和麻醉用药，BIS 指导麻醉和 ETAG 指导麻醉术中知晓的并发症没有差别。2011 年 BAG-RECALL 组进一步研究，将 6041 例术中知晓高危患者随机分为两组：一组接受 BIS 监测指导下的麻醉(BIS 值<40 分或>60 分，则发出一种声音警报)，另一组接受 ETAC 指导下的麻醉(如果 ETAC<0.7 或>1.3MAC，也发出声音警报)；在术后的调查显示：BIS 组 2861 例患者中有 7 例(0.24%)术中知晓，相比之下 ETAC 组 2852 例患者中仅有 2 例(0.07%)出现了术中知晓，因此，BIS 方案的优越性没有得到证实；相反，ETAC 组术中知晓率比 BIS 组低。

在 BAG-RECALL 研究中，麻醉浓度监测下麻醉组比 BIS 监测下麻醉的报警频率高 2 倍，提示在麻醉浓度监测下高的报警频率可能降低术中知晓事件；BAG-RECALL 报警域设定为 0.7MAC。2012 年 Mashour 等把报警域降到(0.5MAC)，研究患者无特异选择手术，BIS 监测和 ETAG 指导麻醉的两组中，BIS 组发生确定的术中知晓为 0.12%(11/9376，95% CI：0.07% ～ 0.21%)而 ETAG 组则为 0.08%(8/9460，95% CI：0.04% ～0.16%)，结果显示 BIS 和麻醉药浓度监测发生明确术中知晓的发生率无明显差别，但通过析因分析，BIS 监测比常规监测明显降低术中明确或可疑知晓的发生率。通过降低 ETAG 组的报警域(0.5MAC)，这结果又否定了 BAG-RECALL 研究组的研究结论，同时通过析因分析结果支持了 B-Aware 研究的结论。

就 BIS 监测麻醉术中知晓的意义和减少麻醉用药方面，多项多中心、随机、双盲临床研究得出矛盾的结果。由于麻醉术中知晓发生率很低，要得到阳性的检验效能，研究样本要相当大，因此 BIS 是否能降低麻醉术中知晓发生率和减少麻醉用药，尚需要更多的大样本多中心随机双盲的临床研究方能得出最终一致性的结果。

二、低 BIS 值与患者术后转归的争议

2005 年 Monk 等首先提出累积深催眠时间(累积低 BIS 维持时间)是非心脏大手术患者 1 年死亡的独立预见因素。毫无疑问,这种"死亡与催眠的相关发现"是有疑问的,需要进一步的研究。Kertai 等(2010)进一步研究累积低 BIS 值维持时间与术后死亡的关系,17.8% 心脏手术后首 3 年死亡,术中累积每小时 BIS 值低于 45 的患者死亡危险增加 29%,其他与围手术期死亡相关的因素有欧洲评分(EuroSCORE)、输注红细胞、术中使用去甲肾上腺素和 ICU 治疗时间延长。

2008 ~ 2010 年的研究都是来至于其他目的前瞻研究资料中,进行二次分析中确定死亡-催眠的相关性。Lindholm 等分析了来自于 BIS 监测手术中知晓发生率的研究资料中,发现 BIS 累积时间低于 45,手术后 2 年死亡的风险增加;但是,当把存在有恶性疾病一起分析,低 BIS 和死亡的相关发现仅恶性疾病与生命预期有弱相关性。在 2012 年 B-Aware 研究中二次资料的长期死亡分析,发现在没有低 BIS 值(BIS<40)患者生存率提高和并发症降低(心肌梗死和脑卒中)。对研究结果析因分析,一组来自于研究 BIS 监测机械呼吸患者的意识,一组为非手术患者 ICU 中的镇静,作者分析两组相似重症患者发现有 39% 患者出现爆发抑制,有爆发抑制患者 6 月内的死亡率明显高于没有爆发抑制的患者(59% vs 33%);以上研究提示术后早期死亡与镇静催眠的深度确实有一定的相关性。

所有的早期关于低 BIS 与术后结局的研究都存在术前患者有共存疾病的问题,这些疾病是独立的术后死亡危险因素,导致这些高危因素可能成为麻醉作用的易感性。Kertai 等发现用 EuroSCORE 评估术前共存疾病(心脏手术危险因素评估等),高分值者术后死亡率增加;在该研究中,83% 患者有长时间的 BIS 值低于 45(>4h)有左室射血分数异常,这些患者中 67% 术前服用 β 受体阻滞剂,提示有慢性高血压病史和心脏病史是 2 个重要的与脑白质损伤和脑萎缩相关的因素,这些高危患者对麻醉药的敏感性增加,当给予正常人的麻醉剂量时术中 BIS 值可能低下。Kertai 等临床研究中,麻醉维持两组吸入麻醉药和复合用药的剂量相似,BIS 并不指导麻醉用药;结果显示总的麻醉剂量是低 BIS 与术后早期死亡独立相关因素。但是,另一种解释是相反的;尽管麻醉药的浓度不是直接测定脑中浓度,但其作用部位是脑;已经证实脑的损害影响 BIS 值。一组研究评估健康人 BIS 和智力残疾小儿发现,智力残疾小儿在清醒、麻醉维持和麻醉苏醒过程中 BIS 值低。在 Kertai 的研究中,如果 BIS 值低,说明脑白质损伤和(或)脑萎缩更加严重,术中低的 BIS 值提示麻醉用药给予过多,可能对结局的恶化有影响。尽管死亡-催眠相关性仍然难以确定,而应用 BIS 监测资料来预见脑缺氧缺血后结局是合理的。脑电图已经长期应用于评估昏迷患者,近期研究显示在脑缺血缺氧昏迷患者中,常温下和低温治疗下 BIS 能预见脑死亡和神经学结局。一组缺血缺氧昏迷患者行急诊手术,手术中的 BIS 值比医师的判断或患者瞳孔对光反射能更好地评定患者术后的转归,提示低 BIS 值更能有助于预测患者的结局。

麻醉药剂量是否影响长期结局或用 BIS 监测是否能简单地鉴别大脑对麻醉药的敏感性?通过避免深麻醉,如 BIS 值记录,是否能改善结局或低 BIS 值和其他共存疾病是否与术后死亡相关?B-Aware 研究二次分析为解决这问题提供一瞥。在原始研究中,高危术中知晓患者随机分为通过临床参数常规监测或通过 BIS 值给药;BIS 组靶控范围为 40 ~ 60;为二次分析目的是比较 3 组患者术后并发症(心肌梗死和脑卒中)和死亡率;三组分为:①常规监测组(无 BIS);②BIS 监测组,BIS 值低于 40 超过 5min(低 BIS 组);③BIS 监测组,BIS 值无低于 40 超过 5min(理想 BIS 组);初步分析发现,患者常规监测组和低 BIS 组结局无差别;但是,进一步研究分析发现,理想 BIS 组比无 BIS 监测组死亡率和并发症明显降低;这结果提示保持 BIS 值在 45 ~ 60 能降低并发症和死亡的危险。

三、BIS 指导下双闭环靶控麻醉

静脉靶控输注(TCI)是按麻醉药的药代学参数调控麻醉,而 BIS 能反映麻醉药的作用也就能反映麻醉药药效学个体之间的差别,因此二者结合进行闭环反馈麻醉更具优势,其优点有:①靶控输注麻醉血药浓度偏差更少;②患者术中循环稳定,血压易于控制,体动少,麻醉恢复期清醒快;③在诱导时,闭环靶控组比手控靶控组丙泊酚的需求量明显低、BIS 超射(overshoot,BIS<40)少,麻醉维持闭环靶控组 BIS 维持在 40 ~ 60 时间明显长,MDAPE、摆动明显好,血液动力学稳定。

BIS 控制闭环丙泊酚麻醉已经有很多成功的研究。相反,阿片类药物缺乏可选的控制参数进行闭环麻醉。有研究应用心率和平均动脉压来作为参数来控制给药。但是,疼痛刺激的血液动力学反应是非特异的,同时也受失血、心律失常、心脏衰竭、血管张力和药物的影响。阿片类药物对镇静有协同作用,当阿片类药物足以阻断伤害刺激的反应时,催眠药浓度仅需要使意识消失。而伤害刺激可引起大脑皮层活动增强使 BIS 升高,因此,BIS 可间接反映镇痛状态或伤害刺激水平。伤害性刺激的唤醒作用能使 BIS 升高,能使 BIS 指导镇痛药给药,因此,BIS 一定程度上能指导镇痛药合理给药。

Liu 等采用比例集成导数公式(proportional-integral-derivative algorithm)进行双闭环靶控输注丙泊酚和瑞芬太尼

麻醉。控制系统临床假设闭环靶控丙泊酚维持稳定的催眠水平(BIS 在 40～60)和没有伤害刺激和疼痛刺激诱发脑皮质的活动使 BIS 值升高。计算 BIS 误差($BIS_{误差}$)、测定点(BIS50)和测定 BIS 值之差。如果 $BIS_{误差}$为 0,控制器设定新的丙泊酚和(或)瑞芬太尼浓度。误差大小决定哪种药物改动,如 $BIS_{误差}$很小,仅改变瑞芬太尼浓度;如 BIS 误差大,两种药物浓度都要改变。两个变化间隔时间设定为每种药物的峰作用时间和 60s 的延误;这种间隔瑞芬太尼比丙泊酚短,因此瑞芬太尼浓度变化更频。

判断闭环靶控输注的效果指标常用:执行误差(performance error,PE)计算实际值和设定值的差别;精度或中位数执行误差(median performance error,MDPE);偏差或中位数执行误差绝对值(MDAPE);摆动(wobble)测定 PE 中的个体间变异度;总体积分(global score,GS)为总的操作评分,包括适当麻醉比例(BIS 在 40～60)和 MDAPE 与 Wobble 的振动。

Liu 等多中心研究采用 BIS 监测下比例集成导数公式系统双闭环靶控输注丙泊酚和瑞芬太尼,196 例患者随机分为闭环和手控靶控输注组,结果显示 GS 和 BIS 在 40～60 的时间比,双闭环靶控组比手控组好(26±11 比 43±40,$P<0.0001$;82%±12% 比 71%±19%,$P<0.0001$);低射(BIS>60)和爆发抑制双闭环靶控组明显减少;双闭环靶控组瑞芬太尼用量大[0.22±0.07μg/(kg·min)比 0.16±0.07μg/(kg·min),$P<0.0001$]和插管速度短(10±4min 比 11±5min,$P=0.02$);应用双闭环靶控丙泊酚和瑞芬太尼麻醉,能改善 GS:增加 BIS 值在 40～60 的时间、降低 MDAPE,而没有改善摆动(wobble),减少麻醉诱导和拔管时间。利用伤害刺激的唤醒作用提高 BIS 值间接反映镇痛状态或伤害刺激水平,该研究实现 BIS 反馈双闭环靶控丙泊酚和瑞芬太尼麻醉,实现麻醉状态的催眠和镇痛成分的双闭环靶控麻醉。

综上所述,BIS 是反映麻醉状态镇静催眠程度的经典参数,利用伤害刺激的唤醒作用使 BIS 值升高可间接反映镇痛状态或伤害刺激水平,BIS 反馈双闭环靶控丙泊酚和瑞芬太尼麻醉,实现麻醉状态的催眠和镇痛成分的双闭环精确靶控麻醉;而 BIS 是否能减少麻醉术中知晓和麻醉用药量、降低手术后死亡率和并发症仍有一定的争议,尚需更多的多中心随机双盲大样本的临床研究方能得出最终结论。

(陈勇 佘守章 许学兵)

参考文献

1. Sebel PS, Bowdle TA, Ghoneim MM, et al. The incidence of awareness during anesthesia: a multicenter United States study. Anesth Analg, 2004, 99(3):833-839
2. Myles PS, Leslie K, McNeil J, et al. Bispectral index monitoring to prevent awareness during anaesthesia: the B-Aware randomised controlled trial. Lancet, 2004, 363(9423):1757-1763
3. Avidan MS, Zhang L, Burnside BA, et al. Anesthesia awareness and the bispectral index. N Engl J Med, 2008, 358(11):1097-1108
4. Avidan MS, Jacobsohn E, Glick D, et al. Prevention of intraoperative awareness in a high-risk surgical population. N Engl J Med, 2011, 365(7):591-600
5. Mashour GA, Shanks A, Tremper KK, et al. Prevention of intraoperative awareness with explicit recall in an unselected surgical population: a randomized comparative effectiveness trial. Anesthesiology, 2012, 117(4):717-725
6. Monk TG, Saini V, Weldon BC, et al. Anesthetic management and one-year mortality after noncardiac surgery. Anesth Analg, 2005;100(1):4-10
7. Drummond JC, Patel PM. Editorial board reproached for publication of bis-mortality correlation. Anesth Analg, 2005, 101(5):1238-1239
8. Kertai MD, Pal N, Palanca BJ, et al. Association of perioperative risk factors and cumulative duration of low bispectral index with intermediate-term mortality after cardiac surgery in the B-Unaware Trial. Anesthesiology, 2010, 112(5):1116-1127
9. Lindholm ML, Träff S, Granath F, et al. Mortality within 2 years after surgery in relation to low intraoperative bispectral index values and preexisting malignant disease. Anesth Analg, 2009, 108(2):508-512
10. Leslie K, Myles PS, Forbes A, et al. The effect of bispectral index monitoring on long-term survival in the B-aware trial. Anesth Analg, 2010, 110(3):816-822
11. Watson PL, Shintani AK, Tyson R, et al. Presence of electroencephalogram burst suppression in sedated, critically ill patients is associated with increased mortality. Crit Care Med, 2008, 36:3171-3177
12. Pantoni L, Garcia JH. The significance of cerebral white matter abnormalities 100 years after Binswanger's report. A review. Stroke, 1995, 26:1293-1301
13. Appelman AP, Exalto LG, van der Graaf Y, et al. White matter lesions and brain atrophy: More than shared risk factors? A systematic review. Cerebrovasc Dis, 2009, 28(2):227-242
14. Valkenburg AJ, de Leeuw TG, Tibboel D, et al. Lower bispectral index values in children who are intellectually disabled. Anesth Analg, 2009, 109(6):1428-1433
15. Fa'bregas N, Gambu's PL, Valero R, et al. Can bispectral index monitoring predict recovery of consciousness in patients with severe brain injury? Anesthesiology, 2004, 101(1):43-51
16. Stammet P, Werer C, Mertens L, et al. Bispectral index

(BIS) helps predcting bad neurological outcome in comatose survivors after cardiac arrest and induced therapeutic hypothermia. Resuscitation,2009,80(2):437-442

17. Seder DB, Fraser GL, Robbins T, et al. The bispectral index and suppression ratio are very early predictors of neurological outcome during therapeutic hypothermia after cardiac arrest. Intensive Care Med,2010,36(2):281-288

18. Myles PS,Daly D,Silvers A,et al. Prediction of neurological outcome using bispectral monitoring in patients with severe ischemic-hypoxic brain injury during emergency surgery. Anesthesiology,2009,110(5):1106-1115

19. Liu N,Chazot T,Hamada S,et al. Closed-loop coadministration of propofol and remifentanil guided by bispectral index:a randomized multicenter study. Anesth Analg,2011, 112(3):546-557

62. 光电容积脉搏波用于全麻镇痛监测的研究进展

一、疼痛和伤害性应激反应的概念

疼痛是一种复杂的生理、心理活动，是机体对伤害刺激的一种保护性反应，包括两种成分：一是伤害刺激机体所引起的疼痛感觉；二是个体对伤害刺激的反应。世界卫生组织（WHO）在1979年和国际疼痛研究协会（IASP）在1986年为疼痛所下的定义是："疼痛是组织损伤或潜在组织损伤所引起的不愉快感觉和情感体验"。最新的疼痛研究表明：疼痛在发育早期即存在。新生儿伤害性刺激的感受系统并不是在出生后才建立的，而是在出生前6个月内就已逐步形成。疼痛由组织损伤引起，但是一种主观的感受，常伴随有强烈的情绪色彩。疼痛强度和损伤的程度间并无明显的线性关系存在，小的损伤可导致剧烈疼痛，反之亦然。同一个人不同时间的疼痛感受和不同人在同一病情或处置下的疼痛感受变异都很大，影响疼痛的主观感受因素很多，促进或妨碍表达疼痛的因素也很多，因而很难客观而精确的计量和比较。

全麻时患者意识消失，即患者的主观感受消失，故全麻过程中的"疼痛"被称为伤害性应激反应（nociception）。伤害性刺激引起的应激反应是发生在皮层下中枢（包括脊髓）的一系列神经反射（包括躯体性和自主性），可引起交感神经兴奋、应激激素（儿茶酚胺等）分泌增加、肾素-血管紧张素分泌增加等一系列改变，常表现为体动和血流动力学反应。临床上，足量的麻醉性镇痛药（如阿片类药物）能有效抑制全麻过程中的伤害性应激反应（抗伤害性应激反应，anti-nociception）。但是，过量的麻醉性镇痛药也会导致患者丧失应激反应，引起循环抑制和严重低血压，并可能损害重要脏器功能。既有效抑制全麻过程中伤害性应激反应又避免抗伤害性应激反应的药物（麻醉性镇痛药）过量而导致应激反应丧失，即保持合适的伤害性应激反应-抗伤害性应激反应（nociception-ant-nociception，NAN）的平衡，是全身麻醉的目标。

二、光电容积描记法的定义及测量原理

血液循环过程中，心脏收缩射血，血液经过动脉系统进入外周微动脉、毛细血管和微静脉等微血管时，该部分微血管的血液容积最大；当心脏舒张停止射血，血液经过静脉系统返回心脏时，微血管的血液容积最小。微血管的血液容积随心脏搏动而产生的这种脉动性变化，被称为容积脉搏波。这种容积脉搏波血流可以通过光电容积描记法（photoplethymography，PPG）获得。血液中的红细胞具有很强的吸收红外线的功能。当动脉血管随心脏周期性地收缩和舒张时，血管容积发生相应变化导致血管组织对红外光的吸收能力变化，经组织反射的红外光的光强也相应地发生变化，而其他皮肤、肌肉、骨骼和部分微静脉血等组织对光的吸收是相对恒定的。PPG基于这种动脉血流对光的吸收量随动脉搏动而变化的原理将采集的光信号转变为电信号，得到容积脉搏波的血流变化，即光电容积脉搏波（photoplethysmographic pulse wave，PPGPW）。其中，皮肤中的动脉血液容积在循环中呈周期性脉动变化，所以动脉血对光的吸收（散射）和衰减也呈周期性脉动变化，这部分光的变化经过光电换能器接收后，得到的信号代表了周期性脉动的交流分量（AC），而皮肤中的非血成分如皮肤、肌肉及骨骼等，以及动脉血的非脉动部分、静脉血和毛细血管血等部分对光的恒定吸收（散射）则是产生直流分量（DC）的主要来源。通常交流分量的幅值一般为直流分量的1%～2%，并且叠加在直流分量上。研究表明，直流分量在很大程度上反映出心搏出量的大小，是血管阻力、血管弹性等血流参数的主要度量。而交流分量在容积脉搏血流中虽然只占有较小的部分，但它却能反映出微循环的优劣状态。由于脉动分量可以比较容易地检测到，现在常用的监护仪中光电指端容积脉搏传感器检测到的容积脉搏血流信号实际上就是它的脉动分量。

测量容积脉搏波的光电传感器有多种，从光信号的接收位置不同可分为透射型和反射型传感器。容积脉搏波信

号的获取多采用透射型光电传感器。透射型传感器的发光管和光敏接收器件置于所测量组织相对的两侧,入射光穿过皮肤进入深层组织,除被皮肤、肌肉及血液等吸收外,还有部分由血液漫反射回去,剩余部分透射出来的光被光敏器件接收,适合于测量两面距离比较短的组织如耳垂、手指和脚趾等。透射型信号可较好地指示心率和时间的关系,可用于脉搏测量,但对血液容积的度量不够精确,可能是由于探头夹住监测部位的同时给监测部位一个压力,尤其是对一些本身压力较低的静脉系统影响较明显,最终可影响局部血液循环。反射型传感器的发光管和光敏接收器件置于所测量组织同侧,光敏器件接收的是由血液漫反射回去的光。它适合的测量点比较多,只要组织比较平滑并且皮下脂肪比较少的地方都可以测量到稳定的信号,如前额、前臂等。反射型信号则可精确地测得血管内容积的变化。根据研究目的不同选择不同的模式和不同监测部位。在 PPG 波和应激反应的相关性研究中,一般采用透射型光电传感器,指端是比较理想的部位,手指指垫皮肤的主要血供是由手皮肤上存在的动静脉吻合提供的,而小动脉和微动脉的交感缩血管纤维分布密集,通常只接受交感缩血管纤维的单一支配,应激时指端末梢动脉(小动脉或微动脉)的收缩变化是机体交感张力增高反应的一部分。耳垂容积描记图不反映应激性刺激,适于监测全身循环状态。

以上分析表明,除了临床上广泛应用于动脉外周血氧饱和度的检测外,容积脉搏波还包含有心脏功能、血流动力学、微循环病理生理及自主神经功能等诸多信息。正常生理状态下典型的脉搏波主要由升支、降支和重搏波等组成(图 62-1),其波形形成的生理学基础业已明了。升支代表心室快速射血,外周血管血量增加及血压升高。其上升支斜率及波幅(PPGA)受心脏射血速度、动脉阻力和动脉壁弹性的影响。阻力小、心搏血量多则上升速度快、波幅大,形态陡直;反之,则上升速度慢、波幅小。降支表示心室舒张,血管血量减少。重搏波主要代表主动脉关闭时,血液反流冲击主动脉瓣,然后主动脉收缩使血液继续正向流动所引起的脉搏波降支中出现先升后降的一个小重搏波。受血管外周阻力和血液黏度(V)的影响。外周阻力高时,脉搏波的下降支缓慢、重搏波的位置高;反之,下降支的下降速度快,重搏波的位置低。

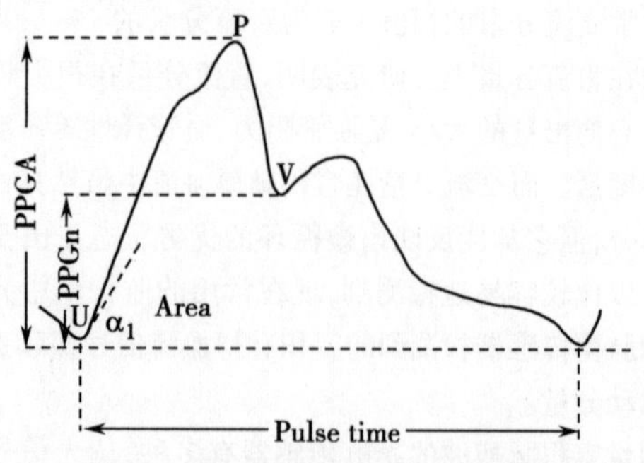

图 62-1 光电容积脉搏波波形图

三、光电容积脉搏波在全麻伤害性应激反应监测中的应用

全身麻醉是由麻醉药物所致的一种可逆性意识丧失、痛觉消失状态。镇静(意识消失)、镇痛(抗伤害性应激反应)和肌松(肌肉松弛)是全身麻醉的主要组成成分。目前对麻醉过程中的意识状态(镇静程度)已经能进行较为准确的量化评估,对肌松状态的监测也已经成熟,但对镇痛的监测尚处于探索阶段。伤害性应激反应可引起交感神经兴奋、应激激素(儿茶酚胺等)分泌增加、肾素-血管紧张素分泌增加等一系列改变,而这些改变势必导致心脏功能、血管阻力及血液流变学发生变化。容积脉搏波除了临床上广泛应用于动脉外周血氧饱和度的监测外,还包含有心脏功能、血流动力学、微循环病理生理及自主神经功能等诸多信息。故而麻醉学者们推定伤害性应激反应与容积脉搏波之间存在某些内在的、必然的相关性。目前国内外在这方面的研究还处于探索阶段。

全麻过程中出现的一些症状如心动过速、高血压、出汗和流泪等往往是由于镇痛不充分引起,即伤害性应激反应-抗伤害性应激反应不平衡所致,传统上常用体动或血流动力学改变评估镇痛药物是否足够。然而体动是一个终末指标,手术过程不允许体动的出现。血流动力学改变对伤害性应激的评估缺乏特异性。因此,近年来越来越多的新指标用于评估全麻中的镇痛成分:皮肤血管收缩反射(SVmR)、PPG、脉搏波传导时间(PTT)、瞳孔直径、心率变异指数(HRV)及额肌电(fEMG)等。

由于麻醉时,伤害性刺激会引起交感神经兴奋,外周血管收缩导致血容量减少。麻醉学者尝试一些新的指标评估自主神经系统功能,来预测伤害性刺激引起的循环改变。皮肤血流反射(skin vasomotor reflexe,SVmR),即用激光多普勒流量计测定皮肤血流的变化。已有研究报道全麻状态下 SVmR 随刺激强度的改变而变化,亦可预测喉罩或气管插管引起的循环改变。在此之前 Magerl 等在对一组自愿受试者进行皮肤夹捏实验中发现:随着夹捏力量的增加,容积脉搏波的波幅(PPGA)反射性地降低,其反射中枢在脊髓水平。Luginbühl 等进一步发现全麻诱导后脉搏波波幅较诱导前显著升高,气管插管使脉搏波波幅降低,以及脉搏波波幅与血浆阿芬太尼浓度呈正相关,认为脉搏波波幅预测气管插管所致的动脉血压和心率变化的能力比 SVmR 更强,但两者均受肌松剂的影响。研究认为电刺激-PPGA 变化幅度和插管或喉罩引起的血流动力学变化幅度之间存在很好的相关性。但作者随后的研究发现,研究所用的电刺激-PPGA 变化幅度指标并不能很好地监测全麻状态下的镇痛是否足够。推测可能原因是个体间对痛刺激敏感性的差异或研究所选用的电刺激(5~10s,50Hz,60mA)与手术中的伤害性刺激相差甚远。已有报道较长时间(30s)的尺神经刺激比传统电刺激更能模拟切皮等手术刺激引起的应激反应。

重搏波主要代表主动脉关闭时，血液反流冲击主动脉瓣，然后主动脉收缩使血液继续正向流动所引起的脉搏波降支中出现先升后降的一个小重搏波。Murray 和 Foster 认为血管收缩总是伴随着重搏波波幅（PPGn）的上升，反之亦然。然而，Luginbühl 等发现伤害性刺激或血管舒缩反应并不能引起 PPGn 变化。但 Seitsonen 等在研究中发现了相反的结果：在七氟烷全麻过程中除了脉搏波波幅，重搏波波幅也在切皮后显著降低，而且重搏波波幅的变化较脉搏波波幅更显著。以上结果提示重搏波波幅除了受局部血管灌注影响外，可能还受心率、血压和全身应激反应等多种因素的影响，尚需进一步研究证明。

脉搏波传导时间（pulse transit time，PTT）即脉搏波在相隔一定距离的血管内传播所需的时间，常用心电信号中 R 波峰值与手指脉搏波峰值之间的时间间隔表示，称 rPTT。Singham 等研究发现气管内插管使 rPTT 下降了 43.3ms±24.6ms（$P=0.001$），但喉罩插入和手术刺激时 rPTT 无明显变化，提示该参数不适合疼痛监测。

近来认为联合应用多个指标可以更有效的预测麻醉中的伤害性刺激。在一项七氟烷麻醉的研究中，联合应用心率变异性（HRV）、PPGn 和反应熵（response entropy，RE），认为比其中任何一个指标能更准确的预测对切皮的体动反应，其预测的准确率达 96%。RE 对体动最敏感，而 PPGn 单独监测并不如 RRI 和 RE 敏感。随后的研究中研究者尝试联合 HRV、RE、状态熵（state entropy，SE）和 PPGA，提取与患者临床应激表征量（CSSA，综合临床反应、刺激强度和镇痛药物浓度等参数）相关性较好的指标拟合成一新的指数 RN（response index of nociception）来评估伤害性应激反应-抗伤害性应激反应平衡状态，结果显示 RN 能在一定程度上表征全麻中应激水平。

末梢灌注指数（tip perfusion index，TPI）是将指（趾）脉搏血氧饱和度探头采集到的血氧容积波形经过数字化离散及微分处理获得独立容积波峰，对此容积波峰取积分得到波峰下面积 B，将此面积进行指数化、规一化，形成数字为 0～100 的指数。计算公式 $TPI=(1-1^{B/400})\times100$。罗宝蓉等研究认为：TPI 能监测体位改变引起的交感神经张力的变化，在麻醉状态下能反映应激即刻血压和心率的变化，有利于实时监测应激反应。

外科应激指数（surgical stress index，SSI）是取自光电容积脉搏波中的两个特征参数：波幅（PPGA）和心搏间隔（HBI），并经标准化处理和回归分析而得到一个单一指数。其计算公式 $SSI=100-(0.33\times PBI_{norm}+0.67\times PPGA_{norm})$。研究发现在丙泊酚和瑞芬太尼全静脉麻醉时 SSI 和瑞芬太尼的效应室浓度（Ce_{remi}）成负相关，而与手术中的刺激程度成正相关：切皮时 SSI 升高，切皮后 SSI 值进一步增大，但在各对应刺激点 SSI 随瑞芬太尼靶浓度上升而下降。Wonnervirta 将患者分为全麻复合神经阻滞组和单纯全麻组，发现切皮后 2min 复合神经阻滞组 SSI 值明显低于全麻组。在一项儿童麻醉研究中亦观察到 SSI 与伤害性刺激相关。最近我们的研究进一步证实了：与传统的镇痛指标指导的全麻中瑞芬太尼的输注比较，以 SSI 监测值指导全麻中瑞芬太尼的输注能显著降低瑞芬太尼用量，获得更稳定的血流动力学，减少手术中不良事件如高血压、心动过速和体动等发生；SSI 比 BIS、心率和平均动脉压能更好的表征全麻中伤害性应激反应-抗伤害性应激反应平衡状态。

以上研究都是从 PPG 波形中提取几个特征参数来监测手术刺激引起的应激反应。但 PPG 波形受多种因素的影响，如围手术期的血容量、心排血量、低温以及血管活性药物的应用等。此外，影响末梢血管收缩的疾病可使 PPG 波的应用受限，如老年人和心血管疾病以及并存自主神经功能障碍（如糖尿病）。故 PPG 波在不同影响因素存在的情况下，监测全麻镇痛水平的价值还有待于进一步研究。

四、小　　结

容积脉搏波是根据外周微血管的血液容积随心脏搏动而产生的脉动性变化，而麻醉时伤害性刺激会引起交感神经兴奋，外周血管收缩导致血容量减少，势必会使脉搏容积波波形改变。近来的一些关于监测麻醉应激反应水平的研究都是建立在这一基础上的。但这些研究都是初始的研究，尚需进一步研究来完善和证实其在不同人群、不同麻醉方式及其他各种临床条件下评估应激反应的可行性。总之，PPG 为全麻镇痛水平监测的研究提供了方向，PPGPW 所包含的信息等待我们去探索，临床期待新型麻醉镇痛监测指标的出现。

（封英　陈新忠）

参 考 文 献

1. White MC, Wolf AR. Pain and stress in the human fetus. Best Pract Res Clin Anaesthesiol, 2004, 18(2): 205-220
2. Yaksh T. An introductory perspective on the study of nociception and its modulation. Philadelphia: Lippincott-Raven Publishers, 1998: 471-482
3. Desborough JP. The stress response to trauma and surgery. Br J Anaesth, 2000, 85(1): 109-117
4. 罗志昌，张松，杨益明. 脉搏波的工程分析与临床应用. 北京：科学出版社，2006
5. Guignard B. Monitoring analgesia. Best Pract Res Clin Anaesthesiol, 2006, 20(1): 161-180
6. Rantanen M, Yli-Hankala A, van Gils M, et al. Novel multiparameter approach for measurement of nociception at skin incision during general anaesthesia. Br J Anaesth, 2006, 96(3): 367-376

7. Seitsonen ER, Korhonen IK, van Gils M, et al. EEG spectral entropy, heart rate, photoplethysmography and motor responses to skin incision during sevoflurane anaesthesia. Acta Anaesthesiol Scand, 2005, 49(3): 284-292
8. Shimoda O, Ikuta Y, Nishi M, et al. Magnitude of skin vasomotor reflex represents the intensity of nociception under general anesthesia. J Auton Nerv Syst, 1998, 71 (2-3): 183-189
9. Shimoda O, Ikuta Y, Sakamoto M, et al. Skin vasomotor reflex predicts circulatory responses to laryngoscopy and intubation. Anesthesiology, 1998. 88(2): 297-304
10. Magerl W, Geldner G, Handwerker HO. Pain and vascular reflexes in man elicited by prolonged noxious mechano-stimulation. Pain, 1990, 43(2): 219-225
11. Luginbuhl M, Reichlin F, Sigurdsson GH, et al. Prediction of the haemodynamic response to tracheal intubation: comparison of laser-Doppler skin vasomotor reflex and pu-lse wave reflex. Br J Anaesth, 2002, 89(3): 389-397
12. Luginbuhl M, Rufenacht M, korhonen I, et al. Stimulation induced variability of pulse plethysmography does not discriminate responsiveness to intubation. Br J Anaesth, 2006, 96(3): 323-329
13. Rantanen M, Yppärilä-Wolters H, van Gils M, et al. Tetanic stimulus of ulnar nerve as a predictor of heart rate response to skin incision in propofol remifentanil anaesthesia. Br J Anaesth, 2007, 99(4): 509-513
14. Murray WB, Foster PA. The peripheral pulse wave: information overlooked. J Clin Monit, 1996, 12(5): 365-377
15. Singham S, Voss L, Barnard J, et al. Nociceptive and anaesthetic-induced changes in pulse transit time during general anaesthesia. Br J Anaesth, 2003, 91(5): 662-666
16. 罗宝蓉,康孝荣,王保国. 末梢灌注指数监测全麻患者应激反应的评价. 中华麻醉学杂志, 2007, 27(2): 3
17. 罗宝蓉,王保国,罗芳. 体位改变对心率和末梢灌注指数的影响. 麻醉与监护论坛, 2005, 12(3): 3
18. Huiku M, Uutela K, van Gils M. Assessment of surgical stress during general anaesthesia. Br J Anaesth, 2007, 98(4): 447-455
19. Wennervirta J, Hynynen M, Koivusalo AM, et al. Surgical stress index as a measure of nociception/antinociception balance during general anesthesia. Acta Anaesthesiol Scand, 2008, 52(8): 1038-1045
20. Kallio H, Lindberg LI, Majander AS, et al. Measurement of surgical stress in anaesthetized children. Br J Anaesth, 2008, 101(3): 383-389
21. Chen XZ, Thee C, Gruenewald M, et al. Comparison of surgical stress index-guided analgesia with standard clinical practice during routine general anesthesia: a pilot study. Anesthesiology, 2010, 112(5): 1175-1183

63. 连续性无创血红蛋白监测的临床应用及进展

一、血红蛋白简介

人血红蛋白(hemoglobin,Hb)是一种含铁色蛋白,分子量约为64 458,占红细胞干重的95%,占红细胞体积的35%。约65%的血红蛋白合成于有核红细胞期,35%合成于网织红细胞阶段。血红蛋白由血红素和珠蛋白组成,由一对α链和一对非α链构成。珠蛋白是由不同肽链形成的四聚体。红细胞所含正常血红蛋白的合成受铁的供应、原卟啉和铁蛋白合成的影响。

血红蛋白正常参考值为:男性120g/L~160g/L;女性110g/L~150g/L;新生儿170g/L~200g/L。

人体中,血红蛋白主要用于氧和二氧化碳的运输,因此它对人体的新陈代谢起着关键性作用,可通过血红蛋白含量的测定了解机体内循环系统功能水平及营养状况等信息,进而判断人体处于生理或病理状态。临床上可用于制定贫血诊断标准。

二、血红蛋白检测方法

血红蛋白传统的检测方法为世界卫生组织(WHO)等所推荐的氰化高铁(HICN)法,目前仍为检测血红蛋白的金标准。此方法的优点为准确度高、一次性处理样品量大。缺点为仪器比较庞大、需专业人士操作且现场应用难度较大。国外从20世纪70~80年代开始了各种血红蛋白检测方法和便携式检测系统的研究。国内自20世纪80年代也开始了血红蛋白检测系统的研究,并取得了较好的结果,但这些系统基本以湿法(试剂)检测为基础,样品需要预处理,因此用于现场检测难度较大。近年来,也有实验分别以电化学电流法和光学反射法为基础开展了干法血红蛋白现场快速检测系统的研究,在实验中发现电化学方法由于响应信号为电流信号,因此系统容易集成,实现小型化,但检测中影响因素较多而干扰较大;光学反射法以特异性吸收/反射原理为基础,具有灵敏度高、干扰少等特点,从而在现场检测中具有一定的优势。但这些方法均为有创检测方法,耗时耗力,给患者带来一定的痛苦,也有可能导致患者感染,且一次只能获取一个检验结果。

近红外光谱技术具有快速、无创、低成本及绿色环保等优点,可应用于人体血液成分的无创检测,已经成为生物医学工程领域的研究热点之一。利用该技术测定血液中的血红蛋白等其他成分已经取得了一定的研究成果,但除血氧饱和度外,尚未在临床上大规模使用。近红外法测量血红蛋白的研究经过30多年的发展,现在已有公司根据该项技术研发出一种连续无创血红蛋白监测仪,并已上市。该方法的优点为无创、连续、快捷等,并减少患者的感染机会,因此成为现今研究的热点,其缺点为干扰因素多,精确度还不能适用于所有患者。

目前世界上已有日本Sysmex公司生产的Astrim无创血管检测仪及美国Masimo公司生产的Masimo Radical 7 Pulse Co-Oximeter(SpHb)可连续无创监测人体血红蛋白浓度,如果应用于临床,将为医务工作者及患者带来极大方便。

三、连续无创血红蛋白监测在临床上的应用

(一)容量治疗及提供血流动力学证据

临床上,尤其是大量失血的患者,容量治疗尤为重要,恰当的容量治疗不仅可挽救患者的生命,还可改善患者的预后。如补液不当,导致患者出现稀释性低血红蛋白血症,则会对患者的生命及预后造成严重的影响,因此,容量治疗的同时监测患者的血红蛋白水平尤为重要,传统的血红蛋白检测方法具有有创性和延迟性,不具动态性,不能及时指导容量治疗。Svensen等对急诊室中30例患者在补液治疗的同时监测其无创血红蛋白浓度(SpHb),其结果与有创性

实验室血红蛋白检测值(Thb)比较,结果显示 SpHb 与 Thb 具有较好的一致性,认为其可指导临床上的容量治疗。但在他们所研究的容量动力模型中,SpHb 值高于 Thb 值。Hahn 等也对 10 位健康志愿者进行了研究,在输注晶体液 5ml/kg 或 10ml/kg 的同时测量 SpHb 与 Thb,其结果显示连续无创血红蛋白监测仪测量 SpHb 时,在容积负荷期间不能为个体提供有用的血流动力学证据。Bergek 等研究发现 SpHb 值受所输晶体液和胶体液等液体性质的影响。

(二) 血液保护

近年来,由于血源的紧张及输异体血所导致的相关不良反应的发生,临床工作中血液保护成为研究的热点。血液保护是指通过改善生物兼容性、减少血液中某些成分激活,减少血液丢失、减少血液机械性破坏、应用血液保护药物和人工血液等各种方法,降低同种异体输血需求及其风险,保护血液资源。在临床输血实践中,尽量做到少出血、少输血、不输血和自体输血,对进一步减少输血传播疾病和输血不良反应,防止因大量输血引发的免疫抑制、术后感染和癌症转移等并发症,保护血液资源均有重要的作用。急性等容血液稀释在血液保护方面是一种良好的方法,在进行急性等容血液稀释的同时,要检测患者的血红蛋白水平,Juhl 等专门研究了连续无创血红蛋白监测在急性等容血液稀释方面的应用,其研究结果显示,连续无创血红蛋白监测在急性等容血液稀释中的测量结果与实验室检查变化趋势一致性较好。因此他们认为连续无创血红蛋白监测可能为临床血液保护及管理和其他医疗措施提供一种新的有效策略。

(三) 指导输血

对于急性大出血及手术中大出血的患者,输血是一种重要的抢救及治疗措施。临床上输血指征通常以血红蛋白的浓度、血细胞压积和失血量占全身血容量的百分比为依据,所以血红蛋白浓度的检测在指导输血中有重要作用。Berkow 等研究显示 SpHb 监测可指导脊柱手术中输血的管理,减少术中输血。但 Gayat 等的研究显示 SpHb 监测存在系统误差,指导输血不太可靠。因此连续无创血红蛋白监测在指导输血方面还存在一定的争议,需要进一步的研究。

四、特殊人群的使用

(一) ICU 患者的使用

ICU 的重症患者广泛处于炎症状态,动态观察患者的血红蛋白水平有助于观察患者的病情变化情况。但每次抽血化验无异是对于患者的又一次创伤,如果连续无创血红蛋白监测的精确度在临床上可以接受,则将给这类患者带来福音。Frasca 等和 Golzenleuchter 等分别使用连续无创血红蛋白监测仪研究了这类人群,结果显示与实验室检查结果相比,其精确度是临床上可接受的,因此可用于该类人群的监测,但他们也指出使用连续无创血红蛋白监测仪指导输血时,其精确度还有一定的局限性,应慎重使用。Jung 等也研究了 PACU 的患者,结果显示该方法可早期发现新生儿血红蛋白的变化。而 Nguyen 等将其用于监测心脏手术后重症监护室的患者,其精确度与实验室检测比较相关性较差,认为不能用于该类患者的监测。

(二) 急诊患者的使用

在急诊室中,快速检测患者的血红蛋白水平对失血量的估计及指导治疗非常重要,但传统的实验室检测方法耗时,可能延误治疗。因此对于这类患者,快速检测其血红蛋白浓度至关重要。Svensen 等和 Chung 等分别研究了连续无创血红蛋白监测仪在急诊室中的应用,结果显示,SpHb 与 Thb 相比,无创血红蛋白监测可以提供临床可接受的测量精确度,因此认为可用于急诊患者的血红蛋白浓度监测。

(三) 贫血患者的使用

贫血是指单位容积循环血液内的血红蛋白量、红细胞数和血细胞比容低于正常的病理状态。全球约有 30 亿人不同程度贫血,快速筛查贫血患者并指导治疗是判断一个国家医疗及发展水平的重要措施。现在临床上主要是通过检测人体中血红蛋白浓度判断是否处于贫血状态。Crowley 等专门使用连续无创血红蛋白监测仪对贫血患者进行筛查,其结果显示连续无创血红蛋白监测在筛查贫血患者方面较为乐观,可以改善贫血范围的灵敏度和特异性,并在监测 10min 内就可确定是否贫血。

(四) 儿童及产科患者

儿童贫血是社会上存在的一个严重问题,因此一种简便的儿童血红蛋白检测方法相对比较重要。但有创性检测具有疼痛性,对儿童来说是一种伤害性操作,且儿童配合性较差,也给医务工作者造成一定的困难。如果连续性无创血红蛋白监测的精确度可为临床所接受,将为儿童及医务工作者带来诸多好处。Jung、Park 和 Noiri 等的研究均显示,连续无创血红蛋白监测在儿童方面的精确度是临床上可以接受的,可用于儿童患者。

产科的主要死亡原因为产后大出血,对产科患者进行连续无创血红蛋白监测可指导输血输液的治疗,但 Skelton 等的研究显示该方法用于择期剖宫产患者时精确度较低,因此用于产科患者还需要进一步的研究。

连续无创血红蛋白浓度监测是当今医学生物学方面研究的热点,如果其精确度达到临床要求,将为临床医务工作者及患者带来巨大的便利,明显提高医务工作者的工作效率,为临床上抢救危重患者节约大量等待时间。现虽有仪器上市,但均在初级使用阶段,还不能在临床上大规模使用,并且其精确度还受多方面的干扰,比如:患者的血流灌注情况、环境温度及患者体温、光线的干扰和患者的配合情况(尤其是小儿患者)等。

随着连续无创血红蛋白监测在临床上的应用,在改进其精确度方面大批研究者正在进行研究,Miller 和 Isosu 等指出,监测的同时对患者进行区域阻滞或其他方法来增加患者手指的血流量，改善患者外周的血流灌注情况，可增加无创血红蛋白监测的精确度。

目前连续无创血红蛋白监测仪的精确度到底能否达到临床接受程度还存在一定的争议，该测量方法能否在临床上大量使用及如何改进设备以提高其精确度，还需要做进一步的研究，也势必是未来医学生物学研究的热点之一。

（李艳荣　曾睿峰　连庆泉）

参考文献

1. V. K. Pamula. Detection of Nanogram Explosive Particles with a MEMS Sens or Part of the SPIE Conference on Detection and Remediation Technologies for Mines and Minelike Targets. SPIE, 1999, 3710:321-327
2. 骆清铭，邓晖，龚辉，等. 用于脑血流量检测的近红外光谱术. 红外与毫米波学，1999，18(2)：138
3. Kye Jin Jeon, Su-Jin Kim, et al. noninvasive total hemoglobin measurement. Journal of Biomedical Optics, 2002, 7(1):45
4. Hahn R. G., Li Y, et al. Non-invasive monitoring of blood haemoglobin for analysis of fluid volume kinetics. Acta Anaesthesiol Scand, 2010, 54:1233-1240
5. Bergek, Christian, et al. Accuracy of noninvasive haemoglobin measurement by pulse oximetry depends on the type of infusion fluid. Eur J Anaesthsiol, 2012, 29(12):586-592
6. Berkow L, Rotolo S. Continuous Noninvasive Hemoglobin Monitoring During Complex Spine Surgery. Anesth Analg, 2011, 113(6):1396-1402
7. Gayat E., Bodin A, et al. Performance Evaluation of a Noninvasive Hemoglobin Monitoring Device. Ann Emerg Med. 2011, 57(4):330-333
8. Frasca D, Dahyot-Fizelier C. Accuracy of a continuous noninvasive hemoglobin monitor in intensive care unit patients, Mimoz O. Crit Care Med, 2011, 39(10):2277-2282
9. Golzenleuchter M., Kees M. G, et al. Accuracy of continuous and noninvasive total hemoglobin measurement using multiwavelenght pulse-oximetry in ICU patients: 3AP1-1. Eur J Anaesthesiol, 2011, 28(1):25-26
10. Nguyen BV, Vincent JL, et al. The Accuracy of Noninvasive Hemoglobin Measurement by Multiwavelength Pulse Oximetry After Cardiac Surgery. Anesth Analg, 2011, 113(5): 1052-1057
11. Chung J. W., Park J. S, et al. Non-invasive Hemoglobin Measurement in Emergency Patients. J Korean Soc Emerg Med, 2010, 21(1):67-72
12. Crowley C., Montenegro-Bethancourt G, et al. Correspondence of hemoglobin values obtained by a noninvasive, cutaneous-contact method with values obtained by conventional methods from whole blood samples in a Guatemalan field setting. Food and Nutrition Bulletin, 2010, 31(4):503-512
13. Park YH, Lee JH, et al. The Accuracy of Noninvasive Hemoglobin Monitoring Using the Radical-7 Pulse CO-Oximeter in Children Undergoing Neurosurgery. Anesth Analg, 2012, 115(6):1302-1307
14. Noiri E, Kobayashi N, et al. Pulse total-hemoglobinometer provides accurate noninvasive monitoring. Crit Care Med, 2005, 33(12):2831-2835
15. Miller RD, Ward TA, et al. Does a digital regional nerve block improve the accuracy of noninvasive hemoglobin monitoring. J Anesth, 2012, 26(6):845-850
16. Isosu T, Obara S, et al. Examination of the usefulness of non-invasive stroke volume variation monitoring for adjusting fluid supplementation during laparoscopic adrenalectomy in patients with pheochromocytoma. Fukushima J Med Sci, 2012, 58(1):78-81

64. 术中神经电生理监测在脊柱手术中的应用

脊柱手术中的神经电生理监测是指在脊柱外伤、退行性变及肿瘤等可能对脊髓神经和神经根损伤的情况下对神经系统功能完整性进行的监测与评估。监测的方法主要包括躯体感觉诱发电位(somatosensory sensory evoked potentials,SSEP)、运动诱发电位(motor evoked potentials,MEPs)、自发肌电反应(spontaneous electromyography,EMG)和肌肉诱发电位(triggered EMG)。监测的内容主要分为对脊髓的电生理功能监测和对神经根电生理功能的监测两方面。其主要的目的是监测由于手术直接或者间接的原因造成的脊髓神经结构和功能的损伤、神经系统功能完整性的破坏,提供给手术医师可靠的神经系功能信息,提高手术质量。

一、术中电生理监测技术

(一) 躯体感觉诱发电位(somatosensory sensory evoked potentials,SSEP)

SSEP是由刺激四肢外周神经引发的感觉冲动经脊髓上传至大脑,可从脊髓或头皮监测到的诱发电位。在外科手术中其用来评估手术中可能造成缺血和损伤危险的中枢神经系统——脊髓和脑功能的完整性。检测时用两个经皮电极刺激所选神经区域的皮肤,上肢通常选正中神经,下肢通常选后胫神经刺激上肢神经产生的冲动经上行系统传至大脑,在感觉皮层投射区可获得N20和P22诱发电位;而刺激下肢神经,在感觉皮层投射区可以产生P37/P40诱发电位。通过对诱发电位的波形、波幅及潜伏期的监测对脊髓和脑组织的感觉通路完整性进行评估。当手术中SSEP与基线相比,波幅和(或)潜伏期有明显变化即反应波幅降低>50%和(或)潜伏期延长>10%,且这些变化是可靠的、可以重复获得时,提示感觉传导通路受损。然而SSEP由刺激到记录通路经由2~3级突触连接,并且易受到麻醉和生理等多种因素的影响,使其显著改变的标准受到争议,因此SSEP通常被认为具有高特异性但是敏感性不高。

(二) 运动诱发电位(motor evoked potentials,MEPs)

运动诱发电位是利用直接或经颅电刺激(transcranial motor evoked potentials,Tc-MEPs)大脑皮层或脊髓,使锥体细胞轴突产生一个去极化的动作电位,这个动作电位沿皮质脊髓束下行传导,在运动传导通路的多个位点和骨骼肌均可记录到MEPs,记录到的MEPs分为:肌肉MEP、脊髓MEP和神经MEP。一个运动单元由一个运动神经轴突和一群受神经支配的肌纤维组成。Patton等在1954年的研究奠定了MEPs监测的基础。他们对猴子的运动皮质施加单一电刺激,诱发一系列沿皮质脊髓束下行的冲动。最先出现的最大冲动电位是由电冲动直接产生的皮质脊髓束非突触放电,称为D波(直接波)。D波通过硬膜外导管电极记录得到,反映了皮质脊髓束中快传导纤维的情况,是术中监测皮质脊髓束功能完整性的可靠指标,即使在全麻时信号仍很强。随后1~5个冲动由皮质突触回路兴奋使皮质运动神经源放电产生,每个周期为1.3~2.0ms,称为I波(间接波)。刺激单个经颅电可以在一个有意识的人产生肌源性运动诱发电位,其机制可能是刺激锥体细胞轴突产生一个去极化的动作电位,这个动作电位沿着皮质脊髓束下传到α运动神经元和肌肉。肌肉MEP是最常用的监测运动系统通路完整的方法,通过单次刺激几乎可以瞬间获得相应信息,而不像SSEP需要平均叠加获得。临床上主要在肢体或肢体远端进行记录肌肉MEP,上肢多采用拇短展肌和小指展肌,下肢多采用胫前肌和拇展肌。

对肌肉MEP评估的标准是基于当皮质脊髓束受损时需要增加刺激强度才能获得的事实,认为当刺激量增大超过100V时提示有早期的损伤。另一种评估标准是当肌肉MEP完全消失时提示有损伤。当然这种改变是一种显著的改变,但是也并不能表示将会有永久性的功能缺失。还有学者认为当波幅降低大于50%是其评估标准,但是肌肉MEP波形本身具有的多变性,会使假阳性或假阴性率增加。也有学者在寻求更佳的标准,但还均未被广泛认同。

(三) 自发肌电反应(spontaneous electromyography,EMG)

EMG指在正常状态下,通过表面电极或针电极连续记录肌肉静息电活动。肌电图记录的肌肉电活动的改变间接反映了支配它的神经的功能状态，术中利用它来辨认神经和保护神经的完整性。一般认为神经受到损伤时，相应支配的肌肉可以记录到高频放电反应，但是EMG的活化基于神经的去极化，当神经被迅速切断时，EMG不会出现自发肌电反应。

（四）肌肉诱发电位（triggered EMG）

肌肉诱发电位是指有目的的用电刺激外周或脊髓神经根，使该神经所支配的肌肉收缩，通过EMG描记得到的肌肉产生的诱发电位。其可以分为直接刺激神经和间接刺激神经。直接刺激神经引发的肌电反应通常使用小量的电流对正在分离或已分离暴露出的神经根（干）进行电刺激，记录特定神经所支配肌肉的诱发电位反应，对神经加以鉴别和保护。间接刺激神经是指通过特殊刺激电极，采用逐渐增大的刺激电量，刺激已经植入体内的金属物体，如用于固定脊柱的椎弓根螺钉，用以判断螺钉是否靠近神经根或已经部分植入脊柱椎管。

二、脊柱手术中的监测

（一）检测术中脊髓损伤

McCormick等认为术中监测的价值很有限，还有人认为术中监测数据对指导术中操作没有意义，但是绝大多数学者还是认为虽然术中电生理监测技术有一定的局限性，但其仍是预防术中神经系统损伤非常有用的新技术；尤其是对于那些术中损伤率高的手术，术中电生理监测具有较高的敏感性和提供更多的有效信息。在MEP出现以前，SSEP是脊髓监测的标准方法。SSEP最早被矫形外科用于脊柱手术中，可有效预测预后，并被欧洲脊柱畸形协会和脊柱侧弯研究会推荐。但SSEP仅能反映感觉通路的完整性，不能直接反映运动通路。有术中SSEP监测正常而术后出现瘫痪报道。监测MEP可以反映运动通路的完整性，可以用来弥补其不足。经颅电刺激时，可以记录到两种MEP，一种是硬膜外MEP，即D波，另一种是肌肉MEP。术前检测到D波，比患者本身的运动状况更能反映其运动功能。但如果术前损伤或肿瘤位于圆锥或马尾区域、硬膜粘连无法放置电极或者既往的手术或放疗已经破坏了脊髓的传导性，就无法监测D波。单刺激不能诱发肌肉MEP，需要采用多脉冲刺激。肌肉MEP的优点是可以监测从大脑运动皮质到神经肌肉结合处的整个运动通路。但肌肉MEP易被麻醉剂或肌松剂、低体温或低血压等因素干扰，监测时肌肉MEP的波形、波幅及潜伏期有可能出现较大变化，即使MEP完全消失，也并不一定表明神经系统有永久性损伤。有研究分析了超过100例髓内肿瘤手术，发现术中肌肉MEP完全消失，而D波的改变未超过50%，术后患者仅出现暂时性神经缺失，而且这些运动缺陷均在几小时或几周内恢复。在脊髓手术中单纯监测肌肉MEP也不能完全反映脊髓的完整性。如果髓内肿瘤手术仅监测肌肉MEP，没有监测D波，那么即使MEP明显改变也不能提示皮质脊髓束的损伤。如果同时监测D波和肌肉MEP，肌肉MEP波幅增加甚至MEP完全消失都是可以接受的。手术结束时保留D波及其存留的时间是决定最终患者良好自主运动功能的关键因素。在脊髓手术中如果术中D波消失，患者将出现永久截瘫。无论何时，只要D波值在基线的50%以上，肌肉MEP在手术结束时仍存在，通常就认为术后不会有运动缺陷。如果术中肌肉MEP消失，只要D波下降不超过50%，患者术后仅会出现“暂时性截瘫”，而且最终能恢复。这种现象可能是因为脊髓支持系统，即非皮质脊髓束的下传通路和脊髓固有系统，大部分受到手术影响，而皮质脊髓束的快传导纤维没有受影响保证了运动控制的恢复。联合监测D波和肌肉MEP，在脊髓手术中敏感性达到100%，特异性达到91%。尽管脊柱侧弯手术中神经损伤的发生率只有0.3%～0.8%，但因为有发生截瘫的危险，因此也广泛应用IONM，大样本量的研究表明，SSEP监测使截瘫发生率减半，结合MEP能够进一步降低截瘫风险。50例采用MEP和D波监测的患者术后神经功能评分明显优于另外50个无监测的患者，而两组患者的肿瘤完整切除程度没有差别。但有些损伤无法被监测到，Pérez-Orribo等研究了49例患者，术中联合监测MEP和SSEP，发现只有30.61%的患者可以得益于监测而避免损伤。

SSEP和MEP监测范围包括大脑至脊髓末端，在此水平以下如马尾等部位就无法监测传统的诱发电位。有监测相关的禁忌证或诱发电位监测不到时，临床上通常监测神经反射通路如H反射来评估神经系统的功能。H反射是电刺激外周神经，激活阈值最低的Ⅰα纤维，上传冲动通过脊髓内的前角细胞突触反射通路激活运动神经元，产生肌肉反应。这一反射中有两个肌肉收缩波形，第一个波形的潜伏期较短，约10ms，是刺激周围神经后直接引发肌肉收缩的反应波，成为M波，第二个波形的潜伏期较长，约30ms，是通过脊髓反射弧引起肌肉收缩的反射波，为H反射波。因此H反射是这些反射通路和运动神经元兴奋性的反映。M波和H反射的特点是，当逐渐增大刺激强度时，M波形逐渐增大，而H反应波则逐渐减少。皮质脊髓束、红核脊髓束、前庭脊髓束和网状脊髓束等下传通路的变化会引起H反射的变化。H反射可以监测四肢和下巴等多处肌肉，但效果最好的是上肢的屈肌和下肢的伸肌。

（二）监测神经根损伤

在对退行性脊髓病变、脊柱创伤及脊柱侧弯等需要施行脊柱融合固定的手术中常用到椎弓根固定螺钉和固定金属棒等技术。而是用金属手术器械固定脊柱，最主要的问题是如何保证植入的金属固定螺钉完全在骨性结构中，而不损伤到脊髓和脊神经根。肌肉诱发电位是一种有效的监测椎弓根螺钉位置是否正确的方法，用电刺激器刺激金属螺钉后，如果植入的金属螺钉完全在骨性结构中，椎弓完整无损，电刺激引起肌肉反应的阈值就会增大，因为包围金属螺钉的骨组织将螺钉与神经阻滞分离开来。而如果金属螺钉在植入的过程中将椎弓损伤或已被部分置入椎管内、椎间孔内，造成金属螺钉直接或者通过软组织接触到周围神经组织，使电刺激引起肌肉反应的阈值降低。刺激的方法是采用从0mA开始，逐渐增大电量，直至出现所刺激水平的肌肉出现诱发电位反应。Toleikis通过对662例腰椎手术患者的研究认为当刺激电量阈值大于10mA时，表明固定螺钉完全植入在椎弓内；当刺激电量阈值小于10mA时，螺钉植入的位置需要再次确认是否已造成椎弓破裂；当刺激阈值小于5mA时，强烈提示植入的固定螺钉已造成椎弓破裂，并可能与神经根或硬膜接触。此外，刺激的阈水平还与螺钉放置的位置有关，放置在胸椎内螺钉的阈值与腰椎内的是完全不同的。如果不能确定神经根是否已受损，可以用直接刺激神经根的方法探查。对于脊神经根，电刺激诱发出肌肉诱发电位的阈值是2mA左右，但刺激电流阈值明显增高时，提示神经根已受到损伤。

三、结　　语

随着手术和监测设备的不断改进，尤其是近二十年，各种电生理监测技术在发达国家的脊柱手术中应用已越来越广泛，关于这项技术的研究也越来越多。虽然目前尚缺乏有力的证据支持，但是多数机构和研究者都认为此项技术可大大降低手术并发症的发生，提高手术质量，改善术后结果。我国人口众多，脊柱手术量极大，手术操作技术已有较高水平，术中电生理技术应用已经开始在全国多家医院开展起来，该技术的推广势在必行，并且具有广阔前景。

（于水　严敏）

参 考 文 献

1. Cruccu G, Aminoff MJ, Curio G, et al. Recommendations for the clinical use of somatosensory-evoked potentials. Clin Neurophysiol, 2008, 119(8):1705-1719
2. Freye E. Cerebral monitoring in the operating room and the intensive care unit-an introductory for the clinician and a guide for the novice wanting to open a window to the brain. Part Ⅱ: Sensory-evoked potentials (SSEP, AEP, VEP). J Clin Monit Comput, 2005, 19(1-2):77-168
3. Stecker MM, Robertshaw J. Factors affecting reliability of interpretations of intra-operative evoked potentials. J Clin Monit Comput, 2006, 20:47-55
4. Macdonald DB. Intraoperative motor evoked potential monitoring: overview and update. J Clin Monit Comput, 2006, 20(5):347-377
5. Calancie B, Harris W, Brindle GF, et al. Threshold-level repetitive transcranial electrical stimulation for intraoperative monitoring of central motor conduction. J Neurosurg, 2001, 95:161-168
6. Sala F, Palandri G, Basso E, et al. Motor evoked potential monitoring improves outcome after surgery for intramedullary spinal cord tumors: A historical control study. Neurosurgery, 2006, 58:1129-1143
7. Krammer MJ, Wolf S, Schul DB, et al. Significance of intraoperative motor function monitoring using transcranial electrical motor evoked potentials (MEP) in patients with spinal and cranial lesions near the motor pathways. Br J Neurosurg, 2009, 23:48-55
8. Mark M. Stecker. A review of intraoperative monitoring for spinal surgery. Surg Neurol Int, 2012, 3:S174-187
9. Jahangiri FR, Holmberg A, Vega-Bermudez F, et al. Preventing position-related brachial plexus injury with intraoperative somatosensory evoked potentials and transcranialelectrical motor evoked potentials during anterior cervical spine surgery. Am J Electroneurodiagnostic Technol, 2011, 51:198-205
10. Deletis V, Shils J. Neurophysiology in Neurosurgery. San Diego, California: Academic Press, 2002:73-92
11. Sala F, et al. Motor evoked potential monitoring improves outcome after surgery for intramedullary spinal cord tumors: a historical control study. Neurosurgery, 2006, 58(6):1129-1143
12. Deletis V, Shils J. Neurophysiology in Neurosurgery. San Diego, California: Academic Press, 2002:25-51
13. Deletis V, F Sala. The role of intraoperative neurophysiology in the protection or documentation of surgically induced injury to the spinal cord. Ann N Y Acad Sci, 2001, 939:137-144
14. Sala F, Lanteri, A Bricolo. Motor evoked potential monitoring for spinal cord and brain stem surgery. Adv Tech Stand Neurosurg, 2004, 29:133-169
15. Alhotra NR, Shaffrey CI. Intraoperative electrophysiological monitoring in spine surgery. Spine, 2010, 35:2167-2179
16. Pérez-Orribo L, Pérez-Lorensu PJ, Roldán-Delgado H, et al. Intraoperative neurophysiological monitoring of the spinal cord: our experience. Rev Neurol, 2008, 47(5):236-241
17. Baars JH, Kalisch D, Herold KF, et al. Concentration-dependent suppression of F-waves by sevoflurane does not predict immobility to painful stimuli in humans. Br J Anaesth, 2005, 95:789-797
18. Leppanen RE, Abnm D. American Society of Neurophysiological M. Intraoperative monitoring of segmental spinal nerve root function with free-run and electrically-triggered

electromyography and spinal cord function with reflexes and F-responses. A position statement by the American Society of Neurophysiological Monitoring. J Clin Monit Comput,2005,19:437-461

19. Deletis V, Shils J. Neurophysiology in Neurosurgery. San Diego, California: Academic Press,2002:231-264

20. de Blas G, Barrios C, Regidor I, et al. Safe pedicle screw placement in thoracic scoliotic curves using t-EMG: Stimulation threshold variability at concavity and convexity in apex segments. Spine,2012,37:E387-395

21. Montes E, De Blas G, Regidor I, et al. Electromyographic thresholds after thoracic screw stimulation depend on the distance of the screw from the spinal cord and not on pedicle cortex integrity. Spine J,2012,12:127-132

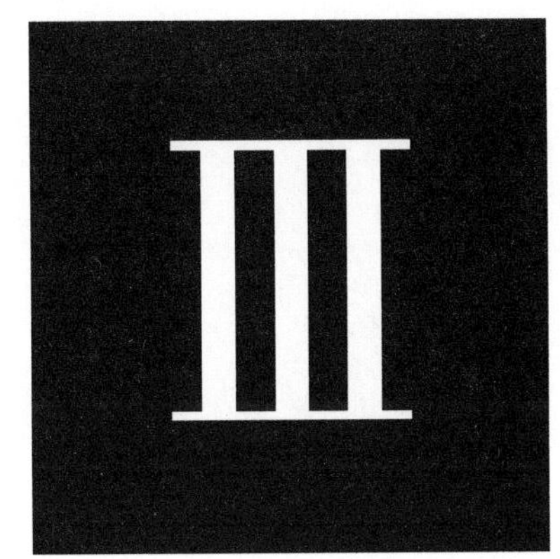

临床麻醉

65. 褪黑素对麻醉手术后神经保护作用的研究进展

术后神经行为学障碍(post-operative neurobehavioral disorders)包括术后谵妄(post-operative delirium,POD)和术后认知功能障碍(post-operative cognitive dysfunction,POCD)等,是手术后常见的中枢神经系统并发症。POD 主要表现为精神状态的改变,包括对环境的认知障碍以及注意力下降,同时可伴有知觉异常(如幻觉)或认知功能改变(如定向力障碍或短期记忆力损害)。POCD 主要表现为术后数天或数周出现的记忆力、注意力、语言理解能力等的损害和社交能力的降低,可持续数月或数年,少数可发展为永久性损害,甚至发展为痴呆。到目前为止,POD 和 POCD 的发病机制仍不明确。研究表明,老龄是 POD 和 POCD 发生的共同危险因素。随着全球社会老龄化,接受手术的老年患者将越来越多,发生术后神经行为学障碍的人数也越来越多。POD 和 POCD 均可使患者康复延迟,住院时间延长,术后并发症增多,严重影响患者术后的生活质量,并导致远期患病率和死亡率增加,是影响术后转归的重要原因。因此,寻找一种有效预防和治疗 POCD 的药物成为该领域研究的中心问题之一。近年来研究发现,褪黑素可以促进学习和记忆功能,改善认知功能,其对神经保护作用尤被关注。本文简要综述国内外该方面的研究进展。

一、褪黑素的主要生理及药理作用

1958 年,Lerner 等首次从牛的松果体中分离并鉴定了可使蛙皮肤变白的高活性物质,命名为褪黑素。N-乙酰基-5-甲氧基色胺,即褪黑素(melatonin)是一种神经内分泌激素,在哺乳动物主要由松果体产生。它的合成受光周期调节,在夜间达分泌高峰,具有昼夜节律及季节性。其他部位如视网膜、骨髓细胞、胃肠道、睾丸、淋巴细胞、血小板和皮肤等也可以合成褪黑素,但是血液中褪黑素分泌的昼夜节律性为松果体所特有。

现有研究表明褪黑素除了具有调节生物节律、神经内分泌和免疫功能等生理作用外,还具有镇静、镇痛、清除氧自由基等药理作用。目前关于褪黑素对中枢神经系统保护作用机制的研究主要集中在其对氧自由基的清除以及对免疫系统的调节功能方面。

研究证实,褪黑素不仅能直接清除氧自由基,还能通过调节抗氧化酶活性,间接发挥抗氧化作用。在 AD 的发生过程中,Aβ 能通过氧化应激机制诱导神经元凋亡,而褪黑素可以通过减少 Aβ 的生成、清除氧自由基作用、抑制诱生型一氧化氮合酶(iNOS)合成等机制减少神经元纤维缠结和神经细胞凋亡,从而改善学习和记忆功能。体外研究发现,褪黑素能有效预防大鼠脑突触小体膜上的脂质及蛋白质过氧化反应,减轻氧自由基对突触小体的损伤。另有研究发现,补充外源性褪黑素可以减轻衰老导致的脑组织脂质过氧化反应,降低老龄大鼠海马部分区域神经元树突 MAP-2 蛋白表达水平的下降程度,维持树突的正常结构和功能,减少神经元凋亡。褪黑素对神经胶质细胞亦有保护作用,神经胶质细胞对中枢神经系统神经元的生存有着重要的作用,GSH 水平及参与 GSH 代谢的 SOD 酶等的活性均高于神经元细胞,故其能够维持神经元细胞的 GSH 水平,减轻神经元细胞的氧化损伤,而且星形细胞参与维持合适的离子内环境,还有助于神经元进行正常的电生理活动。神经胶质细胞的损伤总是先于神经元细胞的损伤,导致神经胶质增生。Baydas 等给大鼠吸入含有具神经毒性的甲苯的稀释剂引起脑神经胶质增生,MDA、4-HDA 水平增高,每天给予 10mg/kg 褪黑素可明显降低的 MDA,4-HDA 水平并且减轻神经胶质增生,表明褪黑素可通过减轻神经胶质增生提高神经胶质细胞的存活,进一步保护中枢神经系统神经元功能。

褪黑素对机体的免疫系统也有重要的调节功能。早在 1975 年,Csaba 和 Barath 等研究发现,对新生大鼠行松果体切除术将导致其胸腺组织退化及免疫系统功能低下。人体的淋巴细胞能够合成褪黑素,也说明褪黑素与免疫系统存在重要的联系。Drazen 等对小鼠的体内及体外研究发现,刀豆球蛋白 A(Concanavalin A,一种 T 细胞有丝分裂素)对脾细胞的增殖作用在夜间(生理褪黑素水平高)比白天(生理褪黑素水平低)更明显,应用外源性褪黑素能促使增殖反应加强，而应用褪黑素受体拮抗剂N-乙酰-2-苄基色胺(luzindole)则导致增殖反应减弱。该研究同时还发现，无外源性褪黑素干预时，夜间应用luzindole对脾细胞的增殖反应抑制明显，而白天应用luzindole则没有类似抑制作用。说明褪黑素和免疫系统的调节功能相关。

二、褪黑素及其受体信号传导机制的研究

褪黑素具有多种生理及药理作用，这些作用的第一步都是与其特异性受体结合，然后通过信号转导系统实现的。褪黑素受体MT1与MT2属于G-蛋白偶联受体超家族，具有复杂的传导通路。

生理情况下，MT1、MT2在机体的多个组织单独或联合表达，MT1可表达于SCN、小脑、海马、中枢多巴胺能通路等，MT2表达较局限，主要位于脑组织，其他如肺、心脏、大动脉及冠脉组织、子宫肌层等也有表达。哺乳动物MT1、MT2在海马组织中均有表达，主要在海马齿状回、CA3和CA1区等部位。Masson等研究发现，MT1的表达及其与褪黑素结合的活性呈时间变异性，白天褪黑素合成受抑制时，MT1表达水平增加，与褪黑素结合活性增强，提示MT1可能与褪黑素调节生理昼夜节律有关。Larson等发现MT2基因敲除小鼠的学习、记忆能力受损，提示MT2与海马神经元突触可塑性有很大联系。另外，Wang等对小鼠的研究发现，褪黑素对海马神经元长时程增强(long-term potentiation，LTP)有剂量相关的抑制作用(1nmol/L至100nmol/L抑制作用逐渐增强)，应用MT2拮抗剂N-乙酰-2-苄基色胺(luzindole)能有效预防这种抑制作用。该实验还发现，褪黑素对LTP的抑制作用在MT2缺陷的小鼠中未出现，而在MT1缺陷的小鼠仍然存在，提示MT2在海马神经元突触可塑性的形成过程中发挥了重要作用。Drazen等进一步对MT1受体基因敲除的小鼠进行研究，发现褪黑素可通过激活MT2受体促进脾细胞增殖反应(细胞免疫)，并使IgG浓度增加(体液免疫)。Lotufo等对大鼠的研究表明，褪黑素激活MT2受体后能抑制中性粒细胞向微血管系统的转移，并减少白三烯B4介导下中性粒细胞对内皮细胞的附集。临床研究也发现，体内的褪黑素激活淋巴细胞膜上的MT1受体后能减弱前列腺素2对IL-2生成的抑制作用。Lardone等研究也证实，应用luzindole特异性抑制褪黑素信号通路，能减少IL-2的生成。另有研究发现，褪黑素浓度超过生理水平时，会诱导T细胞增殖，并上调促炎细胞因子的表达。应用外源性褪黑素，会加强大鼠淋巴细胞的增殖反应，增加NK细胞的数量，并刺激IL-1和TNF-α等促炎细胞因子生成，强化细胞的吞噬作用。同时还有研究表明高浓度的褪黑素还参与调节细胞凋亡的过程。

三、麻醉和手术对褪黑素稳态的影响

体内褪黑素的表达水平与年龄密切相关，随着年龄的增长，松果体逐渐萎缩并出现功能退化，褪黑素分泌逐渐减少。研究表明，4～7岁时人体血液中褪黑素水平达到峰值，此后逐渐下降，45岁时褪黑素水平仅为高峰期的一半，70岁以后降至极低水平，甚至不再出现激素水平的昼夜节律改变。衰老引起褪黑素水平的改变，导致机体出现昼夜节律异常及睡眠紊乱，免疫功能低下，因而老年人成为多种疾病的易感人群。有研究发现，老年患者脑组织结构和功能的增龄性改变以及褪黑素的缺乏或代谢紊乱与术后神经行为学障碍的发生有关。在动物实验中观察到，褪黑素可以减少由麻醉药物引起的神经退行性变，特别是大脑皮层和大脑额叶，提示褪黑素在这些区域发挥神经保护作用。

据报道，麻醉和手术会影响褪黑素的分泌，但是究竟有何影响，目前说法不一。Reber等早期对32例全麻下行妇科手术的患者进行观察，发现异氟烷(0.8%～1.0%)麻醉和丙泊酚($6mg \cdot kg^{-1} \cdot h^{-1}$)麻醉均能引起术中褪黑素水平增高，在麻醉恢复阶段，异氟烷麻醉组患者血浆中褪黑素仍处于较高水平，而丙泊酚麻醉组患者血浆褪黑素浓度逐渐下降。近年来其他研究也发现，在心脏手术、较大腹部手术、妇科手术和膝关节镜手术后，患者褪黑素水平在术后第一天晚间明显下降，而第二天晚间褪黑素水平逐渐恢复。围术期其他药物如苯二氮䓬类、非甾体类抗炎药(non-steroid anti-inflammatory drugs，NSAIDS)、可乐定、地塞米松和β受体阻滞剂均能使血浆中褪黑素水平降低，而阿片类药物由于能增强N-乙酰基转移酶(褪黑素合成过程的限速酶)对5-HT的作用活性而增加褪黑素水平。研究结果的不同，可能是由于褪黑素浓度测量方式的不同、手术方式和过程的多样化，不同的麻醉方式及其他药物的干预作用，如抗焦虑药物，阿片类药物，抗胆碱能类药物，抗胆碱酯酶类药物等。

目前仍不清楚围术期各种因素如手术刺激、应激反应、麻醉以及患者自身情况等对褪黑素的合成和消除平衡的综合影响，由此而导致的认知功能变化也尚需进一步研究。

在动物实验中，口服0.2mg/kg褪黑素可以减少使语言指令和睫毛刺激失去反应的丙泊酚和硫喷妥钠的剂量。褪黑素使用组，丙泊酚的效能是对照组的1.7～1.8倍，硫喷妥钠的效能是对照组的1.3～1.4倍。大鼠口服褪黑素可加强硫喷妥钠和氯胺酮的麻醉效能，不仅如此，大鼠腹腔注射100mg/kg褪黑素与对照组相比可降低异氟烷MAC值24%。大鼠在体实验证明褪黑素和其类似物2-溴褪黑素及苯褪黑素都具有麻醉药物的特点，麻醉剂量的褪黑素对脑电的影响和临床上常用药物丙泊酚，硫喷妥钠是相似的；2-溴褪黑素，苯褪黑素与丙泊酚类似都可以缩短入睡时间。

此外褪黑素还有镇痛作用,研究表明褪黑素通过增加内源性 β-内啡肽来发挥镇痛作用。

四、外源性褪黑素的治疗作用

褪黑素的分泌表现出明显的昼夜节律变化,白天分泌减少而夜间分泌增多。其主要功能是调节人体的生物节律,维持白天清醒和夜间睡眠的"睡眠觉醒周期"(sleep-wakecycle)。研究表明睡眠对整个机体功能和精神恢复起重要作用。睡眠时间缩短会引起明显的心理和神经功能的障碍,从而影响心理和日常活动。在手术后患者尤其是老年患者常表现出睡眠紊乱,多数患者在术后第 1 夜总睡眠时间减少 80%。在一些非手术志愿者的禁止睡眠视验中发现,被剥夺睡眠的受试者均表现出一定程度的精神功能受损症状,而且认知功能也受到影响,其受损程度与年龄明显相关,且年龄越大发生率越高。有研究表明睡眠紊乱是导致老年患者术后谵妄的重要原因。虽然诸如外科手术创伤、疼痛、饥饿、药物因素,监护病房噪音,夜间的护理操作等因素均可能影响患者的睡眠,但近年来研究表明褪黑素在术后患者特别是老年患者的睡眠紊乱中可能起重要的作用。

褪黑素具有多种药理学作用但不良作用较小,已有不少在围术期应用外源性褪黑素的研究。Naguib 等对 84 例全麻下行妇科腹腔镜手术的年轻女性(平均年龄 27.9 岁)患者进行研究,发现术前给予褪黑素($0.05mg \cdot kg^{-1}$)舌下含服,可获得与等剂量咪达唑仑同样的镇静和抗焦虑效果,而与咪达唑仑组相比,褪黑素预处理对患者术后发生认知功能损害具有保护作用。最近一项研究对 148 例行全麻下手术的儿童(3 ~ 7 岁)进行观察,发现术前应用褪黑素($0.05mg \cdot kg^{-1}$,$0.2mg \cdot kg^{-1}$ 和 $0.4mg \cdot kg^{-1}$)各组患者与咪达唑仑($0.5mg \cdot kg^{-1}$)组相比,尽管在麻醉诱导期更焦虑,但术后急性谵妄的发生率较后者均明显降低。近年来的研究证实,多种疾病如睡眠周期紊乱、AD、帕金森氏病等,其褪黑素受体表达和内源性褪黑素的水平均发生改变,而且这些疾病的共同特点是均伴有不同程度的认知功能下降,而补充外源性褪黑素可以改善这些患者的睡眠障碍和认知功能损害。围术期应用褪黑素可能对预防或治疗术后神经行为学障碍发挥作用。Hanania 等报道了 2 例将褪黑素分别用于治疗或预防 POCD 并获得成功的病例。其中 1 例为 53 岁男性患者,髋关节骨折术后出现谵妄,并对苯二氮䓬类或抗精神病药物治疗无效。另 1 例为 78 岁男性患者,既往有 POCD 病史,需行下肢二次手术。Shigeta 等对 29 例术后出现认知功能损害的老年患者(平均年龄 78 岁)进行研究发现,发生术后并发症(如肺炎、心衰、失血性休克等)的患者术后 2h、200h 小时的褪黑素水平较术前升高,而未发生术后并发症的患者同一时间的褪黑素水平较术前下降。Balan 等对不同类型谵妄的患者尿液中的褪黑素代谢物进行了分析,发现低活动型谵妄患者代谢物水平升高,而高活动型谵妄患者代谢物水平降低。因此推测,应用外源性褪黑素可能仅对术后未发生并发症的高活动型谵妄患者有预防或治疗作用。国际上有一项关于应用褪黑素对髋关节骨折患者发生 POD 影响的随机双盲对照研究,目前仍在进行之中,其结果可能为临床应用褪黑素预防术后认知损害提供依据。

五、小　　结

褪黑素通过对自由基清除,抗氧化及神经保护等多种途径,对脑缺血再灌注损伤,癫痫,阿尔茨海默症等神经退行疾病的改善作用,已经为很多学者所接受。褪黑素作为一种神经内分泌激素在中枢及外周广泛存在着受体,涉及多个系统发挥着多方面的作用,生理及药理作用复杂,但其生理、药理作用及毒理实验大部分是建立在动物实验的基础上,一些毒副作用有待进一步考证。有学者认为对 MT 及其替代品应持谨慎态度。褪黑素在麻醉手术期间的应用还属于一个比较新的领域,可使 POCD 发生率减少,减轻 POCD 症状的作用已经逐渐引起重视,当前对褪黑素的研究应进一步加强临床试验,对其生理功能和毒副作用进行更加深入的基础研究,有望为 POCD 的治疗和预防提供一个新的途径。

(刘亚杰　倪诚　周阳　钱敏　郭向阳)

参 考 文 献

1. Perouansky M. Liaisons dangereuses? General anaesthetics and long-term toxicity in the CNS. Eur J Anaesthesiol, 2007,24:107-115
2. Perouansky M. General anesthetics and long-term neurotoxicity. Handb Exp Pharmacol,2008:143-157
3. Monk TG, Price CC. Postoperative cognitive disorders. Curr Opin Crit Care,2011,17:376-381
4. Bickel H, Gradinger R, Kochs E, et al. High risk of cognitive and functional decline after postoperative delirium. A three-year prospective study. Dement Geriatr Cogn Disord,2008, 26:26-31
5. Kat MG, Vreeswijk R, de Jonghe JF, et al. Long-term cognitive outcome of delirium in elderly hip surgery patients. A prospective matched controlled study over two and a half years. Dement Geriatr Cogn Disord,2008,26:1-8
6. Reiter RJ, Tan DX, Fuentes-Broto L. Melatonin: a multitasking molecule. Prog Brain Res,2010,181:127-151
7. Srinivasan V, Pandi-Perumal SR, Brzezinski A, et al. Melatonin, immune function and cancer. Recent Pat Endocr

Metab Immune Drug Discov,2011,5:109-123
8. Karasek M, Winczyk K. Melatonin in humans. J Physiol Pharmacol,2006,57(5):19-39
9. Jarratt J. Perioperative melatonin use. Anaesth Intensive Care,2011,39:171-181
10. Bonnefont-Rousselot D, Collin F. Melatonin: action as antioxidant and potential applications in human disease and aging. Toxicology,2010,278:55-67
11. Millan-Plano S, Piedrafita E, Miana-Mena FJ, et al. Melatonin and structurally-related compounds protect synaptosomal membranes from free radical damage. Int J Mol Sci,2010,11:312-328
12. Akbulut KG, Gonul B, Akbulut H. Exogenous melatonin decreases age-induced lipid peroxidation in the brain. Brain Res,2008,1238:31-35
13. Prieto-Gomez B, Velazquez-Paniagua M, Cisneros LO, et al. Melatonin attenuates the decrement of dendritic protein MAP-2 immuno-staining in the hippocampal CA1 and CA3 fields of the aging male rat. Neurosci Lett, 2008, 448: 56-61
14. Baydas G, Reiter RJ, Nedzvetskii VS, et al. Melatonin protects the central nervous system of rats against toluene-containing thinner intoxication by reducing reactive gliosis. Toxicol Lett,2003,137:169-174
15. Dubocovich ML, Markowska M. Functional MT1 and MT2 melatonin receptors in mammals. Endocrine, 2005, 27: 101-110
16. Wang SJ, Liu WJ, Wu CJ, et al. Melatonin suppresses apoptosis and stimulates progesterone production by bovine granulosa cells via its receptors(MT1 and MT2). Theriogenology,2012,78:1517-1526
17. Kar S, Slowikowski SP, Westaway D, et al. Interactions between beta-amyloid and central cholinergic neurons: implications for Alzheimer's disease. J Psychiatry Neurosci, 2004,29:427-441
18. Xie Z, Dong Y, Maeda U, et al. The common inhalation anesthetic isoflurane induces apoptosis and increases amyloid beta protein levels. Anesthesiology,2006,104:988-994
19. Xie Z, Culley DJ, Dong Y, et al. The common inhalation anesthetic isoflurane induces caspase activation and increases amyloid beta-protein level in vivo. Ann Neurol,2008, 64:618-627
20. Palotas M, Palotas A, Bjelik A, et al. Effect of general anesthetics on amyloid precursor protein and mRNA levels in the rat brain. Neurochem Res,2005,30:1021-1026
21. Eckenhoff RG, Johansson JS, Wei H, et al. Inhaled anesthetic enhancement of amyloid-beta oligomerization and cytotoxicity. Anesthesiology,2004,101:703-709
22. Griebling TL. Re: Anticholinergic medication use and cognitive impairment in the older population: the Medical Research Council Cognitive Function and Ageing Study. J Urol,2012,187:1357-1358
23. Carrillo-Vico A, Lardone PJ, Fernandez-Santos JM, et al. Human lymphocyte-synthesized melatonin is involved in the regulation of the interleukin-2/interleukin-2 receptor system. J Clin Endocrinol Metab,2005,90:992-1000
24. Lardone PJ, Carrillo-Vico A, Molinero P, et al. A novel interplay between membrane and nuclear melatonin receptors in human lymphocytes: significance in IL-2 production. Cell Mol Life Sci,2009,66:516-525
25. Carrillo-Vico A, Guerrero JM, Lardone PJ, et al. A review of the multiple actions of melatonin on the immune system. Endocrine,2005,27:189-200
26. Sanchez S, Paredes SD, Sanchez CL, et al. Tryptophan administration in rats enhances phagocytic function and reduces oxidative metabolism. Neuro Endocrinol Lett,2008, 29:1026-1032
27. Radogna F, Paternoster L, Albertini MC, et al. Melatonin antagonizes apoptosis via receptor interaction in U937 monocytic cells. J Pineal Res,2007,43:154-162
28. Radogna F, Nuccitelli S, Mengoni F, et al. Neuroprotection by melatonin on astrocytoma cell death. Ann N Y Acad Sci,2009,1171:509-513
29. Yin YQ, Luo AL, Guo XY, et al. Postoperative neuropsychological change and its underlying mechanism in patients undergoing coronary artery bypass grafting. Chin Med J (Engl),2007,120:1951-1957
30. Ferrari E, Magri F. Role of neuroendocrine pathways in cognitive decline during aging. Ageing Res Rev,2008,7: 225-233
31. Yon JH, Carter LB, Reiter RJ, et al. Melatonin reduces the severity of anesthesia-induced apoptotic neurodegeneration in the developing rat brain. Neurobiol Dis, 2006, 21: 522-530
32. Gogenur I, Ocak U, Altunpinar O, et al. Disturbances in melatonin, cortisol and core body temperature rhythms after major surgery. World J Surg,2007,31:290-298
33. Naguib M, Samarkandi AH, Moniem MA, et al. The effects of melatonin premedication on propofol and thiopental induction dose-response curves: a prospective, randomized, double-blind study. Anesth Analg,2006,103:1448-1452
34. Budhiraja S, Singh J. Adjuvant effect of melatonin on anesthesia induced by thiopental sodium, ketamine, and ether in rats. Methods Find Exp Clin Pharmacol, 2005, 27: 697-699
35. Shavali S, Ho B, Govitrapong P, et al. Melatonin exerts its

analgesic actions not by binding to opioid receptor subtypes but by increasing the release of beta-endorphin an endogenous opioid. Brain Res Bull,2005,64:471-479

36. Naguib M, Schmid PG, 3rd, et al. The electroencephalographic effects of IV anesthetic doses of melatonin: comparative studies with thiopental and propofol. Anesth Analg,2003,97:238-243

37. Hanania M,Kitain E. Melatonin for treatment and prevention of postoperative delirium. Anesth Analg,2002,94:338-339

38. Balan S,Leibovitz A,Zila SO,et al. The relation between the clinical subtypes of delirium and the urinary level of 6-SMT. J Neuropsychiatry Clin Neurosci,2003,15:363-366

39. de Jonghe A,van Munster BC,van Oosten HE,et al. The effects of melatonin versus placebo on delirium in hip fracture patients: study protocol of a randomised, placebo-controlled, double blind trial. BMC Geriatr,2011,11:34

66. 困难气道处理ABS安全快捷流程

困难气道管理是麻醉科医师一项最具有挑战性的工作。但实际上，对于手术室内的困难气道，在大多数的医院和科室，困难气道是对主任或教授等上级医师的考验和挑战。下级医师插管不成功时首先就是呼叫上级医师或主任解决难题。但在手术室以外，如急诊科、ICU、疼痛门诊、无痛人流室、无痛胃镜室、介入室和各临床科室病房，困难气道就是对年轻医师的考验和挑战。许多次的考验，许多次的挑战，许多次的心惊肉跳和后怕，促使我们不断地去寻求最安全的、最快捷的、最有效的方法。在长期的临床教学培训中深切的体会到充分的术前评估和计划是处理困难气道的首要环节，熟练掌握多种困难气道的处理方法则是在临床中游刃有余的基础。但是最重要的还是要有处理困难气道的安全、快捷、正确的流程和思路，即"思想决定行动"。

通过十几年对困难气道处理的探索和思考，体会到ASA困难气道处理指南的优点是详细和具体，方便理解，缺点是太过繁琐和复杂，看后即忘，真正紧急时不知道做哪一步，其他国家的流程如法国、英国、德国、加拿大、意大利等也都存在类似的问题。因此，我们一直在思考，有没有一种简单易记，和心肺复苏ABCD一样终生不忘的安全、快捷、有效的流程呢？困难气道处理和心肺复苏具有共同的特点：即分秒必争。没有过多的时间去思考过多的东西。必须达到每一位医师均能以最短的时间、以最有效的方式对患者进行最优化的处理。ABC自然是最易记的流程，但是能不能和困难气道处理联系得上呢？而且这种联系不能有丝毫的牵强。

一次偶然的机会使我了解了汽车的ABS系统（anti-locked braking system）即刹车防抱死安全系统，是一种具有防滑、防锁死等优点的汽车安全控制系统。再细究发现，所有的车均配备了该系统。

受此和心肺复苏流程广受欢迎的启发，我们几年前在参透了国内外许多困难气道流程的基础上，根据多年的临床实践，创新性的设计了"困难气道管理ABS安全快捷流程"（图66-1），不断的征求国内外著名专家的意见并反复修改。由于其简洁、易记、实用，得到了广泛的欢迎，许多医院专门组织学习这个流程，并把这个ABS流程挂在医师办公室的墙上提醒所有医师。由于其实用性，我也有幸应邀在全国各地（从北京到台湾）做了近70次演讲推广该流程。这个安全、快捷流程可以作为美国和中国困难气道流程的补充部分以供各位医师参考。

这个流程极其简单：

对于已预见的困难气道，仅有两步：寻求帮助（A）——在保持自主呼吸（S_1）下插管。

对于未预见的困难气道，仅有三步：寻求帮助（A）——呼吸通气（B）成功后——让患者恢复自主呼吸（S_1）下插管。如果失败——穿刺环甲膜、环甲膜切开或气管切开（S_{23}）

至于用什么方法和工具进行插管，不能在流程中做硬性规定，因为许多科室根本就没有这些工具，因此，ABS流程中只列出了"纤支镜逆行引导插管或气管切开等。"这样一句话，虽然简单，但中间的省略号涵盖了所有能够得到的工具，能够满足各级医院、各级医师的要求。对于呼吸通气（B）也一样，ABS流程中列出了喉罩类（现在已经有超过十种以上的喉罩）、食管-气管联合管、喉管和口鼻咽通气管、面罩等。这个"等"字的意思很明确，就是说所有声门上工具均可以选择，包括以后推出的各种新的声门上工具，只要手边上有，就可以通气救命。有的流程只列出喉罩一种，问题是，现在有些三甲医院都还没有喉罩，更不用说一些乡镇医院，难道没有喉罩就不处理困难气道患者吗？

另外，ABS流程包含了对传统教学的四大转变，具体如下：

A 即 Ask for help（寻求帮助）

转变（一）：要彻底改变出了问题才寻求帮助的思维

这是大部分国家的流程中都没有最先强调的，大部分的流程均是在出了问题后才考虑寻求帮助，这其实就是灾难的根源。

任何时候碰到困难气道问题首先应该寻求帮助，这种思维应该贯穿困难气道处理的全过程，包括以下几方面：

1. 术前访视评估如认为是困难气道，在麻醉前就应该寻求上级医师和主任的帮助和指导，按照安全的插管方案进行，这样就可以把由于插管方案错误导致的紧急气道情

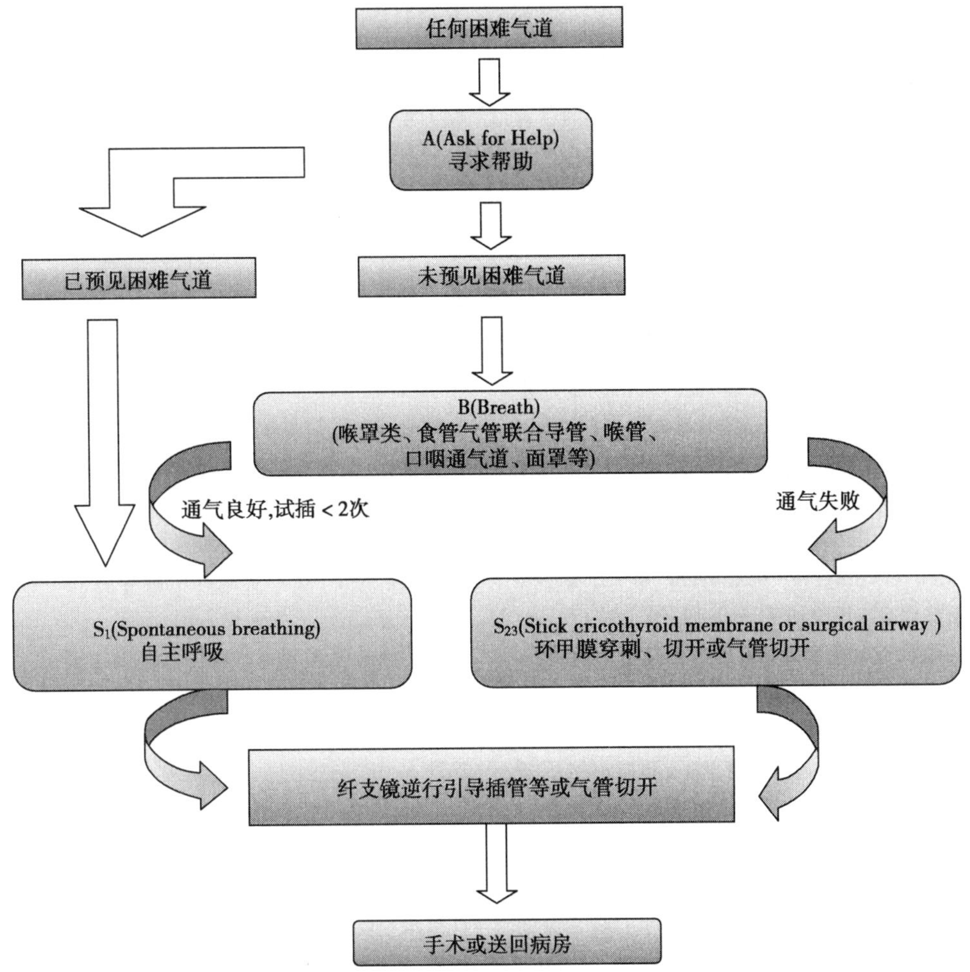

图 66-1 困难气道管理 ABS 安全快捷流程

况消灭在萌芽之中,待到插管失败或者无法通气时再寻求帮助,往往会错过宝贵的时间。

2. 如果麻醉诱导后才发现是困难气道,如面罩通气困难,必须第一时间请求帮助,寻求帮助的时间越早越好;喉头暴露困难和气管插管困难,试插一次不成功后同样应立即寻求帮助,请求帮助的对象是可以马上找到的任何人,当然最好是有丰富处理困难气道经验的专家,极少有紧急困难气道是一个人可以处理成功的。

3. 如果判断插管的成功率不高,而且通气随时会有困难(如声门上肿瘤等),熟悉气管切开的外科医师也应在寻求帮助之列,如耳鼻喉科医师、神经外科医师或者头颈外科医师等。待外科医师到场之后才进行处理,这样就能保证后续的强有力的支持,使患者得到最安全的保障。

4. 如果明确是困难气道,拔管时也应该寻求帮助,制订拔管的方案或应急的处理措施。

之所以这样强调,是因为一旦插不进管或无法通气,当事者由于紧张和恐惧,往往手忙脚乱,难以做出最佳的处理方法。而旁观者清,处理起来会比较从容。

在临床实际工作中,寻求帮助这一点是最容易做到的。但非常遗憾的是,这一点又是最难做到的。低年资医师还容易做,高年资主治医师、副教授或者教授,寻求他人的帮助似乎就成了一座难以逾越的高山,不到极其危急的关头,不会去寻求帮助。为了患者的安全,必须做一明确规定,碰到困难气道,必须要有两人一起处理以保证患者的生命安全。

B 即 Breath(呼吸通气)

转变(二):要彻底改变插管第一的思维

任何时候碰到困难气道问题,首先要解决通气问题,喉罩类(目前有充气型喉罩和非充气型喉罩十多种)应作为首选工具(之所以不是面罩,有两个原因,一是因为面罩会常规准备,常规通气,二是因为面罩通气困难本身就是困难气道的一种),不管是用喉罩、食管-气管联合导管,喉管还是口、鼻咽通气道等其他声门上工具,只要患者能够维持通气(不管是控制呼吸还是自主呼吸),就能保障患者安全,也就给后面来的上级医师赢得了时间。此时尤其要注意的是,不能看到患者的血氧饱和度好了,又不断的试插,反复下去,必将给一部分患者带来灾难性的后果。

S_1 即 Spontaneous breathing(让患者自主呼吸)

转变(三):要彻底改变反复用药、反复试插的思维

对于一个未预见的困难气道,插管失败,在用喉罩类、食管-气管联合导管、喉管或口鼻咽通气道等声门上工具通气良好的基础上，应设法让患者尽快恢复自主呼吸甚至清醒，而不宜再反复插管。最忌讳反复试插，插得血肉模糊，组织水肿，会给上级医师后面的处理带来极大的困难。此时应耐心等待上级医师，让上级医师来共同处理后面的问题。只要患者的自主呼吸恢复了，患者的生命安全就得到了保证。在患者保持自主呼吸的前提下，就可以从容不迫地插管。临床上最常见的问题就是插管不成功，认为患者麻醉过浅，肌肉松弛不够，再次加药，再次插管，循环往复，最后陷入万劫不复的境地。

而对于一个已经预见的困难气道，在寻求帮助的前提下，直接保留患者的自主呼吸插管，自主呼吸越好（自然以清醒表麻时最好），患者的安全性就越高。

如果上面三步可行，就不用后面的 S 了。否则立即实施 S_{23}。

S_{23} 即 S_2 tick cricothyroid membrane or S_3 urgical airway（环甲膜穿刺或环甲膜切开、气管切开）

转变（四）：要彻底改变依赖外科行有创气道的思维

这个 S_{23} 是指在 A（ask for help）寻求帮助后，使用了声门上工具帮助呼吸通气 B（breath）也无法奏效，即碰到患者不能插管、不能通气（CICV）的紧急情况下，如口小喉罩插不进，或插进去也不能通气（会厌上肿物压迫），或患者口鼻大出血，或上呼吸道完全梗阻（声门肿瘤阻塞，水肿），则必须立即用环甲膜穿刺套件或大号套管针进行穿刺（S_2）或紧急环甲膜切开、气管切开（S_3）以保证通气。通气保证了，患者安全才有保障，后面的后续处理才可以得以继续。虽然气管切开难以培训到每一个医师，环甲膜穿刺却是麻醉医师非常熟悉的技术，极大多数的麻醉医师都曾经做过经环甲膜穿刺对气管进行表麻，至于环甲膜切开，建议每一位麻醉医师都必须在模型上进行反复训练，真正紧急时才可能派上用场，如果总是要电话请外科医师来进行气管切开，对于一个不能通气不能插管的患者来说，抢救的成功率自然大为降低。

任何时候，任何情况碰到困难气道问题均可按照此 ABS 安全快捷流程来进行。

如果紧急时连 ABS 都忘了，就记 ABC，即把穿刺环甲膜变成环甲膜穿刺或环甲膜切开。C（Cricothyroid membrane stick or Cricothyrotomy）代表环甲膜穿刺或环甲膜切开术，C 同样代表 Concious（恢复意识）。

正确的思路加上熟练的技术是保证患者安全的法宝。

ABS 流程的优势如下：

1. 简单快捷　全球没有比这更简单的困难气道处理流程。

从 ABS 流程图可以看出，对于一个已经预见的困难气道只有 2 步，A+S，即在寻求帮助的情况下，让患者保持自主呼吸，再在表麻复合镇静的情况下，根据各个医院各个科室现有器械的情况从容不迫的给患者进行插管，如纤维支气管镜、可视电子插管镜、光棒、探条、可视喉镜、逆行插管、盲探插管、插管喉罩……等都可以，即使对于一些喉头巨大肿瘤的患者，也还是 A+S，在这里 S 有两个含义，自主呼吸（S_1）和环甲膜切开或气管切开（S_3），即在保持自主呼吸的情况下请术科医师进行气管切开，即使对于一些不能配合的患者和小孩，也可以在全麻如吸入七氟烷保持自主呼吸（S_1）的情况下进行插管或气管切开（S_3）。

对于一个未预见的困难气道也只有 3 步，即 A+B+S，只是这个 S 根据情况的不同有三种含义，即自主呼吸 S_1 或穿刺环甲膜 S_2 或外科气道 S_3（环甲膜切开或气管切开）。如全麻诱导后碰到困难气道，在第一时间寻求帮助的情况下，立即给予喉罩类工具通气，当然也可以用食管—气管联合导管、喉管、口鼻咽通气道等。如果通气良好，则无需做任何操作，最安全的做法就是让患者尽快恢复自主呼吸，待患者恢复自主呼吸后，则按照已预见的困难气道处理流程处理。如果通气失败，也即是碰到了无法通气无法插管的最紧急的情况，立即实施环甲膜穿刺（S_2）、环甲膜切开或气管切开（S_3），以挽救患者的生命。

为什么要强调简单快捷？很多时候，气道的处理是分秒必争的紧急时刻，不容得去做过多的分析和思考，必须采取最有效的、切实可行的措施才可以最大限度降低患者的风险。

2. 易记　对于这个流程，任何人只要看了一遍，听了一次讲座，终生都不会忘记，因为非常容易记忆。从 ABS 到 ABC，想忘记都不可能。三个简单字母包含了处理困难气道最重要的原则：寻求帮助，呼吸通气，自主呼吸，穿刺环甲膜、环甲膜切开或气管切开。

3. 实用　任何时候碰到困难气道，不需要做任何思考，按照 ABS 做就是了。既安全又解决问题。不让医师陷入恐慌的境地，更不会让患者陷入危险的境地。

4. 最安全的设计　当面临处理一个困难气道患者的时候，无数医师为应该清醒插管还是全麻诱导后插管而纠结，为是保留自主呼吸还是不保留自主呼吸而纠结。ABS 流程非常明确的建议临床医师，不用纠结，应该清醒插管。最低限度也应该是，如果给予全麻，也必须是保留自主呼吸的全麻。虽然某些有条件的医院和一些技术精湛的麻醉专家可以在全麻诱导不保留呼吸的情况下成功插管，但作为一个标准流程，是我们国家的各级医院和各级医师所共同遵循的安全标准，因此它必须要适合没有条件的医院，技术不熟练的医师采用了这种流程也能保证患者的安全，这种流程才能真正的推广实施，才能真正造福于医师和患者。在遇到未预见的困难气道时，ABS 流程非常明确地建议各位医师，用声门上工具通气。通气好，就让患者恢复自主呼吸，然后再在患者有自主呼吸的情况下从容地插管。ABS 流程没有设计成通气好后，再选其他工具在患者没有恢复自主呼吸的情况下插管，就是因为，患者在没有呼吸的情况下反复插管最终总有一些患者会陷入不能通气不能插管的危险境地，这样就不是一项安全的设计，当然对于有条件的医院，如果非要在通气良好后插管，则不要超过两次。

一旦用了喉罩类、气管—食管联合管、喉管、口鼻咽通气管等通气失败，氧合不改善，心率一直下降，则要毫不犹豫的穿刺环甲膜进行通气，或直接环甲膜切开或气管切开，不能有丝毫的犹豫，否则，错失抢救时机，等到患者心跳呼吸骤停则一切都晚了，这也是从最安全的设计出发。至于选择哪一种，自然是遵循从无创到微创再到有创的原则。当然，紧急时也可以直接选有创的方法，毕竟生命安全才是第一位的。

虽然有以上的优势，但困难气道的处理千变万化，我们设计的困难气道处理 ABS 流程难以解决临床碰到的一切问题，肯定还有许多不足和疏漏之处，有待在以后的实践中不断修改，不断完善。特别需要指出的是，ABS 流程只是对各个国家（包含中国）已发表流程的补充，不可能也没有必要去替代其他现有的流程。在读者从各国流程获得帮助的同时，ABS 流程会为读者打开另外一扇窗。

（马武华）

参考文献

1. Practice Guidelines for the Management of the Difficult Airway: An updated report by the American Society of Anesthesiologists Task Force on the Management of the Difficult Airway. Anesthesiology, 2003, 98(5): 1269-1277
2. Crosby ET, Cooper RM, Douglas MG, et al. The unanticipated difficult airway with recommendations for management. Can J Aaesth, 1998, 45(8): 757-776
3. Henderson JJ, Popat MT, Latto IP, et al. Difficult Airway Society guidelines for management of the unanticipated difficult intubation. Anaesthesia, 2004. 59(7): 675-694
4. Braun U, Goldmann K, Hempel V, et al. Airway management-Leitlinie der Deutschen Gesellschaft für Anästhesiologie und Intensivmedizin. Anästh Intensivmed, 2004, 45: 302-306
5. A. ACCORSI, E. ADRARIO, F. AGRÒ, G. Raccomandazioni per il controllo delle vie aeree e la gestione delle difficoltà MINERVA ANESTESIOLOGICA,. 2005: 640-656
6. Bair AE, Filbin MR, Kulkarni RG, et al. The failed intubation attempt in the emergency department: Analysis of prevalence, rescue techniques, and personnel. J Emerg Med, 2002, 23: 131-140
7. Martin LD, Mhyre JM, Shanks AM, et al. 3,423 emergency tracheal intubations at a university hospital: airway outcomes and complications. Anesthesiology, 2011, 114: 42-48
8. Helmstaedter V, Wetsch WA, Böttiger BW, et al. Comparison of ready-to-use devices for emergency cricothyrotomy: randomized and controlled feasibility study on a mannequin. Anaesthesist, 2012, 61(4): 310-319
9. Gaufberg SV, Workman TP. New Needle Cricothyroidotomy Setup. Am J Emerg Med, 2004, 22(1): 37-39

67. 气管插管深度的判断

在手术室、重症监护室和急诊抢救中气管插管术应用十分广泛。然而，到目前为止，对于气管插管深度的判断仍然缺乏循证医学证据指导。气管导管插入过深，可能插入一侧肺导致该侧肺过度通气，甚至出现气胸；而对侧肺由于无通气，可能出现肺不张。气管导管插入过浅导管容易滑脱出气道。不管插入过深或者过浅，都将会给患者带来致命性的损害。因此，气管导管插入深度的判断至关重要。临床上，进行气管插管的医师技术水平和临床经验不同，判断气管导管深度的经验也有差别。因此，本文通过对目前各种评估气管导管插入深度的判断方法行简要综述，为临床气管插管深度判定提供指导。

一、成人气道的长度

成人气道由环状软骨分为上呼吸道和下呼吸道。上呼吸道由鼻、咽和喉组成；下呼吸道由气管、支气管、支气管树及肺泡组成。成人气管平均长度为 10 ~ 13cm，直径约为 2.0 ~ 2.5cm，由 16 ~ 20 个开口向背面的 U 型软骨环组成，由有弹性的纤维结缔组织连接。Eagle 等应用 CT 检查，发现女性声带至隆突的距离为 12.1cm，男性为 12.6cm。张克呈等应用 CT 测量 606 例华北地区患者气管及左右主支气管长度，结果男性的气管长度为 9.45cm，女性的气管长度为 9.01cm，其测量结果比《人体解剖学》和《临床应用解剖学》的数据短。因此，进行多中心大样本的临床实验来测量国人气管、左右支气管长度，为临床选择单腔和双腔气管导管提供实验依据。

二、目前推荐插管深度

目前临床上常用的是 21/23cm 标准。即患者仰卧位，头颈处于中立位置(无后仰或屈曲)，女性气管导管插入深度为气管导管尖端至上切牙的距离即 21cm，男性为 23cm。气管导管尖端至气管隆突的距离为 2.5 ~ 4cm，3 ~ 4 个气管软骨被认为是最佳插管深度。但这个标准没有考虑患者实际情况，如患者的体重、年龄、身高、体重指数(BMI)、头部位置以及头颈部解剖关系不正常等对插管深度的影响，不同国家种族人群的气管长度也有差异。有研究报道，应用该标准时有 20% 女性患者和 18% 男性患者被发现插管过深，气管导管尖端至隆突的距离小于 2.5cm。在此研究中，10 例患者平均身高为 157cm，BMI 为 28.4kg/m^2，插入气管导管最浅的深度是 19cm。Shmuel Evron 的研究显示，应用 21/23cm 标准，发现在 2.5% 的患者中气管导管插入了右主支气管。在 58.5% 的患者中气管导管插入过深(气管导管尖端距隆突的距离小于 3cm)，需要重新调整气管导管位置。而随着年龄增长，女性患者比男性患者更容易插管过深，需要重新调整气管导管位置。因此，临床中实际插管深度应该考虑患者的实际情况，选择最佳的插管深度。

三、各种评估插管深度的方法

(一) 听诊法

听诊法由于方法简单，对设备要求不高，是临床最常用的方法。美国心脏协会，欧洲复苏协会以及多种麻醉书籍等都推荐使用听诊法确定气管导管插入深度。目前，应用胸部和左上腹部 5 点听诊法，即每侧胸部 2 点听诊，左上腹部听诊。双肺呼吸音对称即认为气管导管在主气管中。然而，听诊法的准确率却不高。Brunel 的研究发现，在重症监护室中有 60% 的患者气管导管插入一侧支气管，双肺听诊仍然有清晰的呼吸音。首先，听诊常受到周围环境和患者自身情况的影响。在手术室相对安静的地方，听诊法的准确率相对较高，而在手术室外如急诊室的环境嘈杂(>70 ~ 80dB)，影响操作者对呼吸音的判断，因此准确性也降低。而肥胖患者或者自身存在呼吸系统疾病，也影响医师对呼吸音的判断。对于胸廓裹有厚重的敷料或者绷带的患者，听诊则无法实施。其次，由于气管导管有 Murphy 孔存在，即使气管导管插入过深，双侧呼吸音也可能对称。因此，Murphy 孔降低了听诊法的可靠性。

（二）纤维支气管镜

纤维支气管镜用途十分广泛，不仅用于上下呼吸道的评估，支气管内检查，气管深部吸引及组织病理标本的获取，目前还用于气道的管理如困难气道，确认气管导管插入位置。纤维支气管镜检查是确认气管导管位置的最佳方法。运用纤维支气管镜可直接观察气管导管尖端距离气管隆突的位置，调整气管导管插入深度。但是其缺陷包括：纤维支气管镜十分昂贵，在许多医院都不能立即获得；其次，纤维支气管镜需要会熟练操作的医生进行操作；再次，局部有大量分泌物，血液或者胃内容物会影响纤维支气管镜的观察，且没有充分的表面麻醉准备，纤维支气管镜检查也很难实施。因此，纤维支气管镜对医师技术的要求及成本太高限制了其在临床的应用。

（三）X 线检查

X 线检查对于确定气管导管深度的可靠性和准确性较高。文献报道，在 X 线图像上，头颈中立位时 90% 患者气管隆突大约在 T6（上下不超过 1 个椎体的）水平位置，气管尖端理想水平在 T2 ~ T4 水平。但是 X 线检查除在 ICU 和介入手术室能方便使用，在其他场合难以实施。而且 X 线检查的辐射会对患者和医务工作者的身体健康造成威胁。相对于其他方法，X 线检查所花时间较长。例如胸部 X 线检查确认气管导管位置所耗时间比经膈超声法长 8 分钟。

（四）胸骨柄上窝气管导管套囊触摸法

胸骨柄上窝气管导管套囊触摸法因其简便易行，已经应用于临床多年。静脉诱导后气管插管后并确认气管导管位于气道，将套囊适当充气，连接麻醉机。患者仰卧位、头正中位，操作者一只手的中指和示指放在胸骨柄上窝轻轻地重复按压套囊，并上下轻轻移动导管。同时，另外一只手感受套囊的膨胀，当充气的套囊膨胀到最大限度时，此时气管导管位置最合适。胸骨柄上窝气管导管套囊触摸法虽能避免支气管内插管，但不能具体定位导管前端与隆突的距离。而且在颈部短粗和解剖结构改变的患者中其辨别气管内插管和误入食管的可靠性降低。

（五）体表骨性标志

1. 右侧口角至下颌角　下颌角至胸骨柄正中点距离之和。Evron 研究认为，测量右侧口角至右侧下颌角的距离，在胸骨柄中部画一横线，连接该线中点至右侧下颌角的距离，两个距离之和即是气管插管的深度。该方法与传统的 21/23cm 相比较，重新调整气管导管位置的发生率从 58.5% 降至 24%。而且此方法更适合于老年女性患者和头颈活动受限的患者。虽然使用这种方法仍有可能重新调整气管导管位置，但是与其他方法结合，可以降低气管导管置入过深或者过浅的发生率。

2. 上切牙至胸骨角距离　Bong-Jae Lee 等研究发现，上切牙至胸骨角的距离大致与上切牙至隆突的距离相等。该研究测量了患者头后伸到最大限度时上切牙至胸骨角的距离，以及患者头中立位时用纤维支气管镜测量的上切牙至隆突的距离。患者头后伸的最大程度间接用两条眼-耳线所形成的角评估（患者头中立位置时的眼-耳线与患者头后伸到最大限度时眼-耳线所形成的角）。结果表明：在成人，上切牙-胸骨角的距离与上切牙-隆突的距离密切相关，其关系为：头中立位上切牙-隆突的距离（cm）= 0.868×头过伸位上切牙-胸骨角的距离+4.260。在儿童，其关系为：头中立位上切牙-隆突的距离（cm）= 1.009×头过伸位上切牙-胸骨角的距离+0.468。该研究还发现，过伸位上切牙-胸骨角的距离与中立位上切牙-隆突的距离之间的差异与眼-耳线角无相关关系。但该方法有其局限性：在头颈活动受限患者不能实施；在头颈解剖结构改变的患者两者相关性可能不存在。

（六）超声

超声作为一项可视化技术，在临床麻醉中的应用越来越广泛。超声检查安全、迅速、使用方便、费用低，不同医师检查结果的一致性高。超声检查在确认气管插管深度方面是一种很有前途的方法。通过观察膈肌运动和胸膜运动可以确认气管导管插入深度，将低频探头放于腹中线位置且横跨在剑突下位置，于皮肤成 45°，调整角度使尾侧一边或者两边膈肌都能被观察到。如果气管导管尖端位于主气道，则在尾侧能观察到双边膈肌运动；如果气管导管插入一侧支气管，则可在尾侧观察到插入气管导管侧膈肌运动而另一侧膈肌无运动。如果气管导管误入食管，则可观察到膈肌不动或者膈肌向头侧运动。另外，在胸膜交界处可以观察到双侧"肺滑动"征（与通气一致的胸膜来回运动）。当气管导管插入一侧主支气管时，对侧肺滑动征消失。肺滑动征消失会观察到随着心脏跳动的胸膜颤动，这种征象意味着完全肺不张，而这种改变不能立刻在 X 线检查中发现。单侧肺滑动征消失不能完全认为是气管导管插入一侧主支气管中，如肺肿瘤、一侧气胸、胸膜漏等也可观察到一侧肺滑动征消失。气道气体对超声影像有很大的干扰，但套囊管中注入生理盐水或者泡沫可以改善超声成像，克服气道气体对超声显像的影响。因而可以直接观察气管导管在气道的位置。一项在人尸体上进行的经环甲膜超声检查确认气管内插管位置的随机双盲实验，表明在插管过程中应用超声动态评估插管位置可达到 97% 的敏感性和 100% 特异性。Werner 等研究表明在手术室应用超声检查气管插管位置可以达到 100% 的敏感性和特异性。然而超声也有其局限性，如胸壁皮下组织气肿，胸膜的炎症或粘连，肺大疱等可影响超声波对肺滑动征的观察。

此外，观察双侧胸廓的运动，观察气管导管上的刻度等方法也可大致判断插入深度。张学俊等认为睑裂-胸骨上切迹间距和插管深度的相关性高，准确率和满意率高。然而，单独应用一种方法确认气管导管深度均有其优势和局限。因此，气管插管后，仔细检查气管导管的插管深度，减少患者头颈部的活动，综合各种检查方法的结果调整气管导管的位置，保证患者生命安全。

（王文健 王儒蓉）

参 考 文 献

1. 庄心良，曾因明，陈伯銮. 现代麻醉学. 第3版. 北京：人民卫生出版社，2003
2. 张克呈，徐英进，王颖，等. CT测量气管及主支气管对双腔气管插管的意义. 医学研究与教育，2009，26(4)：51-52
3. Coordes A, Rademacher G, Knopke S, et al. Selection and Placement of Oral Ventilation Tubes Based on Tracheal Morphometry. Laryngoscope, 2011, 121(6): 1225-1230
4. Sitzwohl C, Langheinrich A, Schober A, et al. Endobronchial intubation detected by insertion depth of endotracheal tube, bilateral auscultation, or observation of chest movements: randomized trial. BMJ, 2010, 9: 341
5. Evron S, Weisenberg M, Harow E, et al. Proper insertion depth of endotracheal tubes in adults by topographic landmarks measurements. J of Clin Anesth, 2007, 19(1): 15-19
6. Weiss YG, Deutschman CS, et al. The role of fiberoptic bronchoscopy in airway management of the critically ill patient. Crit Care Clin, 2000, 16(3): 455-451
7. Rudraraju P, Eisen LA. Confirmation of Endotracheal Tube Position: A Narrative Review. J Intensive Care Med, 2009, 24(5): 283-292
8. Lee BJ, Yi JW, Chung JY, et al. Bedside Prediction of Airway Length in Adults and Children. Anesthesiology, 2009, 111(3): 556-560
9. Kerrey BT, Geis GL, Quinn AM, et al. A prospective comparison of diaphragmatic ultrasound and chest radiography to determine endotracheal tube position in a pediatric emergency department. Pediatrics, 2009, 123(6): 1039-1044
10. Uya A, Spear D, Patel K, et al. Can Novice Sonographers Accurately Locate an Endotracheal Tube With a Saline-filled Cuff in a Cadaver Model? A Pilot Study. Acad Emerg Med, 2012, 19(3): 361-364
11. Ma G, Davis DP, Schmitt J, et al. The sensitivity and specificity of transcricothyroid ultrasonography to confirm endotracheal tube placement in a cadaver model. J Emerg Med, 2007, 32(4): 405-407
12. Werner SL, Smith CE, Goldstein JR, et al. Pilot Study to Evaluate the Accuracy of Ultrasonography in Confirming Endotracheal Tube Placement. Ann Emerg Med, 2007, 49(1): 75-80
13. Pfeiffer P, Bache S, Lsbye DL, et al. Verification of endotracheal intubation in obese patients-temporal comparison of ultrasound vs. auscultation and capnography. Acta Anaesthesiol Scand, 2012, 56(5): 571-576
14. 张学俊，魏玉枝，修培宏. 用睑裂-胸骨上切迹间距确定成人气管插管深度的临床研究. 临床麻醉学杂志，2006，22(2)：115-116

68. 视频喉镜应当替代直接喉镜吗？正反两方面的辩论

目前公认视频喉镜的出现给气道管理带来了巨大的变革，但是关于直接喉镜的将来以及直接喉镜是否应该退居为一项遗存技术仍然存在很大的分歧。支持视频喉镜的理由包括使用视频喉镜能够提高气管插管的成功率和减少并发症，并且视频喉镜能够增强非麻醉医师操作者实施气管插管的能力。然而，直接喉镜的支持者则列举了视频喉镜应用中的一些问题，例如虽然应用视频喉镜能够成功显露喉部，但是却不一定能够成功实施气管插管。该论据已经成为临床继续使用直接喉镜的理由，尤其是气道管理专家。

一、支持视频喉镜替代直接喉镜的证据

虽然麻醉医师的工作绝不仅仅是将气管导管插入气管，但是气管插管的确是其最重要的职责之一。然而不幸的是，已经明确气管插管可导致相关损伤，并且应用传统技术实施气管插管具有导致患者损伤和麻醉医师承担赔偿责任的明显风险。气管插管相关损伤的程度从软组织损伤、牙齿损伤、食管和气管损伤至缺氧性脑损伤和死亡不等。在美国，每年大约有 2000 万至 2500 万患者因手术而需要实施气管插管。虽然麻醉学的总体安全目前已经明显改善，但是依然存在许多问题。美国麻醉医师协会的结案诉讼研究显示，诸如脉搏血氧饱和度和二氧化碳监测等技术的应用已经明显减少了由于氧合不足和未识别的食管内插管等引起的相关诉讼。但是，这些监测技术的应用并未能减少由困难气管插管和气道损伤所致的患者伤害，而且这些问题仍然是涉及麻醉医师诉讼案例的一个主要原因。

在手术室外环境中实施气管插管时，情况会变得更加复杂。仅与气管插管有关的罹患率为 4% ~22%。这些数据是来自麻醉医师在三级医院进行的有限研究，并且可能无法准确反映在其他医疗环境中并发症的发生率。在社区医院和院前环境急救中，气管插管操作通常是由各种医务和非医务人员实施，包括监护医师、急诊科医师、住院医师和呼吸治疗师，它们所面临的气管插管挑战更大，因为它们在日常工作中并不承担气管插管工作。根据 Mulcaster 等的研究，初学者需要在正常气道患者实施 50 次以上的喉镜气管插管才能达到该技术的熟练程度。然而，在美国这些医务辅助人员平均仅仅接受非常有限的实习操作培训（通常仅在手术室于上级医师监督下进行少量的气管插管操作），然后就负责在不受控制的、混乱的、极端的甚至危险的环境下对危重症患者实施气管插管。院前急诊患者还常常伴有呼吸功能异常和缺氧，而且患者所处的体位或位置常常让医务人员难以接近其头部。另外，影响院前紧急气道处理的其他问题还包括需要同时进行心肺复苏或其他医疗操作、患者意识障碍和缺乏训练有素的助手等。显然，这就是为什么急诊医疗气管插管失败率非常高的原因，甚至对于在一级创伤中心服务的院前工作人员亦是如此。据报道，在医疗辅助人员实施直接喉镜显露时，高达 10% ~15% 的患者需要采用手术气道。而且在医疗辅助人员实施气管插管后，未被识别的气管导管位置不当发生率相当高。急诊医疗中如此高频率的气管插管失误引发了人们的激烈争论，即院前急救时是否应该实施气管插管。

最近英国皇家麻醉医师学院对气道管理相关的问题进行了第四次全国调查，由 Cook 等提交的这份令人不安的报道描述了在手术室内、外发生的各种严重气道问题。在其报道的 184 例不良气道事件中，46 例为死亡或脑损伤，其中 19 例是发生在手术室外麻醉处理时，22 例发生在 ICU；5 例发生在急诊科。与手术室麻醉相比，在急诊室和 ICU 发生气道处理相关死亡和脑损伤的危险分别增加 30 和 60 倍。然而，美国麻醉医师协会结案诉讼研究和英国皇家麻醉医师学院第四次全国调查的资料均未包括分母数据。正如 Cook 等在其报道所指出的那样，由于不可能获得与麻醉有关的全部严重不良气道事件的报道，所以实际的发生率应该至少乘于 4。

实际上，与气管插管有关的大多数问题是由于直接喉镜显露本身所固有的缺陷。依赖于联合运用蛮力和将患者放置在非自然的体位，直接喉镜显露是通过将上气道软组织扭曲成一条直线而使气管插管操作者获得绕过上气道成

角的观察视野。虽然在理论上简单,但是直接喉镜显露却可被一些妨碍成功实施气管插管的人为因素所干扰。患者自身的因素包括张口度、下颌骨的大小、咽部解剖、齿列、体型、颈部活动度、患者的体位和气道分泌物存在等;操作者方面的因素包括气管插管技能、经验、手臂力量、人体工程学和视力等;技术方面的因素,例如镜片的形状和照明的质量等也应被考虑。最后,直接喉镜显露是一项单操作者技术,这就使得有意义的团队合作几乎无法实现。另外,单操作者技术可导致由数个不同操作者进行的多次尝试。现有的气道管理文献所强调的一个事实就是,通往灾难的道路常常是由多次气管插管尝试失败铺垫而成的。

改进喉镜显露的尝试已经取得了一些重要的进展。虽然光导纤维支气管镜仍然是目前确保气道安全的"金标准",但是其在操作技术方面较直接喉镜具有更高的要求。所以,这项技术不能被麻醉医师广泛掌握,并且将其视作一项专家工具(expert's tool)可能更为合适。应用光导纤维支气管镜的挑战是显露气道结构。舌体可能是一个难以克服的障碍,并且将其移开是必需的。既往 Ovassapian 发现,在清醒和麻醉患者,熟练操作者应用光导纤维支气管镜引导气管插管的失败率分别是 1.4% 和 2.1%,主要原因是视野不佳和不能推送气管导管进入气管。甚至有研究报道光导纤维支气管镜气管插管的失败率可达 50%。由于对这些问题的明显担忧,所以目前已有麻醉医师正在考虑将视频喉镜作为"完全性"气道处理工具。

设计独特的 Bullard 喉镜是将光导纤维成像与明显弯曲的镜片相结合,以试图获得"拐角"视野,并进而简化气管插管操作。对于操作技术熟练的使用者,Bullard 喉镜是一个有效的工具。然而不幸的是,诸如需要通过单眼目镜观察的人为因素以及庞大的体积和重量则使 Bullard 喉镜的应用非常复杂。实际上,Bullard 喉镜是代表了另一种专家工具,并且是一种单操作者工具。

视频喉镜应被视作气管插管技术的一个革命性发展,其使用了三维成像技术和液晶显示器,从而替代了光导纤维和单眼目镜。视频喉镜通常小巧轻便,允许一组操作者通过共享的智能模型进行有意义的互动。最重要的是,视频喉镜不需要极端的患者体位摆放和用力移位上气道软组织,从而改善了使用的人体工程学。大多数视频喉镜能够通过简单的绕过上气道的成角而获得"拐角"视野(look around the corner),而不需要将上气道成角转变为一条直线。从解剖学意义上讲,视频引导气管插管更加有益。

有关视频喉镜效能的研究获得了数项重要的观察。2009 年 Nouruzi-Sedeh 等通过研究发现,仅在人体模型训练之后,各类不熟悉气道管理的医务人员使用 GlideScope 视频喉镜在麻醉后患者实施气管插管的成功率为 93%。这项报道启示了 Rothfield 等应在其医院普及应用视频喉镜,尤其是在急诊科、重症监护病房以及任何需要实施紧急气管插管的地方能够随时可以应用该器具。为了确保在非工作时间有足够的覆盖,即值班麻醉医师无法脱身参与紧急救治时,呼吸治疗师被单独进行了如何使用 GlideScope 视频喉镜的快速训练。这些呼吸治疗师既往从未实施过气管插管。Rothfield 等的初步研究结果令人惊讶。在研究的前 90d,视频喉镜较直接喉镜的优势即达到了显著的统计学差异。呼吸治疗师能够与急诊科和重症监护病房的主治医师一样使用 GlideScope 视频喉镜成功实施气管插管。有趣的是,这些相同的医师使用直接喉镜实施气管插管的首次成功率却明显差。

在 Rothfield 等报道的由非麻醉医师在手术室外采用 GlideScope 视频喉镜实施气管插管的 135 例患者中,几乎无患者损伤和需要使用救援性气道工具的情况发生。Aziz 等发现,GlideScope 视频喉镜在 98% 的预知的困难气道患者是有效的,而且作为直接喉镜气管插管失败的救援性技术,其有效率是 94%;GlideScope 视频喉镜所致损伤的发生率是 1%,并且其中一半是轻微的嘴唇或牙龈损伤。Rothfield 等的数据亦显示,食管插管的发生率是零。事实上,其他研究者也已经注意到视频喉镜伴有食管插管发生率降低。

为了进一步显示视频喉镜在患者安全方面的作用,Rothfield 等最近与一个地方急诊医疗系统合作研究了应用该技术对院前医务人员的影响。在这个研究中,GlideScope 视频喉镜是被放置在马里兰州霍华德县的所有 12 个初级医疗单位。大约 150 名医务辅助人员接受了教学和模拟训练。在实施该研究后的几个月内,19 名医务辅助人员在手术室内接受了一天的实际训练。在这项研究开始前的两年中,急诊医务人员的气管插管失败率(在不限制尝试次数之后仍然无法成功气管插管)为 36%。在研究开始后大约 90d(51 名患者)内,这个数字降至 4%,并且未发生患者损伤或食管内插管。Rothfield 等的数据目前仍在继续上升,其整体成功率超过了 95%,并且食管内插管、牙齿或软组织损伤的发生率为零。

现有的证据表明视频喉镜能够极大地改善喉部的显露,其提供的图像优于直接喉镜获得的视野。已经发现,在 83.5% 应用 Macintosh 喉镜显露喉部困难的患者,Storz 视频喉镜可提供更好的喉显露。由于 Glidescope 视频喉镜的设计旨在提供"拐角视野"的优势,所以 Glidescope 视频喉镜可将直接喉镜显露中的 Cormack Lehane(C/L)分级Ⅲ级或Ⅳ级喉视野改善为 C/L 分级Ⅰ级或Ⅱ级;应用 McGrath 视频喉镜获得的喉视野 C/L 分级类似于直接喉镜或较直接喉镜更好;在一组至少具有两项与直接喉镜显露视野差相关标准的患者,应用 McGrath 视频喉镜获得的喉显露视野均为 C/L 分级Ⅰ级和Ⅱ级。

视频喉镜的优势在困难气道(直接喉镜显露时 C/L 分级Ⅲ级或Ⅳ级)处理时更加明显,因为它可将"盲探"气管插管转变成可视控制下的气管插管。在困难气道情况下,视频喉镜能够达到与直接喉镜相同或更高的气管插管成功率,并且气管插管时间相同或更短。另外,Glidescope 视频喉镜、McGrath 视频喉镜和 Airtraq 光学喉镜也均已被成功用于困难气道患者的清醒气管插管，因为它们对患者的刺激较直接喉镜小，并且不需要头颈部操作。

从这些强有力的证据可以得出几个结论。首先，视频喉镜代表了一项气管插管的"颠覆性技术"，不仅学习容易和操作方便，而且能够使各种各样的医务人员以前所未闻的成功率安全实施气管插管，甚至在非常短的培训之后亦是如此。其次，视频喉镜代表了气管插管工具自 Chevalier Jackson 时期以来最瞩目的进步。如果气道管理者被迫只能选择一种工具实施气管插管，现有的证据表明视频喉镜无疑是最好的选择。最后，对于那些能够在可控环境下完成大量训练的人员，直接喉镜仍然是一种实用的工具。然而，随着技术的进一步改进和完善，这种情况可能会随之进一步改变。那么，是该让直接喉镜退出气道管理工具而"安息"的时间了吗？也许现在不是—但是应该着手有序地处理相关事务，为将来准备。

二、反对视频喉镜替代直接喉镜的证据

在气道管理领域，几个里程碑事件显著地影响了我们的麻醉实践、学科发展和科学讨论。其中一项就是 1983 年引入临床的喉罩通气道；另一个里程碑就是视频喉镜技术的引进。虽然"拐角"视野这一观念并不新鲜，但是诸如高分辨率微型视频传感器芯片等技术的进步使得复杂的视频增强型喉镜得以构建。第一个这样的工具是 GlideScope 视频喉镜，在 2003 年首次问世。有趣的是，大多数带有气管导管引导通道的视频喉镜则均是模仿了老式 Bullard 喉镜的形状，例如 Airtraq 光学喉镜、Pentax-AWS 视频喉镜、RES-Q-TECH 视频喉镜和王牌视频喉镜。

必须考虑直接喉镜和视频喉镜之间的三个主要差异。首先，获得到达声门的直接视线，直接喉镜需要明显改变患者的体位，而视频喉镜则不需要。这就使得视频喉镜施加在患者牙齿以及口腔和咽部软组织的力明显减轻。第二个差异是视频喉镜的图像通常是在镜片前端获得。最后，通过极度弯曲的或"拐角"视野的镜片，视频喉镜不可能获得声门的直接图像。因此，操作者必须依靠一个完好的图像捕捉光学输入装置和功能齐全的电子系统来获得图像。

在显露声门时，上述的这些差异可使视频喉镜处于优势地位，然而这些特点在视频喉镜显露期间同时可能也是许多问题的根源所在。第一，由于镜片设计是遵循上气道的解剖结构，因此它填补了与相邻解剖结构之间的空间，并且不产生额外的空间。另外，可妨碍视频喉镜显露的声门上占位性病变（例如肿瘤或脓肿），在喉镜显露中也不可能被移至腹侧或外侧而获得观察喉部的通路。因此，与直接喉镜显露不同，视频喉镜显露并不产生必要的潜在空间，而是占用和填充患者解剖结构所提供的空间。无疑，这可减少操作气管导管插入所需的空间，增加气管导管插入的难度。第二，口咽部血液或分泌物很少妨碍直接喉镜对喉部的显露，除非发生大量出血。然而，一滴血或分泌物沾涂在镜头或视频部件上即可完全遮挡视频喉镜的图像。

必须认识到，声门显露并不等于成功实施气管插管。目前发表的各种文献显示，视频喉镜可明显改善声门显露，尤其是在择期条件下预知的或模拟的困难气道。矛盾的是，视频喉镜似乎仅能提高几无气道管理经验操作者气管插管的首次尝试成功率，然而对于有经验的操作者则不然。而且在这方面值得注意的是，GlideScope 视频喉镜和 Pentax-AWS 视频喉镜的发明者均是外科医师。

视频喉镜并不能够提供 100% 的气管插管成功率，在人体研究中尤其如此，这与人体模型研究形成了鲜明对比。甚至在显示视频喉镜明显改善喉部显露 C/L 临床分级的研究中，偶尔仍会出现声门显露分级较直接喉镜更差的情况。特别是在小儿患者，直接喉镜显露可能会更容易，而视频喉镜显露则可能更困难，尤其是在那些使用直接喉镜很容易处理的气道。

Brown 等在 198 例急诊患者比较了直接喉镜和 C-Mac 视频喉镜，结果显示直接喉镜显露视野为 C/L 3 或 4 级的患者中，22% 的患者在使用视频喉镜时仍然为相同的分级。而在直接喉镜显露视野为 C/L 1 或 2 级的患者中，有 3% 的患者在使用视频喉镜时声门视野降低为 C/L 3 或 4 级，而且 6% 的患者使用视频喉镜实施气管插管时失败。Cavus 等在医师实施院前急救气管插管时评价了 C-Mac 视频喉镜的使用情况，发现失败率为 7.5%。在上述的两项研究中，应用视频喉镜气管插管失败的原因是技术因素（例如电量不足和监视器故障）或血液和分泌物所致的视野遮蔽。而且，在这两项研究中，直接喉镜气管插管（使用 C-Mac 视频喉镜的镜片作为常规的 Macintosh 镜片）是主要的救援性技术。

当应用具有更大弯曲角度镜片的视频喉镜（例如 GlideScope 视频喉镜）时，结果可能会有所不同。然而，一项前瞻性研究在评价熟练使用 GlideScope 视频喉镜的麻醉医师将其用于院前气管插管时发现了相似的问题。在 55 例患者中，13 例出现了阳光干扰监视器图像以及血液、呕吐物和分泌物阻碍获得声门图像的情况。使用柔韧的吸痰管根本无法移除阻碍声门视野的分泌物，因为这些吸痰管不能沿着 GlideScope 视频喉镜镜片的弯曲角度而被放置到一个能够有效吸引的位置。Aziz 等曾经介绍了两个医疗中心应用 Glidescope 视频喉镜的经验。令人感兴趣的是，在预知的困难气道患者，Glidescope 视频喉镜的失败率为 3%。换句话讲，在困难气道患者应用 Glidescope 视频喉镜时，每 33 例可出现 1 例失败。然而，在这些情况下所用的救援性气道管理技术则是带经典 Macintosh 镜片的直接喉镜或者采用气管插管型喉罩通气道实施气管插管。

关于直接喉镜和视频喉镜的比较，目前尚无发现两者在气管插管成功率方面的差异，而且在数据采集方面可能

存在有明显地偏倚,因为操作者通常是对使用直接喉镜更有经验。然而,如果招募无经验的操作者对直接喉镜和视频喉镜进行比较,那么使用视频喉镜实施气管插管的成功率则可能会更高。另外,在非困难气道成年患者的研究发现,与这些新型视频喉镜相比,直接喉镜是更快和更便宜的气管插管器具。Niforopoulou 等通过系统评述在 2010 年 1 月前发表的人体研究和模拟研究后认为:在直接喉镜显露容易(C/L 分级 1～2 级)的情况下,视频喉镜与 Macintosh 喉镜的性能相同,但在这些患者应用视频喉镜实施气管插管所需的时间较长,而且在视频喉镜提供非常好的声门显露视野的情况下,气管导管的插入和推送偶尔仍可发生失败。

应用视频喉镜气管插管时已有发生腭咽弓、舌咽弓和软腭穿孔的病例报道。对这些问题的发生有一种解释,即在使用视频喉镜时,监视器可将操作者的视觉注意力从患者的口腔部位吸引过来,从而增加患者损伤的可能。此外,在插入喉镜时,为了显露声门的上提用力可拉伸腭咽弓。在气管导管出现在监视器前,操作者不能看到推进气管导管的过程,这有造成气道组织损伤的可能。造成气道组织损伤的其他可能原因包括:使用过大的喉镜片、使用硬质插管芯或者插入气管导管时不必要的用力等。

再者,C-Mac 和 V-Mac 视频喉镜有的镜柄较大,并且电缆是从镜柄顶端穿出。由于这些特征,所以操作者在以传统方式插入 C-Mac 和 V-Mac 视频喉镜时可能会遇到困难,尤其是胸部或乳房巨大的肥胖患者。另外,插入 Glidescope 视频喉镜可能会遇到同样的困难。由于 Glidescope 视频喉镜的喉镜片存在有 60°侧弯曲角,为了使喉镜片进入口腔,其镜柄必须较 Macintosh 喉镜倾斜更大的角度。然而,一些患者(例如肥胖、短颈或大乳房等)的前胸壁可限制 Glidescope 视频喉镜镜柄的倾斜。

毫无疑问,视频喉镜是气道管理发展史上的一个里程碑。如果允许直接喉镜退出气道管理工具而“安息”,那么将有可能会放弃对直接喉镜的培训并忽视其临床应用。然而事实上,到目前为止尚无有力证据提示视频喉镜的总体气管插管成功率高于直接喉镜,尤其是在正常气道患者。而且,当视频喉镜气管插管失败时,直接喉镜是最常用的救援性工具。因此,直接喉镜的使用应该被继续培训和实践,尤其是气道管理方面的专家。

对于非气道管理专家的医务员,例如医务辅助人员和不经常实践高级气道管理的医师来讲,直接喉镜就应退出气道管理工具而“安息”吗?在未来,废弃直型和 Macintosh 镜片转而依赖视频喉镜和声门上气道装置进行气道管理也许是明智的选择。然而,对于那些自认为是气道管理专家但又声称直接喉镜应当被遗弃的人,切记:在时尚世界,所谓的旧式设计有时也会突然流行,而且看起来还相当不错。如果你那浮华、明亮、摩登的裤子未能打动舞池中的人们,希望你仍然还有值得信赖的老李维斯牛仔裤。

三、结　语

有关视频喉镜,现有文献支持得出以下结论:

1. 虽然视频喉镜代表着一项气管插管的“颠覆性技术”,但是在正常气道患者,直接喉镜气管插管仍然是最快速和最具价格-效益比的气道管理方法,尤其是熟练掌握直接喉镜应用技术的麻醉医师。

2. 在非预知的困难气道、困难直接喉镜显露或直接喉镜显露失败的情况下,应用视频喉镜可获得高的气管插管成功率,尤其是对直接喉镜应用不熟悉的非麻醉医师操作者。

3. 虽然新型视频喉镜已被成功用于已知困难气道患者的清醒气管插管,但是可曲光导纤维支气管镜仍然是处理此类患者的金标准。

4. 虽然视频喉镜可获得非常好的声门显露,但是应用视频喉镜时插入和推进气管导管有时可发生失败。到目前为止,尚无确切证据表明在正常或困难气道患者视频喉镜应完全取代直接喉镜,至少在麻醉学领域是如此。

5. 目前有多种类型的视频喉镜,而且每个特殊器具均具有不同的特点,因此根据麻醉医师需要处理的情况,不同视频喉镜可能各具优、缺点。目前缺乏严格的大规模、多中心、随机临床研究,来比较哪种类型的视频喉镜在气道管理方面最为有效,并能导致较少的气道损伤。因此,关于视频喉镜在气道管理中的确切地位,尚需严格的大规模、多中心、随机临床研究来确定。

因此,直接喉镜仍然是目前临床实施气管插管的基本工具,需要持续培训和实践。为了气道管理的安全,建议麻醉医师应该掌握至少两种以上的气管插管技术,其选择无疑是取决于麻醉医师的喜好,但必须遵从患者安全为最高原则。作为气道管理的新型工具,理想的情况是在所有可能实施气管插管的场所均应配备视频喉镜,并鼓励操作者应用和获得在不同临床情况下成功应用的经验和技能,以备必要时应用。

(薛富善　程怡)

参 考 文 献

1. Staylor A. Video tech boosts airway management market. Medtech Insight,2011,13:12
2. Martin LD, Mhyre JM, Shanks AM, et al. 3423 emergency tracheal intubations at a university hospital:airway outcomes and complications. Anesthesiology,2011,114:42-48
3. Cobas MA, De la Peña MA, Manning R, et al. Prehospital intubations and mortality:a level 1 trauma center perspective. Anesth Analg,2009,109:489-493
4. Cook TM, Woodall N, Harper J, et al. Fourth National Audit Project, Major complications of airway management in the

UK: results of the Fourth National Audit Project of the Royal College of Anaesthetists and the Difficult Airway Society. Part 2: intensive care and emergency departments. Br J Anaesth, 2011, 106: 632-642

5. Niforopoulou P, Pantazopoulos I, Demestiha T, et al. Video-laryngoscopes in the adult airway management: a topical review of the literature. Acta Anaesthesiol Scand, 2010, 54: 1050-1061
6. Rothfield KP, Russo SG. Videolaryngoscopy: should it replace direct laryngoscopy? a pro-con debate. J Clin Anesth, 2012, 24: 593-597
7. Ramachandran SK, Kheterpal S. Difficult mask ventilation: does it matter? Anaesthesia, 2011, 66(2): 40-44
8. Nouruzi-Sedeh P, Schumann M, Groeben H. Laryngoscopy via Macintosh blade versus GlideScope: success rate and time for endotracheal intubation in untrained medical personnel. Anesthesiology, 2009, 110: 32-37
9. Aziz MF, Healy D, Kheterpal S, et al. Routine clinical practice effectiveness of the GlideScope in difficult airway management: an analysis of 2004 GlideScope intubations, complications, and failures from two institutions. Anesthesiology, 2011, 114: 34-41
10. Hirabayashi Y, Otsuka Y, Seo N. GlideScope videolaryngoscope reduces the incidence of erroneous esophageal intubation by novice laryngoscopists. J Anesth, 2010, 24: 303-305
11. Kaplan MB, Hagberg CA, Ward DS, et al. Comparison of direct and video-assisted views of the larynx during routine intubation. J Clin Anesth, 2006, 18: 357-362
12. Asai T, Liu EH, Matsumoto S, et al. Use of the Pentax-AWS in 293 patients with difficult airways. Anesthesiology, 2009, 110: 898-904
13. Malik MA, Subramaniam R, Maharaj CH, et al. Randomized controlled trial of the Pentax AWS, Glidescope, and Macintosh laryngoscopes in predicted difficult intubation. Br J Anaesth, 2009, 103: 761-768
14. Van Zundert AA, Maassen RL, Hermans B, et al. Videolaryngoscopy-making intubation more successful. Acta Anaesthesiol Belg, 2008, 59: 177-178
15. Fiadjoe JE, Litman RS. Difficult tracheal intubation: looking to the past to determine the future. Anesthesiology, 2012, 116: 1181-1182
16. Levitan RM, Heitz JW, Sweeney M, et al. The Complexities of tracheal intubation with direct laryngoscopy and alternative intubation devices. Ann Emerg Med, 2011, 57: 240-247
17. Thong SY, Lim Y. Video and optic laryngoscopy assisted tracheal intubation-the new era. Anaesth Intensive Care, 2009, 37: 219-233
18. Ahmed-Nusrath A, Gao-Smith F. Laryngoscopy: time to shed fresh light? Anaesthesia, 2011, 66: 868-872
19. Walker L, Brampton W, Halai M, et al. Randomized controlled trial of intubation with the McGrath Series 5 videolaryngoscope by inexperienced anaesthetists. Br J Anaesth, 2009, 103: 440-445
20. Griesdale DE, Liu D, McKinney J, et al. GlideScope® videolaryngoscopy versus direct laryngoscopy for endotracheal intubation: a systematic review and meta-analysis. Can J Anesth, 2012, 59: 41-52
21. Serocki G, Bein B, Scholz J, et al. Management of the predicted difficult airway: a comparison of conventional blade laryngoscopy with video-assisted blade laryngoscopy and the GlideScope. Eur J Anaesthesiol, 2010, 27: 24-30
22. Brown CA 3rd, Bair AE, Pallin DJ, et al. National Emergency Airway Registry (NEAR) Investigators. Improved glottic exposure with the Video Macintosh Laryngoscope in adult emergency department tracheal intubations. Ann Emerg Med, 2010, 56: 83-88
23. Cavus E, Callies A, Doerges V, et al. The C-MAC videolaryngoscope for prehospital emergency intubation: a prospective, multicentre, observational study. Emerg Med J, 2011, 28: 650-653
24. Walker L, Brampton W, Halai M, et al. Randomized controlled trial of intubation with the McGrath Series 5 videolaryngoscope by inexperienced anaesthetists. Br J Anaesth, 2009, 103: 440-445
25. Asai T. Videolaryngoscopes: do they truly have roles in difficult airways? Anesthesiology, 2012, 116: 515-517
26. Merli G, Guarino A, Petrini F, et al. Should we really consider to lay down the Macintosh laryngoscope? Minerva Anestesiol, 2012, 78: 1078-1079

69. 成年患者紧急经皮气道的设备与策略

"不能气管插管不能氧合"状态("cannot intubate, cannot oxygenate" situation, CICO)是指气管插管失败同时采用无创方法不能维持患者满意的氧合。虽然亦可应用"不能气管插管不能通气状态('cannot intubate, cannot ventilate' situation, CICV)"一词来描述此种紧急情况,但是有人争议其缺乏准确性。然而,在本文中所提及的"不能气管插管不能氧合"和"不能气管插管不能通气"则是同义词。如果CICO状态不能得到及时纠正,其将不可避免地导致患者脑缺氧和死亡。正如困难气道处理指南所强调的那样,对于CICO状态,必须毫不犹豫的立即建立经皮气道。虽然这些气道常常是指急诊手术气道,但是这些技术名词常常被混淆应用,实际上许多技术均非手术性的。因此,笔者在此采用"紧急经皮气道"(emergency percutaneous airway, EPA)一词。

一、CICO 状态的发生率和原因

全身麻醉中CICO状态的发生率非常低。Kheterpal等报道,在大学三级医院53 041例麻醉患者中,仅4例出现了不能面罩通气和气管插管失败的情况。在皇家麻醉学院和困难气道协会的全国第四次调查(NAP4)报道中,全身麻醉患者中EPA的计算发生率大约是1∶12 500～50 000。EPA的发生率明显受临床环境和病例混合因素的影响。据报道,急诊科的EPA发生率是0.3%和0.8%,院前环境中的EPA发生率可高达11%。

CICO状态的危险因素包括已知的面罩通气困难和直接喉镜显露困难因素。与面罩通气容易的患者相比,面罩通气困难患者更常出现气管插管困难或不可能的情况。而且多次尝试气管插管可导致气道水肿,从而将"不能气管插管"状态转变为CICO状态。环状软骨压迫能够妨碍喉镜显露,特别是操作不当时,并且该操作本身亦能引起气道梗阻,进而导致CICO状态。在非肌肉松弛患者,喉痉挛是面罩通气失败的一个重要原因。在未应用肌肉松弛药的情况下应用麻醉性镇痛药物时,可因声带关闭而导致面罩通气困难。

与通常认识到的原因相比,已经诊断的和未诊断的喉部疾病是导致CICO状态的更常见原因。在NAP4报道的133例CICO状态患者中,58例实施了EPA,并且其中43例(74%)是头颈疾病,提示此类患者发生CICO状态的风险明显增加。

二、CICO 状态患者的麻醉管理

(一) 风险预测和最佳方案的准备

降低CICO状态的风险应从气道评估开始,并且对预知的面罩通气困难、喉镜显露困难和环甲膜切开困难患者需要实施光导纤维支气管镜引导清醒气管插管。通常认为,包括有气道控制失败备用方案的清晰气道管理策略和能够熟练应用直接喉镜替代技术(例如光导纤维喉镜、直型镜片或硬质间接喉镜等)的麻醉医师,可明显降低CICO状态的发生风险。有效预给氧可延长严重低氧血症发生前安全气道处理的时间。严格限制气管插管的操作次数可更好地利用有限的宝贵时间,并降低气道损伤的可能。

(二) CICO 状态初始处理应用的无创技术

开放气道的标准操作,例如仰头、托下颌、双人面罩通气、应用口咽通气道和轻柔地插入鼻咽通气道等,是处理气道梗阻的第一步。只要患者张口度满意,尽早插入喉上通气装置(supraglottic airway device, SAD)是目前采用的标准措施。应该选择操作者熟悉和插入操作容易的SAD,而且应选择能够保证满意通气的SAD,最理想的选择是SAD能够对气道误吸提供一定的保护作用。虽然SAD在许多面罩通气不能或面罩通气困难病例均十分有效,但是并不能保证每次使用均获成功。如果实施环状软骨压迫操作,则应适当减小压力或将其完全撤除。如果上述各种无创处理措施均告失败,并且气道梗阻仍然存在,此时强烈推荐唤醒患者。

（三）决定建立手术气道

尽力采用无创通气技术但不能纠正严重低氧血症是立即建立 EPA 的指征。然而不幸的是，在 CICO 状态时此种关键性决定常常被延迟。有关院前气道管理的回顾性研究显示，大部分患者在实施 EPA 前均已在进行心肺复苏。在气道急症相关的结案诉讼分析报道中，大约 2/3 的案例是因为实施 EPA 延迟而未能预防不良后果的发生。不愿意实施 EPA（例如人为因素）是导致延误的最常见原因。

虽然目前尚不能准确界定应该实施环甲膜切开术时的血氧饱和度，但是可以肯定的是，一旦 CICO 状态患者出现心动过缓，则应立即实施（而不是考虑实施）环甲膜切开术。在致命性气道急症中，无实施 EPA 的禁忌证。

三、环甲膜解剖及其较其他部位的优势

经皮气管造口术一般是将上部气管软骨环（通常是第二或三气管环）或环甲膜切开。气管切开术需要切开皮肤和皮下组织、分离颈部条带状肌肉、分开甲状腺峡部、控制出血和切开两个气管软骨环。这就是说，接近气管可能非常困难，因为气管是位于颈部较深的位置，而且甲状腺富含血管。良好的灯光、胜任的助手和准备充分的手术器械均是快速、成功实施气管切开术的必需的条件。虽然择期气管切开术具有高的成功率和低的并发症风险，但是紧急气管切开术则伴有较高的并发症发生率。

环甲膜切开术是经皮通过环甲膜进入气管。环甲膜是位于甲状软骨和环状软骨之间的一层较厚的纤维弹性膜，平均长 10mm 和宽 11mm（图 69-1）。通常推荐在环甲膜下半部分实施横切口，以避开环甲动脉和声带。环形的环状软骨较为耐受压迫，并且其后板是位于环甲膜的正后方，从而在环甲膜切开术中对气管后壁损伤和食管损伤具有保护作用。在临床上，常常不能准确定位环甲膜，并且这是导致环甲膜切开术失败的最主要原因。有人推荐，在所用患者麻醉诱导前均应通过触摸舌骨、甲状软骨和环状软骨证实环甲膜的位置。用拇指和食指固定舌骨两侧即可进行定位。然后，在男性定位甲状软骨上切迹，因为其为喉部最明显的突起。女性最明显的突起通常是环状软骨，最好是通过从胸骨切迹向上移动触摸手指而将其定位。证实环状软骨和甲状软骨即可确定环甲膜的位置，其为两者之间的轻微凹陷。

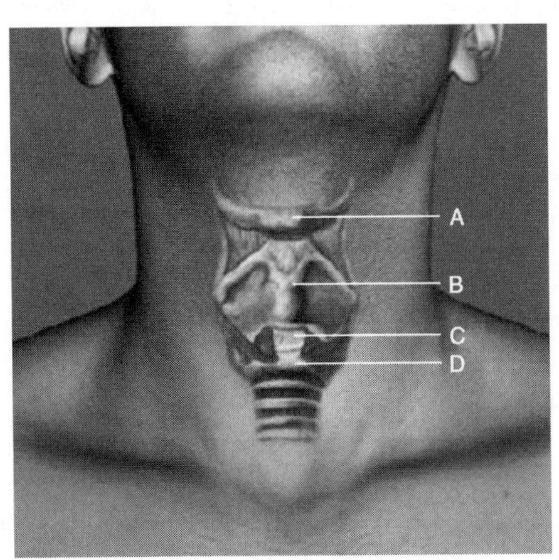

图 69-1 环甲膜切开术的相关解剖
A. 舌骨；B. 甲状软骨；C. 环甲膜；D. 环状软骨

通常认为，环甲膜切开术是较佳的 EPA 方法，因为其操作时间短，并且具有更高的安全性。

四、各种环甲膜切开技术

环甲膜切开术可通过手术切开或环甲膜穿刺来完成。环甲膜穿刺可采用细口径套管针（通常内径≤2mm）和粗口径穿刺套管（内径≥4mm）来完成，亦可在环甲膜穿刺后采用引导钢丝和穿刺通路扩张（Seldinger）技术来完成。

（一）细口径套管环甲膜切开术

调查发现，大部分麻醉医师首选的 EPA 工具是细口径套管针，通常认为其操作简单、安全和相对无创。

一旦穿刺成功，必须采用高压通气或高压氧气源，以通过细口径套管获得正常的潮气量（图 69-2）。吹入的气体必须经上气道流出。1967 年 Sanders 介绍了一个采用医院供氧管道压力（大约 4bar）的手控氧喷射装置，可通过放置在硬质支气管镜下方侧臂内的细口径套管进行通气（图 69-3）。现代的氧气喷射装置，例如 Manujet 装置（图 69-4），允许在 0.5～4bar 之间调节驱动压力，是专门设计用于紧急情况的装置。在羊 CICO 状态模型研究中发现，采用细口径套管环甲膜切开术和手控喷射通气装置实施救援的效果雷同于采用粗口径套管的手术性环甲膜切开术。各种简单的自制装置（例如在氧气管路上连接三通装置或开口）也已被推荐用于通过细口径套管的紧急通气（图 69-5）。将这些自制装置连接至合适的高压氧气源，例如流速≥15L/min 的墙壁氧流量计或氧气瓶），即可产生足够的吸气流，并能使 36kg 的缺氧猪模型维持满意的氧合。但是，必须指出许多自制装置并不能提供有效的通气，以恢复缺氧患者的氧合。另外，自制装置均为无证产品，并常常存在有内在的风险。从而，笔者不推荐使用这些装置。

氧流量调节器（Oxygen Flow Modulator，OFM）是一种适用于通过细口径套管实施紧急通气的一次性装置（图 69-6）。在 30kg 的缺氧猪模型，将其与流量 15L/min 的氧流量计相连接，OFM 恢复氧合的效果与 Manujet 装置相同。

通过细口径套管进行紧急通气时必须维持上气道通畅，以保证气体的流出。气体流出道阻塞或呼气时间过短

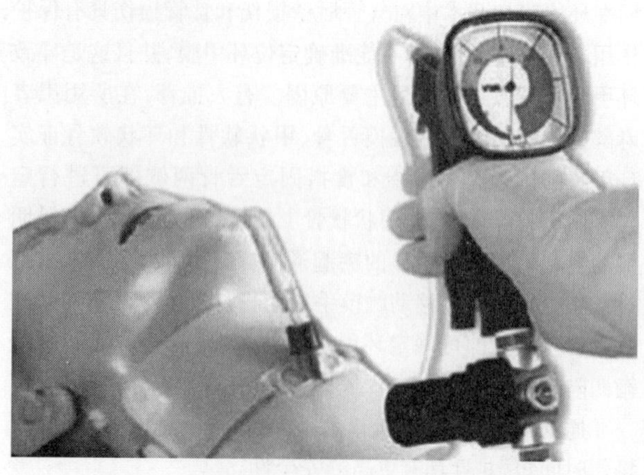

图 69-2 通过环甲膜插入的细口径套管和手控氧喷射装置实施紧急通气

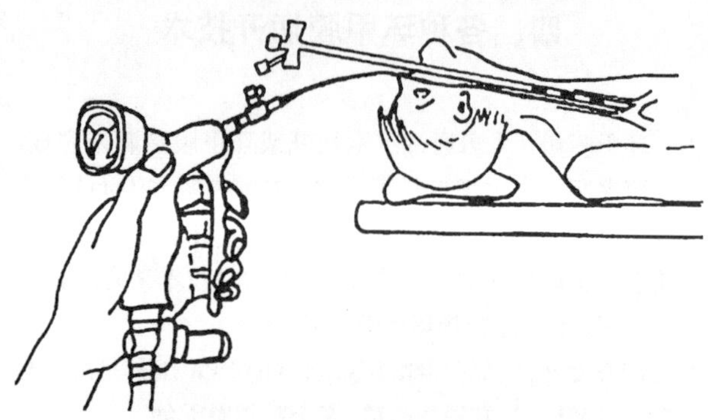

图 69-3 硬质支气管镜检时采用细口径套管和手控氧喷射装置通气的示意图

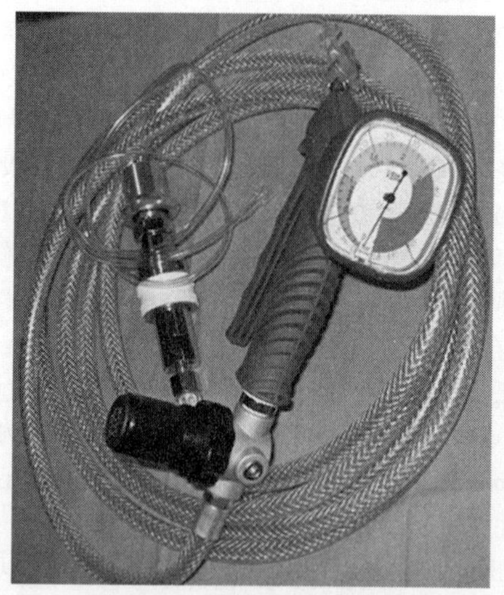

图 69-4 Manujet 装置

可导致气体在肺内蓄积，随后引起气压伤和血流动力学不稳定。在 CICO 状态时，由于水肿、喉痉挛或解剖结构改变，部分性上气道梗阻常常发生，所以要密切观察患者的胸廓运动，在胸廓完全回落前不应进行下一次吸气。在应用高压氧气源通气时，可考虑应用肌肉松弛药防止喉痉挛的发生。如果出现完全性上气道梗阻，并且不能通过上述的

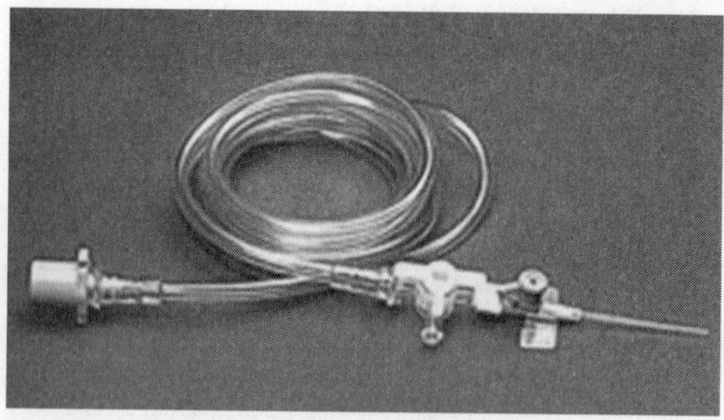

图 69-5 自制的氧气喷射装置

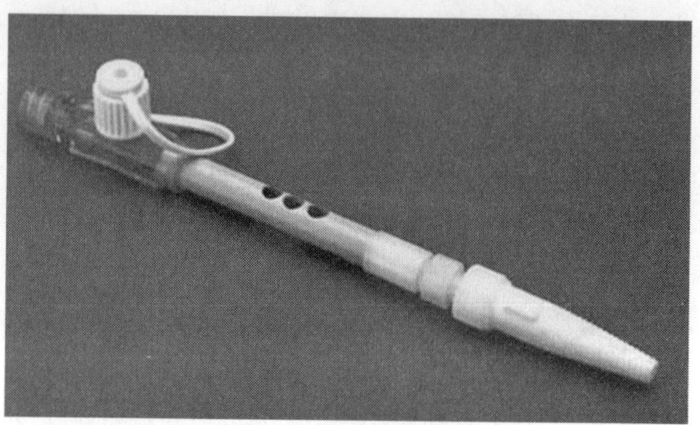

图 69-6 ENK 氧流量调节器

措施（例如气道开放操作或 SAD）缓解，则必须立即将带有单向阀的氧气喷射装置与细口径套管相分离，以使气体通过细口径套管缓慢外流。OFM 无单向阀，并具有双向通道功能（允许通过套管呼气），尽管通过细口径套管的流量和流速非常有限。有人建议采用吸引来促进通过细口径套管的呼气过程，以增加通过细口径套管获得所需的分钟通气量，并降低气体在肺内蓄积的危险。在离体实验中采用 15L/min 的驱动氧气流，在呼气辅助的情况下，喷射器通过内径 2mm 的经气管套管可输送 6.1～7.5L/min 的分钟通气量：采用此项技术的便携式紧急通气装置 Ventrain 目前已有商品供应（图 69-7）。但是，尚需通过临床研究来证实其对 CICO 状态的有效性。

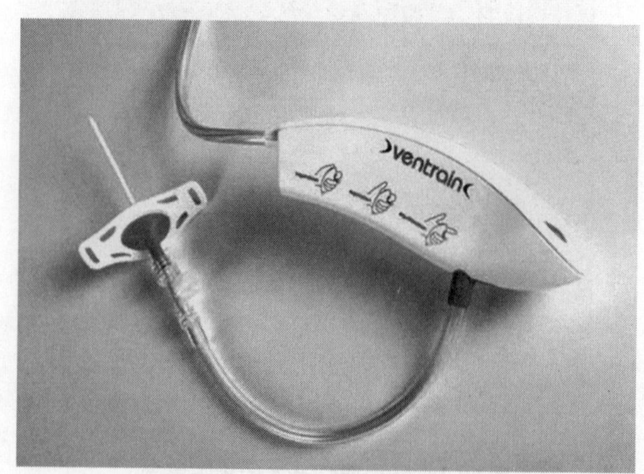

图 69-7 便携式紧急通气装置 Ventrain

在一项系列病例报道中，实施紧急细口径套管环甲膜切开术的成功率为79%，但是几例患者出现了非致命性皮下气肿和纵隔气肿。在NAP4报道中，细口径套管环甲膜切开术的成功率较低，并且有几例需要采用粗口径套管进行再氧合。另外，目前也有大量关于紧急使用高压氧气源通气失败，甚至导致严重并发症和死亡的病例报道。但是，尚不清楚这些并发症的原因是由于操作技术不熟练、缺乏训练和实际经验，还是由于应用高压氧气源通气本身所存在的高风险？当然，具有高压氧气源通气的经验和精细的操作技术应能降低发生并发症的风险。实施细口径套管环甲膜切开术和应用高压氧气源通气的操作步骤见表69-1和图69-8。

表69-1　采用细口径套管环甲膜切开术和高压氧气源通气的步骤

1. 摆放患者体位（头颈部伸展）和确定体表标记（图69-8A）
2. 采用非优势手的拇指和中指固定环状软骨
3. 采用带有5ml或10ml注射器的抗扭折细口径套管针在中线部位实施环甲膜穿刺（图69-8B）
4. 通过抽吸空气证实套管针已经进入气管；如果时间允许，应用充满生理盐水的注射器可使确定穿刺进行气管的征象更容易（图69-8C）
5. 一手握持穿刺针，另一只手沿穿刺针以向尾侧45°角推送套管；只有在套管完全进入后，再退出穿刺针
6. 通过套管抽吸空气或生理盐水证实其被正确放置在了气管内；CO_2检测亦可用于确认套管在气管内的正确放置
7. 指定一位人员扶持套管保持维持不变
8. 连接高压气源通气（图69-8D），充氧1s；开始采用的驱动压力为1bar
9. 观察（或触摸）胸廓起伏情况
10. 在胸廓回落前不应进行充气：调整通气频率，以保证有足够的时间呼气，防止气体在肺内潴留
11. 如果气体通过上气道流出不满意，例如看到胸廓不会落或血流动力学不稳定，插入口咽通气道或喉上通气装置，必要时实施托下颌操作；对于未应用肌肉松弛药的患者，给予肌肉松弛药；将氧气喷射装置与细口径套管分离，并人工压迫胸廓增强呼气
12. 讨论进一步的气管处理计划：使患者清醒；气管插管或转换为带套囊的气管切开或环甲膜切开套管

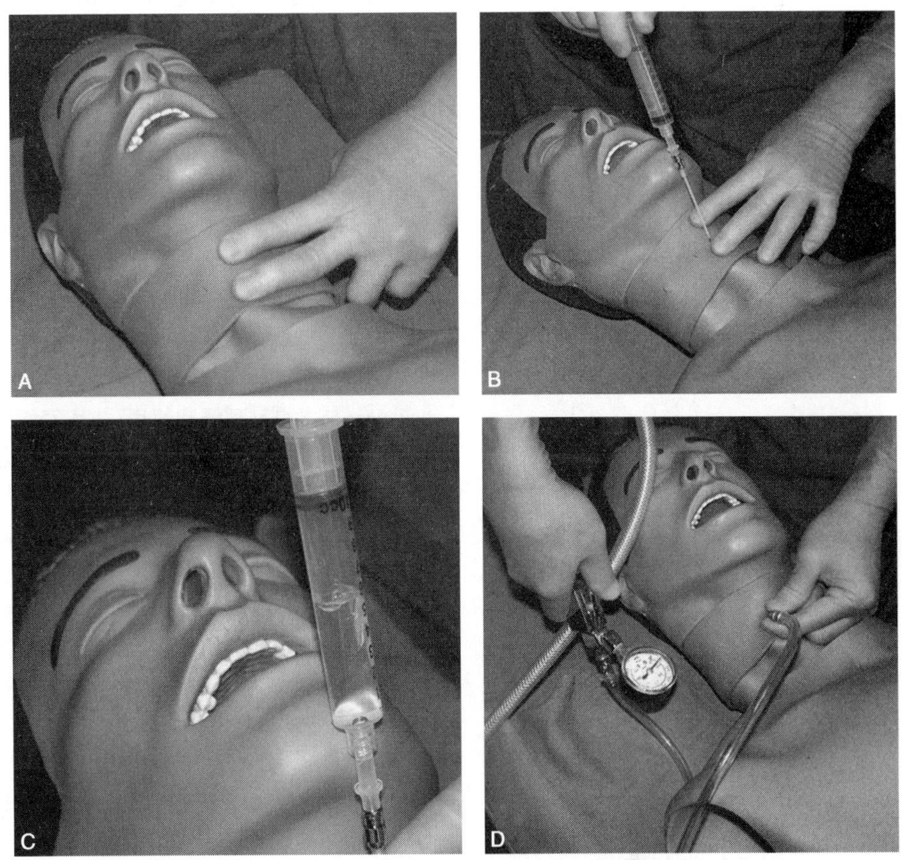

图69-8　细口径套管环甲膜切开术的操作技术

在实施细口径套管环甲膜切开术时，强烈推荐使用防扭折的套管，例如 Ravussin 套管(图 69-9)和 Cook Medical 的紧急经皮穿刺气管套管。如果没有防打折的套管或合适的高压气源通气装置，则应采用粗口径套管穿刺或实施手术性环甲膜切开术。

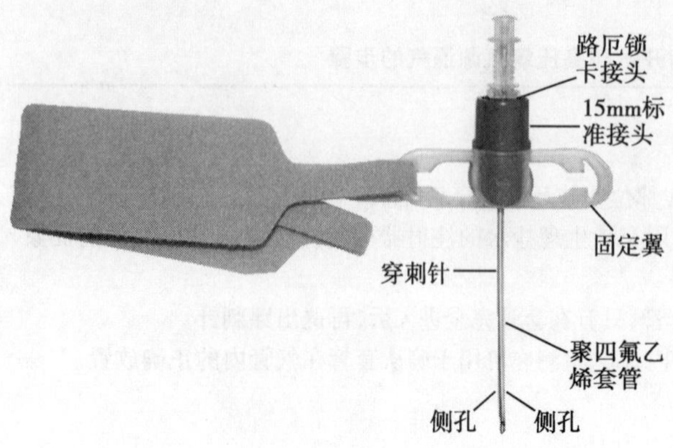

图 69-9　用于细口径套管环甲膜切开术的防扭折 Ravussin 套管

(二) 粗口径套管环甲膜切开术

通过环甲膜插入内径≥4mm 的粗口径套管可提供良好通气。通过此套管，使用常用通气环路即可获得满意的分钟通气量和气体呼出。但是，只有使用带套囊的套管才能保证可靠通气，因为应用无套囊套管可使气体泄漏至上气道。一些学者推崇应用无套囊的套管，同时试图阻塞上气道。但是笔者认为，在 CICO 状态时只能使用能够保证快速氧合的技术，而不能使用无套囊套管。

QuicktrachⅡ装置(图 69-10)和 Portex 环甲膜切开包(图 69-11)均包括带套囊的套管，是专门设计用于急诊环甲膜切开术的器具。应用粗口径套管装置时存在气道损伤的风险，因为通过环甲膜刺入该穿刺套管时常常需要较大的力量，而且随后穿刺套管是以极高的速度进入气道并缺乏控制，从而增加气管后壁穿孔的风险。穿刺前做皮肤切口以减小穿刺用力和向尾侧方向刺入 Quicktrach 装置可将气道损伤的风险降至最低。另外，Quicktrach 装置还包括有一个红色阻止器(见图 69-10)，旨在防止初始刺入过深，从而防止气管后壁损伤。但是该机制能够影响 Quicktrach 装置在肥胖患者(颈部粗短)的应用，因为穿刺套管可能不能到达气管。最新的 Portex 环甲膜切开包包括有 Veres 针以及能够提示穿刺套管进入气道和接触气管后壁的信号系统。虽然其设计旨在防止气管后壁损伤，但是在猪喉模型这种损伤的发生仍高达 70%。

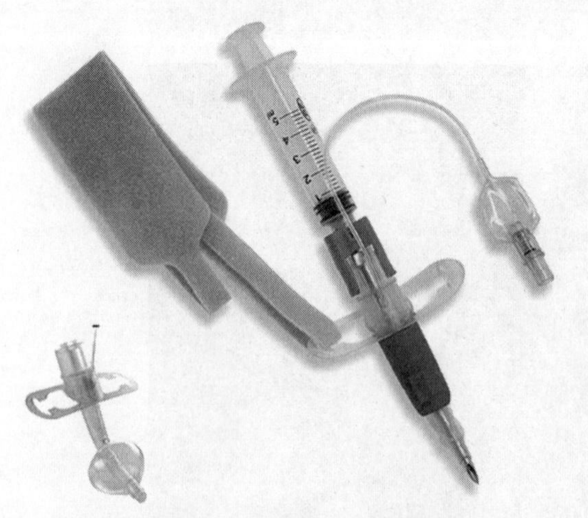

图 69-10　用于粗口径套管环甲膜切开术的 QuicktrachⅡ装置

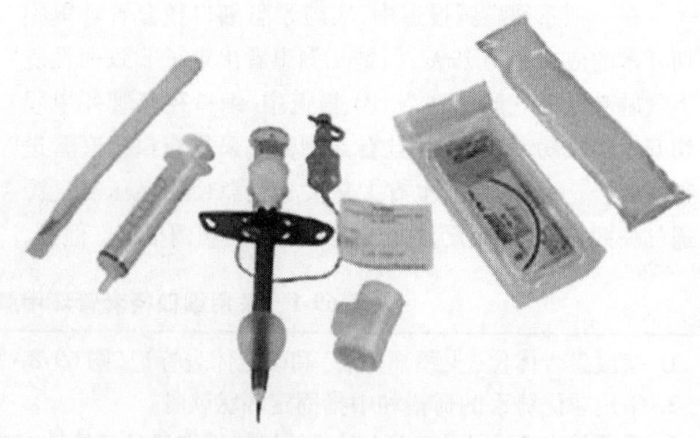

图 69-11　Portex 环甲膜切开包的器具

(三) Seldinger 环甲膜切开术

通过细口径穿刺针将引导钢丝插入气管内，然后扩张通道以插入更粗口径的套管(图 69-12)，该系列操作过程被麻醉医师所熟悉。将穿刺和扩张过程分开可将气道创伤的风险降低至最小程度。虽然已经有麻醉医师在 CICO 状态时尝试了 Portex Mini-TrachⅡ装置(图 69-13)的应用，并且这种装置容易获得，但是制造商并不推荐使用。设计这种装置是为了吸痰，并且其套管不带套囊。

Melker 急诊环甲膜切开包(图 69-14)是基于 Seldinger 技术的器具，可用套管型号的内径为 3.0～6.0m。但是只有内径 5.0mm 的套管带有套囊。一般来讲，与手术切开或粗口径套管穿刺环甲膜切开术相比，麻醉医师更喜欢应用钢丝引导环甲膜切开术。在人体模型的研究发现，Seldinger 技术更易理解和使用，并且 75% 的麻醉医师对使用钢丝引导技术充满信心。虽然经过满意培训的操作者在尸体和人体模型上应用 Seldinger 技术获得了良好的结果，但是无经验操作者的成功率却很低，并且操作时间长。最常见的技术问题时引导钢丝打折和未经扩张通道即试图插入套管。引导钢丝打折可阻碍扩张器的插入，并且假性通道形成亦能增加套管位置不当的风险。因此，一旦证实引导钢丝打折，应立即转为手术性环甲膜切开术。

(四) 手术性环甲膜切开术

虽然许多麻醉医师不愿使用此项技术，但是它却是所有麻醉医师均应掌握的基本技术。对于各种各样的手术性环甲膜切开术，常用环甲膜下部的横切口。在高级创伤生命支持技术中，手术性环甲膜切开术的操作步骤包括切开皮肤、使用 11 号刀片横行切开环甲膜、使用手术刀或手术

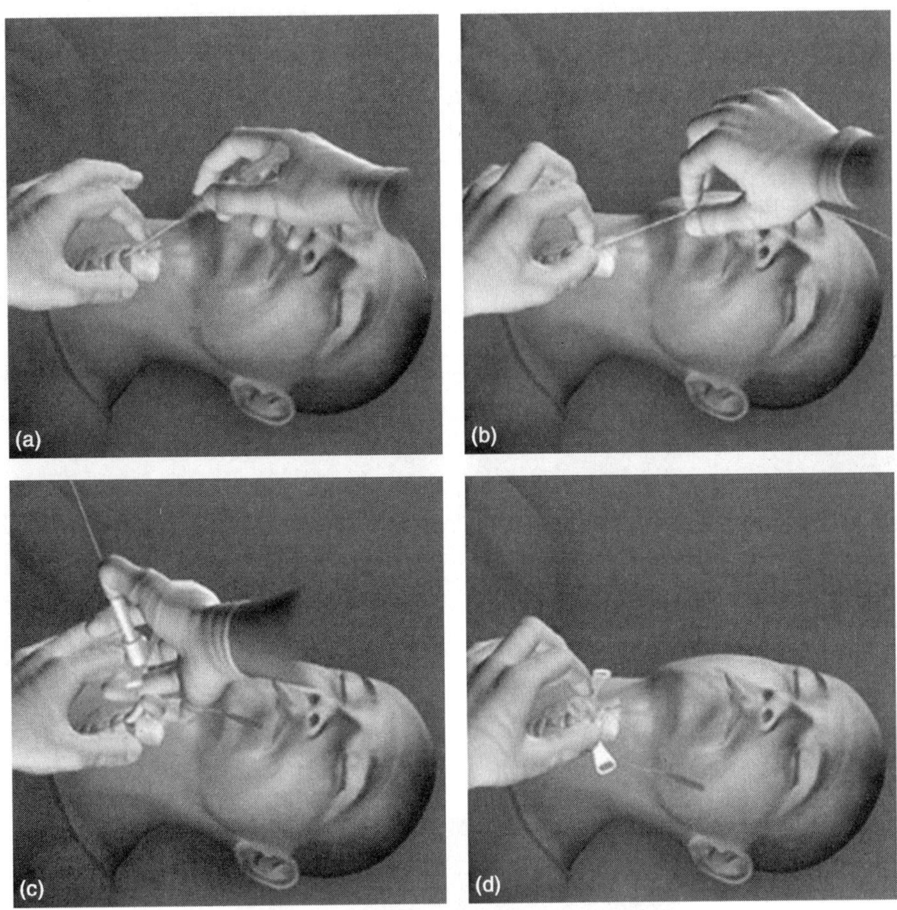

图 69-12 Seldinger 环甲膜切开术的操作技术

(1)摆放患者体位(头颈部伸展)和确定体表标记。(2)采用非优势手的拇指和中指固定环状软骨,采用带有 5ml 或 10ml 注射器的穿刺针在抽吸的同时在中线部位实施环甲膜穿刺。(3)通过抽吸口气证实套管针已经进行气管;如果时间允许,应用部分充满生理盐水的注射器可使确定穿刺进行气管的征象更容易。去除注射器,通过穿刺针向尾侧方向插入引导钢丝(a);确认引导钢丝未扭折,检查方法是可毫无阻力的后退和推荐引导钢丝 1～2cm。(4)切开引导钢丝附近的皮肤和环甲膜,并移去穿刺针(b)。(5)采用与插入穿刺针相同的方向沿引导钢丝推送扩张器和套管进入气管;单次推送最为理想,并可降低引导钢丝扭折的风险(c)。(6)移去引导钢丝和扩张器,保留套管在正确的位置。(7)套囊充气,进行肺通气,通过听诊和 CO_2 检测确认套管的正确放置,然后固定套管(d)

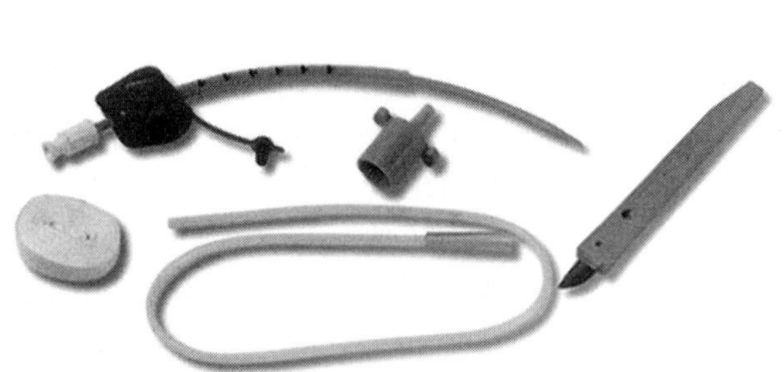

图 69-13 Portex Mini-Trach Ⅱ装置

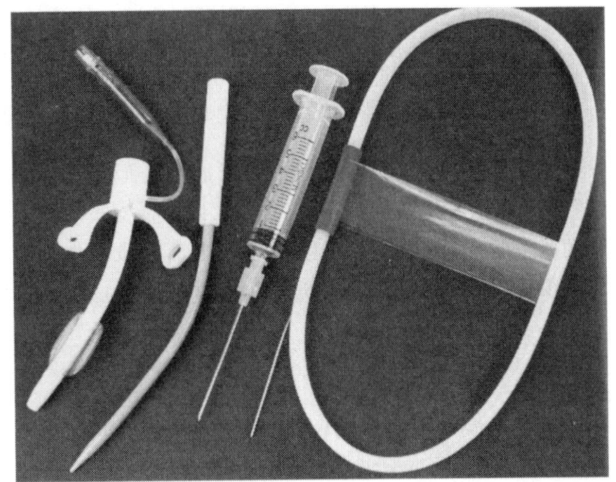

图 69-14 Melker 急诊环甲膜切开包

钳的柄部钝性扩张切口和插入套管。对于快速四步环甲膜切开技术，操作步骤包括：环甲膜定位、切开皮肤和环甲膜、在刀片刺入喉内以及应用拉钩向前和向尾侧拉环状软骨的同时插入气管拉钩、置入套管（图 69-15）。使用 20 号刀片，以减小插入内径 6mm 套管时需要延长切口的可能，并降低损伤喉后壁的风险。采用食指和拇指握持刀片限制刺入的深度亦可降低损伤喉后壁的风险。许多环甲膜切开术均采用中线纵切口，虽然快速四步环甲膜切开术不采用此种切口，但是对于环甲膜定位困难的患者则是必须的第一步。在许多环甲膜切开术中，插入套管时均需采用扩张器、牵开器或气管拉钩保持切口最大程度地通畅。如果通过切口插入套管困难，需要采用钝性器具（例如手术镊子或合适的扩张器或手指）对切口进行扩张，切忌采用锐性器具扩张。首先插入引导器（例如弹性橡胶引导管或气道交换导管）亦有助于置入套管。必须指出，无论使用何种技术，均应轻柔操作，以最大程度地降低并发症的风险。

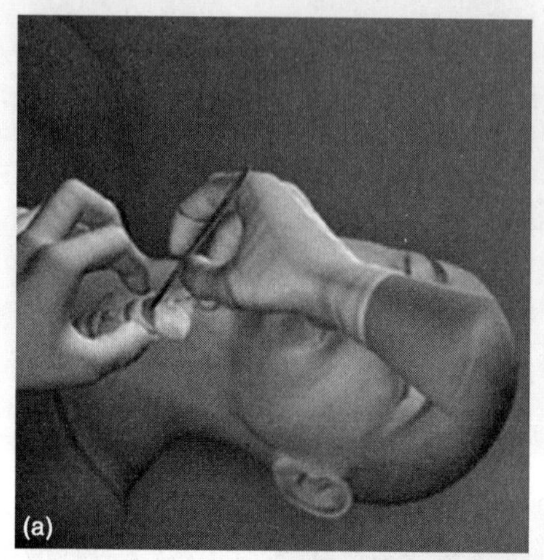

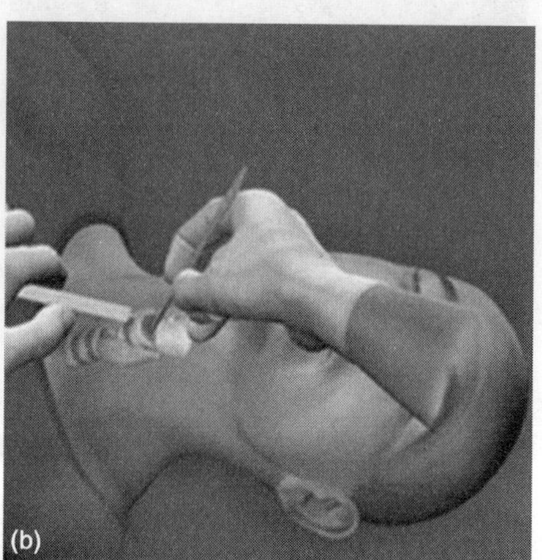

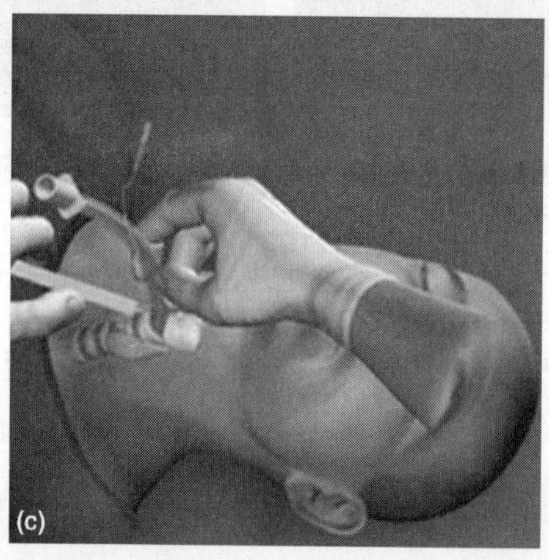

图 69-15 快速四部手术性环甲膜切开术的操作技术

（1）摆放患者体位（头颈部伸展）和确定体表标记。（2）采用非优势手的拇指和中指固定气管，采用 20G 刀片做水平切口，穿透皮肤和环甲膜，保持刀片在位不动。（3）在移去刀片前在切口内放置气管拉钩，向尾侧和腹侧牵拉环状软骨（a）。（4）移去刀片，轻柔地插入内径 6.0mm 的气管套管（b）。（5）套囊充气，进行肺通气，通过听诊和 CO_2 检测确认套管的正确放置，然后固定套管（c）

如果无专用的气管切开套管，亦可插入气管导管，但是气管导管的套囊应被保持在切口之外，以降低支气管内插管的风险。虽然可发生一定程度的出血，但是致命性出血非常少见，并且插入套管后通过压迫即可控制出血。

五、EPA 的并发症

根据所用的技术、操作者的经验、患者的类型及其临床状态，环甲膜切术的并发症发生率从 0% ~52% 不等。主要并发症是初始插入套管位置不当（例如气管旁、环甲膜上方或下方、通过气管后壁），并且这也是环甲膜切开术失败的主要原因。这强调了仔细定位环甲膜的重要性。虽然通过环甲膜-气管间隙的低位套管插入可增加气道损伤和出血的风险，但仍可保证满意的氧合。

一些并发症是技术相关性的。细口径套管技术伴有通气相关并发症，例如气压伤（皮下气肿、气胸、纵隔气肿、静脉回流障碍所致的循环停止）和打折引起的套管阻塞等。引导钢丝打折是 Seldinger 技术所特有的问题，并增加套管插入位置不当的风险。手术切开置管的并发症包括出血和喉骨折。喉损伤通常是插入器具时用力过度所致,应用小号套管和轻柔操作技术可减少喉损伤的发生。长期并发症包括声门下狭窄、瘢痕形成和声音改变等。

六、再氧合后患者和工作人员的处理

一旦达到再氧合,需要考虑采取新的气道管理策略。如果采用的是细口径套管技术并且不可能使患者清醒,最好是将其转换成气管插管或带套囊的环甲膜切开套管或规范的气管切开术。高压气源通气可辅助随后的直接喉镜气管插管,因为可看到从声门逸出的气泡。推荐使用Seldinger技术将细口径套管更换为带套囊的粗口径环甲膜切开套管。由于长时间环甲膜插管增加声门下狭窄的风险,所以通常主张在72h内采用气管切开术替代环甲膜切开术。

必须详细记载困难气道的情况,同时告知患者本人及其监护人,以在将来治疗中制定合理的气道处理计划。

对于医护团队来讲,CICO状态是极具应激的情况。一次不良事件可导致相关人员出现明显的情绪后果,例如抑郁、创伤后应激综合征和愤怒。英国和爱尔兰麻醉医师协会建议:应当听取当事人的报道,以建立公开的交流;重新评估一个重要事件的医疗方面,并在事件之后给相关人员提供必要的精神情感支持。正如NAP4推荐的那样,详细分析气道事件有利于理解究竟发生了什么问题,并有助于降低将来类似事件再次伤害该患者或其他患者的风险。

七、应该采用何种环甲膜切开技术

理想的EPA技术应随时可用、能够快速完成、操作步骤少、操作技能容易掌握和保持、成功率高、并发症发生率低、能够在不考虑上气道的阻力的情况下保证满意地通气和提供误吸保护。虽然技术的发展已经使EPA操作更简单、更快速和更准确,但是目前尚无完全符合上述条件的理想EPA技术。尽管已经有几项研究比较了不同EPA技术在CICO状态处理中的应用情况,但其结果均为非结论性的。

在最近的NPA4报道中,细口径穿刺套管环甲膜切开术的成功率仅为37%,粗口径套管技术的成功率为57%,手术性环甲膜切开术的成功率为100%。最近的一项Meta分析表明,院前穿刺环甲膜切开术(包括27例患者)和手术性环甲膜切开术(包括485例患者)的成功率分别是66%和91%。来自急诊科的回顾性队列研究资料亦证实手术性环甲膜切开术具有高的成功率。虽然这些研究提供了极有价值的资料,但是它们不能被用来直接比较不同EPA技术的安全性和有效性。通常需要采用随机对照研究来发现最佳的处理方法。然而,正如Cook和Bogod最近讨论过的那些明显的原因,对于CICO状态却无法实施或完成随机对照研究。虽然已经在人体模型、游离的猪喉部、动物或人尸体上进行的几项随机对照研究(大多数研究仅仅是比较了套管插入时间,而未比较再氧合的时间),但是这些研究在解剖准确性、结果检测方法以及实施EPA人员的资质、既往经验和培训等方面均存在明显的差异(表69-2~表69-4)。因此,发表的结果相互矛盾。

表69-2 在人尸体实施套管穿刺环甲膜切开术的随机对照研究

作者	研究的技术	尸体数量	操作者	观察参数	结果
Benkhadra等	Melker和Portex装置	40	麻醉医师(n=2)	插入时间:从皮肤切口/穿刺至套囊充气;成功率:在<300s内将套管放置在正确位置;明显气管和喉损伤的发生率	插入时间Melker装置71s,Portex装置54s;成功率:Melker装置95%,Portex Melker装置80%(无差异);明显气管和喉损伤:Melker装置0%,Portex装置20%
Chan等	Melker装置和手术性环甲膜切开术	15	急诊主治/住院医师(n=15)	插入时间:从皮肤切口至套管放置;套管放置准确度;并发症发生率;操作者喜好	插入时间:Melker装置75s,手术切开73s;套管放置准确度:Melker装置93%,手术切开87%;并发症发生率:Melker装置7%,手术切开15%;操作者喜好:93%操作者优先选择Melker装置

续表

作　者	研究的技术	尸体数量	操作者	观察参数	结　果
Davis 等	4 步快速环甲膜切开术（RFSC）和标准手术性环甲膜切开术	30	急诊住院医师（n=2）	组织损伤或气囊破裂的发生率；能够通过的最大套管型号	组织损伤或气囊破裂的发生率：RFSC 16.7%，标准手术技术 0%；最大套管型号：两者均为内径 7mm 的套管
Davis 等	RFSC 和标准手术性环甲膜切开术	33	急诊医师（n=5）	建立准确气道的时间：未定义；能够通过的最大套管型号；并发症发生率	建立准确气道的时间：RFSC 33s，标准手术技术 52s；最大套管型号：RFSC 为内径 7.7mm 的套管，标准手术技术为内径 7.8mm 的套管（NS）；并发症发生率：两者均为 0%
Eisenburger 等	Seldinger 环甲膜切开术和手术性环甲膜切开术	40	ICU 医师（n=20）	操作时间：从开始操作至首次通气；成功气管放置率；喉、气管损伤的发生率；使用难易度：从 0（非常容易）至 5（非常困难）	操作时间：Seldinger 技术 100s，手术技术 102s（NS）；成功气管放置率：Seldinger 技术 60%，手术技术 70%（NS）；损伤发生率：Seldinger 技术 0%，手术技术 15%（NS）；使用难易度：Seldinger 技术 2.4，手术技术 2.2（NS）
Holmes 等	RFSC 和标准手术性环甲膜切开术	64	急诊实习医师、住院医师和学生（n=32）	插入时间：皮肤切口至从套管内退出穿刺针；首次试图的成功率；严重并发症的发生率	插入时间：RFSC 43s，标准手术技术 134s；首次试图的成功率：RFSC 88%，标准手术技术 94%；并发症的发生率：RFSC 9%，标准手术技术 3%
Johnson 等	Pertrach 装置和手术性环甲膜切开术	44	学生（n=44）	插入时间：从触摸标志至首次通气；首次操作气管内放置；插入操作难易度：从 0（非常容易）至 10（不可能）	插入时间：Pertrach 装置 148s，手术技术 155s；首次操作气管内放置：Pertrach 装置 78%，手术技术 86%；插入操作难易度：Pertrach 装置 5.1，手术技术 3.0
Schaumann 等	Seldinger 环甲膜切开术和手术性环甲膜切开术	200	急诊医师（n=20）	从开始操作至首次通气的时间；首次试图通过环甲膜的成功率；损伤的发生率	Seldinger 技术 109s，手术技术 137s；通过环甲膜的成功率：Seldinger 技术 88%，手术技术 84%（NS）；损伤的发生率：Seldinger 技术 0%，手术技术 6%
Schober 等	Crico-scissor 装置、Melker 装置、Quicktrach 装置和手术性环甲膜切开术	63	学生（n=63）	插入时间：从检查开始至操作结束；成功率；并发症发生率	插入时间：Crico-scissor 装置 60s，Melker 装置 135s，Quicktrach 装置 74s，手术技术 78s（Melker 装置与手术技术相比）；成功率：Crico-scissor 装置 100%，Melker 装置 71%，Quicktrach 装置 82%，手术技术 94%（Melker 装置与手术技术相比）；并发症发生率：Crico-scissor 装置 36%，Melker 装置 64%，Quicktrach 装置 71%，手术技术 0%（Melker 装置与手术技术相比）

表 69-3 在非人体材料(人体模型或动物模型)比较环甲膜切开术的随机对照研究

作 者	研究的技术	研究模型	操作者	观察参数	结 果
Assmann 等	Melker 和 Portex 装置	人体模型	麻醉医师(n=64)	插入时间:从触摸皮肤至通气;成功率:插入装置至正确位置;操作者喜好	插入时间:Melker 装置 42s,Portex 装置 33s;成功率:Melker 装置 95%,Portex 装置 93%(NS);59% 的操作者优先选用 Melker 装置
Dimitriadis 等	Melker、Mini-Trach、Quicktrach 装置和手术技术	人体模型	急诊医师/受训者(n=23)	首次通气时间;成功率:在 210s 内正确放置;操作者喜好:数字评分 1～4	Melker 装置 126s,Mini-Trach 装置 48s Quicktrach 装置 48s 和手术技术 34s;成功率:Melker 装置 74%,Mini-Trach 装置、Quicktrach 装置 and 手术技术均为 100%;至少 78% 的操作者优先选用 Melker 装置
Fikkers 等	Mini-Trach 和 Quicktrach 装置	猪喉模型	麻醉和 ENT 住院医师(n=20)	插入时间:从检查器具至通气;成功率:在 240s 内正确放置;操作难易度:VAS 0～10	Mini-Trach 装置 149.7s,Quicktrach 装置 47.9s;成功率:Mini-Trach 装置 85%,Quicktrach 装置 95%(NS);操作难易度:Mini-Trach 装置 5.5,Quicktrach 装置 2.1
Hill 等	4 步快速环甲膜切开术(RFSC)和引导辅助 RF-SC	羊	住院医师和学生(n=21)	插入时间:从触摸皮肤至套囊充气;成功率:在 180s 内首次试图正确放置;使用难易度:1(非常容易)至 5(非常困难)	插入时间:RFSC 149s,引导辅助 RFSC 67s;成功率:RF-SC 73%,引导辅助 RFSC 90%;使用难易度:RFSC 3,引导辅助 RFSC 2
Keane 等	Melker 装置和手术技术	猪喉模型	辅助医务人员(n=22)	操作时间:从皮肤穿刺/切口至操作完成;成功率	操作时间:Melker 装置 123s,手术技术 29s;成功率:Melker 装置 91%,手术技术 100%
Mariappa 等	Melker 装置、Portex 装置和手术技术	猪喉模型	重症治疗师(n=3)	获通畅气道的时间:从定位环甲膜至首次通气;成功率:喉腔内放置且无阻力通气;后壁损伤发生率	获通畅气道的时间:Melker 装置 47s,Portex 装置 63s 和手术技术 50s(NS); 成功率:Melker 装置 100%,Portex 装置 30% 和手术技术 55%;损伤发生率:Melker 装置 0%,Portex 装置 55% 和手术技术 20%
Metterlein 等	Melker 和 Quicktrach 装置	羊尸体	麻醉医师(n=2)	从皮肤穿刺/切口至首次成功通气的时间;180s 内的成功率;后壁损伤发生率	时间:Melker 装置 53s,Quicktrach 装置 32s;成功率:Melker 装置 100%,Quicktrach 装置 63%;后壁损伤发生率:Melker 装置 13%,Quicktrach 装置 63%

续表

作　者	研究的技术	研究模型	操作者	观察参数	结　　果
Salah 等	Mini-Trach、Quicktrach、Ravussin 装置和手术技术	猪喉模型	麻醉受训者(n=10)	后壁损伤发生率;在气管或环甲膜部位操作时组织损伤的部位和程度;最大气管压迫	后壁损伤发生率:Melker 装置 13%,Quicktrach 装置 63%;与环甲膜部位操作相比,在气管部位应用 Quicktrach 装置更常导致组织损伤,不同操作技术的顺序如下:手术技术=Quicktrach 装置>Mini-Trach 装置=Ravussin 装置;最大气管压迫:与环甲膜部位操作相比,在气管部位操作更常见,顺序如下:Quicktrach 装置>手术技术>Mini-Trach 装置>Ravussin 装置

表 69-4　有关环甲膜切开术和通气的随机对照研究

作　者	研究的技术	研究模型	操作者	观察参数	结　　果
Manoach 等	细口径套管和手术技术	羊(n=12)	研究人员(n=2)	操作时间:在 SpO_2 为 80% 时开始操作至通气的时间;呼吸和循环参数	细口径套管 20s,手术技术 24s;呼吸和循环参数:无差异
Murphy 等	Melker 装置、Portex 装置、Quicktrach 装置和手术技术	猪喉模型	麻醉医师(n=20)	插入时间:从打开环甲膜切开包至装置插入气管的时间;成功率:在 300s 内正确气管内放置;使用难易度:0(非常容易)至10(非常困难);操作者喜好:1～4;后壁损伤发生率;分钟通气量	插入时间:Melker 装置 94s,Portex 装置 182s,Quicktrach 装置 52s 和手术技术 59s;成功率:Melker 装置 100%,Portex 装置 60%,Quicktrach 装置 95% 和手术技术 95%;使用难易度:Melker 装置 2.8,Portex 装置 5.7,Quicktrach 装置 4.8 和手术技术 3.1;操作者喜好:Melker 装置最为优选;后壁损伤发生率:Melker 装置 40%,Portex 装置 70%,Quicktrach 装置 15% 和手术技术 45%;分钟通气量:无明显差异
Sulaiman 等	带套囊和无套囊的 Melker 装置以及手术技术	人体模型	麻醉医师(n=27)	获得通气的时间;首次试图失败率;操作难易度:0(非常容易)至 5(非常困难);分钟通气量	获得通气的时间:带套囊 Melker 装置 87s、无套囊 Melker 装置 88s 和手术技术 44s;首次试图失败率:带套囊 Melker 装置 2/27、无套囊 Melker 装置 1/27 和手术技术 4/27;操作难易度:带套囊 Melker 装置 3、无套囊 Melker 装置 3 和手术技术 2(NS);分钟通气量:带套囊 Melker 装置 6.6L/min、无套囊 Melker 装置 0.3L/min 和手术技术 6.5L/min

续表

作　者	研究的技术	研究模型	操作者	观察参数	结　　果
Vadodaria 等	Melker 装置、Quicktrach 装置、Patil 装置和细口径套管	人体模拟器	麻醉医师（n=10）	获得通畅气道的时间；PaO_2 超过 13.3kPa 所需的时间；成功率：在 300s 内正确气管内放置和 PaO_2 超过 13.3kPa；后壁损伤发生率；操作者喜好	获得通畅气道的时间：Melker 装置 38s，Quicktrach 装置 51s，Patil 装置 123s 和细口径套管 102s；PaO_2 超过 13.3kPa 所需的时间：Melker 装置 130s，Quicktrach 装置 58s，Patil 装置 140s 和细口径套管 185s；成功率：Melker 装置 100%，Quicktrach 装置 100%，Patil 装置 60% 和细口径套管 40%；后壁损伤发生率：每种装置均为 20%；操作者喜好：60% 操作者优选 Quicktrach 装置，40% 优选 Melker 装置

例如在猪气管上，医疗辅助人员实施手术性环甲膜切开术较实施 Seldinger 环甲膜切开术更快和更易成功；采用喉模型和人体模型的其他研究亦提示手术性环甲膜切开术更快。但是在人体尸体进行的四项研究中，有三项表明 Seldinger 环甲膜切开术所需的时间与手术性环甲膜切开术相同或者更短。文献报道的不同环甲膜切开技术的成功率明显各异，手术性环甲膜切开术的成功率为 55% ~100%，粗口径套管环甲膜切开术的成功率是 30% ~100%，Seldinger 环甲膜切开术的成功率是 60% ~100%。虽然各异的成功率可能由于不同研究之间对成功环甲膜切开定义（例如仅允许一次操作、一定的时间限制）和操作者经验的差异，但是研究模型亦可对结果产生重要影响。由于缺乏仿真性，在塑料人体模型获得的结果可能会向粗口径套管环甲膜切开术和手术性环甲膜切开术产生正偏倚。

在 CICO 状态救援性治疗中，究竟是应选择细口径还是粗口径套管穿刺环甲膜切开术或者什么是最佳套管插入技术，目前均无一致结论。但是，在某些方面还是取得了一些共识。非常清楚的是，传统低压气源通气不能用于细口径套管，高压氧气源和通畅的气体流出通道对于通过细口径套管获得满意的通气是必需的条件；如果使用粗口径套管，优先选用带套囊的套管，因为其可提供更可靠的通气管道，并能防止误吸的发生。总体上讲，现有的证据尚不能确定哪种环甲膜切开术更具优点。与所用的器具本身相比，成功实施 EPA 可能更有赖于操作者的经验、实践和操作技能。

八、培　　训

在 NPA4 报道中，麻醉医师实施 EPA 的成功率仅为 36%。虽然如此低的成功率可能是与所用的技术有关，但是似乎也是缺乏培训和器具不满意的结果。许多研究和调查显示，大部分麻醉医师疏于实施 EPA 的准备、实施手术性环甲膜切开术的信心特别低，并常常缺乏对通过细口径套管再氧合必需设备相关知识和有用性的了解。全面的解剖学知识、对套管插入和通气技术的清晰理解以及良好的操作技术均是快速成功实施 EPA 所必需的条件。虽然至今尚未确定最佳的 EPA 培训模式，但是一般来讲，除了常规教学指导之外，实际演示和实际操作均是必需的。在培训中，系统教育可提高操作者的信心和实际操作技能。已经提出，基本掌握 Seldinger 环甲膜切开术最少需要 5 次操作。目前，各种模型均已被用于 EPA 培训。简单的人体模型足以保证学习 EPA 的基本技术。游离的猪气管是进行更真实培训的相对便宜模型。

培训应需以 6 个月或更短的时间间隔反复进行，以保持良好的技能水平。其他培训机会亦可在以下情况中获得：清醒气管插管患者通过环甲膜穿刺应用局部麻醉药时；困难气道患者预防性实施非紧急环甲膜切开术时和实施经皮扩张气管切开术时。

但是，EPA 操作的技术方面仅是必须培训内容的 50%。在 CICO 状态时，必须立即识别并作出实施 EPA 的决定。错误或延误作出决定将导致灾难性后果。一个不具备必需技能的临床医师在需要实施 EPA 时可能会犹豫不决。已经证实，高度仿真模拟教学可影响 CICO 状态时的决策，即开始实施 EPA 的时间和获得通气的时间均明显缩短。

九、结　　论

无论选用何种 EPA 技术，在所有实施麻醉的地点均应准备相应的EPA器具，并随时可用。但是，除了挽救患者生命所需的合适设备之外，更重要的是要具有经过良好培训的专业人员，其能够在患者发生不可逆性脑损伤或死亡前作出实施EPA的决定，并且然后能够迅速成功地实施EPA。麻醉医师自然不愿实施EPA，但是在CICO状态下这是挽救患者生命的唯一措施。因此，保证患者整体安全的责任要求我们具有处理各种困难情况的技能，而环甲膜切开术则必须是一项核心技能。

（薛富善　崔昕龙　程怡　李瑞平　熊军）

参考文献

1. Hamaekers AE, Henderson JJ. Equipment and strategies for emergency tracheal access in the adult patient. Anaesthesia, 2011, 66(2): 65-80
2. Kheterpal S, Martin L, Shanks AM, et al. Prediction and outcomes of impossible mask ventilation: a review of 50,000 anesthetics. Anesthesiology, 2009, 110: 891-897
3. Cook TM, Woodall N, Frerk C. Major complications of airway management in the UK: results of the 4th National Audit Project of the Royal College of Anaesthetists and the Difficult Airway Society. Part 1: anaesthesia. Br J Anaesth, 2011, 106: 617-631
4. Stephens CT, Kahntroff S, Dutton RP. The success of emergency endotracheal intubation in trauma patients: a 10-year experience at a major adult trauma referral center. Anesth Analg, 2009, 109: 866-872
5. Walls RM, Brown CA, Bair AE, et al. Emergency airway management: a multi-center report of 8937 emergency department intubations. J Emerg Med, 2011, 41: 347-354
6. Farmery AD. Simularing hypoxia and modelling the airway. Anaesthesia, 2011, 66(2): 11-18
7. Metzner J, Posner KL, Lam MS, et al. Closed claims' analysis. Best Practice & Research Clinical Anaesthesiology, 2011, 25: 263-276
8. Salah N, El Saigh I, Hayes N, et al. Airway injury during emergency transcutaneous airway access: a comparison at cricothyroid and tracheal sites. Anesth Analg, 2009, 109: 1901-1907
9. Cook TM, Nolan JP, Cranshaw J, et al. Needle cricothyroidotomy. Anaesthesia, 2007, 62: 289-290
10. Flint NJ, Russell WC, Thompson JP. Comparison of different methods of ventilation via cannula cricothyroidotomy in a trachea-lung model. Br J Anaesth, 2009, 103: 891-895
11. Schaefer R, Hueter L, Preussler NP, et al. Percutaneous transtracheal emergency ventilation with a self-made device in an animal model. Pediatr Anesth, 2007, 17: 972-976
12. Mace SE. Needle cricothyrotomy. Emerg Med Clin N Am, 2008, 26: 1085-1101
13. Hamaekers A, Borg P, Enk D. The importance of flow and pressure release in emergency jet ventilation devices. Pediatr Anesth, 2009, 19: 452-457
14. Hamaekers A, Borg P, Enk D. A bench study of ventilation via two self-assembled devices and the Oxygen Flow Modulator in simulated upper airway obstruction. Anaesthesia, 2009, 64: 1353-1358
15. Hamaekers AE, Borg PA, Gotz T, et al. Ventilation through a small-bore catheter: optimizing expiratory ventilation assistance. Br J Anaesth, 2011, 106: 403-409
16. Cook TM, Alexander R. Major complications during anaesthesia for elective laryngeal surgery in the UK: a national survey of the use of high-pressure source ventilation. Br J Anaesth, 2008, 101: 266-272
17. Wong DT, Kumar A, Prabhu A. The laryngeal mask airway prevents supraglottic leak during ventilation through anuncuffed cricothyroidotomy. Can J Anesth, 2007, 54: 151-154
18. Murphy C, Rooney SJ, Maharaj CH, et al. Comparison of three cuffed emergency percutaneous cricothyroidotomy devices to conventional surgical cricothyroidotomy in a porcine model. Br J Anaesth, 2011, 106: 57-64
19. Metterlein T, Frommer M, Ginzkey C, et al. A randomized trial comparing two cuffed emergency cricothyrotomy devices using a wire-guided and a catheter-over-needle technique. J Emerg Med, 2011, 41: 326-332
20. Assmann NM, Wong DT, Morales E. A comparison of a new indicator-guided with a conventional wireguided percutaneous cricothyroidotomy device in mannequins. Anesth Analg, 2007, 105: 148-154
21. Schober P, Hegemann MC, Schwarte LA, et al. Emergency cricothyrotomy-a comparative study of different techniques in human cadavers. Resuscitation, 2009, 80: 204-209
22. Bruppacher HR, Naik VN, Bould MD, et al. Design flaw of Melker kit may compromise patient safety. Anaesthesia, 2009, 64: 1147
23. Lacquiere A, Heard AM. Emergency cricothyroidotomy: training is paramount and oxygenation is the aim. Anaesthesia, 2009, 64: 447-448
24. Talving P, DuBose J, Inaba K, et al. Conversion of emergent cricothyrotomy to tracheotomy in trauma patients. Arch Surg, 2010, 145: 87-91
25. Halpern J, Maunder RG, Schwartz B, et al. Identifying risk of emotional sequelae after critical incidents. Emerg Med J, 2010, 28: 51-56
26. Hubble MW, Wilfong DA, Brown LH, et al. A meta-analysis of pre-hospital airway control techniques part II: alternative airway devices and cricothyrotomy success rates. Prehosp Emerg Care, 2010, 14: 515-530

27. Salah N, Mhuircheartaigh RN, Hayes N, et al. A comparison of four techniques of emergency transcricoid oxygenation in a manikin. Anesth Analg, 2010, 110: 1083-1085
28. Green L. Can't intubate, can't ventilate! A survey of knowledge and skills in a large teaching hospital. Eur J Anaesthesiol, 2009, 26: 480-483
29. Latif R, Chhabra N, Ziegler C, et al. Teaching the surgical airway using fresh cadavers and confirming placement non-surgically. J Clin Anesth, 2010, 22: 598-602
30. Greif R, Egger L, Basciani RM, et al. Emergency skill training-a randomized controlled study on the effectiveness of the 4-stage approach compared to traditional clinical teaching. Resuscitation, 2010, 81: 1692-1697
31. Friedman Z, You-Ten KE, Bould MD, et al. Teaching life saving procedures: the impact of model fidelity on acquisition and transfer of cricothyrotomy skills to performance on cadavers. Anesth Analg, 2008, 107: 1663-1669
32. Cho J, Kang GH, Kim EC, et al. Comparison of manikin versus porcine models in cricothyrotomy procedure training. Emerg Med J, 2008, 25: 732-734
33. Kuduvalli PM, Jervis A, Tighe SQ, et al. Unanticipated difficult airway management in anaesthetised patients: a prospective study of the effect of mannequin training on management strategies and skill retention. Anaesthesia, 2008, 63: 364-369
34. Borges BC, Boet S, Siu LW, et al. Incomplete adherence to the ASA difficult airway algorithm is unchanged after a high-fidelity simulation session. Can J Anesth, 2010, 57: 644-649
35. Benkhadra M, Lenfant F, Nemetz W, et al. A comparison of two emergency cricothyroidotomy kits in human cadavers. Anesth Analg, 2008, 106: 182-185
36. Dimitriadis JC, Paoloni R. Emergency cricothyroidotomy: a randomised crossover study of four methods. Anaesthesia, 2008, 63: 1204-1208
37. Hill C, Reardon R, Joing S, et al. Cricothyrotomy technique using gum elastic bougie is faster than standard technique: a study of emergency medicine residents and medical students in an animal lab. Acad Emerg Med, 2010, 17: 666-669
38. Mariappa V, Stachowski E, Balik M, et al. Cricothyroidotomy: comparison of three different techniques on a porcine airway. Anaesth Intensive Care, 2009, 37: 961-967

70. 全麻期间机械通气的策略

20 世纪 50 年代已成功将机械通气应用于重症患者。1967 年 Ashbaosh、Pettu 等首先将 PEEP 应用于 ARDS 的治疗，可明显改善 PaO_2。但经过 20 多年的实践发现，PEEP 并未能显著降低 ARDS 的病死率，并发现机械通气可以加重已有的肺损伤或引起急性肺损伤，称为机械通气相关肺损伤（VILI）。多年的研究成果使 ARDS 机械通气的策略发生了很大改变，并逐渐影响到全麻期间的通气策略。

一、机械通气相关肺损伤

机械通气相关肺损伤包括：①容量性损伤，因肺泡过度膨胀导致肺泡直接损伤；②气压性损伤，由于肺内压升高引起的肺组织损伤；③生物性损伤，由于炎性介质的产生并释放到肺泡或体循环，引起肺或其他器官的损伤；④肺不张损伤，由于肺泡膨胀不全或萎陷导致的肺损伤。

1974 年，Webb 和 Tierney 进行大鼠实验，将大鼠分别以 14、30、45cmH_2O 的气道压进行正压通气。结果表明：以 14cmH_2O 压力持续通气 1h 后，肺组织没有异常出现；以 30cmH_2O 通气 1h 之后，肺间质出现中度水肿；以 45cmH_2O 通气 13～35min 即出现肺泡腔内水增多。因而得出结论：机械通气本身可以导致肺组织损伤和肺水肿，并与气道压相关，压力越高，肺损伤越易发生，肺水肿也越明显。VILI 是压力损伤还是容量损伤，许多实验从不同的角度进行了研究。Dreyfuss 等为了区别肺组织膨胀与胸内压增高的不同作用，以大鼠为研究对象，研究了肺容量与气道压对肺损伤的作用。在保持气道压不变（45cmH_2O）的情况下，给未开胸的大鼠以大 V_T或小 V_T行机械通气，小 V_T通气时通过限制胸壁活动来达到高气道压。结果发现，大 V_T组发生了通透性肺水肿及超微结构的变化，而小 V_T组未出现上述变化。为进一步证明高气道压不是引起肺水肿的主要原因，Dreyfuss 等又通过铁肺使气道压为负值，但在大 V_T时肺水肿还是产生了。表明 V_T增加是机械通气引起肺损伤和肺水肿的主要原因。大 V_T可使肺泡过度牵张直接损伤肺泡壁、肺表面活性物质的活性及肺血管基底膜，导致肺泡断裂和微血管通透性增加。"气压伤"的概念似应被"容量伤"所取代。

二、肺保护性通气策略

由于机械通气本身也可引起肺损伤，围绕机械通气参数的设置展开了多年的实验和临床的研究，气道压高限由 30～35cmH_2O，降低为≤30cmH_2O，最理想应为≤20cmH_2O。潮气量也由开始的 12～15ml/kg，降低为≤10ml/kg，最好为≤6ml/kg。但因潮气量太低，容易引起肺泡膨胀不全或萎陷导致的肺损伤，因此，提出应用理想的 PEEP，PEEP 高限不应超过 10cmH_2O 或 15cmH_2O。

针对 ALI/ARDS 提出了保护性通气策略，即小 V_T+合适 PEEP。其目的是：①降低机械通气时的肺容量：Cattinoni 将 ARDS 肺分为健康肺、病态肺和可利用肺，健康肺（婴儿肺，baby lung）占 20%～30%，病态肺主要是萎陷肺。传统机械通气时，按体重计算的 V_T实际上都分布到健康肺，引起健康肺的容量伤。因此，选择小 V_T通气是合理的。②开放肺：早期关闭的小气道和萎陷肺泡，在通气时反复周期性开启所承受的压力和损伤（切应力伤），可进一步造成肺损伤。PEEP 可使小气道在呼气相保持开放状态和肺复张，并可维持肺泡的稳定性，避免发生切应力伤。

三、传统通气策略能否引起健康肺的炎性反应？

以上呼吸参数的设置都是针对严重急性肺损伤患者，如 ARDS，但对健康肺的通气参数设置目前仍无专家共识。

对于将保护性通气策略用于正常肺通气仍有争议，其焦点为：机械通气能否引起健康肺的急性肺损伤？传统通气策略能否引起健康肺的炎性反应？肺局部炎性反应能否导致急性肺损伤？已存在肺损伤危险因素者（大手术、感染、输血、单肺通气等），应采取什么通气策略？

Michiel 研究了周期性肺牵张对细胞因子释放的影响。对实验小鼠进行机械通气，应用临床常用的通气参数，V_T 8ml/kg，PEEP 4cmH_2O，FiO_2 为 0.4，通气 30、60、120、240min。分别测定肺组织和血浆的 IL-1α、IL-1β、IL-6、IL-10、TNF-α、细胞趋化因子，并观察肺组织学改变。结果显示：肺组织炎性因子都随机械通气时间延长而进行性增加；白细胞增加，但未见肺泡漏出和蛋白沉着；内皮细胞和基低膜完整。血浆的炎性因子都增加。2d 后恢复正常，无组织学改变。因此认为，对正常肺进行机械通气可引起肺局部和全身的细胞因子和白细胞增加，但该变化可逆，并没有引起肺组织学改变。虽然机械通气可引起肺组织局部，甚至全身性炎性反应，但并未引起明显的肺组织损伤。

Gajic 进行的单中心临床研究结果表明：不是因为 ALI/ARDS 行机械通气 2d 的患者，5d 内有 25% 患者发生 ALI/ARDS。主要相关危险因素包括：大 V_T、输异体血、酸血症，限制性肺疾病。而另外一项多中心大样本临床研究结果表明，大 V_T（>700ml）和高气道压（>30cmH_2O）是引起 ALI 的独立危险因素。以上研究结果表明：机械通气对于 ALI/ARDS 是可以引起损伤肺的进一步损伤，表现为肺局部的炎性反应增加、肺泡膜的通透性增加、间质性肺水肿，并与 V_T和平均气道压相关。对于正常肺按照临床常用 V_T进行机械通气，可引起肺局部和全身的炎性反应，但该变化可逆，不会引起肺组织损伤。多数情况下，健康肺是可以应对机械通气引起的炎性反应而不会导致肺损伤。

因此，有学者提出“二次打击理论”。认为机械通气即使采用小 V_T通气，也可使正常肺组织的细胞因子表达上调，说明肺更容易受到损伤。如果同时存在第二次打击，如大手术或其它风险因素，则有可能引起急性肺损伤。对于已经存在肺损伤或风险因素者，机械通气本身也是第二次打击。

四、保护性通气策略是否适用于正常肺通气？

正常肺与 ALI/ARDS 在形态和功能方面存在差异。ALI/ARDS 肺存在肺萎陷，使肺容量降低；肺间质水肿或纤维化，肺实质的弹性差，顺应性降低；肺泡/间质水肿，白细胞浸润，肺表面张力增加。而正常肺的肺容量正常；肺顺应性正常；无气道早期关闭和肺不张；肺表面张力正常。而长时间以小 V_T进行机械通气可能导致肺不张，而高 PEEP 又可使气道压升高。

全麻期间机械通气的负效应：①肺不张：全麻期间损害气体交换和肺机械功能的主要原因是肺不张，不用 PEEP 时，约有 90% 发生不同程度的肺不张。表现为肺顺应性降低、氧合功能障碍及潜在的肺损伤。②机械通气相关肺损伤：急性过度肺牵张和高气道压可引起肺实质改变，增加肺泡膜的通透性导致肺水肿，肺组织损伤及局部炎性反应等。

Fernandez-Perez 等在临床上研究了肺叶切除术中以大 V_T通气是否增加术后呼吸衰竭的发生率。回顾性分析 170 例肺叶切除术的临床资料及其与术后呼吸衰竭的相关性。将术后持续机械通气超过 48h，或需要再次气管内插管者定义为术后呼吸衰竭。结果表明，发生术后呼吸衰竭 30 例，占总病例数的 18%，其中 15 例（占呼吸衰竭者的 50%）为 ALI；7 例为肺部感染（23%），5 例为心源性肺水肿（17%）。术中大 V_T通气组（8.3ml/kg）明显多于小 V_T组（6.7ml/kg）。提示术中大 V_T 通气与术后呼吸衰竭明显相关。因此认为，术中大 V_T通气可增加术后呼吸衰竭发生的危险。Michelet 等在临床上研究了保护性通气策略对食管癌切除术后呼吸功能的影响。在传统机械通气组（26 例），双肺和单肺通气时，V_T = 9ml/kg，无 PEEP。在保护性机械通气组（26 例），双肺通气时 V_T = 9ml/kg；单肺通气时 V_T = 5ml/kg，PEEP = 5cmH_2O。结果表明，保护性通气组在单肺通气后和术后 18h 的血浆 IL-1β、IL-6、IL-8 明显降低；单肺通气时和术后 1h 的氧合指数明显改善；术后机械通气时间明显缩短。因此认为，保护性通气策略可明显降低全身炎性反应，改善肺功能，缩短术后机械通气时间。上述临床研究的结果提示：①肺叶切除术后呼吸衰竭的发生与术中机械通气的 V_T大小相关；小 V_T优于大 V_T。②OLV 期间，不同的通气策略可影响大手术期间及术后全身炎性介质的释放。③OLV 期间采用保护性通气策略，即小 V_T+PEEP，对于此类风险较大的手术是有益的。

但对于在全麻期间应用保护性通气策略仍有不同意见，实验研究和临床研究的结果也不尽相同。Hong 等在动物实验中比较 3 种通气策略对正常猪肺的机械性能、炎性介质及组织损伤的影响。分别以高潮气量（15ml/kg）+ PEEP（3cmH_2O）（H-V_T/3 组）、低潮气量（6ml/kg）+ PEEP（3cmH_2O）（L-V_T/3 组）、低潮气量（6ml/kg）+ PEEP（10cmH_2O）（L-V_T/10 组），机械通气 8h。监测肺机械性能、ABGs、BAL 炎性介质和蛋白、肺组织学改变。结果显示：L-V_T/10 组的炎性介质是另两组的 6 倍；H-V_T/3 组的肺损伤指数显著低于另两组。结论：高 PEEP 通气可使 BAL 炎性介质明显增加；高 V_T/低 PEEP 通气时的肺损伤最轻。认为应用高 PEEP 时肺的炎性反应增强可能与平均气道压升高有关；大 V_T+低 PEEP 通气时，肺的炎性反应减轻可能与减少肺不张有关。肺损伤的通气策略不一定适用于正常肺。对于正常肺进行机械通气时，应该考虑肺保护的问题，但是否应该与损伤肺一样也应用保护性通气策略，仍有待于多中心、大样本的临床研究。

Sundar 等在临床研究了保护性通气策略在心脏手术后患者的应用，观察能否缩短术后拔除气管插管的时间。此研究为单中心随机对照临床研究，149 例心脏手术后患者分别以 V_T6ml/kg、V_T10ml/kg 通气。主要研究终点为拔管时间，次要研究终点为 6h 拔管病例数的比例和临床预后。结果显示：总拔管时间两组无显著差异；6h、8h 拔管病例数 L-V_T组明显高于 H-V_T组；再插管病例数 L-V_T组也明显低于 H-V_T组。认为虽然总拔管时间两组无差别，但肺保护性通气策略对于心脏手术患者仍然是有益的。

Wrigge 在述评中指出，许多实验及临床研究都证明，肺保护性通气策略对 ALI/ARDS 是有益的；对健康肺也可减轻肺部的炎性反应，但不能完全预防。但是，在临床上对健康肺是否有必要应用保护性通气策略？由于临床的情况及研究条件比较复杂，研究结果也各异，尤其是手术患者，存在许多可引起肺损伤的相关因素。该述评列举了 6 篇论著，其中 3 篇支持，3 篇反对。因此认为在临床上应注意二次或多重打击导致的急性肺损伤。Sundar 研究结果说明，低 V_T通气对于有 ALI 危险因素患者，如心脏手术、严重感染者等，可能是有益的，病情越重，应用价值越大。

五、临床思考与推荐

Schultz 在述评中指出，因为 ALI 与肺容量、平台压和肺不张等因素显著相关。因此，临床上对正常肺进行机械通气时，既要考虑到大 V_T对肺泡的过度牵张的负面影响，又要采取措施来预防小 V_T引起的肺不张。对于施行短小手术或术中应用肌松药的健康肺者，V_T为 10ml/kg 也未必引起肺泡过度膨胀，而 V_T太小无 PEEP 反可引起肺不张。如果以 V_T为 10ml/kg 通气时，平台压<15cmH_2O 者，不宜选择小 V_T；平台压>15～20cmH_2O 者，可选择 V_T为 6ml/kg+PEEP。但还应该考虑患者是否存在引发 ALI 的危险因素。对于正常肺/没有 ALI 危险因素者，机械通气时，V_T<10ml/kg，平台压<15～20cmH_2O，加适当 PEEP(≥5cmH_2O)有利于肺保护。对于异常肺和(或)有 ALI 危险因素者，机械通气时，V_T≤6ml/kg，控制平台压<15～20cmH_2O，同样强调 PEEP(≥5cmH_2O)对肺的保护作用。

六、小　　结

机械通气策略：

(一) 损伤肺(ALI/ARDS)

①选压力控制的通气模式，将 PIP 限制在 30cmH_2O 以下；②选用小 V_T(<6ml/kg)+PEEP；③根据肺顺应性和氧合选择最佳 PEEP，保持肺开放；④始终在“高-低位反折点”之间进行通气，即 FRC 最大、顺应性最佳。

(二) 健康肺(术中和术后)

对于健康肺可选择压力或容量控制通气模式，但多选用容量控制型模式。设置 V_T8～10ml/kg，呼吸频率为 8～12bpm，PEEP≤5cmH_2O，I∶E 为 1∶1.5～2。

(三) 肺损伤危险因素

感染、严重创伤、缺血再灌注损伤、大量输血以及单肺通气时，选择肺保护性通气策略是有益的。

(杨拔贤)

参 考 文 献

1. Hong MC, Xu DZ, Lu Q, et al. Low Tidal Volume and High Positive End-Expiratory Pressure Mechanical Ventilation Results in Increased Inflammation and Ventilator-Associated Lung Injury in Normal Lungs. Anesth Analg, 2010, 110: 1652-1660
2. Schultz JM, Haitsma JJ, Slutsky SA, et al. What Tidal Volumes Should Be Used in Patients without Acute Lung Injury? Anesthesiology, 2007, 106: 1226-1231
3. Michelet P, Journo BX, Roch A. Protective Ventilation Influences Systemic Inflammation after Esophagectomy. A Randomized Controlled Study. Anesthesiology, 2006, 105: 911-919
4. Sundar S, Novack V, Jervis K, et al. Influence of Low Tidal Volume Ventilation on Time to Extubation in Cardiac Surgical Patients. Anesthesiology, 2011, 114: 1102-1110
5. Fernandez-Perez RE, Keegan TM, Brown RD, et al. Intraoperative Tidal Volume as a Risk Fact Respiratory Failure after Pneumonectomy. Anesthesiology, 2006, 105: 14-18
6. Wrigge H, Pelosi P. Tidal Volume in Patients With Normal Lungs during General Anesthesia-Lower the Better? Anesthesiology, 2011, 114: 1011-1013

71. 单肺通气的通气策略进展

单肺通气(one lung ventilation,OLV)是胸科手术中常用的麻醉技术,在很多方面与 ARDS 有相似之处:①肺容量减小;②影响氧合的病理生理改变是肺不张和通气/血流(V/Q)失调;③高吸气压力可引起血流转移和损伤正常肺;④PEEP 可避免肺泡反复塌陷和复张,减少肺损伤;⑤限制液体可改善预后;⑥肺复张可防治肺不张、改善 V/Q。OLV 期间的低氧血症一直是麻醉医师最关注的问题,随着其发生率的下降,OLV 对术后急性肺损伤(acute lung injury, ALI)的作用以及相关的肺保护措施也越来越受到重视。评估 OLV 通气策略时,氧合不应作为有效性的唯一指标,某些以改善氧合为目的的通气策略本身也可引起肺损伤。

一、潮 气 量

两种潮气量曾用于降低 OLV 期间低氧血症和肺不张的发生率:①大潮气量(10 ~ 12ml/kg),呼气末压为零(zero end-expiratory pressure, ZEEP);②中小潮气量(6 ~ 8ml/kg),加用呼气末正压(positive end expiratory pressure, PEEP)。

传统观点认为,OLV 期间的主要目标是保证充分的氧合和 CO_2 排出。大潮气量可在吸气相和大部分呼气相内保持小气道和肺泡开放而改善氧合,是传统的 OLV 通气方案。随着研究进展,大潮气量逐渐显示出不利的一面:①大潮气量可使肺泡过度膨胀和肺内压升高,促炎性细胞因子释放,引起肺损伤。研究发现,大潮气量 OLV 能造成血栓素 B2(TXB2)、肿瘤坏死因子 α(TNFα)及细胞间黏附分子 1(sICAM-1)等炎性介质的浓度升高和肺水增加。但是,OLV 不是肺损伤的唯一因素,手术对正常肺造成的损害可能掩盖了通气策略对肺损伤的作用,这可能是某些研究并未发现大潮气量与肺部炎性反应和肺损伤有关联的原因。②肺部手术患者常合并一定程度的气道阻塞,大潮气量在呼气结束之前可能无法全部呼出,导致内源性 PEEP,严重 COPD 者甚至可达 $16cmH_2O$。低水平内源性 PEEP 没有不利影响,甚至可能有助于减少肺不张(但是分布不均,不能完全依靠其来避免肺泡塌陷);高水平内源性 PEEP 可导致肺充气过度和肺内压升高,导致肺泡灌注减少,影响肺的氧合功能。③潮气量过大(例如 15ml/kg)可降低心排出量(cardiac output,CO)及增加肺血管阻力而降低肺氧合功能。④临床研究中发现,大潮气量 OLV 并不能改善肺氧合功能。

鉴于大潮气量与 ALI 的关系,至少在已有肺损伤或长时间手术的情况下,OLV 期间应用小潮气量(6ml/kg)加 PEEP 更为合适。小潮气量不引起肺充气过度,可作为保护性通气策略的一项内容,特别是对 COPD 患者。动物实验和临床研究证实,小潮气量及相关的低平台压可减少肺损伤,表现为肺动脉压降低、血管外肺水减少和细胞因子(TXB2、IL-6、IL-8 及 IL-10 等)水平下降;但是无法确定以上改善是小潮气量的作用,还是 PEEP 的作用。在一项不应用 PEEP 的研究中发现,血浆细胞因子(TNFα 和 sICAM-1)水平升高与 OLV 相关,但是小潮气量组的升高幅度较低。

二、PEEP

单独应用小潮气量不可避免地增加肺不张,尤其在应用高吸入氧浓度(fraction of inspired oxygen, FiO_2)时。OLV 期间 ZEEP 可导致肺泡在每个呼吸周期内都经历塌陷和复张过程,PEEP 则能避免这种有害过程(无论潮气量大小),从而减轻或避免肺损伤。研究显示,PEEP 作为保护性通气策略的一部分,可降低代表肺损伤的标志物水平。因此,小潮气量必须与 PEEP 联合应用。

理想的 PEEP 水平不易确定。小潮气量 OLV 期间如果发生氧合障碍,与 PEEP 相关的原因或者是 PEEP 不足(发生肺泡塌陷),或者是 PEEP 过度(使肺血流转移)。研究显示,内源性 PEEP 是决定外源性 PEEP 水平和影响后者疗效的主要因素。术前肺功能检查中,第 1 秒用力呼气量(one second forced expiratory volume, FEV1)正常者产生的内源性 PEEP 较低,应用外源性 PEEP($5 \sim 10cmH_2O$)可使总 PEEP

(即呼气末压)接近肺顺应性曲线的下拐点(lower inflection point,LIP),使更多的肺泡开放,氧合改善。合并中、重度COPD者(FEV1<70%)可产生较高水平的内源性PEEP,应用外源性PEEP会使总PEEP升高超过下拐点,导致肺泡过度膨胀,肺血管阻力升高和循环抑制。不过,终末期COPD患者进行肺移植时可耐受低水平PEEP(3~5cmH_2O)。目前,麻醉机上的呼吸监测仪尚不能测量内源性PEEP,特殊监测模块中如有流量-时间曲线或流量-容积曲线,则可用来评估内源性PEEP。某些呼吸参数可用来指导PEEP的应用,比如,双肺通气期间侧卧位肺泡-动脉氧分压差升高者(PaO_2/FiO_2<300)、通气侧肺功能正常者(例如年轻人或食管手术)及FRC低者(肥胖或肺纤维化)适宜应用PEEP。

OLV期间应用PEEP时,除应根据患者情况及其呼吸力学来调节PEEP水平外,还应注意:①肺不张的开放压力超过20cmH_2O,单纯依靠PEEP无法实现,需要采取肺复张技术;②如果手术侧肺应用持续气道正压(CPAP),通气侧肺应用PEEP不应超过CPAP,以免血流转移至手术侧肺使分流增加;③内源性PEEP不仅依赖于肺本身的力学特性(如顺应性),还受通气策略的影响(如吸/呼比);④避免吸气相压力过高,防止静脉回流减少而使CO和血压降低。

三、呼吸频率、允许性高碳酸血症和吸/呼比(I:E)

应用小潮气量通气时,如果呼吸频率不变或小量增加则分钟通气量降低,有利于减少机械切应力和肺损伤,但可影响CO_2排出,导致高碳酸血症。增加呼吸频率虽然能保持分钟通气量不变、维持$PaCO_2$在相对正常范围,但可增加死腔通气、降低肺泡通气效率,也可影响氧合和CO_2排出;而且因呼吸频率增加导致的呼气时间相对缩短,还可使内源性PEEP升高,增加动态肺过度充气,诱发机械通气相关性肺损伤(ventilator-induced lung injury,VILI)。相比之下前者更容易接受,为此提出了"允许性高碳酸血症"的概念,并在ALI/ARDS的治疗中取得了较为确切的疗效。中度高碳酸血症($PaCO_2$<80~100mmHg)可通过增加交感神经系统活性而升高CO、增强HPV,从而改善氧合,还能减轻细胞因子的释放。动物实验和临床研究都显示,OLV期间适度的高碳酸血症可降低肺损伤的标志物水平(如肺动脉压、肺水含量及细胞因子等)。多数患者都能耐受短时期内中度高碳酸血症,某些患者可能需要正性肌力药的支持。但是,如果合并严重阻塞性肺病(CO_2排出障碍),通气不足可导致严重高碳酸血症,引起颅内压升高、肺动脉高压、肾血流量减少、心肌收缩力下降、心律失常甚至循环虚脱。因此,在心血管储备功能良好的患者,允许性高碳酸血症可作为OLV通气策略的重要内容,有益于避免或减轻肺损伤;严重高碳酸血症或患者情况较差时(例如合并肺动脉高压或严重心律失常者),可能需要应用正性肌力药物来维持血流动力学稳定,或调整通气参数以维持适当的$PaCO_2$。

OLV期间提高I:E可显著降低气道峰压和平台压并减少动脉-呼气末CO_2分压差,说明肺顺应性和肺泡通气效率均有改善;由于肺膨胀时间相对延长,气体交换时间也延长,也可改善PaO_2。但是,对于合并严重阻塞性肺病或显著限制性肺病的患者,适宜的I:E和呼吸频率截然不同。对于严重COPD患者,减慢呼吸频率(6~8bpm)并延长呼气时间(降低I:E,例如1:3或1:4)可减少内源性PEEP和动态肺过度充气;限制性肺病时,适当加快呼吸频率(10~15bpm)并延长吸气时间(升高I:E,例如1:1,甚至反比通气)有助于降低气道峰压和平台压。

四、气道峰压和平台压

机械通气时,影响气道压的因素包括:潮气量、吸气时间(呼吸频率和I:E)、胸肺顺应性、气管导管、气道内径及气道分泌物等。吸气峰压可反映呼吸系统的动态顺应性;而平台压主要反映的是肺泡内压力,与呼吸系统静态顺应性或肺泡顺应性有关。由双肺通气改为OLV时,如果维持通气参数不变,可使吸气峰压升高55%、平台压升高42%。研究显示,气道峰压和平台压升高与肺切除术后肺水肿和ALI有关,还可导致CO和氧合降低。气道压的安全范围目前尚无一致意见,但OLV期间通过保护性通气策略,使气道峰压低于35cmH_2O、平台压低于20~25cmH_2O更为安全。平台压可间接反映吸气末肺容量,后者是决定肺容量伤的重要因素。因此,与气道峰压相比,维持低水平的平台压对于减少肺损伤更重要。

五、通气模式

容量控制通气(volume control ventilation,VCV)是麻醉中常用的通气模式,常采用方波气流(吸气流量恒定),气道压取决于设定的潮气量、PEEP、吸气时间、气流速度、气道阻力和呼吸系统顺应性等,在吸气末达到峰值。压力控制通气(pressure control ventilation,PCV)应用减速气流,气道压力迅速上升并在吸气期间维持于设定水平,潮气量受肺顺应性和气道阻力的影响,但气体在肺内的分布更为均匀。

有研究比较了OLV期间PCV与VCV,发现PCV可降低气道峰压和平台压(获得相同潮气量),改善氧合和肺内分流。因为PCV在较低吸气压力下就能达到同样的潮气量,与PEEP合用比VCV更有优势,可避免下肺过度膨胀和血流转移至上肺，如果设置的 PEEP 过高也可能发生上述负面效应。理论上，PCV 可使气体在肺内分布更均匀，应用小潮气量通气时尤为重要；气道压的降低有利于减少肺损伤。但是，也有研究对 PCV 的上述优点提出质疑。实际上，通气参数设置的个体化可能比通气模式本身更重要。

OLV 期间上肺应用高频喷射通气（high-frequency jet ventilation，HFJV）或高频振动通气（high-frequency percussive ventilation，HFPV）可改善氧合并降低肺内分流，比单独应用 CPAP 更有效。因为呼吸频率高且潮气量小，上肺在通气期间几乎不动，不干扰手术；HFPV 还可促进气道分泌物的清除。合并严重肺气肿时，HFJV 也可作为 OLV 时下肺的呼吸模式，可改善氧合和 CO_2 的排出。HFJV 的缺点是：需要操作者有一定经验，通气压力、潮气量及 $PetCO_2$ 监测困难，有造成气压伤的危险。

六、肺复张技术

在 OLV 期间下肺容易发生肺不张，危险因素包括外部压迫、高 FiO_2 及 ZEEP 等；应用保护性通气策略时，小潮气量和低平台压也容易引起肺不张。肺不张可加重肺内分流且增加低氧血症的发生率，还与 ALI 有关。

肺复张策略是防治 OLV 期间肺不张的有效方法。但是，塌陷的肺泡复张后，不仅造成相关肺泡的损伤，复张压力还可对临近的非塌陷肺泡产生切应力而引起肺损伤；复张后的再灌注可诱发氧自由基释放。研究显示，即使单次肺复张操作也可能引起肺损伤，组织学表现包括肺泡-毛细血管膜水肿、淋巴细胞升高、中性粒细胞浸润，髓过氧化物酶、IL-1 和 TNFα 水平也有升高。应用肺复张技术时应考虑以下几点：①肺泡长时间塌陷后突然复张可致复张性肺水肿，宜采用逐步、轻柔的复张技术；②为减少相关的氧化性应激，避免应用高浓度氧；③肺复张技术应用于双肺时，可造成严重的循环抑制，尤其在合并低血容量时，宜在单侧肺应用；④如果肺复张能改善氧合，提示之前的通气策略造成了较明显的肺不张。因为肺复张的作用效果短暂，为避免反复操作，应在肺复张后调整 PEEP 或潮气量。

七、FiO_2

理论上提高 FiO_2 可改善氧合、减少 OLV 期间低氧血症发生率。但是，长时间应用高 FiO_2 可引起氧中毒，导致与 ALI 相似的肺组织病理学改变；同时，高 FiO_2 可增加下肺吸收性肺不张，特别是应用小潮气量时。因此，在 OLV 开始时可吸入空氧混合气（例如 $FiO_2=0.6$），20min 后（此时氧合通常达到最低点）调节 FiO_2 至能维持 SaO_2 在 90% 以上所需的最小值。在肺切除手术中，肺血管结扎后可进一步降低 FiO_2。采用这种措施，即使发生低氧血症也可立即通过增加 FiO_2 而有效地改善氧合，为寻找病因争取时间且避免采用可能干扰手术的措施。

八、OLV 时间

尽管保护性通气策略可减轻 OLV 对肺组织产生的物理切应力，但是后者在长时间 OLV 后仍会明显增大。回顾性分析显示，OLV 时间超过 100min 与术后肺损伤的危险性升高相关。随着 OLV 时间延长，血浆丙二醛（MDA）水平（代表氧化性应激）显著升高，肺组织学检查显示组织损害加重。麻醉医师对 OLV 时间的控制只限于尽可能在临近开放胸膜时才开始 OLV。双腔气管导管的上肺管腔应用负压吸引（$-20cmH_2O$）有助于肺弹性回缩和加快肺塌陷速度。当上肺回缩至其闭合容量后，进一步塌陷只能依靠闭合气体的吸收；上肺在 OLV 开始之前几分钟以纯氧通气去氮可促进肺塌陷。

综上所述，OLV 期间保护性通气策略包括小潮气量（4～6ml/kg）或 PCV、适当 PEEP、允许性高碳酸血症及降低气道压和 FiO_2（0.5～0.8）。根据目前的研究结果，应用保护性通气策略可降低 OLV 术后 ALI 的发生率或严重程度，对合并肺损伤危险因素者意义更大。但由于手术方式、呼吸力学及病情各不相同，通气参数的设置应个体化。

（张熙哲　杨拔贤）

参考文献

1. Ishikawa S, Lohser J. One-lung ventilation and arterial oxygenation. Curr Opin Anaestheiol, 2011, 24: 24-31
2. Senturk M. New concepts of the management of one-lung ventilation. Curr Opin Anaestheiol, 2006, 19: 1-4
3. Karzai W, Schwarzkopf K. Hypoxemia during One-lung Ventilation. Anesthesiology, 2009, 110: 1402-1411
4. Lohser J. Evidence-based Management of One-Lung Ventilation. Anesthesiology Clin, 2008, 26: 241-272
5. Licker M, Fauconnet P, Villiger Y, et al. Acute lung injury and outcomes after thoracic surgery. Curr Opin Anaestheiol, 2009, 22: 61-67
6. Pardos PC, Garutti I, Piñeiro P, et al. Effects of ventilatory mode during one-lung ventilation on intraoperative and postoperative arterial oxygenation in thoracic surgery. J Cardiothorac Vasc Anesth, 2009, 23: 770-774
7. Sentürk NM, Dilek A, Camci E, et al. Effects of positive end-expiratory pressure on ventilatory and oxygenation parameters during pressure-controlled one-lung ventilation. J Cardiothorac Vasc Anesth, 2005, 19: 71-75

72. 损伤控制：创伤救治与麻醉处理的重要原则

损伤控制(damage control)最早源于航海过程中当舰船遇到损伤时采取紧急措施控制损伤继续扩大并迅速适当修复以保证返回港口再做进一步修复的应急处理原则。自第二次世界大战以来，人们对各种原因导致的严重创伤患者所积累的救治经验(尤其是腹部出血性损伤的处理经验)，逐渐形成了"损伤控制外科"(damage control surgery, DCS)的理念，强调在严重创伤或疾病时，早期仅对患者实施紧急和必须的初期处理，通过尽早的进一步调控，使病情稳定，为确定性治疗创造条件，择机实施确定性手术和治疗，提高存活率。

近30年来，损伤控制理念在创伤急救、手术麻醉、危重医学、容量治疗等领域不断地向纵深扩展，应用范围越来越广。本文对这一理念在创伤救治和麻醉处理方面的作用进行简略的综述。

一、DCS 理念的概述

(一) 传统救治观念的转变

外科学漫长的发展历史很早就提示人们，严重创伤或危重患者接受长时间、大范围的手术治疗的预后与手术技巧的熟练和手术治疗的完善并不是永远呈正相关。术中或术后死亡率以及并发症发生率并不因完美的手术治疗而遏制，许多情况下，反而因此而使病情更为严重或恶化。通过长期的临床探索，人们清楚地认识到，严重创伤患者病理生理学改变"三联症"即低温、凝血障碍、代谢性酸中毒是构成患者恶性循环的重要因素，创伤救治相关人员(包括外科医师和麻醉医师、重症监护与治疗医师)应从传统的注重"手术进路、显露、切除、重建、引流"的治疗模式迅速转换到注重整体与动态分析，择重择急，重点关注患者的存活率，而不是首先侧重机体解剖结构重建或手术成功率的思路和理念。

(二) 损伤控制理念的核心

严重创伤或危重疾患患者因出血、疼痛、恐慌、饥饿等因素，可能使机体的生理功能处于高度的紊乱状态；同时，对机体实施的包括手术治疗、输血输液、药物应用、躯体或体腔暴露、环境温度维持不当等干预措施有可能造成继发性损伤。面对这些复杂情况，不处理，病情难以逆转；处理，则可能加剧病情。如何权衡利弊，遏制病情向不可逆方向的发展，是损伤控制理念的核心目标。

损伤控制理念将外科手术仅看成是复苏整体过程中一个部分，而不是治疗的全部或一个终结。必须明确认识到，严重创伤患者的预后是由患者的生理极限决定，而不是仅依靠外科医师对解剖关系的恢复而决定，长时间或过分的手术干预可导致严重的不良后果；注重患者生理功能的稳定，提高患者抵抗损伤后二次打击耐受能力，是从创伤救治一开始就不容忽视的问题。

(三) 损伤控制理念的含义

DCS 理念具有多层含义。①就伤病员而言，在于迅速控制创伤的发展和影响，减轻创伤程度，避免继发性损伤，恢复基本的正常内环境；②就手术医师而言，重点是迅速控制主要病因，解决主要或根本问题，尽早结束手术，降低手术创伤程度和范围，缩短对内环境干扰过程；③就救治措施而言，强调院前急救、重症医学、容量复苏、麻醉管理、手术处理、精心护理等多环节、多学科的综合治疗。

损伤控制理念最早被腹部探查手术引入，由 Pringle 于1908年首次描述，1913年由 Halsted 改进，先后报道了有计划地先将损伤脏器进行纱布填塞止血，暂时结束手术；待患者稳定之后再回手术室进行处理的成功病例。1982年 Sorrentino 报道了腹部血管损伤的处理病例；1983年 Stone 等人将这项腹部填塞技术普及用于严重的术中凝血异常患者的快速临时处理。临床大量救治经验表明，这些改进能够使以往难以救治的危重情况转危为安。1993年，人们将 Rotondo 等人提出的"三阶段方法"修正补充为"四阶段法"(four-stage approach)，即：①早期识别需要损伤控制的患者；②实施手术侧重出血和污染的控制；③重症监护处理；④为确定性修复和重建再次手术。

(四) 损伤控制理念与麻醉的关系

损伤控制理念是严重创伤与危重患者救治思想具有革

命性的重要进步。近20年，随着外科领域的专业细化，人们对损伤控制理念的认识逐渐深化和扩展，继损伤控制外科概念之后，损伤控制骨科（damage control orthopedics，DCO）、损伤控制复苏 damage control resuscitation，DCR）、损伤控制麻醉（damage control anesthesia，DCA）等概念相继提出，可以看出其所具有的理论价值和使用价值。

麻醉学，作为外科学的密切合作伙伴，是最先并且深刻感受和理解损伤控制外科理念与技术为严重创伤和危重患者救治所带来的显著进步以及在麻醉管理中所具有的指导作用的学科。实际上，麻醉医师所熟悉的容量补充、血流动力学指标监测、凝血机制的调控、酸碱平衡、体温维持等治疗措施贯穿与损伤控制救治过程的各个部分，在治疗中发挥着重要作用。正是如此，麻醉专业对这一理念的深入理解和正确运用必然成为严重创伤与危重患者救治的重要环节，也必然成为麻醉医师责无旁贷的己任，这一点应当引起人们的高度重视。

二、严重创伤患者的病理生理学特点

严重创伤患者的病理生理学改变的基本问题与大量出血密切相关。Kashuk 等提出的术语"出血恶性循环（bloody vicious cycle）"，是指患者的生理状况的盘旋式下降。该恶性循环的特征包括低温、凝血障碍、代谢性酸中毒等事件。正确认识严重创伤患者的病理生理学变化特点和规律，也是正确理解和实施损伤控制外科救治策略的基础。

（一）低体温

低体温是重度创伤的一个征象，并且也是一个有害的征兆。创伤患者存在的严重出血以及随后发生的大容量液体复苏治疗是最常见的而且是不可避免的诱因；其次，严重出血引起的低血容量导致机体组织低灌流，细胞水平氧传递减少并降低了热量的产生；手术期间体腔开放暴露和体腔冲洗导致大量热能丧失；大量或快速输注常温或低温液体或血液；环境或室温过低等因素，必然造成患者体温下降。

从临床上看，如果体温下降至36℃以下并持续4h以上，低体温将成为十分严峻的问题。它能导致心律失常，降低心排出量，增加全身血管阻力，氧血红蛋白分离曲线左移；并且通过抑制凝血瀑布（clotting cascade）引起凝血紊乱；免疫系统也会受到影响。低于34.5℃的体温将增加多器官功能障碍的发生率，并且增加血管加压素和血管变力性药物支持的需要量。Jurkovich 等人报道当创伤患者核心温度从34℃降到32℃时，死亡率可从40%增加到100%。

（二）凝血障碍

严重创伤后凝血功能紊乱的病因是复杂的而且是多因素的。当创伤患者处于失血、组织低灌注和酸性代谢产物蓄积、体温下降的情况下，正常凝血机制的每一个环节都可能受到影响。因此，创伤性凝血紊乱通常归因于失血诱发凝血因子消耗、静脉液体治疗的稀释作用、进行性低体温、酸中毒等因素引起的机体促凝血与抗凝血活性的失衡。

组织创伤后介质的释放激活多种体液系统，包括凝血、纤维蛋白溶解、补体、缓激肽等。这些反应通过中性粒细胞、巨噬细胞、血小板和其他细胞元素产生广泛范围的作用，继而引起机体的止血机制的多种变化，同时还涉及全身炎症反应综合征和多器官衰竭的发生发展。近年研究明确表明全身炎症反应综合征（SIRS）中关键因素之一是内皮损伤引发了凝血机制的紊乱。某些损伤（例如脑、长骨骨折等），对凝血系统的干扰更为明显。

容量复苏引起的血液稀释是凝血紊乱的重要因素。在一个血容量被置换后，一般只有35%～40%的血小板剩余在血循环中；当容量补充超过患者自身血容量1.5倍时，稀释性血小板减少症则极为常见。

低体温的状态下，血栓素和前列腺环素之间的平衡也受到影响并引起血小板功能障碍。

酸中毒时，内皮破坏及随后出现的Ⅻ因子激活将引起促凝血物质的活化从而启动 DIC。

当患者存在多处创伤时，伤口或创面的出血或渗血不止将进一步加剧凝血紊乱状况，同时也将促进低体温的形成。

（三）代谢性酸中毒

创伤患者由于失血造成低血容量，组织低灌注及氧供不足而引起细胞水平厌氧性代谢并随之出现乳酸性酸中毒与高氯血症。乳酸若在48h后不能被清除则与高达85%的死亡率密切相关。在容量复苏和血压恢复后仍持续存在的酸中毒将是一个严重的预后征象。

代谢性酸中毒可能由于创伤后继发性肝脏缺血性损伤而加重，同时，代谢性酸中毒也影响肝脏血流和改变正常的凝血过程，参与形成止血和凝血紊乱的过程。

只有少量的循证研究证明碳酸氢钠对代谢性酸中毒的纠正有益。相反地，在大量文献中被广泛描述其不利的作用。当存在组织低灌流或坏死时，碳酸氢钠治疗是不适宜的。在没有分解的情况下碳酸氢钠不能够跨越细胞膜，$PaCO_2$的增加可能引起细胞内酸中毒和心肌细胞功能的抑制。有两项研究在pH高于或等于7.13～7.15的患者中比较了生理盐水和碳酸氢钠的治疗效果，未发现碳酸氢钠和其他治疗组之间在血流动力学和血管加压药用量方面的任何差异。

Sorrentino 等将所在医院2004～2009年的64例腹部血管损伤患者与1975～1980年123例类似患者比较研究结果表明，伴有明显凝血异常的患者，到达手术室时的pH从早期的平均6.96变化为7.21，难治性凝血异常相关死亡率从46%下降为19%，院前转运所需时间没有明显变化（分别为22min，20min）。

综上所述，创伤的死亡三联症是指创伤患者耗竭性出血所致的低血容量导致的低体温、凝血紊乱和代谢性酸中毒，也被称为死亡三角（the triad of death）。它的每一个环节能够使另一个环节加速发展，共同形成一个向下趋势的螺旋式发展，直至死亡。一旦出现代谢性衰竭，对于控制出血和纠正生理紊乱将是极为困难。因此，创伤患者的成功救治关键在于预防死亡三联症的出现。

三、损伤控制外科救治策略的临床要点

（一）DCS 的适应证

损伤控制救治策略要求手术医师能尽快判断患者的损伤程度、部位、生理状况，并在患者出现严重并发症之前给予有效的干预治疗。这些措施包括：尽早控制出血，减化手术流程，控制手术时间，避免不必要操作等。

对下列创伤患者需要及时采取“损伤控制外科治疗措施”：

①55 岁以下，BE（碱剩余）≥18mmol/L；②55 岁以上，或伴有颅脑损伤的任何年龄，BE≥8mmol/L；③腹部创伤，血乳酸>5mmol/L；④70 岁以上，伤后发生过心搏骤停者；⑤符合表 72-1 所列因素的患者。

表 72-1 损伤控制：患者选择的关键因素

1. 条件状况
高能钝性躯干创伤
多发性躯干穿通伤
血流动力学不稳定
存在凝血障碍和（或）低温
2. 复合伤
腹腔大血管损伤伴多发内脏损伤
多个空腔脏器出血合并内脏损伤
多部位损伤
3. 临界因素
严重的代谢性酸中毒（pH 小于 7.3）
低温（体温低于 35℃）
复苏和手术时间大于 90min
凝血障碍并排除非机械性出血的发生
大量输血（大于 20 单位红细胞）

（二）DCS 的分期与救治要点

第 1 期：早期评估与初期复苏（急救科）

主要目标是通过院前急救人员在现场和向就近创伤中心转运期间对患者进行迅速评估。救治小组一旦评估一个患者的损伤程度和生理状态符合早期损伤控制原则的标准，务必将救治时间的“浓缩”作为关键目标。许多医院采取“绿色通道”模式为这类伤病员建立快捷通道和诊治流程或路径是极有必要的举措。从院前转运，到急救科接诊、放射科与检验科、输血科的诊断和检查，再到重症治疗室或手术室、麻醉科的紧急抢救，各个环节紧密相扣、有效沟通，免除不必要延误与耽搁，将停留时间降低到最低限度，为伤病员尽早尽快获得确定性治疗赢得时间。

只要发现存在活动性出血，将患者由急诊室快速转运至手术室进行止血控制是必需的。此期间重要的步骤包括：建立大口径静脉通道、气管插管以控制气道、留置胃管或鼻饲导管、尿管、或胸腔引流管、早期复温措施等。

随着人们对严重创伤后期并发症难治性的充分认识，更加注重早期预防和治疗。以往创伤救治“黄金时间”的概念是指将重度创伤患者从事故现场搬运至急诊科，并在手术室或 ICU 开始进行创伤复苏所需时间；如今更多是指到达手术室的创伤患者出现生理极限（即低体温、酸中毒、凝血障碍“三联症”）之前的时间。

第 2 期：损伤控制手术（手术室）

本期的目标是控制出血、限制污染及其紧随的炎症反应、完成简化且必要的手术、低张力的暂时性腹壁缝合以保护脏器和减少热量丧失。

手术的重点是止血和防止污染的扩散，而不是解剖功能的重建或修复。

腹腔探查时，应采用较大手术切口并按照四个象限充分显露腹腔和填塞纱布。从最可能藏匿主要出血源的区域开始，依序取出填塞物并观察出血情况。充分暴露是腹部血管损伤尽快修复的关键步骤。单纯填塞对某些血管损伤（尤其是静脉）即已足够。如果损伤便于处理，那么快速的动脉或静脉结扎是一种可选的治疗措施。对主动脉、髂外动脉和肠系膜上动脉的结扎将会涉及到生命脏器组织和肠道缺血。出血控制之后，重点是限制污染。填塞应当既保证足够的压迫又不致于引起静脉回流或远端动脉的血供受阻。

腹部关闭应确保无张力缝合。临时性缝合目的在于还纳腹部脏器、预防低体温、控制腹部分泌物、防止腹腔内高压（intra-abdominal hypertension，IAH）以及腹腔间隙综合征（abdominal compartmental syndrome，ACS）。临床研究结果已经证明创伤患者初期手术时腹筋膜正式缝合与 ACS、成年人呼吸窘迫综合征（ARDS）和多器官衰竭（MOF）等密切相关。

复杂的肝脏、后腹膜血肿、骨盆或深部肌肉损伤可能并不需要立即进行手术控制，对凝血紊乱的患者应避免长时间的手术探查。采取放射学介入（interventional radiology，IR）可能更有必要，并且有助于实现血流动力学的稳定。

第 3 期：后续复苏与重症监护治疗（ICU）

为了对患者的理想治疗进行充分准备，在转入 ICU 之前，应当尽早就有关创伤、近期复苏情况、手术干预情况等细节与 ICU 团队进行沟通。本期的主要目标在于预防“致死三角”：低体温、凝血紊乱、酸中毒，恢复内环境稳定。主要治疗措施包括：准备单独病房以方便调节室内环境温度，准备加温装置（变温床垫、保温毯、输血输液加温器等）、贮

存加温液体、获得特殊设备(如呼吸机和(或)透析机)。在大型创伤剖腹探查手术期间,尽管采取积极措施限制热量丢失,热量的丧失可能每小时高达4.6℃。因此,纠正低体温应当成为初次探查手术后的主要即时关注重点之一。

对创伤患者的主要关注点还包括血小板功能障碍和凝血瀑布的紊乱。尽管积极地实施凝血因子和血小板的替代治疗,正常的凝血功能在核心体温恢复并超过34℃之前是难以出现的。

治疗反应的监测早期是通过生命体征和尿量的观察。但是,这些体征对于证实明显的心脏抑制有时并不可靠。因此,应通过必要的侵入式监测(例如 SvO_2,PA 导管)或其他非创伤性方法(如经食管超声图)或近年来临床开始普及的微捷流、PiCCO 等微创监测技术重复测定心脏充盈和心脏收缩力,以便有效指导救治。除心脏功能和血流动力学指标外,复苏终点还包括血清乳酸、碱缺失、混合氧饱和度、胃肠黏膜等指标的恢复。

第4期:再次手术与确定性修复治疗(手术室)

通过积极的 ICU 处理,创伤患者的生理性内环境通常在24~36h 后才能达到平稳。选择适当时机实施再次手术,主要目标是确定性的脏器修复和创面缝合。

Codner 等人对27例腹部创伤患者的临床回顾性调查表明,尽管损伤控制外科分阶段救治策略挽救许多危重伤员的生命,但是分阶段腹部手术修复对患者生理和精神健康的影响能持续多年,其长期生存质量明显低于同期接受择期腹部手术的患者。

(三) 救治团队的构成与沟通

适用于损伤控制的患者大多处于或接近生理耗竭点,救治时间需要分秒必争,并且救治措施需要及时有效和准确无误。参加救治的医护人员和所在医院的科室与部门之间必须是培训有素,预案充分,协调有效。

治疗团队通常需要包括医院内最初接受患者的区域,如急诊科、手术室、ICU、血库、放射介入治疗室、实验室(检验科)、药剂科等,这些部门之间的沟通交流、精细合作极为重要。

对于严重创伤患者,救治过程的优劣和预后的理想与否很大程度上取决于各治疗团队之间的及时和有效的沟通。优良的有效沟通应当开始于院前救治与转运时,参与创伤救治的各个环节都能提前获知前一阶段患者的相关信息并予以必要准备。对所有创伤的综合评估,血液制品的即时利用,再度返回手术室进行确定性治疗的协调或者为了生命救治而采取的紧急干预等均取决于急诊科医师、手术医师和护士、麻醉医师、重症治疗医师和护士、放射科医师、血液学医师、实验室人员之间的清晰而准确的信息沟通。这一点常常是被忽略的并且也是创伤救治中最能够得以改进的环节。

(四) 麻醉医师的定位

尽管许多作者认为外科医师是 DCS 的主体,应当成为治疗团队的核心。实际上,在最初的救治过程中,包括容量复苏、血流动力学调控、体温维持、输血治疗与凝血功能监测和调节、电解质与酸碱平衡、内环境的稳定等重要治疗措施,都是麻醉医师的管理重点。因此,麻醉医师位于 DCS 团队的核心地位,应主动介入救治策略的实施。尤其是当手术医师不知所措,专注操作或优柔寡断时,麻醉医师应及时给予干预。

(五) 介入放射学治疗的应用

放射学的传统原则主要是诊断与无创性。但近十多年来,介入放射学诊疗在临床医学中取得了显著进展。除众所周知的心脏、颅脑、脏器疾病的血管介入微创治疗以外,治疗性血管造影技术(therapeutic angiographic techniques,TAT)如今已经形成创伤救治的基本组成部分。越来越多的医疗机构或临床医师已经认识到放射学技术在创伤患者救治早期的诊断、治疗方面的双重重要作用和地位。许多医院对多发伤或多处伤的创伤患者,入院初期即常规给予多排螺旋 CT 或 MIR 全身扫描或血管造影术,避免反复多次检查所造成的耽搁,以便迅速判断出血部位与状况,并对于是否采取非手术处理措施进行客观和准确的提示;或者以最轻微程度的有创形式控制或治疗血管损伤引起的出血,从而达到对脏器功能与组织的保护。

经导管的动脉栓塞(transcatheter arterial embolization,TAE)已经表明能够快速和有效地控制盆腔动脉出血和肝脏损伤造成的出血。对血流动力学不稳定的患者,在损伤控制剖腹探查术之前先进行血管造影术能明确腹腔(尤其是后腹膜)出血情况并制定适当的控制措施,避免不必要或贸然的剖腹手术。腹膜后的大范围探查手术可能加重失血,尤其是当伴有凝血紊乱时,在损伤控制剖腹探查手术前后更有必要进行血管造影术。因此,介入性放射学治疗应当作为损伤控制外科早期、后期治疗方案中必备措施之一。鉴于这个原因,有条件的医疗机构或创伤救治中心,应将介入性放射治疗设施的布局从常规诊断区域拓展到急救或重症治疗与复苏区域。最近几年来,国内外许多医院建立"杂交手术室"(Hybrid Operating Room)的热衷即是这种先进观念的体现。这些新型手术室除具备多功能血流动力学监测仪、抗磁的专用呼吸机或麻醉机、复苏设备和液体加温器等常用设备外,最大的特点是装备了能方便移动或切换利用的 CT、MIR 等放射影像设施。在这样的手术室内,重症治疗医师、麻醉医师、手术医师、放射科介入治疗医护人员之间在同一时间内密切合作参与诊断和共同救治。

不论有无骨盆骨折,与骨盆创伤相关的出血极为常见。在症状表现的3个小时内尽早给予经导管栓塞治疗已经表明能够降低死亡率。近年来,对传统治疗是手术切除的脾脏、肝脏损伤,通过非手术采取经导管栓塞处理进行救治已形成新的趋势。就总体而言,非手术成功率已有报道表明高达89%~98%。在创伤,可选择的两种栓塞制剂分别是金属圈和吸收性明胶海绵。可拆卸式圈包括机械式和电机理式分离。吸收性明胶海绵是一种临时性闭合材料,通常在数周至数月内可被吸收而使血管再通。

四、损伤控制麻醉(DCA)的基本要素

从严重创伤患者损伤控制救治早期处理目标(表72-2)可以看出,麻醉医师在控制和实现这些目标的过程中发挥着重要作用。2005年Dutton对损伤控制麻醉的概念进行了较为详尽的描述并强调了创伤患者早期治疗中麻醉管理的重要性。

表72-2 严重创伤患者损伤控制之目标

1. 稳定的气道和氧合作用
2. 止血(控制致命性出血)
   ★ 探查:剖腹或剖胸
   ★ 暴露:迅速与广泛
   ★ 填塞:压迫止血与渗出隔离
   ★ 临时关腹
   ★ 介入放射学:血管造影和栓塞治疗
3. 有效的镇痛和镇静
4. 成比例补充血液成分
   ★ 携氧能力(红细胞)
   ★ 凝血潜力(血小板、凝血因子)
   ★ 生化调控(尤其是钙、糖、钾、氯)
5. 组织酸中毒的稳定与检测
6. 恢复正常体温

损伤控制麻醉理念包含如下基本要素:

(一)气道和通气管理

早期确定性气道管理是创伤患者救治的重要措施。确保高水平的氧合作用,有效保护气道以防止误吸。在明确是否存在通气不足或窒息等呼吸抑制情况之前慎用镇痛和镇静药物,病情不稳定的患者需要注意减少镇静药物的剂量。

损伤控制理念强调诊断和治疗的速度与准确性。气管插管的操作也应做到迅速而准确,应当由现场具有丰富临床经验的麻醉医师或创伤外科医师实施。在首次尝试气管插管时应通过合适的镇静药、肌松药和器具提供最好显露条件,避免因镇静不足或肌松不理想导致患者躁动或不配合而反复多次的操作尝试。遇到插管困难或通过呼气末二氧化碳浓度测定未能证实插管成功,应立即采用喉罩(LMA)替代。LMA成功替代后,可根据患者血流动力学状态确定是否进行环甲膜穿刺置管还是正式气管切开术。通过LMA不能建立有效通气或者患者临床情况恶化是实施环甲膜气管切开术的指征。

创伤、大容量复苏以及机械通气本身,均可能引起急性肺损伤,通气治疗期间可能需要较高水平的PEEP,甚至要转换成压力控制通气模式。通气支持期间,应注意使用湿化液或人工鼻保持呼吸气体的适宜湿度和温度,避免不必要的水分和热量的丧失。

(二)控制出血与容量复苏

尽管创伤患者的止血主要是外科医师或介入医师的责任,但是麻醉医师主导的容量复苏(血容量补充、维持携氧、纠正凝血异常)对出血和再出血发生率具有至关重要的影响。

1. 建立有效可靠的静脉通道　尽早建立12G~16G大口径外周静脉通道或留置多腔式中心静脉导管,以便及时补充血容量和相关血液成分。寻找外周静脉失败是中心静脉穿刺的指征,提倡采用肺动脉导管引导鞘或特殊的大口径多腔留置针,以便满足快速输血输液之需求。对可能存在腹部或骨盆出血的任何患者静脉通路应首选膈肌以上血管。静脉通道建立同时集中完成首次血标本采集用于合血与实验室检查(全血细胞计数、电解质、凝血试验、乳酸、毒理学、特殊感染筛查)。救治期间通过静脉通道定期监测CVP、采集血标本监测电解质、血乳酸水平、凝血功能等。

2. 建立必要的血流动力学有创监测　尽早建立侵入性动脉穿刺置管进行直接动脉血压监测对于麻醉管理和血气分析监测十分重要。一个条件优良的创伤救治中心,手术室内应24h备有事先准备好的一套完整的有创动脉血压传感器和肝素液冲洗测压装置。此做法应作为常规,以便充分地节省时间。具备条件时,可采用漂浮导管、或PiCCO、CCO、微截流等技术监测心功能,通过SvO_2评估氧供和氧耗情况,维持血流动力学状态。

3. 维持适当的低血压状态　活动性出血未确定性控制之前称为容量复苏的早期阶段,容量的补充不宜过于积极,避免因扩容引起的血压短暂升高导致再出血。除非与病史、脑或脊髓损伤、或实验室酸中毒加重依据等相冲突,一般以保持最低尿量,维持生命体征为前提,维持在可控制的低血压状态(deliberate hypotension)。通常推荐的基本目标是:收缩压>90mmHg、心率<90bpm、SpO_2>95%、有尿。当出现不需要加快输注速度或持续增大液体补充量的情况下能够维持血压的平稳,或血管活性药物用量逐渐下降、麻醉深度需要增加等情况时,通常是出血得到控制、容量补充恰当的临床征象。

4. 容量治疗的原则　一旦静脉通路建立,所有静脉液体和血液制品都应像应用药物一样按规定剂量使用,并根据患者的生命体征,临床表现,实验室数据等调整输注速度。麻醉医师应养成在关注输入液体量的同时密切关注患者血液成分的检测结果的全局习惯。

所采用的液体种类、量、输注速度与时机都将明显影响患者的临床救治过程。

多数动物实验和临床研究表明,适当的低血压复苏有助于维持创伤早期机体止血效果,如低血压能够提高局部血管收缩并且有利于凝血块的形成和固定。有控制的容量治疗能减少低体温的发生,并减轻红细胞、血小板和凝血因子的稀释。问题关键在于这样的结果可能使低灌注变得更糟,继而面临增加酸中毒和器官系统损伤的危险。麻醉医

师必须在防范休克恶化与避免再出血的夹缝之间有效权衡利弊。这就是为什么在密切观察手术出血的速度、生命体征、以及定期实验室检查的同时，采用小剂量液体治疗的原因。

5. 血液成分的合理应用　同生命体征的精细调控一样，血液成分的维持对于实现止血尤为重要。创伤救治期间，院前和早期急诊科治疗时晶体溶液应用对血液的稀释、实验室合血的周转时间、血液制品的准备和送到床旁的速度、血液供应量等因素都可能使创伤患者经历不同程度的血液成分紊乱。国内外许多医疗机构都制定有大量输血指南或方案可供借鉴（注：国内外血液采集量和成分分离制备标准不尽一致，文献中提及的使用量仅供参考或需要换算），应强调采用合理的红细胞、血浆、血小板比例进行补充治疗。

血液制品应尽可能早用，当患者明显不稳定而急需用血时国外通常主张采用不需交叉合血的 O 型 RBC，国内这方面并未普及。一旦有适量的血液制品能满足临床应用，就应当减少或全部停止晶体溶液的应用。

整个容量复苏治疗期间，需要定期（每小时 1 次或多次）实验室检测全血计数、凝血与纤溶功能。

（三）纠正凝血功能异常

创伤患者救治过程中，失血导致的凝血因子缺乏，或输血成分搭配不合理而导致的补充不足，或大量输注液体而导致的血液稀释等因素，均可能导致患者出现凝血功能障碍。此外，低体温的出现也将明显影响凝血的各个方面。体温每下降 1℃，患者的凝血酶原时间（PT）和部分凝血酶原时间（APTT）均随之延长。Rohrer 和 Natale 认为人们在 37℃时常规进行的凝血功能测定并不能真实地反映低温患者的实际凝血状态。

血小板低于 $100\times10^9L^{-1}$ 的变化可以导致出血时间延长。在头部创伤的情况下，血细胞比容应当维持在 30% 以上，血小板计数大于 $100\times10^9L^{-1}$。当血容量被置换到 1～1.5 倍时，血小板计数一般会小于 $100\times10^9L^{-1}$。创伤救治早期，可以参照失血量、血小板计数等经验性地进行补充治疗。当面临着大量输血或 DCS 患者时，血小板计数的早期目标定为 $\geqslant100\times10^9L^{-1}$ 将是一个较为安全的界限；随着酸中毒、凝血紊乱、低体温的解决和改善，较低水平的血小板计数（$50\sim75\times10^9L^{-1}$）作为救治目标可能更为适宜。

Ⅴ因子、Ⅷ因子的不稳定或易变性而具有较大范围的正常值，只要血细胞比容和血小板计数能够维持，其水平即便降低到正常值的 20% 也可能不会导致凝血功能异常，因此 FFP 的需求此时并非急需。但是，在需要大量输血时（即 24h 内被置换一个血容量），救治早期则应根据经验提前补充 FFP，避免因实验室检查结果延迟而造成治疗耽搁。凝血因子使用前需要额外增加 30min 的溶解和取送所需的时间。在此期间，出血性创伤患者的全血容量可能因持续丢失或液体置换使实验室结果变得过时。另外，低体温患者的凝血紊乱通常会由于在 37℃条件下进行的标准凝血试验而出现低估。因此，临床上对凝血相异常的察觉常常滞后。临床实践中，一旦出现一个血容量被置换的情况，以 10～15ml/kg 的 FFP 经验性补充是有必要的，然后以 2∶5的 FFP∶PRBCs 比例对后续失血进行补充，同时结合凝血功能的定期检测指标进行调整。

作为一般原则，直到凝血酶原时间（PT，prothrombin time）、部分凝血活酶时间（APTT，activated partial thromboplastin time）达到对照值 1.25 倍以下，血小板计数大于 $100\times10^9L^{-1}$ 以上，纤维蛋白原水平大于 1g/L，和（或）出血得到控制之前，血液成分的补充应当持续进行（表 72-3）。

表 72-3　纠正凝血紊乱的策略

逆转低体温
维持有效循环血容量和氧合作用
逆转抗凝血因素（维生素 K）
利用 FFP 补充凝血因子（10＝15ml/kg）
维持血小板>100×10^9/L
如果纤维蛋白原<1g/L，利用冷沉淀补充纤维蛋白原
逆转低钙血症（补充钙，10mmol）
考虑使用 rFⅦa
考虑使用止血剂，促进凝血/降低纤溶，例如：
★ 抑肽酶（Aprotinin）
★ 6-氨基已酸（Aminocaproic acid）
★ 去氨加压素（Desmopressin）
定期复查凝血相和血计数以便指导治疗

国内外用于治疗凝血紊乱的辅助材料的研制时有报道，许多已经用于临床。近年来关于重组活化因子Ⅶ（recombinant activated Factor Ⅶ，rFⅦa）已成为一种新颖的止血药。rFⅦa 与人体Ⅶ因子的结构与活性几乎一致，在与位于内皮下的并且只有在血管损伤情况下才会暴露的组织因子结合形成一个复合体（complex）之后 rFⅦa 变得具有活性。组织因子-rFⅦa 复合体的形成最初可以激活Ⅸ和Ⅹ因子，引起凝血酶（thrombin）激活，并在损伤的血管处快速形成纤维凝块。rFⅦa 已经被作为一种急救措施成功地用于常规程序纠正出血已经失败的濒危创伤患者。输注 150ug/kg 的 rFⅦa 后可以使Ⅶ因子凝集活性产生显著增加。当 RBC 和血浆输注超过 6～8 单位或潜在凝血病时，可以考虑 rFⅦa 的应用。

抑肽酶在大型心脏外科手术、骨科手术和肝脏移植手术中，对于减少失血已被证明是有效的。氨甲环酸和氨基己酸均为先溶酶原激活物竞争性抑制剂，在减少失血方面可能与抑肽酶具有同样的作用。去氨基精加压素（Desmopressin）能被用于治疗先天性或获得性血小板功能缺陷患者的出血治疗。但是，这些药物在严重创伤救治中的确切作用尚有待于更充分的研究进行评估。

对严重创伤后伴有凝血紊乱的患者的治疗应尽早启动。确保有足够的辅助设备（例如液体加温器、加压袋、快速输液器）用于液体、血液和其他成分的加温或快速输注。

在医院数输血科与 OR、ICU 之间有必要设立专用电话用于病情的沟通和血液制品快速传递的呼叫。创伤中心血库应按照合理基数储备各类血液成分。对于远离中心输血服务机构的医院，血液制品的继续需求量需要尽早确认。

麻醉医师熟悉一个单位全血的量及其分离制备过程（图 72-1，图 72-2），掌握严重创伤患者救治时血液成分成比例补充的理由等相关知识，对于合理应用血液成分，避免和纠正机体凝血与纤溶功能异常极为重要。创伤患者救治过程中，需要密切监测并维持血液成分和生化指标的平衡。当红细胞输注大于一定量（国内推荐标准为>8U）时，应启动大量输血方案（MTP），尽早从血库提取血浆、血小板、冷沉淀等血液成分，并按照 6∶4∶1 法成比例补充 RBC/FFP/PLT（单采），以便达到较为理想的血细胞比容水平、凝血因子浓度、血小板计数。医院输血科医师有责任主动参与和指导大量输血方案的启动与实施。当纤维蛋白原含量低于 1g/L 时，应及时补充冷沉淀。国内冷沉淀制剂每 100ml 内约含 2g 纤维蛋白原（相当于一个成人标准剂量）。每 250ml FFP 中含有约 0.5g 纤维蛋白原，在没有冷沉淀可用的情况下，可以用 1000ml FFP 进行相当量的补充。

当患者伴有明显的进行性出血或渗血时，类似全血的血液制品比例的补充治疗更为重要。

（四）纠正低体温

在临床麻醉管理中，体温作为生命体征被人关注的程度严重不足。许多情况下，包括麻醉医师在内的救治团队，均明显忽略了室温的升高、患者保温、输液加温等管理措施。

Burch 等指出即使给予温暖的静脉输液，或温暖的麻醉气体，加热的空气对流毯，腹部创伤手术期间估计温度的丧失每小时仍可达 4.6℃。Jurkovich 等报道当创伤患者核心温度从 34℃ 降到 32℃ 时，死亡率可从 40% 增加到 100%。有人主张迅速关闭腹腔，或者将腔镜用于腹部创伤患者的手术治疗，可以明显限制热量的丧失。

低温能抑制凝血并增加感染和败血症的发生率。为了避免这些风险和不良后果，创伤救治团队应采取一切措施去防止低体温的恶化，从急救科开始、包括 CT 或 MIR 检查室、到手术间或 ICU，应妥善覆盖患者，保持室温在 28℃ 以上；采用强力的热空气加温器、躯体加温毯（40℃），所有输液管道均连接精确加温装置，保温箱预先储存静脉输注液

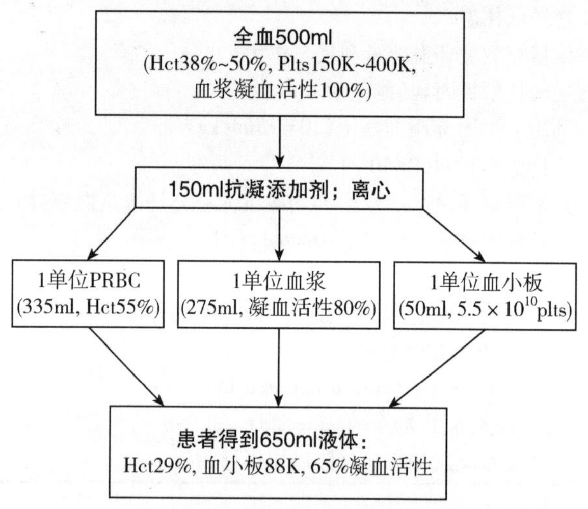

图 72-1 一个单位的全血分离流程简图（美国）
（主编注：美国 1 单位血制品约为 400ml）

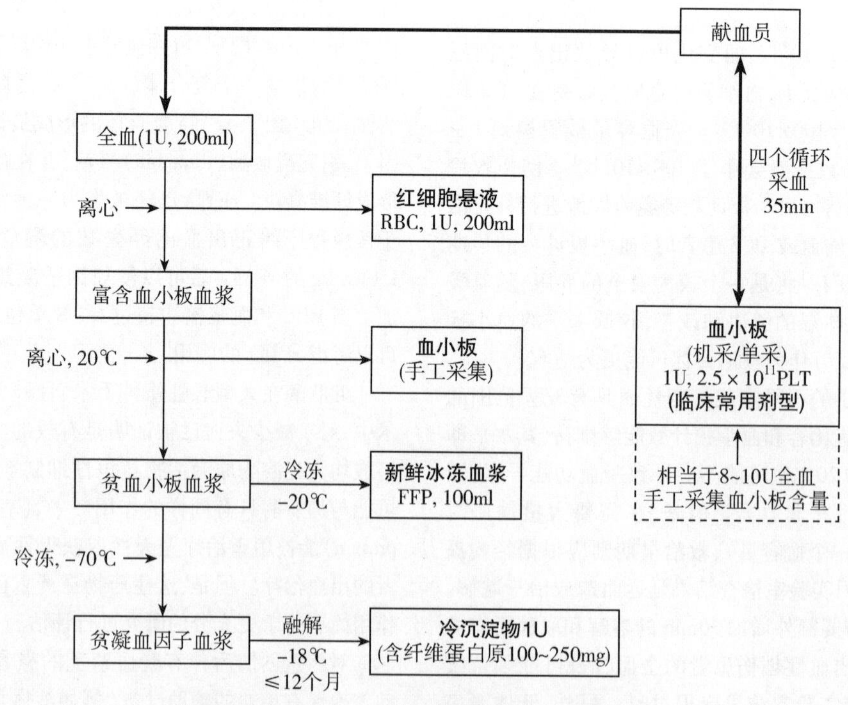

图 72-2 国内一个单位的全血分离流程简图

体或体腔与伤口冲洗液体;尽早关闭腹腔,减少暴露,结束手术等措施是保持体温的重要措施。

常用的复温技术有三种:①被动的外部复温技术:包括去除浸湿的衣物、简单覆盖患者以便使对流性热量丢失降低到最低程度;②主动的外部复温技术:包括液体循环加热毯、对流式暖空气毯、热辐射加温器;③主动的核心复温技术:包括加温呼吸道气体,加热腹膜和胸膜腔冲洗液,加温静脉输注液体,以及体外循环复温。

(五) 纠正酸碱失衡

持续存在的酸中毒通常提示机体存在心排出量下降、氧供减少、氧利用异常等。值得强调,持续监测、定期客观评估、设定一个适当的复苏终点等均是必要的。

1. 乳酸清除率 作为成功复苏的标志已被广泛接受。大量的临床研究资料已经证明血乳酸作为出血性休克氧供、死亡率、发病率的预示价值。Abramson 等研究结果表明,如果创伤患者在 24h 内能够清除血乳酸,其生存率可达 100%;若需 48h 内才被清除者,仅有 14% 的患者可生存。酸中毒的呼吸代偿给呼吸系统造成了一个较大程度的负担,因此长时间的通气支持是必须的。

2. 碱缺失 也是休克和液体需要量的有价值的指示剂,同时也可作为创伤后死亡率的预示剂。碱缺失的定义是 1L 全动脉血,在 40mmHg 的 $PaCO_2$ 条件下使其达到正常 pH 值所需要的碱量,因此它能反映酸中毒的严重程度。酸中毒的纠正需要尽早通过血液和液体输注以及体温恢复,使组织灌流和氧传递得到改善。只有当 pH<7.2 或对正性肌力药物作用不敏感时才考虑使用碳酸氢钠治疗。

3. 血浆离子钙 钙离子下降也可能引起心肌收缩力下降。大量输血时,血清的钙离子水平因酸血症和库血制品中枸橼酸钠的吸附作用而将迅速下降。对 1h 内接受 4~6 单位 RBC 或更多的患者必须补充钙剂。对于快速液体应用无反应的出血或伴有低血压的患者,在等待实验室证实结果时,应当考虑应用钙剂。当补充钙时引起反应性血压增高是其有效的经验性指征。

4. 血滤与透析治疗 伴有急性肾功能衰竭的患者,肾脏替代治疗的早期应用对于纠正酸中毒和恢复理想的代谢内环境是有益的。

(六) 镇痛和镇静

为创伤患者提供镇痛或镇静治疗,是麻醉医师在创伤救治中最根本任务之一。但实际上,因为创伤患者常伴有血流动力学等不稳定等因素,镇痛药或镇静剂的不恰当使用都有可能使患者不稳定的血压更为下降或引起呼吸抑制。

低血压的加重不应该成为镇静或麻醉的禁忌证,当然,它应当作为一个征象而引起注意。选择对心血管抑制作用相对轻微的麻醉药物,尽早地使患者达到一个深度适宜和稳定的麻醉状态,对于减轻患者因创伤引起的应激反应和尽早实施手术治疗均有必要。无需在手术结束后尽早苏醒患者或拔除气管导管,使患者处于适当麻醉或镇静状态下及时从手术室转送到 ICU,或 CT 扫描室、血管造影室、磁共振室等处的管理变得更容易。深度适宜的麻醉还能使复苏后期对患者液体容量的评估更为客观和准确。

五、结　论

损伤控制外科是严重创伤患者救治观念从以往关注所有创伤修复转变为侧重于出血和污染的控制与延迟的确定性修复的重要进步。这个原则基于这样一种认识:即与完全的手术修复的失败相比,更为失败的是患者常死于未加防范而过早出现的致死三联症"低体温、凝血紊乱、酸中毒"。

首先保证患者能够存活,确定性手术治疗必须等到生理内环境平稳之后。多学科途径之间的优良交流和沟通是严重创伤救治实现理想预后或成功基本前提。

严重创伤患者的救治,优化的麻醉管理和液体治疗是损伤控制的重要策略。不容置疑,麻醉医师的作用能对患者最终预后产生重要或显著的影响。除了参与院前或急救科救治,能熟练地将患者快速转送到各诊断室和手术室外,麻醉医师最佳的作用是能纵观液体复苏全过程,调控液体应用的种类和量以达到理想的止血状态并促进患者的长期存活。麻醉医师还能在防范休克复发而避免对患者继发性损伤方面发挥重要作用,并通过仔细地、合理地应用麻醉与镇静药而使患者更为有利。充分理解和认识"损伤控制麻醉"的概念对于参与不稳定创伤患者救治的任何麻醉医师将是十分重要的。

(葛衡江)

参考文献

1. Ham AA, Coveler LA. Anesthetic considerations in damage control surgery. Surg Clin North Am, 1997, 7(4):909-990
2. Cereda M, Eiss YG, Deutschman CS. The critically ill injured patient. Anesthesiol Clin, 2007, 25(1):13-21
3. Waibel BH, Rotondo MM. Damage control surgery: it's evolution over the last 20 years. Rev Col Bras Cir, 2012, 39(4):314-321
4. Curry N, Davis PW. What's new in resuscitation strategies for the patient with multiple trauma? Injury, 2012, 43(7):1021-1028
5. Theusinger OM, Madjdpour C, Spahn DR. Resuscitation and transfusion management in trauma patients: emerging concepts. Curr Opin Crit Care, 2012, 18(6):661-670
6. Burlew CC. The open abdomen: practical implications for the practiaing surgeon. Am J Surg, 2012, 204(6):826-835
7. Kafka-Ritsch R, Brikfellner F, Perathoner A, et al. Damage control surgery with abdominal vacuum and delayed bowel reconstruction in patients with perforated diverticulitis

Hinchey Ⅲ/Ⅳ. J Gastrointest Surg, 2012, 16 (10): 1915-1922

8. Harris T, Davenport R, Hurst T, et al. Improving outcome in severetrauma: what's new in ABC? Imaging, bleeding and brain injury. Postgrad Med J, 2012, 88(1044):595-603
9. Sorrentino TA, Moore EE, Wohlauer MV, et al. Effect of damage control surgery on major abdominal vascular trauma. J Surg Res, 2012, 177(2):320-325
10. Lee KJ, Kwon J, Kim J, et al. Management of blunt pancreatic by applying the principles ofdamge control surgery: experience at a single institution. Hepatogastroenterology, 2012, 56(118):1970-1975
11. Codner PA, Brasel KJ, Deroon-Cassini TA. Staged abdominal repairs reduce long-term quality of life. Injury, 2012, 43 (9):1513-1516
12. Chovanes J, Cannon JW, Nunez TC. The evolution of damage control surgery. Surg Clin North Am, 2012, 92 (4):859-875
13. Duchesne JC, Simms E, Guidry C, et al. Damage control immunoregulation: is there a role for low-volume hypertonic saline resuscitation in patients managed with damage control surgery? Am Surg, 2012, 78(9):962-968
14. 黎介寿. 损伤控制性外科技术手册. 人民军医出版社, 2009:1-20
15. Smith CE. Trauma anesthesia. 1st. Cambridge, 2008, 431-441
16. 邓小明, 曾因明主译. 米勒麻醉学. 第7版. 北京大学医学出版社, 2011:2293-2320

73. 新型气体信号分子——氢气：最新进展及医学应用前景

1987年，一氧化氮（NO）作为体内第一种气体信号分子被发现，开创了“气体信号分子”这一崭新的生命科学领域。目前已发现3种气体信号分子：NO、一氧化碳（CO）和硫化氢（H_2S），均发挥广泛的生物学效应，在机体的病理生理过程中具有重要作用。近年研究发现，氢气（H_2）可以选择性清除体内毒性氧自由基而产生抗氧化效应，在多种动物疾病模型中均表现出良好防治作用，并初步在临床试验中取得类似的防治效果，展现出广阔的医学应用前景。目前氢气防治疾病的作用机制尚不完全清楚，氢气防治多种疾病的现象难以解释，不少研究者认为氢气可能是继NO、CO和H_2S等气体之后又一个具有重要生物活性的气体分子——第四种气体信号分子。本文围绕氢气生物学效应的发现，目前应用氢气治疗疾病的方式，对各种疾病的保护作用，相关的分子机制，以及氢气作为一种治疗药物的优势等方面的最新研究进展，做一系统概述。

一、氢气生物学效应的发现

氢是自然界最简单的元素，占宇宙物质组成的90%左右。氢气是无色、无臭、无味、具有一定还原性的双原子气体，溶解度比较低，且不能被机体大量吸收。长期以来，生物学家一直误认为氢气是生理上的惰性气体。目前人体内没有发现可催化产生氢气的酶类，机体新陈代谢过程中一般不产生氢气，但是，人类和高等动物体内存在极微量的氢气，即内源性氢气。内源性氢气来自于机体大肠内厌氧细菌的代谢，这些细菌可裂解未消化的碳水化合物（包括多糖类和淀粉类），通过氢化酶产生氢气，氢气再经肠道扩散至全身。在肠道内，细菌可将氢气转化为H_2S、甲烷（CH_4）和乙酸（CH_3COO^-）；在肠道外，氢气可以

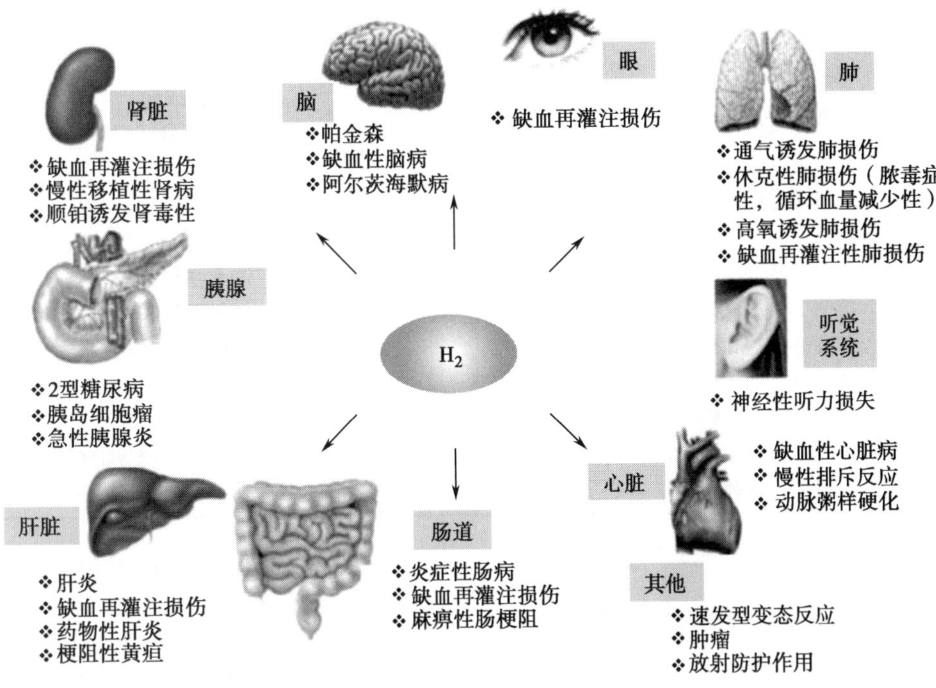

图73-1　氢气对各种疾病模型的防治

从肺脏和皮肤排出。正常生理条件下，人体每天大肠内厌氧细菌产生大约12L的氢气，终末呼气时氢气的浓度可达5～10ppm。

在辐射化学领域，Buxton等证明溶解在水中的氢气可以减少光解水与辐解水来源的羟自由基，但对生命体系中氢气是否具有同样的作用尚未明确。Dole等最早报道了氢气生物学作用，发现在8个大气压下，连续呼吸97.5%的氢气，两周后小鼠皮肤鳞状细胞癌显著缩小，据此氢气可能是一种自由基反应的催化剂。由于实验条件特殊，该研究未见后续报道。随后，Gharib等发现呼吸7个大气压的氢气对小鼠肝脏寄生虫感染后的炎症具有显著治疗作用，首次证明氢气具有抗炎作用，并提出氢气与·OH的直接反应是其治疗炎症损伤的分子基础。2007年，Ohsawa等研究表明，在非高压条件下给予小量氢气能够治疗大鼠脑缺血再灌注损伤，并提出了氢气具有选择性抗氧化作用的观点，使氢气迅速成为生物医学领域的研究热点。近年来，有关氢气生物活性以及对多种疾病防治的研究，呈现飞速发展的强劲态势（图73-1和表73-1）。

表73-1 氢气对各种疾病防治作用

系统	疾病	系统	疾病
神经系统	局灶性脑缺血再灌注损伤 全脑缺血再灌注损伤 永久性局灶性脑缺血 新生儿缺氧缺血性脑病 阿尔茨海默病 帕金森综合征 蛛网膜下腔出血 应激诱导的认知功能障碍 创伤性脑损伤 一氧化碳中毒性脑病 七氟烷诱导的新生儿脑损伤 急性脊髓损伤 脊髓缺血再灌注损伤 视网膜损伤性疾病 听觉毛细胞损伤性疾病	消化系统	血吸虫诱导的肝损伤 肝缺血再灌注损伤 伴刀豆球蛋白诱导的肝炎 四氯化碳诱导的肝损伤 胆管阻塞性肝损伤 酒精性肝损伤 脂肪肝 急性胰腺炎 肠移植相关损伤 溃疡性结肠炎 肠易激综合征
心血管系统	心肌缺血再灌注损伤 心脏移植 肺动脉高压 动脉粥样硬化 放射诱导的心肌病	泌尿系统	顺铂诱发的肾毒性 肾脏器官移植后肾病 肾脏缺血再灌注损伤 糖尿病肾病 肾脏透析
呼吸系统	机械通气诱导的肺损伤 高氧诱导的肺损伤 肺移植 脂多糖诱导的肺损伤 肺缺血再灌注损伤 脓毒症相关肺损伤 肠缺血再灌注诱导的肺损伤 百草枯引起的肺损伤 体外循环手术肺损伤 油酸诱发的肺损伤	其他疾病	1型变态反应 脓毒症 2型糖尿病 代谢综合征 肥胖 减压病 先兆子痫 勃起功能障碍 类风湿性关节炎 心肺复苏后脑损伤 代谢疾病 肿瘤 电离辐射诱导的损伤 骨质疏松

二、氢气治疗疾病的应用方法

目前，氢气的研究已经受到广泛关注和认可，可通过呼吸、饮用、腹腔或静脉注射等方法使用氢气气体或富氢溶液（表73-2）。呼吸的浓度一般采用1.3%～4%的混合气体，当氢气在空气中或纯氧中的浓度低于4%时没有爆炸危险[2]，氢气浓度要进行实时监测。这些方法最大的问题是剂量比较低，从目前的研究看，剂量效应关系虽然不清楚，但大剂量似乎更有效。此外，可以通过诱导体内氢的产生，可以通过吃一些食物诱导大肠内细菌产生氢的方式，例如给甘露糖或乳果糖。2009 年，Kajiya 等通过灌胃给予大鼠能产生氢气的细菌，发现对伴刀豆球蛋白诱导的肝炎具有预防作用，为氢气应用提供新的方法。

表 73-2 氢气治疗疾病的应用方法

类 型	应用方法
氢气气体	吸入、腹腔注射
富氢水或富氢盐水	饮用、灌胃、腹腔注射、静脉注射
甘露糖、乳果糖等诱导氢气产生的食物	食用

注：富氢水和富氢盐水的制备分别是氢气溶于纯净水和生理盐水到达饱和状态

三、氢气对各种疾病的治疗作用

氢气对多种疾病都具有神奇的治疗作用，已经发现氢气在 60 余种动物疾病模型和 5 项临床试验中表现出较好的防治作用（见图 73-1 和表 73-1）。

（一）氢气在神经系统中的研究

氧化应激在中枢神经系统疾病的发生发展中起了关键作用。Ohsawa 等首次报道动物吸入少量氢气（2%，35min）能有效清除自由基，显著改善局灶性脑缺血再灌注损伤，其治疗效果明显超过目前临床上应用的抗氧化药物依达拉奉。随后发现，氢气对全脑缺血再灌注损伤、永久性局灶性脑缺血、新生儿缺氧缺血性脑病、阿尔茨海默病、帕金森综合征、蛛网膜下腔出血、应激诱导的认知功能障碍、创伤性脑损伤、一氧化碳中毒性脑病、七氟烷诱导的新生儿脑损伤、急性脊髓损伤、脊髓缺血再灌注损伤、视网膜损伤和听觉毛细胞损伤等均具有明显的防治作用。至此，氢气作为一种抗氧化剂为神经系统疾病的临床防治提供了崭新的方法。

（二）氢气在心血管系统中的研究

Hayashida 等报道在结扎左前降支冠状动脉诱发的缺血再灌注模型中，大鼠吸入 0.5% ~2% 的氢气后，在没有改变血流动力学参数的情况下可以限制心肌梗死的面积。随后，在同样的模型中发现富氢水可减少心肌细胞凋亡、降低 caspase3 活性并减小梗死面积，从而减轻心肌缺血再灌注损伤。赵晓民等利用急性心肌梗死模型观察富氢液的治疗效果，发现富氢液可以明显降低模型大鼠血清 CK-MB 和 AST 水平并减小心肌梗死面积，对异丙肾上腺素诱导的急性心肌梗死模型大鼠心肌具有保护作用。离体实验发现富氢液对乳鼠心肌细胞缺氧/复氧损伤具有保护作用，可以显著改善心肌细胞凋亡，增强细胞活力。此外，氢气对心脏移植、肺动脉高压、动脉粥样硬化和放射诱导的心肌病等也具有明显的治疗作用。

（三）氢气在呼吸系统中的研究

Huang 等发现吸入 2% 氢气对机械通气诱导的肺损伤具有保护作用，能够明显改善肺间质水肿、肺间隔增厚和炎症细胞浸润等。该课题组还发现吸入 2% 氢气能够明显减轻高氧诱导的肺损伤和肺移植相关性损伤等。我们课题组发现氢气或富氢盐水对脂多糖诱导的肺损伤具有明显的治疗作用。此外，氢气对肺缺血再灌注损伤、脓毒症相关肺损伤、肠缺血再灌注诱导的肺损伤、百草枯引起的肺损伤、体外循环手术肺损伤和油酸诱发的肺损伤等均具有明显的治疗作用。

（四）氢气在消化系统中的研究

2001 年，研究发现连续呼吸氢氧混合气 14d（氢气浓度为 87.5%，分压为 0.7Mpa），对血吸虫引起的肝组织损伤、炎症反应和后期的肝纤维化均有非常显著的保护作用。2007 年，Fukuda 等发现氢气对肝脏缺血再灌注损伤有非常明显的治疗效果。2009 年，Kajiya 等发现氢气对伴刀豆球蛋白诱导的肝炎具有有效的防治作用。随后，Sun 等发现腹腔注射富氢盐水对急性肝脏损伤、肝纤维化和肝脏细胞增生均具有显著的抑制作用，表明氢气不仅能治疗急性肝脏损伤，而且能防治肝硬化。Liu 等研究认为，腹腔注射富氢盐水能治疗胆管阻塞后黄疸和肝损伤。最近，Kang 等发现富氢水可显著提高肝癌病人放射治疗后的生活质量，同时可以降低血液中氧化应激指标。富氢水对酒精性肝损伤和脂肪肝等也具有保护作用。Chen 等发现富氢盐水能够明显改善急性胰腺炎损伤，降低血浆淀粉酶活性，减少中性粒细胞浸润，减轻胰腺组织水肿。此外，氢气对小肠移植相关损伤、溃疡性结肠炎、肠易激综合征等也具有明显的防治作用。

（五）氢气在泌尿系统中的研究

2009 年，Kamimura 等报道富氢水可以减轻顺铂诱发的肾毒性。研究发现氢气可治疗肾脏器官移植后肾病。此外，氢气和富氢液对肾脏缺血再灌注损伤、糖尿病肾病和肾脏透析等也具有明显的保护作用。

（六）氢气在其他疾病模型中的研究

我们课题组首次发现氢气能够明显提高脓毒症动物存活率，并且能改善器官功能。此外，氢气对 I 型变态反应、类风湿性关节炎、心肺复苏后脑损伤、代谢疾病、肿瘤发生和辐射损伤等也具有明显的治疗效果。

四、氢气生物学效应的分子机制

Ohsawa 等研究发现氢气能选择性清除清除羟自由基（·OH）和过氧化硝酸阴离子（$ONOO^-$），而不影响超氧阴离子、过氧化氢和一氧化氮自由基等具有重要生理功能的活性氧,即氢气具有选择性抗氧化作用(图 73-2)。然而,随着研究的深入,国内外学者在分析氢气对一些疾病的防治作用时感到十分困惑,许多现象难以解释,例如:①外界给予的氢气的含量远远低于有机体内还原性物质的含量,氢分子与·OH 发生反应的速率也远远小于体内还原性物质,难以解释在如此低的反应速率下少量氢气依然可以起到清除自由基和表现出显著的抗氧化作用;②在肝炎、胰腺炎、结肠炎、阻塞性黄疸以及脓毒症等发病机制中,·OH 和 $ONOO^-$ 并非是主要的致病因子,为什么氢气也有很好的防治作用;③进入体内的氢气经代谢途径很快(15min 左右)排出体外,但对疾病的防治作用却非常显著和持久。分子氢在体内停留时间非常短暂,但是它对多种伤病的防治作用却非常高效和持久。这些问题的存在,一定程度上制约了氢气由实验研究向临床应用转化。

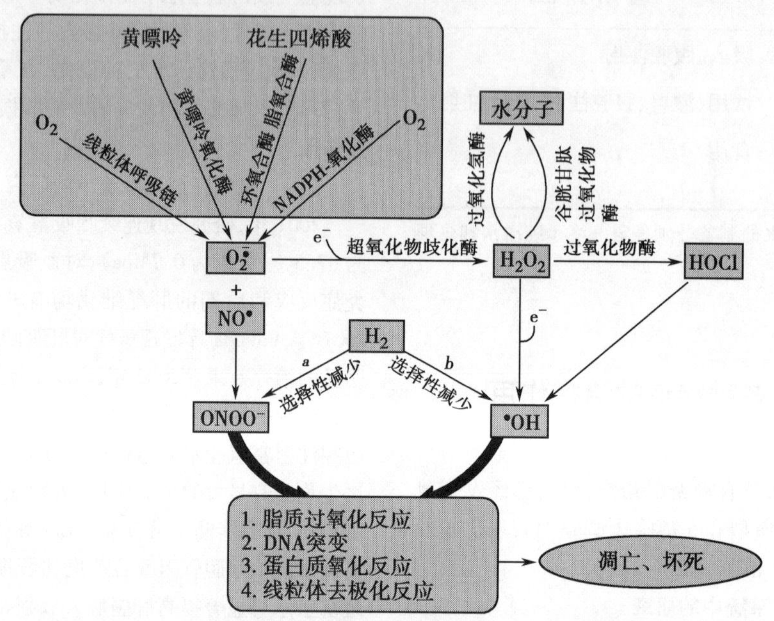

图 73-2 氧自由基的产生途径和氢气的选择性抗氧化作用

最近的大量研究发现氢气还具有抗炎和抗凋亡作用,但是这些只是一些现象的观察,没有具体机制的阐明。对于氢气生物学效应分子机制中存在的疑问,国内外一些学者推测,氢气极有可能存在未知的重要作用机制。①氢气可能具有影响某些信号传导途径的作用。Itoh 等认为富氢水缓解小鼠急性皮肤过敏反应的机制可能与抑制肥大细胞 FceRI 介导的信号传导有关;氢气缓解小鼠风湿性关节炎可能与抑制 LPS/IFNc 诱导的凋亡信号激酶 1 的磷酸化有关,或与 NO 相关信号通路之间有相互作用。Song 等的报道也提示氢气可以通过影响信号分子 JNK 和 NF κ-B 发挥抗氧化和抗炎症作用。我们课题组的研究结果表明氢气可以抑制脓毒症动物肺脏 NF κ-B 的激活,从而起到抑制炎症反应的作用。此外,氢气与 Nrf2 信号通路关系密切。②氢气的生物学作用也可能与改变某些基因表达有关。Nakai 等发现口服富氢水四周后,大鼠肝脏中有数百个基因上调或下调,又以与氧化还原反应相关的基因变化最为显著;Ueda 等发现给动物饲养供氢食品连续 8 周后,细胞死亡、炎症反应、氧化应激等基因受到较大影响;Kamimura 等研究发现氢气治疗 2 型糖尿病的机制,可能与氢气能提高肝脏的一种能够促进脂肪酸和葡萄糖的利用重要激素—成纤维细胞生长因子 21 的表达水平有关。

五、临床应用前景

气体药物治疗是一种新型的医学领域,具有明显的优势。氢气是继 NO、H_2S 和 CO 之后的又一具有重要生物活性的气体分子。近 5 年来,国内外学者均发现氢气对多种疾病具有十分显著的防治作用。目前尚未发现氢气有任何毒副作用,它在疾病防治方面可能具有独特的发展优势,具有很强的临床应用前景。但是,目前绝大部分研究集中在对氢气防治疾病的现象观察,对其作用机制研究还处于起步阶段,许多现象还难以解释。另外,有关氢气安全、无明显毒副作用的认识,主要来自潜水医学中应用高压氢气对人体无明显影响的理论推断。鉴于当前氢气作用机制和安全评价方面的研究不足,氢气的人体临床试验还应慎重。今后的研究重点应放在氢气防治疾病的作用机制方面,探讨氢气除了抗氧化作用以外的其他重要机制,包括它对细胞影响信号通路或基因表达等的影响,与抗氧化反应相关生物酶的作用等;还需要开展氢气的毒理学评价研究,尤其是长期使用氢气的安全性或短期使用高浓度氢气对机体健康的远期影响。进一步的机制探索促进氢气生物效应研究尽早由实验室向临床应用转化。

(谢克亮 王国林 于泳浩)

参 考 文 献

1. Huang CS, Kawamura T, Toyoda Y, et al. Recent advances in hydrogen research as a therapeutic medical gas. Free Radical Research, 2010, 44(9): 971-982
2. Kajiya M, Silva MJ, Sato K, et al. Hydrogen mediates suppression of colon inflammation induced by dextran sodium sulfate. Biochem Biophys Res Commun, 2009, 386(1): 11-15
3. Chen C, Chen Q, Mao Y, et al. Hydrogen-Rich Saline Protects Against Spinal Cord Injury in Rats. Neurochem Res, 2010, 35(7): 1111-1118
4. Li J, Wang C, Zhang JH, et al. Hydrogen-rich saline improves memory function in a rat model of amyloid-beta-induced Alzheimer's disease by reduction of oxidative stress. Brain Res, 2010, 1328(30): 152-161
5. Fujita K, Seike T, Yutsudo N, et al. Hydrogen in drinking water reduces dopaminergic neuronal loss in the 1-methyl-4-phenyl-1,2,3,6-tetrahydropyridine mouse model of Parkinson's disease. PLoS One, 2009, 4(9): e7247
6. Oharazawa H, Igarashi T, Yokota T, et al. Protection of the Retina by Rapid Diffusion of Hydrogen: Administration of Hydrogen-Loaded Eye Drops in Retinal Ischemia-Reperfusion Injury. Invest Ophthalmol Vis Sci, 2010, 51(1): 487-492
7. Nagatani K, Wada K, Takeuchi S, et al. Effect of hydrogen gas on the survival rate of mice following global cerebral ischemia. Shock, 2012, 37(6): 645-652
8. Li J, Dong Y, Chen H, et al. Protective effects of hydrogen-rich saline in a rat model of permanent focal cerebral ischemia via reducing oxidative stress and inflammatory cytokines. Brain Res, 2012, 1486(27): 103-111
9. Ji X, Tian Y, Xie K, et al. Protective effects of hydrogen-rich saline in a rat model of traumatic brain injury via reducing oxidative stress. J Surg Res, 2012, 178(1): e9-16
10. Qu J, Li X, Wang J, et al. Inhalation of hydrogen gas attenuates cisplatin-induced ototoxicity via reducing oxidative stress. Int J Pediatr Otorhinolaryngol, 2012, 76(1): 111-115
11. Huang Y, Xie K, Li J, et al. Beneficial effects of hydrogen gas against spinal cord ischemia-reperfusion injury in rabbits. Brain Res, 2011, 1378: 125-136
12. Zhan Y, Chen C, Suzuki H, et al. Hydrogen gas ameliorates oxidative stress in early brain injury after subarachnoid hemorrhage in rats. Crit Care Med, 2012, 40(4): 1291-1296
13. Sun Q, Kang Z, Cai J, et al. Hydrogen-rich saline protects myocardium against ischemia/reperfusion injury in rats. Exp Biol Med (Maywood), 2009, 234(9): 1212-1219
14. 赵晓民,井雷,王云,等. 氢分子对异丙肾上腺素诱导的大鼠急性心肌梗死的保护作用及其抗氧化和抗炎机制. 中国动脉硬化杂志,2011,3(1):273
15. Nakao A, Kaczorowski DJ, Wang Y, et al. Amelioration of rat cardiac cold ischemia/reperfusion injury with inhaled hydrogen or carbon monoxide, or both. J Heart Lung Transplant, 2010, 29(5): 544-553
16. Wang Y, Jing L, Zhao XM, et al. Protective effects of hydrogen-rich saline on monocrotaline-induced pulmonary hypertension in a rat model. Respir Res, 2011, 12: 26
17. Huang CS, Kawamura T, Lee S, et al. Hydrogen inhalation ameliorates ventilator-induced lung injury. Criti Care, 2010, 14(6): R234
18. 陈红光,谢克亮,韩焕芝,等. 氢气对肺损伤的保护效应及其机制研究进展. 中国危重病急救医学,2011,23(11):696-698
19. Xie K, Yu Y, Huang Y, et al. Molecular hydrogen ameliorates lipopolysaccharide-induced acute lung injury in mice through reducing inflammation and apoptosis. Shock, 2012, 37(5): 548-555
20. Xie K, Yu Y, Pei Y, et al. Protective effects of hydrogen gas on murine polymicrobial sepsis via reducing oxidative stress and HMGB1 release. Shock, 2010, 34(1): 90-97
21. Kawamura T, Huang CS, Tochigi N, et al. Inhaled hydrogen gas therapy for prevention of lung transplant-induced ischemia/reperfusion injury in rats. Transplantation, 2010, 90(12): 1344-1351
22. Sun Q, Cai J, Liu S, et al. Hydrogen-Rich Saline Provides Protection Against Hyperoxic Lung Injury. J Surg Res, 2011, 165(1): e43-49
23. Fang Y, Fu XJ, Gu C, et al. Hydrogen-rich saline protects against acute lung injury induced by extensive burn in rat model. J Burn Care Res, 2011, 32(3): 82-91
24. Li H, Zhou R, Liu J, et al. Hydrogen-rich saline attenuates lung ischemia-reperfusion injury in rabbits. J Surg Res, 2012, 174(1): e11-16
25. Fukuda K, Asoh S, Ishikawa M, et al. Inhalation of hydrogen gas suppresses hepatic injury caused by ischemia/reperfusion through reducing oxidative stress. Biochem Biophys Res Commun, 2007, 361(3): 670-674
26. Sun H, Chen L, Zhou W, et al. The protective role of hydrogen-rich saline in experimental liver injury in mice. J Hepatol, 2011, 54(3): 471-480
27. Kang KM, Kang YN, Choi IB, et al. Effects of drinking hydrogen-rich water on the quality of life of patients treated with radiotherapy for liver tumors. Med Gas Res, 2011, 1(1): 11
28. Chen H, Sun YP, Li Y, et al. Hydrogen-rich saline amelio-

rates the severity of l-arginine-induced acute pancreatitis in rats. Biochem Biophys Res Commun, 2010, 393(2): 308-313

29. Buchholz BM, Masutani K, Kawamura T, et al. Hydrogen-Enriched Preservation Protects the Isogeneic Intestinal Graft and Amends Recipient Gastric Function During Transplantation. Transplantation, 2011, 92(9): 985-992

30. Nakashima-Kamimura N, Mori T, Ohsawa I, et al. Molecular hydrogen alleviates nephrotoxicity induced by an anti-cancer drug cisplatin without compromising anti-tumor activity in mice. Cancer Chemother Pharmacol, 2009, 64(4): 753-761

31. Abe T, Li XK, Yazawa K, et al. Hydrogen-rich University of Wisconsin solution attenuates renal cold ischemia-reperfusion injury. Transplantation, 2012, 94(1): 14-21

32. Itoh T, Fujita Y, Ito M, et al. Molecular hydrogen suppresses Fcepsi-lonRI-mediated signal transduction and prevents degranulation of mast cells. Biochem Biophys Res Commun, 2009, 389(4): 651-656

33. Saitoh Y, Yoshimura Y, Nakano K, et al. Platinum nanocolloid-supplemented hydrogendissolved water inhibits growth of human tongue carcinoma cells preferentially over normal cells. Exp Oncol, 2009, 31(3): 156-162

34. Qian L, Cao F, Cui J, et al. Radio-protective effect of hydrogen in cultured cells and mice. Free Radic Res, 2010, 44(3): 275-282

35. Kawai D, Takaki A, Nakatsuka A, et al. Hydrogen-rich water prevents progression of nonalcoholic steatohepatitis and accompanying hepatocarcinogenesis in mice. Hepatology, 2012, 56(3): 912-921

36. Song G, Tian H, Qin S, et al. Hydrogen decreases athero-susceptibility in apolipoprotein B-containing lipoproteins and aorta of apolipoprotein E knockout mice. Atherosclerosis, 2012, 221(1): 55-65

37. Nakai Y, Sato B, Ushiama S, et al. Hepatic oxidoreduction-related genes are upregulated by administration of hydrogen-saturated drinking water. Biosci Biotechnol Biochem, 2011, 75(4): 774-776

38. Ueda Y, Kojima T, Oikawa T. Hippocampal gene network analysis suggests that coral calcium hydride may reduce accelerated senescence in mice. Nutrition Res, 2011, 31(11): 863-872

39. Kamimura N, Nishimaki K, Ohsawa I, et al. Molecular Hydrogen Improves Obesity and Diabetes by Inducing Hepatic FGF21 and Stimulating Energy Metabolism in db/db Mice. Obesity (Silver Spring), 2011, 19(7): 1396-1403

74. 手术和麻醉对患者远期预后的影响

现代麻醉方法应用于手术至今已近200年,随着麻醉及其监测技术的发展,手术治疗疾病的范围也越来广泛。麻醉一直被认为可减少手术创伤对患者的打击,麻醉医师也被认为是“手术室里生命守护神”。然而,正如“硬币的二面”一样,麻醉用药及其技术是否会对我们的机体产生不良的影响呢?20世纪90年代开始,一些科学研究开始关注麻醉方法对机体影响,特别是针对临床上出现的一些问题,如术后认知功能障碍(postoperative cognitive dysfunction,POCD)引发了麻醉对大脑影响的争论,尤其是老年脑与未成熟脑。麻醉在保障恶性肿瘤切除手术时,是否会导致肿瘤复发或转移?手术麻醉与慢性术后疼痛存在相关性吗?麻醉深度对远期预后有何影响?这些问题目前仍没有明确答案,本文就目前文献资料简要综述。

一、麻醉与脑功能

意识消失是全身麻醉三要素之一,无论是吸入麻醉药还是静脉麻醉药均是通过直接或间接作用于顶叶皮层下周围的后侧皮质丘脑或可能是作用于中皮质核。麻醉药物使意识消失不仅仅通过是使后侧皮质丘脑复合体不活动,也可能是通过使此区域与其他区域不产生联系而出现意识消失。尽管目前有一些数字化评估麻醉深度的方法(如临床广泛应用的BIS指数等),但仍有可能患者会出现麻醉深度不够或麻醉过深等情况出现。

麻醉药物是否会对脑细胞产生不良作用呢?一般认为麻醉药物对神经细胞的作用是可逆的,除非是麻醉中发生低灌注或缺氧才会导致不可逆损伤。但随着对未成熟脑和老年脑的研究深入,越来越多的研究关注于麻醉药物对脑的影响。

(一) 麻醉与脑发育

子宫内胎儿接触酒精可引起畸形和神经病理综合征,称为胎儿酒精作用(fetal alcohol effects,FAE)。酒精不仅仅是NMDA受体的拮抗剂,也是GABA受体的激动剂。由此有人假设,任何作用于此二种受体的药物均有可能会引起脑细胞凋亡。

给予7d鼠龄的鼠皮下单次注射咪达唑仑9mg/kg并不产生完全的麻醉作用,却使脑皮质与基底节出现神经凋亡。该组研究人员另外对新生鼠(7d)给予异氟烷、N_2O和咪达唑仑麻醉6h,组织学结果显示异氟烷引起剂量依赖性凋亡神经变性,单纯给予咪达唑仑或N_2O并不导致神经凋亡,而给予咪达唑仑后再给予异氟烷,则神经变性发生率比单纯给予异氟烷增加,病变主要在丘脑和顶叶。在麻醉维持期再给予N_2O则可使神经元凋亡增加15倍。其研究结果显示海马区的长期电位(long-term potentiation,LTP)受损,而LTP与人类的学习记忆相关,并且其进一步研究结果提示,这种损伤在麻醉后4周和4.5个月依然存在。最近有动物研究示,地氟烷对新生小鼠的神经毒性比异氟烷和七氟烷大,可明显影响小鼠成熟后的工作记忆能力。

氯胺酮一直被认为有脑保护作用,但有研究结果显示,单纯给予腹腔注射并不出现神经变性,但9h内每90min重复注射即可出现明显的神经变性。另有研究结果显示亚麻醉剂量的氯胺酮可使新生啮齿类动物的神经变性增加4倍;对猴的脑片离体研究和胎猴在体研究结果同样也显示,氯胺酮可使大脑出现神经变性。

丙泊酚对GABA受体和NMDA受体均有作用,故其可能引起神经凋亡。给予新生鼠腹腔注射丙泊酚的研究结果显示,≥50mg/kg的剂量即可出现明显的神经凋亡。

Wilder等对明尼苏达州的5~19岁儿童研究了4岁以前有全身麻醉经历对学习能力的影响,其中11%的儿童在4岁以前至少有一次麻醉经历。结果显示有1次麻醉经历的儿童多有学习障碍,且麻醉累积时间2h以上是学习障碍的风险因素。但此研究为回顾性研究,其不可避免存在一些缺陷,如没有排除手术与并发症的影响,尽管研究去除了IQ的影响,但学习能力还与注意力、学习动力、智力等许多因素相关,其并不是一个特异性指标。同时该研究显示全身麻醉对剖宫产婴儿的学习能力没有影响,这与其早期结果相似。但令人惊奇的是,区域麻醉下剖宫产的儿童总累计学习障碍发生率低于顺产儿童。

Kalkman等认为儿童的易损期行麻醉手术易导致神经功能改变,他们将儿童的易损期定义为2岁,用儿童行为检查表(Child behavioral checklist)评估麻醉对儿童的影响。在行相同手术(泌尿外科手术)的情况下,2岁以内施行麻醉的儿童比2岁以上的儿童更易出现临床行为异常,而在6个月内施行麻醉的儿童则更明显。但是,研究人员在回顾分析了1986～1990年间丹麦所有行腹股沟疝修补的1岁以内儿童,在排除了性别、出生体重、怀孕年龄和教育等因素后,其结果提示短小手术的全身麻醉(30～60min)对这些儿童的青春期学习能力没有影响。为进一步证实麻醉手术对儿童脑功能的影响,有一些研究小组特地选择了同卵双生的双胞胎儿童作比较,但研究结果均显示,在双胞胎儿童中,3岁以内有麻醉手术病史儿童的脑功能并不明显低于未施行麻醉手术的同卵同胞。

尽管临床研究结果提示麻醉对未成熟脑的作用似是而非,而动物试验的结果却提示麻醉药物可引起神经变性凋亡。若麻醉药物可能引起神经毒性,那么合用的麻醉药物越多,则有可能对神经的毒性越大。

(二)麻醉与脑功能衰退

随着我国老龄化进程,越来越多的老年患者需要施行麻醉手术。而老年患者本身脑功能在术前已经不同程度的下降。有文章估计到2050年,全球"阿尔茨海默病(Alzheimer disease,AD)患者将达100百万以上。有些老年患者,术前脑功能可能正常,但术后出现谵妄、认知功能下降,部分患者甚至病程可长达数年。而麻醉药物是直接作用于中枢神经系统,因此这些问题常常不得不由麻醉医师去面对。1998年国际术后认知障碍研究组1(ISPOCD1)认为,全麻相关的术后1周和3个月认知障碍发生率为25.8%和9.9%。同时有研究提示,麻醉医师死于帕金森病的比内科医师多。

现有针对麻醉药物与AD之间相关性的临床研究仍然不确定。现有研究结果已经说明吸入麻醉药可能在AD的形成或诱发中起一定作用。有动物实验表明,野生型啮齿类动物给予麻醉药物后可出现记忆和认知功能障碍,并且给予小剂量异氟烷即可使野生型小鼠的caspase-3激活(凋亡的标志物),β位淀粉样前体蛋白裂解酶水平增加。而这些研究同时发现,麻醉药物对青春期或成年啮齿类的认知功能影响不大,这可能老年脑与未成熟脑一样,也处于易损期。由于野生型鼠不产生AD神经病理改变,因此Tg2576转基因鼠用于AD研究,结果提示吸入麻醉药物氟烷可能会导致AD的倾向。异氟烷可能通过激活神经细胞膜上的钙通道受体和IP_3受体,使钙释放增加,从而激活细胞的凋亡。

术后认知功能障碍(POCD)过去常常被认为是麻醉或术后环境等多种因素所致,但近年来文章提示,麻醉尽管抑制了手术引起的应激反应,但手术引起的炎症反应可能也是引起POCD的原因。现有临床证据说明一些麻醉药物(包括阿片药物、吸入麻醉药等)和其他一些围术期常用药物(如阿托品、氯胺酮苯二氮䓬类药等)可延缓术后认知功能恢复,并增加术后谵妄的风险或POCD的持续时间等。

二、麻醉深度与术后预后

脑电双频指数(Bispectral index,BIS)可监测麻醉深度,有利于麻醉药物管理。Ekman等发现,与无脑功能监测的常规监测相比,在插管全麻和(或)使用肌松药时使用BIS监测麻醉深度可明显降低术中知晓的发生率。Myles等发现通过BIS监测麻醉深度,可使全身麻醉术中知晓的发生率比常规处理组降低82%,术后不良记忆的发生率明显下降。Avidan等通过BIS监测麻醉深度或监测潮末麻醉气体浓度(end-tidal anesthetic-agent concentration,ETAC),结果发现BIS组在降低术中知晓和术后不良事件的发生率方面并无优势,无证据表明应将BIS作为常规监测之一,在高危手术人群中,ETAC组术中知晓和术后不良事件的发生率甚至低于BIS组。

Monkt等对全麻非心脏手术患者术后1年的死亡率及其相关因素进行了分析,发现累积深催眠时间的相对危险度为1.244,即BIS<45的时间每增加1h,危险增加24.4%。Lindholm等亦发现,若不考虑合并恶性肿瘤的因素,BIS<45的持续时间与患者术后2年的死亡率明显相关。但同一小组的后期研究发现,在术前无恶性肿瘤的手术患者中,其术后5年内新发恶性肿瘤的发生率,与七氟烷持续使用时间和BIS<45的持续时间并无相关性。

Leslie等将存在术中知晓高危因素的2463例患者随机分为BIS组和常规监测组,结果发现在BIS组中,BIS<40持续时间>5min的患者预后改善,且发病率降低。最近的一项大样本单中心研究发现,住院时间和死亡率的增加与"三低",即低血压、低BIS值和吸入麻醉药最低肺泡有效浓度(MAC)较低相关,但单独BIS值低并非预后不良的预测指标。

综上所述,麻醉深度可量化的观念尚未被普遍接受。理想的麻醉深度需要足够量的麻醉药以达到并维持无意识状态,同时不能影响重要脏器的生理功能。临床仍期待能精确指导麻醉的麻醉深度监测仪的诞生。

三、手术麻醉与术后慢性疼痛

术后慢性疼痛(CPSP)是一种发生于手术后的疼痛症状,是指在术后持续或间断发作3个月或3个月以上,不同于术前疼痛的疼痛,并排除了其他疼痛影响因素,发生率约为11.5%～47%。CPSP由术后急性疼痛演变而来,而急性术后疼痛的强度被认为是发生CPSP的可靠预测指标。

CPSP 的危险因素包括医疗因素和患者因素。医疗因素包括手术类型、麻醉和镇痛等方面。

（一）手术因素

手术时间和方式、切口位置和类型、外科医师的经验等因素均可能与 CPSP 的形成相关。Peters 等发现，手术时间超过 3h 会导致 CPSP 发生率增加，手术预后更差，可能与这些患者病情更为严重、并发症较多或手术复杂有关。乳癌手术的不同手术操作方式会影响乳房切除术后 CPSP 的发生率。乳房切除术及假体置入功能重建手术的 CPSP 发生率为 53%，单纯乳房切除术为 31%，而胸部重建为 22%。开腹胆囊切除术 CPSP 发生率高于腹腔镜胆囊切除术。前开胸法和经典后开胸法 CPSP 的发病率分别为 31% 和 50%。手术切品部位的神经保护性操作或术前手术部位附近神经附近神经保护可能降低 CPSP 发生率，如乳房切除术中的肋间臂神经保护和开胸手术中的肋间神经保护。类似的，术前后的放疗或化疗与 CPSP 亦可能相关，乳腺癌放射治疗可增加慢性疼痛的风险性，而化疗药物的神经毒性与 CPSP 的发展可能相关。

（二）麻醉因素

麻醉药物和麻醉方式与 CPSP 的关系尚无明确答案。Fasssoulaki 等认为，目前未发现麻醉药物（七氟烷、地氟烷、丙泊酚）和急性术后疼痛存在正相关。与采用全身麻醉相比，采用椎管内麻醉行剖宫产手术术后 1 年 CPSP 的发病率更低。另一项研究发现，蛛网膜下腔麻醉行剖宫产术后 CPSP 发生率为 14.5%，而全身麻醉为 33.6%，研究者还观察到蛛网膜下腔麻醉术后慢性疼痛发生率低于硬膜外麻醉，可能是蛛网膜麻醉可更有效减少伤害性刺激的上行传导。

四、麻醉与恶性肿瘤复发转移

手术是治疗恶性实质肿瘤的主要方法之一，但肿瘤的转移与复发仍然常见。有关手术操作对恶性肿瘤复发的理论有许多，一般认为手术应激可引发肿瘤的防卫机制，且手术操作中可使恶性肿瘤细胞种植。最近，也有部分研究开始对麻醉对肿瘤患者远期预后感兴趣，因为麻醉或药物可对神经内分泌或免疫功能产生影响。

一些回顾性分析调查了麻醉技术对各种癌肿术后复发的影响。与全麻相比，区域麻醉或局部麻醉镇痛可降低乳癌、前列腺癌、卵巢癌和局灶大肠癌的复发，并延长寿命。回顾性分析发现，全身麻醉复合硬膜外麻醉可以减少前列腺癌患者的临床癌症恶化。另外有研究得出了相似的结论，但仅限于一些亚组人群，如硬膜外阻滞肠癌切除术仅在 64 岁以上患者中降低复发率，并且有研究进一步提示，麻醉方法对死亡率的影响主要在直肠癌切除患者中，而不是结肠癌患者。

但也有分析认为，去除其他风险因素后，麻醉对癌肿患者远期预后并无明显影响或统计意义。这可能与各自研究的样本、麻醉操作方法不一样等多种因素有关。2011 年一随机研究调查了澳大利亚、新西兰及亚洲患者中围术期硬膜外镇痛对腹部肿瘤切除术后复发的影响，结果提示在未复发患者中，全身麻醉与硬膜外麻醉无明显区别。但此研究有一定的限制性，如该研究将多种腹部肿瘤未加区别地放在一起研究，这样有可能会掩盖麻醉方法对特定肿瘤的影响；另外文章没有细化术后的肿瘤处理，这可能也会影响到不同的结果。因此没有研究明确说明麻醉方法是否对肿瘤复发或转移有明显影响，仍需要进一步的前瞻性随机研究加以说明。

一般认为，肿瘤的复发与转移除与外科手术操作引起种植有关，还与手术创伤刺激引起的免疫抑制有关。Melamed 等观察了丙泊酚、硫喷妥钠、氯胺酮和氟烷对机体免疫功能的影响，结果提示所有这些药物均可使循环血中自然杀伤细胞（NK 细胞）数量下降，且丙泊酚可降低 NK 细胞的细胞毒性作用。给予小鼠临床剂量的吗啡可使血管增生和乳癌生长。另外，阿片类药物可通过下丘脑-垂体-肾上腺轴和自主神经系统间接影响免疫功能，也可通过免疫细胞上的阿片受体直接作用，使 NT 细胞和吞噬细胞活性下降，抗体和细胞因子产生减少。

最近有许多研究关注于麻醉药物对肿瘤细胞的直接作用。Huitink 等运用基因表达芯片提示吸入麻醉药可改变人类乳癌与脑肿瘤的基因表达。另有研究示给予 2% 异氟烷可使肾癌细胞增生和扩展更快。有随机对照研究显示，在行原发乳癌切除女性患者中，给予七氟烷和阿片药物全麻的患者血中血管内皮生长因子（VEGF）明显升高，而给予椎旁阻滞组用持续丙泊酚泵注患者却没有明显变化，同时椎旁阻滞组患者基质金属蛋白酶（MMP）-3 和 MMP-9 升高比全麻组有所下降（其与肿瘤基底膜崩解有关，增加可使肿瘤转移的概率增加）。这可能是与缺氧诱导因子有关（HIF），已有大量研究说明 HIF 的过度升高与恶性肿瘤有预后差相关。吸入麻醉药可通过多种机制而使 HIF 上调，而丙泊酚、硫喷妥钠和氟烷却可使 HIF 下调。

五、手术麻醉与免疫功能

围手术期免疫“信号”包括恐惧、组织损伤、低体温、药物或血制品输注、疼痛、感染、高血糖以及应激增加等。这些信号通过放大炎症反应或抑制术后获得性免疫而影响免疫系统。手术早期阶段获得性免疫功能下降主要是由于总淋巴细胞计数减少、T 细胞亚型改变、淋巴细胞增殖能力下降以及 TH1 向 TH2 细胞的转变。北京天坛医院 Liu 等发现，行开颅术的患者在麻醉诱导后手术开始前血中白细胞水平已经出现短暂而显著的改变，尤其是以 Ts 细胞和 NK

细胞为代表的淋巴细胞在较长时间内都维持在较低水平，提示机体的免疫系统受到抑制。免疫变化并不一定有害，可能是正常宿主反应应对正常伤口愈合和感染控制所必需的一部分。但对于高危患者而言，免疫功能下降可能会影响认知功能、肿瘤复发以及增加感染风险。年龄、遗传因素和合并症是影响免疫功能的重要因素，提示发生长期并发症的风险增加。

（一）吸入麻醉药与免疫功能

吸入麻醉药影响免疫功能的结论多来自于离体动物研究。吸入麻醉药具有剂量依赖性抑制中性粒细胞功能，减少外周血单核细胞细胞因子的释放，抑制淋巴细胞增殖，诱导淋巴细胞凋亡。临床麻醉中吸入药可抑制中性粒细胞趋化功能和杀菌氧化功能，对淋巴细胞的作用呈多样性。Schneemilch 等比较了小手术中全凭静脉麻醉与吸入平衡麻醉（七氟烷、一氧化氮和芬太尼）对免疫功能的影响，结果发现在吸入平衡麻醉中 $CD3^+$、$CD4^+$ 和 $CD8^+$ T 淋巴细胞的绝对数值减少，HLA-DR 和活化标记物 $CD25^+$、$CD26^+$ 和 $CD69^+$ 的表达下降更明显。目前尚无确切人类研究的数据证实吸入麻醉药的这些免疫抑制作用对患者的远期预后有害。

（二）阿片类药物与免疫功能

吗啡可同时抑制先天性和获得性免疫系统的效应细胞功能：抑制单核细胞和中性粒细胞功能、NK 细胞介导的细胞毒性、淋巴细胞增殖以及巨噬细胞和淋巴细胞的凋亡激活等。凋亡效应与蛋白激酶 C 的活性下调、生长抑素作用和促凋亡酶的参与有关，可被 μ 受体拮抗剂纳洛酮阻断。其他合成类阿片类药物（芬太尼、舒芬太尼、阿芬太尼）对免疫的影响相对较小，可能药物与中性粒细胞阿片受体的相互作用较弱有关。

（三）局部麻醉药与免疫功能

局麻药可通过在多个水平的炎性瀑布反应在发挥作用从而减轻炎症反应，在临床中具有治疗急慢性炎症反应的疗效局麻药可减弱重要的促炎效应细胞的功能，如表达促粘附白细胞整合素（如 CD11b-CD18）、白介素-1α、活性氧代谢物的形成以及白三烯和组织的释放。

另外，围术期输血也可能对免疫功能产生影响（transfusion-related immune modulation，TRIM），即输血相关性免疫调节，从而影响到肿瘤的复发与转移。TRIM 主要是影响细胞免疫功能，表现为辅助性 T 细胞与抑制性 T 细胞的比例下降，NK 细胞功能下降，其机制至今仍不明确。

六、支架植入患者围手术抗凝管理与术后预后

自 1977 年第一次成功实施经皮冠状动脉成形术（PTCA）至今，经皮冠状动脉介入（PCI）已经逐渐发展成为治疗冠状动脉疾病（CAD）的一种常用方法。早期 PTCA 术患者会有 30%～40% 于 PTCA 要后因血管回缩或痉挛发生急性循环衰竭。金属裸支架（BMSs）的出现使上述并发症降至 20%～30%。但金属支架会损伤血管壁，使其下的平滑肌细胞增生，瘢痕组织长入支架内部，形成支架内再狭窄。药物洗脱支架（DESs）的出现解决了这一问题，支架上涂有抗细胞增生或免疫抑制药物，可显著提高手术成功率并明显降低再狭窄发生率；但此支架延缓了血管内皮细胞的再生和修复，因此最主要的隐患为远期支架血栓形成（支架术后 30d 至一年间发生的支架血栓形成，LST）。研究结果显示，导致该并发症的主要原因是完全或过早中断双抗血小板治疗（DAPT），即使患者完全按要求坚持阿司匹林单一药物治疗，仍会发生 LST。

2007 年 ACC/AHA 指南建议择期非心脏手术应延迟到 PTCA 术后 2 周、BMSs 植入术后 45d、DESs 植入术后 1 年。但研究显示，DESs 植入患者并不存在所谓的安全时间窗，即使是在 DESs 植入术后 1 年以上行择期手术，仍有可能发生 LST。

大量研究证实，植入 DESs 的患者过早停止 DAPT，其 LST 的发生率将升高 90 倍。AHA 建议植入 BMSs 的患者需坚持 DAPT 至少 1 个月，而植入 DESs 的患者需要至少坚持 12 个月。用药达到以上时限的患者，若需接受非心脏手术，可停用氯吡格雷，并在术后尽早恢复用药，而阿司匹林应在整个围术期坚持使用。

但在围手术期坚持 DAPT 的风险较大，麻醉医师需要对可能的出血风险做好准备。DAPT 方案应进行个体化设计师，综合考虑患者手术的紧急程度、冠脉支架的类型、植入的时间和手术出血的风险，制定适合每一例患者的 DAPT 方案。

七、结　论

综上所述，大量的证据表明，手术麻醉确实对术后长期预后具有一定的影响。麻醉在减轻患者疼痛，抑制手术创伤有害刺激的同时，有可能会对机体造成损害，但其机理目前仍存诸多争议。医师并不是上帝，不能解决所有的问题，只能是在现有的条件下，尽可能地权衡利弊，为患者选择最佳的治疗方案。手术和围手术期麻醉管理与肿瘤复发、发育期大脑的神经毒性和老年脑的远期 POCD、免疫功能以及其他远期预后的关系仍需要进一步的大样本前瞻性随机对照研究来进行阐明。

（卞金俊　万小健　邓小明）

参 考 文 献

1. Alkire MT, Hudetz AG, Tononi G. Consciousness and anesthesia. Science, 2008, 322: 876-880

2. Bree B, Gourdin M, De Kock M. Anesthesia and cerebral apoptosis. Acta Anaesthesiol Belg, 2008, 59: 127-137
3. Young C, Jevtovic-Todorovic V, Qin YQ, et al. Potential of ketamine and midazolam, individually or in combination, to induce apoptotic neurodegeneration in the infant mouse brain. Br J Pharmacol, 2005, 146: 189-197
4. Kodama M, Satoh Y, Otsubo Y, et al. Neonatal desflurane exposure induces more robust neuroapoptosis than do isoflurane and sevoflurane and impairs working memory. Anesthesiology, 2011, 115: 979-991
5. Cattano D, Young C, Straiko MM, et al. Subanesthetic doses of propofol induce neuroapoptosis in the infant mouse brain. Anesth Analg, 2008, 106: 1712-1714
6. Wilder RT, Flick RP, Sprung J, et al. Early exposure to anesthesia and learning disabilities in a population-based birth cohort. Anesthesiology, 2009, 110: 796-804
7. Sprung J, Flick RP, Wilder RT, et al. Anesthesia for cesarean delivery and learning disabilities in a population-based birth cohort. Anesthesiology, 2009, 111: 302-310
8. Kalkman CJ, Peelen L, Moons KG, et al. Behavior and development in children and age at the time of first anesthetic exposure. Anesthesiology, 2009, 110: 805-812
9. Hansen TG, Pedersen JK, Henneberg SW, et al. Academic performance in adolescence after inguinal hernia repair in infancy: a nationwide cohort study. Anesthesiology, 2011, 114: 1076-1085
10. Bartels M, Althoff RR, Boomsma DI. Anesthesia and cognitive performance in children: no evidence for a causal relationship. Twin Res Hum Genet, 2009, 12: 246-253
11. DiMaggio C, Sun LS, Li G. Early childhood exposure to anesthesia and risk of developmental and behavioral disorders in a sibling birth cohort. Anesth Analg, 2011, 113: 1143-1151
12. Stratmann G. Review article: Neurotoxicity of anesthetic drugs in the developing brain. Anesth Analg, 2011, 113: 1170-1179
13. Tang J, Eckenhoff MF, Eckenhoff RG. Anesthesia and the old brain. Anesth Analg, 2010, 110: 421-426
14. Bianchi SL, Tran T, Liu C, et al. Brain and behavior changes in 12-month-old Tg2576 and nontransgenic mice exposed to anesthetics. Neurobiol Aging, 2008, 29: 1002-1010
15. Wei H, Liang G, Yang H, et al. The common inhalational anesthetic isoflurane induces apoptosis via activation of inositol 1,4,5-trisphosphate receptors. Anesthesiology, 2008, 108: 251-260
16. Wan Y, Xu J, Ma D, et al. Postoperative impairment of cognitive function in rats: a possible role for cytokine-mediated inflammation in the hippocampus. Anesthesiology, 2007, 106: 436-443
17. Bilotta F, Doronzio A, Stazi E, et al. Postoperative cognitive dysfunction: toward the Alzheimer's disease pathomechanism hypothesis. J Alzheimers Dis, 2010, 22(3): 81-89
18. Avidan MS, Zhang L, Burnside BA, et al. Anesthesia awareness and the bispectral index. N Engl J Med, 2008, 358: 1097-1108
19. Lindholm ML, Traff S, Granath F, et al. Mortality within 2 years after surgery in relation to low intraoperative bispectral index values and preexisting malignant disease. Anesth Analg, 2009, 108: 508-512
20. Lindholm ML, Granath F, Eriksson LI, et al. Malignant disease within 5 years after surgery in relation to duration of sevoflurane anesthesia and time with bispectral index under 45. Anesth Analg, 2011, 113: 778-783
21. Leslie K, Myles PS, Forbes A, et al. The effect of bispectral index monitoring on long-term survival in the B-aware trial. Anesth Analg, 2010, 110: 816-822
22. Sessler DI, Sigl JC, Kelley SD, et al. Hospital stay and mortality are increased in patients having a "triple low" of low blood pressure, low bispectral index, and low minimum alveolar concentration of volatile anesthesia. Anesthesiology, 2012, 116: 1195-1203
23. Fortier MA, Chou J, Maurer EL, et al. Acute to chronic postoperative pain in children: preliminary findings. J Pediatr Surg, 2011, 46: 1700-1705
24. Peters ML, Sommer M, de Rijke JM, et al. Somatic and psychologic predictors of long-term unfavorable outcome after surgical intervention. Ann Surg, 2007, 245: 487-494
25. Poleshuck EL, Katz J, Andrus CH, et al. Risk factors for chronic pain following breast cancer surgery: a prospective study. J Pain, 2006, 7: 626-634
26. Fassoulaki A, Melemeni A, Paraskeva A, et al. Postoperative pain and analgesic requirements after anesthesia with sevoflurane, desflurane or propofol. Anesth Analg, 2008, 107: 1715-1719
27. Looney M, Doran P, Buggy DJ. Effect of anesthetic technique on serum vascular endothelial growth factor C and transforming growth factor beta in women undergoing anesthesia and surgery for breast cancer. Anesthesiology, 2010, 113: 1118-1125
28. Wuethrich PY, Hsu Schmitz SF, Kessler TM, et al. Potential influence of the anesthetic technique used during open radical prostatectomy on prostate cancer-related outcome: a retrospective study. Anesthesiology, 2010, 113: 570-576
29. de Oliveira GS, Jr., Ahmad S, Schink JC, et al. Intraopera-

tive neuraxial anesthesia but not postoperative neuraxial analgesia is associated with increased relapse-free survival in ovarian cancer patients after primary cytoreductive surgery. Reg Anesth Pain Med, 2011, 36: 271-277

30. Christopherson R, James KE, Tableman M, et al. Long-term survival after colon cancer surgery: a variation associated with choice of anesthesia. Anesth Analg, 2008, 107: 325-332
31. Gottschalk A, Ford JG, Regelin CC, et al. Association between epidural analgesia and cancer recurrence after colorectal cancer surgery. Anesthesiology, 2010, 113: 27-34
32. Gupta A, Bjornsson A, Fredriksson M, et al. Reduction in mortality after epidural anaesthesia and analgesia in patients undergoing rectal but not colonic cancer surgery: a retrospective analysis of data from 655 patients in central Sweden. Br J Anaesth, 2011, 107: 164-170
33. sui BC, Rashiq S, Schopflocher D, et al. Epidural anesthesia and cancer recurrence rates after radical prostatectomy. Can J Anaesth, 2010, 57: 107-112
34. Myles PS, Peyton P, Silbert B, et al. Perioperative epidural analgesia for major abdominal surgery for cancer and recurrence-free survival: randomised trial. BMJ, 2011, 342: d1491
35. Huitink JM, Heimerikxs M, Nieuwland M, et al. Volatile anesthetics modulate gene expression in breast and brain tumor cells. Anesth Analg, 2010, 111: 1411-1415
36. Deegan CA, Murray D, Doran P, et al. Anesthetic technique and the cytokine and matrix metalloproteinase response to primary breast cancer surgery. Reg Anesth Pain Med, 2010, 35: 490-495
37. Liu S, Wang B, Li S, et al. Immune cell populations decrease during craniotomy under general anesthesia. Anesth Analg, 2011, 113: 572-577
38. Serruys PW, Kutryk MJ, Ong AT. Coronary-artery stents. N Engl J Med, 2006, 354: 483-495
39. Eisenstein EL, Anstrom KJ, Kong DF, et al. Clopidogrel use and long-term clinical outcomes after drug-eluting stent implantation. JAMA, 2007, 297: 159-168
40. Rabbitts JA, Nuttall GA, Brown MJ, et al. Cardiac risk of noncardiac surgery after percutaneous coronary intervention with drug-eluting stents. Anesthesiology, 2008, 109: 596-604

75. 局麻药神经毒性的研究进展

一、概　　述

自1860年第一个局部麻醉药可卡因从古柯叶中成功提取,并在1864年首次成功应用于眼科手术的表面麻醉以来,局麻药在临床的应用已超过一个多世纪的历史。期间,氯普鲁卡因、丁卡因、利多卡因、布比卡因、罗哌卡因以及左旋布比卡因等一系列毒性更低,治疗指数更高的局麻药相继发明,并获得了良好的临床效果,但同时也有越来越多因使用局麻药而出现神经并发症的报道。

自1958年GOLDMAN JA报道了第1例应用利多卡因引起的罕见毒性反应以来,局麻药潜在的神经毒性引起了麻醉医师广泛关注。短暂性神经功能障碍(transient neurologic symptoms,TNS)被认为是椎管内麻醉后最常见的神经并发症。TNS出现在椎管内麻醉作用消失、神经功能完全恢复后的数小时至24h内。临床症状表现为臀部疼痛并且向双下肢放射,疼痛的程度由轻度到重度不等,通常在5d内自然消失。TNS患者在神经系统检查、磁共振及电生理检查中均未见异常发现。Takenami T等在大鼠模型上也观察到了这种现象。通过鞘内置管在大鼠脊髓内注射2%丁卡因,给药5d后在光镜和电镜下观察到脊神经后根和后柱仅发生轻微的病理性改变,而对感觉神经功能和行为学检测均未出现阳性结果。提示这种局限而轻微的神经损伤并不能通过临床神经电生理和影像学检查发现。Zaric D等在2009年发表最新的荟萃分析中,对16项试验进行分析,在接受椎管内麻醉的1467例患者中,共有125例出现了TNS症状。脊髓麻醉中使用利多卡因的确会增加发生TNS的危险,并无证据表明这种疼痛与任何神经病变有关,而且这种神经症状会在术后5d内自动消失。分析还显示,利多卡因相对于其他局麻药如布比卡因、左旋布比卡因、罗哌卡因、普鲁卡因及氯普鲁卡因造成TNS的相对风险为7.31(95% confidence interval,95% CI 4.16~12.86)。在对4000~10 000例患者的大规模回顾性调查中显示,椎管内使用局麻药后持久性神经并发症的发生率在0.01%~0.7%。

二、局麻药神经毒性的影响因素

(一)局麻药的化学结构和种类

局麻药根据其中间链的化学结构可分为酯类和酰胺类。其亲脂性的结构不仅决定了局麻药对神经细胞具有毒性,而且在体外培养的非神经细胞如人类T-淋巴瘤细胞中也观察到了毒性作用。Werdehausen R等对八种不同的局麻药(包括2种酯类和6种酰胺类)的细胞毒性进行观察,发现所有局麻药均存在毒性作用。低浓度时可引起细胞凋亡,而高浓度时以细胞坏死为主要表现。同时,在对两种不同手性结构的布比卡因细胞毒性研究中发现,虽然左旋布比卡因有较低的系统毒性,但二者的细胞毒性作用却相似。

不同的局麻药神经毒性也不尽相同,Kasaba T等用不同种类的局麻药处理体外培养的淡水蜗牛神经元,观察到所引起的神经毒性主要形态学变化为生长锥和神经突的崩解。认为各种局麻药神经毒性由大到小依次为:二丁卡因=丁卡因>利多卡因>布比卡因=罗哌卡因>甲哌卡因=氯普鲁卡因。Casati A等对消旋布比卡因、左旋布比卡因和罗哌卡因的多个随机对照试验做了系统评价,证实三者毒性作用依次为消旋布比卡因>左旋布比卡因>罗哌卡因。左旋布比卡因和罗哌卡因都有较高的安全性,发生毒性反应多是因为药物过量和意外血管内注药。也有学者认为,局麻药的神经毒性对不同分化类型的神经细胞影响不一,在临床应用中很难评价其毒性程度。

(二)局麻药的剂量

局麻药超极量使用被公认是发生毒性反应的一个重要原因,但即使在临床使用剂量范围内,仍可观察到神经功能障碍的发生。Zhong Z等通过放置鞘内导管,每间隔90min对各实验组大鼠进行一次不同剂量的罗哌卡因追加。在连续给药48h后,观察到在临床使用剂量范围内罗哌卡因即可引起显著的神经损伤，表现为脊神经膜磷脂和轴突的空泡化改变，神经细胞凋亡集中于后根及邻近白质。表明即使是目前被认为安全性最高的罗哌卡因也具有剂量依赖性的神经毒性。

（三）局麻药的浓度和容量

椎管内使用局麻药的浓度和容量是影响麻醉效果和麻醉平面重要因素，但使用高浓度局麻药时所引起的神经功能障碍是一个不容忽视的问题。Kanai Y 等利用神经电生理技术发现高浓度的利多卡因可使离体小龙虾巨轴突静息膜电位（resting potential，RP）消失，产生不可逆的传导阻滞，且证实这种神经细胞膜 RP 和动作电位（action potential，AP）的不可逆改变呈剂量和时间依赖性。随后，Kanai Y 等还在离体大鼠坐骨神经上观察到，即使低浓度（80mmol/L）的利多卡因也可引起一定数量的神经细胞膜结构发生紊乱，使胞内乳酸脱氢酶（lactate dehydrogenase，LDH）漏出进入胞浆。Takenami T 等在大鼠椎管内注射不同浓度的普鲁卡因、布比卡因、左旋布比卡因和罗哌卡因，结合行为学和形态学的观察，证实了四种药物高浓度时均具有神经毒性，且以布比卡因组为著。随后，他们以相同的药物浓度观察不同容量对神经细胞的毒性作用，发现 0.24μL/g 普鲁卡因即可对脊神经后根产生毒性作用，当容量增大到 0.48μL/g 时，脊神经后根和后柱都出现严重的神经损伤，损伤程度较左旋布比卡因组严重，而罗哌卡因组最轻。

（四）局麻药的作用时间

随着人们对无痛要求的逐步提高，经硬膜外患者自控镇痛（patient epidural controlled analgesia，PECA）已经成为分娩镇痛和术后镇痛的主要方式之一，有良好的镇痛效果，减少术后并发症，缩短住院时间。但随着椎管内应用局麻药时间的延长，由此引起的神经功能障碍也成为局麻药安全性考量的一个重要因素。Park CJ 等在体外培养施万细胞系 RT4-D6P2T 中观察到，布比卡因诱导施万细胞凋亡呈时间依赖性，其能在 5h 内引起细胞内活性氧簇（reactive oxygen species，ROS）产生明显增多，且在时间上先于胱天氨酸蛋白酶-3（caspase-3）活化以及具有 DNA 修复酶作用的聚 ADP 核糖聚合酶（poly ADP-ribose polymerase，PARP）降解，启动细胞凋亡途径。Sekimoto K 等则观察了延长神经细胞在低浓度局麻药中的暴露时间所引起的毒性。发现鸡胚脊髓 DRG 即使在低浓度（>5μm）的丁卡因溶液中暴露 24h，也可明显地延迟生长锥和神经突的发育，减少丝状伪足和神经元胞体内肌动蛋白的数量。

（五）局麻药的比重

施行椎管内麻醉时为了强调控制麻醉平面或者有意将麻醉效果控制在某一部位时，麻醉医师常在局麻药中加入葡萄糖以增加药物比重。理论上认为，高浓度的葡萄糖本身具有神经毒性作用。Hashimoto K 等通过动物实验证实，10% 葡萄糖本身并不具有神经毒性，组织学发生的轻微改变也仅局限于微导管置入部位，可能与操作损伤有关。但与利多卡因联合使用时，则可能加重利多卡因诱导的神经毒性。

（六）佐剂的应用

为延长局麻药的作用时间，增强其阻滞效果，同时减少局麻药的大量应用由此带来的不良反应，麻醉医师常联合应用如肾上腺素、吗啡、芬太尼、舒芬太尼、可乐定、氯胺酮、咪达唑仑等药物，这些药物是否本身具有神经毒性作用呢？大量研究已证实，舒芬太尼、可乐定本身虽存在潜在轻微的毒性作用，但并不增加神经细胞凋亡的发生。高浓度吗啡可活化神经胶质细胞，其对神经损伤可能具有一定保护作用。而利多卡因联合氯胺酮和咪达唑仑则可能通过线粒体介导的内源性凋亡通路诱导神经细胞凋亡。肾上腺素可收缩给药部位血管，达到延长局麻药作用时间，但却容易造成脊髓缺血，且局麻药长时间作用于局部，从而加剧神经毒性的发生。研究证实椎管内单独应用肾上腺素并不引起神经毒性，但与局麻药合用，则可增强局麻药诱导的神经毒性，表现为脑脊液（cerebrospinal fluid，CSF）中谷氨酸的持续增加，神经元空泡化改变。

对氯普鲁卡因中添加的防腐剂，Taniguchi M 等研究发现，神经毒性是由局麻药本身造成，而非其中添加的防腐剂亚硫酸氢钠所致。Errando CL 等同样对氯胺酮中添加的防腐剂苄索氯胺进行了研究，证实苄索氯胺本身仅引起神经元轻微的毒性反应。

（七）其他

CSF 是局麻药扩散的重要媒介，而在不同节段分布的 CSF 容积并不相同，同时还受肥胖、腹内压、营养状态等因素影响。CSF 容积的个体差异和节段差异表现为局麻药扩散程度不同。Schell RM 等报告了 2 例连续脊髓麻醉后出现持续性骶神经功能障碍的病例，分析认为与大剂量局麻药经微导管注入后局麻药在蛛网膜下腔分布不均有关。Xu F 等研究发现，妊娠大鼠鞘内注射局麻药物的神经毒性明显高于未妊娠组，提示血浆及 CSF 中增高的孕激素可能参与局麻药神经毒性的发生。而临床实践中椎管内麻醉下行剖宫产术后或椎管内行无痛分娩后发生神经功能障碍，还与手术和椎管内穿刺置管操作损伤、妊娠子宫压迫、体位、基础疾病如糖尿病等多因素相关。

传统观念认为使用利多卡因进行脊髓麻醉后应卧床休息 24h，有学者猜测早期下床活动可能是其引起 TNS 的一个重要病因。Cramer BG 等对 60 例进行脊髓麻醉的患者进行前瞻性队列研究，发现脊髓麻醉后早期下床活动组与严格卧床 6h 后下床活动组，其 TNS 发生率无明显差异。

此外，还有研究表明局麻药神经毒性还与局麻药溶液 pH 值和储存方式等相关。

三、局麻药神经毒性的机制进展

（一）局麻药的直接作用

注射局麻药后，药液可直接作用于神经细胞膜。

Kitagawa 等发现,局麻药与一种常见的表面活性物质即十二烷基三甲基氯化铵类似,具有分子聚集的作用。这种类去污剂的特性在一定浓度时所具有的增溶作用,即在细胞外液渗透压力尚不足以影响神经细胞膜时,可提高高浓度的局麻药表面活性物质聚集比例,导致神经细胞膜结构不可逆性破坏。

(二) 局麻药的间接作用

1. 神经局部缺血和血-神经屏障破坏　局麻药本身具有对神经血管张力调节的能力。有观点认为局麻药的神经毒性与脊神经局部缺血相关。神经元长时间暴露于高浓度局麻药可引起神经元血流减少,同时加入肾上腺素等缩血管药物可进一步延长脊神经与局麻药的接触时间,使血流进一步减少。Iida H 等的早期研究证实,罗哌卡因具有浓度依赖性地收缩软脑膜血管的作用,而布比卡因则相反,可舒张软脑膜血管。其作用方式尚不明确,但似乎并非通过血管平滑肌 α 或 β 肾上腺素受体起作用。同时也又发现过度通气导致的低二氧化碳血症并不加剧罗哌卡因的血管收缩作用。但局麻药神经毒性是否与其直接的脊髓血流影响或全身血管床容量改变相关,仍需进一步研究。

Sharma HS 等证实了可卡因能破坏血脑屏障(blood brain barrier,BBB)而产生神经毒性作用,增强神经细胞内应激状态,上调热休克蛋白 72kD(heat sock protein 72kD,HSP 72kD)表达,从而在 BBB 受损时引起神经元和胶质细胞的损伤。

2. 局部亲神经因子缺乏　Saito S 等发现,局麻药可干扰亲神经因子的轴突传递,使神经元胞体中缺乏亲神经因子,由此引起延迟性神经损害。这种情况被认为是在细胞核断裂过程中由于酶作用所致,可能是神经延迟损伤的作用机制。Radwan I A 等研究发现,神经营养因子对利多卡因诱导原代培养的鸡胚脊髓 DRG 所致的神经毒性具有保护作用,可呈时间和浓度依赖性地逆转利多卡因所致的初级感觉神经元生长锥萎陷,且在丁卡因洗脱后也存在该逆转作用,提示神经营养因子的保护作用可能逆转多种局麻药诱导的神经毒性。

3. 神经细胞内钙浓度增加　Gold MS 等研究了利多卡因对成年大鼠脊髓 DRG 毒性作用的机制。观察到在低浓度(30mmol/L)利多卡因溶液中暴露 4min 的 DRG 已发生凋亡,认为存在一种兴奋性毒性机制,使神经元胞膜发生广泛去极化而引起神经细胞凋亡。利用荧光标记的方法观察到细胞内 Ca^{2+} 浓度增高与神经毒性作用相关,并证实了增加的 Ca^{2+} 来源于细胞外液和细胞内的储存。使用无 Ca^{2+} 培养基,并用 BAPTA(一种选择性 Ca^{2+} 螯合剂)能够减轻细胞内 Ca^{2+} 超载的程度,同时神经元损伤程度也减轻。同样,Saito S 等在丁卡因处理对原代培养神经元的毒性作用中,利用钙离子荧光探针 Fura 2/AM 观察到丁卡因对神经元的毒性作用体现在细胞内 Ca^{2+} 浓度显著增加,导致神经细胞生长锥崩解。Ca^{2+} 浓度的增加由周围神经突逐步向胞体扩展。使用无 Ca^{2+} 培养液时,胞内 Ca^{2+} 超载程度减轻,但仍不能阻止生长锥崩解,提示胞内增加 Ca^{2+} 还来源于细胞器中储存的 Ca^{2+}。但向培养基中添加 Ca^{2+} 通道阻滞剂 Ni^{2+} 和胞内 Ca^{2+} 螯合剂 BAPTA-AM 却同样不能预防高浓度丁卡因处理的神经元生长锥发生崩解,提示细胞内 Ca^{2+} 超载并非局麻药神经毒性的惟一机制。Kasaba T 等的研究也证实了细胞内 Ca^{2+} 浓度增加并非利多卡因诱导神经毒性的惟一机制。

4. 谷氨酸浓度改变、AMPA 受体和 NMDA 受体活性改变　谷氨酸是中枢神经系统(central nervous system,CNS)中主要的兴奋性氨基酸能神经递质。NMDA 受体和 AMPA 受体均属促离子型谷氨酸受体,局麻药导致脊髓神经系统兴奋性氨基酸谷氨酸的释放增加,过度激活 NMDA 的受体使细胞内 Ca^{2+} 浓度增加,引起神经细胞的损害。

Cherng CH 等利用在体微透析的方法,对利多卡因和布比卡因处理后大鼠 CSF 中谷氨酸浓度改变的观察发现,鞘内注射利多卡因后 CSF 中谷氨酸含量呈浓度依赖性增加,过度活化的谷氨酸受体介导神经损伤,且该作用可被 NMDA 受体非竞争性特异性拮抗剂 MK-801 逆转。而鞘内注射布比卡因则无此作用。Akasofu S 等也证实了降低 NMDA 受体活性对大鼠原代培养皮质细胞可起到浓度依赖性的保护作用,减轻兴奋性氨基酸如甘氨酸、谷氨酸的释放,减轻细胞内 Na^{+}、Ca^{2+} 增高,对抗兴奋性毒性作用引起的去极化所介导的神经毒性。

Koizumi Y 等研究发现,兔经鞘内微导管注射 AMPA 受体拮抗剂 YM872 可有效地减轻丁卡因诱导的神经毒性,提示 AMPA 受体的过度活化是丁卡因诱导神经毒性的机制之一。Jensen JB 等发现 AMPA 受体介导的神经毒性与受体亚单位 $GluR_2$(R)的表达和 Ca^{2+} 通透性受体通道表达相关。其介导的神经毒性有两个重要因素:一是 Ca^{2+} 内流通过电压门控的 Ca^{2+} 通道,且足量的 Ca^{2+} 内流可以逆转 Na^{+}/Ca^{2+} 交换引起的膜电位变化,或引起细胞内存储的 Ca^{2+} 从丹曲林敏感的 Ca^{2+} 通道释放;二是由于谷氨酸的释放或 Mg^{2+} 对 NMDA 受体的抑制作用解除,导致 NMDA 受体的活化。研究还发现,在原代培养神经元发育过程中胞膜上 Ca^{2+} 通透性 AMPA 受体的表达增加,伴随其介导神经毒性的敏感性增加,同时 $GluR_2$(R)表达也增加,且缺乏 $GluR_2$(R)亚单位的 AMPA 受体阻滞剂不能预防神经细胞毒性或细胞内 Ca^{2+} 超载的发生。

5. MAPK 通路活化　丝裂原活化蛋白激酶(mitogen-activated protein kinases,MAPKs)是细胞内重要的信号传递者,参与了多种生理过程的调节。目前在哺乳动物体内共鉴定出 4 个 MAPK 亚家族,包括:C-Jun N 末端激酶/应激活化蛋白激酶(c-Jun N terminal kinases/stress activated protein kinases,JNKs/SAPKs)、细胞外信号调节蛋白激酶(extracellular signal regulated kinases,ERKs)、ERK5/大丝裂素活化蛋白激酶 1(Big MAPkinase1,BMK1)以及 p38 MAPK。

Wang Z 等发现使用锂剂能有效减轻布比卡因处理大鼠成神经细胞瘤系 N2a 导致的神经毒性,并证实其机制与

PI3K-丝苏氨酸蛋白激酶B(Akt)及ERK相关。锂剂预处理能逆转局麻药对PI3K/Akt和ERK信号的抑制作用,预防线粒体跨膜电势(ΔΨm)衰减,从而达到保护作用。Ma R等也证实了地塞米松减轻局麻药诱导神经毒性的机制正是通过减轻布比卡因诱导的成神经细胞瘤N2a细胞ΔΨm衰减,并增加Akt磷酸化程度发挥保护作用。Sun Z等研究也显示,即使是目前公认最安全的罗哌卡因椎管内用药后也能引起神经细胞凋亡,且体外培养的PC12细胞系证实,Akt磷酸化的抑制是其引起神经毒性的重要机制。

Lirk P等研究发现p38 MAPK不仅是利多卡因,也是布比卡因和罗哌卡因介导神经毒性的重要机制之一。研究证实了p38 MAPK或相关激酶如JNK、ERK的活化参与局麻药神经毒性的机制通路,布比卡因介导的神经毒性受p38 MAPK、JNK通路调节,而罗哌卡因介导的神经毒性主要受p38 MAPK调控,并在体外原代培养的神经元中证实了抑制相关通路激酶活性能够减轻相关局麻药引起的神经损伤。Lirk P等用利多卡因处理分区培养的神经元轴突,发现仅神经元轴突部分发生凋亡,但不影响其胞体生存。将利多卡因与神经细胞轴突共同孵育,在轴突部分使用p38 MAPK抑制剂SB203580后可有效减轻轴突损伤,但使用Caspase抑制剂z-vad-fmk则无保护作用。证实了利多卡因对离体分区培养的感觉神经细胞毒性作用虽通过p38 MAPK和Caspase抑制剂均可减轻,但轴突毒性仅能通过p38 MAPK抑制剂缓解。Haller I等的研究不仅证实利多卡因对DRG大小和免疫表型(降钙素基因相关肽或凝集素B4)有时间依赖性毒性,能特异性激活p38 MAPK,还发现花生四烯酸通路可下调p38 MAPK活性,且从时间顺序上证实p38 MAPK先于花生四烯酸旁路活化。

6. 线粒体介导的细胞凋亡　线粒体释放细胞色素C(cytochrome C,Cyt C)触发Caspase级联反应,启动内源性凋亡途径是线粒体介导内源性凋亡通路的重要环节。Onizuka S等发现ΔΨm衰减是触发Cyt C释放,诱导凋亡的重要因素,其受胞内质子电化学梯度即胞内pH值的影响。

利多卡因可使线粒体膜去极化,并剂量依赖性地增高胞内pH值。当细胞处于胞内碱性环境时,ΔΨm将降低。同时,降低黄素腺嘌呤二核苷酸/烟酰胺腺嘌呤二核苷酸(flavin adenine dinucleotide/nicotinamide adenine dinucleotide,FAD/NADH)比值,线粒体内超氧化物产生增加,诱导细胞凋亡。Johnson ME等利用利多卡因处理体外培养来源于大鼠DRG ND7细胞系观察到,细胞毒性最早表现为在5min内ΔΨm衰减,1%利多卡因处理后在2h内即可出现Cyt C释放、质膜起泡、磷脂酰丝氨酸胞膜结构不对称以及Caspase活化。

Urushitani M等认为,线粒体摄取Ca^{2+}在谷氨酸介导的神经毒性和Ca^{2+}依赖性分子(如钙调蛋白、nNOS等)的活化中起重要作用。研究表明延长运动神经元暴露于谷氨酸的时间所引起神经毒性的主要机制是由于Ca^{2+}/钙调蛋白-nNOS的活化。应用可透膜的超氧化物歧化酶可模拟减轻由谷氨酸和NMDA受体活化(但非AMPA受体或红藻氨酸)介导的神经毒性,NMDA受体拮抗剂和线粒体解偶联剂也能使线粒体内Ca^{2+}含量和细胞内ROS产生减少,从而减轻神经毒性的发生。

7. 局部氧化应激反应失衡　Park CJ等发现布比卡因诱导原代培养的神经细胞凋亡是由于ROS产生增多,使细胞处于氧化应激状态从而引起凋亡的发生。

8. 其他　Hong DY等在肾上腺嗜铬细胞瘤细胞PC12中发现,利多卡因诱导细胞毒性的同时,内质网应激分子伴侣如BiP,Calnexin,Calreticulin,PDI以及内质网应激感受分子如ATF6,IRE1,PERK的表达明显增高。在体研究还表明,利多卡因可下调抗凋亡分子Bcl-2和Bcl-xl,同时上调促凋亡分子Bak和Bax,提示内质网应激是利多卡因介导神经毒性的重要机制之一。此外,尚有研究表明,局麻药诱导的神经毒性与p53基因的活化、炎症反应以及对Kv3通道的抑制有关。

综上所述,局麻药诱导的神经毒性机制并非简单的一元论,而是多通路多途径共同介导的结果。这些都还有待更深入地研究来证实。

四、展　望

神经阻滞是临床麻醉最常用的麻醉方式之一,随着阻滞技术和穿刺设备的不断进步,局麻药的安全性显得更为重要。目前研究多集中于局麻药脂质体包裹剂型、纳米缓释剂型、PLGA缓释剂型等新型的研发,以及寻找更为安全有效的辅助用药,以达到延长局麻药作用时效、完善阻滞效果、增加用药安全性等目的。可喜的是,现有研究已初步证实联合应用新型α2受体激动剂右美托咪啶可减少局麻药用量、增强局麻药的阻滞时效,且不增加神经毒性的发生率,另有研究也表明可降解的生物载体能够安全有效地运用于临床。随着局麻药研究的不断深入,必然为局麻药的临床合理应用带来广阔前景。

(吴黄辉　陈国忠)

参考文献

1. Werdehausen R, Fazeli S, Braun S, et al. Apoptosis induction by different local anaesthetics in a neuroblastoma cell line. Br J Anaesth,2009,103(5):711-718
2. Werdehausen R, Braun S, Fazeli S, et al. Lipophilicity but not stereospecificity is a major determinant of local anaesthetic-induced cytotoxicity in human T-lymphoma cells. Eur J Anaesthesiol,2012,29(1):35-41
3. Casati A, Putzu M. Bupivacaine, levobupivacaine and ropivacaine: are they clinically different. Best Pract Res Clin Anaesthesiol,2005,19(2):247-268

4. Zhong Z, Qulian G, Yuan Z, et al. Repeated intrathecal administration of ropivacaine causes neurotoxicity in rats. Anaesth Intensive Care, 2009, 37(6): 929-936

5. Takenami T, Wang G, Nara Y, et al. Intrathecally administered ropivacaine is less neurotoxic than procaine, bupivacaine, and levobupivacaine in a rat spinal model. Can J Anaesth, 2012, 59(5): 456-465

6. Park CJ, Park SA, Yoon TG, et al. Bupivacaine induces apoptosis via ROS in the Schwann cell line. J Dent Res, 2005, 84(9): 852-857

7. Sekimoto K, Saito S, Goto F. Tetracaine at a small concentration delayed nerve growth without destroying neurites and growth cones. Anesth Analg, 2006, 103(3): 608-614

8. Werdehausen R, Braun S, Hermanns H, et al. The influence of adjuvants used in regional anesthesia on lidocaine-induced neurotoxicity in vitro. Reg Anesth Pain Med, 2011, 36(5): 436-443

9. Cramer BG, Stienstra R, Dahan A, et al. Transient neurological symptoms with subarachnoid lidocaine: effect of early mobilization. Eur J Anaesthesio, 2005, 22(1): 35-39

10. Berto LA, Groppo FC, Ramacciato JC, et al. The influence of local anesthetic solutions storage on tissue inflammatory reaction. Med Oral Patol Oral Cir Bucal, 2011, 16(1): e83-e88

11. Kitagawa N, Oda M, Nobutaka I, et al. A proposed mechanism for amitriptyline neurotoxicity based on its detergent nature. Toxicol Appl Pharmacol, 2006, 217(1): 100-106

12. Becker DE, Reed KL. Local anesthetics: review of pharmacological considerations. Anesth Prog, 2012, 59(2): 90-101

13. Sharma HS, Muresanu D, Sharma A, et al. Cocaine-induced breakdown of the blood-brain barrier and neurotoxicity. Int Rev Neurobiol, 2009, 88: 297-334

14. Kasaba T, Onizuka S, Kashiwada M, et al. Increase in intracellular Ca^{2+} concentration is not the only cause of lidocaine-induced cell damage in the cultured neurons of Lymnaea stagnalis. J Anesth, 2006, 20(3): 196-201

15. Cherng CH, Wong CS, Wu CT, et al. Glutamate release and neurologic impairment after intrathecal administration of lidocaine and bupivacaine in the rat. Reg Anesth Pain Med, 2011, 36(5): 452-456

16. Akasofu S, Sawada K, Kosasa T, et al. Donepezil attenuates excitotoxic damage induced by membrane depolarization of cortical neurons exposed to veratridine. Eur J Pharmacol, 2008, 588(2-3): 189-197

17. Koizumi Y, Matsumoto M, Yamashita A, et al. The effects of an AMPA receptor antagonist on the neurotoxicity of tetracaine intrathecally administered in rabbits. Anesth Analg, 2006, 102(3): 930-936

18. Wang Z, Shen J, Wang J, et al. Lithium attenuates bupivacaine-induced neurotoxicity in vitro through phosphatidylinositol-3-kinase/threonine-serine protein kinase B-and extracellular signal-regulated kinase-dependent mechanisms. Neuroscience, 2012, 206: 190-200

19. Ma R, Wang X, Lu C, et al. Dexamethasone attenuated bupivacaine-induced neuron injury in vitro through a threonine-serine protein kinase B-dependent mechanism. Neuroscience, 2010, 167(2): 329-342

20. Lirk P, Haller I, Colvin HP, et al. In vitro, inhibition of mitogen-activated protein kinase pathways protects against bupivacaine-and ropivacaine-induced neurotoxicity. Anesth Analg, 2008, 106(5): 1456-1464

21. Lirk P, Haller I, Colvin HP, et al. In vitro, lidocaine-induced axonal injury is prevented by peripheral inhibition of the p38 mitogen-activated protein kinase, but not by inhibiting caspase activity. Anesth Analg, 2007, 105(6): 1657-1664

22. Haller I, Hausott B, Tomaselli B, et al. Neurotoxicity of lidocaine involves specific activation of the p38 mitogen-activated protein kinase, but not extracellular signal-regulated or c-jun N-terminal kinases, and is mediated by arachidonic acid metabolites. Anesthesiology, 2006, 105(5): 1024-1033

23. Onizuka S, Yonaha T, Tamura R, et al. Lidocaine depolarizes the mitochondrial membrane potential by intracellular alkalization in rat dorsal root ganglion neurons. J Anesth, 2011, 25(2): 229-239

24. Hong DY, Kwon K, Lee KR, et al. Lidocaine induces endoplasmic reticulum stress-associated apoptosis in vitro and in vivo. Int J Mol Sci, 2011; 12(11): 7652-7661.

25. Puljak L, Kojundzic SL, Hogan QH, et al. Lidocaine injection into the rat dorsal root ganglion causes neuroinflammation. Anesth Analg, 2009, 108(3): 1021-1026

26. Chiang N, Schwab JM, Fredman G, et al. Anesthetics impact the resolution of inflammation. PLoS One, 2008, 3(4): e1879

27. Brummett CM, Norat MA, Palmisano JM, et al. Perineural administration of dexmedetomidine in combination with bupivacaine enhances sensory and motor blockade in sciatic nerve block without inducing neurotoxicity in rat. Anesthesiology, 2008, 109(3): 502-511

28. Weiniger CF, Golovanevski L, Domb AJ, et al. Extended release formulations for local anaesthetic agents. Anaesthesia, 2012, 67(8): 906-916

76. 小儿困难气管插管的处理

通常认为，小儿困难气管插管能够被很好地预测和充分准备，并有希望得到恰当地处理。但是临床情况却并非总是如此。毫无疑问，小儿气道管理(例如通气或维持气道困难，甚至不能通气或维持气道)和(或)气管插管有时可意外性发生困难。本文将讨论预知性困难气道和困难气管插管的择期处理。除了困难气管插管的内容之外，本文亦讨论未预知性小儿困难气道或困难通气的处理。

一、预知性小儿困难气管插管的处理

(一) 手术前计划

1. 一般问题　如果为预知性困难气道或困难气管插管，则有许多问题需要与小儿父母甚至小儿本人(如果合适)进行详尽的讨论，并且这需要在手术前访视中提前完成。首先需要权衡任何择期手术的相对收益与麻醉处理可能的风险，如果对手术时间或手术的必要性存有疑问，监护人、患儿、外科医师和麻醉医师则应在手术前进行充分的讨论。

在手术前访视中，应与患儿和监护人讨论麻醉计划，并且让患儿和监护人均明白麻醉技术选择及其选择的原因。如果存在实施气管切开术的可能，其也应在讨论范围之列。气管切开术既可能是紧急气道处理的一种手段，亦可是在气道安全得到保证后的一种择期手术。

在小儿困难气道处理中，如果事件的发展超出了计划之外，麻醉医师应该如何合理地应对一直是备受争议的问题。例如在多次气管插管操作失败之后，麻醉医师是应该继续不顾一切的尝试气管插管，还是应该唤醒患儿？这些问题均取决于每个患儿的具体情况和手术的紧急程度。手术的紧急程度和必要性越强，实施紧急气管切开术就越必要。另外，还应制订气道处理的备用方案，并尽可能在手术前进行讨论。所有的讨论和处理方案均应清晰地记录在案。

2. 手术前用药　许多麻醉医师认为，对于气道梗阻或潜在性气道梗阻的小儿，手术前镇静药物的应用属于禁忌。然而，一个实际的问题就是潜在性困难气道小儿在麻醉室内可发生恐慌。小儿哭闹不仅可产生大量的呼吸道分泌物，而且可导致接近小儿放置监护、建立静脉通路和吸入麻醉诱导困难。因此，应优先评估在满意监护的平稳、安静环境下对小儿实施麻醉诱导的能力，这可增加气道处理的安全。为了促进实现该目标，推荐手术前应用小剂量镇静药物，例如口服咪达唑仑 0.3～0.5mg/kg。

抗胆碱能药物(例如阿托品和格隆溴铵)对于减少呼吸道分泌物和麻醉诱导时维持心率非常有用。阿托品的给药途径包括口服和肌内注射，口服用量是 30～40μg/kg，达峰效应需要 90min；肌内注射的剂量是 20μg/kg，在 25min 后即可达峰效应。

3. 麻醉技术的选择　由于清醒气道处理技术有赖于患者的合作，所以常常不适合小儿患者。小儿困难气道处理的原则是维持自主呼吸，直至气道安全得到保证。维持自主呼吸的方法能够使上呼吸道保持有一定的肌肉张力，并允许麻醉医师有时间去应用其他的气道管理技术，例如应用光导纤维支气管镜显露气道结构并实施气管插管操作。在困难气道患者，应用肌肉松弛药消除自主呼吸有导致通气困难的潜在风险，如果患者出现气管插管操作困难，则可导致缺氧发生。这些情况能够快速恶化为“不能通气且不能气管插管”状态。在这种情况下，充足的时间对于成功处理非常重要。因此，在小儿困难气道处理中，强烈推荐应用保留自主呼吸的技术。

对于小儿更适合吸入麻醉诱导。通过纯氧吸入七氟烷实施麻醉诱导，并进行全面监护。在小儿意识丧失后，建立静脉通道。然后加深麻醉至能够实施喉镜显露的水平。

对于强烈拒绝吸入麻醉诱导以及无合适面罩的患儿，可采用以下两种方法。①应用非常小剂量的静脉麻醉药物使小儿丧失意识但保留自主呼吸。采用缓慢滴注给药方法应用丙泊酚 0.5～1mg/kg 即能达到此目的；采用缓慢滴定给药方法应用氯胺酮 1～2mg/kg 亦能达到此目标。在患儿意识丧失后，应用七氟烷加深麻醉，直至到达满足喉镜显露的麻醉深度。②采用全凭静脉麻醉来达到上述目标。然而,无论选择何种方法,保留自主呼吸对于小儿困难气道的安全和成功处理至关重要。

如果患儿较早出现气道梗阻,例如黏多糖贮积病患儿,则可将其放置在侧卧位,以使舌体脱出口腔和有效实施托下颌操作。如果这种方法不能满意缓解气道梗阻,则应放置口咽通气道或软质的鼻咽通气道辅助开放气道。

在将患儿的麻醉加深到一定深度之后,即可采用传统硬质喉镜实施喉部显露。如果直接喉镜显露困难或喉显露视野不佳,重要的是应尽量减少直接喉镜显露的次数,因为其可导致明显的损伤或出血,从而使随后其他气道管理方法的应用发生困难甚至不可能。如果使用常规器具(例如气管插管引导器或弹性橡胶引导管)实施气管插管失败,则必须采用备用方案进行处理。

4. 预知性困难气管插管处理的标准原则　包括:①准备所有的工具,并在患儿到达麻醉室之前检查所有的工具。②训练有素的助手,其可能是一位经验丰富的麻醉医师。③提前制订气道管理计划,并制订"备用处理计划",例如如果事件发展超出了预期应该如何处理?是唤醒患儿还是建立手术气道?

(二)设备和技术

1. 传统硬质喉镜　合适镜片的选择非常重要。在不

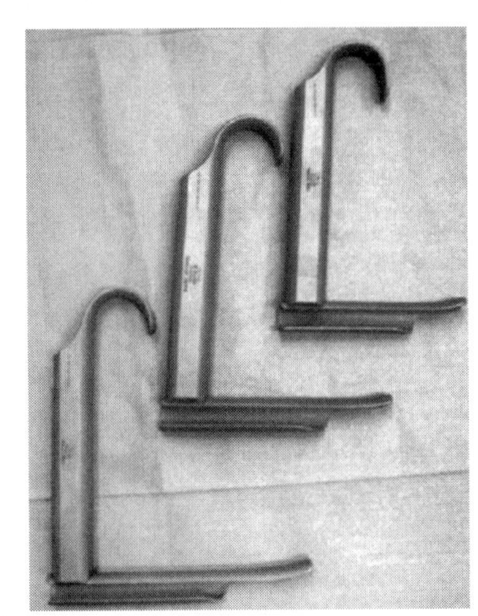

图 76-1　不同型号的 Storz 直型喉镜

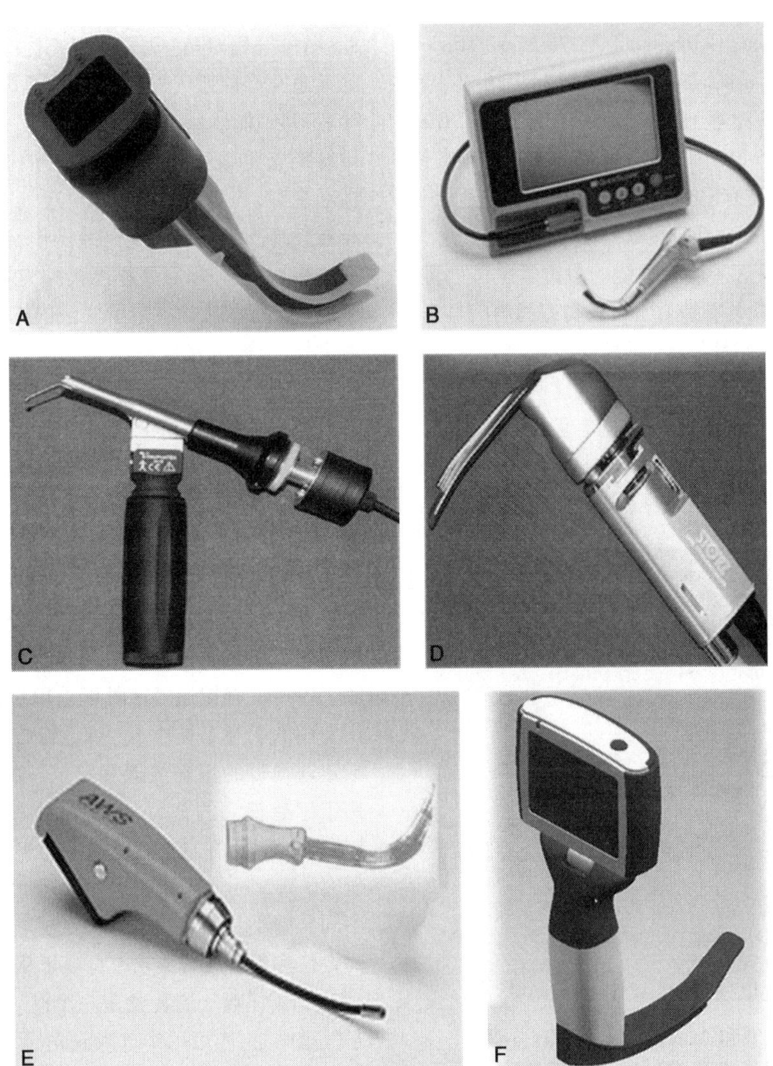

图 76-2　目前具有小儿镜片的视频喉镜

同程度的小下颌患者，应用传统扁平弯型镜片（例如Macintosh喉镜）的喉部显露视野常常令人失望，因为此种镜片不能将正常舌体满意地压缩进下颌间隙，这样舌体的后1/3常常遮挡喉部显露的视野，从而导致喉结构显露不佳。婴儿气道亦可出现类似小下颌患儿的情况，因为婴儿的大部分舌体是在口腔内以促进吮吸，而且下颌骨发育相对缓慢和喉的位置较年长小儿和成年人高。这些解剖差异的最终影响是弯型喉镜显露视野不佳。因此，有理由认为，对于任何舌体相对较大的情况，无论是婴儿或小下颌的儿童，均应首选直型喉镜实施喉部显露。Miller镜片和配备有照明设备的耳鼻喉科用硬质Storz喉镜均是好的选择（图76-1）。来自专供光源的强光在很大程度上能够改善喉部显露的质量。

配备有标准小儿镜片的视频喉镜是一种可供选择的新型工具，不仅能够用于教学，而且亦可用于困难气管插管处理。目前已经有五种国外生产的视频喉镜具有可用于小儿的型号，它们是一次性Airtraq®光学喉镜（Prodol Meditec, Vizcaya, Spain）（图76-2A）、GlideScope®视频喉镜（Verathon, Bothell, WA, USA）（图76-2B）、Storz DCI®视频喉镜（Karl Storz, Tuttlingen, Germany）（图76-2C）、Truview PCD™婴儿喉镜（Truphatek, Netanya, Israel）（图76-2D）和Pentax-Airway Scope视频喉镜（Pentax-AWS, Ambu Glen Burnie MD, USA）（图76-2E）。另外，国产的HC视频喉镜（台州瀚创医疗器械科技有限公司，浙江）也有三个适合小儿应用的镜片（图76-2F）。目前文献中已有多篇在正常气道和困难气道小儿应用这些视频喉镜的报道。总体上讲，与常规直接喉镜相比，视频喉镜常常可获得好的声门显露，甚至在困难气道情况下亦是如此，而且这些新型喉镜通常有效，并能解决许多困难气道问题。但是，这些设备的大小及其所需的张口度决定了它们在小儿的有用性。

另一种可供选择的器具是McCoy杠杆喉镜。小儿McCoy杠杆喉镜采用的是Seward镜片（1号和2号），而成年人McCoy杠杆喉镜采用的是Macintosh镜片（3号和4号）（图76-3）。与Seward镜片相比，Macintosh镜片的操作性前端较大，并且不适用于年龄较小的患儿。当成年人McCoy杠杆喉镜的镜片前端放置在会厌谷并激活杠杆机制时，会厌即被挑起和喉部结构被清晰地显露。

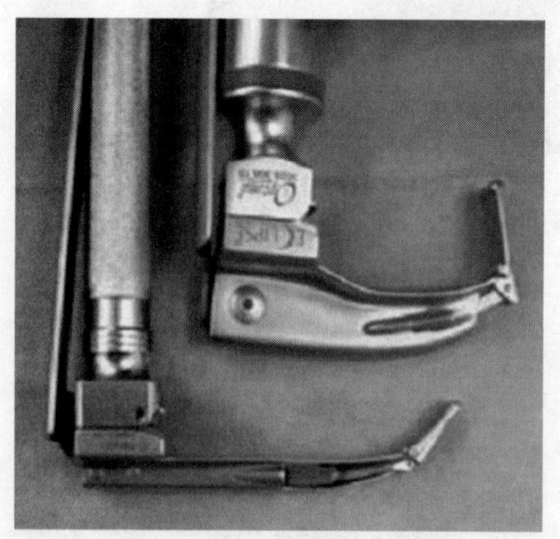

图76-3 Seward型和Macintosh型McCoy杠杆喉镜，显示其操作性前端的大小和能够弯曲的最大角度

二、声门上气道装置

（一）喉罩通气道

喉罩通气道（图76-4A）在小儿困难气道处理中占据着核心地位。虽然发明喉罩通气道的初衷是为了解放麻醉医师的双手，但是实践证明其用途远远不止于此。首先，对于短小手术它能替代气管插管；再者喉罩通气道能够用作救援性气道，在气管插管失败时用于维持患者氧合和麻醉。另外，喉罩通气道能够被最有效地用作促进小儿光导纤维支气管镜引导气管插管的工具。据报道，经典喉罩通气道（cLMA）已被用于34例颅面畸形或者黏多糖贮积症的患儿，结果发现cLMA为全部患儿提供了好或满意的气道，并且无患儿出现通气失败。相比之下，正常气道患儿麻醉诱导后，98%能够保证呼吸道通畅。另外，通过cLMA插入光导纤维支气管镜观察发现，54%的患儿可见完全性或部分性喉视野，其余患儿在cLMA通气罩内可见会厌。通过对光导纤维支气管镜实施一些操作，在所有患儿均能显露喉部结构，并且如果需要亦能实施光导纤维支气管镜引导气管插管。除了在小儿麻醉实践中应用cLMA的许多病例报道之外，上述研究结果进一步表明cLMA是小儿困难气道安全处理的必需器具。

（二）其他声门上气道装置

其他潜在有用的声门上气道装置包括Proseal喉罩通气道（图76-4B）、Air-Q™喉气道装置（图76-4C）和I-Gel（图76-4D）。

Proseal喉罩通气道是cLMA的改良版本，其加深的通气罩和楔形的背侧套囊能够改善气道密封性。Proseal喉罩通气道设计有食管引流通道，以减少正压通气中的胃膨胀。Proseal喉罩通气道既可采用手指操作法插入，亦可采用专门的引导工具插入。弹性橡胶引导管亦有助于Proseal喉罩通气道的正确放置和定位。Proseal喉罩通气道能够用于年龄较大的饱胃小儿，目前其可供选择的型号包括1.5号~5号，并且最近已在不同年龄的小儿进行了广泛地研究。Sanders等发现，各种型号的Proseal喉罩通气道在不同年龄小儿均能达到很高的成功率，首次插入操作的正确定位和胃管放置成功率均高于90%。

Air-Q™喉气道装置是一个既可像喉罩通气道那样用于气道维持，亦可用作盲探或光导纤维支气管镜引导气管插管的通道，具有重复使用和一次性使用的小儿型号。I-gel是另一种新型的一次性声门上气道装置，其带有充填有

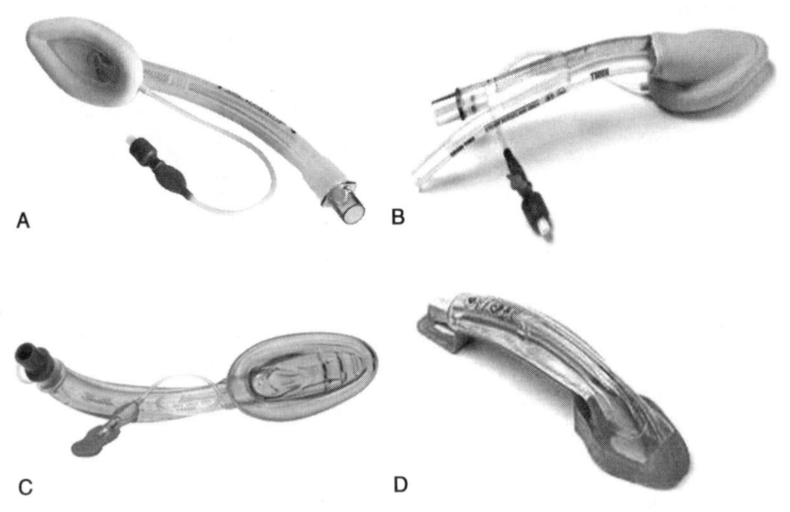

图 76-4 适用于小儿的喉上通气装置

胶质的非充气性通气罩囊，最近已经被应用于临床。I-gel的突出优点是插入操作容易。现有文献中已经有应用 Air-Q™喉气道装置和 I-gel 作为小儿救援性气道的报道。

三、小儿光导纤维喉镜引导气管插管技术

目前已经有配置或未配置吸引通道的可曲性光导纤维支气管镜可供选择使用。未配置吸引通道的超细光导纤维支气管镜的直径为 2.2～2.5mm，并且常常是被耳鼻喉科医师作为鼻内镜使用。这些器具在手术室非常有用，可作为新生儿和婴儿采用引导技术实施气管插管的工具，亦可在胸科麻醉中检查双腔支气管导管的位置或进行支气管阻塞器定位(只要其长度足够)。配置吸引通道的光导纤维支气管镜的外径常常为 2.8～4.0mm 或更大。由于吸引通道占据的明显空间需要以降低光亮度和减少光导纤维为代价，所以配置吸引通道的最小号光导纤维支气管镜(直径大约为 2.8mm)的光学成像质量较未配置吸引通道的光导纤维支气管镜(直径大约为 2.5mm)差。在购买小号光导纤维支气管镜时需要考虑该因素。由于小号光导纤维支气管镜的维护和修理费用非常昂贵，所以在使用中必须谨慎操作，以免损坏。

成功实施光导纤维支气管镜引导气管插管的基本要求如下：①维持良好的氧合和满意的麻醉深度，以便操作者能够获得足够的时间显露气道结构。②气道表面麻醉。③良好的计划和所需的全部器具随时可用。④训练有素的助手，并向其介绍气道处理的方案和备用方案。⑤准备并检查备用方案所需的器具(例如环甲膜切开装置和高压通气装置)。

(一) 光导纤维支气管镜引导气管插管途径的选择

1. 经鼻气管插管　虽然经鼻气管插管一般是作为颞颌关节疾病或张口受限患者的气道处理备用方案，但是亦可因手术需要而实施经鼻气管插管。鼻腔准备是成功实施经鼻气管插管的关键。虽然目前能够采用各种不同的药物来达到鼻腔血管收缩，例如假麻黄碱(pseudoephedrine)、去氧肾上腺素和羟甲唑啉(oyxmetazoline)，但是应用浸有 1∶10 000 肾上腺素的纱条实施鼻腔填塞亦非常有效。光导纤维支气管镜或气管导管所致的鼻腔出血可造成气管插管操作失败。

能够通过多种方法维持麻醉。可将放置在另一侧鼻腔内的鼻咽通气道与呼吸环路相连接或使用特殊设计的内窥镜面罩。在保留自主呼吸的小儿实施光导纤维支气管镜引导气管插管时，喉部表面麻醉对于成功也至关重要。可以直接通过光导纤维支气管镜的吸引通道或在吸引通道放置的硬脊膜外间隙导管注射单纯的利多卡因溶液 3mg/kg 实施喉部表面麻醉。

气管导管的选择是成功实施光导纤维支气管镜引导气管插管的另一个重要因素。如果选择过粗的气管导管，必然导致气管插管失败，并且操作者必须拔出光导纤维支气管镜重新开始。在沿光导纤维支气管镜的镜干推送气管导管通过声门时，气管导管可卡在杓状软骨组织上。能够与光导纤维支气管镜镜干紧密贴合的气管导管则可避免上述问题的发生，例如使用内置钢丝的可曲性气管导管。带套囊的小号气管导管可能是光导纤维支气管镜引导气管插管的最好选择。虽然这种做法目前尚存在有争议，但是在这种情况下，与反复光导纤维支气管镜操作以获得最合适直径的无套囊气管导管相比，选择带套囊的小号气管导管可能更安全。

2. 经口气管插管　虽然经口气管插管能够避免潜在的鼻损伤，但是该途径到声门的角度更锐。在经口实施光导纤维支气管镜引导气管插管时，虽然可采用鼻咽通气道或专用面罩维持麻醉，但是维持麻醉最常用的还是喉罩通气道，并且其能够作为经口光导纤维支气管镜引导气管插管的通道。

（二）通过喉罩通气道光导纤维支气管镜引导气管插管

已经有人描述在困难气道小儿通过喉罩通气道实施盲探气管插管的操作方法，但是这种气管插管方法不可靠和有导致气道组织损伤的潜在性风险，所以其仅能在无光导纤维支气管镜的情况下使用。在应用光导纤维支气管镜引导气管插管时，需要在保留小儿自主呼吸的情况下首先插入喉罩通气道。当麻醉达到满意深度时，经喉罩通气道插入光导纤维支气管镜直至观察到声门，通过引导通道在喉部实施利多卡因表面喷洒，推送光导纤维支气管镜进入气管直至看到隆突。然后，能够通过以下多种方法完成气管插管操作。

1. 光导纤维支气管镜引导气管插管　将预先套在光导纤维支气管镜上的气管导管通过喉罩通气道推送即可完成气管插管。这种方法已被用于不同年龄的小儿，包括作为上下颌发育不良小儿 EXIT 手术的一部分。然而，这种方法的问题是如何在不导致气管导管脱出气管的前提下移除喉罩通气道和光导纤维支气管镜。目前已经提出多种方案来达到该目的，其中很多方案均是采用两个相互连接的气管导管，例如将一个气管导管前端插入另一个气管导管的末端、将两个气管导管用胶带固定在一起或者通过合适的双阴接头（female-to-female connector）将两个气管导管相连接（图 76-5）。但是，这样可增加通过喉罩通气道推送气管导管的困难，并且移除喉罩通气道时仍然存在气管导管从气管内意外性脱出的风险。另一种方法是使用 Portex 公司生产的特制超长 Group 导管，其能避免在气管插管后移除喉罩通气道时需要将两种不同型号导管连接在一起的操作。最近，采用切短通气导管的改良喉罩通气道为气管插管后移除喉罩通气道提供了方便（图 76-6）。

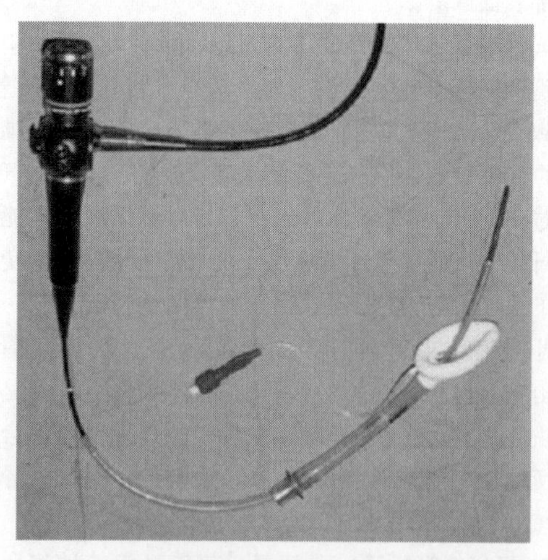

图 76-5　通过喉罩通气道沿光导纤维支气管镜插入通过嵌入连接在一起的两个气管导管

2. 应用引导钢丝和气道交换导管　通过光导纤维支气管镜的吸引通道将 J 形前端的长引导钢丝插入气管内，并小心的退出光导纤维支气管镜。如果光导纤维支气管镜

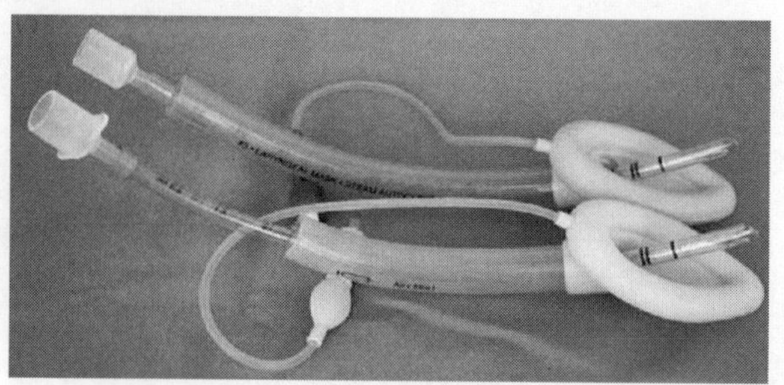

图 76-6　通过标准喉罩通气道（上图）和切短通气导管的改良喉罩通气道插入气管导管

的镜干明显大于小儿的气管，则可将光导纤维支气管镜前端放置在声门上，然后在直视下经吸引通道将引导钢丝插入气管内（图 76-7）。在移去光导纤维支气管镜后，将质地较硬的工具（例如 Cook 气道交换导管，Cook UK Ltd，Letchworth，英国）通过喉罩通气道沿引导钢丝插入气管，并采用呼气末二氧化碳监测确认气道交换导管的位置。一旦确认气道交换导管的位置正确，退出喉罩通气道，然后沿气道交换导管推送气管导管进入气管（图 76-8）。这种方法的优点是适用于所有年龄的小儿，并且一旦插入类似于气道交换导管这样的质地较硬的器具，气管导管的选择就不再重要，因为其能够非常方便地更换气管导管。

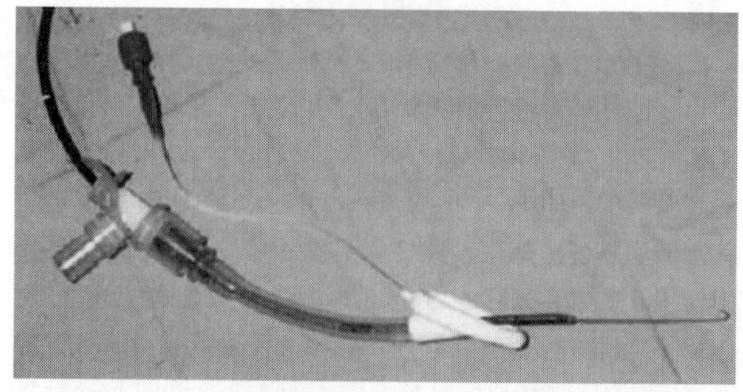

图 76-7　引导钢丝技术。通过标准喉罩通气道插入光导纤维支气管镜后，通过光导纤维支气管镜的吸引通道将 J 形前端的长引导钢丝插入气管内

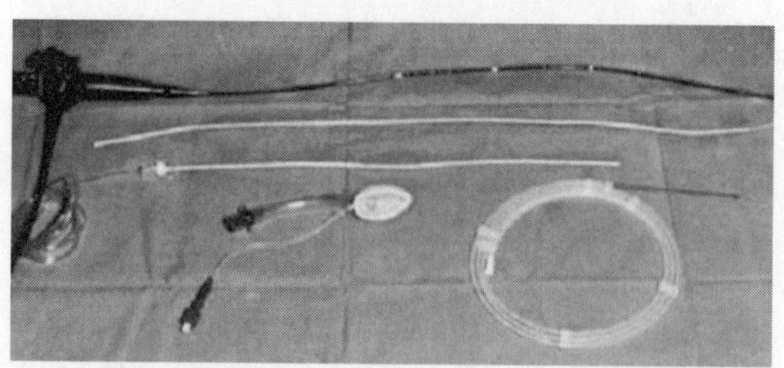

图 76-8　应用引导钢丝和 Cook 气道交换导管通过喉罩通气道实施气管插管的器具

3. 在无引导钢丝的情况下应用气道交换导管　采用盐水润滑超细光导纤维支气管镜，并将 Cook 气道交换导管套在镜干上（图 76-9）。通过喉罩通气道将套有气道交换导管的光导纤维支气管镜插入喉部，在直视下沿镜干推送

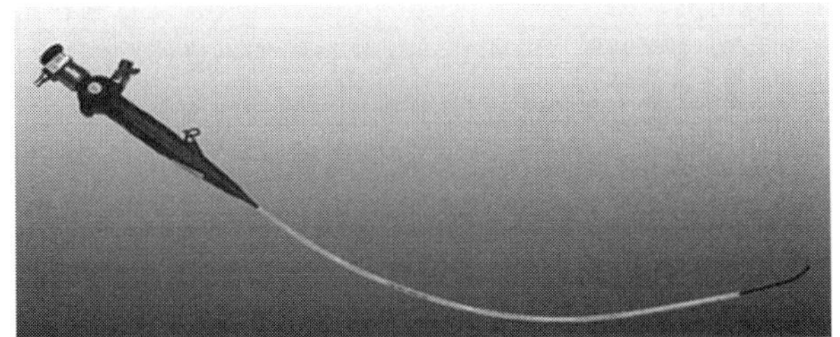

图 76-9　套在光导纤维支气管镜镜干上的 Cook 气道交换导管

气道交换导管进入气管。然后移去喉罩通气道,沿气道交换导管插入气管导管。由于气道交换导管更容易被插入气管内,所以该方法在通过喉罩通气道引导气管插管方面更具优势。

四、其他气管插管技术

Bullard 硬质喉镜是一个光导纤维喉镜,其 90 度的弯曲镜片有助于获得良好的喉部结构显露(图 76-10)。在下颌骨发育不良的婴儿,一些小儿麻醉医师推崇应用小儿型号的 Bullard 硬质喉镜实施气管插管。在应用 Bullard 硬质喉镜实施气管插管时,常常需要应用专用插管芯或弹性橡胶引导管。

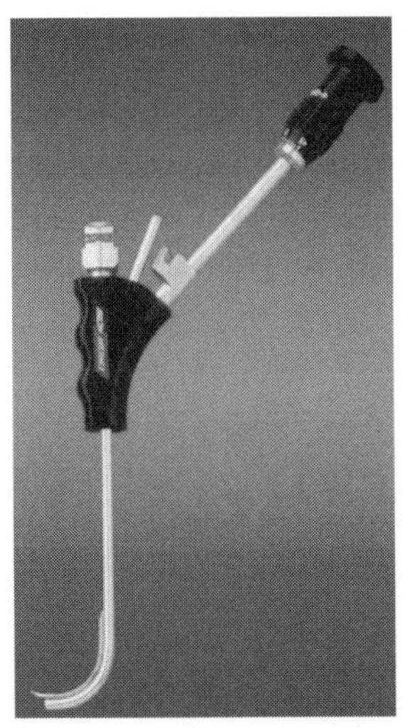

图 76-10　小儿型号的 Bullard 硬质喉镜

在小儿困难气道的情况下,能够应用硬质支气管镜实施气管插管。小型号的 Hopkin's Rod 支气管镜能够穿过不带接头的小号气管导管(图 76-11)。当小儿患有诸如声门上肿物等上呼吸道病变或存在舌根部病变时,这种方法是较佳的选择。

小儿 Bonfils 气管插管光导纤维喉镜(Bonfils Intubation Fiberscope, Karl Storz GmbH, Tuttlingen, 德国)是另一种可能的选择,其为一个带有前端弯曲(40 度)的硬质支气管镜(图 76-12),其有两种型号适用于小儿:一种的光学干长 22cm,外径 2.0mm,适用于 2.5～3.5mm 的气管导管;另一种的镜干外径为 3.5mm,适用于内径 4.5～5.5mm 的气管导管。

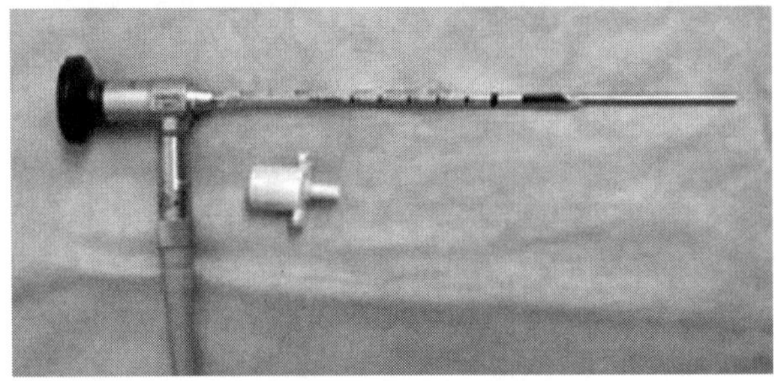

图 76-11　无接头的小号气管导管套在了直径 2mm 的 Hopkin's rod 硬质支气管镜上

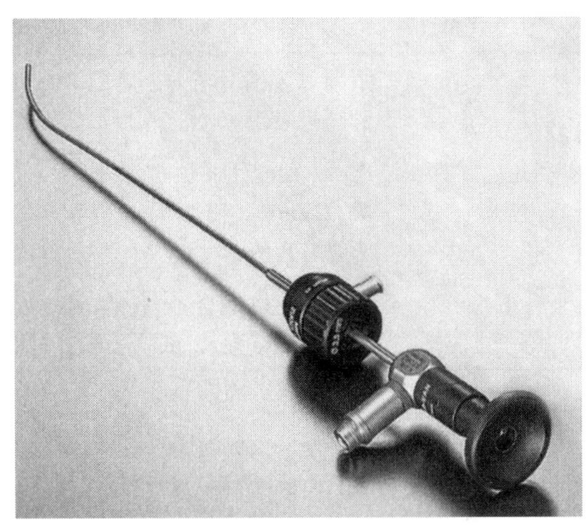

图 76-12　小儿 Bonfils 气管插管光导纤维喉镜

Bein 等在拟行择期手术的正常气道患儿对小儿型号 Bonfils 气管插管光导纤维喉镜用于气管插管的情况进行了评估。一位具有成年人 Bonfils 气管插管光导纤维喉镜使用经验的操作者对 55 例小儿(年龄 6±4 岁)实施了气管插管操作。首次试操作和三次试操作后的气管插管成功率分别为 72.7% 和 89.1%。在手术前未应用阿托品(或应用阿托品)的患儿,气管插管时间的中位数为 58s[四分位距为 35～100s(35～95s)和范围为 14～377s(18～260s)]。在气管插管失败的 6 例患儿中,1 例发生了支气管痉挛,其余 5 例分泌物较多影响了对声门的观察。这些患儿采用直接喉镜均顺利实施了气管插管操作。操作者对 Bonfils 气管插管光导纤维喉镜的主观评级仅为"一般"。但是,该项研究是在无传统喉镜辅助的情况下单独应用 Bonfils 气管插管光导纤维喉镜。联合应用传统喉镜则有可能明显改善 Bonfils 气管插管光导纤维喉镜引导气管插管技术。另外,大多数小儿的气管插管失败儿是由气道分泌物较多所致。小儿型号 Bonfils 气管插管光导纤维喉镜小的物镜形状可在视野中明显放大少量的分泌物。再者,小儿气道中狭小的咽部空间可使该问题更加复杂,因为物镜前端更有可能接触咽部黏膜。虽然在插入Bonfils气管插管光导纤维喉镜前应用直接喉镜扩大咽部空间可能会有助于气管插管操作,但喉镜片亦可占据部分口腔空间和限制Bonfils气管插管光导纤维喉镜操作的灵活。

一项包括50例年龄2~14岁小儿的随机对照临床研究对Bonfils气管插管光导纤维喉镜与直接喉镜进行了比较。Bonfils气管插管光导纤维喉镜组首先采用直接喉镜进行喉部显露,随后采用Bonfils气管插管光导纤维喉镜实施气管插管;直接喉镜组首先应用Bonfils气管插管光导纤维喉镜进行喉部显露,随后采用直接喉镜实施气管插管。Bonfils气管插管光导纤维喉镜组和直接喉镜组2次试操作的气管插管成功率分别为92.3%和100%。Bonfils气管插管光导纤维喉镜组的2例气管插管失败小儿换用直接喉镜后顺利完成了气管插管操作。虽然Bonfils气管插管光导纤维喉镜组的气管插管成功率较低,但是其声门显露情况更佳。

表76-1中列出了应用Bonfils气管插管光导纤维喉镜在困难气道小儿实施气管插管的三篇病例报道。在最近的2篇报道中作者指出,应采用直接喉镜增大咽后部空间。这可避免Bonfils气管插管光导纤维喉镜的"红视(red out)"现象和防止物镜前端被分泌物污染。虽然这种方法在气道狭小的小儿有用,但在张口受限小儿这种联合应用技术的作用则十分有限。因此有人提出了一种应用合适型号ProSeal喉罩通气道引导装置的改良技术,引导装置的作用类似于压舌板,可将舌体抬离咽后壁。与宽大的直接喉镜片相比,这种纤细引导器因占据较少的咽部空间而可能具有一定的优势。

表76-1 Bonfils气管插管光导纤维喉镜在困难气道小儿中应用的相关报道

年龄	解剖和医学问题	麻醉历史	预后
足月、1.5kg的新生儿	下颌骨发育不全、舌体肥大和呼吸衰竭	反复直接喉镜气管插管试操作失败	将2.5mm的无套囊气管导管套在Bonfils上实施气管插管获得成功
6岁小儿	Hurler综合征,颈椎活动受限,Cormack和Lehane分级为Ⅲ~Ⅳ级	既往在反复直接喉镜失败后采用盲探或光棒辅助实施气管插管	在放置直接喉镜后,推送Bonfils至会厌下,完全显露的声门允许将气管导管直接插入气管
18个月小儿	Mosaic三体综合征,长脸、小颌和张口受限(2cm)	Cormack和Lehane分级为Ⅲ级	1位操作者同时联合应用直接喉镜和Bonfils成功实施了气管插管

五、未预知的困难气管插管

与气管插管操作有关的问题能够导致明显的气道软组织损伤和水肿,并且是通气不满意所致缺氧性麻醉死亡和脑损伤的主要原因。关于小儿和成年人麻醉技术事故结案诉讼案例的比较性研究显示,在由通气不满意所致的小儿诉讼案例中,89%则是可以预防的。

(一)基本处理原则

小儿麻醉诱导后出现的非预知性困难气管插管比较少见。如果患者存在自主呼吸和气道通畅,应在保留自主呼吸的基础上根据预知性困难气道操作指南进行处理。如果在已经应用肌肉松弛药的小儿证实气管插管操作困难但通气无问题,亦可根据预知性困难气道处理指南进行处理。

麻醉医师最惧怕的情况是在常规或急诊麻醉中应用肌肉松弛药后发生的不能气管插管且不能通气状态。如果是在快速序贯麻醉诱导后发生此种危险情况,则应在维持氧合的同时试图让小儿苏醒。如果已经应用长效肌肉松弛药,处理原则仍然是尽可能采用最佳的方式维持氧合和通气。

(二)维持通气的方法

1. 双人面罩通气　在建立安全气道或患者清醒前,这种方法能够提供暂时的有效肺通气。具体操作是一人采用双手紧闭面罩,另一人挤压通气环路的呼吸囊,必要时可能还需要另外一个人协助实施托下颌操作。

2. 喉罩通气道通气　对于非预知性困难气管插管,喉罩通气道是维持通气的极好设备。在气管插管困难时它能够替代气管插管,而且对通气和气管插管同时发生困难的窘境也极为有用。

六、指南和处理方案

虽然小儿困难气管插管相对少见,但是仍需制订一个在紧急情况下容易遵守的清晰、简洁操作指南。虽然目前许多国家均有成年人困难气道处理指南,但是至今仅有一个小儿困难气道处理指南。因此,仍然需要以困难气道协会颁布的成年人困难气道处理指南为模式,制订一套针对小儿麻醉实践的清晰、简洁困难气道处理指南。该指南文件应列出一系列有相应备用处理方案的流程图,因为目前尚无任何一项技术能够保证在所有情况下均获得成功。笔者概括了几条同样适用于小儿的困难气道处理原则(图76-13):

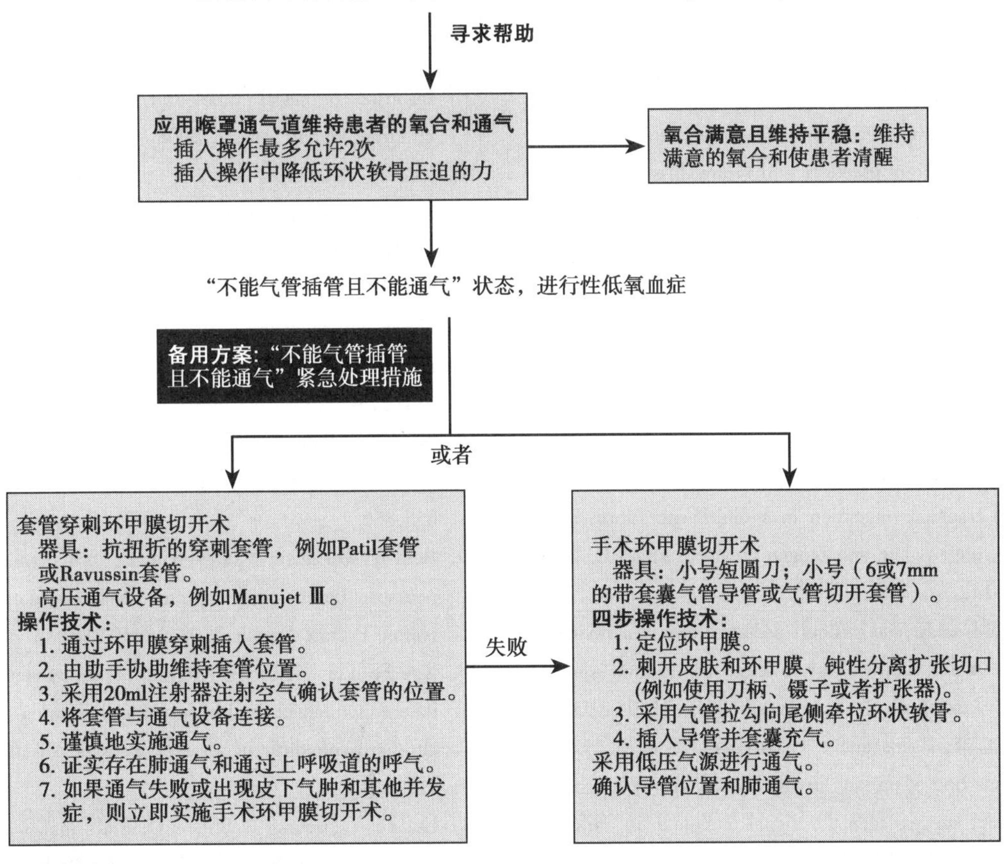

应用肌肉松弛药的麻醉患者发生气管插管失败、进行性低氧血症和通气困难
“不能气管插管且不能通气”状态的紧急处理方案
气管插管失败且通气困难（除外喉痉挛）
应用面罩维持患者氧合和通气
最大程度地伸展头部
最大程度地提起下颌
助手帮助面罩密闭
插入口咽或/和6mm的鼻咽通气道
如果必要，降低环状软骨压迫的力
采用面罩维持氧合失败(例如在吸入100%氧的情况下SpO2 <90%)
寻求帮助
应用喉罩通气道维持患者的氧合和通气
插入操作最多允许2次
插入操作中降低环状软骨压迫的力
氧合满意且维持平稳：维持满意的氧合和使患者清醒
“不能气管插管且不能通气”状态，进行性低氧血症
备用方案：“不能气管插管且不能通气”紧急处理措施
或者
套管穿刺环甲膜切开术
器具：抗扭折的穿刺套管，例如Patil套管或Ravussin套管。
高压通气设备，例如Manujet Ⅲ。
操作技术：
1. 通过环甲膜穿刺插入套管。
2. 由助手协助维持套管位置。
3. 采用20ml注射器注射空气确认套管的位置。
4. 将套管与通气设备连接。
5. 谨慎地实施通气。
6. 证实存在肺通气和通过上呼吸道的呼气。
7. 如果通气失败或出现皮下气肿和其他并发症，则立即实施手术环甲膜切开术。
失败
手术环甲膜切开术
器具：小号短圆刀；小号（6或7mm的带套囊气管导管或气管切开套管）。
四步操作技术：
1. 定位环甲膜。
2. 刺开皮肤和环甲膜、钝性分离扩张切口(例如使用刀柄、镊子或者扩张器)。
3. 采用气管拉勾向尾侧牵拉环状软骨。
4. 插入导管并套囊充气。
采用低压气源进行通气。
确认导管位置和肺通气。
注意事项：
1. 这些方法均可导致严重并发症，只有在危及生命的紧急情况下才可使用。
2. 尽快建立可靠的气道维持方式。
3. 手术后处理—参考其他困难气道指南和流程图。
4. 在自主呼吸的患者，采用4mm套管实施低压通气即可奏效。

图 76-13　常规麻醉诱导中非预知性困难气管插管的处理流程图

【基本处理原则】

1. 维持氧合和通气是首要的问题。

2. 硬质喉镜显露应在最佳条件下进行尝试。

3. 多次或长时间喉镜显露尝试常常可导致并发症，而且在光导纤维支气管镜检查或拔管前并发症的表现可能并不明显。因此，应限制喉镜显露尝试不超过4次。

4. 盲探技术具有一定的失败率，并可导致气道组织损伤。

5. 如果可能，让患者清醒，并延期手术。

6. 如果在应用肌肉松弛药的患者发生气管插管失败、低氧血症进行性加重，并且通气困难，首先采用双手面罩通气技术或/和喉罩通气道获得满意地通气。如果这些方法失败，则需采用有创通气技术，例如套管穿刺环甲膜切开术。

7. 采用套管穿刺环甲膜切开术建立紧急气道时需要带有减压阀的高压通气气源。

8. 需要对上述技术进行培训。

在颁布清晰、简洁的小儿困难气道处理指南之前，遵循成年人困难气道处理指南的基本原则是合理的。麻醉医师必须获得处理非预知性困难气道的经验，并练习处理气管插管失败的技能和紧急氧合的操作技术。每个麻醉科均应培训这些急救技能，并可采用现代化模拟人进行仿真演习。

七、结　论

预知的和非预知的小儿困难气管插管的处理均需要预先的计划和培训，并且这种培训应该是所有小儿麻醉医师优先考虑的问题。

（程怡　薛富善　李瑞平　崔昕龙　王世玉）

参考文献

1. Walker WM, Ellwood J. The management of difficult intubation in children. PediatrAnesth, 2009, 19(1): 77-87
2. Sunder RA, Haile DT, Farrell PT, et al. Pediatric airway management: current practices and future directions. Pediatr Anesth, 2012, 22: 1008-1015
3. Black A. Management of the difficult airway. Hatch and Sumner's Textbook of Paediatric Anaesthesia, 3rdedn. London: Hodder Arnold, 2007, 315-329
4. Paterson NA. Management of an unusual pediatric difficult airway using Ketamine as a sole agent. Pediatr Anesth, 2008, 18: 785-788
5. Saxena KN, Nischal H, Bhadwaj M, et al. Right molar approach to tracheal intubation in a child with Pierre-Robin syndrome, cleft palate and tongue tie. Br J Anaesth, 2008, 100: 141-142
6. Holm-Knudsen R. The difficult pediatric airway-a review of new devices for indirect laryngoscopy in children younger than two years of age. Pediatr Anesth, 2011, 21: 98-103
7. Lopez Gil M, Brimacombe J, Barragan L, et al. Bougie guided insertion of proseal laryngeal mask airway has higher first attempt success than the digital technique in children. Br J Anaesth, 2006, 96: 238-241
8. Fabreget-Lopez J, Garcia-Rojo B, Cook TM. A case series of the use of the proseal laryngeal mask airway in emergency lower abdominal surgery. Anaesthesia, 2008, 63: 967-971
9. Sanders JC, Olomu PN, Furman JR. Detection, frequency and prediction of problems in the use of the proseal laryngeal mask airway in children. Pediatr Anesth, 2008, 18: 1183-1189
10. Jagannathan N, Roth AG, Sohn LE, et al. The new air-Q intubating laryngeal airway for tracheal intubation in children with anticipated difficult airway: a case series. Pediatr Anesth, 2009, 19: 618-622
11. Jagannathan N, Kho MF, Kozlowski RJ, et al. Retrospective audit of the air-Q intubating laryngeal airway as a conduit for tracheal intubation in pediatric patients with a difficult airway. Pediatr Anesth, 2011, 21: 422-427
12. Hughes C, Place K, Berg S, et al. A clinical evaluation of the I-gel™ supraglottic airway device in children. Pediatr Anesth, 2012, 22: 765-771
13. Engelhardt T, Weiss M. A child with a difficult airway: what do I do next? Curr Opin Anaesthesiol, 2012, 25: 326-332
14. Fiadjoe J, Stricker P. Pediatric difficult airway management: current devices and techniques. Anesthesiol Clin, 2009, 27: 185-195
15. Xue FS, Liu HP, Xu YC, et al. More maneuvers to facilitate insertion of nasal tube and reduce nasal trauma in children. Pediatr Anesth, 2008, 18: 1215-1216
16. Xue FS, Luo MP, Xu YC, et al. Airway anesthesia for awake fiberoptic intubation in management of pediatric difficult airways. Pediatr Anesth, 2008, 18: 1264-1265
17. Xue FS, Luo MP, Liao X, et al. Measures to facilitate the classic laryngeal mask airway guided fiberoptic intubation in children with a difficult airway. PediatrAnesth, 2008, 18: 1273-1275
18. Thong SY, Wong TG. Clinical uses of the Bonfils Retromolar Intubation Fiberscope: a review. Anesth Analg, 2012, 115: 855-866
19. Bein B, Wortmann F, Meybohm P, et al. Evaluation of the pediatric Bonfils fiberscope for elective endotracheal intubation. Pediatr Anesth, 2008, 18: 1040-1044
20. Xue FS, Liao X, Zhang YM, et al. More maneuvers to facilitate endotracheal intubation using theBonfils fiberscope in children with difficult airways. Pediatr Anesth, 2009, 19: 418-419
21. Houston G, Bourke P, Wilson G, et al. Bonfils intubating fibrescope in normal paediatric airways. Br J Anaesth, 2010, 105: 546-547
22. Caruselli M, Zannini R, Giretti R, et al. Difficult intubation in a small for gestational age newborn by Bonfils fiberscope. Pediatr Anesth, 2008, 18: 990-991
23. Aucoin S, Vlatten A, Hackmann T. Difficult airway management with the Bonfils fiberscope in a child with Hurler syndrome. Pediatr Anesth, 2009, 19: 421-422
24. Laschat M, Kaufmann J, Wappler F. Management of a difficult airway in a child with partial trisomy 1 mosaic using the pediatric Bonfils fiberscope. Pediatr Anesth, 2010, 20: 199-201
25. Frova G, Guarino A, Petrini F, et al. Recommendations for airway control and difficult airway management in paediatric patients. Minerva Anestesiol, 2006, 72: 723-737

77. 儿童快速顺序诱导插管临床进展

快速顺序诱导插管(rapid sequence induction and intubation,RSII)是急诊饱胃患者以及合并反流误吸风险的全麻患者气管插管的标准方法。其目的是在最短的时间内,使患者意识消失并且达到临床可接受的气管插管条件并完成气管插管,最大程度缩短气道无保护时间(患者气道保护性反射消失到气管插管成功,气管套囊充气的时间)。1951 年琥珀酰胆碱的问世,1961 年环状软骨按压(cricoid pressure,CP)概念的提出使 RSII 成为可能。然而直到 1970 年,包含了现今所有内容的 RSII 才作为完整概念被提出。①经典的快速顺序诱导插管(classic RSII)主要包括以下几个步骤:预充氧,快速起效全麻药物与肌肉松弛剂的顺序静脉推注,环状软骨按压,在气管插管成功气管导管套囊充气前避免进行面罩正压通气和气管插管。RSII 的各个步骤用于成年人是鲜有争议的,因为其成功率高并发症少。但常规的 RSII 对于儿童则存在某些额外的问题和限制。Frank J. Gencorelli 等报道儿童 RSII 并发症发生率依此为:中度缺氧($SpO_2$80% ~89%)1.9%,重度缺氧(SpO_2<80%)1.7%,困难插管(第一次插管失败)1.7%,低血压(收缩压<70mmHg)0.8%,心动过缓(心率<60 次/分)0.5%。②显而易见,缺氧与困难插管是儿童 RSII 所面临的两个最严峻的问题。此外,婴幼儿预充氧阶段难以配合,药物注射痛易引发儿童体动哭闹从而增加腹内压,环状软骨按压易引发儿童上气道梗阻等问题也同样引起人们的普遍关注。本文将对这些问题进行探讨并综述儿童 RSII 的操作要点及注意事项。

一、气管插管前评估

需要施行 RSII 的儿童多为急诊患儿或合并高反流误吸风险的全麻患儿,甚至还包括儿童重症监护室 PICU 的患儿。对于这类患儿,气管插管前评估十分重要。该类患儿可能处于不同病理生理状态,病情随时可发生急骤变化,在最短的时间内了解并掌握患儿的病史显得十分重要。如何在最短时间内评估患儿总体情况?目前绝大多数高级生命支持(pediatric advanced life support,PALS)指南都提倡 AMPLE 法(AMPLE mnemonic):过敏史(Allergies),用药史(Medications),既往史(Past history),禁食禁饮(Last meal),现病史(Events leading to the need for intubation);其中既往史中必须重视肌肉萎缩症(muscular dystrophy)及恶性高热(malignant hyperthermia)的疾病史与家族史,肾脏疾病史和头部创伤的可能性。

此外,针对儿童 RSII 的特点,术前评估还应包括三个重点:

(一) 反流误吸风险的评估

RSII 是针对存在返流误吸风险的患儿所施行的特殊气管插管方法,插管前应仔细评估患儿是否合并反流误吸高危因素,该评估可以着重考察以下三点:①食管上、下括约肌功能;②胃内容物;③气道保护性反射。评估要点详见表 77-1。

表 77-1 反流误吸高危因素评估

食管括约肌	胃内容物	喉反射
已知的反流性疾病	未禁食禁饮,或者时间不足	脑部外伤
食管疾病:咽食管憩室,食管失迟缓,食管狭窄,食管裂孔疝	胃排空延迟:神经性疾病,阿片类药物的使用	脑梗死
	肠梗阻:麻痹性肠梗阻,阻塞性肠梗阻	脑出血
肥胖	1,2 型糖尿病	神经肌肉疾病:多发性硬化,帕金森,遗传性脑神经疾病,脑瘫,创伤
既往胃束带手术	肾衰竭患者(同时需要持续腹膜透析+血液透析)	
既往胃切除手术	妊娠	
	急诊手术	

（二）插管安全无通气时间及氧储备功能评估

儿童相对有限的氧储备决定了缺氧是儿童 RSII 面临的最大问题，加之在预充氧阶段常常因为儿童配合度较差而导致预充氧不够充分，而经典 RSII 过程中至少存在 1min 左右的窒息时间，因此插管安全无通气时间及氧储备评估尤为重要。

安全无通气时间在临床上一般指脉搏氧饱和度 SpO_2 降至 90% 的时间，主要由功能残气量 FRC 决定。根据刘东等研究，对心肺功能正常的小儿，预吸氧 3min，3 岁以上小儿安全无通气时限约为 2～3min，但婴幼儿无通气期以不超过 1min 为宜。此外，由于 SpO_2 存在明显续降问题。研究发现，无通气儿童在 SpO_2 90% 时再建人工呼吸后，SpO_2 于 10～25s 内仍继续下降，最低达 74%～85%。因此现普遍认为儿童无通气期的安全阈值应建立在 SpO_2 95%。薛富善等通过研究给出了 SpO_2 降至 95% 的时间回归方程：T 95%（s）= 11.02+13.9×年龄（岁）-1.9×体重（kg）+0.6×身高（cm），根据此方程并参照中国儿童标准身高体重，2 岁以下儿童 T 95% 都不足 1min。

氧储备主要体现在呼吸停止后动脉氧饱和度的下降，人体内的氧贮备是非常有限的，主要集中在肺脏、血浆和红细胞。其影响因素众多，但主要决定因素仍然是功能残气量 FRC。在 0.1～11.2 岁的小儿，FRC 与体重具有明显的正相关性，FRC（ml）= 29.9×体重（kg）-92。Frank J. Gencorelli 等回顾了 2001～2006 年 3～12 岁 1070 例曾接受 RSII 的儿童，1.9% 的儿童发生了中度缺氧（SpO_2 80%～89%），1.7% 儿童发生了严重缺氧（SpO_2 <80%），并发现 20kg 以下儿童更容易发生严重缺氧。除此之外，仰卧位，麻醉，肺部合并症如肺水肿、肺炎等，腹胀如腹水、肿瘤等，脊柱侧弯，胸廓畸形等均可进一步导致 FRC 下降。而其他影响氧储备的因素还包括：给氧去氮时间，吸入氧浓度，最初肺泡氧浓度，肺泡容量，肺内分流，总血容量，氧耗量，血红蛋白浓度等。因此，合并先心病、哮喘、肺炎、严重贫血、高热、休克、脓毒血症（Sepsis）等严重并发症患儿，均应警惕氧储备功能严重受损。

总之，与成年人相比，儿童尤其是新生儿、婴幼儿及有严重合并症患儿由于预充氧阶段较差的配合能力，有限的功能残气量，较高的氧需导致了窒息耐受时间极为有限。此外，婴幼儿及年幼儿闭合容积较高，在麻醉诱导及肌肉松弛后更容易发生小气道提前闭合，这一切都决定了儿童施行 RSII 时，极易发生缺氧。根据目前观点，在充分权衡反流误吸风险及缺氧风险后，可以由熟练的小儿麻醉医师在 RSII 过程中，使用轻柔的、限压的（气道压力<12cmH_2O）面罩通气。

（三）困难气道评估

困难插管与困难气道是 RSII 的相对禁忌证。儿童 RSII 本来就是分秒必争的操作，如果遭遇困难插管，被迫的手控加压通气可增加胃内压，增大反流误吸的风险；而气道反复试探插管也可能造成额外的气道损伤。根据澳大利亚麻醉并发症监测研究 1993 年报道，儿童困难插管只能在大概三分之二的病例中得到预测，而相应的反流误吸率达到了 7%，远远超过一般麻醉反流误吸率，约 0.029%～0.047%。因此对于儿童急诊插管，当决定采取 RSII 时，必须做好潜在困难气道的应对方案及相应的特殊设备和人员准备。

二、预 充 氧

预充氧能增加患儿插管安全无通气时间，减少 RSII 过程中缺氧的发生率。Hardmann 根据 Nottingham 模拟器推算出如果没有预充氧，一岁的儿童将在 7s 内出现缺氧。充分的预充氧指患者呼出气氧浓度（FeO_2）达到 90%，Butler 等在 1～12 岁儿童中观察到面罩下平静呼吸 6L/min，100% O_2，80s 内所有儿童的 FeO_2 都可以达到 90%；<5 岁的小儿平均只需 40s，而>5 岁的小儿平均需要 70s。选择非重复吸入面罩呼吸纯氧 3～5min 是有效的预充氧方法；同时，避免面罩漏气是确保氧合效果的首要条件，由于儿童配合度有限，特别是年幼儿，很容易发生面罩对抗（fight to mask），在某些儿童可以考虑使用镇静剂，如咪达唑仑或氯胺酮，但选择必须谨慎。同时还需注意的是，尽管预充氧可以大大减少 RSII 窒息过程中缺氧的发生，但二氧化碳蓄积却不可避免，而对于颅内压增高的患者，高碳酸血症是十分有害的。同时，患儿应处于适当的体位，最好将肩部稍微垫高呈经典的嗅花位，颈部稍微过伸。

三、插管工具的准备

预充氧进行同时，也要确保插管工具准备齐全。所需工具见表 77-2。

表 77-2 必备工具

- 吸引器。吸引管至少准备两根，在一根吸引管发生阻塞时可快速更换
- 有效的静脉通道
- 10ml 空针。气管导管放置成功后套囊充气
- 型号合适的气管导管，以及大小各一型号的导管备用
- 型号合适的硬质管芯
- 型号合适，功能正常的喉镜片
- 型号合适的面罩及储气囊，储气囊用纯氧预充
- 型号合适的口咽通气道
- 插管确认工具（听诊器，$P_{ET}CO_2$ 监测仪等）
- 必要时应准备困难气道处理工具

喉镜片及导管型号选择与常规小儿麻醉诱导无异，但对于进行 RSII 的儿童，应该再准备大一号的喉镜片及大小各一型号的气管导管。由于儿童气道最狭窄处位于环状软骨水平，对于 8 岁以下儿童大多数国外专家一般选用无套囊气管导管；而目前所用的低张高容的带套囊导管是否增加儿童插管并发症仍不确切。对于高反流误吸风险患儿，国内一般选用带套囊导管。

四、药　　物

经典 RSII 只使用两类药物：全麻药物和肌肉松弛剂。全麻药物包括依托咪酯，氯胺酮，硫喷妥钠，丙泊酚，七氟烷等；肌肉松弛剂主要为快速起效药物，以去极化肌松药琥珀酰胆碱和非去极化肌松药罗库溴铵为主。而随着临床经验的增加，为克服传统 RSII 过程中所出现的高血压、心动过速、颅内压增加等问题，改良 RSII 提出除了两项基本用药外，还可使用其他辅助药物如苯二氮䓬类药物，抗胆碱能药物，利多卡因，阿片类药物等。

（一）全麻药物的选择

儿童 RSII 全麻药物选择的原则与成人无太大差异。每种全麻药物都各有优缺点，适用于不同临床情景。医师必须了解每种药物的适应证、禁忌证、不良反应，根据不同临床情景选择适当 RSII 药物。急诊患儿最常见的合并症为休克，颅内压增高（颅脑损伤），哮喘。处理时尤须谨慎，总体原则为：①只合并休克时，依托咪酯首选；②只合并颅脑外伤时，硫喷妥钠，依托咪酯，丙泊酚都可；氯胺酮，七氟烷都可能导致颅内压增加，最好不要使用；③只合并哮喘发作时，氯胺酮优于依托咪酯。但必须注意的是：虽然依托咪酯不会引发低血压及颅内压增加，尤其适用于颅脑损伤合并低血压患儿，但肾上腺皮质功能不全的患儿慎用。依托咪酯即使是单次推注也可直接抑制肾上腺腺体 11-脱氧皮质醇转化为皮质醇，尽管这一现象临床意义仍然未知，但有加剧肾上腺皮质功能不全的可能。因此，对于病情危重，处于严重生理应激的患儿，如脓毒血症时，最好不使用依托咪酯。有学者认为对于该类患儿，在使用依托咪酯的同时加用糖皮质激素可能会避免这一问题，但这只是一个推测，无临床依据。而在这种情况下，氯胺酮是较好的选择。传统上以及教科书中一直认为氯胺酮可能增加颅内压，这限制了氯胺酮在急诊 RSII 中的使用，但最近的研究认为对于颅脑损伤的患者，氯胺酮的使用不仅无害反而有益。Bar-Joseph 等进行了一项前瞻性试验，纳入了 30 例颅内压升高的儿童，结果显示单次推注氯胺酮（1～1.5mg/kg，Ⅳ）在保持平均动脉压及脑灌注压稳定的同时，降低了颅内压。而对于颅脑外伤的患者，任何的缺氧和低血压都可能导致进一步损伤。但是，对于这项结论，仍需要进一步大样本量的研究。此外，七氟烷也是小儿 RSII 可选全麻药之一，它在小儿麻醉中的优势已经受到广泛认同。但由于是吸入麻醉药，在急诊科、ICU 和急救插管中应用受限，相关报道极少。一篇文章比较了 32 例新生儿及婴幼儿接受七氟烷气管插管或不接受任何药物气管插管，结果显示七氟烷组不仅不增加不良事件，还能改善气管插管条件，增加插管成功率；而不使用药物插管组出现了更高比率的缺氧和心动过缓。

（二）肌肉松弛药的选择

成人如果氧储备功能正常，预氧充分，安全无通气时间可达到 7、8min，因此肌松药选择范围较大，甚至可以选择维库溴铵，阿曲库铵等。但由于儿童氧储备功能有限，RSII 所使用的肌松药只能选择快速起效药物：琥珀酰胆碱和罗库溴铵。琥珀酰胆碱一直是 RSII 的经典用药，但较多的禁忌证限制了其使用，加之近年来关于琥珀酰胆碱引发儿童心搏骤停的个案报道的增加，罗库溴铵已经成为另一个不错的选择。现认为静脉注射罗库溴铵 1.2mg/kg，30s 可起效。在一项主要针对成人的包含 26 个随机对照试验的 meta 分析中，Petty 等认为琥珀酰胆碱相比罗库溴铵能提供更好的临床插管条件。但另一项随机对照研究报道了 120 例 1～10 岁儿童进行 RSII，静脉注射罗库溴铵 1.2mg/kg 能提供与琥珀酰胆碱类似的插管条件。但需要注意的是，1.2mg/kg 剂量的罗库溴铵的平均肌松恢复时间为 45min，而琥珀酰胆碱只需要 5.8min。

（三）其他辅助药物

1. 苯二氮䓬类　包括咪达唑仑，劳拉西泮，地西泮，有镇静及遗忘作用。咪达唑仑（0.05～0.1mg/kg Ⅳ）多用于 RSII，常与其他全麻药物联合使用。其优势在于可以多途径给药，如口服、静脉注射、肌肉注射、皮下给药及鼻腔给药。鼻腔给药可迅速被黏膜吸收，起效快，可用于静脉通道尚未建立的患儿。此外，咪达唑仑可增加儿童对面罩的耐受性，有助于预充氧。休克患者及多发性创伤患儿必须谨慎使用。

2. 阿片类药物　由于气管插管是一种伤害性刺激，经典的 RSII 用药除氯胺酮外都无镇痛作用，在气管插管后经常发生心动过速，高血压，颅内压增加等并发症。这促使阿片类镇痛药物逐渐成为了 RSII 重要辅助药物之一，临床常用芬太尼或瑞芬太尼。其使用能减少气管插管所引起的心血管反应，改善气管插管条件，但必须注意低血压的发生，尤其对于血容量不足的患儿。此外，该类药物可引发胸壁肌肉强直，但这一作用可被肌松药消除，因此如果使用琥珀酰胆碱进行 RSII，气管插管成功后应追加长效肌松药。

3. 抗胆碱能药物：阿托品　高级生命支持 PALS 指南及美国急诊医师协会 American College of Emergency Physicians ACEP 都推荐：1 岁以下儿童，1～5 岁使用琥珀酰胆碱儿童，以及青少年需追加琥珀酰胆碱时都应使用阿托品。剂量为 0.01～0.02mg/kg，最小剂量 0.1mg，最大剂量 1.0mg，于插管前 2min 静脉推注。

4. 利多卡因　儿童使用利多卡因主要为了缓解喉镜

暴露及气管插管所造成的颅内压增高,确切机制不明,但与呛咳反应抑制,脑干抑制,脑代谢降低,细胞膜稳定性增加有关。此外,利多卡因还可减少丙泊酚和罗库溴铵的局部注射痛。推荐剂量为 1~2mg/kg,于插管前 2~5min 静脉推注。但目前临床证据不足,使用时应权衡其优点及潜在的心血管副作用,对颅内压增高,气道高敏感性患儿有必要使用。

表 77-3 给出了 RSII 常用药物信息。

表 77-3 儿童 RSII 常用药物

名称	剂量(IV)	副作用	起效时间	作用时间
依托咪酯	0.2~0.3mg/kg	肾上腺皮质抑制,肌阵挛,呕吐	<1min	4~10min
硫喷妥钠	成人 3~5mg/kg 儿童<12 岁 5~6mg/kg	心血管抑制,支气管痉挛,喉痉挛	0.5~1min	10~30min
丙泊酚	成人 1.5~2.5mg/kg 儿童 2.5~3.5mg/kg	低血压,局部注射痛	<1min	3~10min
氯胺酮	1~3mg/kg	精神症状,心动过速,高血压,分泌物增多,眼球震颤,喉痉挛,颅内压增加	<2min	10~30min
琥珀酰胆碱	1~2mg/kg	儿童常见心动过缓	30~60s	4~6min
罗库溴铵	0.6~1.2mg/kg	注射痛	30~90s	27~53min
咪达唑仑	0.05~0.1mg/kg 0.2mg/kg 鼻腔给药	呼吸抑制 低血压	1~5min 经鼻 5min	20~30min 经鼻 30~60min
芬太尼	1~4 μg/kg	胸壁强直	即刻	30~60min
瑞芬太尼	1 μg/kg	胸壁强直	1~3min	3~10min
阿托品	0.02mg/kg	小于 0.1mg 可引发反射性心动过缓	2~4min	$T_{1/2}$3.7~4.3h

五、面罩手控通气

诱导开始后,气管插管前面罩手控通气的使用是对经典 RSII 极大的颠覆,也是改良 RSII 与经典 RSII 的最大差异。为避免胃内压增加,进一步增大反流误吸风险,以往在涉及 RSII 的教材中,任何手控通气都是被竭力避免的;而某些更为细致的教材,比如米勒麻醉学,则提到"在环状软骨按压同时,可进行间歇性肺正压通气,而不会增加胃张力"。然而随着临床经验的累积,对于某些氧耗高、FRC 低、预充氧相对效果较差特定人群,如儿童、危重患者、产科患者、肥胖患者等,传统的 RSII 可能有潜在的额外风险;实际上小儿麻醉医师,ICU 及急诊科医师在进行 RSII 操作时常常会进行常规预防性面罩通气。为防止胃内压增加,RSII 过程中的手控通气必须为轻柔面罩通气(gentle mask ventilation),气道压维持在 10~12cmH_2O,并且为了能更准确地测量气道压力,双手面罩通气效果可能好于单手通气。进行面罩通气不仅能降低缺氧率,当遇到第一次插管失败或潜在困难气道时还能为医师争取时间。众所周知,RSII 尤其是儿童 RSII 是时间紧迫,分秒必争的操作,操作者往往存在巨大的心理压力和紧迫感,这种操作过程中的急迫感有可能增加不良事件的发生率如气管插管失败,加压控制通气等。实际上在 2007 年德国麻醉与危重症小儿麻醉工作组已经建议在儿童 RSII 过程中进行手控通气防止严重缺氧。根据临床经验,轻柔面罩通气可以开始于肌松药起效前 SpO_2降至 95% 时,或全麻药物推注完毕肌松药推注前预防性使用,必要时甚至可开始于预充氧阶段患儿自主呼吸存在时,可进一步增加氧合效果。

六、环状软骨按压

环状软骨按压(CP)目前是 RSII 中最受争议的一项——试验证据缺乏但得到临床普遍认可,而有限的有利证据则多来自尸体试验。另一方面,即使是完全正确的环状软骨按压也会影响气管插管与通气,而其防止反流误吸的效果则由于操作方法,通气技术和患者特点的不同而有巨大差异。儿童 RSII 是否应进行环状软骨按压尚无定论,有学者认为儿童不应常规使用 CP,也有学者认为在进行轻柔面罩通气的同时应进行 CP,还有学者认为 CP 仍是儿童 RSII 应有操作之一,不能因为临床证据不足就放弃。但已成定论的是,当 CP 影响喉镜暴露,气管插管,通气或喉罩放置时必须立即放弃。总之,CP 的使用还是应仔细权衡反流误吸风险与缺氧风险。

同时需注意到，正确施行 CP 十分重要，尤其在更容易发生上呼吸道阻塞的儿童。其做法是：正确判断环状软骨位置，一只手拇指与中指固定于环状软骨两侧防止其侧移，同时示指进行环状软骨按压；另一只手置于颈椎后方固定患儿头颈部。最好站于患儿左侧进行 CP，以防影响喉镜放置。如果喉镜放置困难，可使用单手示指与中指环状软骨按压。有研究报道，儿童 CP 按压压力应为 22.4～25.1N。CP 的实施理论上应开始于患者入睡后，但在成人实际操作中，许多医师都在患者诱导开始前就进行轻微 CP(20N)，患者入睡后增加到 30N。但这种方法儿童难以配合。

七、气管插管及补救措施

当肌松药起效，患儿下颌松弛后，可迅速进行气管插管。气管插管完成后应首先进行气管导管套囊充气，然后在轻柔手控通气下听诊双肺，确认导管位置。对于全麻患儿，一旦确定气管插管成功后应立即加深麻醉，防止呛咳、屏气等不利刺激。此外，如果在 RSII 过程中，肌松药已推注，患儿自主呼吸消失而插管失败或插管困难时，首选呼吸囊手控轻柔通气，其次可选择喉罩。研究显示当困难气道插管失败时喉罩仍能有效通气，并且如果喉罩大小合适且放置到位时，在院内心肺复苏过程中气道保护性优于呼吸囊面罩通气。而且喉罩放置技术比气管插管容易掌握。随后，应立即呼叫上级医师或儿外插管经验更为丰富的医师，切不可盲目的进行气管反复试探插管，导致更严重的并发症发生。

八、小　　结

儿童 RSII 对操作者的气管插管技术和心理承受能力都是一项挑战。近年来，针对常规 RSII 对于儿童所存在的额外问题和限制，并为了减少缺氧等插管并发症的风险，改良 RSII 被越来越广泛的用于儿童 RSII。其与经典 RSII 最显著的区别在于麻醉开始后，插管成功前轻柔面罩通气的使用。轻柔面罩通气($10 \sim 12cmH_2O$)可以开始于肌松药起效前 SpO_2 降至 95% 时，或全麻药物推注完毕肌松药推注前预防性使用，必要时甚至可开始于患儿自主呼吸存在时。而其他区别还包括肌松剂的选择，辅助用药如咪达唑仑、阿片类药物、阿托品、利多卡因的使用，是否进行环状软骨按压，环状软骨按压时机等。总体来说，儿童 RSII 应注重插管前评估，插管工具的准备及医师的配备，仔细权衡缺氧风险与反流误吸风险，选择最恰当的 RSII 方法。

（李星寰　李晓强　左云霞）

参 考 文 献

1. El-Orbany M, Connolly LA. Rapid sequence induction and intubation: current controversy. Anesth Analg, 2010, 110(5):1318-1325
2. Gencorelli FJ, Fields RG, Litman RS. Complications during rapid sequence induction of general anesthesia in children: a benchmark study. Paediatr Anaesth, 2010, 20(5):421-424
3. Beck-Schimmer B, Bonvini JM. Bronchoaspiration: incidence, consequences and management. Eur J Anaesthesiol, 2011, 28(2):78-84
4. 赵鲁燕，蔡宏伟，阳红卫，等. 全身麻醉中吸入氧浓度对氧储备影响的研究进展. 综述与讲座，2009，16(4)：167-170
5. Weiss M, Gerber AC. Rapid sequence induction in children-it's not a matter of time! Paediatr Anaesth, 2008, 18(2):97-99
6. Hardman JG, Wills JS. The development of hypoxaemia during apnoea in children: a computational modeling investigation. Br J Anaesth, 2006, 97(4):564-570
7. Butler PJ, Munro HM, Kenny MB. Preoxygenation in children using expired oxygraphy. Br J Anaesth, 1996, 77(3):333-334
8. Morrison JE Jr, Collier E, Friesen RH, et al. Preoxygenation before laryngoscopy in children: how long is enough? Paediatr Anaesth, 1998, 8(4):293-298
9. Jöhr M. Anaesthesia for the child with a full stomach. Curr Opin Anaesthesiol, 2007, 20(3):201-203
10. Bledsoe GH, Schexnayder SM. Pediatric rapid sequence intubation: a review. Pediatr Emerg Care, 2004, 20(5):339-344
11. Zelicof-Paul A, Smith-Lockridge A, Schnadower D, et al. Controversies in rapid sequence intubation in children. Curr Opin Pediatr, 2005, 17(3):355-362
12. Scherzer D, Leder M, Tobias JD. Pro-con debate: etomidate or ketamine for rapid sequence intubation in pediatric patients. J Pediatr Pharmacol Ther, 2012, 17(2):142-149
13. Hassid S, Nicaise C, Michel F, et al. Randomized controlled trial of sevoflurane for intubation in neonates. Paediatr Anaesth, 2007, 17(11):1053-1058
14. Perry J, Lee J, Wells G. Rocuronium versus succinylcholine for rapid sequence induction intubation. Cochrane Database Syst Rev, 2003, (1):CD002788
15. Cheng CA, Aun CS, Gin T. Comparison of rocuronium and suxamethonium for rapid tracheal intubation in children. Paediatr Anaesth, 2002, 12(2):140-145
16. 黄绍强. 快速顺序诱导-目前的争议和进展. 临床麻醉学杂志，2012，28(6)：622-624

17. Brown JP, Werrett G. Bag-mask ventilation in rapid sequence induction. Anaesthesia,2009,64(7):784-785
18. Eich C, Timmermann A, Russo SG, et al. A controlled rapid-sequence induction technique for infants may reduce unsafe actions and stress. Acta Anaesthesiol Scand,2009, 53(9):1167-1172
19. Eich C, Weiss M, Neuhaus D, et al. Incidence of complications associated with rapid sequence induction (RSI) in children-it is a matter of age and technique. Paediatr Anaesth,2010,20(9):898-899
20. Ellis DY, Harris T, Zideman D. Cricoid pressure in emergency department rapid sequence tracheal intubations: a risk-benefit analysis. Ann Emerg Med, 2007, 50 (6): 653-665
21. Walker R, Beauve B. Rapid sequence induction in children-it's not a matter of time! Or is it? Paediatr Anaesth, 2008,18(9):900-901
22. Brock-Utne JG. Is cricoid pressure necessary? Paediatr Anaesth,2002,12(1):1-4
23. Ehrenfeld JM, Cassedy EA, Forbes VE, et al. Modified rapid sequence induction and intubation: a survey of united states current practice. Anesth Analg, 2012, 115 (1): 95-101

78. 小儿肺隔离技术的应用进展

肺隔离(lung separation technique)是在气管隆突或支气管水平将两侧通气径路分隔开的麻醉技术。旨在保护健侧肺或支气管免受污染,并利于术野暴露,是胸科手术以及前入路胸椎手术确保患者安全和手术顺利进行的重要组成部分。单肺通气(one-lung ventilation, OLV)或选择性肺隔离技术(selective lobar blockage)在成年患者中的实施已趋成熟。由于小儿与成人的气道解剖差异,使小儿肺隔离技术实施存在较高的难度。早期使用的小潮气量高呼吸频率双肺通气法、单腔支气管导管通气法或以 Fogarty 导管行支气管堵塞通气法,其缺点不言而喻。随着新型小儿肺隔离器具的面世和相关设备的改良,使小儿肺隔离技术得到了很大的进步,在近年来更促进了微创电视辅助胸腔镜手术(video-assisted thoracoscopic surgery, VATS)在婴幼儿中的普及。但由于婴幼儿器官发育不完善、体型小,因此婴幼儿肺隔离技术管理较学龄前儿童或年长儿的风险更高。

一、小儿肺隔离技术的适应证

小儿可因支气管源性囊肿、先天性膈疝、肺脓肿、先天性肺叶肺气肿、肺隔离症、支气管扩张症、肿瘤、Kartagener 综合征、食管闭锁、食管气管瘘、气管或支气管软化、先天性或获得性气管狭窄、纵隔肿物、气胸、血胸、先天性心脏病、胸廓胸椎畸形等疾病而需要行开胸手术或 VATS 肺叶切除、食管整形、肿物切除、前入路胸椎手术、胸壁打孔非体外循环房间隔缺损封堵术等。

除了考虑对健侧肺的保护和有效通气的支持,术侧肺良好的萎陷有利于手术进行,尤其是在 VATS 中可提供清晰平静的高质量术野,降低微创器械损伤组织的风险。因此,OLV 或选择性肺叶隔离技术解决了小儿胸腰、心脏或胸椎手术的术野暴露和操作空间问题,减少了 VATS 中转开胸的发生率。自 1995 年以来,国外小儿开胸手术的比例逐渐下降。另外,手术操作对术侧肺的严重挤压可损伤肺组织,直接影响术中和术后的气体交换功能,术中肺萎陷可降低肺挤压伤的风险。

二、小儿肺隔离技术的实施方法

肺隔离技术可分成三种,即:支气管阻塞法、双腔支气管导管(双腔管)法和单腔支气管导管法。支气管阻塞法是小儿肺隔离技术首选且最常用的方法。

(一) 支气管阻塞法

1. 小儿支气管阻塞器具和相关设备的进展　近十五年来,在国内外面世的小儿支气管阻塞器具包括:5Fr 或 7Fr Arndt 钢丝引导支气管内堵塞器(wire-guided endobronchial blocker, WEB)(Cook Critical Care, USA);5Fr 国产一次性使用支气管堵塞器包(广州维力医疗器械股份有限公司);ID3.5mm 或 4.5mm Univent 导管(Pediatric Torque Control Blocker Univent Inoue Tube, Fuji Systems Corporation, Japan);5Fr uniblocker 堵塞器(Fuji uniblocker)。

但仍有部分医院使用 Fogarty 取栓导管(Fogarty embolectomy catheter)用于小儿肺隔离。目前镜干外径最细的纤维支气管镜(Fiberoptic bronchoscope, FOB)为 1.8mm,但无工作通道,不能吸引气道的分泌物。

2. Arndt WEB 的应用进展　5Fr 或 7Fr Arndt WEB 是国外最常用的小儿肺隔离器具,但 7Fr WEB 的硬度较高,套囊型号较大,不适用于 2 岁以下小儿。

由于需要 FOB 引导,可同时容纳 Arndt WEB 的单腔气管导管(单腔管)的最小型号为 ID 4.5mm。若新生儿使用 ID 3.5mm 以下的导管,则无法同时容纳 FOB 和 WEB,只能采取导管外引导法实施 WEB 的肺隔离。Bastien 等把 WEB 的尼龙引导环套在导管外,插管时一同带入气管内,随后将 FOB 从导管内插入,引导 WEB 置入主支气管或叶支气管。但此法不能确保 WEB 进入支气管内。替代方法是把 WEB

经单腔管或喉罩送入气道内，退出单腔管或喉罩后，重新气管插管，然后将FOB经单腔管引导WEB放置。该方法的优点是WEB的尼龙引导环更靠近气管隆突，甚至可在喉罩下直接经FOB引导入拟堵塞的支气管，还能在FOB直视下观察对WEB套囊充气，确保合适的注气量以封闭支气管，并使注气后的套囊处于最佳位置。该方法肺隔离的成功率较高，缺点为操作复杂，换管过程中无法辅助通气，小儿极易发生低氧血症。

因为WEB尼龙引导环拔出后就不能再次插入其内腔，若需要改变套囊位置，只能更换新的WEB，重新用FOB引导放置，造成浪费。而小儿的支气管较短，尤其是右主支气管，改变体位或手术挤压容易使WEB套囊扭曲或脱出。因此2岁以上儿童可在摆放体位后，侧卧位下放置WEB。也可在患儿侧卧位确认套囊位置后再拔出引导环。

另外，Ho等介绍了一种放置WEB的新方法，能降低套囊脱出导致肺隔离失败的风险。根据患儿的年龄、体重选择单腔管，在气管插管前，把WEB套囊从ID≥4.5mm的单腔管内穿出Murphy孔（Murphy eye）（图78-1）；对于ID≤4.0mm的单腔管则采用管外引导法，把WEB从导管外置入其Murphy孔（图78-2），使套囊和引导环经Murphy孔伸出。气管插管时，把WEB朝向拟堵塞的支气管，单腔管端斜面（bevel）朝向通气侧肺，使单腔管端尽量接近气管隆突（图78-3）。进行OLV时，以听诊法或FOB定位。在恢复双肺通气后，拔出WEB，把单腔管退至气管中段。该方法对WEB的固定较妥善，但单腔管头端（tip）可能会压迫隆突附近的黏膜。

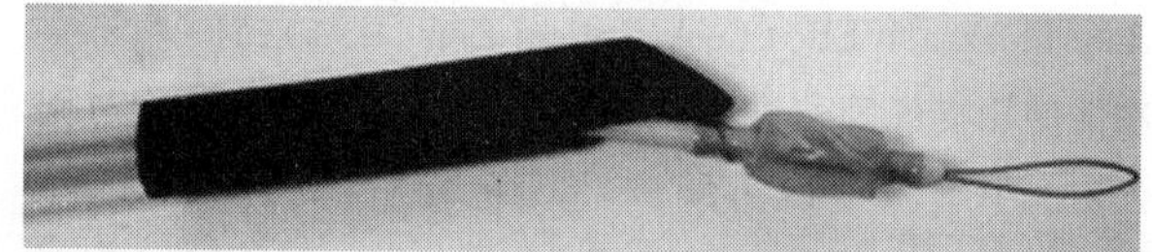

图78-1　WEB从ID≥4.5mm的单腔管内穿出Murphy孔示意图

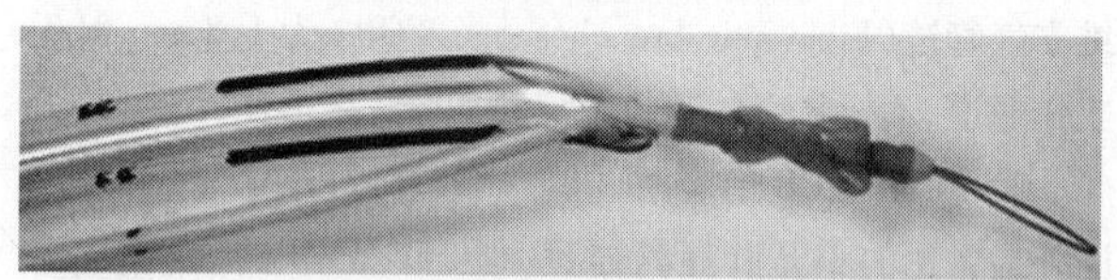

图78-2　WEB从ID≤4.0mm的单腔管外通过Murphy孔示意图

国外行双侧胸部手术的小儿一般需使用两个WEB，但价格昂贵，不符合我国的国情。Li等仅使用了一个WEB为1例14岁少年成功实施双侧交感神经切除术的序贯肺隔离。具体方法为：经FOB把WEB置入右主支气管，暂不拔出尼龙引导环，亦不对套囊充气，在手术开始前暂停机械通气1min，断开麻醉机呼吸回路，以促进右肺萎陷，然后启动左OLV。待右侧手术操作结束后，再以FOB引导WEB进入左主支气管。因此，不拔出WEB引导环也可达到肺萎陷效果，只是无法吸引术侧肺分泌物。

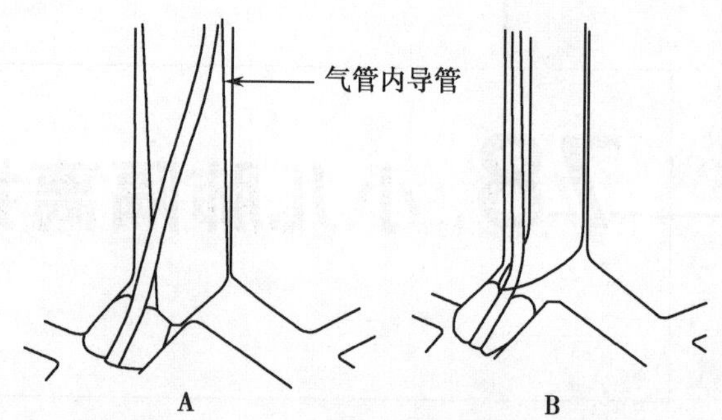

图78-3　单腔管和WEB最终位置示意图

3. 国产5Fr支气管堵塞器的应用　国产5Fr支气管堵塞器（图78-4）的外形类似于Coopdech支气管堵塞导管（Coopdech endotracheal blocker tube，DAIKEN medical CO.，Japan），其管端预先塑形成一定角度，硬度较Arndt WEB高，可盲探放置，因此能进入单腔管的最小型号为ID 3.5mm，可用于1～2个月的婴儿。具体操作方法为：以FOB把无套囊单腔管送入拟堵塞的支气管，堵塞器就可沿着此路径进入一侧支气管，然后固定堵塞器，把单腔管退至气管隆突上，但在套囊充气后仅能通过听诊法对堵塞器管端定位，排除过深或过浅移位。

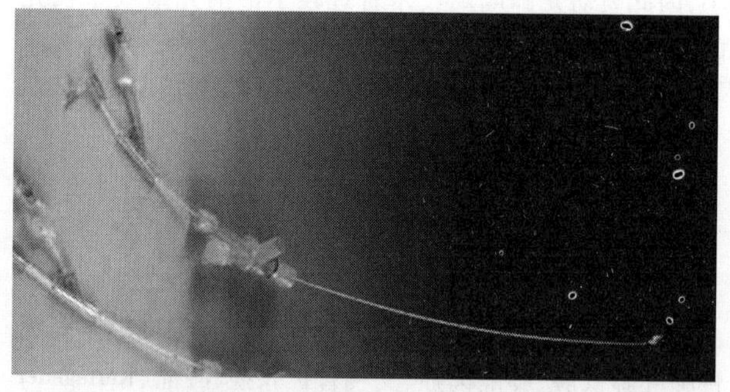

图78-4　国产5Fr支气管堵塞器

不同厂商生产的单腔管形状，尤其是导管头端的大小和软硬度，会存在一定差异。如采用上述方法把导管送入一侧支气管时遇到阻力，则不可盲目推进，以免损伤气道黏膜。替代方法是盲探听诊法，把堵塞器管端成角朝向拟堵塞的目标支气管，经单腔管放置，并根据术前影像学资料计算插入深度。

由于这种堵塞器的放置对FOB的依赖性较低，更适用于小儿双侧胸腔序贯手术。但堵塞器插入气管内之后，在体温条件下，管端变软，预成型的角度容易消失，在一侧手术完成后，转换堵塞器方向进入对侧支气管的成功率会受影响。在此情况下，应在患儿平卧位时充分吸引分泌物后，把堵塞器拔出单腔管外，待管端硬度恢复，再行对侧的支气管阻塞。

由于在放置 Coopdech 支气管堵塞导管或患者体位变动过程中，套囊附近的管端有可能与单腔管的 Murphy 孔磨擦而折断。国产 5Fr 支气管堵塞器包内配备的单腔管取消了 Murphy 孔设计，以避免上述并发症。

4. Univent 导管的适用对象　ID3.5mm 无套囊 Univent 导管的外径为 7.5～8.0mm，相当于 ID5.5mm～6.0mm 的单腔管；ID4.5mm 有套囊 Univent 导管的外径为 8.5～9.0mm，相当于 ID6.5mm 的单腔管。目前各地小儿的发育情况差异较大，不能仅凭年龄选择 Univent 导管的型号，应结合胸部 X 线片或 CT 等影像学资料所测量的胸骨锁骨端气管横径综合判断，气管横径在 8mm 以上儿童即可使用 Univent 导管。

（二）双腔支气管导管法

26Fr Rusch 双腔管的外径为 8.7mm，28Fr、32Fr Mallinckrodt 双腔管的外径分别为 9.3mm、10.7mm，均只有左侧导管。由于目前尚无儿童身高与双腔管插管深度的相关性研究，仅凭听诊法不能完全排除导管发生过深移位，FOB 定位十分必要。只要导管的内径比镜干的外径大 1mm，FOB 就能进入观察。理论上外径 3.6mm 以下的 FOB 可通过 32Fr 双腔管，外径为 3.1mm 以下的 FOB 可通过 28Fr 双腔管，外径为 2.4mm 以下的 FOB 可通过 26Fr 双腔管，但前提是需要充分润滑镜干。尽管外径较细的 FOB 视野较小，不过选择其作小型号双腔管定位可避免光纤损坏。

气管横径在 9mm 以上的儿童可使用双腔支气管导管行 OLV，其优点为肺萎陷时间较短，分泌物吸引方便。但预计合并困难气道或术后需要机械通气支持的重症患儿，建议采用支气管阻塞法更为安全。

（三）特殊双腔管：Marraro 双腔无套囊导管

国外报道使用 Marraro 双腔无套囊导管（Marraro bilumen tube 或 Marraro double lumen tube，Marraro 双腔管），可为体重在 1500g 以上、气管内径在 2mm 以上的早产儿到 11 岁的小儿成功实施肺隔离分侧肺通气技术。对于隔离婴幼儿术侧分泌物吸引、两肺行不同的机械通气模式效果较好，还能对患侧肺有针对性地实施肺表面活性物质替代疗法。其中，行胸科手术患儿的年龄为 1 天～3 岁，年龄最小的手术患儿在先天性膈疝修补术后 24h 拔管。

从图 78-5 可见，Marraro 双腔管是由两根不同长度的无套囊加强型单腔管纵向粘贴而成。较长的支气管腔具有 Murphy 孔，可预防堵塞右上肺叶（图 78-6），行双肺通气时可安插特殊接头（图 78-7）。插管时声门需暴露清晰，双腔管通过声门之前，先将支气管腔管端指向会厌（向上），管端通过声门后（图 78-8A），将导管顺时针方向旋转 180°，使气管腔管端向上，在其通过声门后立即将导管顺时针或逆时针旋转 90°，使支气管腔管端指向左或右主支气管（图 78-8B）。继续推进导管至遇到阻力，表明气管腔管端已触及隆突，稍回退数毫米，以听诊法确认支气管腔管端是否进入拟通气侧支气管。

Marraro 双腔管的临床应用并不广泛，其缺点为外径较大，有可能造成声门和气道损伤。国内尚无该导管的使用经验。

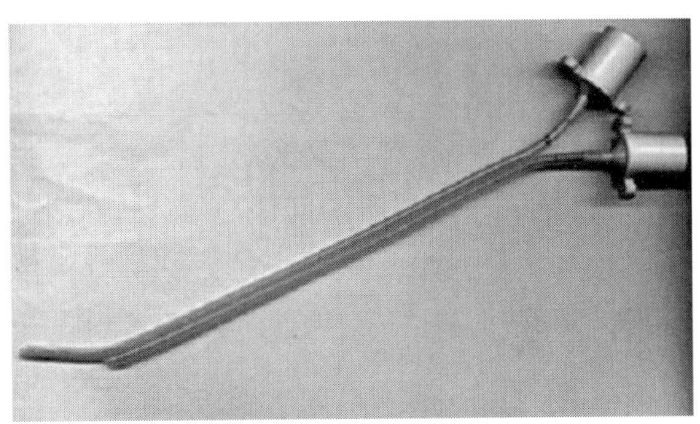

图 78-5　Marraro 双腔管示意图

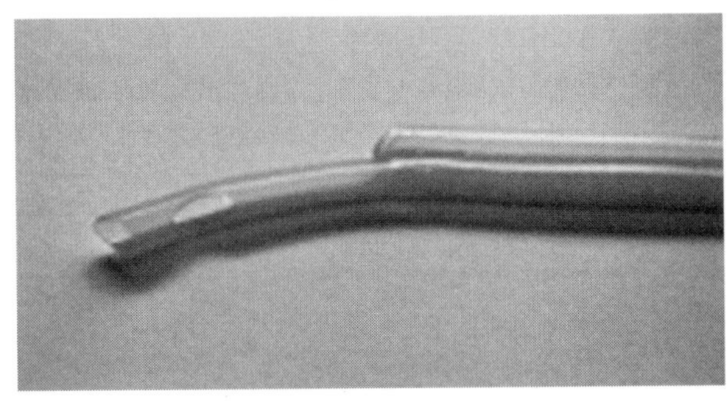

图 78-6　Marraro 双腔管支气管腔 Murphy 孔示意图

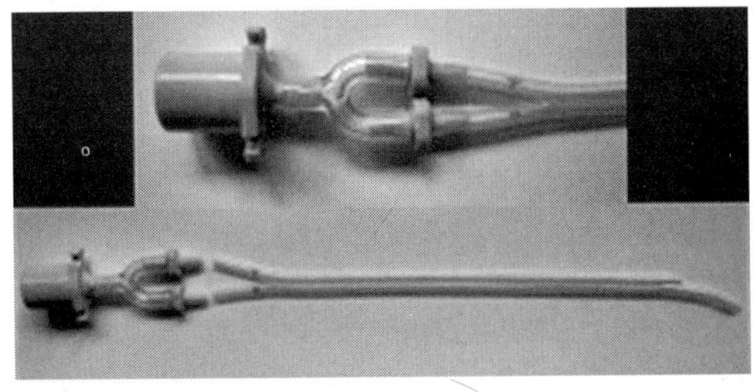

图 78-7　双肺通气接头

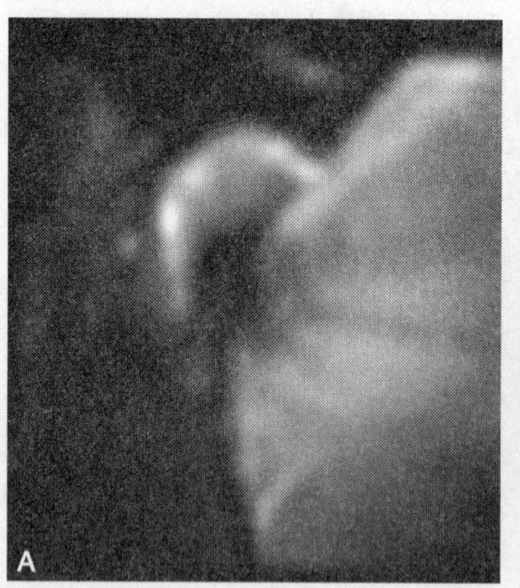

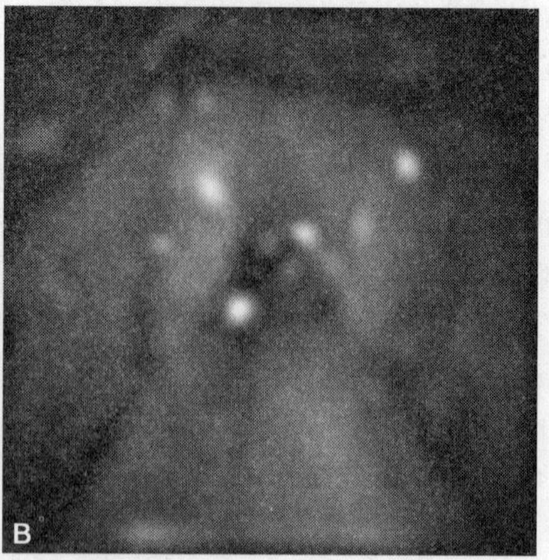

图 78-8　Marraro 双腔管插管示意图

三、小儿肺隔离实施过程需注意的问题

OLV 期间，如何预防低氧血症和呼吸机相关性肺损伤是麻醉医师关注的重点问题，但基于小儿的呼吸生理特点，还要注意防范 CO_2 潴留。

（一）术前相关检查

麻醉前访视的气道评估和肺部听诊至关重要，应判断是否存在困难气道，了解哮鸣音、啰音的出现部位，行化痰、抗过敏、扩张支气管等积极处理。

婴儿行肺功能检查有一定难度，因此术前动脉血气分析和影像学检查对于评估患儿的氧合状态以及对 OLV 的耐受能力较有价值。影像学检查或 FOB 检查有助于判断气道通畅程度和病变范围，还能指导气管导管的选择。另外，患有先天性疾病的小儿应作超声心动图检查，以排除是否合并先天性心脏病。

（二）麻醉和机械通气方式的选择

婴幼儿行气管狭窄段切除术时建议使用全凭静脉麻醉。肺隔离症、支气管源性囊肿、先天性肺叶肺气肿、先天性膈疝、食管气管瘘的婴幼儿应降低吸气峰值压力和张肺压力，后两种疾病可选择高频通气。上述疾病均应避免吸入氧化亚氮。

（三）OLV 低氧血症的预防与处理

婴幼儿氧耗量大，功能残气量小，在单侧肺疾患时，患侧肺在上的侧卧位通气/血流（V/Q）明显失衡，更容易发生低氧血症。其原因是：①婴幼儿胸廓软，在受压情况下不能支撑下侧肺（健侧肺），使功能残气量接近残气量，即使在潮式呼吸时健侧肺也会发生气道闭合；②成年人侧卧位时，健侧膈肌因腹部流体压力梯度支持而存在机械优势，但婴幼儿的压力梯度较低，弱化了健侧膈肌的优势；③婴幼儿体型小，导致患侧肺和健侧肺之间的流体压力梯度下降，健侧肺血流增加不多。

婴幼儿 OLV 低氧血症的发生率明显高于学龄儿童和青少年。因此，建议在启动 OLV 前充分吸引通气肺的分泌物，确保肺隔离器具处于理想位置；OLV 期间吸入 100% 氧气，维持脉氧饱和度（SpO_2）维持在 95% 以上，并尽量缩短 OLV 时程。

OLV 期间应严密监测 SpO_2、呼气末二氧化碳分压（$PETCO_2$）和吸气峰值压力的变化。若吸气峰值压力突然明显升高，$PETCO_2$ 明显下降，在排除肌松不足的因素后，无论是否伴随 SpO_2 下降，都应排除以下情况：气管被脱出的堵塞器套囊部分或全部堵塞，双腔管发生过深移位。

如果 SpO_2 持续降至 93% 以下，同时确认管端无错位现象，可采取下述方法处理：

①及时抽吸通气侧气道内的分泌物，适当增大潮气量，但控制气道峰压在 35cmH_2O 以下。

②向术侧肺开放性持续吹入 1～2L/min 的氧气。

③对术侧肺行持续气道正压（CPAP）通气，压力控制在 4～5cmH_2O，或行高频喷射通气，以增加术侧肺的氧交换能力，此时术侧肺可有一定的膨胀，肺萎陷不全。

④暂停 OLV，用双肺通气改善低氧状态后，按手术需要再行 OLV 或选择性肺叶隔离。

⑤肺叶切除术在阻断术侧肺叶支气管动脉后，能迅速改善低氧状态。

（四）OLV 期间 CO_2 潴留的防范

OLV 期间由于肺内分流的原因，使 $PETCO_2$ 不能准确反映机体内二氧化碳的情况，需要定期行动脉血气分析。婴幼儿 OLV 时解剖无效腔增加，V/Q 下降，高碳酸血症的发生率明显高于学龄儿童和青少年。建议在 OLV 期间给予潮气量 8～10ml/kg，根据动脉二氧化碳分压调整呼吸频率。若采取导管外引导法放置 WEB，可在侧卧位 FOB 定位后取下多通道接头，以降低死腔量（图 78-9）。

（五）预防血液或分泌物对健侧肺的污染

侧卧位时以支气管阻塞法行 OLV，在转换双肺通气时有可能增加术侧肺的血液、分泌物污染健侧肺的风险。因此在抽出套囊气体前，应对术侧肺充分吸引。如果患儿无

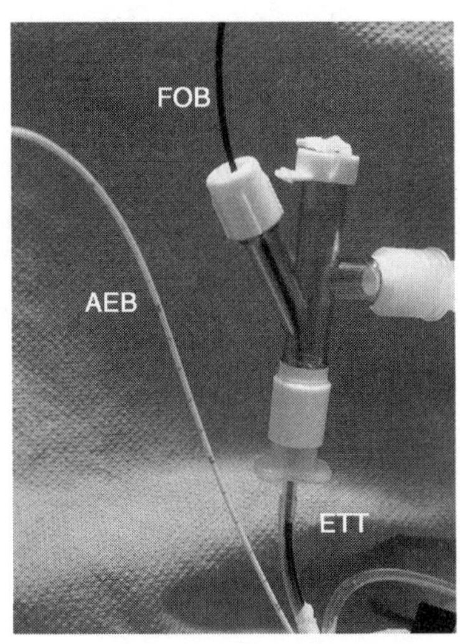

图 78-9 WEB 在单腔管外放置,FOB 定位后,可取下多通道接头

法耐受 OLV,需要间歇双肺通气,但术侧肺分泌物较多,则应放入吸痰管,在双肺通气期间尽量避免手术挤压操作,并积极吸引。

(六) 肺隔离效果不佳的原因及处理

由于各种堵塞器具的管腔均很狭小,所以肺自动萎陷所需时间较长,分泌物抽吸能力有限。手术开始后如发现肺萎陷不良但无通气,除了肺气肿、粘连等患儿因素以及让外科医师耐心等待之外,还应排除堵塞器错位。最常见的错位是堵塞器套囊位于右上肺叶支气管开口,导致右上肺叶既无通气,也不萎陷。这是因为婴幼儿的右上肺叶开口与气管隆突距离短,当距离小于 0.5cm 时,即使堵塞器套囊部分位于隆突上,也无法避免部分阻塞右上肺叶开口。为了保证肺隔离效果,建议使堵塞器套囊处于隆突下,若阻塞了右上肺叶,可先抽出套囊气体,暂停机械通气,使右上肺叶萎陷后再行 OLV。

如果术侧肺不萎陷,且仍有通气,则应考虑以下原因:①堵塞器套囊脱出,位于气管内,失去肺隔离效果,此时吸气峰值压力可能高达 40cmH$_2$O,对套囊抽气后,吸气峰值压力可明显下降;②堵塞器套囊注气量不足,这种情况的吸气峰值压力一般在正常范围内;③双腔管插管过浅或支气管套囊注气量不足,通过听诊或 FOB 可判断。麻醉医师应根据判断及早处理,调整器具位置或套囊注气量。

综上所述,婴幼儿肺隔离技术难度较高,国际上尚无导管器具选择的规范化指引,国内也无大样本病例报道和成熟的经验分享。因此,必须根据患儿的具体病情制定麻醉方案,减少并发症,使肺隔离顺利实施。

(叶婧 张国强 欧阳葆怡 古妙宁)

参 考 文 献

1. Rothenberg SS. First decade's experience with thoracoscopic lobectomy in infants and children. J Pediatr Surg,2008,43:40-44
2. Albanese CT, Rothenberg SS. Experience with 144 consecutive pediatric thoracoscopic lobectomies. J Laparoendosc Adv Surg Tech A,2007,17:339-341
3. 陈勇,吴周全. Coopdech 支气管封堵导管在小儿微创心脏手术中的应用. 江苏大学学报(医学版),2010,20(4):357-358
4. Ho AC,Chen CY,Yang MW,et al. Use of the Arndt wire-guided endobronchial blocker to facilitate one-lung ventilation for pediatric empyema during video-assisted thoracoscopy. Chang Gung Med J,2005,28(2):104-110
5. Byon HJ,Lee JW,Kim JK,et al. Anesthetic management of video-assisted thoracoscopic surgery(VATS) in pediatric patients:the issue of safety in infant and younger children. Korean J Anesthesiol,2010,59(2):99-103
6. Stephenson LL,Seefelder C. Routine extraluminal use of the 5F Arndt Endobronchial Blocker for one-lung ventilation in children up to 24 months of age. J Cardiothorac Vasc Anesth,2011,25(4):683-686
7. Bastien JL,O'Brien JG,Frantz FW. Extraluminal use of the Arndt pediatric endobronchial blocker in an infant:a case report. Can J Anesth,2006,53:159-161
8. Asai T, Oishi K, Shingu K. Use of the laryngeal mask for placement of a bronchial blocker in children. Acta Anaesthesiol Scand,2000,44(6):767-769
9. Wald SH,Mahajan A,Kaplan MB,et al. Experience with the Arndt paediatric bronchial blocker. Br J Anaesth,2005,94:92-94
10. Bird GT,Hall M,Nel L,et al. Effectiveness of Arndt endobronchial blockers in pediatric scoliosis surgery:a case series. Paediatr Anaesth,2007,17:289-294
11. Disma N, Mameli L, Pini-Prato A, et al. One lung ventilation with Arndt pediatric bronchial blocker for thoracoscopic surgery in children:a unicentric experience. Paediatr Anaesth,2011,21(4):465-467
12. Ho AMH,Karmakar MK,Critchley LAH,et al. Placing the tip of the endotracheal tube at the carina and passing the endobronchial blocker through the Murphy eye may reduce the risk of blocker retrograde dislodgement during one-lung anaesthesia in small children. Br J Anaesth, 2008, 101(5):690-693
13. Li PY,Gu HH,Liang WM. Sequential one-lung ventilation using one Arndt endobronchial blocker in a pediatric patient undergoing bilateral, video-assisted thoracoscopic surgery(VATS). J Clin Anesth,2009,21(6):464
14. Venkataraju A,Rozario C,Saravanan P. Accidental fracture of the tip of the Coopdech bronchial blocker during

insertion for one lung ventilation. Can J Anaesth, 2010, 57: 350-354

15. Campos JH. An update on bronchial blockers during lung separation techniques in adults. Anesth Analg, 2003, 97(5): 1266-1274
16. Pawar DK, Marraro GA. One lung ventilation in infants and children: experience with Marraro double lumen tube. Paediatr Anaesth, 2005, 15: 204-208
17. Di Nardo M, Perrotta D, Stoppa F, et al. Independent lung ventilation in a newborn with asymmetric acute lung injury due to respiratory syncytial virus: a case report. J Med Case Rep, 2008, 19(2): 212
18. Tobias JD. Anaesthesia for neonatal thoracic surgery. Best Pract Res Clin Anaesthesiol, 2004, 18(2): 303-319
19. Hammer GB. Pediatric thoracic anesthesia. Anesthesiol Clin North America, 2002, 20(1): 153-180
20. Golianu B, Hammer GB. Pediatric thoracic anesthesia. Curr Opin Anaesthesiol, 2005, 18(1): 5-11
21. 刘伟，耿万明. 小儿单肺通气的麻醉. 中华临床医师杂志(电子版), 2011, 8: 2324-2327
22. Karzai W, Schwarzkopf K. Hypoxemia during one-lung ventilation: prediction, prevention, and treatment. Anesthesiology, 2009, 110: 1402-1411

79. 小儿气道异物麻醉：现状与挑战

小儿气道异物(tracheobronchial foreign body,TFB),作为3岁以下低龄儿童的急症,是导致呼吸窘迫,缺血缺氧性脑部及死亡的高危因素。由于此阶段患儿磨牙的缺失无法将食物充分咀嚼,吞咽协调的能力发育尚未完善,进食时注意力易分散,又处于喜爱将"物品"放入嘴中感知的阶段,因此往往成为儿童期意外致死的首要病因。由于缺乏安全教育的意识,监管人的疏忽及喂养习惯不科学,此病更多见于发展中国家的儿童,如印度,巴西,土耳其及中国等国家。

一、流行病学调查

在美国此病的发病率约为1.4∶100 000,是1岁以下儿童的第五大致死原因。而在中国没有明确的统计数据,在一项对505例患者为期3年的研究中发现,在学龄前儿童中超过95%的患者为3岁以下的幼儿,男女比接近2∶1。对于吸入异物的类型,对2岁以下的年幼儿童以食物类有机物为多,如植物种子(花生,瓜子,开心果等),动物骨头;年龄较大的儿童以塑料玩具(圆珠,电池)及学习文具类用品(笔帽,针头)为主。40%异物位于右侧支气管,30%位于左侧支气管,其次是主气道和声门下区域。

二、临床表现与诊断

临床症状与吸入异物的类型大小,位置及存留时间有关。典型的症状(也叫"penetration syndrome",渗透综合征)包括突发性窒息,难治性咳嗽,喘鸣,呼吸急促,发热及久治不愈的肺炎。听诊时往往患侧肺部呼吸音减弱或喘鸣音,对声门下的气道异物多数可闻及"拍击音",但也有些患儿无阳性体征。还有些肺部有异常呼吸音的患儿要与哮喘急性发作期及肺炎相鉴别。主要依据所提供的既往病史,治疗史及异物误吸史来判断。要明确诊断往往需要结合以下证据:有目击误吸的证人;患儿突发性的咳嗽或呃逆以及影像学的阳性结果,但是在临床工作中往往缺乏证据,而导致许多误吸患儿的漏诊。异物存留会导致不同的阀门效应,如气体可自由进出的回流阀效应;气体只进不出的止回阀效应和气体不进不出的截止阀效应等,可由阻塞性肺

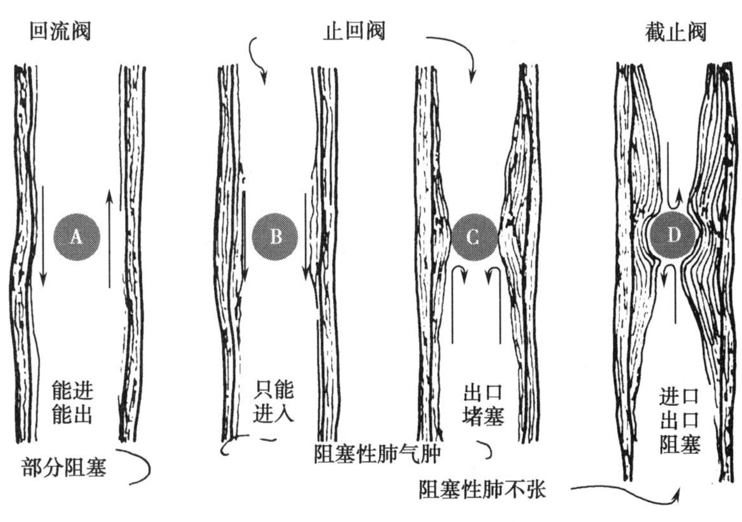

图79-1 气道异物所致的气道阻塞分型

气肿发展为肺不张(图 79-1)。长期存留的异物会造成严重的并发症,如气道水肿、角化、支气管扩张和阻塞性肺炎。大约有近 20% 的异物为不透光型,常规胸片很难发现。可以通过胸透发现纵隔摆动及节段性的肺不张来确诊,也可通过胸部高分辨率 CT 来提高诊断的阳性率(图 79-2)。一般超过 50% 的患者会在误吸一周内来就诊,也有最长时间为超过一年的,异物被包裹角化。长时间的异物存留患儿常表现为支气管扩张或硬化的并发症,手术过程中易出血,气道肿胀导致阻塞性通气障碍,往往有低氧血症的发生。

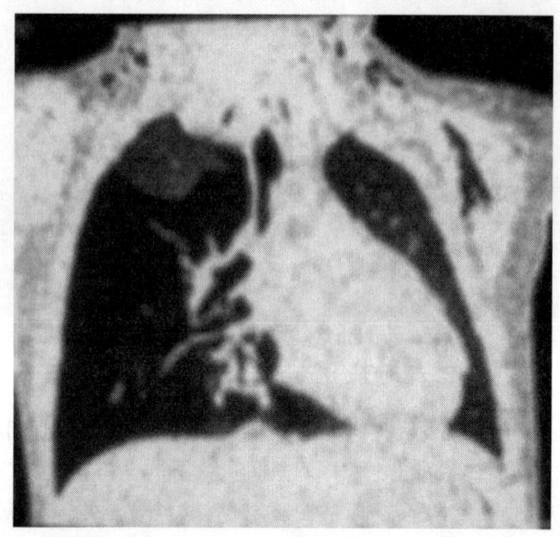

图 79-2 CT 显示:右侧支气管开口处异物

三、治 疗

在支气管镜用于气道异物手术之前,此类疾病的死亡率近 50%。现在随着外科技术的进步,麻醉方法的改进,此类疾患的病残率和死亡率得到了大幅的降低。目前,硬性支气管镜(rigid laryngoscope)仍作为气道异物取出的金标准手段,已经有超过 12 年的历史了,而纤维支气管镜(flexible bronchoscope)可以作为检查的辅助方法,还有其他方法如结合内窥镜(endoscope)下钳取异物。手术所致的医源性并发症包括:纵隔气肿,气管撕脱,声带撕脱,声门下水肿,气管内出血,严重者需要行气管切开,胸腔引流或开胸术等。

四、麻 醉 方 法

以复旦大学附属眼耳鼻喉科医院麻醉科为例,在 20 年的过程中,实施气道异物手术经历过了四个阶段,主要为:

第一阶段:无麻醉时代

患儿在清醒状态下接受手术,手术医师必须佩戴保护拇指的钢制指环,扳开患儿口腔实施手术,麻醉医师仅起到监护的角色,一旦出现严重低氧事件再行人工机械通气;

第二阶段:静脉麻醉,保留呼吸

以 γ 氨基丁酸为代表的麻醉药物,但是麻醉深度不足,往往会有体动,气道痉挛发生,手术经常需中断来控制气道,苏醒期也较长。

第三阶段:静脉麻醉,控制呼吸

采用丙泊酚及琥珀酰胆碱。手术过程比较平稳,异物取出率提高,但是在苏醒阶段需人工气道支持(面罩,喉罩或气管导管)。

第四阶段:静脉镇痛麻醉,保留呼吸

采用新型麻醉镇静镇痛药右美托嘧啶,术中保留了患者的呼吸,但是诱导苏醒期较长,儿童会有心率减缓等并发症,术后仍需气道支持,但是降低了术中医源性气压伤的可能。

按照术中维持通气的方法分为:保留自主通气,控制通气(间断正压通气和喷射通气等几种)。

术前慎用镇静药物,以免加重气道梗阻的发生。可给予抗胆碱能类药物如阿托品,胃长宁以减少气道分泌物及喉镜所导致的迷走反射。诱导可采用七氟烷吸入或静脉麻醉药物,比较统一的认识是浅麻醉下实施手术会导致咳嗽,使异物移位。手术中可以维持自主呼吸或采用经过支气管镜侧孔正压通气,对此在手术进行前术者与实施麻醉的医师应达成共识,无论采用哪种方法,要确保实施支气管镜检查时气道呈开放状态,所以维持麻醉应该采用全凭静脉麻醉(total intravenous anesthesia,TIVA)的方式,可复合丙泊酚和瑞芬太尼或使用右旋美托嘧啶持续微泵输注。手术结束退出支气管镜后,患者呼吸平稳可仅采用面罩吸氧,如需控制通气,可放置喉罩或实施气管插管,为了降低苏醒过程中发生喉痉挛的可能性,应该多次吸引口咽部的分泌物。

五、目前存在问题

(一) 公共安全教育意识的缺乏

在喂养习惯方面,儿童监管方面都与西方国家存在差距,说明此类急症仍将在一段时间内常期存在,成为危害低龄儿童健康的隐形杀手。

(二) 诊疗模式不统一

以上海多家医院的调查为例,在接诊气道异物病患时,无论是诊疗水平(诊断的误诊率、漏诊率),手术方法(采用纤维支气管镜或者硬性支气管镜检查术),麻醉方案(药物的不同配伍),术中通气方案(保留自主呼吸或控制通气),还是对并发症(尤其是医源性的并发症)的控制方面各家医疗单位水平极度不均衡,临床中危重并发症往往多见于患者病情被漏诊,误诊,或是医护群体缺乏处置经验,造成缺氧时间过长而脑死亡。而不具备手术条件的医疗单位在向上一级医院转诊过程中,对患者气道管理的脱节又使病情雪上加霜,甚至错过了急救复苏的黄金时间,造成生命无法挽回的悲剧。目前在麻醉同行中,对气道内误吸异物患者实施支气管镜检查术所达成的共识是:要与外科医师共享气道,麻醉实施过程就极具挑战性,同时又要面临复杂多变的气道紧急突发事件(如心搏骤停,低氧血症,气胸等)。要完成这类风险高的紧急手术,除了需要具备丰富的临床经验外,迫切地需要制定一套规范的气管内误吸异物患者的气道管理方案。包括建立术前评估指南,做好围术期阻塞气道的通气氧合以及减少术后并发症的发生,为生命保驾护航。1995 年在美国心脏协会对小儿基础生命支持的更新中提到了对误吸气道异物的处理。提到在不同临床症状下的外科处理原则,尤其当异物比支气管镜内镜大时,在将异物钳与镜子一并退出时要格外当心,一旦异物脱落会造成完全性的气道梗阻,一旦发生需要将异物往支气管内推送。

(三) 麻醉挑战大

国内目前没有统一的处理准则,对患者的术前评估有助于做好充分的气道准备工作。应询问异物的种类及误吸时间,结合体检及影像学资料可以了解病情。熟悉异物所造成的病理生理学方面的改变,如会造成节段性的肺不张和肺泡积液,对于异物阻塞所致持续性的肺实质性改变,即使异物完全取出,肺部炎症也不会即刻好转。注意术中可能的并发症如气道痉挛,低氧血症,高碳酸血症和低血压等,必要时需要中止手术待患者氧合情况好转再实施手术。对于危重患儿要关注病情的变化,术中确保充分的氧合,发生气道急症如张力性气胸,急性肺水肿,心搏骤停,要有即刻实施胸腔穿刺及心肺复苏的能力。做好包括麻醉医师,手术医师及护士团队的配合协调工作,改善气道梗阻和严重的并发症。

(四) 与手术医师的配合缺乏默契

对在复旦大学附属眼耳鼻喉科医院所有麻醉医师的一项调查,有 14 位受访者关于行气道异物手术麻醉的问卷,其中 6 人(42.9%)实施了超过 100 例的气道异物手术麻醉。结果显示 10 人(71.4%)认为耳鼻喉科专家应该减少误诊率,对可能是肺炎或哮喘的患者实施气道检查手术大大增加了术后并发症发生的概率。8 人(57.1%)认为在手术进行过程中外科医师应该考虑和采纳麻醉医师相关建议。如遇到低氧血症或麻醉深度不足时应暂停手术,共同应对术中的紧急事件。这个结果也表明为了减少医源性损伤,团队配合非常重要。

(五) 缺乏规范化的管理模式

临床医学是一门需要在实践中总结经验,并通过理论指导日益更新的学科。在生命急救方面,美国心脏协会推出了国际心肺复苏及心血管急救指南。同样在困难气道处理(包括预期的和无法预料的困难气道)方面,从 1993 年起,美国、德国、英国、加拿大等国纷纷采用了适合自己国情的气道管理实践指南。通过这些实践指南,能够大大减少相关并发症的发生,最大程度地挽回患者的生命。我国是气道异物高发国家,通过大样本量的回顾性分析,确立导致围术期并发症发生的高危因素,建立规范化的麻醉通气方式,通过前瞻性的队列研究验证通气模式的准确性,如对不同患者临床情况选用何种麻醉药物配伍,是否保留呼吸,异物取出后呼吸道支持模式。对出现的并发症,如气道痉挛(支气管痉挛,喉痉挛),气胸(尤其是张力性气胸),低氧血症等危急情况的处理(如选用支气管解痉药物,加深麻醉,选用短效肌松剂,甚至是紧急情况下行胸腔穿刺排气减压)。只有对这些紧急事件实施标准化流程处理,才有可能将围术期风险置于可控制的范围。

六、总　　结

对于可疑的气道异物患者,一定要尽早实施支气管镜检查术。在手术团队中各方的配合非常关键,麻醉医师要掌握此类疾病的常见病理生理学知识和并发症情况,熟悉应对紧急气道急症的处理办法。卫生部门应加大对监护人关于气道误吸危害的宣传力度,并亟需制定一套统一的诊疗规范流程,以减少气道误吸的发病率和病残率。

(张旭　李文献)

参 考 文 献

1. Bittencourt PF, Camargos PA, Scheinmann P, et al. Foreign body aspiration: clinical, radiological findings and factors associated with its late removal. Int J Pediatr Otorhinolaryngol, 2006, 70(5):879-884
2. Xu Zhang, Wenxian Li, Yinzi Chen. Postoperative adverse respiratory events in preschool patients with inhaled foreign bodies: an analysis of 505 cases. Pediatric Anesthesia, 2011, 21(10):1003-1008
3. Field JM, Hazinski MF, Sayre M, et al. Part 1: Executive Summary of 2010 AHA Guidelines for CPR and ECC. Circulation. In press.
4. Henderson JJ, Popat MT, Latto IP, et al. Difficult Airway Society. Difficult Airway Society guidelines for management of the unanticipated difficult intubation. Anaesthesia, 2004, 59(7):675-694
5. American Heart Association 2005 American Heart Association (AHA) guidelines for cardiopulmonary resuscitation (CPR) and emergency cardiovascular care (ECC) of pediatric and neonatal patients: pediatric basic life support. Pediatrics, 2006, 117:e989-e1004

80. 超声引导下腹横肌平面神经阻滞在小儿麻醉中的应用

腹横肌平面阻滞(transversus abdominis plane block, TAPB)是指将局麻药物注射到腹内斜肌与腹横肌之间的神经筋膜层阻滞前腹壁的神经,其能提供良好的腹壁镇痛。最早2001年Rafi等提出,在“Petit”三角内向髂嵴进针,通过“双突破法”明确注药部位,但仅应用于成人。然而小儿腹壁薄弱,筋膜突破感不强,使其在小儿的应用具有局限性。2007年,Hebbard等人首次将超声引导下行TAP神经阻滞应用于成人。在超声引导下TAPB可直视邻近神经的组织解剖结构(尤其各种变异)和局麻药的扩散情况,定位更准确,减少了局麻药的用量和并发症的发生。这一技术的引入使得TAPB在小儿中的应用更加普遍。Farooq等和Suresh等报道了超声引导下TAPB(Ultrasound guided transversus abdominis planeblock,UGTAPB)用于小儿腹部手术术后镇痛成功的经验。关于TAPB应用于成人的多项meta分析已证明了其能减少术后阿片类药物的需求缓解疼痛。TAPB镇痛价值是明确的,但缺乏大量高质量有关超声引导下TAPB在小儿中应用的临床试验研究,使得其相关信息资源有限,大多数小儿麻醉科医师没有将其作为首选的麻醉方案。本文将从各个方面介绍这一新的镇痛模式。

一、解 剖 原 理

T_6~L_1节段脊髓发出感觉神经出椎间孔,走行于椎间隙间,然后穿入侧腹壁的肌肉组织,以扇形形式分布于腹内斜肌与腹横肌间的神经筋膜平面(TAP),感觉神经在腋中线发出皮神经侧支后,继续在这平面向前支配皮肤,远至正中线。正因为人体前腹壁的皮肤、肌肉及腹膜壁层是由感觉神经T_6~L_1所支配,所以将局麻药物注入TAP通过扩散阻滞相邻节段感觉神经能减轻腹壁疼痛。Rozen等人发现T_9以上胸段神经是通过肋缘下走行出TAP层,而下方的髂腹下神经及髂腹股沟神经在髂前上棘上方进入TAP层。这也就为后面将要提到的肋弓下缘法和后路入法提供理论依据。同时这些与深回旋动脉所伴行的TAP丛是非常细小,并在TAP间有广泛的联络。这些解剖原理提示了TAPB比局部浸润定位更明确,然而其使用局麻药物是否更少,中毒机率更小还需要进一步探讨。

二、技 术 实 施

最早TAPB应用于成人,使用“双突破法”进行定位。然而,缺乏对药物扩散情况的观察,阻滞的定位准确性无法判定,尤其在小儿突破感不强情况下。几乎所有小儿的TAP神经阻滞的操作都需要在超声引导下进行,主要由于曾在小儿髂腹股沟神经阻滞的经验,有报道称仅以体表标志行神经阻滞准确率只有14%。Hebbard等注意到这些问题提出了在超声引导下的TAP神经阻滞。具体方法是将超声探头横向放在靠外侧的前腹壁,分清三层肌肉结构,将探头往后退到腋中线髂嵴上缘,向后背的方向进针。这种方法就是普遍认为的后路法(posterior approach),也是所发表文献中使用最普遍的一种方法。后来Suresh等对后路法进行了一些改良将其应用于小儿,他们将超声探头横放在腹壁向侧面移动直到能看到背阔肌也就是腹横肌刚刚起始的位置,他们认为将局麻药物注射到此处能更靠近胸腰段神经根部使局麻药物在腹壁扩散得到更好的阻滞效果。Hebbard等还提出了另一种方法肋弓下缘进路法(the oblique subcostal approach),而这种方法更倾向于在行上腹部手术中使用。具体操作是将超声探头放在肋弓下缘,在剑突附近进针,使得局麻药物在肋缘周围的TAP层扩散。在这里需要特别注意的是肋弓下缘腹外斜肌移行成筋膜,超声下不会出现标准的三层肌肉结构。另外,Barrington等在成人尸体上进行试验,并提出针随着探头向背部移动进行多次注射的方法较单次注射局麻药浸润范围要广,镇痛效果更好。在小儿中使用未见报道。总之,在超声引导下的TAP神经阻滞不仅能清楚的显示针的方向,并且可以观察到药物扩散的暗性区明确阻滞的准确性。

三、药 物 使 用

局麻药物的使用应该根据小儿的年龄，身体状况，阻滞的位置和体重。Suresh and Chan 推荐在较大小儿和青少年中使用0.2ml/kg的布比卡因，最高容量使用到20ml，通过超声引导下TAP阻滞为腹部手术提供镇痛。布比卡因使用的总剂量限制在：新生儿不能超过2mg/kg，小儿不超过3mg/kg，青少年不超过4mg/kg以避免局麻药物中毒的发生。Fredrickson 等在超声引导下的TAP阻滞使用0.3ml/kg的1%利多卡因与1%罗哌卡因混合并加用1/20万的肾上腺素。Jacobs 等对五例新生儿和五例婴儿进行研究证明单边应用0.25%左旋布比卡因0.5ml/kg。Fredrickson and Seal 等对4例0～28d的新生儿使用0.25%罗哌卡因0.4ml/kg。然而这些实验所研究的局麻药物种类，使用容量和浓度，给药的方式都不同，结果没有可比性。

临床较多选择毒性较低局麻药物罗哌卡因或者左旋布比卡因。目前没有关于实施UGTAPB后发生局麻药中毒的相关报道。但是，探讨小儿局麻药物使用的安全剂量是非常必要的。Bernard Dalens 等对使用3mg/kg罗哌卡因行髂腹股沟神经阻滞的研究结果进行参考。总罗哌卡因峰浓度是(1.5±0.93)mg/L，在注药后15～64min后达峰，而血浆中的游离罗哌卡因峰浓度(0.05±0.03)mg/L，小于成人的中毒剂量，作用半衰期是(2±7)h。行UGTAPB后的小儿局麻药物药代动力学仍不清楚。另外目前没有关于小儿血中罗哌卡因的中毒剂量的报道，大多报道都是参考成人中毒剂量，所以在小儿中局麻药物使用还需谨慎。

四、临 床 应 用

(一) 在开腹手术中的应用

小儿开腹手术切口大常常伴随着因腹部切割伤引起的疼痛，小儿可因为疼痛而烦躁并且也会影响其精神心理发育。整个围术期我们都需要给予小儿充分镇痛。传统的方法有椎管内麻醉(例如骶管)，但是由于小儿不配合使用具有局限性，然而加大阿片类药物的用量同样也会影响小儿的术后呼吸恢复和苏醒，恶心呕吐的发生率增高。一些外科医师选择局部切口浸润局麻药的方式进行镇痛，但是在Jensen 等研究中并没有发现其优越性。早在还未应用超声时代，Carney 等将传统通过体表标志进行TAP阻滞，使用2.5mg/kg 0.75%罗哌卡因与安慰剂生理盐水，在4～16岁行开腹阑尾切除手术患儿中进行比较，证实能减少阿片类药物的用量和提高镇痛评分。Jacobs and Thies 等报道了在行肠扭转矫正术的1例2个月患儿使用2.5ml/kg 0.25%左旋布比行单点后路法超声TAPB后，减少了麻醉镇痛药物用量。Visoiu 等报道了6例年龄在(2～18个月的患儿)分别行肠切除和阑尾切除，使用肋缘下入路法使用0.5ml/kg 0.25%罗哌卡因行TAPB，并埋置了导管，减小了术后FLACC评分和镇痛药物的需求。TAPB阻滞使用方法给药模式都需要根据手术切口位置，患儿情况决定。Fredrickson 等在行腹股沟疝高位结扎术的6个月到10岁的患儿中，进行了超声引导下髂腹股沟神经阻滞与TAP神经阻滞的比较。超声引导下TAP组术后疼痛率(76% vs 45%)和需要止痛药的百分率(62% vs 30%)明显高于髂腹股沟神经阻滞组。有多个因素造成这样的结果，其中一个是在腹股沟疝高位结扎术中起主要作用的是髂腹股沟神经和髂腹下神经，这两根神经常常位于髂前上棘的前方。尽管研究员不断改进TAP神经阻滞方法以确保局麻药物至少扩散到腋前线水平，但是到腹中央的扩散情况还是不确定的。一般在进行髂腹股沟神经阻滞时才会出现局麻药扩散到位于靠中间的生殖股神经。而且所使用的统一局麻药物容量(0.3ml/kg)可能对于髂腹股沟神经阻滞是足够的但是对于TAP来说可能容量偏低影响扩散。选择TAPB时需要充分考虑神经分布情况，通过容量和进针点的调整来达到所需镇痛效果。

(二) 腹腔镜手术中应用

腹腔镜手术是一门新发展起来的微创方法，创口更小，恢复快。但充满CO_2的腹腔对壁层腹膜牵拉也使患儿术中镇痛药物需求增加，术后不适。进行双侧TAPB后能使大部分腹壁神经阻滞达到镇痛效果。但是目前关于其在腹腔镜下应用报道较少。Sandeman 等将行腹腔镜下阑尾切除的7～16岁的患儿随机分成进行超声引导下后路法使用0.5ml/kg 0.2%罗哌卡因行双侧TAP阻滞组和空白组，所有的患儿都接受了痛点浸润和标准多模式的术后镇痛。实验的主要指标术后对阿片类药物的需求率统计学没有差异。文章也在讨论中列出几个干扰因素，尽管患儿术前都是进行的随机分组，但是复杂的阑尾切除例数在TAP阻滞组多于空白组(31% vs 11%,)，使得手术时间也长于空白组，必定会对实验结果产生干扰。另外还由于外科医师操作缘故，手术可能牵扯到后路法TAP不能阻滞到的T8皮节。有趣的是，术后的最初6～8hTAP组能提供比较好的镇痛效果，但是手术后16h的总体吗啡需要量两组相似。这也可以用TAP阻滞组局麻药药效以6～8h为一个时间点开始削弱，需要阿片类药物去衔接镇痛来解释。同样，患儿第一次进行自控镇痛时间的平均值在TAP组长于空白对照组，但是并没有达到统计学意义。然而在成人，J.B等报道了“四点注射”法(bilateral dual-TPAB)浸润范围更广，减少疼痛效率更高。“四点注射”应用于小儿腹腔镜手术是否能同样提高镇痛效率还需要进一步研究。

五、临床应用前景

为了使镇痛时间延长，最早成人TAPB通过埋置导管间断给药。由于小儿的不配合,该项技术在小儿中的使用具有局限性。Taylor 等描述了对行膀胱手术的两例患儿(5岁及7岁)由于椎管闭合不全而接受了通过 TAPB 并埋植导管为术中及术后提供了非常好的镇痛效果。所使用的负荷剂量是 0.25% 布比卡因,0.3ml/kg,随后以 4ml/h 的速度持续输注 0.1% 布比卡因。Desgranges 等也报道了在成功以肋缘下入路的方法行单边 TAP 阻滞并埋置导管减轻 1 例 4 岁行上腹部手术的小孩的术后疼痛。在进行了 TAP 埋管后持续的输注局麻药物是否优于间断推注一定剂量暂时还没有一个定论,还需要更多针对 TAP 埋管技术用药负荷剂量,持续剂量,用药浓度,锁定时间等进行探讨。

多项研究和病例报道也提示 TAP 神经阻滞可能适用于大范围的年龄段。行结肠造口术的 2 天小婴儿,行空肠闭锁修复的 2 个月大的早产儿,4 岁行门体分流术的小儿,慢性腹壁疼痛的 13 岁小儿,膀胱外翻修复术的 18 岁患儿,TAP 神经阻滞都为他们提供了满意的术后镇痛。但是我们需要特别关注局麻药物浓度,避免局麻药物中毒情况的发生。尽管在小儿中没有报道,但是在成人 TAP 已成功在 PACU 和 ICU 单元进行术后镇痛补救。

六、结　　语

UGTAPB 是一种新型镇痛模式,适用于不同年龄段小儿的多种腹部手术。UGTAPB 镇痛价值是明确的,但缺乏大量高质量有关 UGTAPB 在小儿中应用的临床实验研究,使得其相关信息资源有限,大多数小儿麻醉科医师没有将其作为首选的麻醉方案。另外,其在小儿中药物的使用以及药代动力学等问题还需要进一步研究。

(王燮　谭玲　姚玉笙)

参考文献

1. Rafi AN. Abdominal field block: a new approach via the lumbar triangle. Anaesthesia, 2001, 56: 1024-1026
2. Hebbard P, Fujiwara Y, Shibata Y, et al. Ultrasound-guided transversus abdominis plane(TAP) block. Anaesth Intensive Care, 2007, 35: 616-617
3. Farooq M, Carey M. A case of liver trauma with a blunt regional anesthesia needle while performing transversus abdominis plane block. Region Anesth Pain Med, 2008, 33(3): 314-315
4. Charlton S, Cyna AM, Middleton P, et al. Perioperative transversus abdominis plane(TAP) blocks for analgesia after abdominalsurgery. Cochrane Database Syst Rev, 2010, 12: CD007705
5. Petersen PL, Mathiesen O, Torup H, et al. The transversus abdominis plane block: avaluable option for postoperative analgesia? A topical review. Acta Anaesthesiol Scand, 2010, 54: 529-535
6. Rozen WM, Tran TMN, Ashton MW, et al. Refining the course of the thoracolumbar nerves: a new understanding of the innervations of the anterior abdominal wall. Clin Anat, 2008, 21: 325-333
7. Polaner D, Suresh S, Cote C. Pediatric regional anesthesia. In: Cote C, ed. A Practice of Anesthesia for Infants and Children. Philadelphia, PA: WB Saunders, 2001: 646
8. Fredrickson MJ, Paine C, Hamill J. Improved analg esia with the ilioinguinal block compared to the transversus abdominisplane block after pediatric inguinal surgery: a prospective randomized trial. Pediatr Anesth, 2010, 20: 1022-1027
9. Hebbard P. Subcostal transversus abdominis plane block under ultrasound guidance. Anesth Analg, 2008, 106: 674-675
10. M. J. Barrington, J. J. Ivanusic, et al. Spread of injectate after ultrasound-guided subcostal transversus abdominis plane block: a cadaveric study. Anaesthesia, 2009, 64, 745-750
11. Jacobs A, Bergmans E, Arul GS, et al. The transversus abdominis plane(TAP) block in neonates and infants-results of an audit. Pediatr Anesth, 2011, 21: 1078-1080
12. Fredrickson M, Seal P, Houghton J. Early experience with the transversus abdominis plane block in children. Pediatr Anesth, 2008, 18: 891-892
13. Bernard Dalens, Claude Ecoffey et al. Pharmacokinetics and analgesic effect of ropivacaine following ilioinguinal/iliohypogastric nerve block in children. Paediatric Anaesthesia, 2001, 11: 415-420
14. Suresh S, Barcelona SL, Young NM, et al. Postoperative pain relief in children undergoing tympanomastoid surgery: is aregional block better than opioids? Anesth Analg, 2002, 94: 859-862
15. Jensen SI, Andersen M, Nielsen J, et al. Incisional local anaesthesia versus placebo for pain relief after appendectomy in children-a double-blinded controlled randomised trial. Eur J Pediatr Surg, 2004, 14: 410-413
16. Carney J, Finnerty O, Rauf J, et al. Ipsilateral transversus abdominis plane block provides effective analgesia after appendectomy in children: a randomized controlled trial. Anesth Analg, 2010, 111: 998-1003
17. Eichenberger U. Ultrasound-guided blocks of the ilioinguinal and iliohypogastric nerve: accuracy of a selective new technique confirmed by anatomical dissection. Br J Anaesth, 2006, 97: 238-243
18. Sandeman DJ, Bennett M, Dilley AV, et al. Ultrasound-guided transversus abdominis plane blocks for laparoscopic appendicectomy in children: a prospective randomized

trial. Br J Anaesth, 2011, 106: 882-886

19. J. BØRGLUM et al, Ultrasound-guided bilateral dual transversus abdominis plane block: a new four-point approach. Acta Anaesthesiol Scand, 2011, 55: 658-663

20. Taylor LJ, Birmingham P, Yerkes E, et al. Children with spinal dysraphism: transverses abdominis plane (TAP) catheters to the rescue! Pediatr Anesth, 2010, 20: 951-954

21. Desgranges F-P, De Queiroz M, Chassard D. Continuous oblique subcostal transverses abdominis plane block: an alternative for pain management after upper abdominal surgery in children. Pediatr Anesth, 2011, 21: 982-983

22. Hardy CA. Transverse abdominis plane block in neonates: is it a good alternative to caudal anesthesia for postoperative analgesia following abdominal surgery? Pediatr Anesth, 2009, 19: 56

23. Tekin M, Gurkan Y, Solak M, et al. Ultrasound-guided bilateral transversus abdominis plane block in a 2-month-old infant. J Anesth, 2009, 23: 643-644

24. Simpson DM, Tyrrell J, De Ruiter J, et al. Use of ultrasound-guided subcostal transverses abdominis plane blocks in a pediatric patient with chronic abdominal wall pain. Pediatr Anesth, 2011, 21: 88-90

25. Pak T, Mickelson J, Yerkes E, et al. Transverse abdominis plane block: a new approach to the management of secondaryhyperalgesia following major abdominal surgery. Pediatr Anesth, 2009, 19: 54-56

26. Hebbard P. Audit of "rescue" analgesia using TAP block. Anaesth Intensive Care, 2007, 35: 617-618

27. Niraj G, Kelkar A, Fox AJ. Application of the transversus abdominis plane block in the intensive care unit. Anaesth Intensive Care, 2009, 37: 650-652

81. 瑞芬太尼在小儿的临床应用

一、瑞芬太尼药理学

（一）药代动力学

瑞芬太尼体内分布容积小，血管外分布广泛，稳态时分布容积远小于其他阿片类药。再分布快，血浆与效应位点浓度达到平衡的半衰期（t1/2keo）为1.0～1.5min。血浆浓度主要取决于输注速率而与输注时间长短无关。单次注射浓度达峰时间为1.5min。

瑞芬太尼与其他常用阿片类药物结构上的区别在于其N-酰基端含有酯键，可被组织和血液中的非特异性酯酶快速降解，并且不受血浆胆碱酯酶（假性胆碱酯酶）及抗胆碱酯酶药物（如新斯的明）的影响。同时也不干扰酯酶对其他药物的分解，如琥珀胆碱（suxamethonium）或艾司洛尔（esmolol）。瑞芬太尼的主要代谢途径（90%）是经脱酯作用形成羧酸代谢物GR90291，即瑞芬太尼酸，GR90291同样可结合于阿片受体，但其结合力仅为母体的1/（800-2000）且主要经肾脏清除；另一代谢途径为N端去烷基化形成GR94219，但所占比重很小。持续输注半衰期（context-sensitive half time）比较恒定，均为3～5min。

瑞芬太尼由于其独特的代谢方式，几乎不受肾功能改变的影响。大约95%的瑞芬太尼代谢后经尿排泄，主要代谢物活性仅为瑞芬太尼的1/4600，对于中重度患者肾脏衰竭患者，尽管其代谢产物瑞芬太尼酸在体内蓄积，但瑞芬太尼酸基本无阿片类作用，所以临床剂量范围内瑞芬太尼的代谢基本不影响肾功能，也不受肾功能的影响。

小儿瑞芬太尼药代动力学参数的影响因素众多，包括年龄、体重、体温、心肺转流术（cardiopulmonary bypass，CPB）等。

年龄显著影响瑞芬太尼的代谢，不同年龄段小儿瑞芬太尼药代动力学参数明显不同。Ross等对0～18岁小儿瑞芬太尼药代动力学的分组研究显示，各年龄组药物清除的半衰期相似，清除速率也与成人相似，对新生儿和婴儿组的研究显示其清除半衰期为3.4～5.7min，与年长儿比较，瑞芬太尼在该组患者中的清除速率更快，分布容积更大。张满和等的研究也证明成人与小儿在药代动力学上的差异，小儿组较成年组组$t_{1/2}$缩短，Vd和CL升高，可能原因是：①小儿各器官尚未发育完全，影响药物分布，其体内很多酶活性较强，而瑞芬太尼依靠血中非特异性酯酶代谢，故小儿代谢快；②小儿体液总量、血容量、细胞外液与体重之比均超过成年患者，而脂肪含量少，游离药物易穿过毛细血管壁向组织扩散，药物分布容积增加；③较强的非特异性酯酶活性加上增大的分布容积，使瑞芬太尼在小儿的清除率升高。推荐小儿用药时应适当增加剂量。

体重是影响药代动力学参数的另一重要因素，临床上常采用总体重（TBW）或瘦体重（LBW）计算用药剂量，其中LBM是由性别、体重（kg）、身高（cm）计算得出。男性LBM＝1.1×体重－128×（体重/身高）^{2}；女性LBM＝1.07×体重－148×（体重/身高）^{2}。Minto等证实LBM与中央室清除率、中央室分布容积密切相关，V1＝5.1－0.0201·（Age-40）＋0.072·（LBM-55），CL1＝2.6－0.0162·（Age-40）＋0.0191·（LBM-55），并提出临床计算瑞芬太尼用药量应以LBM为佳。

CPB对瑞芬太尼的药代动力学没有明显的影响，但CPB却能使阿芬太尼、芬太尼和舒芬太尼的药代动力学特性发生显著改变。温度可影响血浆和组织中非特异性酯酶的活性，CPB前后的温度变化可影响瑞芬太尼的药代动力学参数。此外，血液稀释，体外循环回路装置，特别是膜式氧合器对瑞芬太尼的吸附作用，也可能影响瑞芬太尼的药代动力学参数。

（二）药物效应动力学

瑞芬太尼与μ受体的结合力最强，与κ、δ受体结合力弱，可被纳洛酮拮抗。瑞芬太尼的药效呈剂量依赖性，但其镇痛作用有封顶效应（ceiling effect）。其效价与芬太尼相当，是阿芬太尼的20～60倍，是舒芬太尼的1/10。它的不良反应与其他阿片类药物相似，包括心动过缓、低血压、呼吸抑制、恶心呕吐、骨骼肌僵硬等。

二、瑞芬太尼的临床使用经验

（一）气管插管

为摸索一个合适的插管剂量，众多学者对此进行了大量的研究。但由于术前药的应用和诱导方法各异，所得结果相差甚大。所幸的是在所有研究中尚没有严重低血压和心动过缓的报道。

（二）全麻的维持

瑞芬太尼用于小儿全麻维持的研究很多，由于不同年龄段小儿药代动力学参数存在差异，故很难得到一个统一的、准确的标准维持剂量。

小儿瑞芬太尼的术中维持剂量与成人有差异 Munoz 等对 3～11 岁儿童的研究表明消除切皮时体动反应的瑞芬太尼输注速率儿童[0.149μg/(kg · min)]几乎是成人[0.080μg/(kg · min)]的两倍，这与儿童较高的清除率相一致。

表 81-1　不同研究中瑞芬太尼插管剂量的选择及方法学差异

研　究	病例数及分组	年龄（岁）	术前药	诱　导	瑞芬太尼的剂量（μg/kg）	插管时间（s）	结　论
Robinson 等	40 例，两组	2～12	阿利马嗪（口服）	丙泊酚 4mg/kg	1 15μg/kg 阿芬太尼	60	均插管成功，两组间无显著差异
Weber 等	38 例，两组	1～9	咪达唑仑和氯胺酮（口服）	七氟烷	1 盐水	60	1μg/kg 瑞芬太尼较对照组可提高插管条件（P=0.002）
Batra 等	40 例，两组	5～10	哌替啶+阿托品（肌注）	丙泊酚 3mg/kg	2 3	100	均插管成功，3 能提供较好插管条件（P<0.05）
Blair 等	109 例，四组	3～12	无	丙泊酚 3mg/kg +阿托品 10μg/kg	1 2 3 0.2mg/kg 美维松	60	最佳剂量范围 2～3μg/kg
Crawford 等	64 例，四组	2 个月～6 岁	无	丙泊酚 4mg/kg + 格隆溴铵 10μg/kg	1.25 1.5 1.75 2	90	ED_{50} 1.7±0.1μg/kg ED_{98} 2.88±0.5μg/kg
Morgan 等	60 例，两组	2～12	无	丙泊酚 4mg/kg	1.251mg/kg 琥珀酰胆碱	30	瑞芬太尼组中 28/30 第一次插管成功
Choong 等	30 例，两组	新生儿	无	阿托品 20μg/kg	3+盐水 2μg/kg 芬太尼 + 2mg/kg 琥珀胆碱	30	瑞芬太尼组首次插管成功率为 60%
Hume-Smith 等	64 例，三组	Ⅰ:0～3 个月 Ⅱ:4～12 个月 Ⅲ:1～3	15～20mg/kg 扑热息痛（口服）	丙泊酚 5mg/kg 混合 0.2mg/kg 利多卡因+隆溴铵 10μg/kg	起始剂量均为 0.3，再根据各组前一个插管条件确定下一个病例的剂量（±1），范围（1～6）	60	ED_{50}(95% CI)3.1(2.5-3.8) ED_{95}(95% CI)5.0(3.0-7.0) ED_{50}(95% CI)3.7(2.0-5.4) ED_{95}（95% CI）9.4（1.5-17.4） ED_{50}(95% CI)3.0(2.1-3.9) ED_{95}（95% CI）5.6（2.9-8.4） (μg/kg)

续表

研究	病例数及分组	年龄(岁)	术前药	诱导	瑞芬太尼的剂量(μg/kg)	插管时间(s)	结论
Verghese 等	188 例,四组	1~7	无	笑气/氧气(60:40)和七氟烷	4 4 盐水 盐水(经鼻)	120 120 180 180	优或良好的插管条件比率分别为 68.2%、37%、91.7%、23%
谢广伦等	25 例	4~9	阿托品 0.01mg/kg(肌注)	5%七氟烷	1.2,相邻剂量比值为 1.2,若气管插管成功,下例采用低一级剂量;反之采用高一级剂量	90	ED_{50}(95% CI) 0.68 (0.65-0.71)(μg/kg)

ED_{50}:半数有效剂量　ED_{95}:95%有效剂量

瑞芬太尼术中维持时血流动力学稳定,术后苏醒迅速,尤其适合择期小儿神经外科手术患者,提供镇静的同时也利于一系列神经系统的检查,但仍需注意术后的镇痛问题以避免潜在的神经损伤出现。Pietrini 等对 22 例接受颅缝早闭矫正手术患儿的研究中,采用瑞芬太尼与异氟烷或七氟烷复合的麻醉方法,结果显示两组均能达到有效镇痛,术中血流动力学稳定。七氟烷组瑞芬太尼的平均输注速率为 0.45μg/(kg·min),异氟烷组为 0.41μg/(kg·min)。七氟烷组的拔管时间为 16min,异氟烷组为 13min,术后无呼吸抑制等不良反应,但有中度躁动发生,其快速苏醒特性使得早期神经功能检查成为可能。

瑞芬太尼能减慢窦房结传导。在心脏手术中,它能有效抑制术中的应激反应,但有发生需要干预的心动过缓和低血压的风险,尤其是接受动脉干或大动脉转位矫正手术的患儿。

瑞芬太尼复合七氟烷用于中耳手术时,能产生控制性低血压,减少中耳血流,为手术创造良好的条件。Davis 等的研究表明在扁桃体和腺样体切除术中,瑞芬太尼和芬太尼分别复合七氟烷或氟烷时,0.25μg/(kg·min)的瑞芬太尼同芬太尼 2μg/kg 同样有效,尽管瑞芬太尼组的拔管时间更早,但总的 PACU 滞留时间并未减少。此外,瑞芬太尼组的术后疼痛评分更高,故采用瑞芬太尼用于术中维持时需要一个预防性的镇痛方案。

(三) 短时操作的镇痛和镇静

短时诊断性和治疗性操作对麻醉的要求是镇痛效果好、苏醒迅速,有良好的可控性和安全性,瑞芬太尼所具备的药代动力学和药效学特性均能很好的满足以上要求。

Hayes 等发现接受腰椎穿刺的小儿,当丙泊酚的剂量为 2mg/kg 时瑞芬太尼的最低有效剂量为 1.5±1.0μg/kg,当丙泊酚的剂量为 4mg/kg 时最低有效剂量下降为 0.52±1.06μg/kg。两种剂量下均未发生低血压和操作后的恶心呕吐现象。当瑞芬太尼剂量增大时呼吸暂停的持续时间延长,当丙泊酚的剂量增大时苏醒时间延迟。

Reyle-Hahn 等对 26 例年龄在 3~14 岁小儿的支气管镜检查中,采用恒速泵注瑞芬太尼 0.05μg/(kg·min)加用单次注射丙泊酚的方法为患儿提供镇静及镇痛,效果均较满意且无明显的呼吸抑制。单次注射 3mg/kg 的丙泊酚再以 300μg/(kg·min)的速度维持对于一些刺激性操作来说是足够的(如骨髓穿刺术)。但是在加用瑞芬太尼 0.1μg/(kg·min)后效果更佳、苏醒更迅速,但呼吸抑制的发生率增加。

Foubert 等对 30 例(1~20 个月)机械通气下接受心导管手术的患儿,采用七氟烷和瑞芬太尼(瑞芬太尼的剂量为 0.2 或 0.3μg/(kg·min))麻醉。其中有一例患者的心动过缓接受了阿托品处理,有 2 例需要处理的低血压。两组的拔管时间为 7min,均未出现术后呼吸抑制。

Tsui 等采用瑞芬太尼对 56 例(1 个月~11 岁)接受 MRI 检查的患儿进行浅全麻。瑞芬太尼的平均输注速率为 0.06μg/(kg·min),丙泊酚为 60μg/(kg·min)。有 7 例患儿在 MRI 扫描时出现自主性移动,两例儿童出现短暂的低氧血症(饱和度<90%)。平均苏醒时间为 8.9min,平均苏醒室滞留时间 28.2min。Drover 等发现丙泊酚 2.8~3.7μg/(kg·min)和瑞芬太尼 0.025μg/(kg·min)能为接受食管胃十二指肠内视镜检查的患儿提供良好的镇静及镇痛。增加瑞芬太尼的输注速率并不能减少丙泊酚的需求,反而增加发生阿片类药物相关不良反应的风险。另一项接

受食管胃十二指肠内视镜操作小儿的研究，分别采用丙泊酚(2mg/kg)加芬太尼(1μg/kg)和丙泊酚(2mg/kg)加瑞芬太尼(0.5μg/kg)的麻醉方式。结果表明瑞芬太尼组的平均苏醒时间明显短于芬太尼组：9.5±5.6min VS 16.5±10.5min(P=0.01)，且瑞芬太尼组的丙泊酚使用总量明显低于芬太尼组(P=0.034)。呼吸暂停持续时间>20s 和 SaO_2<90%的发生率瑞芬太尼组更高(31.8% vs 0%，P<0.01 和 27.3% vs 5.0%，P>0.05)，但24h后的不良事件发生率瑞芬太尼组要低(P=0.03)。

Glaisyer 等对 21 例接受肿瘤性操作患儿采用不同麻醉方法后的苏醒特性比较后发现，间断给予丙泊酚、瑞芬太尼与丙泊酚、笑气和七氟烷麻醉相比，苏醒室滞留时间缩短(P=0.001)。

在短时操作中，使用丙泊酚复合瑞芬太尼的麻醉方式越来越多。它们有良好的镇静、抗焦虑和镇痛效果，两者单独持续输注时效果可能更好。此外，它们还有血流动力学稳定、呼吸抑制轻和苏醒迅速等特点。

(四) ICU 患儿镇痛和镇静

常规的阿片类药物如芬太尼、舒芬太尼等持续输注后半衰期随着输注时间的增加而延长，可引起药物的蓄积和拔管的延迟。瑞芬太尼可能是一个理想的替代药物。

Stoppa 等描述了 18 例机械通气的新生儿(孕周>32周)，瑞芬太尼的起始输注速率为 0.25μg/(kg·min)，然后根据镇静评分调定。在呼吸衰竭危相之后，减慢输注速率以逐渐恢复自主呼吸。平均输注时间为 66.94h，平均输注速率为 0.146μg/(kg·min)，加强镇痛的平均剂量为 0.17μg/(kg·min)。输注瑞芬太尼时心率较基础值下降 20%，而血压未变。停止瑞芬太尼后的平均拔管时间为 18min，总体上无严重不良反应。

瑞芬太尼/咪达唑仑也可为 1 个月～9 岁心脏术后机械通气的患儿的提供镇痛和镇静。咪达唑仑以 50μg/(kg·min)固定速率输注，同时输注 0.8μg/(kg·min)瑞芬太尼至少 60min，当患者肌力恢复，体温正常和血流动力学稳定时，将剂量减到 0.7μg/(kg·min)，然后每 20min 瑞芬太尼的输注速率减小 0.1μg/(kg·min)直至苏醒。

20 例需接受表面活性剂治疗的新生儿(28～34 周)在给予 0.2mg/kg 的咪达唑仑和 0.19mg/kg 的吗啡或 1μg/kg 瑞芬太尼后经口气管插管，再随机输注吗啡 10μg/(kg·h)或 1μg/(kg·min)瑞芬太尼。两组均能提供良好的镇静和镇痛，但吗啡组的苏醒时间和拔管时间分别是瑞芬太尼组的 18.9 和 12.1 倍。

54 例接受外周中心静脉置管的早产儿(平均 28 周)，给予 0.3ml 12% 蔗糖和非营养性吸吮。采用疼痛评分(NIPS 和 PIPP)及氧饱和度和心率的测定来验证 0.03μg/(kg·min)瑞芬太尼的有效性和安全性。皮肤准备和进针时的疼痛评分瑞芬太尼组低于安慰剂组(5% 右旋糖酐)。两组间 HR、BP 及 RR 差别无显著性。

Welzing 等对 24 例机械通气新生儿和婴儿的研究表明瑞芬太尼组的平均拔管时间明显短于芬太尼组(分别为 80min vs 782.5min，P=0.005)，但两组镇痛效果相似，血流动力学稳定、不良事件发生率低。Welzing 等的研究同样也表明使用丙泊酚和瑞芬太尼时能够提供更好拔管条件：快速恢复自主呼吸、保护性气道反射及适当水平的警觉性，拔管平均时间为 24±20min。

三、小结与展望

目前为止，大量的研究表明瑞芬太尼在小儿麻醉的应用是安全且有效的，优势不断凸显。但仍需更多麻醉医师及药理工作者对其进一步评估，为其在小儿麻醉中的广泛应用奠定坚实的基础。

(黄文广　曾睿峰　连庆泉)

参 考 文 献

1. Ross AK, Davis PJ, Dear Gd GL, et al. Pharmacokineties of remifentanil in anesthetized pediatric patients undergoing elective surgery or diagnostic procedures. Anesth Analg, 2001, 93(6):1393-1401
2. 张满和，高金贵，徐凯智. 小儿和成年患者全麻时瑞芬太尼药代动力学的比较. 中华麻醉学杂志，2011，31(2)：154-156
3. Sam WJ, Hammer GB, Drover DR, et al. Population pharmacokinetics of remifentanil in infants and chidren undergoing cardiac surgery. BMC Anesthesiol, 2009, 9:5
4. Michelsen LG, Holford N, Wei Lu, et al. The Pharmacokinetics of Remifentanil in Patients Undergoing Coronary Artery Bypass Grafting with Cardiopulmonary Bypass. Anesth Analg, 2001, 93(5):1100-1105
5. 林鹏焘，曹伟，李坚. 两种体外循环回路对瑞芬太尼的吸附作用. 中华麻醉学杂志，2010，30(4)：396-398
6. Weber F, Füssel U, Gruber M, et al. The use of remifentanil for intubation in paediatric patients during sevoflurane anaesthesia guided by bispectral index (BIS) monitoring. Anaesthesia, 2003, 58(8):749-755
7. Batra YK, Al Qattan AR, Ali SS, et al. Assessment of tracheal intubating conditions in children using remifentanil and propofol without muscle relaxant. Paediatr Anaesth, 2004, 14(6):452-456
8. Morgan JM, Barker I, Peacock JE, et al. A comparison of intubating conditions in children following induction of anaesthesia with propofol and suxamethonium or propofol and remifentanil. Anaesthesia, 2007, 62(2):135-139

9. Choong K, AlFaleh K, Doucette J, et al. Remifentanil for endotracheal intubation in neonates: a randomised controlled trial. Arch Dis Child Fetal Neonatal Ed, 2010, 95(2): 80-84

10. Hume-Smith H, McCormack J, Montgomery C, et al. The effect of age on the dose of remifentanil for tracheal intubation in infants and children. Paediatr Anaesth, 2010, 20(1): 19-27

11. Verghese ST, Hannallah RS, Brennan M, et al. The effect of intranasal administration of remifentanil on intubating conditions and airway response after sevoflurane induction of anesthesia in children. Anesth Analg, 2008, 107(4): 1176-1181

12. 谢广伦,储勤军,贾真,等. 复合七氟烷吸入用于患儿无肌松药气管插管时瑞芬太尼的半数有效剂量. 中华麻醉学杂志, 2009, 29(5): 398-400

13. Muñoz HR, Cortínez LI, Altermatt FR, et al. Remifentanil requirements during sevoflurane administration to block somatic and cardiovascular responses to skin incision in children and adults. Anesthesiology, 2002, 97(5): 1142-1145

14. Muñoz HR, Cortínez LI, Ibacache ME, et al. Remifentanil requirements during propofol administration to block the somatic response to skin incision in children and adults. Anesth Analg, 2007, 104(1): 77-80

15. Pietrini D, Ciano F, Forte E, et al. Sevoflurane-remifentanil vs isoflurane-remifentanil for the surgical correction of craniosynostosis in infants. Paediatr Anaesth, 2005, 15(8): 653-662

16. Fujii K, Iranami H, Nakamura Y, et al. High-Dose Remifentanil Suppresses Sinoatrial Conduction and Sinus Node Automaticity in Pediatric Patients Under Propofol-Based Anesthesia. Anesth Analg, 2011, 112(5): 1169-1173

17. Niksch A, Liberman L, Clapcich A, et al. Effects of remifentanil anesthesia on cardiac electrophysiologic properties in children undergoing catheter ablation of supraventricular tachycardia. Pediatr Cardiol, 2010, 31(7): 1079-1082

18. Weale NK, Rogers CA, Cooper R, et al. Effect of remifentanil infusion rate on stress response to the pre-bypass phase of paediatric cardiac surgery. Br J Anaesth, 2004, 92(2): 187-194

19. Bell G, Dickson U, Arana A, et al. Remifentanil vs fentanyl/morphine for pain and stress control during pediatric cardiac surgery. Paediatr Anaesth, 2004, 14(10): 856-860

20. Degoute CS, Ray MJ, Gueugniaud PY, et al. Remifentanil induces consistent and sustained controlled hypotension in children during middle ear surgery. Canadian Journal of Anesthesia, 2003, 50(3): 270-276

21. Davis PJ, Finkel JC, Orr RJ, et al. A randomized, double-blinded study of remifentanil versus fentanyl for tonsillectomy and adenoidectomy surgery in pediatric ambulatory surgical patients. Anesth Analg, 2000, 90(4): 863-871

22. Hayes JA, Lopez AV, Pehora CM, et al. Coadministration of propofol and remifentanil for lumbar puncture in children: dose-response and an evaluation of two dose combinations. Anesthesiology, 2008, 109(4): 613-618

23. Reyle-Hahn M, Niggemann B, Max M, et al. Remifentanil and propofol for sedation in children and young adolescents undergoing diagnostic flexible bronchoscopy. Paediatr Anaesth, 2000, 10(1): 59-63

24. Keidan I, Berkenstadt H, Sidi A, et al. Propofol/remifentanil versus propofol alone for bone marrow aspiration in paediatric haemato-oncological patients. Paediatr Anaesth, 2001, 11(3): 297-301

25. Foubert L, Reyntjens K, De Wolf D, et al. Remifentanil infusion for cardiac catheterization in children with congenital heart disease. Acta Anaesthesiol Scand, 2002, 46(4): 355-360

26. Tsui BC, Wagner A, Usher AG, et al. Combined propofol and remifentanil intravenous anesthesia for pediatric patients undergoing magnetic resonance imaging. Paediatr Anaesth, 2005, 15(5): 397-401

27. Drover DR, Litalien C, Wellis V, et al. Determination of the pharmacodynamic interaction of propofol and remifentanil during eosophagogastroduodenoscopy in children. Anesthesiology, 2004, 100(6): 1382-1386

28. Hirsh I, Lerner A, Shnaider I, et al. Remifentanil versus fentanyl for esophagogastroduodenoscopy in children. J Pediatr Gastroenterol Nutr, 2010, 51(5): 618-621

29. Glaisyer HR, Sury MRJ. Recovery after anesthesia for short pediatric oncology procedures: propofol and remifentanil compared with propofol, nitrous oxide, and sevoflurane. Anesth Analg, 2005, 100(4): 959-963

30. Stoppa F, Perrotta D, Tomasello C, et al. Low dose remifentanyl infusion for analgesia and sedation in ventilated newborns. Minerva Anestesiol, 2004, 70(11): 753-761

31. Rigby-Jones AE, Priston MJ, Sneyd JR, et al. Remifentanil-midazolam sedation for paediatric patients receiving mechanical ventilation after cardiac surgery. Br J Anaesth, 2007, 99(2): 252-261

32. e Silva YP, Gomez RS, Marcatto Jde O, et al. Early awakening and extubation with remifentanil in ventilated premature neonates. Pediatr Anesth, 2008, 18(2): 176-183

33. Lago P, Tiozzo C, Boccuzzo G, et al. Remifentanil for percutaneous intravenous central catheter placement in preterm infant: a randomized controlled trial. Pediatr Anesth, 2008, 18(8): 736-744

34. Welzing L, Oberthuer A, Junghaenel S, et al. Remifentanil/midazolam versus fentanyl/midazolam for analgesia and sedation of mechanically ventilated neonates and young infants: a randomized controlled trial. Intensive Care Med, 2012, 38(6): 1017-1024

35. Welzing L, Vierzig A, Junghaenel S, et al. Remifentanil and propofol for weaning of mechanically ventilated pediatric intensive care patients. Eur J Pediatr, 2011, 170(4): 477-481

82. 右美托咪啶与小儿癫痫外科

右美托咪啶(dexmedetomidine,DEX)是一种新型的高选择性、高特异性 α_2受体激动剂,它具有抑制交感神经、镇静、催眠和麻醉的作用,是良好的全麻辅助用药,目前在临床麻醉中具有广泛的应用。癫痫(epilepsy,EP)是小儿常见的慢性疾病之一,其中约25%经药物治疗无效而发展成为难治性癫痫,导致智力低下和精神衰退,影响儿童的正常发育,目前小儿难治性癫痫提倡早期手术。DEX可以产生类似于正常睡眠状态的镇静作用,同时对脑电棘波的影响较小,在小儿癫痫外科的麻醉中有良好的应用前景,现将其进展综述如下。

一、右美托咪啶

(一) 药理学特点

DEX是肾上腺能受体激动剂美托咪啶的右旋异构体,是咪唑类衍生物。其药动学符合二房室线性消除模型,分布半衰期为3.2~5.5min,消除半衰期为92.4~106.9min,在肝脏被完全代谢并以甲基化和葡萄糖醛酸结合物形式清除,主要经肾脏排泄,具有半衰期短、蛋白结合率高、分布容积较大的药动学特点。

DEX高选择性、特异性的作用于 α_2肾上腺素能受体,导致细胞超极化,通过影响突触后去甲肾上腺素的释放而产生相应效果。α_2肾上腺能受体广泛分布于心脏、血管、中枢和周围神经系统。脑干蓝斑核分布大量的 α_2肾上腺能受体,是DEX产生抗焦虑镇静作用的关键部位。DEX的镇静作用具有剂量的依赖性,使用小剂量的右旋美托咪定,患者可以被唤醒,而大剂量时可以产生麻醉的效果。同时右旋美托咪定也具有剂量依赖性的镇痛作用,其作用机制可能与其激动脊髓后角 α_2受体,抑制感觉神经递质(如P物质)的释放有关。Unlugenc等发现在麻醉诱导前给予患者DEX1μg/kg可显著减少术后吗啡的用量,另一研究也发现术中使用DEX明显减少手术后阿片类药物的使用。

(二) 对血流动力学的影响

DEX选择性的兴奋中枢孤束核突触后 $\alpha_{2A/D}$受体,抑制脊髓前侧角交感神经细胞发放冲动,使交感神经张力降低,同时加强迷走神经心脏反射和压力感受性反射。DEX激动交感神经末梢的突触前 $\alpha_{2A/D}$受体,可以抑制去甲肾上腺素的释放,降低血浆儿茶酚胺浓度。DEX对血流动力学的影响,受给药剂量和给药速度的影响。快速给予负荷剂量的1μg/kg DEX,可引起短暂的高血压,反射性地降低心率,这种反应在年轻、健康的人群中更明显。缓慢给予负荷量,给药时间超过10min,可以减弱这种高血压反应。随后因中枢性抗交感作用和增加迷走神经活性作用使血压降低和心率减慢。而小剂量静脉注射DEX仅有降压效应。Dex对心肌没有直接的作用,但能减少心输出量,主要与心率减慢以及后负荷增加有关。

(三) 对呼吸的影响

DEX对呼吸的影响较小,仅有轻微的呼吸抑制作用,其程度比丙泊酚及咪达唑仑对呼吸的抑制明显减轻,同时也比阿片类药轻得多,且对阿片类镇痛药的呼吸抑制无协同作用。主要表现为潮气量降低,而呼吸频率几乎无变化,对pH、PaO_2无明显影响。大剂量的右旋美托咪定对呼吸的影响也较小,对全麻患者的 $PaCO_2$ 的影响水平也甚微。Bekker等报道,3例患者DEX的使用剂量达到了推荐剂量的10~15倍,在吸入空气的条件下,脉搏氧饱和度及动脉血二氧化碳分压仍能够维持在正常范围内。

二、小儿癫痫外科

(一) 小儿难治性癫痫(children refractory epilepsy)

癫痫是由多种病因引起,以大脑神经元异常的超同步化放电为基本病理生理基础,以突发性、发作性症候为主要临床特征的慢性脑功能障碍综合征,是儿童神经系统的常见疾病。小儿手术治疗癫痫的首要条件是明确难治性癫痫的诊断。Kwan 等认为,对癫痫患者至少使用两种一线抗癫痫药物,至最大血药浓度 2 年后仍不能控制发作,可诊断为难治性癫痫。Aicardi 指出用药后发作控制,但又出现不可接受的药物副作用,也属于难治性癫痫。诊断小儿难治性 EP,不应绝对照搬成人的诊断标准,这主要有别于用药种类、用药时间和副作用发生的问题。以下几类情况只要患儿身体条件允许均可采用外科治疗,无最小年龄限制:①发作频繁、病情进行性加重、最终可能会发展到药物难治性、且可导致神经智能发育迟滞的患儿;②神经影像学明确为局灶性结构异常的患儿;③排除儿童良性、自限性 EP 及 EP 综合征、以及代谢、遗传、变性和全身性疾病等致痫因素;④充分得到患儿家属理解。

(二) 小儿癫痫外科的麻醉特点

手术治疗癫痫的目的是尽可能在不影响大脑正常功能的前提下,切除致痫灶,使患儿术后不再出现癫痫发作,或明显减少发作频率。准确的定位致痫灶是手术成功的关键之一。术中皮质脑电图监测是进一步确定癫痫灶和应切除范围的重要依据,也是能否取得良好效果的关键。这要求麻醉过程中掌握得当,既不影响皮层电极监测又不影响癫痫灶棘波活动。不同麻醉药对脑电活动影响有很大差异,应选择对患者脑电图活动影响最小的药物,以利于术中对癫痫灶的探查切除。

三、右旋美托咪定在小儿癫痫外科中的应用

(一) 右旋美托咪定对脑血流及颅内压的影响

Dex 因直接激活颅内血管的 α_2 肾上腺能受体或间接作用于中枢,引起血管收缩从而减少脑血流。在正常血压下,对脑循环没有不良影响,但在动脉血压降低时,能使脑血流进一步降低。在健康志愿者的研究中,Prielipp 等发现 0.2μg/(kg·h)的右旋美托咪定输注 30min,脑血流量减少 30%左右。最近的一项研究表明 DEX 可以在减少脑血流量的同时降低脑的氧代谢率。DEX 产生剂量依赖性的脑血流量下降,同时能保持中枢对 CO_2 的反应性和脑血管的自主调节。血容量正常时,即使在脑血管功能受损及过度通气情况下,对局部脑组织的氧合也无不良影响。重度颅脑损伤患者,DEX 不影响颅内压和脑代谢参数,脑灌注压有下降趋势。在颅内手术中,研究者发现 DEX 能抑制强烈手术刺激引起交感神经兴奋,减轻颅内压的升高及脑灌注压的降低,对自主调节功能受损害和脑顺应性较差的患者更为明显。

(二) DEX 对小儿癫痫脑电图的影响

Huupponenden 等研究显示 DEX 诱导脑电的改变与生理性的二相睡眠类似,会出现中度的慢波活动和多量的睡眠梭状波。Oda 等研究 DEX 血浆浓度为 0.5ng/ml 时对中频率脑电波没有影响,当血浆浓度为 1.6ng/ml 时降低皮层脑电图的频率,但是不影响棘波。Talke 等选取 5 例难治性癫痫患者,给予 0.5μg/kg DEX 负荷量,再持续输注 0.5μg/(kg·h),对这些患者均进行脑电图监测。发现其癫痫样活动均未受到抑制,并且某些癫痫灶的活动还有增加。KEIRA 等对 16 例拟行手术治疗的小儿癫痫患者分别监测其在自然睡眠时和给予 DEX 进行镇静时的脑电图,发现 DEX 诱导的镇静期脑电图与其自然睡眠状态时期的脑电图相比,快波有增加的趋势,其中 θ 波、α 波,β 波分别增加了 16%、21% 和 40%,而 δ 波则无明显改变,同时癫痫棘波出现频率增加了 47%,但并未诱发新的癫痫发作。所以,DEX 可以用于需要进行精确病灶定位的癫痫患者。

(三) DEX 的脑保护作用

DEX 的脑保护机制可能为:减少兴奋性神经递质的释放、调节凋亡前蛋白和抗凋亡蛋白的平衡、激活 ERK 1/2、减少 caspase-3 表达及激活 PKC 使热休克蛋白 27 磷酸化。DEX 通过 α_{2A}-肾上腺素受体亚型产生神经保护作用,其作用于突触前的 α_2 肾上腺素受体,抑制儿茶酚胺的释放,从而减轻脑血管痉挛,减少局部组织缺血。在脑局部缺血的实验猫应用右旋美托咪定 3μg/kg(分别在 3h、24h、48h 后注射),观察 2~7d。结果显示应用右旋美托咪定明显改善了神经学上的检查结果,而且没有改变谷氨酸和去甲肾上腺素的浓度。同时几项研究表明 DEX 通过抑制神经细胞的凋亡,延缓梗死形成,抵抗局部缺血,从而提供良好的神经保护作用。在动物试验中特别是脑缺血的动物模型中,DEX 已经充分的体现了神经保护的作用。损伤海马的家兔应用右旋美托咪定 5μg/kg,组织病理学检查显示右旋美托咪定具有良好的神经保护作用。

(四) 右旋美托咪定在小儿癫痫围术期中的应用

MRI(磁共振成像)、SPECT(单电子发射断层扫描)、PET(正电子发射断层扫描)、CT、fMR(功能磁共振)、WADA 测试等是癫痫患儿术前确定病灶的重要检查方法,但小儿多不能配合。DEX 能提供可靠有效的镇静,同时对呼吸循环影响较小,已成功用于小儿围术期检查操作的镇静。Koroglu 等报道 1~7 岁的儿童在磁共振成像的检查过程中,DEX 组(负荷量 1μg/kg,维持量 0.5~0.7μg/(kg·h))比咪达唑仑组(负荷量 0.2mg/kg,维持量 6~8.4μg/(kg·min))发生肢动的概率低,在同等镇静水平时,起效和恢复时间都更快。KEIRA 等对 16 例癫痫患儿给予 2μg/kg 的 DEX 负荷剂量,再以 1μg/(kg·min)的速度持续泵注,成功完成了术前 PET 及 SPECT 的检查及脑电图的描记。

致痫灶位于运动语言功能区时,常需进行唤醒麻醉评

价患者运动语言能力。手术过程中要求患者在清醒状态下完成对病灶定位和切除,以便及时对患者进行感觉、运动及神经认知的测定。Seigi 等报道了 3 例在癫痫唤醒手术中应用 DEX 作为镇静药物,DEX 负荷量为 1μg/kg,20min 后维持量为 0.4~0.8μg/(kg·h),术中血流动力学稳定,平稳地完成皮质功能区的测定并将病灶切除。Ard J 等报道 DEX 首次用于儿童开颅术中唤醒,清醒期 DEX 保持在 0.1~0.3μg/(kg·h),成功地进行了皮质语言区的定位和致痫灶的切除。有文献报道 0.1~0.3μg/(kg·h)低剂量的持续输注 DEX 可以保护皮质功能,便于脑刺激成像的测绘及对癫痫病灶的切除。

总之,右旋美托咪定具有良好的镇静、催眠、镇痛作用,对呼吸循环的不良影响小。对癫痫患儿的脑电棘波影响较小,不干扰对致痫灶的定位,同时具有一定的神经保护作用,在小儿癫痫外科的围术期有良好的应用前景。但目前右旋美托咪定在小儿癫痫的临床应用在国外仅有一些病例报道,而且数量不多,其用于癫痫患儿的最佳镇静剂量仍不明确。还需要更多的前瞻性随机研究来探讨 DEX 用于小儿癫痫患者手术的最适用量、并发症的发生率,包括呼吸系统和血流动力学等方面;DEX 联合不同麻醉药应用于癫痫患儿的有效性和安全性;DEX 对癫痫患儿脑皮层电图影响的剂量效应等问题。

(孙梅　施冲)

参考文献

1. Bhana N, Goa KL, McClellan KJ. Dexmedetomidine. Drugs, 2000, 59(2):263-268
2. Duchowny M, Levin B, Jayakar P, et al. Neurobiologic considerations in early surgery for epilepsy. J Child Neurol, 1994, 2:42-49
3. Alkire MT, McReynolds JR, Hahn EL, et al. Thalamic microinjection of nicotine reverses sevoflurane-induced loss of righting reflex in the rat. Anesthesiology, 2007, 107(2):264-272
4. Ebert TJ, Hall JE, Barney JA, et al. The effects of increasing plasma concentrations of dexmedetomidine in humans. Anesthesiology, 2000, 93(2):382-394
5. Unlugenc H, Gunduz M, Guler T, et al. The effect of pre-anaesthetic administration of intravenous dexmedetomidine on postoperative pain in patients receiving patient-controlled morphine. Eur J Anaesthesiol, 2005, 22(5):386-391
6. Tufanogullari B, White PF, Peixoto MP, et al. Dexmedetomidine infusion during laparoscopic bariatric surgery: the effect on recovery outcome variables. Anesth Analg, 2008, 106(6):1741-1748
7. Talke PO, Lobo E, Brown R. Systemically administered α2-agonist-induced peripheral vasoconstrition in humans. Anesthesiology, 2003, 99(1):65-70
8. Bloor BC, Ward DS, Belleville JP, et al. Effects of intravenous dexmedetomidine in humans. Ⅱ. Hemodynamic changes. Anesthesiology, 1992, 77(6):1134-1142
9. Particia FM, Kenneth P, Eric K, et al. Dexmedetomidine and neurocognitive testing in awake craniotomy. Neurosurg Anesthesiol, 2004, 16(1):20-25
10. Sagen J, Proudfit HK. Evidence for pain modulation by pre-andpostsynap tic noradrenergic recep tors in the medulla oblongata. Brain Res, 1985, 331(2):285-293
11. TOB IAS J D. Dexmedetomidine: applications in pediatric critical care and pediatric anesthesiology. Pedialric critical care medicine, 2007, 8(2):115-131
12. Ebert TJ, Hall JE, Barney JA, et al. The effects of increasing plasma concentrations of dexmedetomidine in humans. Anesthesiology, 2000, 93(2):382-394
13. BEKKER AY, KAUFMAN B, SAM IR H, et al. The use of dexmedetomidine infusion for awake craniotomy. Anesth Analg, 2001, 92(5):1251-1253
14. Kwan RP, Brodie MJ. Early identification of refractory epilepsy. N Engl J Med, 2000, 342:314-319
15. Aicardi J. Evolution of epilepsy surgery in childhood: the neurologist's point of view. EpilepticDisord, 1999, 1:243-247
16. OGAWA Y, IWASAKI K, AOKI K, et al. Dexmedetomidine weakens dynamic cerebral autoregulation as assessed by transfer function analysis and the thighcuffmethod. Anesthesiology, 2008, 109(4):642-650
17. Prielipp RC, Wall MH, Tobin JR, et al. Dexmedetomidine-induced sedation in volunteers decreases regional and global cerebral blood flow. Anesth Analg, 2002, 95(4):1052-1059
18. Drummond JC, Dao AV, Roth DM, et al. Effect of dexmedetomidine on cerebral blood flow velocity, cerebral metabolic rate, and carbon dioxide response in normal humans. Anesthesiology, 2008, 108(2):225-232
19. Huupponen E, MaksimowA, LapinlampiP, et al. Electroencephalogram spindle activity during dexmedetomidine sedation and physiological sleep. Acta Anaesthesiol Scand, 2008, 52(2):289-294
20. Oda Y, Toriyama S, Tanaka K, et al. The effect of dexmedetomidine on electrocorticography in patients with temporal lobe epilepsy under sevoflurane anesthesia. Anesth Analg, 2007, 105(5):1272-1277
21. TALKE P, STAPELFELDT C, GARC IA P. Dexmedetomidine does not reduceepilepti form discharges in adults with epilepsy. J N eurosurg Anesthesiol, 2007, 19(3):195-199

22. Keira P, Mason, Elizabeth O' mahony, et al. Effects of dexmedetomidine sedation on the EEG in children. Pediatric Anesthesia, 2009, 19: 1175-1183

23. Goyagi T, Nishikawa T, Tobe Y, et al. The combined neuroprotective effects of lidocaine and dexmedetomidine after transient forebrain ischemia in rats. Acta Anaesthesiol Scand, 2009, 53(9): 1176-1183

24. Hoffman WE, Kochs E, Werner C, et al. Dexmedetomidine improves neurologic outcome from incomplete ischemia in the rat. Reversal by the alpha 2-adrenergic antagonist atipamezole. Anesthesiology, 1991, 75(2): 328-332

83. 病理状态与麻醉剂介导的心脏保护作用的研究进展

大量的基础研究和临床研究表明吸入麻醉药预处理或后处理可以改善心脏功能并降低心肌梗死面积从而减轻心肌缺血再灌注损伤。然而临床上的患者常常合并一种或数种代谢性疾病,如糖尿病和高胆固醇血症等。本文拟对病理状态对吸入麻醉药的心肌保护作用的影响作一综述,并探讨可能的干预措施。

心肌梗死是围手术期的主要并发症并且具有较高的病死率,心肌血流的剥夺引起供氧和需氧的平衡障碍导致心肌缺血,因此尽早复灌是恢复心肌血供和保证心肌存活的必要方式,然而在一定时间的缺血之后进行复灌反而会引起冠脉和心肌组织的损伤最终导致心肌功能障碍即缺血再灌注损伤(ischemic/reperfusion injury),而在心肌缺血之前进行数轮短暂的缺血和灌注可以使心肌对随后的心肌缺血具有更高的耐受性即缺血预处理(ischemic preconditioning)。缺血预处理可以很好地保护心肌对抗缺血再灌注损伤以及降低缺血再灌注损伤引起的心肌梗死面积,然而缺血预处理要求在心肌缺血之前立即实施干预以获得最大的心肌保护效果。在围手术期急性心肌梗死由于时间的不确定性往往无法及时实施干预,因此在心肌梗死发生以后立即进行干预更值得关注,在心肌复灌之后的一定时间进行数轮短暂的缺血和复灌可以降低心肌梗死面积即缺血后处理(ischemic postconditioning)。某些药物可以模拟缺血预处理和后处理,异氟烷预处理和后处理也具有和缺血预处理和缺血后处理相似的保护作用,异氟烷可以模拟缺血预处理从而降低心肌梗死面积,这一现象被称为吸入麻醉药预处理(volatile anesthetics preconditioning, APC)。与缺血后处理相似,吸入麻醉药在再灌期间应用也可以对抗心肌缺血再灌注损伤以及降低心肌梗死面积,对于吸入麻醉药的心肌保护作用及其分子机制目前已研究较多,然而目前的研究主要是在标准的实验室条件下对正常动物的研究,然而在临床上行心血管手术的患者多为老年且常合并一种或多种代谢性疾病如(糖尿病、高血压等)本文拟对以往老龄、病理状态下以及临床用药等条件下对吸入麻醉药的心肌保护作用的影响作一总结。

一、高血糖对吸入麻醉药心脏保护作用的影响

已有证据表明高血糖是心血管疾病的危险因素之一,缺血预处理和后处理的心肌保护作用在急性和慢性的高血糖状态被抑制,以往对缺血预处理的研究表明急性的高血糖抵消了缺血预处理对犬的心脏保护作用,缺血预处理对糖尿病状态的绵羊也不能产生心脏保护作用。而缺血预处理和后处理与吸入麻醉药预处理和后处理有着相似的分子机制和信号通路,但相对于缺血预处理而言吸入麻醉药预处理和后处理对高血糖心肌的作用研究相对较少,已有的对不同动物模型的研究表明在有或无糖尿病时高血糖取消了麻醉药预处理和后处理的心肌保护作用,然而高血糖损害麻醉药的心肌保护作用机制仍不清楚,早期对缺血预处理的研究表明高血糖降低了 NO 的生物活性,增加了活性氧成分的产生,以及消弱了内皮依赖的血管舒张反应,而这或许能解释高血糖消弱了缺血预处理的心脏保护作用。相关研究已表明活性氧成分清除剂 N-乙酰半胱氨酸对急性高血糖的犬恢复了异氟烷预处理诱导的心肌保护作用,暗示高血糖状态时过度产生的活性氧成分损害了异氟烷预处理的心肌保护作用。最近的研究表明四氢叶酸的前体——墨蝶呤可恢复异氟烷预处理对急性高血糖兔的心肌保护作用,而一氧化氮合酶抑制剂 L-NMMA 和四氢叶酸合成抑制剂 N-乙酰-5 羟色胺(NAC)取消其保护作用,涉及的机制包括高血糖降低了异氟烷预处理后 NO 的产生,削弱了细胞内 BH4/BH2、HSP-90-eNOS 的共同区域化,降低了 eNOS 的生物活性。暗示高血糖在麻醉剂预处理时通过 HSP-90 和 BH4 反向调节 eNOS 取消异氟烷预处理的心肌保护作用。同时高血糖阻断了吸入麻醉药预处理可能与 MAPK 下游信号通路及其平行信号通路并抑制 K_{ATP} 通道活性有关。mPTP 在复灌早期的开放与细胞坏死和凋亡相关,mPTP 的开放是从可逆性到不可逆性的细胞死亡的关键阶段,其介导吸入麻醉药后处理的心肌保护作用,吸入麻醉药后处理

的心肌保护作用可被急性高血糖所取消，而 mPTP 抑制剂 CSA 可以逆转七氟烷后处理对急性高血糖大鼠的心肌保护作用，暗示高血糖状态促进了 mPTP 的开放，然而 CSA 却不能逆转七氟烷后处理对糖尿病前期肥胖大鼠的心肌保护作用，涉及的机制可能是复杂的包括损害 PI3K 信号通路和 mK_{ATP}通道，而最近的研究表明高血糖通过调节 PI3K 和 eNOS 合酶信号通路取消了七氟烷后处理的心肌保护作用，吸入麻醉剂的心肌保护作用在高血糖状态时被取消涉及众多的分子机制，然而或许相对健康心肌在高血糖状态下吸入麻醉剂预处理和后处理需要更高的阈值或者不同的处理方法，而这仍需要进一步的研究。

二、高胆固醇血症对吸入麻醉药心脏保护作用的影响

高胆固醇血症是心血管疾病的最主要危险因素之一，虽然有实验表明缺血预处理对高胆固醇血症的动物仍具有心肌保护作用，然而越来越多的证据表明高胆固醇血症影响缺血预处理和后处理，高胆固醇血症钝化甚至取消了缺血预处理和后处理的心肌保护作用涉及诸多的分子机制，然而高胆固醇血症对吸入麻醉药心肌保护作用的影响及其分子机制目前尚未有公开出版的研究资料，我们对其知之甚少。

三、老龄对吸入麻醉药心脏保护作用的影响

老年的心脏由于功能性和适应性储备能力的降低进而增加了对缺血所致心肌损伤的易感性。心脏在老化过程中发生了解剖、结构和生化的改变，因此老化心肌对缺血后损伤的耐受性降低。缺血预处理和后处理对老化心肌是否具有保护作用仍存在争议，部分学者认为年龄并不影响心肌对缺血的耐受性或者缺血预处理的心肌保护作用。同时缺血后处理对老化心肌通过降低心肌氧化应激产生有益的影响，然而也有学者认为老化的心脏抑制了缺血预处理或药物处理的保护作用。吸入麻醉药预处理也与其有着类似的结论，暗示在老年心肌增加的氧化应激和某些信号通路的改变影响了吸入麻醉剂的心肌保护作用，一系列的临床试验也证明了缺血预处理和吸入麻醉剂预处理对老年患者均无心肌保护作用。而最近对老年鼠血管平滑肌细胞的研究发现：老化降低了异氟烷引起的蛋白激酶 A 介导的该细胞 K_{ATP}的开放。鉴于此，吸入麻醉剂预处理或后处理对老年心脏的保护作用仍需进一步研究，我们需要更为审慎的结论。

四、药物对吸入麻醉药心肌保护作用的影响

大部分吸入麻醉剂的心脏保护作用是体现在标准的实验室条件下，然而临床上情况常常是复杂的，围手术期应用的各种治疗药物可能损害吸入麻醉剂的心肌保护作用。早期对缺血预处理的研究发现氯胺酮阻断缺血预处理的心肌保护作用而局部麻醉剂利多卡因在超剂量时也阻断了缺血预处理的心肌保护作用，而利多卡因可以取消七氟烷后处理的心肌保护作用，静脉麻醉剂丙泊酚亦可阻断地氟烷预处理，但对缺血预处理并无影响，广泛使用的磺酰尿类抗糖药阻断 K_{ATP}通道，抑制了异氟烷对行冠脉搭桥术的糖尿病患者的心肌保护作用。最近的研究发现抑肽酶抑制一氧化氮的产生和 PKC 的磷酸化和 GSK3-β 从而阻断了七氟烷后处理的保护效果，而对行地氟烷后处理的兔在复灌的最初 30min 分别给予艾司洛尔和 β2 受体阻断剂阻断了地氟烷后处理的心肌保护作用，暗示地氟烷后处理由 β 肾上腺素信号介导，而这一现象也促使我们考虑艾司洛尔或许会阻断吸入麻醉剂的心肌保护作用，或许在开始复灌时应用吸入麻醉剂后处理、而在复灌的晚期应用艾司洛尔才是合理的。

五、对病理状态实施药物干预以恢复吸入麻醉药的心脏保护作用

越来越多的药物被报道可以逆转病理状态下缺血预处理或后处理的心肌保护作用，他汀类药物通过抑制 HMG-COA 活性而降低血脂水平，其应用于不同的高胆固醇血症动物模型可以显著的降低缺血再灌注损伤，恢复缺血预处理和后处理的心肌保护作用，白藜芦醇——一种多酚的红酒提取物，应用其对不同的高胆固醇血症动物模型治疗也可以显著降低缺血再灌注损伤，而对行经皮冠状动脉介入手术的患者研究时发现对缺血预处理无反应的患者应用依那普利可以显著恢复缺血预处理的心肌保护效应，在糖尿病大鼠缺血预处理抑制再灌注室性心律失常的心肌保护作用被抑制，而应用匹格列酮可以显著的改善这种保护作用。这些发现已经在缺血预处理或后处理的条件下被证明，或许在吸入麻醉药预处理或后处理的条件下仍是有益的，毕竟它们都有着类似的信号通路，然而在我们得到这个推断的结论之后，进一步的实验仍是必要的。

吸入麻醉剂的心肌保护作用已经被众多的动物实验和临床研究所证明，然而同时也有实验和临床研究表明吸入麻醉剂的心肌保护作用被不同的病理状态所抑制或取消。进一步而言在病理状态下再灌注损伤或许也加剧了，同时由于临床用药可能阻断吸入麻醉剂心肌保护的信号通路从

而取消或消弱了心肌保护作用，这些都对吸入麻醉剂的临床意义产生巨大的影响，同时在行心血管手术的患者常合并以上提及的一种甚至多种代谢性疾病，而围手术期的用药也可对其产生钝化或抑制作用，因此探讨病理状态如何影响吸入麻醉剂心肌保护作用的分子机制或许能使我们发展新的干预措施。

（马雷雷　严敏）

参考文献

1. Balakumar P, Rohilla A, Singh M. Pre-conditioning and postconditioning to limit ischemia-reperfusion-inducedmyocardial injury: what could be the next footstep? Pharmacol Res, 2008, 57: 403-412.
2. Kloner RA, Rezkalla SH. Preconditioning, postconditioning and their application to clinical cardiology. Cardiovasc Res, 2006, 70: 297-307
3. Krolikowski JG, Bienengraeber M, Weihrauch D, et al. Inhibition of mitochondrial permeability transition enhances isofluranei nduced cardioprotection during early reperfusion: the role of mitochondrial KATP channels. Anesth Analg, 2005, 101: 1590-1596
4. Chiari PC, Bienengraeber MW, Pagel PS, et al. Isoflurane protects against myocardial infarction during early reperfusion by activation of phosphatidylinositol-3-kinase signal transduction: evidence for anesthetic-induced postconditioning in rabbits. Anesthesiology, 2005, 102: 102-109
5. Lorsomradee S, Cromheecke S, Lorsomradee S, et al. Cardioprotection with volatile anesthetics in cardiac surgery. Asian Cardiovasc Thorac Ann, 2008, 16: 256-264
6. Pagel PS. Postconditioning by volatile anesthetics: salvaging ischemic myocardium at reperfusion by activation of prosurvival signaling. Journal of Cardiothoracic and Vascular Anesthesia, 2008, 22: 753-765
7. Huhn R, Heinen A, Weber NC, et al. Hyperglycaemia blocks sevoflurane-induced postconditioning in the rat heart in vivo: cardioprotection can be restored by blocking the mitochondrial permeability transition pore. British Journal of Anaesthesia, 2008, 100: 465-471
8. Amour J, Brzezinska AK, Jager Z, et al. Hyperglycemia Adversely Modulates Endothelial Nitric Oxide Synthase during Anesthetic Preconditioning through Tetrahydrobiopterin-and Heat Shock Protein 90-mediated Mechanisms. Anesthesiology, 2010, 112: 576-585
9. Weber NC, Goletz C, Huhn R, et al. Blockade of anaesthetic-induced preconditioning in the hyperglycaemic myocardium the regulation of different mitogen-activated protein kinases. European Journal of Pharmacology, 2008, 592: 48-54
10. Feng, J, Lucchinetti E, Ahuja P, et al. Isoflurane postconditioning prevents opening of the mitochondrial permeability transition pore through inhibition of glycogen synthase kinase 3 beta. Anesthesiology, 2005, 103: 987-995
11. Huhn R, Heinen A, Hollmann MW, et al. Cyclosporine A administered during reperfusion fails to restore cardioprotection in prediabetic Zucker obese rats in vivo. Nutrition, Metabolism & Cardiovascular Diseases, 2010, 20: 706-712
12. Raphael J, Gozal Y, Navot N, et al. Hyperglycemia Inhibits Anesthetic-induced postconditioning in the rabbit heart via modulation of phosphatidylinositol-3-kinase/Akt and endothelial nitric oxide synthase signaling. J Cardiovasc Pharmacol, 2010, 55: 348-357
13. Iliodromitis EK, Zogaa A, Vrettou A, et al. The effectiveness of postconditioning and preconditioning on infarct size in hypercholesterolemic and normal anesthetized rabbits. Atherosclerosis, 2006, 188, 356-362
14. Giricz Z, Lalu MM, Csonka C, et al. Hyperlipidemia attenuates the infarct size-limiting effect of ischemic preconditioning: role of matrix metalloproteinase-2 inhibition. J Pharmacol Exp Ther, 2006, 316: 154-161
15. Iliodromitis EK, Andreadou I, Prokovas E, et al. Simvastatin in contrast to postconditioning reduces infarct size in hyperlipidemic rabbits: possible role of oxidative/nitrosative stress attenuation. Basic Res Cardiol, 2010, 105: 193-203
16. Juhaszova M, Rabuel C, Zorov DB, et al. Protection in the aged heart: preventing the heart-break of old age. Cardiovas Res, 2005, 66: 233-244
17. Lauzier B, Delemasure S, Debin R, et al. Beneficial effects of myocardial postconditioning are associated with reduced oxidative stress in asenescent mouse model. Transplantation, 2008, 85: 1802-1808
18. Kawano T, Tanaka K, Chi H, et al. Effects of aging on isoflurane-induced and PKA-mediated activation of KATP channels in cultured rat aortic vascular smooth muscle cells. J Cardiovasc Pharmacol, 2010, 56: 676-685
19. Yan, M, Chen C, Zhang F, et al. Lidocaine abolishes the myocardial protective effect of sevoflurane postconditioning. Acta Anaesthesiol. Scand, 2008, 52: 111-116
20. Smul TM, Stumpner J, Blomeyer C, et al. Propofol inhibits desflurane-induced preconditioning in rabbits. J Cardiothorac Vasc Anesth, 2011, 25: 276-281
21. Inamura Y, Miyamae M, Sugioka S, et al. Aprotinin Abolishes Sevoflurane Postconditioning by Inhibiting Nitric Oxide Production and Phosphorylation of Protein Kinase C and Glycogen Synthase Kinase 3beta. Anesthesiology, 2009, 111: 1036-1043
22. Lange M, Redel A, Lotz C, et al. Desflurane-induced post-

conditioning is mediated by beta-adrenergic signaling: role of beta 1-and beta 2-adrenergic receptors, protein kinase A, and calcium/calmodulin-dependent protein kinase II. Anesthesiology, 2009, 110(3): 516-528

23. Penumathsal SV, Thirunavukkarasu M, Koneru S, et al. Statin and resveratrol in combination induces cardioprotection against myocardial infarction in hypercholesterolemic rat. J Mol Cell Cardiol, 2007, 42: 508-516

24. Penumathsa SV, Koneru S, Samuel SM, et al. Strategic targets to induce neovascularization by resveratrol in hypercholesterolemic rat myocardium: Role of caveolin-1, endothelial nitric oxide synthase, hemeoxygenase-1, and vascular endothelial growth factor. Free Radical Biology & Medicine, 2008, 45: 1027-1034

25. Robich MP, Osipov RM, Nezafat R, et al. Resveratrol Improves Myocardial Perfusion in a Swine Model of Hypercholesterolemia and Chronic Myocardial Ischemia. Circulation, 2010, 122(1): S142-S149

26. Ungi I, Palinkas A, Nemes A, et al. Myocardial protection with enalaprilat in patients unresponsive to ischemic preconditioning during percutaneous coronary intervention. Can J Physiol Pharmacol, 2008, 86: 827-834

27. Sasaki H, Ogawa K, Shimizu M, et al. The insulin sensitizer pioglitazone improves the deterioration of ischemic preconditioning in type 2 diabetes mellitus rats. Int Heart J, 2007, 48: 623-635

84. 严重脓毒症和脓毒性休克患者的麻醉处理

脓毒症(sepsis)是指由感染引起的全身炎症反应综合征(systemic inflammatory response syndrome,SIRS),是创伤、烧伤、休克、感染等临床急危重症患者的严重并发症之一,也是诱发严重脓毒症(severe sepsis)、脓毒性休克(septic shock)、多器官功能障碍综合征(multiple organ dysfunction syndrome,MODS)的重要原因(图 84-1)。对于合并严重脓毒症、脓毒性休克患者,需要外科手术治疗时,麻醉科医师将面临着多方面的挑战。与多数择期外科手术患者不同,这些患者在麻醉手术前可能存在严重的系统性疾病,甚至在急性危重症发生之前可能已经发生器官功能障碍。因此,正确的麻醉处理对这类高危群体的预后起到至关重要的作用。麻醉科医师应特别注意这类患者的血管内容量状态和心血管功能,应正确评估患者的器官功能状态和制定相应的治疗方案,包括按相关治疗指南治疗,避免麻醉药物或方法对循环的不利影响以及合理的术中监测。本文就严重脓毒症和脓毒性休克患者的流行病学、病理生理学、治疗和麻醉处理等方面的进展综述。

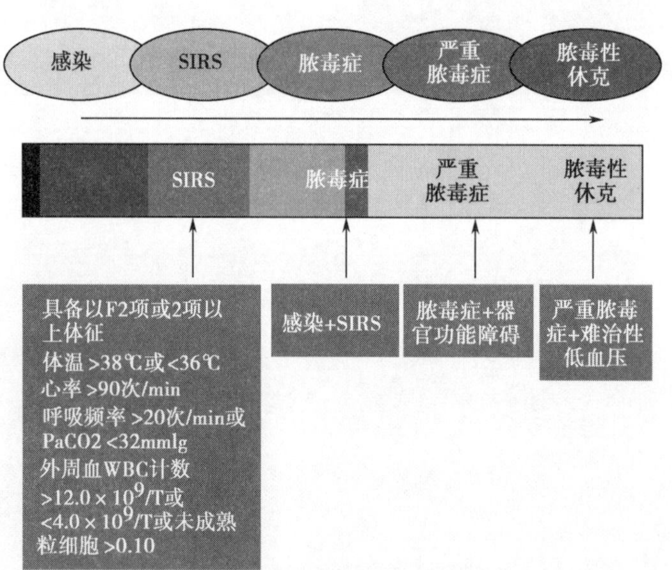

图 84-1 脓毒症的定义

一、严重脓毒症和脓毒性休克的流行病学

过去十年间,脓毒症的发病以 8% ~13% 的年增长率显著增加,其所致死亡人数超过了肠道和乳腺肿瘤的总和。据报道在所有住院患者中严重脓毒症的发生率为 1% ~2%,占 ICU 可利用床位的 25% 以上,尤以老年人、免疫缺陷和危重患者常见,是 ICU 患者死亡的主要原因。在非冠心病 ICU 患者中脓毒症是第二位死亡原因。在过去 10 ~15 年,尽管治疗技术的不断进展,但其死亡率仍高达 30% ~50%。

严重脓毒症和脓毒性休克的病理生理

根据休克患者的血流动力学特点,将休克分为低血容量性(hypovolemic)、心源性(cardiogenic)、分布性(distributive)和梗阻性(obstractive)四种不同的类型(表84-1)。低血容量休克是由于循环血容量明显减少所致;心源性休克是由于心肌收缩力降低或功能性心肌减少所致;分布性休克是由于血管舒缩调节功能丧失,导致小动脉和小静脉扩张所致;而梗阻性休克则是血管管路中发生梗阻所致。

表84-1 循环性休克的血流动力学特征

		MAP	PCWP	CO	SVR	SvO_2	乳酸
低动力型							
低容量性	失血、脱水等	↓	↓	↓	↑	↓	↑
心源性	急性心肌梗死、心律失常等	↓	↑	↓	↑	↓	↑
梗阻性	肺栓塞、心包压塞等	↓	↔↑	↓	↑	↓	↑
高动力型							
分布性	感染、肾上腺皮质功能不全、过敏	↓	↔↓	↔↑	↓	↓	↑

CO:心排出量,MAP:平均动脉压,PCWP:肺毛细血管嵌压,SVR:全身血管阻力,SvO_2:混合静脉血氧饱和度

目前这种分类法已被临床医师广泛接受。通常认为脓毒性休克是一种分布性休克,虽然心输出量正常或增加,但是组织仍然存在明显的低灌注;由于动静脉明显扩张,重要内脏器官血流明显减少,而微血管分流明显增加。但必须注意到,脓毒性休克时,一方面发生毛细血管渗漏,导致血容量绝对不足,另一方面由于外周血管扩张,而导致血容量和血管床容积失衡,因而存在血容量相对不足,因此脓毒性休克是一种低血容量性休克;脓毒性休克时由于循环中心肌抑制物质(MDS)如心肌抑制因子(MDF)、肿瘤坏死因子α(TNFα)、白介素-1(IL-1),β-肾上腺受体-环腺苷酸(cAMP)信号传导障碍,心肌细胞内游离钙稳态调控失衡,缺血/再灌注损伤和线粒体功能障碍等机制导致心肌舒张和收缩功能障碍(图84-2),因此也可以说脓毒性休克是一种心源性休克;研究显示脓毒性休克时肺血管阻力明显升高,因此脓毒性休克又是一种梗阻性休克;与此同时,脓毒性休克时虽然有足够的氧供,但细胞不能利用氧。因此可以说脓毒性休克是各种休克病因学的融合。

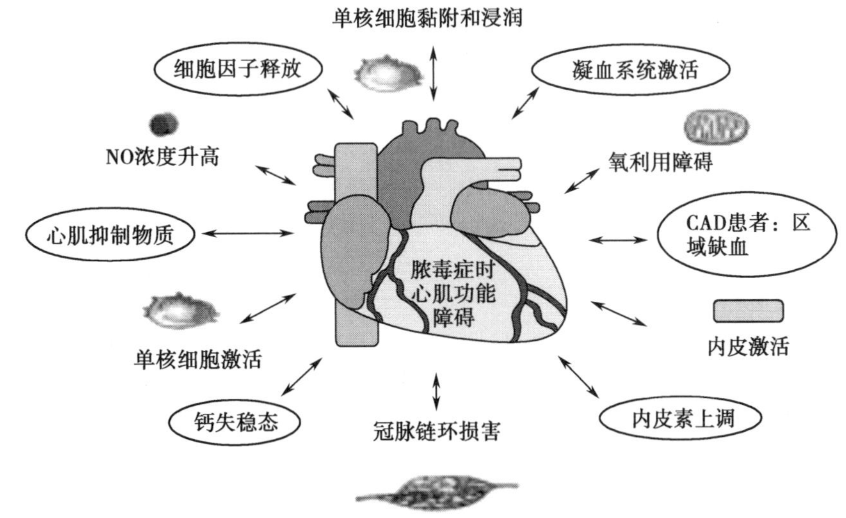

图84-2 脓毒症性心肌功能障碍的可能机制

严重脓毒症是脓毒症进行性加重的一种持续性过程,最终结局将导致感染性休克和MODS。脓毒症的病理生理过程中常伴有内皮细胞损伤、凝血功能紊乱和免疫功能障碍等,易发展为MODS(图84-3)。

一系列致病性事件与脓毒症进展到严重脓毒症/感染性休克有关。机体对感染的初始反应是一种全身性促炎和抗炎的神经体液反应。这种反应起始于大量病原体识别受体与内皮细胞相互作用,激活单核细胞、巨噬细胞和中性粒细胞。机体的后续反应包括由于这些细胞的活化和内皮的损伤而合成和释放大量的血浆介质。这些血浆介质包括细胞因子如TNFα、IL、caspase、蛋白酶、白三烯、激肽、反应氧簇、一氧化氮(NO)、花生四烯酸及其代谢产物前列腺素、血小板活化因子等。补体和凝血级联的激活进一步扩大这一连锁反应。

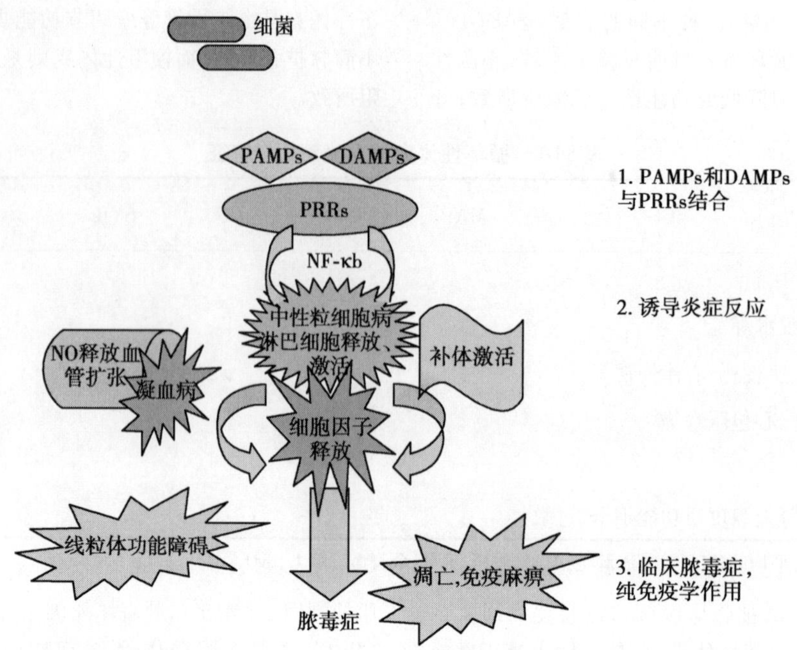

图 84-3 脓毒症发生机制的中心环节。病原相关分子模式(PAMPs)和危险相关分子模式(DAMPs,如高迁移率族-1,热休克蛋白)与模式识别受体(PRRs)(toll样受体,核苷酸寡聚化区域富含亮氨酸重复序列蛋白)结合后启动细胞内信号传导。巨噬细胞、中性粒细胞、树状细胞表达的 PRRs 激活细胞内转到途径,如通过 NF-κb。活化的 NF-κb 从细胞质转运到细胞核,结合于转录位点,引起一系列急性相蛋白、促炎细胞因子、iNOS、凝血因子基因的激活和细胞内蛋白酶的酶活化作用。一旦被激活,固有免疫系统通过分泌细胞因子和趋化因子启动炎症反应。为了招募免疫细胞到达感染部位和触发适应性免疫反应而导致共刺激分子的表达。临床脓毒症的严重程度是病原微生物与宿主对其反应之间复杂的相互作用所致。持续性反应将导致器官功能的损害。免疫麻痹伴有细胞因子的释放,淋巴细胞凋亡,抗原呈递、T 细胞功能降低和免疫抑制。虽然促炎作用先于抗炎作用,但这些反应的时间性仍不清楚

血管内皮细胞是这些相互作用的主要作用部位。血管内皮损伤后引起微血管损伤、血栓形成和内皮的完整性丧失(毛细血管漏)而导致组织缺血。这种弥漫性血管内皮损伤与伴有严重脓毒症/感染性休克的 MODS 和全身性组织缺氧有关(图 84-4)。

(一) 脓毒症与炎症反应

脓毒症的发生主要是病原微生物感染如革兰阳性(阴性)细菌、真菌、病毒等侵入机体所致。这些病原微生物进入机体后,被机体免疫系统识别,进而启动和活化大量免疫细胞,释放大量的促炎介质如细胞因子、血浆凝血途径相关因子、补体系统分子和急性相蛋白等免疫效应分子,引发全身炎症反应。研究表明炎症与凝血系统之间存在紧密的联系。以 C5a 为中心的补体系统的活化是脓毒症炎症病理机制中的重要环节。

(二) 脓毒症与免疫抑制

研究证实脓毒症的免疫炎症反应随着病程的进展而改变,在脓毒症早期主要表现为过度炎症反应,但是随后立即进入免疫抑制状态,即称之为"免疫麻痹"(immune paralysis)(图 84-5)。研究表明,脓毒症免疫抑制状态与中性粒细胞麻痹、调节性 T 细胞、Th1/Th2 细胞漂移、淋巴细胞凋亡密切相关。免疫细胞功能改变和大量免疫细胞凋亡导致机体免疫系统功能障碍,最终不能有效地清除病原菌,导致原发感染加重和继发"二重感染",最终导致严重脓毒症、感染性休克、MODS,甚至死亡。

(三) 内皮细胞功能障碍与脓毒症

内皮细胞除了分隔血液与组织外,同时具有多种复杂的生理功能,包括调节血管舒缩功能和血管通透性、凝血和免疫反应等。研究证实内皮细胞在脓毒症发病过程中起重要作用,包括因内皮细胞凋亡变形产生的毛细血管渗漏,参与炎症反应和对凝血调节异常等。

正常情况下血管内皮细胞主要靠紧密连接和间隙连接两种方式彼此依偎。脓毒症时由于促炎因子的释放,紧密连接改变,间隙连接破坏,内皮完整性破坏,导致毛细血管渗漏。脓毒症时,内毒素使中性粒细胞及内皮细胞释放出特殊的黏附分子,使中性粒细胞离开血管迁移入组织,发挥抗炎效应;但是一旦迁移发生,中性粒细胞释放促炎因子,又会进一步增加黏附分子的表达,组织损伤也随即发生。这种中性粒细胞与内皮细胞的相互作用在脓毒症的发生中占有至关重要的地位。

内皮细胞能产生几种血管活性介质,包括NO、前列环

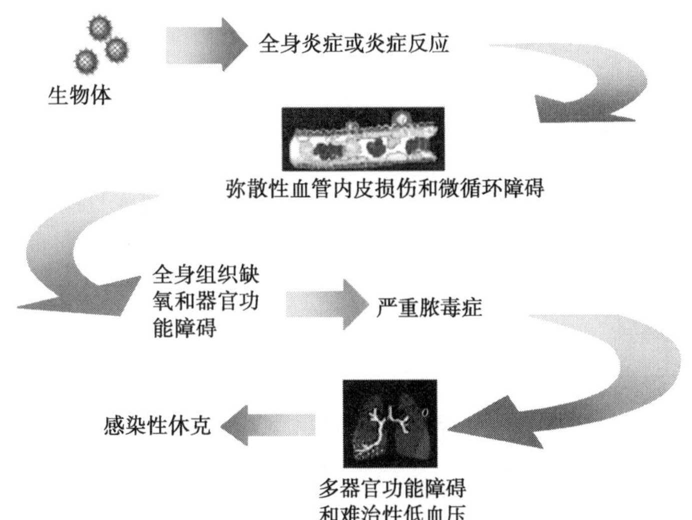

图 84-4 从感染到感染性休克的发生机制。对感染生物体的初始反应是伴随炎症介质释放和凝血级联激活的全身性反应;微血管损伤、血栓形成和弥漫性内皮损伤,随后导致氧供/氧耗平衡失调,发生全身性组织缺氧和细胞病理性(细胞)缺氧,从而导致 MODS 和难以逆转的休克发生

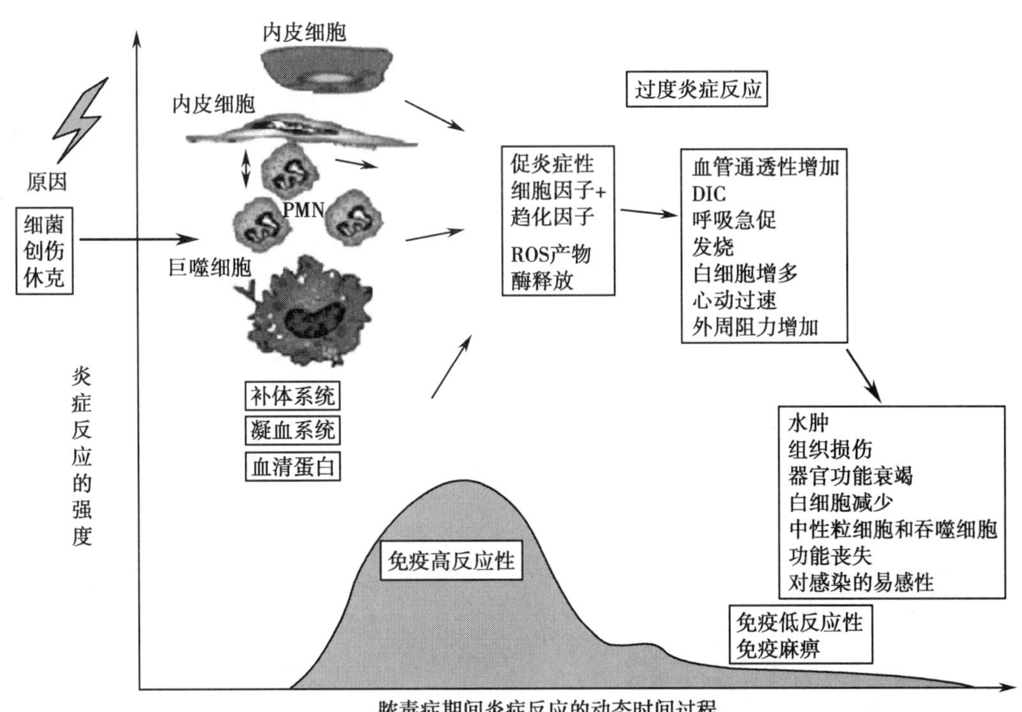

图 84-5 脓毒症的免疫炎症反应的变化。在脓毒症早期炎症介质过度产生和细胞激活,而在脓毒症晚期进入免疫低反应状态,即免疫麻痹

素和内皮素。NO 是一种强力的血管舒张因子。血管内皮细胞合成 NO 是以 L-精氨酸为底物,在一氧化氮合酶(NOS)催化下合成 NO。NO 直接松弛血管平滑肌。内皮 NOS 包括结构型 NOS(cNOS)和诱生型 NOS(iNOS)两种类型。生理状态下,cNOS 也称之为内皮型 NOS(eNOS),仅产生小量 NO,iNOS 在低水平表达。在脓毒症时,由于细胞因子如 IL-1β 和 TNFα 的作用而导致 iNOS 大量表达,产生大量 NO,导致强力的血管舒张。

(四) 凝血/纤溶系统与脓毒症

脓毒症引起的炎症反应可以激活机体的凝血系统,并伴有纤溶系统功能下降和凝血抑制因子的消耗,从而导致纤维蛋白在微血管中沉积。脂多糖(LPS)和其他病原微生物成分可以启动凝血途径,诱导单核细胞或内皮细胞表达组织因子,从而进一步激活一系列蛋白水解酶,最终导致凝血酶原活化为凝血酶,使纤维蛋白原转化为纤维蛋白。同时,由于纤溶酶原激活抑制因子-1(PAI-1)浓度升高,从而抑制纤溶酶原转化成纤溶酶,导致纤维蛋白溶解系统功能下降。凝血/纤溶系统功能紊乱最终导致纤维蛋白积聚,沉积在小血管内,导致组织低灌注和脏器功能障碍。研究表明抗纤维蛋白酶Ⅲ、活化蛋白质C(APC)、组织因子抑制因子的异常参与脓毒症的病理生理过程(图84-6)。

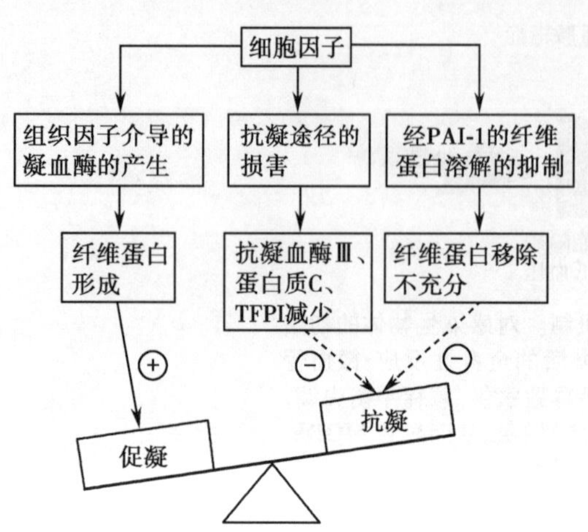

图84-6 脓毒症时止血平衡移向促进凝血状态

(五)脓毒症与循环功能障碍

脓毒症常伴发器官功能障碍(严重脓毒症)和休克(感染性休克)。当心血管系统不能转运充足的氧到达组织时导致休克的发生。脓毒症对心血管系统不同水平均具有损害作用,而导致心脏功能障碍、血管调节功能障碍和微循环障碍。对心血管系统的损害引起其特征性的血流动力学特点,包括心输出量增加,低血压和全身组织氧利用障碍。在脓毒症早期,由于高代谢的需要(如呼吸急促、发热、心脏做功增加、蛋白质合成增加),氧耗明显增加,进一步导致氧供/氧需平衡失调(图84-7)。

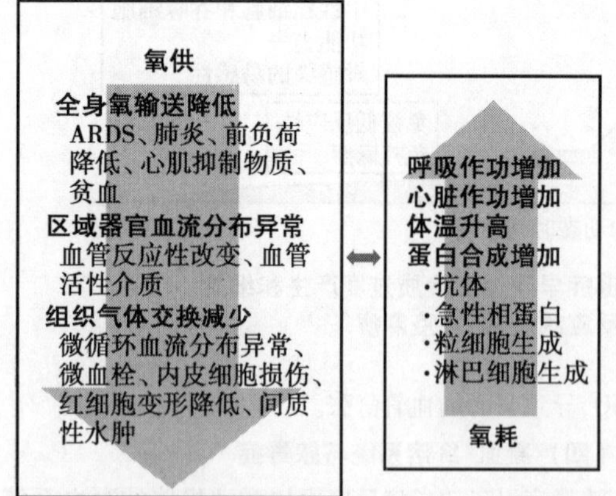

图84-7 脓毒症时,心血管系统在不同水平均发生改变。脓毒症能同时使不同水平(包括全身、局部和微循环)的氧耗增加,进一步导致氧供/氧需平衡失调

二、严重脓毒症和脓毒性休克的治疗进展

面对严重脓毒症和脓毒性休克的挑战,2002年10月欧洲危重病医学会(ESICM),美国危重病医学会(SCCM)和国际脓毒症论坛(ISF)在西班牙巴塞罗那共同发起了拯救脓毒症的全球性行动倡议拯救脓毒症战役(surviving sepsis campaign,SSC),同时发表了著名的巴塞罗那宣言。为实现巴塞罗那宣言提出的目标,代表11个国际组织的各国危重病、呼吸疾病和脓毒性疾病专家组成专家委员会,就感染性疾病的诊断和治疗达成共识,制定了国际严重脓毒症和脓毒性休克的治疗指南,并于2004年发布,之后根据循证医学和研究进展,分别于2008年和2012年进行了修订。中华医学会重症医学分会也于2006年发布了成人严重感染与脓毒性休克血流动力学监测与治疗指南。2012年全球脓毒症联盟(GSA)发起世界脓毒症宣言,公布了2020年的关键目标。

有关严重脓毒症和脓毒性休克患者的治疗由三个部分组成,抗感染治疗,心血管复苏和免疫调理。其进展主要包括早期积极有效地抗感染治疗,早期目标的血流动力学管理,机械通气的肺保护性策略,糖皮质激素的应用,血糖控制以及集束化治疗等方面。

(一)抗感染治疗

对于严重脓毒症和脓毒性休克患者,有效地清创引流和广谱高效抗生素的应用是根本性病因治疗措施。应尽早使用抗生素,在严重脓毒症和脓毒性休克确诊后1h之内开始使用。在使用抗生素之前至少获得两份血培养标本。若感染源明确(如坏死性软组织感染、腹腔感染并腹膜炎、胆管炎或肠坏死等),应在液体复苏开始的同时,尽可能控制感染源,应在诊断后12h内行外科手术引流以便控制感染源。

(二)早期目标血流动力学管理

早期目标血流动力学管理可明显降低严重脓毒症和脓毒性休克患者的病死率。它包括早期液体复苏和血管活性药物的应用两个方面,是脓毒性休克的重要循环支持手段。其目的是改善血流动力学状态,逆转器官功能的损害。

1. 初始液体复苏 在诊断严重脓毒症和脓毒性休克后,应尽快积极进行液体复苏。在复苏6h后达到下列目标:①CVP 8~12mmHg;②MAP≥65mmHg;③尿量≥0.5ml/(kg·h);④中心静脉血氧饱和度($ScvO_2$)≥70%或混合静脉血氧饱和度(SvO_2)≥65%。在复苏6h时若$ScvO_2$<70%(或SvO_2<65%),仍应持续进行液体复苏达到CVP目标,并输注浓缩红细胞使HCT达到30%和(或)输注多巴酚丁胺(最大剂量20μg/(kg·h)。对于严重脓毒症的初始液体复苏液体的选择,目前建议使用晶体液,并建议在初始液体复苏组合中加入白蛋白,不用分子量(MV)>200和(或)取代基>0.4 的羟乙基淀粉。

2. 血管活性药物的应用　应用血管活性药物是脓毒性休克重要的循环支持手段，其目的是：①提高血压，是应用血管活性药物的首要目标；②改善内脏器官灌注，纠正组织缺氧，是休克复苏和血管活性药物应用的根本目标。如果经充分的液体复苏仍不能恢复动脉血压和组织灌注，有指征应用血管活性药物；存在威胁生命的低血压时，即使低血容量状态尚未纠正，液体复苏的同时可以暂时使用血管活性药物以维持生命和器官灌注。去甲肾上腺素(0.03～1.5μg/(kg·h)是纠正脓毒性休克低血压的首选升压药。最近的荟萃分析比较了多巴胺和去甲肾上腺素在脓毒性休克治疗中的作用，结果显示与去甲肾上腺素比较，应用多巴胺者死亡率和心律失常事件的发生率均较高。Vasu 等在随机临床资料的系统综述中也指出在降低脓毒性休克院内或 28d 死亡率方面去甲肾上腺素优于多巴胺。去甲肾上腺素能改善异常的血管扩张；增加或不影响心排出量；增加冠脉血流，因此改善心肌抑制状态；能提高肾脏灌注压，改善肾脏灌注，并能改善肠系膜血管低灌注状态，因此去甲肾上腺素是脓毒性休克治疗升压药的首选药物。对于经过充分液体复苏后仍然存在低心排者，应使用多巴酚丁胺增加心排血量，或联合应用去甲肾上腺素和多巴酚丁胺。研究证实去甲肾上腺素与多巴酚丁胺联合应用可改善组织缺血与氧输送，增加冠脉、肾脏血流及肌酐清除率，降低血乳酸水平，不加重器官缺血。在脓毒性休克治疗时应慎重选用多巴胺和肾上腺素。肾上腺素在增加心脏做功和氧输送的同时，也显著增加氧消耗，升高血乳酸水平，因此目前不推荐作为脓毒性休克的一线治疗药物。只有在超大剂量缩血管药才能维持血压时，才使用肾上腺素。仅限于心律失常风险极低、低心输出量和(或)心率慢的患者，以多巴胺替代去甲肾上腺素。对经过充分液体复苏，并应用超大剂量升压药血压仍不能纠正的难治性休克患者，可应用血管加压素(0.03U/min)。血管加压素通过作用于血管加压素-1(V1)受体，抑制血管平滑肌 K_{ATP} 通道，纠正脓毒性休克时血管加压素的不足和降低 NO 效应，而产生强烈缩血管作用。血管加压素通过强力收缩扩张的血管，增加外周血管阻力而改善血流分布，可升高血压和增加尿量，但不推荐将其代替去甲肾上腺素等一线药物。

大量脓毒症动物实验证实新型钙增敏剂左西孟旦(levosimendan)能产生有益的血流动力学效应。也有临床研究报道左西孟旦在治疗脓毒症相关的心肌功能障碍患者中的有益作用。左西孟旦主要通过增加心肌收缩蛋白对钙离子的敏感性，达到增加心肌收缩力的目的；不增加钙超载和心肌耗氧；不会导致心律失常和细胞损伤；能明显改善血流动力学参数，既不损害舒张期功能，也不延长舒张期时间。尽管左西孟旦前景看好，但将其应用于脓毒症所致心功能不全或脓毒性休克还需要大样本临床研究的支持。

(三) 肺保护性通气策略

严重脓毒症和脓毒性休克患者由于其肺毛细血管通透性升高，常合并急性肺损伤(ALI)和急性呼吸窘迫综合征(ARDS)。在 1967 年以来，曾先后提出多种 ARDS 诊断标准，直到 1994 年欧美共识会议(AECC)发表了有关 ALI/ARDS 的定义和诊断标准(表 84-2)。ALI 是这一综合征的早期阶段，低氧血症程度较轻，而 ARDS 则是 ALI 较为严重阶段。AECC 的定义与诊断标准广泛应用于临床实践与研究，极大促进了 ALI/ARDS 流行病学及临床研究，加深了人们对其的认识，改进了对 ARDS 的治疗。但研究也显示出 AECC 的诊断标准存在着许多问题，因此经过一年半的讨论，由欧洲危重病学会(ESICM)与美国胸科学会(ATS)组成的委员会于 2012 年发表了 ARDS 的柏林定义(表 84-3)。

表 84-2　1994 年欧美共识会议有关 ARDS 和 ALI 的诊断标准

	急性肺损伤(ALI)
病程	急性发病
氧合	$PaO_2/FiO_2 \leq 300mmHg$(无论 PEEP 大小)
胸片	正位胸片显示双肺浸润影
肺动脉嵌压	≤18mmHg，或没有左房压升高的临床表现
	急性呼吸窘迫综合征(ARDS)
	除氧合指标外，其余标准同 ALI
氧合	$PaO_2/FiO_2 \leq 200mmHg$(无论 PEEP 大小)

表 84-3　ARDS 的柏林定义与诊断标准

	急性呼吸窘迫综合征(ARDS)
发病时机	在已知诱因后，或新出现或原有呼吸系统症状加重后一周内发病
胸部影像学	双肺透光度减低，且不能完全用胸腔积液、肺叶不张或结节解释
	无法用心力衰竭或液体负荷过多解释的呼吸衰竭
肺水肿来源	如果没有危险因素，则需要客观评估(如心脏超声检查)排除静水压升高的肺水肿
低氧血症	轻度：PEEP/CPAP≥5cmH_2O 时 $200mmHg<PaO_2/FiO_2 \leq 300mmHg$
	中度：PEEP/CPAP≥5cmH_2O 时 $100mmHg<PaO_2/FiO_2 \leq 200mmHg$
	重度：PEEP/CPAP≥5cmH_2O 时 $PaO_2/FiO_2 \leq 100mmHg$

机械通气是纠正 ARDS 低氧血症的主要治疗手段。ARDS 的肺保护性通气策略旨在进行机械通气的同时，既能为患者提供良好的氧合又不加重肺损伤。肺保护性通气策略包括肺复张、小潮气量通气和适当的呼气末正压(PEEP)。充分复张 ARDS 塌陷肺泡是纠正低氧血症，应用小潮气量通气和适当 PEEP 的前提和基础。ARDS 患者应采用小潮气量(6ml/kg 理想体重)通气，允许动脉血二氧化碳分压($PaCO_2$)高于正常，即所谓的允许性高碳酸血症。采用小潮气量和低平台压($\leqslant 30cmH_2O$)，允许 $PaCO_2$ 升高到一定程度，从而避免由于高容量和高气道压引起的肺损伤。适当的 PEEP 是指防止肺泡塌陷的最低 PEEP。因为 PEEP 过高可增加肺损伤，PEEP 太低起不到肺泡重建作用。有关 ARDS 最适的水平仍存在争议。近年来许多研究显示较高水平 PEEP 的临床疗效。Barbas 通过荟萃分析比较了不同 PEEP 对 ARDS 患者生存率的影响，证实 PEEP>$12cmH_2O$，尤其是高于 $16cmH_2O$ 明显改善患者的生存率。对严重 ARDS 实施肺复张后 $PaO_2/FiO_2<100mmHg$ 时应采用俯卧位通气。

（四）其他治疗措施

1. 糖皮质激素的应用　脓毒性休克成年患者，若经充分液体复苏和血管活性药物治疗可恢复血流动力学稳定，不使用糖皮质激素，否则不必等待 ACTH 刺激试验的结果即应给予氢化可的松 200mg/天静脉持续输注。

2. 血糖控制　对严重脓毒症和脓毒性休克患者应进行程序化的血糖管理。控制血糖水平≤180mg/L，当连续监测血糖水平>180mg/L 时开始使用胰岛素。

3. 血液制品的使用　一旦组织低灌注纠正，同时无减弱灌注情况，如心肌缺血、严重缺氧、急性出血或严重乳酸酸中毒，若血红蛋白<70g/L 时，应输注红细胞悬液，使血红蛋白浓度≥70g/L。

4. 镇静、镇痛和神经肌肉阻滞　对于脓毒症患者，行机械通气需要镇静时，应制定镇静目标和方案。可间断给药或连续输注，每日进行唤醒试验。对于不合并 ARDS 的患者，应避免使用神经肌肉阻滞剂，因有停药后发生长期神经肌肉阻滞的风险，若必须持续使用，或需间断给药，或在 TOF 监测下连续输注。而对于严重脓毒症导致 ARDS 患者可早期短疗程使用神经肌肉阻滞剂，不超过 24h。

其他治疗措施还包括应激性溃疡的预防、肾脏替代治疗以及营养支持等。

（五）脓毒症复苏的集束化策略

集束化(bundle)策略是根据治疗指南，在严重脓毒症和脓毒性休克确诊后立即开始并应在短期内迅速完成的治疗措施。脓毒症集束化策略强调早期积极复苏，脓毒症复苏应在 3h 内启动和完成，脓毒性休克的复苏在 6h 内启动和完成。脓毒症复苏集束化策略(sepsis resuscitation bundle)包括：①测量血乳酸；②应用抗生素前获得血培养标本；③尽量提前广谱抗生素给药时间；④低血压和(或)乳酸>4mmol/L 时，输注晶体溶液(或相当的胶体液)至少 30ml/L。脓毒性休克集束化策略(septic shock bundle)包括：①初始液体复苏后仍存在低血压者，应用缩血管药维持 MAP≥65mmHg；②容量复苏后仍持续动脉低血压(脓毒性休克)和/或初始血乳酸>4mmol/L(36mg/dl)者，继续复苏达到 CVP≥8mmHg，$ScvO_2 \geqslant 70\%$。

三、严重脓毒症和脓毒性休克患者的麻醉处理

麻醉科医师常常在急诊科、手术室或 ICU 面临严重脓毒症和脓毒性休克患者。感染源的控制，包括脓肿的外科引流或坏死组织的清创术，联合早期有效地抗生素治疗，是成功治疗严重脓毒症患者的中心环节。在合并脓毒症的高危外科患者或创伤患者中，在发生器官功能衰竭之前早期血流动力学优化与发生器官功能衰竭之后优化者比较能使死亡率降低 23%左右。

（一）术前评估和术前准备

合并严重脓毒症和脓毒性休克的患者需要进行手术治疗时，除常规进行术前评估和术前准备外，麻醉前应尽量纠正各种病理生理异常，应该充分了解患者术前基本情况，重点评估 SIRS 的严重性，血管内容量状态，是否存在休克或 MODS 和血流动力学复苏是否充分等，同时对并存疾病作出相应处理，争取初步纠正休克状态及做好相应抢救准备后开始麻醉。

（二）麻醉选择

严重脓毒症和脓毒性休克患者应选择对循环抑制小又能满足手术要求的麻醉方法。神经阻滞麻醉操作简单，而且对患者的循环系统抑制小，能减轻对疼痛刺激的交感反应，避免阿片类药的全身作用，但麻醉范围有限，且在脓毒症患者，由于存在凝血功能障碍、感染的局部或全身性扩散，以及在感染或酸中毒时局麻药的作用受到影响，因此神经阻滞麻醉的应用受到限制。由于椎管内麻醉阻滞交感神经，导致血管扩张，对血流动力学的影响难以逆转，同时这类患者常合并凝血功能障碍，易增加硬膜外血肿的风险，因此不宜选择椎管内麻醉。为保证有效通气、预防胃内容物反流、便于术中循环的管理，对于严重脓毒症和脓毒性休克患者宜选择气管插管全身麻醉。

（三）麻醉诱导

严重脓毒症和脓毒性休克患者与普通患者不同。由于药效学和药动学改变，发生麻醉药心血管毒性的危险性明显增加，患者对麻醉药的敏感性增强。脓毒症时，由于细胞外液扩张，药物分布容积增加；白蛋白水平降低和 α_1 酸性糖蛋白水平升高，使多数麻醉药的活性游离部分到达它们作用部位的数量发生改变。

严重脓毒症和脓毒性休克患者需施行控制感染源手术时，由于脓毒症、麻醉、血容量不足、出血和手术应激的共同

作用,使该类患者的心血管功能不稳定。对于血流动力学不稳定患者,不论因为低血容量、心功能障碍、血管调节功能失调或肾上腺皮质功能不全(血管加压素和皮质醇耗竭),可能对麻醉诱导药物非常敏感,此外在外周循环障碍时,药物发挥作用的时间明显延长,因而剂量过大和血流动力学损害的风险明显升高,加之多数静脉麻醉药和吸入麻醉药具有血管扩张作用或负性肌力作用,因此麻醉诱导时应根据患者的反应仔细滴定诱导剂量。常规的诱导剂量可能引起难以逆转的心血管功能衰竭。

理想的麻醉诱导方式是仔细考虑、分步实施(deliberate step-wise process),根据患者的临床反应滴定给予小剂量麻醉药。而麻醉药或阿片类药选择的重要性相对较小。氯胺酮或咪达唑仑对血流动力学影响较小,短效阿片类药如芬太尼或阿芬太尼能减少麻醉诱导药物的剂量。但需要注意的是,除瑞芬太尼外,由于肝、肾灌注减少而可能使静脉给予阿片类药的效应增强,作用时间延长。目前在血流动力学不稳定的脓毒症患者中推荐瑞芬太尼。虽然瑞芬太尼可能引起窦性心动过缓,但多数脓毒症患者表现为心动过速,并且瑞芬太尼对心肌收缩力影响最小,不使全身血管阻力突然降低。在麻醉诱导时持续容量复苏和增量给予血管活性药物如去甲肾上腺素等有助于减轻麻醉药和正压机械通气的低血压效应。

依托咪酯对呼吸循环影响小,不降低心肌收缩力,也不阻断交感反应,对血流动力学影响最小,适用于并存低血容量和循环状态不稳定的休克患者,由于降低脑代谢和脑血流,尤其适用于合并颅脑损伤的休克患者。在脓毒症时依托咪酯的应用存在争议,其原因主要是由于依托咪酯存在潜在性的肾上腺皮质抑制作用,能抑制肾上腺线粒体羟化酶活性和减少类固醇的生成;而脓毒症时本身存在着肾上腺皮质功能不全,因此依托咪酯不作为第一线麻醉诱导药。最近 Chan 等对脓毒症患者应用依托咪酯麻醉诱导的死亡率和对肾上腺皮质功能的影响进行了荟萃分析,结果显示麻醉诱导气管插管时给予依托咪酯伴随较高的肾上腺皮质功能不全发生率和较高的死亡率。De la Grandville 等也对单次给予依托咪酯在脓毒症和创伤患者中应用的临床研究进行了综述,发现给予依托咪酯后 12～48h 内可发生肾上腺皮质功能不全;依托咪酯可增加脓毒症患者的死亡率;在创伤患者中依托咪酯可使肺炎发生率明显升高,住 ICU 时间和住院时间均明显延长。认为考虑到安全原因,在脓毒症和创伤危重状态下,应避免使用依托咪酯。

氯胺酮具有拟交感活性作用和镇痛效应。通过直接作用于 CNS 和抑制神经节后交感神经末梢对去甲肾上腺素的再摄取而兴奋交感神经系统,能增快心率、升高血压和增加心排出量,且能刺激通气和支气管扩张作用。由于其具有心血管兴奋作用,氯胺酮可以应用于严重脓毒症和脓毒性休克患者的麻醉诱导,可以降低血压下降的风险,减少血管活性药物和强心药物的应用。

在脓毒性休克动物模型中,氯胺酮能很好的保护心血管功能。在离体心脏中,氯胺酮能增加冠脉灌注和冠脉氧供;在脓毒症大鼠心脏,氯胺酮的心脏做功最大下降程度最低,与其他麻醉诱导药物比较,心脏做功最大下降程度的顺序是:氯胺酮(-6%)<依托咪酯(-17%)<咪达唑仑(-38%)<丙泊酚(-50%)。越来越多的实验证据也表明氯胺酮对脓毒症本身过程产生保护性抗炎作用。体外研究提示氯胺酮能减少内毒素血症时细胞因子的产生和释放,抑制内毒素引起的 NOS 活性升高和蛋白的表达。给予氯胺酮能抑制单次静脉注射内毒素大鼠的低血压、代谢性酸中毒和细胞因子反应。然而,氯胺酮可引起明显的苏醒期反应,如发生如幻觉、躁动不安、恶梦及谵语等精神症状;在处于应激状态的患者,由于患者循环中儿茶酚胺被耗竭,氯胺酮对心肌的直接负性肌力作用显露而致难以纠正的心血管衰竭;氯胺酮诱导时也可能伴有颅内压升高,过度通气或复合给予苯二氮䓬类药或丙泊酚可能减轻。因此在应用氯胺酮前必须考虑其危险和利益的比例。

丙泊酚具有麻醉诱导起效快、苏醒迅速且功能恢复完善、术后恶心呕吐发生率低等优点。研究显示丙泊酚能抑制促炎性细胞因子的产生、抗氧化、调节 NO 的生成而产生有益作用。在脓毒症患者中可能具有特殊的优越性。但是丙泊酚具有明显的血流动力学副作用,能抑制交感血管收缩活性,因此降低全身血管阻力、心肌收缩性和前负荷,从而降低动脉血压。预先应用 α_1 激动剂或 β 激动剂可减轻丙泊酚引起的血压下降。因此在严重脓毒症和脓毒性休克患者中,丙泊酚的应用弊大于利,不适合严重脓毒症和脓毒性休克患者的麻醉诱导。

咪达唑仑是常用的苯二氮䓬受体激动药。研究显示咪达唑仑除具有镇静催眠作用外,还具有抗炎和抗氧化作用。体外研究显示咪达唑仑能抑制活化的巨噬细胞,抑制 IL-1、IL-6 和 TNFα 的合成和释放;同时也通过抑制 NF-κB 和 p38MAPK 途径,抑制 LPS 引起的 iNOS、COX-2 活性升高和过氧化物阴离子产物的表达。但是在低血容量和心脏病患者,咪达唑仑能降低全身血管阻力和血压,以剂量依赖的方式降低心脏做功。因此,在脓毒症或重症患者中,重要的是评估咪达唑仑是否引起血流动力学不稳定和组织的灌注是否遭到损害。

最近研究证实 α_2 肾上腺素能受体激动药右旋美托咪定在脓毒性休克患者中,能明显减少血管活性药物的需求量和改善预后。有研究表明与劳拉西泮镇静组比较,在脓毒症患者中右旋美托咪啶组的脑功能障碍(谵妄和昏迷)发生率明显降低,机械通气时间较短,死亡率较低;在内毒素休克大鼠中也发现右旋美托咪啶能降低死亡率和抑制炎症反应。虽然在脓毒症患者中右旋美托咪啶作为镇静药物,但仍未用作麻醉诱导药物使用。

(四) 麻醉维持

对于严重脓毒症和脓毒性休克患者的麻醉维持,麻醉科医师应根据其对个体患者的危险因素和并存疾病的评估,以及其自己的经验和专业知识,来选择最合适的麻醉技术。可选择的麻醉维持药物包括吸入麻醉药、静脉麻醉药和阿片类药。已如上述在脓毒症时,静脉麻醉药如丙泊酚、氯胺酮、咪达唑仑等除具有麻醉效应外,还具有抗炎作用。研究显示挥发性麻醉药除了它们的麻醉作用外,也具有明显的非麻醉性生理作用,挥发性麻醉药在不同器官系统显示抗炎活性。Bedirili 等在盲肠结扎穿孔(CLP)脓毒症大鼠中研究发现,与对照组比较,七氟烷和异氟烷能明显改善生存率,能明显减轻炎症反应、脂质过氧化和氧化应激,而且,七氟烷在调节脓毒症导致的炎症反应中可能更为有效。在严重脓毒症和脓毒性休克患者,挥发性麻醉药的 MAC 降低。在合并明显肺功能损害的患者,静脉麻醉药较挥发性麻醉药更易达到脑中麻醉药稳态浓度。无论采用何种麻醉技术,宜用 BIS 监测评估麻醉深度。在外科手术期间,由于失血、或细菌或内毒素的释放,血流动力学可能遭到进一步损害,因此如果合并大量失血,应注意血液制品的输注。

在术中应持续进行血容量的复苏,加强血流动力学的监测。在脓毒症患者初期复苏是以 CVP 8~12mmHg 作为复苏的血流动力学目标,但由于胸内压和腹内压升高,术中的 CVP 值也可能升高。研究显示动态性指标(脉搏压力变异、每搏量变异)可能较基于压力评估指标(CVP 或PCWP)更好的预测容量反应。术中应监测容量反应的动态性指标变化以指导容量治疗,特别是窦性心律和机械通气患者。经食管超声心动图或食管多普勒同时应用可以确定每搏量变异的改变。

在脓毒症时由于毛细血管通透性升高,导致非心源性肺水肿而影响肺的氧合。在麻醉维持期间低氧血症的处理包括增加吸入氧浓度和增加 PEEP。机械通气时应采用保护性通气策略。即小潮气量通气和适当的 PEEP,以加强肺功能的保护,纠正低氧血症。

(五)神经肌肉阻滞剂与脓毒症

脓毒症能改变对神经肌肉阻滞剂(肌松药)的反应性。然而,肌松药是脓毒症患者治疗的重要部分。除了优化气管插管条件和满足手术肌松的要求外,肌松药能减少全麻药用量及其对循环的影响,增加肺顺应性、减少肺塌陷,保持患者与呼吸机的同步,有利于机械通气,此外肌松药减少患者的运动,尤其是呼吸肌肉的运动,从而减少患者的过度氧耗。

严重脓毒症和脓毒性休克患者大多合并肠梗阻、饱胃、血流动力学不稳定、氧合差,在需要尽快安全地完成气管插管时,琥珀酰胆碱仍然是快速诱导肌松药的良好选择。但琥珀酰胆碱可能产生严重的高钾血症,尤以在创伤、烧伤和危重疾病后 48~72h 危险性较高。研究证实在严重出血、代谢性酸中毒、严重腹腔内感染、类固醇或制动引起的肌病患者,给予琥珀酰胆碱后可发生高钾血症。因此严重脓毒症或脓毒性休克患者不宜选择琥珀酰胆碱。非去极化肌松药种类很多,需要考虑患者的肝肾功能状态和术后拔管时间后进行选择。休克患者对非去极化肌松药敏感性增加,作用时间延长,宜选用短效肌松药,用量也应减少。

脓毒症等高代谢患者由于消除动力学增强,而引起对非去极化肌松药的抵抗。由于升高的 α_1 酸性糖蛋白与非去极化肌松药结合,降低其游离血浆浓度,从而需要增加气管插管的诱导剂量。肌松药主要经过肝脏代谢和肾脏排泄。由于脓毒症时常伴发 MODS,重复给予肌松药,其活性代谢产物可能累积,而致作用时间明显延长。因此在脓毒症患者,由于分布容积增加,即使存在肝肾功能不全,应该增加初始剂量,但由于肌松恢复时间可能延长,因此重复给药可能减少。常规监测 TOF 将有助于指导肌松药的合理正确的应用。

综上所述,麻醉科医师了解和掌握严重脓毒症和脓毒性休克的病理生理和主要治疗进展,对于协调和实施严重脓毒症和脓毒性休克患者的复苏与治疗以及正确的麻醉处理,保障患者围手术期安全,降低患者死亡率具有重要意义。

(胡兴国 张云翔)

参考文献

1. Martin GS. Sepsis. severe sepsis and septic shock:changes in incidence,pathogens and outcomes. Expert Rev Anti Infect Ther,2012,10(6):701-706
2. Fry DE. Sepsis. systemic inflammatory response,and multiple organ dysfunction: the mystery continues. Am Surg,2012,78(1):1-8
3. Smeding L,Plötz FB,Groeneveld AB,et al. Structural changes of the heart during severe sepsis or septic shock. Shock,2012,37(5):449-456
4. Phillips DP,Kaynar AM. Septic cardiomyopathy. Int Anesthesiol Clin,2012,50(3):187-201
5. Reinhart K. Stop sepsis-save lives:A call to join the global coalition for the World Sepsis Day. J Crit Care,2012,27(4):410-413
6. Walley KR. Expanding our thinking regarding early goal-directed therapy. Crit Care Med,2012,40(10):2911-2912
7. De Backer D,Aldecoa C,Njimi H,et al. Dopamine versus norepinephrine in the treatment of septic shock:A meta-analysis. Crit Care Med,2012,40(3):725-730
8. Vasu TS,Cavallazzi R,Hirani A,et al. Norepinephrine or dopamine for septic shock:systematic review of randomized clinical trials. J Intensive Care Med,2012,27(3):172-178
9. Mahmoud KM,Ammar AS. Norepinephrine supplemented with dobutamine or epinephrine for the cardiovascular support of patients with septic shock. Indian J Crit Care Med,2012,16(2):75-80
10. Puskarich MA. Emergency management of severe sepsis and septic shock. Curr Opin Crit Care,2012,18(4):295-300
11. Ranieri VM,Rubenfeld GD,et al. Acute respiratory distress

syndrome: The berlin definition. JAMA. 2012, 307 (23): 2526-2533

12. Park DW, Chun BC, Kwon SS, et al. Red blood cell transfusions are associated with lower mortality in patients with severe sepsis and septic shock: A propensity-matched analysis. Crit Care Med, 2012, 40(12): 3140-3145
13. Persichini R, Silva S, Teboul JL, et al. Effects of norepinephrine on mean systemic pressure and venous return in human septic shock. Crit Care Med, 2012, 40(12): 3146-3153
14. Casserly B, Gerlach H, Phillips GS, et al. Low-dose steroids in adult septic shock: results of the Surviving Sepsis Campaign. Intensive Care Med, 2012, 38(12): 1946-1954
15. Dale O, Somogyi AA, Li Y, et al. Does intraoperative ketamine attenuate inflammatory reactivity following surgery? A systematic review and meta-analysis. Anesth Analg, 2012, 115(4): 934-943
16. Chan CM, Mitchell AL, Shorr AF. Etomidate is associated with mortality and adrenal insufficiency in sepsis: A meta-analysis. Crit Care Med, 2012, 40(11): 2945-2953
17. Payen JF. Etomidate for critically ill patients: let us clarify the debate. Eur J Anaesthesiol, 2012, 29(11): 504-505
18. de la Grandville B, Arroyo D, Walder B. Etomidate for critically ill patients. Con: do you really want to weaken the frail? Eur J Anaesthesiol, 2012, 29(11): 511-514
19. Yoon SH. Concerns of the anesthesiologist: anesthetic induction in severe sepsis or septic shock patients. Korean J Anesthesiol, 2012, 63(1): 3-10
20. Bedirli N, Demirtas CY, Akkaya T, et al. Volatile anesthetic preconditioning attenuated sepsis induced lung inflammation. J Surg Res, 2012, 178(1): 17-23
21. Huttunen R, Aittoniemi J. New concepts in the pathoge nesis, diagnosis and treatment of bacteremia and sepsis. J Infect, 2011, 63(6): 407-419
22. Nduka OO, Parrillo JE. The pathophysiology of septic shock. Crit Care Nurs Clin N Am, 2011, 23(1): 41-66
23. Alam HB. Advances in resuscitation strategies. Int J Surg, 2011, 9(1): 5-12
24. Hollenberg SM. Vasoactive drugs in circulatory shock. Am J Respir Crit Care Med, 2011, 183(7): 847-855
25. Eissa D, Carton EG, Buggy DJ. Anaesthetic management of patients with severe sepsis. Br J Anaesth, 2010, 105(6): 734-743
26. Kilpatrick B, Slinger P. Lung protective strategies in anaesthesia. Br JAnaesth, 2010, 105(S1): 108-116
27. Hofer JE, Nunnally ME. Taking the septic patient to the operating room. Anesthesiology Clin, 2010, 28(1): 13-24
28. Nduka OO, Parrillo JE. The pathophysiology of septic shock. Crit Care Clin, 2009, 25(4): 677-702
29. Zausig YA, Busse H, Lunz D, et al. Cardiac effects of induction agents in the septic rat heart. Critical Care, 2009, 13(5): R144
30. Dellinger RP, Levy MM, Carlet JM, et al. Surviving Sepsis Campaign: international guidelines for management of severe sepsis and septic shock: 2008. Crit Care Med, 2008, 36(1): 296-327
31. Pinto BB, Rehberg S, Ertmer C, et al. Role of levosimendan in sepsis and septic shock. Curr Opin Anaesthesiol, 2008, 21(2): 168-177
32. Nguyen HB, Rivers EP, Abrahamian FM, et al. Severe sepsis and septic shock: review of the literature and emergency department management guidelines. Ann Emerg Med, 2006, 48(1): 28-54

85. 围手术期液体治疗制剂研究进展

过去三十年以来，围手术期液体治疗与管理理念历经数次转变，仍不能有效控制围手术期患者的体液（细胞内、外液体）容积处于相对理想的生理稳态。从严格药剂学与药物治疗学层面分析，将液体治疗制剂当成是一种静脉输注药物、并加以严格的药代动力学与药效动力学层面加以研究与正确应用是理想液体治疗的基本要求。

遗憾的是，既往市售液体制剂与临床治疗模式在有效性与并发症发生率等方面，既缺乏深入的临床研究，也未能完全胜任理想的液体治疗要求。本文综述新近制剂学研究领域的若干进展，阐述相关液体制剂在液体治疗中的作用及地位，期望为理想液体制剂的创新研发提供新思路。

一、围手术期液体治疗的基本要求

体液平衡是维持人体生命活动和内环境稳定的重要基础。体液平衡主要包括水、电解质、酸碱及渗透浓度平衡四个方面。向患者提供最佳的液体制剂（输什么?）与液体容量（输多少?），以维持机体处于正常的水、电解质、酸碱与渗透平衡，这是围手术期液体治疗的基本要求。

（一）体液的组成与容积分布

体液由水和电解质与非电解质组成（表 85-1）。成人的体液约占体重的 60%，分为细胞内液（intracellular fluid, ICF）和细胞外液（extracellular fluid, ECF）。ECF 由血浆与组织间液组成，约占成人体重的 20%（其中，血浆约占 5%）；ICF 约占成人体重的 40%。血容量由血浆和血细胞组成，约 60 ~ 65ml/kg，其中，15% 分布于动脉系统，85% 分布于静脉系统。

（二）围手术期液体治疗基本要求的实现

即“输什么”与“输多少”的准确把握，来自临床医师对机体不同生理与病理生理状态下体液丢失原因及丢失量的正确判断，即首先判定“缺什么？缺多少?”，但是确定“缺什么？缺多少?”不等于就要“输什么？输多少?”，临床上最终确定治疗具体方案还要根据病情。既不应忽视病情的需求（如脑复苏、ARDS 等），又不要忽略机体内液体的分布

表 85-1　各种复方电解质溶液与血浆/组织液/细胞内液（mmol/L）

	Na^+	K^+	Ca^{2+}	Mg^{2+}	Cl^-	HCO_3^-	AG（阴离子间隙）**							渗透浓度（mOsm/L）
							总量	HPO_4^{2-}	SO_4^{2-}	Lac^-	醋酸	蛋白	其他	
血浆	142	4	2.5*	1	104	24	7.5	1.0	0.5	<2.0	<2.0			280 ~ 310
组织间液	142	5	3	1	117	27	8.4							310
细胞内液	10	159	<1	40	3	7						45	154	280 ~ 310/L☆
RS	147	4	4.5	–	155.5	–	0	–	–	–	–		–	311
LRS	130	4	3	–	109	–	28	–	–	28	–		–	274
ARS	142	5	–	2	98	–	27	–			27		–	308
0.9%生理盐水	154				154									308
1.8%生理盐水	308				308									616
碳酸氢盐生理平衡液	141	4	1.5	1.0	111	26	4	–	1	–	–		3△	304

注：* 其中所含离子钙浓度为 1.12 ~ 1.23mmol/L；** AG 包含 HPO_4^{2-}，SO_4^{2-} 及其他有机酸等；△ 柠檬酸盐；浓度为 mmol/L；☆ 细胞内液因蛋白阴离子含量较多且不透过细胞膜，其结合阳离子绝对数较多且失活、不参与渗透作用，故细胞内、外液达到渗透平衡时不能根据简单数值测算

与转移的动态平衡。临床上体液常会因为创伤、炎症、疾病、麻醉、手术等因素的影响，致血管床扩张、体液淤滞于第三间隙或转移到损伤区域及感染组织中；低蛋白血症影响未测蛋白阴离子水平与酸碱失衡的相互因果关系等，但这种影响临床上常常被低估。

二、静脉内液体制剂的分类与理想要求

临床常用的静脉输注制剂主要有：①细胞外液代用品（又称复方电解质溶液或晶体液）；②血浆代用品（又称胶体液，如各类明胶、羟乙基淀粉等制剂）；③血液代用品（全氟碳化合物等）。此外，还包括特需制剂，主要有：①血制品（全血、浓缩红细胞、洗涤红细胞、新鲜冰冻血浆、单采血小板、冷沉淀、凝血酶原复合物等）；②非血制品（碳酸氢钠、氯化钾、硫酸镁、氯化钠、葡萄糖酸钙注射液等）。

液体治疗制剂的理想要求是：①品种多样齐全，以利于针对病情不同供临床医师按需选择；②功能符合生理，以利于达到生理平衡；③质量价格兼优，以利于安全静脉内输注并减轻患者经济负担。

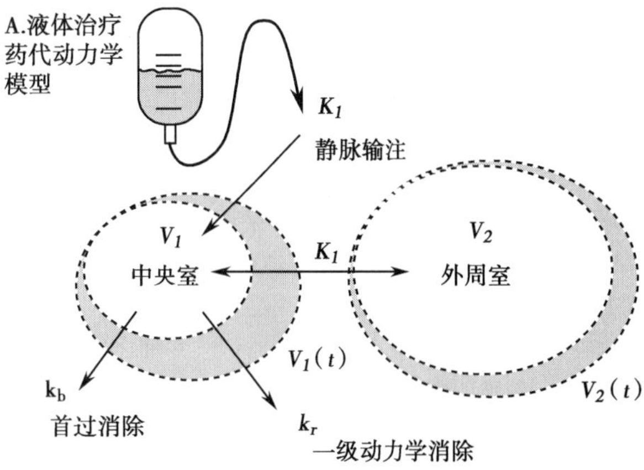

B. 计算公式

$$\frac{dv_1}{dt}=k_i-k_b-k_t\frac{(v_1-V_1)}{V_1}-k_t\left[\frac{(v_1-V_1)}{V_1}-\frac{(v_2-V_2)}{V_2}\right]$$

$$\frac{dv_2}{dt}=k_t\left[\frac{(v_1-V_1)}{V_1}-\frac{(v_2-V_2)}{V_2}\right]$$

图 85-1 液体输注动态容积反应的二房室模型参数（液体输注的中央室 V_1 进入外周室 V_2 的时间变量参数。液体转移与分布的容积动力学参数 kt，如果系零级动力学消除，$kt=0$，二房室模型变为一房室模型；液体的首过消除相当于蒸发，k_r 水平代表系统清除，V_1 代表血浆容量，V_2 则代表外周及更多不易灌注的区域

三、液体治疗制剂的研究进展

围手术期采用晶体液或胶体液进行扩容时凭借经验，部分原因是因为当前对于失血量与血容量的准确监测评估技术仍显不足，常规依赖监测血红蛋白降低的单一指标用于一些急性失血患者时，不能精确评估失血量与血容量变化。常规按晶：胶比（3∶1）进行输注的模式同样存在众多争议；以第三间隙概念机械套用 ECF 静态分布来指导液体输注，其在围手术期急性失血、麻醉、创伤、脓毒症等引起的体液再分布动态评估方面，并不是十分有效。

将液体治疗视为一种经静脉内持续输注的药物、引入基于药代动力学参数的动态模型——容积动力学概念来动态描述静脉输注期间的清除与峰效应；用二度房室模型描述并定义液体治疗的动力学反应，并寻找更为理想的监测液体治疗的高级药代动力学研究手段。加强围手术期液体治疗制剂的容积动力学（吸收、分布、代谢、清除）监测，更有助于明确液体治疗的效果、减少相关并发症的发生。因此，在液体治疗制剂的药物研发期间就明确其药代动力学模型参数，能为日后临床输液监测提供更为合理的监测手段，这将会成为未来液体治疗制剂学研究的热点问题之一（图 85-1）。

（一）血液代用品与血浆代用品研究进展

输血及输注血制品作为围手术期急、慢性贫血与出血性疾病麻醉管理的一种重要治疗手段，但亦会引起输血相关传染性疾病、溶血反应、发热反应、过敏反应、免疫抑制等诸多不良反应。因此，倡导节约用血的策略，积极研发理想的血液、血浆代用品，是缓解血源紧张及回避输血不良反应的良策。从严格意义上讲，有关“血液代用品”（blood substitutes）与“血浆代用品”（plasma substitutes）的提法值得商榷。

首先，血液成分包括血浆与血细胞。当前进入临床试验的二代全氟碳化合物乳剂，只是一种血红蛋白载体（hemoglobin-based oxygen carrier，HBOC），不激活补体及不具有抗原性是其优点，但其与血液相比，虽拥有一定的载氧功能，但其载氧效率低、代谢消除快、生物利用度较低，不能完全取代同种异体输注红细胞血制品；且 HBOC 的副作用越来越受重视，如增加血液黏滞性、降低血管内皮细胞内源性一氧化氮的合成，可引起高血压、增加心血管恶性事件的发生。

其次，在维持胶体渗透压方面，目前临床上广为使用的羟乙基淀粉（HES）与明胶制剂，因不具备血浆蛋白成分，故也不是真正意义上的血浆代用品。随着生物医学工程技术的发展，通过在低等真核生物如酵母来制备人类健康所特需的各类基因重组蛋白（如血红蛋白、血浆白蛋白），已成为生物制药的前沿研究领域；这为非异体血来源新型特需的人造血浆白蛋白的制剂研发创造了条件。

最后，当前各类血液代用品与血浆代用品微分子的分

选及包装工艺值得改进。影响 HES 代谢及产生潜在变态反应的因素之一，是其所含羟乙基分子量(molecular weight,MW)与取代基团所在碳原子的位置(立体异构性)。分子量大的留存血管内作用时间较长；HES 中 C2/C6 碳原子比值高的降解速度慢；HES 的 MW>200KD 将影响凝血并增加类过敏反应，故临床上多采用中分子 HES 制剂(MW130KD)。且现售 HES 分子纯化工艺不足，对凝血干扰亦较重，仍不是理想的血浆代用品。纳米技术检测与纳米材料包装工艺已渐融入生物制药行业，并辅之以计算机辅助设计、精确计算蛋白与药物分子间的相互作用——新技术、新材料与生物制药科技革新的有机融合，最有助于提高液体治疗基础研究向临床医学应用的转化速度，为研发更为理想的血液代用品与血浆代用品提供了技术保障。

(二) 细胞外液代用品研究现状与未来预测

现代无血外科手术学的进步使择期手术的出血量得到有效控制。围手术期患者由于各种因素常引起水、电解质平衡失常、酸碱平衡失常及渗透浓度平衡失常，需以液体治疗予以调节与纠正。高渗盐水对于特殊病情条件下血容量的纠正及脑水肿的防治具有一定益处；但从制剂学的角度思考，提供与细胞外液成分最接近的液体制剂是最重要的原则与目标。

理想细胞外液代用品的基本要求是制剂的电解质即阳离子与阴离子的含量、维持酸碱平衡的缓冲对以及渗透浓度应与细胞外液相同或近似。通过近 150 年的研究，在相继经历了林格液(RS)、乳酸林格液(LRS)和醋酸林格液(ARS)的三个阶段(三代)的发展后，目前临床上常使用的三种补充 ECF 丢失的液体制剂(复方电解质溶液或称平衡液)是：RS、LRS 及 ARS。应当指出：这三种制剂均不能达到理想细胞外液代用品的要求。众所周知，人体 ECF 的阳离子是由 Na^+、K^+、Mg^{2+} 及 Ca^{2+} 组成；阴离子是由 Cl^-、HCO_3^-、蛋白质及其他弱酸根离子等组成。ECF 中主要的阳离子是 Na^+，浓度达到 142mmol/L；主要阴离子是 Cl^-、HCO_3^-，浓度分别达到 103mmol/L 和 24mmol/L，这些离子在 ECF 中含量的波动变化时常会引起水、电解质和/或酸碱失衡，从而使机体生理功能发生紊乱。当前细胞外液代用品虽已有不断的改进，但距离理想细胞外液代用品的要求尚有显著的差距。RS、LRS 及 ARS 三种制剂的主要缺陷是：所含电解质的种类与含量、特别是阴离子方面远未能符合细胞外液的需求，在阴离子中除 HCO_3^- 以外，尚缺乏弱酸阴离子，根据 Stewart 理论维持总弱酸浓度平衡也被认为是酸碱平衡调节的重要因素之一。

因此，探索克服上述缺憾，就成为细胞外液代用品研究的焦点；研制新一代理想的细胞外液代用品具有重要的理论及临床实用意义。目前已发明的碳酸氢盐生理平衡液[18,19]，其药效学优势在于：①电解质成分及晶体渗透压与 ECF(血浆/组织液)成分相近似，而 LRS 缺少 Mg^{2+} 及 HCO_3^-/H_2CO_3 缓冲系、醋酸林格液(ARS)缺少 Ca^{2+} 及 HCO_3^-/H_2CO_3 缓冲系。LRS 及 ARS 要依靠对乳酸及醋酸的代谢产生 HCO_3^-，而碳酸氢盐生理平衡液则兼有 HCO_3^-/H_2CO_3 缓冲系，可直接调节酸碱平衡(表 85-1)。②存在 HCO_3^-/H_2CO_3 缓冲系，而 LRS 及 ARS 均无此缓冲系。因此，输注碳酸氢盐平衡液后无需再经细胞代谢就可以对体液的酸碱平衡起到缓冲作用，利于保持细胞外液(ECF)及内环境 pH 的稳定。③由于电解质、重要缓冲对及渗透浓度与 ECF 相似，无过量非生理性物质(乳酸、醋酸)，因此不增加人体额外的代谢负担。④大量输注不易引起低钠血症、高氯血症及乳酸血症；与 LR、LRS 及 ARS 相比，不易引起组织水肿。⑤因具有 Ca^{2+}/Mg^{2+}，有助于生命活动的维持，近代医学认为 Ca^{2+}/Mg^{2+} 是所有生命活动必需的离子。⑥含有适量弱有机酸缓冲系(柠檬酸/柠檬酸盐缓冲系)，其理化性质(如 pH 值)更趋稳定，可使所输溶液的 Ca^{2+}/Mg^{2+} 与 HCO_3^- 能够如人体生理状态下一样共溶，从而在常规输液过程中，所输溶液中所含的二价阳离子能发挥其应有的生理效应及病理生理纠治效应。⑦所含弱有机酸及弱酸根还有助于改善细胞的代谢，柠檬酸盐有抗氧化效应，对创伤应激有保护作用。

四、结　　语

理想的液体治疗基本要求的实现，源自于液体治疗监测技术的创新进步、理想液体治疗制剂的合理研发与不同外科疾病临床规律的正确把握等综合实力的全面提高。采用现代纳米检测技术及更为先进的包装工艺，研发基于理想平衡液为溶质载体的各类新型血液、血浆与细胞外液代用品，将为临床医师与患者提供更合适、更安全、更有效、更经济的液体制剂选择机会。

(胡宝吉　许华)

参 考 文 献

1. 米勒，原著. 邓小明，曾因明主译. 米勒麻醉学. 第 7 版. 北京：北京大学医学出版社，2011：1567-5841
2. Woodcock TE, Woodcock TM. Revised Starling equation and the glycocalyx model of transvascular fluid exchange: an improved paradigm for prescribing intravenous fluid therapy. Br J Anaesth, 2012, 108(3): 384-394
3. Svensen CH, Rodhe PM, Prough DS. Pharmacokinetic aspects of fluid therapy. Best Pract Res Clin Anaesthesiol, 2009, 23(2): 213-224
4. Jiang GQ, Chen P, Bai DS, et al. Individualized peri-operative fluid therapy facilitating early-phase recovery after liver transplantation. World J Gastroenterol, 2012, 18(16): 1981-1986
5. Assaad S, Popescu W, Perrino A. Fluid management in thoracic surgery. Curr Opin Anaesthesiol, 2013, 26(1): 31-39

6. Valentine SL, Sapru A, Higgerson RA, et al. Fluid balance in critically ill children with acute lung injury. Crit Care Med, 2012, 40(10):2883-2889
7. Leahy MF, Mukhtar SA. From blood transfusion to patient blood management: a new paradigm for patient care and cost assessment of blood transfusion practice. Intern Med J, 2012, 42(3):332-338
8. Natanson C, Kern SJ, Lurie P, et al. Cell-free haemoglobin-based blood substitutes and risk of myocardial infarction and death. JAMA, 2008, 299(19):2304-2312
9. Myburgh JA, Finfer S, Bellomo R, et al. Hydroxyethyl starch or saline for fluid resuscitation in intensive care. N Engl J Med, 2012, 367(20):1901-1911
10. Pietrini D, De Luca D, Tosi F, et al. Plasma substitutes therapy in pediatrics. Curr Drug Targets, 2012, 13(7):893-899
11. Bayer O, Reinhart K, Kohl M, et al. Effects of fluid resuscitation with synthetic colloids or crystalloids alone on shock reversal, fluid balance, and patient outcomes in patients with severe sepsis: a prospective sequential analysis. Crit Care Med, 2012, 40(9):2543-2551
12. Liu Y, Chan-Park MB. Hydrogel based on interpenetrating polymer networks of dextran and gelatin for vascular tissue engineering. Biomaterials, 2009, 30(2):196-207
13. Walsh G. Biopharmaceutical benchmarks 2010. Nat Biotechnol, 2010, 28(9):917-924
14. Buehler PW, D'Agnillo F, Schaer DJ. Hemoglobin-based oxygen carriers: from mechanisms of toxicity and clearance to rational drug design. Trends Mol Med, 2010, 16(10):447-457
15. Stannard D. Hypertonic saline for perioperative fluid management. J Perianesth Nurs, 2012, 27(2):115-117
16. 邓小明,曾因明. 2009 麻醉学新进展. 北京:人民卫生出版社,2009:3
17. 曾因明,鲁显福. 碳酸氢盐生理平衡液及其制备方法: 中华人民共和国,专利号[ZL 2009 1 0204868.2]. 授权公告日[2012 年 05 月 23 日]
18. 曾因明,鲁显福. 碳酸氢盐生理平衡液及其制备方法: 中华人民共和国,专利号[ZL 2009 1 0207561.8]. 授权公告日[2012 年 07 月 25 日]

86. 围手术期液体治疗策略进展

1628 年,英国医生哈维发现血液循环,认识到血液可能具有某种运输作用。1832 年,英国医生托马斯首次通过将药物溶解在生理盐水中输入患者血管的方法使药物直接进入人体来治疗疾病,从而奠定了静脉输液给药治疗模式的基础。在当今临床工作中,输液已不再单纯作为药物治疗的途径,输液本身已成为一种最基本的治疗手段。自 20 世纪 50 年代提出围手术期液体治疗的理念以来,围手术期液体治疗一直是围手术期处理争论最多的问题之一。在液体量的选择上先后出现了以 Moore 为代表的以“应激反应”理论为基础的“限制性补液策略”和以 Shires 等为代表的以“第三间隙”学说为基础的“开放性补液策略”,近年来出现了以各种监测指标为基础的目标导向液体治疗策略,并引发了激烈的争论,对输液的种类、输注量及输注速度等问题,各种策略和理论也不尽相同。

一、限制性补液策略

限制性液体复苏亦称低血压性液体复苏或延迟液体复苏,是指机体处于有活动性出血的创伤失血性休克时,通过控制液体输注的速度,使机体血压维持在一个较低水平的范围内,直至彻底止血。其目的是寻求一个复苏平衡点,在此既可通过液体复苏适当地恢复组织器官的血流灌注,又不至于过多地扰乱机体的代偿机制和内环境稳定。

限制性补液的观点越来越受到现代快通道外科(fast track surgery,FTS)理论的青睐。最近德国海德堡大学的研究人员对接受结直肠切除手术的患者,以术后并发症发生率作为主要研究指标的 Meta 分析表明,在结直肠手术中采用标准化规定限制液体输注总量进行液体治疗可以降低术后并发症发生率。有研究进一步发现,术后每日补充 2L 晶体的结直肠手术患者的术后并发症、肠功能恢复及住院时间等方面均优于补充 3L 的患者。然而,过于限制术后患者液体补充量可能会导致患者血容量不足和组织灌注低下。虽然以血压为复苏终点治疗失血性休克患者可以较快的恢复机体循环血容量,但实际上机体细胞仍然可能处于缺氧状态,并未获得有效的组织灌注,甚至会严重影响患者的预后和存活率。

二、开放性补液策略

以第三间隙为基础的开放性补液策略认为,创伤所引起的液体丢失主要为细胞外等张液的丢失,即细胞外液再分布的液体,用平衡液替换治疗丢失的液体,具有一定的治疗价值。对于病程已有 3d 及以上的脓毒症患者,实施高容量补液复苏能降低其死亡率。但过多的补液会引起间质水肿,导致器官损伤、影响伤口愈合甚至增加院内感染。

对于非危重病患者,是否需要遵循“开放性补液”策略?其基础的“第三间隙”便成为关注的焦点。然而有研究从机体液体分布生理、示踪剂跟踪液体分布特点等方面考虑认为,机体第三间隙并不存在,因而以其为基础的“开放性补液策略”逐渐淡出临床医师的液体管理策略。

三、目标导向性液体治疗策略

目标导向性液体治疗策略是一种个体化的液体治疗方案,理论上“理想的血容量”可定义为能够达到最大每搏输出量(stroke volume,SV)或心排出量(cardiac output,CO)的心脏前负荷,根据 Frank-Starling 定律,持续的液体冲击若不能再使 SV 上升,则表示血容量已经充足,到达了曲线的平台期,绝大多数研究液体冲击的方案是:SV>10% 才能继续冲击 200~250ml 的胶体,因此目标导向液体治疗需要监测 SV、CO、DO_2(氧供)或与之相关的衍生参数。

目标导向性液体治疗策略因采用的指标不同,所定义的目标值亦各异。Mutoh 等定义的目标值为:CI(心脏指数)>4.5ml/(min · m^2),DO_2(氧供)>600ml/(min · m^2),

VO_2(氧耗)>170ml/(min · m^2)。当通过输液治疗达到这些目标值(均为正常值上限)时,外科高危患者术后的并发症发生率、病死率、ICU 及总体住院时间明显降低,有研究者甚至提出是否采用目标导向性液体治疗策略是重症患者术后能否长期生存的重要因素之一。

(一) 目标导向性液体治疗指标监测方法

多普勒超声可以根据速度-时间曲线计算左室射血量即每搏量。速度-时间曲线基底部的宽度可以表示每搏量通过胸主动脉的时间(flowtime),将 flowtime 按照心率用 Bazett's 方程校正后的数值称校正血流时间(corrected flow time,FTc),以 FTc 0.4 秒和每搏量基础的 10% 即为多普勒超声下目标导向性液体治疗的补液终点。

以 Frank-Starling 定律为依据,以监测有创动脉压力波形为基础的 FloTrac 系统,可根据患者身高、体重、平均动脉压及动脉压力波形,通过内置计算机软件,可以实时计算出患者的心脏每搏量(SV)、每搏量指数(SVV)、每搏量变异度(SVI)、心排血量(CO)、心指数(CI)、氧供(DO2)及氧耗(VO2)等,FloTrac 系统以每搏量指数(SVV)<13% ~15%,每搏量变异度(SVI)40 ~50ml/m^2 为液体复苏目标。

(二) 目标导向性液体治疗策略中的指标选择

无论是否存在心功能异常,每例患者均有一个理想的最佳心室舒张末压或最佳心室充盈量,也即 Frank-Starling 曲线的拐点,心功能不全者,最佳心室舒张末压或最佳心室充盈量的变化范围相对较窄,超出此范围,每搏量或心输出量会因为“低血容量致室壁充盈压力不足”或“高血容量致充血性心衰而降低”。根据该原理目前可用的血流动力学指标(dynamic indices)主要包括:每搏量指数(SVV)、动脉脉压变异(PPV)度和脉搏氧曲线变化指数(pleth variability index,PVI)等监测容量的指标。另外可以间接反映器官灌注的指标还有胃黏膜内 pH 值、血乳酸水平和混合静脉血氧饱和度(SvO_2)等。

即使在心脏功能不全的患者,SVV 仍可以很好地预测液体治疗的反应性;对于没有心律失常的机械通气患者,SVV 反映了心脏对因机械通气导致的心脏前负荷周期性变化的敏感性,SVV 同时可用于预测扩容治疗是否会增加每搏量。在高危手术中通过监测 PPV 调控容量,进行容量管理时可降低术后并发症、缩短机械通气时间、ICU 滞留时间和住院时间。

PVI 目标导向液体治疗对输液的反应可以像心脏搏血变化一样精确。采用 PVI 可以降低腹部大手术患者术中和术后血乳酸的水平及晶体的使用量,但是当心律失常时由于动脉波形不规则可导致其测定值的不准确。

血容量不足时最先受到影响的是胃黏膜,而在复苏后血液灌注最后恢复正常的也是胃黏膜。因此胃黏膜因灌注不足导致的 pH 值变化,可以作为全身灌注是否有效恢复的监测指标之一。

根据术中血乳酸水平指导术中补液。乳酸是反映器官灌注情况的间接但敏感的指标,其水平取决于血容量、组织缺氧及血流重分布导致的能量代谢障碍,因此,血容量和心脏前负荷影响着乳酸水平。

混合静脉血氧饱和度(SvO_2)反映的是全身氧摄取情况,在理论上它可以提示氧债的偿还是否完全。对于多数患者可以 SvO_2 70% 作为复苏终点。但是,如果存在组织细胞利用氧的功能障碍,其作为复苏终点的意义就不存在。

四、小容量复苏策略

小容量高渗盐水/羟乙基淀粉复合液(hypertonichyper-oncoticsolution,HHS)液体治疗是近十年来液体治疗的主要进展之一,已经引起广泛的关注。快速输注小剂量高渗胶体能够快速恢复有效循环血量、减轻组织水肿且改善组织和器官的氧供。因用量较小(3 ~4ml/kg)而称为“小容量复苏”,与单纯高渗盐溶液相比,使用 HHS 复合液对失血性休克进行复苏可以获得更加满意的血流动力学指标和更长的维持时间,同时应用小容量液体可以提高多发伤患者的预后。但是输注高渗盐水/羟乙基淀粉复合液可导致海马区组织损伤,导致人们担忧输注该种液体的患者认知功能可能受到影响。

五、输液策略中的液体种类选择

理想的液体输注量应该与高生存率有相关性。对于危重患者来讲,应该设定理想的输液量来提高生存率。面临的另一个问题就是,如何选择液体的种类?有研究证实,脓毒症患者发生急性肾损伤与使用高分子量的羟乙基淀粉(hydroxyethyl starches,HES)(MV≥200kDa)有一定相关性,因此认为该类患者应避免使用高分子量的 HES。然而有回顾性分析发现无论 HES 分子量、取代级别或 C_2/C_6 比值如何,HES 都可能对脓毒症患者的肾功能产生不利影响。胶体的使用仅仅在于能够降低治疗休克时的液体使用量,低分子羟乙基淀粉和 4% 琥珀酰明胶(succinylated gelatin)同样有可能会引起肾损伤。而对于严重休克患者来讲,即便接受更多的晶体、胶体和血制品,其死亡率并没有差异。然而与晶体相比较,胶体(4% 琥珀酰明胶或 6% 羟乙基淀粉 130/0.4)却能够提高肺泡的渗透性,保护肺泡的屏障功能。因此,胶体对机体器官的影响,尚未达成共识,有待进一步探讨。

六、结　　语

围手术期液体治疗策略与患者术后康复质量有着密切

的关联。目前关于术中补液策略尚存在各方面的争议,无论是限制性补液、开放性补液、目标导向液体治疗还是小容量复苏治疗,对不同的患者不同的手术,存在着不同的利害关系。对于不同的液体选择,同样尚未达成共识。对于以不同指标为依据的目标导向液体治疗,尚不能确定最完美的目标指标。综合各种液体治疗策略,应以提高患者生存率、降低并发症发生率和死亡率为液体治疗的最终目标。

(鲁显福 曾因明)

参考文献

1. Kim SH, Safar P, Capone A, et al. Hypothermia and minimal fluid resuscitation increase survival after uncontmlled hemorhagic shock in rate. J Trauma, 1997, 42(2):213-222
2. Rahbari NN, Zimmermann JB, Schmidt T, et al. Meta-analysis of standard, restrictive and supplemental fluid administration in colorectal surgery. BrJSurg, 2009, 96:331-341
3. Lobo DN, Bostock KA, Neal KR, et al. Effect of salt and water balance on recovery of gastrointestina1 function after elective colonic resection: a randomized controlled trial. Lancet, 2002, 359(9320):1812-1818
4. Antonelli M, Levy M, Andrews PJD, et al. Hemodynamic monitoring in shock and implications for anagement: International Consensus Conference, Paris, France. Intensive Care Med, 2007, 33:575-590
5. Convertino VA, Ryan KL. Identifying physiological measurements for medical monitoring: implications for autonomous health care in austere environments. J Gravit Physiol, 2007, 14(1):39-42
6. Cancio LC, Batchinsky AI, Salinas J, et al. Heart-rate complexity for prediction of prehospital lifesaving interventions in trauma patients. J Trauma, 2008, 65(4):813-819
7. Smith SH, Perner A, Higher vs. Lower fluid volume for septic shock, clinical characteristics and outcome in unselected patients in a prospective, multicenter cohort. Crit Care, 2012, 16:76
8. Prowle JR, Echeverri JE, Ligabo EV, et al. Fluid balance and acute kidney injury. Nat Rev Nephrol, 2010, 6:107-115
9. Matthias Jacob, Daniel Chappell, MarkusRehm. The 'third space'-fact or fiction? Best Practice & Research Clinical Anaesthesiology, 2009, 23145-23157
10. Mutoh T, Kazumata K, Ajiki M, et al. Goal-directed fluid management by bedside transpulmonary hemodynamic monitoring after subarachnoid hemorrhage. Stroke, 2007, 38(12):3218
11. Rhodes A, Cecconi M, Hamihon M, et al. Coal-direct therapy in high-risk surgical patients: a 15-Year follow-up study. intensive Care Med, 2010, 36(8):1327-1332
12. Abbas SM, Hill AG. Systematic review of the literature for the use of esophageal Doppler monitor for fluid replacement in major abdominal surgery. Anaesthesia, 2008, 63(1):44-51
13. Suraphong Lorsomradee, Sratwadee Lorsomradee, Stefanie Cromheecke. Arterial pulse contour analysis versus continuous thermodilution technique, Effects of Alterations in Arterial Waveform. Journal of Cardiothoracic and Vascular Anesthesia, 2007, 21(5):636-643
14. Spahn DR, Chassot PG. CON: Fluid restriction for cardiac patients during major noncardiac surgery should be replaced by goal-directed intravascular fluid administration. Anesth Analg, 2006, 102(2):344
15. Christoph K, Hofer, Stefan M, et al. Stroke Volme and Pulse Pressure Variation for Prediction of Fluid Responsiveness in Patients Undergoing Off-Pump Coronary Artery Bypass Grafting. CHEST, 2005, 128:848-854
16. Belloni L, Pisano A, Natale A, et al. Assessment of fluid responsiveness parameters for off-pump coronary artery bypass surgery: a comparison among LiDCO, transesophageal echochardiography, and pulmonary artery catheter. J Cardiothorac Vasc Anesth, 2008, 22(2):243
17. Lopes MR, Oliveira MA, Pereira VO, et al. Goal-directed fluid management based on pulse pressure variation monitoring during high-risk surgery: a pilot randomized controlled trial. 2007, 11(5):100
18. Forget P, Lois F, Kock M. Goal-directed fluid management based on the pulse oximeter-derived pleth variability index reduces lactate levels and improves fluid management. Anesth Analg, 2010, 111(4):910-914
19. Duchesne JC, Simms E, Guidry C, et al. Damage control immunoregulation, is there a role for low-volume hypertonic saline resuscitation in patients managed with damage control surgery? Am Surg, 2012, 78(9):962-968
20. Quigley A, Tan AA. The effects of hypertonic saline and nicotinamide on sensorimotor and cognitive function following cortical contusion injury in the rat. Brain Res, 2009, 13(4):138-148
21. Payen D, Cornélie A, Sakr Y, et al. The Sepsis Occurrence in Acutely Ill Patients(SOAP) Investigators, A positive fluid balance is associated with a worse outcome in patients with acute renal failure. Crit Care, 2008, 12:74
22. Bouchard J, Soroko SB, Chertow GM, et al. Program to Improve Care in Acute Renal Disease (PICARD) Study Group, Fluid accumulation, survival and recovery of kidney function in critically ill patients with acute kidney injury. Kidney Int, 2009, 76:422-427
23. Yu-Hsiang Chou. What is the optimal fluid status in critically ill patients? Chou Critical Care, 2012, 16:443

24. Sever MS, Vanholder R, Lameire N. Management of crush-related injuries after disasters. N Engl J Med, 2006, 354 (10): 1052-1063

25. Davidson IJ. Renal impact of fluid management with colloids: a comparative review. EUR J Anaesthesiol, 2006, 23(9): 721-738

26. Bayer O, Reinhart K. Effects of fluid resuscitation with synthetic colloids or crystalloids alone on shock reversal, fluid balance, and patient outcomes in patients with severe sepsis, A prospective sequential analysis. Crit Care Med, 2012, 40(9): 2543-2551

27. Carlsen S, Perner A. Initial fluid resuscitation of patients with septic shock in the intensive care unit. Acta Anaesthesiol Scand, 2011, 55(4): 394-400

87. 围手术期目标导向液体治疗研究新进展

液体治疗是每日手术麻醉不可或缺的一部分，也是围手术期处理争论最多的问题之一。以往的围手术期输液方案常导致潜在低循环血量和器官功能不全，特别是术后急性肾脏衰竭，导致住院日延长，甚至死亡率增加。近年来，随着快通道外科（fast track surgery，FTS）理念在临床中的广泛应用，对围手术期液体治疗提出了更高的要求。如何优化围手术期液体治疗是FTS所有实施方案中争论最多、发展最快同时也是今后重点突破的内容之一。围手术期目标导向液体治疗（goal-directed fluid therapy，GDFT）是根据围手术期不断变化的液体需求进行个体化补液，优化患者围手术期血流动力学，可能预防围手术期潜在的血容量不足或过量，降低术后并发症发生率和死亡率。

一、GDFT产生与发展

20世纪50年代，Moore率先提出了“应激反应理论”，他认为，由于创伤、应激导致抗利尿激素、醛固酮分泌增加，造成水钠潴留，所以应该“限制性输液”。但此理论很快受到了“第三间隙理论”的冲击，Shires提出的“第三间隙”学说，其倡导的“充分输液”在朝鲜战争后逐渐得到了认可，并大大影响了随后几十年的临床输液方案。

Lowell等在20世纪90年代初发现入住外科ICU 2d后，40%的患者血管外液体过量（定义为体质量增加超过术前10%）。液体过负荷导致患者死亡率增加，且随着体质量的增加死亡率还会进一步增加。由于外科患者液体负荷增加伴随着围手术期并发症发生率与死亡率的增加，2002年Lobo等再次提出了“限制性输液”，此理论才重新被重视。尽管对于限制性输液治疗的疗效得到了其他后续文献的支持，但是同时也存在着一些不同的声音，Hotle等的意见代表了一部分人的看法，关于限制性输液的益处仍然值得探讨。限制性输液在改善肺功能和氧合方面优于常规输液，但总的来说，器官功能的恢复涉及多方面的因素，使得试验的进行受到了多种不必要因素不同程度的干扰。况且，输液多少的标准界定不同，都会影响试验结果和结论的客观公允，所以，限制性液体治疗有可能在改善患者肺功能的同时损伤其他脏器功能。关于限制性输液的试验仍在继续。但不论哪一种方案均以固定的目标进行液体治疗，且输注过多的晶体液，很少考虑个体化的需要。

Shoemaker等于1988年首先提出围手术期理想循环状态的概念，他们在高危患者围手术期使用液体负荷或联合使用多巴酚丁胺提高心排出量（CO）和氧供指数（DO_2I）达超常值，发现可显著减少住院日和死亡率。随后许多研究在围手术期液体管理中引入了目标导向治疗的理念。他们以通过液体负荷使围手术期血流动力学指标（如SV、CO）最大化为治疗目标，代替以往维持术中CO或DO_2I达固定超常值的目标，以达到围手术期机体氧供的最大化。因此，围手术期的GDFT强调了补液方案的个体化，根据围手术期不断变化的液体需求进行个体化补液的方案，而不是预先确定补液量。故既可防止围手术期容量不足，又可防止容量过负荷。

基于围手术期液体治疗数十年的发展，2001年，Rivers等进行了一项涉及263例病例的临床随机对照试验，结果显示：早期GDT对于严重脓毒症和脓毒性休克患者具有良好的意义。因此提出了早期目标导向治疗（early goal-directed therapy，EGDT）的概念。

近年来，随着临床监测水平的不断提高和完善，围手术期液体管理以血流动力学指标，如CO或每搏量（SV）最大化为目标，根据不断变化的围手术期液体需求进行个体化输液，可能预防围手术期潜在的不易识别的血容量不足或过量，进一步改善患者的预后，即围手术期目标导向液体治疗。

二、围手术期GDFT的实施方案及液体种类的选择

（一）围手术期GDFT的实施方案

目前GDFT的临床实施方案理论依据主要有：液体冲

击法(fluid challenge strategy)和液体反应法(fluid responsiveness strategy)。液体冲击法是以直接测定 SV 或 CO 对液体冲击的反应决定输液量的方法。其理论基础是如 10min 内给予约 200ml 液体冲击,SV 迅速升高超过 10%,表明患者前负荷与 SV 的关系处于 Frank-starling 曲线的上升段,提示前负荷过低。重复液体冲击直到 SV 的升高<10%,表明前负荷与 SV 的关系接近或达到 Frank-starling 曲线的平台,即停止进一步的液体冲击。此时的 SV 即为该患者的最大 SV,其容量状态为理想容量状态。液体冲击法是以患者接受液体冲击后 SV 的升高是否>10% 决定是否进一步补液,因此既可防止容量超负荷,又可防止等容性血液稀释本身引起的 CO 升高对达到理想容量状态的影响。液体反应法是通过测定可反映前负荷与 SV 关系的其他功能性血流动力学参数(functional hemodynamic parameters,FHP)对输液的反应决定输液量的方法。FHP 是迄今主要的监测输液反应的指标,多为机械通气时随胸内压的变化而变化并反映前负荷与 SV 关系的指标。如机械通气时,由于胸内压的变化所测得的脉压变异率(PPV)即是一个精确反映前负荷与 SV 关系的指标。当患者前负荷与 SV 关系处于 Frank-starling 曲线的上升部分时,机械通气周期 PPV 的变化大,液体负荷可导致 SV 的显著增加,表明患者容量不足,需进一步补液。当患者的前负荷与 SV 关系处于 Frank-starling 曲线的平台部分时,机械通气周期 PPV 的变化小,液体负荷时 SV 的增加不明显,表明患者容量充分,应停止补液。因此,通过容量负荷使机械通气周期 PPV 的最小化也可达到 SV 的最大化,即通过监测 FHP 对输液的反应,使 SV 最大化,即为液体反应法。

2012 年 6 月在美国举行的"第二届目标导向治疗专题讨论会",专家推荐了在 ICU、急诊科、手术室等实施的 GFDT 的各种方案。其中,在手术室中施行的方案,建议首先确定患者的风险级别,然后选择监测的指标,实施推荐的最佳血流动力学的优化方案。如:对于中等风险的手术患者推荐的方案之一,见下图 87-1。

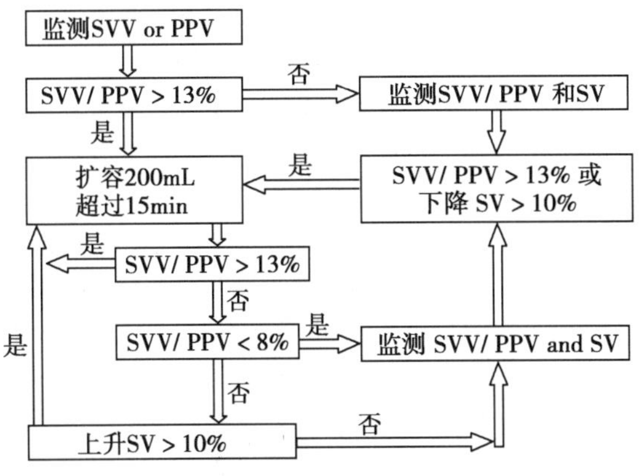

图 87-1 基于 PPV/SVV 和 SV 监测的目标导向液体治疗

(二)液体种类的选择

关于围手术期液体治疗策略选择晶体液和胶体液的争论已经持续了将近半个世纪。长期以来的研究提出了大量彼此不一致甚至相互矛盾的观点,即使大样本、多中心的临床试验和临床荟萃分析也未能从根本上证实何者更具优势。Chappell 等认为胶体和晶体不应视为可以按照一定比例(如 1:3 ~5)简单地相互替换,血管内丢失的容量如补充晶体虽大多在血管外,补充胶体液也不总是合理的,要考虑药物的适应证和禁忌证及不良反应。目标导向液体治疗从维持血压、心率及每搏量在正常范围角度看,如果监测到患者需要补充液体的情况,则更倾向于胶体。Moretti 等研究认为,联合晶体与胶体治疗的患者恢复质量高于单独应用胶体者,且仅用乳酸林格液的患者术后呕吐、复视的发生率较高,主诉疼痛更明显。汇总以上研究结果,不同原因引起的容量的不足,应采用晶体液及胶体液联合进行液体治疗,必要时使用血液制品,根据病情调整比例。

羟乙基淀粉(hydroxyethyl starches,HES)作为一种新型的人工胶体,因其扩容效果可靠持久,过敏反应发生率低,以及近年来研究所证实其在降低血液黏稠度、改善微循环、防止和堵塞毛细血管瘘甚至免疫调节等方面的积极作用,已经成为液体治疗的重要选择,但是其不良反应也引起了广泛的关注。其中对于凝血系统的不良反应得到了比较一致的认同。对于其在肾功能方面的影响,目前的研究结果不一致,还需进一步观察。

以往研究已经证实脓毒血症患者发生急性肾损伤与使用高分子量的 HES(MV≥200kDa)有关,因此目前认为该类患者应避免使用高分子量的 HES。人们试图通过改变 HES 的分子量、取代级别、C2/C6 比值甚至溶媒类型来提高其使用安全性,由此出现了中低分子量的替代产品如 6% HES200/0.5(贺斯)和 6% HES 130/0.4(万汶)。随后的一些研究证实了其在保护肾功能方面的优势,但与此同时依然有相反的结论提出,甚至有回顾性分析发现无论其分子量、取代级别或 C2/C6 比值如何,HES 都可能对脓毒症或手术后患者的肾功能产生不利影响。鉴于目前尚不一致的研究结果,美国食品与药品管理局认为 HES130/0.4 不应用于非容量因素引起的少尿或无尿患者或血透患者;将其用于肾功能不全患者时需调整剂量;所有患者使用时都需要监测肾功能。由此可见,目前尚需要更加完善的基础研究和临床实践才能全面评价 HES 对肾功能的影响。

三、指导围手术期 GDFT 的监测方法及评价指标

可以说我们每天都在术中实施 GDFT,只是我们的指导目标常常和血压、心率或中心静脉压(CVP)有关。但这些指标都是反映血管内容量以及心排量的不可靠指标。在

健康志愿者，尽管出血量达到25%血容量，心率和血压仍保持相对不变。一项系统回顾显示CVP不能作为患者是否需补液的依据，并得出其在重症监护室、手术室及急诊科将不应该再常规监测CVP。这引出了一个关键问题：哪些围手术期的容量监测指标能改善我们液体优化的能力及血流动力学状态？

（一）功能性血流动力学参数（FHM）监测

FHM监测是全新的血流动力学监测方式，它是以心肺交互作用为基本原理，将循环系统受呼吸运动影响的程度作为衡量指标，以此预测循环系统对液体负荷的反应结果，进而对循环容量状态进行判断的血流动力学监测方式。其指标是功能性且动态的参数，不同于目前临床常用的静态指标如CVP及肺动脉楔压（PAWP）。FHP是某一时间段内容量、压力、血流速度或腔静脉直径的变化率，代表了一种变化程度，故均以百分数的形式表示。收缩压变异率（SPV）、每搏量变异率（SVV）、脉压变异率（PPV）是FHP中最常用的参数。FHP是预测循环系统对液体治疗反应性的参数，体现了心脏对液体治疗的敏感性，直接反映循环系统前负荷状态。常用的FHP监测方法有：

1. 肺动脉导管（pulmonary arterial catheters，PAC） PAC即Swan-Ganz气囊漂浮导管，可经外周或中心静脉插入心脏右心系统和肺动脉来进行心脏及肺血管压力和CO等多项参数的测定，准确地了解危重患者的血流动力学和氧代谢指标。

PAC曾被广泛用于围手术期测定呼吸循环功能指标。Shoemaker等于1988年提出围手术期理想循环状态的概念，在高危患者围手术期使用液体负荷或联合使用多巴酚丁胺提高CO和DO_2I超常值，采用的指标就是PAC的监测指标。当时提出的PAC监测指标是氧供指数、心脏指数以及氧耗，以这些指标预定的超常值作为治疗目标进行液体治疗。尽管初期的同类研究结果曾经令人鼓舞，但随后的进一步研究发现使用该监测方法指导围手术期液体治疗后患者的术后转归很不一致，甚至对术后转归产生不良影响。其原因可能是各研究选择PAC的时机不一致，而危重病患者早期治疗可能更重要；还可能是由于PAC本身是创伤性监测，使用后可能发生并发症，对术后转归产生影响。另一方面，使用PAC需要培训和较多的经验积累，同时与之监测功能和精度相似的无创和微创监测技术越来越多，因此多数学者认为PAC应用需要重新评估。

2. 脉搏指数连续心排出量监测 脉搏指数连续心排出量监测（pulse-indicated continuous cardiac output，PiCCO）是一种较新的微创血流动力学监测技术，采用热稀释法可测得单次的CO，并通过动脉压力波型曲线分析技术测得连续的CO。需留置颈内静脉或锁骨下静脉及股动脉导管，心律失常时由于动脉波形不规则可导致其测定值的不准确。因此，尽管PiCCO监测的创伤程度可能低于PAC，目前仍认为其不适于在普通手术或心律失常患者中指导液体治疗。

3. 经食管超声心动图（transesophageal echocardiography，TEE） 经食管超声心动图测定降主动脉单位时间的血流量即心排量，TEE与PAC测定的CO有良好的相关性，与PiCCO测定的CO相关系数高达0.92。目前，TEE监测用于指导围手术期GDFT获得了良好的效果。从创伤、方便及实用方面比前两者有优势，但该监测方法往往需要专业人员参与或经过足够的培训，而且需要置入食管探头，尤其适于全麻或镇静患者，因此其使用也可能受限。

4. FloTrac/Vigileo监测 Vigileo监测仪应用FloTrac传感器监测CO，它是一种基于收缩期动脉压波形分析的心排血量系统（arterial pressure-based cardiac output measurement，APCO），只需普通动脉穿刺，无须通过中心静脉插管也不用热稀释法注射进行校正，具有微创、简便及迅速的特点。每20秒更新一次血流动力学参数，测定综合数据CO、CI、SV、SVI和SVV等。SVV是一种功能性血流动力学监测参数，反映的是在机械通气期间，某一时间段内每搏量周期性变化的变异程度大小，具有预测循环系统对液体反应性的能力，应用于指导感染性休克患者的容量复苏、液体管理、心功能评估、强心剂使用以及复苏疗效的判断。

通过Flo Trac/Vigileo监测仪得出的SVV值的应用还是存在一定的局限性。第一，SVV只能用于没有自主呼气的机械通气患者；第二，不同潮气量的设定对SVV的影响很敏感，可以作为对容量控制的预测器；第三，SVV需要规律的心律；第四，SVV对慢阻肺患者的影响目前还没有一定的预见性。血管紧张素的变化可能会对动态参数有影响。

（二）$SvO_2/ScvO_2$

混合静脉血氧饱和度（SvO_2）能很好反映组织氧合和组织灌注情况，其为判断预后的一个理想指标，通过动态监测SvO_2可有效指导治疗和评估预后，但测定SvO_2需置留漂浮导管，其为有创性监测，价格昂贵，还可能出现出血、空气栓塞、心律失常及肺动脉破裂等并发症，限制其临床的广泛应用。通过中心静脉导管监测中心静脉氧饱和度（$ScvO_2$）是一个方便、可靠的方法，它能快速反映危重患者全身氧的供需平衡的瞬时变化，能早期发现组织缺氧，且优于其他传统的血流动力学参数，是评估组织氧合充分与否的间接指标，也是评估危重患者预后的重要指标；用$ScvO_2$指导GDFT，可提高严重脓毒症或感染性休克患者的存活率。国外众多研究表明$ScvO_2$与SvO_2之间具有良好的相关性，所以用$ScvO_2$判断预后，比用Swan-Ganz导管监测的SvO_2更方便、快捷、经济，且临床操作性更好。研究表明$ScvO_2$比SvO_2高约5%，但两者对容量负荷反应一致。将预先确定的$SvO_2/ScvO_2$作为治疗目标已广泛用于指导ICU脓毒症治疗及围手术期GDFT。

$SvO_2/ScvO_2$在脓毒症早期可以较好地反映组织细胞的氧代谢情况，但是在严重感染或感染性休克的中后期，需综合评定这个指标的意义。Reinhart等连续监测一组重症监护病房（ICU）危重患者的$ScvO_2$（平均监测时间为56h），结果显示87%死亡患者的$ScvO_2$平均值>0.70。

（三）乳酸（Lac）

围手术期监测GDFT的最终目的是评价组织器官是否获得充分的灌注和氧供。乳酸（Lac）是无氧酵解的特异性产物，也是危重病患者代谢监测的重要指标，反映疾病的严重程度和预后。乳酸浓度增加常常与组织低灌注、氧供不足、氧摄取减少及肝脏乳酸清除率下降有关。Rivers进行了一项涉及263例患者的临床随机对照实验，发现早期目标导向容量治疗可以显著降低血清乳酸水平。

四、围手术期GDFT对机体的影响

在液体治疗时，国内外学者对于在控制液体量方面争论很大，经常会出现的方案为"标准（standard）"、"限制（restricted）"及"开放（liberal）"等。由于在液体量上很难有统一的标准，这就为研究和分析带来了困难，这也是研究结果差异甚大的一个重要原因。

Hamilton等对中、高危手术患者施行预先目标化血流动力学管理的术后结局进行系统回顾和荟萃分析。通过MEDLINE、EMBASE等检索了1985年至2010年1月24日期间研究预先目标化血流动力学管理的随机对照临床试验。共检索到29篇文献，其中23篇针对手术并发症进行了研究。29项研究总计涉及4805个病例，合并死亡率7.6%。结果显示，对血流动力学的预先目标化管理策略可降低手术死亡率和并发症发病率。Rhodes等对106例施行目标导向治疗的高危手术患者进行一项15年的随访的研究，评估目标导向性治疗对于高危手术患者长期存活率的影响。结果表明，重大外科手术后的长期存活率和多种因素有关，包括患者的年龄及术后并发症。围手术期间短期的目标导向性治疗可以延长存活时间，可能是由于减少了围手术期的并发症。Lopes等通过使用液体负荷使术中机械通气周期△PP减少至10%以下，与对照组比较，结果发现实验组液体用量显著高于对照组，机械通气时间、ICU时间及平均住院日显著短于对照组，术后并发症显著少于对照组。另外，近年一些研究也同样表明，GDFT策略能为组织提供合适的灌注压和氧供，明显降低术中及术后并发症，缩短ICU及住院时间。

以上资料显示，GDFT实验组与常规输液组比较，GDFT所观察的指标结果都是正效应，主要体现在维持患者有效循环血容量，增加组织氧合，改善微循环，减少手术并发症及加快术后恢复等。在这些研究中，均强调了围手术期液体治疗的个体化，通过液体负荷达到个体最佳的循环功能状态，如达到SV最大化。且对于较大的手术，强调在术前、术中及术后均采用目标导向液体治疗方案，以适应大手术围手术期不断变化的容量需求。众多的研究将ICU时间及住院日等的缩短作为围手术期目标导向液体治疗术后转归的主要指标，而术后住院日受多种因素影响，要求对研究对象进行严格限定及围手术期其他干预标准化。评价术后转归更好的指标可能是术后器官功能的恢复，如术后胃肠功能的恢复、恶心呕吐的减少是现有围手术期目标导向液体治疗术后转归研究的重要方面。

五、小　结

对于围手术期患者的液体治疗经历了数十年探索，GDFT收到了比传统补液或限制性补液更好的结果，但所有的观察指标并不全面。我们将进一步完善容量评估和监测的技术和手段，全面客观的评价并指导实施更加细致GDFT方案，以期达到两个生理学目标：（1）足够的灌注压，以保证血液到达所有器官的毛细血管；（2）足够的心排量，以提供氧和营养物质的输送，及CO_2和其他物质的代谢，实现全身组织细胞达到最佳的生存和功能状态，降低患者术后并发症发生率与病死率，进一步改善患者的术后转归。GDFT是一个个体化的输液方案，有助于提高合并高危因素手术患者的预后，有望成为围手术期最优化的输液策略。

（曾凯　李艳珍　林财珠）

参考文献

1. Holte K, Kehlet H. Fluid therapy and surgical outcomes in elective surgery: a need for reassessment in fast-track surgery. J Am Coll Surg, 2006, 202(6): 971-989
2. Lobo DN, Bostock KA, Neal KR, et al. Effect of salt and water balance on recovery of gastrointestinal function after elective colonic resection: a randomised controlled trial. Lancet, 2002, 359(5): 1812-1818
3. Hotle K, Foss NB, Andersen J, et al. Liberal or restrictive fluid administration in fast-track colonic surgery: a randomized, double-blind study. Br J Anaesth, 2007, 99(4): 500-508
4. Rivers E, Nguyen B, Havstad S, et al. Early goal-directed therapy in the treatment of severe sepsis and septic shock. N Engl J Med, 2001, 345(19): 1368-1377
5. Pizon AF, Wolfson AB. Postpartum focal neurologic deficits: posterior leukoencephalopathy syndrome. J Emerg Med, 2005, 29(2): 163-166
6. Chambers KA, Cain TW. Postpartum blindness: two cases. Ann Emerg Med, 2004, 43(2): 243-246
7. Long TR, Hein BD, Brown MJ, et al. Posterior reversible encephalopathy syndrome during pregnancy: seizures in a previously healthy parturient. J Clin Anesth, 2007, 19(2): 145-148
8. Singhal AB. Postpartum angiopathy with reversible posterior leukoencephalopathy. Arch Neurol, 2004, 61(3): 411-416

9. Chappell D, Jacob M, Hofmann-Kiefer K, et al. A rational approach to perioperative fluid management. Anesthesiology, 2008, 109(4): 723-740
10. Moretti EW. Robertson KM. El-Moalem H, et al. Intraoperative colloid administration reduces postoperative nausea and vomiting and improves postoperative outcomes compared with crystalloid administration. Anesth Analg, 2003, 96(2): 611-617
11. Brunkhorst FM, Engel C, Bloos F, et al. Intensive insulin therapy and pentastarch resuscitation in severe sepsis. N Engl J Med, 2008, 358(2): 125-139
12. Sever MS, Vanholder R, Lameire N. Management of crush-related injuries after disasters. N Engl J Med, 2006, 354(10): 1052-1063
13. Mabmood A, Gosling P, Vohra RK. Randomized clinical trial comparing the effects on renal function of Hydroxyethyl starch or gelatine during aortic aneurysm surgery. Br J Surg, 2007, 94(4): 427-433
14. Davidson IJ. Renal impact of fluid management with colloids: a comparative review. Eur J Anaesthesiol, 2006, 23(9): 721-738
15. Marik PE, Baram M, Vahid B. Does central venous pressure predict fluid responsiveness? A systematic review of the literature and the tale of seven mares. Chest, 2008, 134(1): 172-178
16. Vignon P. Hemodynamic assessment of critically ill patients using echocardiography Doppler. Curr Opin Crit Care, 2005, 11(3): 227-234
17. Reinhart K, Kuhn HJ, Hartog C, et al. Continuous central venous and pulmonary artery oxygen saturation monitoring in the critically ill. Intensive Care Med, 2004, 30(8): 1572-1578
18. Hamilton M, Cecconi M, Rhodes A., et al. A systematic review and meta-analysis on the use of preemptive hemodynamic intervention to improve postoperative outcomes in moderate and high-risk surgical patients. Anesth Analg, 2011, 112(6): 1392-1402
19. Rhodes A, Cecconi M, Hamilton M, et al. Goal-directed therapy in high-risk surgical patients: a 15-year follow-up study, Intensive Care Med, 2010, 36(8): 1327-1332
20. Lopes MR, Oliveira MA, Pereira VO, et al. Goal-directed fluid management based on pulse pressure variation monitoring during high-risk surgery: a pilot randomized controlled trial. Crit Care, 2007, 1 1(5): R100
21. 潘志浩,姜桢.食管超声多普勒监测指导非体外循环冠脉搭桥术患者容量治疗的可行性,中华麻醉学杂志,2005,25(8):632-633
22. Gan TJ, Soppitt A, Maroof M, et al. Goal-directed intraoperative fluid administration reduces length of hospital stay after major surgery. Anesthesiology, 2002, 97(4): 820-826

88. 围手术期高血糖研究进展

众多研究表明围手术期患者易于发生高血糖，且高血糖明显增加围手术期并发症及死亡率。自 2001 年 Van Den Berghe 等报道强化胰岛素治疗（intensive insulin therapy，IIT）（目标血糖范围 4.4～6.1mmol/L）可以使院内死亡率降低 34%，众多学者开始关注 IIT 对预后的影响。多项研究却发现，应用 IIT 显著增加低血糖几率，甚至高达 6 倍。本文就围手术期高血糖的机制、影响因素及研究进展做一综述，期望有益于合理调控围手术期血糖，改善预后。

一、围手术期高血糖的机制

围手术期高血糖主要与患者术前状态、神经内分泌应激反应、急性胰岛素抵抗、手术及术中管理等因素相关（图 88-1）。若并存糖尿病、胰岛素抵抗、代谢紊乱综合征或 β 细胞功能障碍，则更易发生围手术期高血糖。然而，与糖尿病者相比，非糖尿病者发生围手术期高血糖的预后更差。手术所致的应激性高血糖与手术类型、疾病严重程度及组织创伤范围相关。择期行腹膜内操作的禁食患者，血糖水平可升高 7～10mmol/L。心脏相关操作使炎症稳态严重失衡，血糖紊乱更加严重，非糖尿病患者可以超过 15mmol/L，而糖尿病患者则超过 20mmol/L。

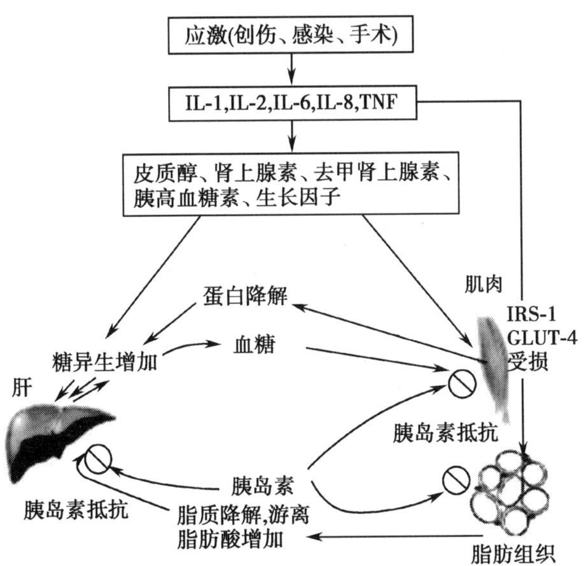

图 88-1 肝脏、肌肉及脂肪组织在应激性高血糖中的作用

围手术期血糖的升高主要由于应激导致胰岛素的负调节激素及前炎症细胞因子（INF-α，IL-6，IL-1）释放，使机体对胰岛素的敏感性下降，进而导致胰岛素抵抗（图 1）。研究表明，在中等风险及手术时程的非心脏手术中，术后即可发生胰岛素抵抗，24h 达到高峰，持续至术后 2 周。Thorell 及同事研究发现，胆囊切除术患者的胰岛素抵抗多发生在术后的第 1d，持续至术后第 9 至 21d（机体对胰岛素的敏感性降至 50%）。

即使围手术期血糖出现中等程度的升高，仍与术后预后不良有关。例如，普外科手术患者血糖>7mmol/L，则术后院内死亡率增加 18 倍。不同程度的急性高血糖与心脏手术术后胸骨下深部感染、肾移植排斥反应及脑血管意外后的功能障碍显著相关。因此，高血糖可能与心肌梗死及开胸手术术后的死亡率增加相关。同时，高血糖还可以通过模拟 NOS 活性及血管紧张素 Ⅱ 途径抑制血管活性反应，通过失活免疫球蛋白及抑制中性粒细胞趋化作用及吞噬作用而抑制免疫系统。

Krinsley 及其同事研究表明，应用标准差划分血糖，与血糖变异较低组相比，血糖变异较高组的死亡率增加 5 倍。因此，血糖的变异，而非血糖的绝对水平，是危重症患者死亡率增加的预测因子（图 88-2）。

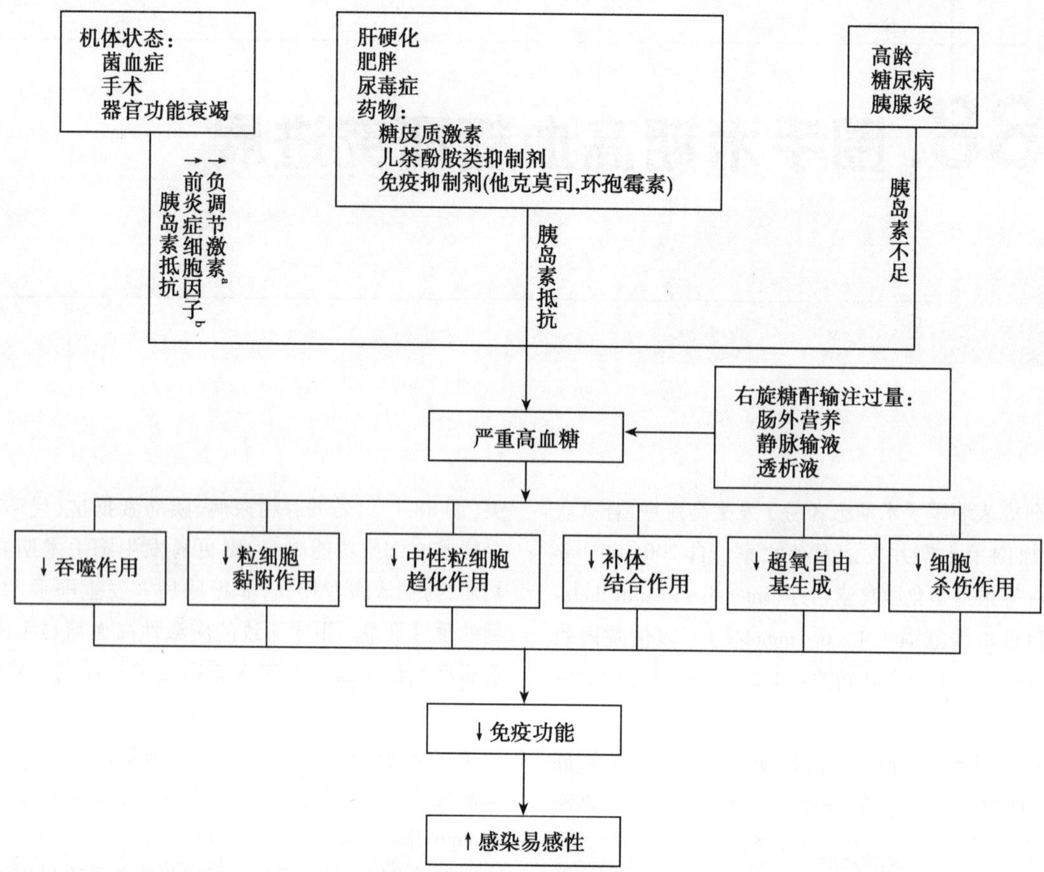

图 88-2 危重症患者围手术期血糖增高的原因及易感因素。a：负调节激素包括糖原、儿茶酚胺、皮质醇及生长激素；b：前炎症细胞因子包括肿瘤坏死因子(TNF-α)，IL-1 及 IL-6

二、麻醉对围手术期血糖的影响

(一) 麻醉药物对血糖的影响

麻醉药物及镇静剂可以通过间接降低代谢激素的释放或直接抑制胰岛素的分泌而影响围手术期血糖水平。后者主要作用于仍具有胰岛素分泌功能的Ⅱ型糖尿病患者。

Fragen 等研究表明，依托咪酯抑制肾上腺皮质功能，进而降低机体对手术应激导致的高血糖反应。γ-GABA 激动剂可以降低 ACTH 的分泌，即降低皮质醇水平及增加基础生长激素的分泌。多项研究表明苯二氮䓬类药物，如咪达唑仑，改变机体对手术的应激反应及激素分泌。Deshorough 等研究发现，给予咪达唑仑负荷剂量 0.42mg/kg，随后 0.125mg/kg 持续输注 1h，使皮质醇及胰岛素水平的降低，而生长激素的分泌增加。

α_2 受体激动剂可乐定，降低交感神经张力及神经末梢肾上腺素的释放，降低 ACTH 水平。但是作为术前用药及术中辅助用药，可乐定对血糖水平的影响并不一致。Venn 等报道，右旋美托咪定，高选择 α_2 受体激动剂，降低大手术术后胰岛素分泌，但是并未进一步恶化应激性高血糖。上述研究结果提示，胰岛素分泌功能障碍可以通过调节交感神经活性改善。近年来，也在逐步应用 α_2 受体激动剂，可乐定或右旋美托咪定，调节胰岛素分泌。

阿片类不仅抑制交感神经系统，而且抑制下丘脑-垂体轴系统。因此，阿片类药物，尤其是大剂量使用时，不仅稳定血流动力学，也调节激素释放及代谢稳态，防止应激性高血糖。

挥发性麻醉药物，通过抑制葡萄糖诱导的胰岛 β 细胞 K_{ATP} 通道，降低胰岛素分泌。体外试验中，吸入麻醉剂，如氟烷、恩氟烷及异氟烷，可逆性剂量依赖性抑制胰岛素对血糖的敏感性。Diltoer 等研究发现，异氟烷可以进一步恶化血糖的耐受作用。

丙泊酚对胰岛素分泌的影响目前还未明确。众所周知，糖尿病患者对循环中的脂类清除能力降低。虽在糖尿病动物模型中发现丙泊酚的药代动力学及药效学有所改变，但并未发现诱导剂量的丙泊酚影响循环中脂类的清除。

(二) 麻醉方式对血糖的影响

区域麻醉，包括蛛网膜下腔麻醉、硬膜外麻醉及区域阻滞技术，可以良性调节代谢性激素及胰岛素分泌。全麻时，激活交感神经系统及下丘脑-垂体系统，增加循环中葡萄糖、肾上腺素及皮质醇浓度。而上述反应，在硬膜外麻醉中受到抑制。有趣的是，在一项硬膜外麻醉与全身麻醉的比较性研究中发现，在手术即时及 48h 时，硬膜外麻醉仅降低术前罹患胰岛素抵抗患者的胰岛素抵抗发生率。Halter 及 Pflug 等研究蛛网膜下腔麻醉后交感神经阻滞对人类胰岛功能的影响。结果发现，高平面脊麻(T_2～T_6)改善胰岛素对血糖的敏感性,而低平面(T_9 ~ T_{12})则无此作用。

虽然,并没有研究表明在降低术后患者病死率方面区域麻醉优于全身麻醉。但是对于维持围手术期血糖稳态,区域麻醉仍具有相对的优势。

(三) 其他

输注含糖液体及使用肾上腺皮质激素,即使是预防术后恶心呕吐的剂量,仍可加重围手术期应激性高血糖。同时,由于葡萄糖及乳酸存在红细胞中,当糖尿病患者输血时,血糖水平也会受到影响。

三、围手术期血糖调控及监测

(一) 术前评估及调控

1. 术前评估　除了血浆血糖水平,HbA1c(正常值<6%)是评价糖尿病术前治疗是否有效的一项重要指标。HbA1c不受近期血糖水平影响,其升高提示糖尿病患者存在微血管及大血管并发症。生理时,HbA1c为6%提示血糖水平为<7mmol/L。HbA1c升至8%,则血糖为10.2mmol/L,升至10%,血糖为13.3mmol/L,升至13%,血糖为18.33mmol/L(表1)。ADA(American Diabetes Association)报告指出,若血糖控制良好,则HbA1c<7%。因此,对于糖尿病患者或术后易发高血糖者,获取HbA1c对优化血糖调控是十分有益的。同时,HbA1c水平提示患者是否需行院外血糖调控。

但是,对于高血糖患者(>11.1mmol/L)是否应该推迟手术或相对高的HbA1c水平(>7%)是否对糖尿病患者有益,至今尚未阐明(表88-1)。

表88-1　糖化血红蛋白与血糖的关系

HbA1c(%)	平均血浆血糖水平	
	mg/dl	mmol/L
6	126	7.0
7	154	8.6
8	183	10.2
9	212	11.8
10	240	13.4
11	269	14.9
12	298	16.5

2. 术前血糖调控　虽然糖尿病患者易发生围手术期高血糖,但多数围手术期高血糖却发生在非糖尿病患者中。前瞻性研究表明,25%非诊断糖尿病患者行择期手术时,禁食期间血糖升高。其中,2.8%~10%为未确诊的糖尿病,60%患者为既往无血糖紊乱而在随后的几年间诊断出糖尿病。近期研究表明,糖尿病患者术前血糖控制质量与预后相关。术前血糖控制不良,即糖化血红蛋白>6.5%,开胸手术术后感染并发症的风险增加。

糖尿病患者行择期手术(表88-2),建议术晨停用口服降糖药;长效的一代磺脲类药至少停药24h。对于应用胰岛素泵治疗的患者行短小的晨间手术时,术晨正常进食,并停用短效胰岛素,改用中效或长效胰岛素既往剂量的1/2或2/3。对于次日行长时程手术的患者,或不允许术晨进食的患者,建议持续输注胰岛素。

表88-2　糖尿病患者术前血糖调控

Ⅰ型糖尿病		
胰岛素	• 短小的晨间手术,短时间后患者可以进食	• 术日晨
		• 停用短效胰岛素
		• 给予日常中效或长效胰岛素剂量的1/2~2/3
	• 长时程手术	
	• 午后或晚间手术	
	• 术后需禁食者	
	• 血糖控制不良者	开始静脉输注胰岛素
注意:为避免酮症酸中毒,Ⅰ型糖尿病患者不能停用胰岛素		
Ⅱ型糖尿病		
口服降糖药物	• 所有患者	术日晨停用所有的口服降糖药物(氯磺丙脲至少停用24h)
胰岛素	• 短小的晨间手术,短时间后患者可以进食	术日晨
		• 停用短效胰岛素
		• 给予日常中效或长效胰岛素剂量的1/2~2/3
	• 长时程手术 • 午后或晚间手术 • 术后需禁食者 • 血糖控制不良者	开始静脉输注胰岛素

（二）术中血糖调控

对于术中将血糖控制在何种水平最优，目前还未达成一致。胸外科医师协会（The Society of Thoracic Surgeons）临床操作指南建议非糖尿病患者心肺转流期间血糖水平>10mmol/L时即开始控制血糖。该指南同时建议，如患者术前已经开始输注胰岛素，那么应该持续输注至术中及术后，以维持血糖水平<10mmol/L。ADA指南中强调，已经开始胰岛素治疗者，餐前血糖应该<7.8mmol/L，随机血糖<10mmol/L。

综合众多回顾性研究及前瞻性研究，无论糖尿病患者或非糖尿病患者，高血糖与预后不良显著相关，因此术中血糖不能高于11.1mmol/L。

（三）术后及ICU

NICE-SUGAR研究数据表明血糖维持在7.8～10mmol/L对危重症患者有益。同时，其强烈建议不必将血糖控制<7.8mmol/，进一步的严格控制（<6.1mmol/L）将增加低血糖的风险。

ADA指南建议，输注胰岛素治疗高血糖的分界值为10mmol/L。

胸外科医师协会临床操作指南建议，无论非糖尿病或糖尿病患者，心脏手术术后应该（输注胰岛素）维持血糖水平<10mmol/L。若需要进一步通气支持、正性肌力药支持、肾功能不全或需要抗炎治疗而在ICU驻留时间≥3天，则应该静脉输注胰岛素维持血糖水平<8.3mmol/L。

美国内科医师协会（American College of Physicians，ACP）临床操作指南中强调，不建议对术后ICU患者使用IIT（目标血糖4.4～6.1mmol/L），建议使用胰岛素治疗后，血糖水平应控制为7.8～11.1mmol/L（表88-3）。

表88-3 不同权威机构建议的血糖目标范围（mmol/L）

	美国内分泌医师协会（American college of Endocrinology）	加拿大糖尿病协会（Canadian Diabetes Association）	美国糖尿病协会（American Diabetes Association）	美国心脏协会/美国心脏病协会（American heart Association/American College of Cardiology）	胸科医师协会（Society of Thoracic Surgeons）
ICU	<10	<6.1	<10	6.1～10	<10；<8.3（通气支持>3天）
术中	<8.3	5～10	<8.3		<10
围手术期	<7.8（餐前） <10（随机）	5～10	<7.8（餐前） <10（随机）		<10

（四）手术及麻醉期间含糖液体输注

由于围手术期高血糖存在的普遍性，因此手术及麻醉期间输注含糖液体是否合理仍存在争议。研究表明，输注葡萄糖含量>5%的液体，将会导致严重的高血糖（>11.1mmol/L），但是<5%的含糖液体却有助于维持血糖稳态及增加胰岛素敏感性，同时可以避免围手术期高血糖。因此，麻醉期间应在监测血糖的同时，合理输注含糖液体。

（五）胰岛素输注方案

围手术期应用标准化胰岛素输注方案可以有效安全的进行血糖调控。虽然关于不同胰岛素输注方案的对比性研究较少，但是目前多采用以下胰岛素输注方案（表88-4）。

表88-4 静脉泵胰岛素方案

将50U常规胰岛素溶解入50ml含有10%右旋糖酐、0.45%氯化钠及钾溶液中（胰岛素1U/ml）

与静脉输注泵连接前，以3ml上述混合液体冲洗管道后丢弃，以保证胰岛素输注过程中不被稀释

本输注方案的目的是维持血糖水平为5.6～11.1mmol/L

若血糖5.6～11.1mmol/L，则初始输注速度为1U/h或2U/h

若血糖>11.1mmol/L，则给予负荷剂量2～4U，然后以1U/h或2U/h速度输注

每1h监测一次血糖，同时注意血钾及钠离子水平

调整胰岛素输注速度

血糖水平（mmo/L）	调整方案
<2.8	停止胰岛素输注至少30min，同时给予50ml（25mg）50%葡萄糖；15min后再次监测血糖：若血糖值<2.8mmol/L，则再次给予50ml（25mg）50%葡萄糖；若血糖值>3.9mmol/L，则以初始速度的1/2开始输注胰岛素

续表

2.8~3.9	停止胰岛素输注30min,同时开始输注5%~10%葡萄糖,监测血糖
3.9~6.7	以1U/h速度降低胰岛素输注速度
6.7~10	以原速度持续输注胰岛素(0.3U/g葡萄糖)
10~13.9	以2 U/h速度增加胰岛素输注速度
>13.9	给予胰岛素负荷剂量2~4U,然后以3U/h速度增加胰岛素输注速度

四、低 血 糖

低血糖将会对机体器官功能产生严重不良影响,尤其是主要依赖葡萄糖提供能量的脑组织。低血糖将导致意识丧失、抽搐及永久性神经功能障碍。近期研究表明,中等程度的低血糖(0.72~3mmol/L)与认知功能障碍及情绪失控相关。应激性高血糖是机体的代偿性反应,应用镇静剂或镇痛剂等药物干预时,这种代偿反应变迟钝。另外,在缺血时,脑组织转向合成并利用源自葡萄糖的乳酸作为能量。如果严格控制血糖,使血糖水平过低,则缺血性脑损伤会进一步加剧。同时麻醉后患者由于缺乏主观及神经病理学指标,往往难以发现并识别低血糖,进而导致不可逆性的脑损伤,甚至死亡。

由于麻醉将掩盖低血糖症状,因此糖尿病患者术中应该每30~60min监测一次血糖;糖尿病患者行心脏手术时,尤其是在心脏停跳、系统降温及复温时,血糖波动明显,则每15min监测一次血糖。仍持续输注胰岛素,则血糖监测应该至少1h/次,血糖稳定后可以4h/次。

同时应注意,胰岛素对钾离子的影响。血钾的监测应该至少4h/次,维持4.0~4.5mmol/L,避免低血钾导致心律失常。若输注大剂量胰岛素,则应考虑增加监测频率。

血糖水平还受采样部位、患者因素和测量方法等因素影响(表88-5)。作为围手术期管理者,麻醉医师需要及时识别各种因素对血糖水平的影响,以准确的判断患者的血糖调控程度。

表88-5 影响血糖测量值的因素

	方法学影响			方法学影响	
	葡萄糖氧化酶	葡萄糖-1-脱氢酶		葡萄糖氧化酶	葡萄糖-1-脱氢酶
全血	↓	↓	低pH	-/↓	-
动脉血	↑	↑	高pH	-/↑	-
毛细血管血	↑	↑	低温	↑	↓/↑
餐后	↑	↑	低血压	↑	↑/↓
血细胞容积			药物		
贫血	↑	↑	抗坏血酸维生素C	↓	↑/-
红细胞增多症	↓	↓	对乙酰氨基酚	↓	↑
血氧含量			多巴胺		↓
低氧	↑	-	艾考糊精<腹膜透析药>		↑
氧疗	↓	-			
pH(6.8~7.55)	-	-	甘露醇	↑	-

五、总结及展望

虽然众多研究并不支持围手术期胰岛素强化治疗控制血糖(4.4~6.1mmol/L),但是并不意味围手术期无需控制血糖。考虑到手术患者可能从控制血糖中受益,因此应该对围手术期高血糖进行调控,将血糖控制不高于11.1mmol/L。为避免输注胰岛素导致低血糖,术中应该每30~60min监测一次血糖;若行心脏手术时,在血糖波动明显时(心脏停搏、系统降温及复温),则每15min监测一次血糖。若持续输注胰岛素,则血糖监测应该至少1h/次,至血糖稳定。同时应注意,胰岛素对钾离子的影响及影响血糖监测水平的各项因素。

(潘鹏 邓希锦 李文志)

参 考 文 献

1. Krenitsky J. Glucose control in the intensive care unit: a nutrition support perspective. Nutr Clin Pract 2011, 26(1): 31-43

2. Butler SO, Btaiche IF, Alaniz C. Relationship between hyperglycemia and infection in critically ill patients. Pharmacotherapy, 2005, 25(7):963-976
3. Kadoi Y. Anesthetic considerations in diabetic patients. Part I: preoperative considerations of patients with diabetes mellitus. J Anesth, 2010, 24(5):739-947
4. Kadoi Y. Anesthetic considerations in diabetic patients. Part II: intraoperative and postoperative management of patients with diabetes mellitus. J Anesth, 2010, 24(5):748-756
5. Kadoi Y. Perioperative considerations in diabetic patients. Curr Diabetes Rev, 2010, 6(4):236-246
6. Akhtar S, Barash PG, Inzucchi SE. Scientific principles and clinical implications of perioperative glucose regulation and control. Anesth Analg, 2010, 110(2):478-497
7. Fahy BG, Sheehy AM, Coursin DB. Glucose control in the intensive care unit. Crit Care Med, 2009, 37(5):1769-1776
8. Lipshutz AK, Gropper MA. Perioperative glycemic control: an evidence-based review. Anesthesiology, 2009, 110(2):408-421
9. Finfer S, Chittock DR, Su SY, et al. Intensive versus conventional glucose control in critically ill patients. N Engl J Med, 2009, 360(13):1283-1297
10. Preiser JC, Devos P, Ruiz-Santana S, et al. A prospective randomised multi-centre controlled trial on tight glucose control by intensive insulin therapy in adult intensive care units: the Glucontrol study. Intensive Care Med, 2009, 35(10):1738-1748
11. Brunkhorst FM, Engel C, Bloos F, et al. Intensive insulin therapy and pentastarch resuscitation in severe sepsis. N Engl J Med, 2008, 358(2):125-139
12. Gandhi GY, Nuttall GA, Abel MD, et al. Intensive intraoperative insulin therapy versus conventional glucose management during cardiac surgery: a randomized trial. Ann Intern Med, 2007, 146(4):233-243
13. Van den Berghe G, Wilmer A, Hermans G, et al. Intensive insulin therapy in the medical ICU. N Engl J Med, 2006, 354(5):449-461
14. Girard M, Schricker T. Perioperative glucose control: living in uncertain times-Continuing Professional Development. Can J Anaesth, 2011, 58(3):312-320, 320-329
15. Bagry HS, Raghavendran S, Carli F. Metabolic syndrome and insulin resistance: perioperative considerations. Anesthesiology, 2008, 108(3):506-523
16. Albacker T, Carvalho G, Schricker T, et al. High-dose insulin therapy attenuates systemic inflammatory response in coronary artery bypass grafting patients. Ann Thorac Surg, 2008, 86(1):20-27
17. Egi M, Bellomo R, Stachowski E, et al. Blood glucose concentration and outcome of critical illness: the impact of diabetes. Crit Care Med, 2008, 36(8):2249-2255
18. Rady MY, Johnson DJ, Patel BM, et al. Influence of individual characteristics on outcome of glycemic control in intensive care unit patients with or without diabetes mellitus. Mayo Clin Proc, 2005, 80(12):1558-1567
19. Krinsley JS. Glycemic variability: a strong independent predictor of mortality in critically ill patients. Crit Care Med, 2008, 36(11):3008-3013
20. Tanaka K, Kawano T, Tomino T, et al. Mechanisms of impaired glucose tolerance and insulin secretion during isoflurane anesthesia. Anesthesiology, 2009, 111(5):1044-1051
21. Leal N, Calvo R, Agrad FZ, et al. Altered dose-to-effect of propofol due to pharmacokinetics in rats with experimental diabetes mellitus. J Pharm Pharmacol, 2005, 57(3):317-325
22. Donatelli F, Vavassori A, Bonfanti S, et al. Epidural anesthesia and analgesia decrease the postoperative incidence of insulin resistance in preoperative insulin-resistant subjects only. Anesth Analg, 2007, 104(6):1587-1593
23. Mistraletti G, De La Cuadra-Fontaine JC, Asenjo FJ, et al. Comparison of analgesic methods for total knee arthroplasty: metabolic effect of exogenous glucose. Reg Anesth Pain Med, 2006, 31(3):260-269
24. Association AD. Standards of medical care in diabetes-2012. Diabetes Care, 2012, 35, S11-63
25. Hatzakorzian R, Bui H, Carvalho G, et al. Fasting blood glucose levels in patients presenting for elective surgery. Nutrition, 2011, 27(3):298-301
26. Sato H, Carvalho G, Sato T, et al. The association of preoperative glycemic control, intraoperative insulin sensitivity, and outcomes after cardiac surgery. J Clin Endocrinol Metab, 2010, 95(9):4338-4344
27. Lazar HL, McDonnell M, Chipkin SR, et al. The Society of Thoracic Surgeons practice guideline series: Blood glucose management during adult cardiac surgery. Ann Thorac Surg, 2009, 87(2):663-669
28. Association AD. Standards of medical care in diabetes-2010. Diabetes Care, 2010, 33:S11-61
29. Puskas F, Grocott HP, White WD, et al. Intraoperative hyperglycemia and cognitive decline after CABG. Ann Thorac Surg, 2007, 84(5):1467-1473
30. Ouattara A, Lecomte P, Le Manach Y, et al. Poor intraoperative blood glucose control is associated with a worsened hospital outcome after cardiac surgery in diabetic patients. Anesthesiology, 2005, 103(4):687-694

31. Qaseem A, Humphrey LL, Chou R, et al. Use of intensive insulin therapy for the management of glycemic control in hospitalized patients: a clinical practice guideline from the American College of Physicians. Ann Intern Med, 2011, 154(4):260-267

32. Hall GM. Management of diabetes during surgery: 30 yr of the Alberti regimen. Br J Anaesth, 2009, 103(6):789-791

33. Simpson AK, Levy N, Hall GM. Peri-operative i. v. fluids in diabetic patients-don't forget the salt. Anaesthesia, 2008, 63(10):1043-1045

34. Trof RJ, Groeneveld AB. Use of synthetic colloids in sepsis: a critical review on efficacy, safety and patient benefits. Minerva Anestesiol, 2011, 77(12):1216-1223

35. Kadoi Y. Blood glucose control in the perioperative period. Minerva Anestesiol, 2012, 78(5):574-595

36. Duning T, Ellger B. Is hypoglycaemia dangerous? Best Pract Res Clin Anaesthesiol, 2009, 23(4):473-485

37. Nasraway SA, Jr. Sitting on the horns of a dilemma: avoiding severe hypoglycemia while practicing tight glycemic control. Crit Care Med, 2007, 35(10):2435-2437

38. Egi M, Bellomo R, Stachowski E, et al. Variability of blood glucose concentration and short-term mortality in critically ill patients. Anesthesiology, 2006, 105(2):244-252

89. 从如何合理用血到患者血液管理

血液就像一把双刃剑，在挽救了无数的生命的同时，也让无数的患者承受了输血所带来的并发症的困扰，付出的代价甚至包括死亡。经历了数个世纪的发展，从最初的异种血到同种异体血，再到自体血，人类对于输血的认识已经进入了一个新的阶段。但同种异体输血仍是诱发住院患者许多常见并发症的因素。在理念上，从如何合理用血，血液保护，无血外科再到今天的血液管理。血液作为一个稀缺资源，在过去的一年中，人们仍在继续对它的再认识。

一、患者血液管理的概念

患者血液管理（PBM）该概念的提出，使临床用血从单纯减少异体血的输注发展到从提高患者预后的角度，该概念也是目前发达国家这几年普遍正在采用的策略。

PBM 的早期概念：通过合理的血液供应和使用，包括血液成分制品及相关制品，并采用相应的策略来减少或避免对输血的需求，从而达到提高患者的预后的最终目的。

PBM 的新概念则强调通过采用预防性和保护性措施（如尽量采用自体血而非同种异体血等）来避免对输血的需求。它有望成为所有患者可能用血患者的处理标准。

PBM 的三个支柱：①使红细胞生成最优化；②减少血液丧失和出血；③有效利用患者对贫血的生理耐受性。它通过组建多学科团队和联合应用多种模式来做到采用适合不同患者的措施。它的一些基本要素如表 89-1 所示。

表 89-1　患者血液管理的要素

	使红细胞生成最优化	减少血液丢失	贫血管理
术前	1. 确认，评估和处理潜在的贫血 2. 术前自身血液采集 3. 考虑红细胞生成促进剂（如果排除营养性贫血）	1. 确认和处理好出血危险因素（既往史、家庭史） 2. 回顾用药史（抗血小板药，抗凝药） 3. 减少医源性血液丢失 4. 做好手术计划并进行演练	1. 对比估计出血量和患者个体能耐受的失血量 2. 评估，优化患者的生理储备（如心，肺功能） 3. 形成患者个体化的管理方案，使用合理的血液保护方式来进行贫血管理
术中	用优化后红细胞量为手术定时（注：未处理好的贫血是择期手术的禁忌症）	1. 精确的止血和精确的手术技艺 2. 出血少的手术技巧 3. 麻醉剂的血液保护 4. 血液回收 5. 止血药等	1. 使心排出量最优化 2. 使通气和氧合最优化 3. 循证的输血策略
术后	1. 处理营养性/可纠正的贫血（如叶酸缺乏） 2. 如果合适的话用促红细胞生成剂 3. 注意药物之间的相互作用可能会引起贫血	1. 监控和处理出血 2. 维持正常容量（除非需要低温） 3. 自体血液回输 4. 使医源性失血最小化 5. 止血法/抗凝剂的管理 6. 注意一些药物的不良反应	1. 使氧输送最大化 2. 使氧消耗最小化 3. 避免和立即处理感染 4. 循证的输血策略

二、患者血液管理在美国

美国与 PBM 关系密切,因拒绝输血的宗教组织"耶和华见证人"(Jehovah's Witnesses)的创始人就生于美国,由于他们的坚持,"无血医疗"方案诞生。目前全球共有 106 个医疗中心计划开展无血医疗项目,而在美国就有 99 家,宾夕法尼亚医院是无血医疗项目的成功例子。目前世界上首个专注于 PBM 项目的团体"血液管理促进会"(Society for the Advancement of Blood Management)就设在美国。应该说他们在患者 PBM 项目上是开展比较好的。在 PBM 的各个环节上也有些他们自己的主张。不同的补血药和止血药以及间断的不连续的抗凝治疗,自体血回输技术,循证的同种异体输血指南等的有效性近期都有数据加以证实。表 89-2 是一家美国医疗机构自 2009 年引入的 PBM 项目的实施方案。

表 89-2 美国一家医疗机构的 PBM 实施方案

目标	减少并发症和感染率,缩短住院天数,减少非必需血液和血制品的使用,改善患者的预后			
实施经过	A. 组成多学科小组,对医院的临床工作者进行相关教育	B. 组成多学科团队:心血管外科医师,麻醉医师,重症监护医师,药剂师,血库技术专家,病理专家,高级注册护士,灌注医师,医疗技术人员,手术室护士,骨科医师,管理医疗事务的副总等	C. 这个委员会的任务包括: (1)输血的政策,步骤及顺从性 (2)职员的培训和教育 (3)用血的监控及同行评议程序 (4)实施数据的收集和分析 (5)交流和反馈 (6)同地区相关联	D. 衡量质量和进步情况,改善结果 (1)每月举行一次会议并制定行动计划。 (2)坚持多学科原则,保持合作,协调
结果	根据美国胸外科医师协会结果(2009~2010 年),死亡率处于最佳水平;血液制品的使用量下降了 31%;费用下降了 510 000 美元			
经验	交流与相互合作非常重要			

三、患者血液管理在欧洲

PBM 在欧洲各国开展的时间早晚不一。荷兰做得较好,而且得到了法律上支持,如汇报输血率并在卫生管理部门网站上进行比较。在 2002 和 2007 年的髋关节和膝关节成形术中术前自体采血量相似,但术前促红细胞生成刺激素使用翻番,术中和术后自体血回输的使用也增加约40%~50%。血库报告显示从 2000 年到 2009 年,同种异体血的使用量减少了 12%(表 89-3,表 89-4)。

表 89-3 一些欧洲国家的骨科手术患者的术前贫血和输血率的估测

国家	术前贫血情况	输血频率
澳大利亚	16%~18%	全膝关节置换=41.3%(12%~87%,不同中心) 全髋置换=42.5%(16%~85%,不同中心) <10%接受术前采的自体血 贫血患者接受血量是非贫血患者的 2 倍
法国	估计 20%(无精确数据)	估计:~40%(除外促红细胞生成素的使用)
德国	未知	未知
西班牙	总体上,18.3%	输血风险(因中心而异):Hb≤100g/L:93.2%; Hb=140g/L:19.75%;Hb=130g/L:40%
荷兰	贫血估计(血红蛋白<130g/L)15%~20%	全膝置换<2% 全髋置换<5%
英国	15%的患者<120g/L;37%的患者<130g/L	57%(术前 Hb<120g/L) 20%(术前 Hb≥120g/L)

表 89-4　部分欧洲国家骨科手术患者血液管理实施情况

国家	评估进程，责任人，血液学参数	如果有术前贫血，是否进一步检查	贫血的处理	择期手术实施了 PBM 策略了吗
澳大利亚	术前 4 周完整的术前检查，麻醉前准备和 PBM 的实施 项目：全血计数，铁蛋白等根据 Hb 来定	是	根据流程和实验室检查	是，但只在一部分医院
法国	如果计划使用促红细胞生长素，术前 30d 进行评估； 如果不使用，术前 2d 项目：Hb 浓度，血小板计数 责任人：麻醉医师	通常不	根据检查结果，补充铁剂或维生素 B_{12} 等； 责任人：麻醉医师 常常术中或术后输血来调整贫血； 术前输血仅在有严重的贫血 责任人：麻醉医师	不
德国	通常在术前一天进行评估； 项目：血红蛋白，血细胞比容，血小板参数，电解质 责任人：外科医师	通常，如果 Hb<80g/L	如果输血，常给浓缩红细胞； 责任人：外科医师（术前和术后）；麻醉医师（术中）	不
西班牙	责任人：外科医师 通常术前 4～6 周进行评估（平均 30d） 项目：Hb，网状细胞计数，平均红细胞血红蛋白，平均血细胞容积，叶酸，铁指数等较为详尽 责任人：麻醉医师	通常	分析患者的状况，输血的风险，查看实验室检查，手术日期； 责任人：通常为麻醉医师（有时为血液病医师）	是，包括以下内容： 纠正铁和维生素的补给和择期手术前促红细胞生成素 复杂手术前自体血采集； 通过更好的麻醉药物和外科技术减少术中出血； 使用证实有效的药物策略； 优化凝血功能； 减少实验室样本血的量； 术中血液回收和回输
瑞士	实验室检查（Hb，平均细胞容积，叶酸，C 反应蛋白等）术前数天或 1 周由社区医疗的内外科医师执行；术前测 Hb； 血容量的计算：估测患者的血容量，输 Hb 的指征，可能的出血量 责任人：外科医师，麻醉医师	是	根据情况补充铁剂或重组人红细胞生成素，维生素 B_{12}； 二周后重新进行评估，调整剂量； 责任人：将来—麻醉医师，手术医师	是，但只在有限的一些医院； 包括术前 4 周麻醉医师和外科医师访视患者；凝血功能的处理及围术期血栓预防的讨论等
荷兰	完整的术前评估（术前 3～4 周）：包括病史，检查，用药情况，实验室检查等； 责任人：一个麻醉医师，麻醉护士，外科住院医师，药学助理	Hb<10g/L 和（或）MCV，80fl：进一步检查并请内科会诊； 结果出来之前手术取消	法律上，术前 3～4 周必须进行评估； 卫生部门每年检查； 术中可能的出血量； 根据情况补充铁剂和促红细胞生成刺激剂； 责任人：麻醉医师	是，（有 10 年以上病史） 术前：促红细胞生成素，COX-2，选择性 NSAIDs； 围术期：手术技能，温度，输血指征 术后：自体血回输，输血指征
英国	所有择期手术术前 2～6 周看门诊； 项目：Hb，电解质，心电图，或手术方案等，复杂患者须由麻醉医师进行预先评估； 对贫血的检查不是目前的标准流程	通常没有。如果有没预期到的贫血患者会进行调查	对有输血要求进行交叉配型的患者	一些中心在对 PBM 进行先期的研究 术前抗凝和抗血小板治疗控制； 在主要的非肿瘤手术中进行自体血回收； 在显著性的出血中氨甲环酸的使用显著增加

四、患者血液管理在中国

PBM 该概念为中国的医务工作者所了解还是近年的事,对它整体上还缺乏一个清晰的认知,至于它和血液保护的区别等,更是知之甚少。到目前为止,国内一些先驱者们已开始关注这一概念并进行了一些尝试。邓硕曾教授于2011 年曾撰文对患者 PBM 的概念进行了简洁的说明,并对它与宗教,战争及血资源短缺之间的关系进行了简述,邓教授还曾对 2011 版美国胸外科医师学会(STS)和心血管麻醉医师学会(SCA《心脏手术血液保护指南》进行解读,强调了患者 PBM 的重要性,为我国较早对此进行介绍的专家之一。国内部分的发达地区的血液中心也开始关注这一理念,如上海市血液中心 2012 年 11 月在其官网上贴出了关于 PBM 的简要介绍。南昌大学第二附属医院徐国海教授在 2012 年主办的国家级继续教育"围手术期综合血液保护的优化策略与进展学习班"上也特地请来了美国 SABM(血液管理促进协会)执行主席 Richard L。Melseth 就患者血液管理这一项目进行了讲演,为江西的相关医务人员初次介绍了这一理念。

在具体的经验上,之前的资料和研究相对比较零散,未能形成今天的患者血液管理这样一个系统的高度,大都侧重于某个技术的角度,如术中血液回收,急性高容量血液稀释等。但今年也有一两篇直接涉及 PBM 这一理念的报告,如关雷等人通过回顾 2009 年 9 月到 2010 年 12 月首都医科大学附属北京世纪坛医院 36 例后腹膜肿物切除术的无输血外科医疗方案,较系统地探讨了肿瘤手术的无输血外科医疗的术前准备,麻醉诱导与维持,术中监测,液体管理和血管活性药物等方面的经验。其他网上少数关于 PBM 的具体经验,但遗憾的是未能以出版物的形式展示。

2012 年 8 月 1 日起正式实施《医疗机构临床用血管理办法》(卫生部令第 85 号),从而把临床用血管理工作提高到一个更高的层面(具有法律责任),近期关于 PBM 该新理念应该会得到更多的关注。

(徐国海　余树春)

参 考 文 献

1. Aryeh Shander, Mazyar Javidroozi, 1 Seth Perelman, et al. From Bloodless Surgery to Patient Blood Management. Mount Sinai Journal of Medicine, 2012, 79:56-65
2. Thomson A, Farmer S, Hofmann A, et al. Patient blood management-a new paradigm for transfusion medicine? ISBT Science Series 2009, 4:423-435
3. Lawrence Tim Goodnough, Aryeh Shander. Patient Blood Management. Anesthesiology, 2012, 116:1367-1376
4. Aryeh Shandera, b and Mazyar Javidroozi. Strategies to reduce the use of blood products: a US perspective. Curr Opin Anesthesiol, 2012, 25(1):50-58
5. Kenneth M. Cole, MS, MT(ASCP) and Ty Walker, PBMT, CCP. Implementing a Blood Management Program to Improve Patient Safety. Medical Decision Support, 2012, 26(1):20-27
6. A. Shander, H. Van Aken, M. J. Colomina, et al. Patient blood management in Europe. British Journal of Anaesthesia, 2012, 109(1):55-68
7. 邓硕曾,纪宏文. 从血液保护走向血液管理. 中国医刊, 2011, 46(9):10-11
8. 邓硕曾,纪宏文. 从血液保护到血液管理——解读 2011 版 STS 和 SCA《心脏手术血液保护指南》. 中国输血杂志, 2011, 24(11):921-923
9. 屠伟峰,盛恒炜. 血液回收在外科围术期领域的应用现状与展望. 广东医学, 2011, 32(22):2892-2894
10. 庄伟强,张小霓,林财珠. 急性高容量血液稀释对血液保护作用的研究进展. 医学综述, 2011, 17(21):3311-3314
11. 关雷,于浩杰,李群,等. 后腹膜肿物切除术患者的血液管理. 中华医学杂志, 2012, 92(11):752-755

90. 神经外科唤醒麻醉新进展

一、唤醒开颅手术适应证

目前临床唤醒开颅手术的适应证主要有4类:①术中需进行皮层脑电图或精细电生理监测的开颅手术,该类手术要尽量避免麻醉药对电信号的干扰,包括癫痫手术及治疗帕金森病的深部电极植入术;②邻近或位于皮层运动、感觉、认知等功能性区域的占位病变;③脑内重要功能区供血血管的手术;④颅内微小病变手术,主要包括脑室切开术、立体定向下脑内活检术及脑室镜手术等。当然手术医师和麻醉医师还要充分权衡利弊(表90-1),才能决定患者是否适宜施行唤醒开颅手术。

表90-1 唤醒开颅手术的利与弊

利	弊
手术方面	
保留功能	病变易复发
术后及时随访	
—早康复	
—早出院	
—及早进行神经功能检测	
有利于术中电生理监测	
患者方面	
术中主动性参与,有利于神经功能监测	梗阻性窒息
	惊厥
	恶心呕吐
	颅内压(ICP)升高
	术中合作
	—焦虑
	—疼痛
	—不舒适
	—不愿合作
	神经学异常
	—异常活动
	—言语困难

二、唤醒麻醉需达到目标

(一) 保障患者合作

①充分镇痛;②手术不同阶段的充分镇静,抑制患者焦虑;③舒适体位;④预防恶心、呕吐、惊厥的发生。

(二) 保持患者内稳态

①维护气道通畅,供氧充足;②血流动力学稳定;③颅内压(intracranial pressure,ICP)正常。

(三) 尽量避免麻醉药物对电生理信号的干扰

要在进行皮层脑电图监测之前,及时停止使用丙泊酚等镇静药物和阿片类药物。研究证实,丘脑下核(subthalamic nuclei,STN)电活动在丙泊酚停用17min之后回到基线水平;而低剂量瑞芬太尼[0.1μg/(kg·min)]对皮层脑电图无影响。

三、术前评估

(一) 气道评估

根据患者的生理结构和病史,判断是否为困难气道。

(二) 癫痫患者

要了解患者日常治疗方案及体内抗癫痫药物的血药浓

度,患者癫痫发作频率和程度;

(三) 恶心、呕吐

了解患者既往麻醉史及是否患有晕动病;

(四) ICP 评估

通过影像学检查及临床表现,评估颅内病变对 ICP 的影响;

(五) 出血风险

了解颅内病变的部位和性质、是否服用过抗血小板药物以及既往是否有出血病史;

(六) 患者的合作性

了解患者焦虑状态、对疼痛的耐受性及是否已存在神经功能缺陷。

唤醒开颅手术的禁忌症主要有:睡眠呼吸暂停综合征的患者、严重脑水肿患者(因自主呼吸时无法控制 ICP)、癫痫持续发作及不能合作的患者。

麻醉医师术前必须访视患者,与其进行充分的沟通,要让患者了解术中一些必要的手术操作及其可能会造成的患者不舒适感觉(如要保持固定体位、监测皮层脑电图时可能造成暂时性失语),取得患者的理解和配合是手术成败的关键。

四、术 前 用 药

(一) 苯二氮䓬类药

苯二氮䓬类药因为是 GABA 受体激动剂,术中会干扰电生理监测,同时有增加呼吸抑制、躁动和谵妄等不良反应发生率的风险。因此应避免使用。既使需要也要给予超短效药物,如咪达唑仑。

(二) 可乐定

可乐定 2~3μg/kg 可于术前 1h 口服,有稳定患者血流动力学的作用。

(三) 抗胆碱类药

不建议使用。因为对于唤醒麻醉的患者,抗胆碱类药抑制唾液分泌的作用会增加患者的不适。

(四) 止吐药

建议提前给予,可预防因阿片类药物输注、硬脑膜及颅内血管收缩引发的恶心、呕吐。通常使用的药物有甲氧氯普胺 10mg、恩丹西酮 4~8mg、小剂量氟哌利多 0.625~2.5mg 或右美托咪啶 4~16mg。

关于唤醒麻醉的术前用药目前尚无统一规定,由各医疗单位根据各自临床经验及患者病情酌情使用。

五、局 部 麻 醉

唤醒开颅手术在实施前一定要进行手术侧头皮神经阻滞,从而为患者提供长达 8h 的镇痛。通常将 3.6mg/kg 罗哌卡因或 2.5mg/kg 左旋布比卡因稀释至 40~60ml,并加用肾上腺素(1:200 000),在阻滞 15min 之后才可开始手术操作。

常需阻滞的头皮神经主要包括(图 90-1):①耳颞神经(三叉神经下颌支);②颧神经颧颞支(起源于三叉神经上颌支的颧神经末端);③眶上神经(起源于三叉神经眼支);④滑车上神经;⑤枕大神经;⑥枕小神经。

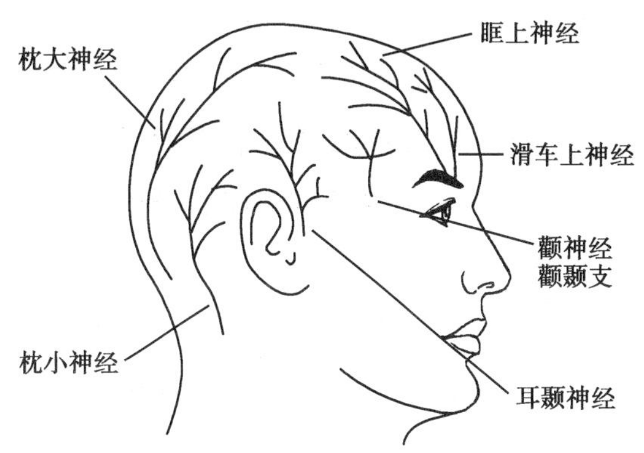

图 90-1 需阻滞的头皮神经

六、监测麻醉管理技术(Monitored anesthesia care,MAC)

MAC 由传统意义上的神经安定镇痛术发展而来,指在临床诊疗过程中,在对患者严密监测下,麻醉医师通过注射镇静、镇痛药物来消除患者的焦虑恐怖情绪、减轻疼痛和其他伤害性刺激,从而提高手术的安全性和舒适性。在神经外科唤醒麻醉中常用丙泊酚—瑞芬太尼组合。主要由于均为超短效药物,多数患者可在停药 5~20min 后苏醒。

研究发现,丙泊酚还具有降低脑代谢率(cerebral metabolic rate of oxygen,$CMRO_2$)、ICP、抗惊厥和抗呕吐的作用。唤醒麻醉中,丙泊酚的常用剂量 TIVA 时为 2~3mg/(kg·h),TCI 时效应室靶浓度(Ce)是 1~2μg/ml;瑞芬太尼 TIVA 时输注速度为 0.05~0.1μg/(kg·min),TCI 时 Ce 为 1~3ng/ml。通常要在进行脑电图监测 15min 以前停止使用麻醉药,在关闭硬脑膜时重新开始输注。

临床对患者施行 MAC 要达到的标准:①患者镇静、保留自主呼吸、唤之能应;②清醒镇静评分(Observer's Assessment of Alertness/Sedation Scale,OAA/S)≥3(表 90-2)或脑电双频谱指数(Bispectral Index,BIS)>60;③ 患者完全不依赖或仅部分由呼吸机供氧。

表 90-2 清醒镇静评分(OAA/S)

OAA/S	应答	言语	表情	眼睛	镇静程度
5	反应迅速	正常	正常	正常	清醒
4	呼之能应,但反应较慢	有点慢	放松	放松	轻度镇静
3	大声呼唤能应	较慢	反应慢	上睑下垂	中度镇静
2	只对摇晃身体有反应	言语不清	—	—	深度镇静
1	—	—	—	—	全身麻醉

七、睡眠—清醒—睡眠技术(asleep-awake-asleep,AAA)

AAA 模式是深度镇静甚至接近于全身麻醉的一种临床麻醉技术。患者 OAA/S<3 或 BIS<60,可以保留自主呼吸,但往往需要放置气道辅助工具以便必要时施行机械通气。

具体实施过程为:在患者摆放体位、皮肤消毒及开颅钻孔时,使患者保持深度镇静或全身麻醉的状态,以避免手术恶性刺激对患者机体造成伤害;在进行电生理监测前 15～20min 停止输注麻醉药物,使患者暂时清醒,以配合手术操作;在肿瘤切除或电极植入后,再次使患者进入睡眠状态,直至手术结束。目前临床常用药物组合仍是丙泊酚—瑞芬太尼。该技术有引发呼吸抑制的风险,因此常需借助喉罩、带套囊口咽通气道(cuffed oropharyngeal airway,COPA)、可施行双水平气道正压通气(Bilevel positive airway pressure,BiPAP)的鼻面罩等辅助通气装置(表 90-3)来保持呼吸道通畅,同时做好必要时施行机械通气的准备。

表 90-3 唤醒麻醉中的辅助通气装置

MAC	AAA
吸氧鼻导管	带套囊口咽通气道
鼻咽通气道	喉罩
面罩	气管导管

八、术中监测

除常规的心电图、血压、脉搏氧饱和度(SpO_2)、呼吸频率监测外,还需要进行呼气末 CO_2 浓度(end-tidal carbon dioxide,$EtCO_2$)及体温监测。对于术中需使用利尿剂或时间超过 4 h 的手术,要常规放置尿管并进行尿量监测。$EtCO_2$ 的监测是非常必要的,因为在开颅手术中,麻醉医师多位于患者一侧或足部,借助于 $EtCO_2$ 可及时发现患者是否存在通气过度或不足,采取必要措施。

九、术中可能出现并发症

唤醒开颅手术术中常见并发症见表 90-4。其中最常见的并发症就是呼吸道梗阻,及由此引发的低氧血症。据报道,使用带套囊口咽通气道的唤醒开颅手术,呼吸道梗阻的发生率为 15%。

另一个常见并发症是术中惊厥。在唤醒开颅肿瘤切除术中,惊厥的发生率可高达 32%,而传统的神经安定镇痛术有增加术中惊厥发生率的作用。但大多数惊厥的发生还是与术中皮层电刺激有关。临床常用脑内局部滴注冷林格液的方法来终止其发作,如果无效也可考虑给予咪达唑仑(2～5mg)或硫喷妥钠(25～50mg),但往往会干扰电生理信号。

恶心、呕吐是术中另一个很棘手的并发症,严重影响手术的进行。虽然可常规给予抗呕吐药物,但这些药物对硬脑膜及脑血管收缩引发的呕吐无效。这类患者术中还可能发生寒战,因此要注意保温,同时注意液体的加温。临床治疗寒战有效的药物有:可乐定、右美托咪啶、哌替啶、曲马多、奈福泮(nefopam)及恩丹西酮。

表 90-4 唤醒开颅手术术中并发症

麻醉相关并发症	手术相关并发症
气道梗阻	局部惊厥
低氧血症	全身惊厥
脑水肿	失语
高血压/低血压	出血
心动过速/心动过缓	脑水肿
恶心/呕吐	静脉气栓
寒战	转为全身麻醉
局麻药中毒	
疼痛	
不合作/躁动	
改为全身麻醉	

十、适用于唤醒麻醉的临床新药—右美托咪啶

右美托咪啶是一种新型的高选择性 α_2-肾上腺能受体激动剂，具有镇静、抗焦虑和镇痛的作用。相比丙泊酚及苯二氮䓬类药物而言，右美托咪啶呼吸抑制和心血管不良反应的发生率更低。其对 α_2-肾上腺能受体的亲和力是可乐定的8倍，但半衰期明显缩短。右美托咪啶应用于唤醒麻醉中可以减少阿片类药物的剂量。通常的用法为先给予0.5～1μg/(kg·h)的负荷剂量，持续20min，再按0.1～0.7μg/(kg·h)的速度持续输注，在电生理监测前20min将右美托咪啶的输注速度降为0.1～0.2μg/(kg·h)。

总之，唤醒开颅手术是一类高风险性手术，麻醉医师必须充分了解其手术操作细节及可能出现的各种意外和并发症，做到心中有数。与手术医师及时沟通和积极配合也是决定手术成败的关键性因素。

（王海云　王国林　于泳浩）

参考文献

1. Kulikov AS, Stepanenko AIu, Lubnin AIu. Epilepsy surgery—what is required from anesthesiologist. Anesteziol Reanimatolm, 2011, 4: 4-10
2. Santini B, Talacchi A, Casagrande F, et al. Eligibility criteria and psychological profiles in patient candidates for awake craniotomy: a pilot study. J Neurosurg Anesthesiol, 2012, 24: 209-216
3. Bonhomme V, Franssen C, Hans P. Awake craniotomy. Eur J Anaesthesiol, 2009, 26(11): 906-912
4. Andersen JH, Olsen KS. Anaesthesia for awake craniotomy is safe and well-tolerated. Dan Med Bull, 2010, 57(10): A4194
5. Eross L, Fekete G, Entz L, et al. Role of the intraoperative electrical brain stimulation in conserving the speech and language function in neurosurgical procedures on conscious patients. Ideggyogy Sz, 2012, 65: 333-341
6. Stricker PA, Kraemer FW, Ganesh A. Severe remifentanil-induced acute opioid tolerance following awake craniotomy in an adolescent. J Clin Anesth, 2009, 21: 124-126
7. Raz A, Eimerl D, Zaidel A, et al. Propofol decreases neuronal population spiking activity in the subthalamic nucleus of Parkinsonian patients. Anaesth Analg, 2010, 111(5): 1285-1289
8. Brydges G, Atkinson R, Perry MJ, et al. Awake craniotomy: a practice overview. AANA J, 2012, 80: 61-68
9. Klimek M, Vincent AJ. Awake craniotomy for brain tumor resection-what does the anaesthesist do? Anasthesiol Intensivmed Notfallmed Schmerzther, 2011, 46: 386-391
10. Szelényi A, Joksimoviã B, Seifert V. Intraoperative risk of seizures associated with transient direct cortical stimulation in patients with symptomatic epilepsy. J Clin Neurophysiol, 2007, 24: 39-43
11. Tijero T, Ingelmo I, García-Trapero J, et al. Usefulness of monitoring brain tissue oxygen pressure during awake craniotomy for tumor resection. J Neurosurg Anesthesiol, 2002, 14: 149-152
12. Schulz U, Keh D, Fritz G, et al. Schlaf-Wach-Schlaf technik zur wachkraniotomie. Anaesthetist, 2006, 55: 585-598
13. Kerscher C, Zimmermann M, Graf BM, et al. Scalp blocks. A useful technique for neurosurgery, dermatology, plastic surgery and pain therapy. Anaesthesist, 2009, 58: 949-958
14. Hans P, Bonhomme V. Why we still use intravenous drugs as the basic regimen for neurosurgical anaesthesia. Curr Opin Anaesthesiol, 2006, 19(5): 498-503
15. Huang MY, Matsuura N, Kaneko Y, et al. Midazolam increases bite force during intravenous sedation. J Oral Maxillofac Surg, 2012, 70: e458-e463
16. Al Shuaibi KM. Awake craniotomy using initial sleep with laryngeal mask airway in depressed agitated patient—a case report. Middle East J Anesthesiol, 2010, 20: 877-880
17. Piccioni F, Fanzio M. Management of anesthesia in awake craniotomy. Minerva Anestesiol, 2008, 74: 393-408
18. Audu PB, Loomba N. Use of cuffed oropharyngeal airway (COPA) for awake intracranial surgery. J Neurosurg Anesthesiol, 2004, 16: 144-146
19. Picht T, Kombos T, Gramm HJ, et al. Multimodal protocol for awake craniotomy in language cortex tumour surgery. Acta Neurochir(Wien), 2006, 148: 127-138
20. Abdollahi MH, Forouzannia SK, Bagherinasab M, et al. The effect of ondansetron and meperedin on preventing shivering after off-pump coronary artery bypass graft. Acta Med Iran, 2012, 50: 395-398
21. Urbano LA, Oddo M. Therapeutic hypothermia for traumatic brain injury. Curr Neurol Neurosci Rep, 2012, 12(5): 580-591
22. Kallapur BG, Bhosale R. Use of dexmedetomidine infusion in anaesthesia for awake craniotomy. Indian J Anaesth, 2012, 56: 413-415
23. Rozet I. Anesthesia for functional neurosurgery: the role of dexmedetomidine. Curr Opin Anaesthesiol, 2008, 21: 537-543
24. Piccioni F, Fanzio M. Management of anesthesia in awake craniotomy. Minerva Anestesiol, 2008, 74: 393-408

91. 高碳酸血症对中枢神经系统的作用

允许性高碳酸血症(permissive hypercapnia,PHC)是一种呼吸保护策略,是为了避免大潮气量和过度通气引起的肺损伤,在维持适当气体交换和降低通气压力不能兼顾时,而允许 $PaCO_2$ 适度升高和一定程度的酸血症。Laffey 不仅支持允许性高碳酸血症的应用,而且认为通过吸入二氧化碳来提高二氧化碳分压可以达到治疗的目的,称为治疗性高碳酸血症(therapeutic hypercapnia,THC)。近年来,随着人们对高碳酸血症的肺脏保护作用及其机制研究的不断深入,其对心血管、眼、胃肠道及脑等器官功能保护作用也逐渐被认识。本文主要总结高碳酸血症对中枢神经系统的作用。

一、概　　述

(一) 高碳酸血症对正常机体的生理作用

正常情况下,高碳酸血症对机体的生理作用如下:①呼吸系统的影响,包括增加分钟通气量、不适、焦虑和疲惫;②心血管系统的影响,包括增加心排出量、心动过速、系统性高血压和肺动脉高压;③中枢神经系统的影响,包括增加脑血流、头痛及脑水肿;④代谢影响,包括促进内源性儿茶酚胺和糖皮质激素释放、增加组织 O_2 释放及降低外源性血管加压素的作用等。但是严重高碳酸血症可以使正常机体出现心肌抑制、心律失常和昏迷等。

(二) 高碳酸血症的器官功能保护作用

PHC 最初在应用机械通气(MV)治疗急性肺损伤(ALI)/急性呼吸窘迫综合征(ARDS)等危重病患者时被提出来。机械通气能够改善 ALI/ARDS 患者的通气和氧合,但也可能导致或加重肺损伤,形成呼吸机相关性肺损伤(VILI)。因此,人们倡导采用适当减小潮气量(VT)和提高呼气末正压(PEEP)水平的通气策略。然而这些措施易致 $PaCO_2$ 升高,导致高碳酸血症。在临床实践中,Kregenow 等首先发现适度的高碳酸血症可以减轻肺损伤,随后越来越多的实验研究证明,PHC 对机械通气、自由基、内毒素及缺血再灌注等引起的肺损伤都有一定程度的保护作用。基于实验和临床的研究结果,Laffey 等不仅支持 PHC 的应用,而且支持吸入二氧化碳用于临床治疗的策略。最近有文献报道,高碳酸血症对心脏、肝脏及肠系膜等器官功能均有一定的保护作用。

二、高碳酸血症对中枢神经系统的作用

随着小潮气量通气策略和 PHC 在 ARDS、ALI、肺部感染和其他肺部疾病上的推广和应用,高碳酸血症对中枢神经系统(central nervous system,CNS),尤其是中枢神经系统损伤期间功能的影响逐渐成为学者们关注的焦点问题。

(一) 高碳酸血症作用的传统理论

正常成人的脑血容量约为 5ml/100g 脑组织,$PaCO_2$ 在 20～80mmHg 范围内,每 1mmHg 的 $PaCO_2$ 变化可引起 0.049ml/100g 脑血容量的改变。正常情况下,CO_2 升高导致脑血容量的增加并不会引起颅内压发生明显的改变,因为颅内血管有一定的顺应性。但是,在低氧、缺血或药物作用等情况下,大脑失去自动调节功能,蓄积的 CO_2 通过舒张脑血管而增加脑血容量,进而升高颅内压,减少脑灌注。损伤的大脑对缺血的耐受能力差,升高的颅内压使脑灌注减少,进一步加重脑损伤。此外,高碳酸血症也可能诱发之前低灌注的血管床出现出血倾向以及再灌注损伤。

(二) 高碳酸血症作用的新发现

随着高碳酸血症的器官功能保护作用研究的不断深入,支持高碳酸血症具有脑保护作用文献越来越多,对传统的理论提出了挑战。但是,高碳酸血症对中枢神经系统有无保护作用仍难下定论。现就其研究结果总结如下:

1. 高碳酸血症对实验模型的中枢神经系统的作用　较早的研究表明,与盐酸引起的 pH 降低相比,CO_2 所引起的 pH 降低能使脑皮质产生更少的自由基和脂类过氧化物。1995 年,Vannucci 等对缺氧缺血性脑损伤的新生儿大

鼠给予不同浓度(0%、3%、6%和9%)的 CO_2 处理,发现吸入浓度为6% CO_2 时有较强的保护作用。随后有研究发现,酸中毒能减轻神经细胞凋亡,而高碳酸血症引起的酸中毒对猪低氧/复氧性脑损伤具有脑保护作用。对早产新生鼠的实验结果表明,PHC不会增加新生鼠颅内出血和脑损伤的风险。2010年,Zhou等研究发现,适度的高碳酸血症可以减轻大鼠短暂性全脑缺血再灌注损伤,这种保护作用可能与凋亡相关蛋白有关。

然而,高碳酸血症也有不良作用,因为高碳酸血症可以通过硝化应激而使脑微血管内皮细胞退化,神经系统发育受到抑制。高碳酸血症性酸中毒对实验动物模型的作用似乎是剂量依赖性,对脑缺血大鼠而言,吸入6%的 CO_2 比吸入9%的 CO_2 的脑保护作用更强,但当 CO_2 的吸入浓度达到15%时,反而会加重脑损伤。这与Zhou等的研究结果相似,后者认为轻度($PaCO_2$ 60~80mmHg)到中度($PaCO_2$ 80~100mmHg)的高碳酸血症对全脑缺血再灌住损伤大鼠具有脑保护作用,而重度高碳酸血症($PaCO_2$ 100~120mmHg)则会加重脑损伤。

2. 高碳酸血症在临床试验对中枢神经系统的作用 已在多种动物模型中研究高碳酸血症的中枢神经系统作用,最近的临床试验也有一些新发现。结果显示,治疗性高碳酸血症可以增强接受双向上腔静脉肺动脉吻合术的患儿的氧合能力;而在先天性心脏病小儿行心肺旁路手术时,$PaCO_2$ 水平升高降低了术后并发症的发生率。

高碳酸血症可使脑血管舒张,进而导致脑水肿和颅内压的增加,而这可能对低氧、缺血性脑损伤具有危害性。有临床病例报道,严重哮喘持续状态的儿科患者在接受呼吸末正压通气处理时,出现蛛网膜下腔出血,PHC的应用被认为是此并发症发生的主要原因。Petridis等对12例急性呼吸窘迫综合征(ARDS)合并蛛网膜下腔出血的患者给予PHC处理后的颅内压(ICP)进行分析,发现 CO_2 水平上升(PCO_2 50~60mmHg)并不会导致蛛网膜下腔出血患者的颅内压增加,与以往的回顾性调查研究结果相近;后者认为高碳酸血症与颅内出血并不具有相关性,除非 $PaCO_2 >$ 60mmHg。

(三) 高碳酸血症对中枢神经系统作用的机制

1. 对脑微循环和氧供的影响 高碳酸血症可以改善微循环,增加脑氧供,进而减轻脑损伤。动物外周微循环的研究表明,$PaCO_2$ 增加到80mmHg时,血管直径、血流速度和血流率明显增加。脑血管对 CO_2 变化的敏感性高于外周血管,高碳酸血症通过舒张脑毛细血管前微动脉而增加脑血流量和降低脑血管的阻力,而低碳酸血症的作用则相反。其机制可能是 CO_2 作用于脑微血管内皮细胞,通过一氧化氮合成酶诱导产生的一氧化氮等,起到扩张脑血管、改善脑血流的重要作用。失血性休克时,高碳酸血症能够增加脑氧分压。而临床颈动脉内膜切除术中,高碳酸血症被用于增加脑灌注和视网膜动脉闭塞时的紧急处理。值得注意的是,高碳酸血症对未成熟动物及早产儿脑血流的效应有所不同。动物实验表明脑血流对高碳酸血症的反应在新生动物不比成年动物强烈,而在早产儿脑血流对 CO_2 的反应则比成人更强烈。

高碳酸血症能改善氧合。Hare给麻醉大鼠分别吸入不同浓度(5%、10%和15%)的 CO_2,发现高碳酸血症通过升高动脉血氧分压、降低pH值以及增加脑血流量等机制使脑组织氧分压升高。给实验犬吸入 CO_2 所产生的高碳酸血症会逐渐增加血中血红蛋白浓度和动脉血中的氧含量,增加氧的携带能力。而在临床实验中,则观察到高碳酸血症能明显改善术中患者的皮下和脑组织的氧合。

2. 对脑代谢和脑活动的影响 脑缺血或缺氧时,氧供不足导致葡萄糖的无氧酵解,产生大量的乳酸,使血pH降低,进一步损害细胞内环境的稳定。为了进一步探讨 CO_2 的脑保护机制,Vannucci检测了缺氧缺血性脑损伤新生大鼠的脑代谢、脑血流量以及脑脊液中兴奋性氨基酸的含量,发现 CO_2 通过增加脑血流量和脑氧供而增加氧化代谢,促进葡萄糖的利用,维持组织的高能磷酸储备。

脑氧代谢率($CMRO_2$)作为脑组织功能的一个重要指标,已经在高碳酸血症中有不少的研究,但结果并不一致。Barzilay等认为高碳酸血症对 $CMRO_2$ 没有影响,Jones等认为高碳酸血症增加 $CMRO_2$,而Sicard和Duong等认为其作用是降低。在麻醉动物上的实验结果表明,较高的 CO_2 分压对神经组织有深远的影响,包括降低细胞内的pH,增加腺苷和ATP的浓度,抑制突触电位,促进大脑对葡萄糖的利用及氧化代谢,更好地保证组织的能量储备等。Feng等通过三种非创伤性的检测技术MRI、fcMRI和EEG对清醒自愿者进行研究,发现吸入5% CO_2 可降低 $CMRO_2$ 约14%,且 $CMRO_2$ 的改变与受试者的呼吸末 CO_2($Et\text{-}CO_2$)成正例,CO_2 对静息状态的神经活动有选择性抑制作用,吸入 CO_2 会使大脑进入低激活状态。

3. 抑制兴奋性氨基酸神经递质的分泌 一般认为,脑细胞外液兴奋性氨基酸(EAA)的神经毒性作用是损伤脑组织的启动者和执行者。作为兴奋性氨基酸的一种重要成分,谷氨酸是脑缺血损伤的中心环节,即早基因c-fos是反映神经细胞功能状态的敏感指标。脑缺氧、缺血等病理情况下,谷氨酸等兴奋性氨基酸的增加可迅速诱导c-fos的产生,并引起神经元兴奋性毒性,导致神经元死亡。Vannucci的研究表明,与低碳酸血症和正常血碳酸相比,高碳酸血症可改善脑的能量代谢,减少脑脊液中谷氨酸的含量,提示高碳酸血症能够通过抑制兴奋性氨基酸神经递质的分泌保护中枢神经系统。

4. 减轻自由基损伤 脑组织抗氧化的能力相对较弱,在缺氧缺血、创伤等病理情况下,特别易于受到氧化损伤。高碳酸血症性酸中毒可以降低自由基的产生,减少自由基引起的组织损伤。CO_2 水平可以调节基础状态和激活状态下的中性粒细胞的氧化物质的产生,即高碳酸血症时减少其产生,而低碳酸血症的作用相反。高碳酸血症性酸中毒减少脑组织中谷胱甘肽的消耗和脂类过氧化物,降低了氧化应激。同时，高碳酸血症引起的酸性 pH 通过抑制内源性黄嘌呤氧化酶的活性而减少自由基的产生，减轻脂质过氧化，从而减轻缺血性脑损伤，而碱血症则能促进自由基的产生。此外，周强等发现，高碳酸血症使缺血再灌注大鼠大脑的超氧化物岐化酶（SOD）增加，丙二醛（MDA）减少，减轻了脑损伤，说明高碳酸血症可通过增加 SOD 增强缺血再灌注大脑清除自由基的能力，从而减轻自由基所致的脑损伤。

5. 抑制炎症反应　脑缺血后的炎症反应是一个由粘附分子介导的级联反应，是导致缺血性脑损害的重要过程。白细胞聚集在损伤部位，通过氧自由基产生、细胞毒性酶释放、血管舒缩性改变、细胞因子增加和趋化因子释放等机制引起组织损伤。中性粒细胞与内皮细胞的相互作用是由选择素（seletin）和细胞黏附分子（ICAM）介导的，高碳酸血症性酸中毒可下调后两者在中性粒细胞上的表达，从而抑制了炎症反应，当中性粒细胞受到免疫刺激而激活时，细胞内的 pH 降低。如果胞外 pH 正常，中性粒细胞内的 pH 能很快恢复到正常值；而高碳酸血症降低细胞内外的 pH，导致中性粒细胞胞浆 pH 迅速降低，从而抑制中性粒细胞的活性，尤其是活化的中性粒细胞的活性。

6. 凋亡机制　诱导细胞凋亡是缺氧、缺血等因素导致脑损伤的重要途径，而细胞凋亡的发生既是凋亡相关基因表达的结果，又受许多内外因素的调节。与细胞凋亡关系最为密切的 caspase 家族中，caspase-3 凋亡信号经死亡受体途径和线粒体依赖途径转导的共同通路，是凋亡级联反应下游的一种关键酶。Zhou 等认为，轻度和中度高碳酸血症可以减轻脑损伤，而重度高碳酸血症反而加重脑损伤，且脑损伤的程度与 caspase-3 等凋亡相关蛋白的表达量相关，提示适度的高碳酸血症可通过减轻氧化应激，降低 caspase-3 活性而发挥脑保护作用。

三、问题与展望

虽然高碳酸血症的中枢神经系统作用已经有不少的文献报道，但是其作用是保护还是损伤尚无法下定论。因此，高碳酸血症在临床应用于脑保护之前，仍然面临以下问题：①在不同的病理生理状态下或不同的处理条件下，高碳酸血症的作用可能不同。高碳酸血症可能对炎症和组织损伤的病理过程具有有利作用，但也可能抑制机体的抵抗能力，降低机体的修复能力；既可以增加血流量和氧供，又可能升高颅内压，增加脑水肿。因此，$PaCO_2$ 在适度水平可通过减轻氧化应激、降低 caspase-3 活性抑制神经元凋亡，进而减轻缺血或缺氧性脑损伤，而在重度脑损伤中却可以通过相同的途径产生相反的作用。②确定高碳酸血症的有效性和安全的界限仍存在困难。针对高碳酸血症的利弊作用，确定适用人群和禁忌人群，是其临床应用的前提。虽然动物实验结果认为高碳酸血症所致颅内压升高不会导致颅内出血等并发症的出现，但也不可避免临床应用时出现意外的情况，如蛛网膜下腔出血。在动物实验中，高碳酸血症有利作用的封顶效应已经得到验证，合理的范围也有初步的试探，而确定其在人体中安全上限和合理范围却比较困难。③缺乏大样本数据，难以给所有的患者制订统一的操作标准。高碳酸血症在什么时机实施？$PaCO_2$ 以怎样的方式上升？以何种速度上升？上升到什么程度？维持多长时间？仍然是需要解决的问题。

总之，将高碳酸血症用于脑保护时，临床医师必须权衡其对患者的利弊作用，制定个性化的治疗方案。鉴于 CO_2 的免疫抑制和延缓修复过程的作用，高碳酸血症可作为限制暂时性器官损伤的一种应急措施，在心肺旁路术中或术后立即给予治疗性高碳酸血症可能有一定的应用前景，值得临床进一步研究。

（刘翔　杨万超　周曼　张兵　李文志）

参考文献

1. Laffey JG, Honan D, Hopkins N, et al. Hypercapnic acidosis attenuates endotoxin-induced acute lung injury. Am J Respir Crit Care Med, 2004, 169(1): 46-56
2. Bigatello LM, Patroniti N, Sangalli F. Permissive hypercapnia. Curr Opin Crit Care, 2001, 7(1): 34-40
3. Kregenow DA, Rubenfeld GD, Hudson LD, et al. Hypercapnic acidosis and mortality in acute lung injury. Crit Care Med, 2006, 34: 1-7
4. Beaudin AE, Brugniaux JV, Vöhringer M, et al. Cerebral and myocardial blood flow responses to hypercapnia and hypoxia in humans. Am J Physiol Heart Circ Physiol, 2011, 301(4): H1678-1686
5. Li AM, Quan Y, Guo YP, et al. Effects of therapeutic hypercapnia on inflammation and apoptosis after hepatic ischemia-reperfusion injury in rats. Chin Med J, 2010, 123(16): 2254-2258
6. Lafey JG, Jankov RP, Engelberts D, et al. Efects of therapeutic hypercapnia on mesenteric ischemia-reperfusion injury. Am J Respir Crit Care Med, 2003, 168: 1383-1390
7. Xu L, Glassford AJ, Giaccia AJ, et al. Acidosis reduces neuronal apoptosis. Neuroreport, 1998, 9: 875-879
8. Hagen EW, Sadek-Badawi M, Carlton DP. Permissive Hypercapnia and Risk for Brain Injury and Developmental Impairment. Pediatrics, 2008, 122(3): 583-589
9. Zhou Q, Cao B, Niu L, et al. Effects of Permissive Hypercapnia on Transient Global Cerebral Ischemia-Reperfusion Injury in Rats. Anesthesiology, 2010, 112: 288-297
10. Honoré JC, Kooli A, Hou X, et al. Sustained hypercapnia induces cerebral microvascular degeneration in the immature brain through induction of nitrative stress. Am J Physi-

ol Regul Integr Comp Physiol,2010,298(6):1522-1530

11. Li J,Hoskote A,Hickey C,et al. Effect of carbon dioxide on systemic oxygenation, oxygen consumption, and blood lactate levels after bidirectional superior cavopulmonary anastomosis. Crit Care Med,2005,33:984-989
12. Edmunds SM,Harrison R. Subarachnoid hemorrhage in a child with status asthmaticus: significance of permissive hypercapnia. Pediatr Crit Care Med,2003,4(1):100-103
13. Petridis AK,Doukas A,Kienke S,et al. The effect of lung-protective permissive hypercapnia in intracerebral pressure in patients with subarachnoid haemorrhage and ARDS. Acta Neurochir(Wien),2010,152(12):2143-2145
14. Fathi AR,Yang C,Bakhtian KD,et al. Carbon dioxide influence on nitric oxide production in endothelial cells and astrocytes:cellular mechanisms. Brain Res,2011,1386:50-57
15. Manley G,Hemphill J,Morabito D,et al. Cerebral oxygenation during hemorrhagic shock: Perils of hyperventilation and therapeutic potential of hypoventilation. J Trauma, 2000,48:1025-1033
16. Samra SK,Dy EA,Welch K,et al. Evaluation of a cerebral oximeter as a monitor of cerebral ischemia during carotid endarterectomy. Anesthesiology,2000,93:964-970
17. Hare GM,Kavanagh BP,Mazer CD,et al. Hypercapnia increases cerebral tissue oxygen tension in anesthetized rats. Can J Anaesth,2003,50:1061-1068
18. Akca O,Liem E,Suleman MI,et al. Effect of intra-operative end-tidal carbon dioxide partial pressure on tissue oxygenation. Anaesthesia,2003,58(6):536-542
19. Jones M,Berwick J,Hewson-Stoate N,et al. The effect of hypercapnia on the neural and hemodynamic responses to somatosensory stimulation. Neuroimage,2005,27:609-623
20. Sicard KM,Duong TQ. Effects of hypoxia, hyperoxia, and hypercapnia on baseline and stimulus-evoked BOLD,CBF, and CMRO2 in spontaneously breathing animals. Neuroimage,2005,25:850-858
21. Zappe AC,Uludag K,Oeltermann A,et al. The influence of moderate hypercapnia on neural activity in the anesthetized nonhuman primate. Cereb Cortex, 2008, 18 (11): 2666-2673
22. Dulla CG,Dobelis P,Pearson T,et al. Adenosine and ATP link PCO2 to cortical excitability via pH. Neuron,2005,48(6):1011-1023
23. Feng X,Jinsoo U,Matthew RB. The influence of carbon dioxide on brain activity and metabolism in conscious humans. J Cereb Blood Flow Metab,2011,31:58-67
24. Coakley RJ, Taggart C, Greene C, et al. Ambient pCO_2 modulates intracellular pH, intracellular oxidant generation, and interleukin-8 secretion in human neutrophils. J Leukoc Biol,2002,71:603-610
25. Frantseva MV,Carlen PL,Perez Velazquez JL. Dynamics of intracellular calcium and free radical production during ischemia in pyramidal neurons. Free Radic Biol Med,2001, 31(10):1216-1227
26. Coakley RJ, Taggart C, Greene C, et al. Ambient PCO2 modulates intracellular pH, intracellular oxidant generation, and interleukin-8 secretion in human neutrophils. J Leukoc Biol,2002,71(4):603-610
27. 周强,曹博,李文志,等. 允许性高碳酸血症对大鼠脑缺血再灌注损伤的影响. 中华麻醉学杂志,2007,27(11):1025-1029
28. O'Croinin DF,Nichol AD,Hopkins N,et al. Sustained hypercapnic acidosis during pulmonary infection increases bacterial load and worsens lung injury. Crit Care Med, 2008,36(7):2128-2135

92. 肥胖患者静脉麻醉药剂量应用进展

世界卫生组织(WHO)将肥胖定义为体重指数(body mass index,BMI)>30kg/m^2,而病态肥胖定义为 BMI>40kg/m^2,或 BMI>35kg/m^2 同时合并高血压、糖尿病等肥胖相关的病症。研究表明肥胖对新陈代谢、心血管与肺功能的不良影响可增加麻醉风险。肥胖相关的病理生理功能以及人体质量构成比的变化,可改变多数药物药代与药效动力学特性;肥胖患者脂肪和瘦体重均增加,瘦体重增加量占总肥胖体重的20% ~40%,显著影响麻醉药物的表观分布容积。肥胖患者心输出量、总血容量及区域血流的改变影响麻醉药物的血浆峰浓度、消除半衰期,增加麻醉药物的副作用,缩窄其治疗窗。相关研究者虽然已认识到肥胖患者对药物药代和药效学特性影响,但病态性肥胖个体在药物临床研究中常被剔除掉,因而药品说明书上的剂量以总体重计算用量,当用于病态肥胖患者则导致药物过量。除了应用总体重,评价病态性肥胖用药剂量的相关性研究甚少。本文综述肥胖患者常用静脉麻醉药剂量研究,以期对肥胖患者合理应用此类药物有所裨益。

一、药物用量的几种计算方式

多数药物剂量均从正常人群的体重作为用药剂量,但肥胖人群则须考虑体重构成比与心输出量及区域血流改变对用药剂量计算的影响。为在此类特殊人群合理用药,减少个体差异,除了总体重(total body weight,TBW)外,常用于用药剂量计算尚有理想体重(ideal body weight,IBW)、体表面积(body surface area,BSA)及瘦体重(lean body weight,LBW)。

(一) TBW

药物剂量通常按 TBW 给药,对正常体重患者尚可行,因其 TBW、LBW、IBW 接近。而肥胖患者脂肪组织增加总体重构成比,瘦体重并未相应增加,故 LBW/TBW 的比值反而下降。心输出量多数血液直接流向血管丰富的瘦肌肉组织,如将正常体重的麻醉药药代与药效动力学参数用于肥胖患者,以总体重给药常导致药物过量。Lemmens 等在研究中发现,病态肥胖患者假胆碱酯酶数量与细胞外液量均增加,使去极化肌松药琥珀酰胆碱的肌松效应相对减弱,给药应以总体重计算其用药剂量,按总体重 1mg/kg 给药肌松效应与插管条件,优于 IBW 或 LBW。

(二) IBW

IBW 是最大预期寿命给定身高人群中的理想重量,在未用 BMI 定义肥胖症前,其定义为体重大于 IBW 的 20%。其常用计算公式有:①IBW = 22×H^2,H 为身高(m)。②Devine 公式 IBW(kg)$_{男}$ = 50+2. 3×(H÷2. 54-60);IBW(kg)$_{女}$ =45. 5+2. 3×(H÷2. 54-60),H 为身高(cm),仅适用于身高>153cm 者。从公式可知,Devine 区分男女间的差异。IBW 缺点为:①身高相同体重不同,但接受相同剂量;②不能反映肥胖患者体重构成比,尤其是病态肥胖患者理想体重的计算值小于瘦体重。与年龄、性别和身高相同的正常体重患者相比,肥胖患者瘦体重和脂肪组织绝对值增加,而肌肉组织和身体水分的比例却降低,而且肝功能和蛋白结合力下降,因而脂溶性高的静脉全麻药,理想体重不适于肥胖患者的用药剂量计算。肌松药残余作用易致肥胖患者呼吸道阻塞及呼吸功能不全,故对水溶性高、弱亲脂性的非去极化肌松药则推荐应用 IBW 作为计算用药剂量。

(三) BSA

BSA 常用作肿瘤化疗药物剂量用药计算,胡咏梅等研究 BSA 公式,其公式为:S$_{男}$ = 0. 0057×身高(cm)+0. 0121×体重(kg)+0. 0882;S$_{女}$ = 0. 0073×身高(cm)+0. 0127×体重(kg)-0. 2106。和 IBW 相同,BSA 未考虑病态肥胖患者体重构成比变化,不能区分脂肪组织和瘦体重,因而静脉麻醉药用药剂量不宜,王冬梅等以 BSA 计算给药测得罗库溴铵 ED95 为 8. 32mg/m^2,发现按 BSA 应用罗库溴铵并不能减少其阻滞时效的个体差异,但可减少用药量。

(四) LBW

病态肥胖患者总体重增加,LBW 亦随之增加,但不成比例,LBW 增加的同时 LBW/TBW 比值却减小,而 LBW 与心输出量呈显著相关。心输出量是药物早期分布的重要决定因素,另外药物清除率亦与 LBW 成比例增加。表明在肥胖患者中按 LBW 计算给药剂量更为合理，但在肥胖相关性心肌病患者中，无明确数据表明心输出量和 LBW 之间的关系，此类患者中 LBW 给药可能导致用药不足。LBW 常用计算公式为 James 公式与 Janmahasatian 公式，Janmahasatian 公式可计算出无脂肪体重（free fat mass，FFM）。James 公式为：$LBM_{男}=1.10\times体重-128\times(体重\ kg/身高\ cm)^2$；$LBM_{女}=1.07\times体重-148\times(体重\ kg/身高\ cm)^2$；Janmahasatian 公式为：$FFM_{男}=\frac{9.27\times10^3\times总体重}{6.68\times10^3+216\times BMI}$，$FFM_{女}=\frac{9.27\times10^3\times总体重}{8.78\times10^3+244\times BMI}$，$BMI=\frac{总体重(Kg)}{身高(m)^2}$。由两公式的关系曲线得知，James 公式能准确测量正常体重人群的 LBW，而对于病态肥胖者，该公式不能准确反映 LBW 真实值。Janmahasatian 公式能较精确测量病态肥胖者的 FFM。人体 TBW 包括脂肪重量与 FFM，FFM 包括肌肉、骨骼、重要脏器和细胞外液。LBW 不同于 FFM，LBW 包含细胞膜上的脂肪、中枢神经系统和骨髓组织，而 FFM 则不包含此类组织。LBW 所包含上述组织占总体重比例很小（男性大约 3%，女性大约 5%），在计算药物给药剂量用于评价身体构成比为目的的 FFM 和 LBW 时，可互换。临床上测量脂肪重量困难且无准确方法供临床使用，而测量 FFM 较容易，常使用生物电阻抗分析法（bioelectrical impedance analysis，BIA）和双能 X 线吸收法（dual-energy x-ray absorptiometry，DXA），因而常用 FFM 测量替代肥胖患者的 LBW。La Colla 等发现，在病态肥胖患者中应用 James 公式计算 LBW，应用瑞芬太尼靶控输注（TCI）时药代动力学参数存在偏差，应用 Janmahasatian 公式计算 FFM，可避免瑞芬太尼 TCI 药代动力学参数偏差。

二、静脉全麻药

（一）丙泊酚

丙泊酚具有高脂溶性，血浆分布至外周组织快，增加肥胖患者表观分布容积，并延长其消除半衰期。给肥胖患者持续静脉输注丙泊酚，随着体重的增加，表观分布容积和清除率亦随之增加。Cortinez 等研究发现肥胖患者按 TBW 维持给药丙泊酚清除参数率优于 FFM、LBW 等，表明丙泊酚维持给药应按 TBW 给药。将丙泊酚用于肥胖儿童，Diepstraten 等发现按 TBW 维持给药丙泊酚清除参数与肥胖成人相似，优于 LBW、IBW。因而提示肥胖儿童维持麻醉亦应以 TBW 计算剂量。丙泊酚单次静脉注射用于全麻诱导，以 LBW 计算用药剂量较合适，病态肥胖患者以 FFM 计算丙泊酚全麻诱导剂量单次给药剂量，意识消失时间与正常体重相似。

（二）依托咪酯

依托咪酯常用于血流动力学不稳定的患者，因其具有肾上腺皮质抑制作用，目前争议在于其是否增加危重患者住院死亡率或终末器官衰竭。依托咪酯在病态肥胖患者中的药代学与药效动力学参数尚未见报道。依托咪酯在正常体重中的全麻诱导剂量为 0.2mg/kg，因依托咪酯与丙泊酚药代动力学参数相似，临床推荐按 LBW 给药。

（三）右美托咪啶

右美托咪啶是一种高选择性 α_2 受体激动剂，具有抗焦虑、镇痛、镇静作用，证实可用于病态肥胖患者。Tufanogullari 等在腹腔镜手术中发现右美托咪啶能减少肥胖患者围术期阿片类药物的用量，缩短在复苏室的停留时间，但不影响术后恢复质量与出院时间。在腹腔镜手术麻醉中开始以 0.5μg/（kg·h）持续泵注，给药时间大于 10min，随后以 0.4μg/（kg·h）维持，减少吸入麻醉药的用量，并降低血压、减慢心率。在腹腔镜手术中推荐以 0.2μg/（kg·h）维持给药心血管副作用最小。但目前尚无右美托咪啶在病态肥胖患者中的药代和药效动力学研究报道。

三、阿片类镇痛药

根据美国麻醉医师协会（ASA）的数据库显示，肥胖或病态肥胖患者中 48% 的呼吸道不良事件继发于阿片类药物使用不当。病态肥胖者的心输出量增加及体重构成比的变化影响阿片类药物药代动力学特性，全麻术后上呼吸道梗阻与阿片类药物的应用有关，异常呼吸（包括中枢性睡眠呼吸暂停综合征、阻塞性睡眠呼吸暂停综合征、失调性呼吸并低氧血症等）亦与阿片类药物应用相关。在阻塞性睡眠呼吸暂停综合征的患者中，瑞芬太尼可降低阻塞性呼吸暂停的次数，却显著增加中枢性呼吸暂停次数；阻塞性睡眠呼吸暂停综合征患者接受瑞芬太尼后，动脉血氧饱和度也显著降低。由于肥胖患者存在心血管和呼吸功能紊乱，使其应用阿片类药物后更易致上呼吸道阻塞与呼吸抑制。

（一）芬太尼

芬太尼在病态肥胖患者中的药代学与药动学模型已建立，模型种类虽较多，但均不能准确预测芬太尼的血药浓度，病态性肥胖患者心输出量的增加，降低芬太尼的血药浓度，其清除率与体重呈非线性增加，该清除率与一假定的药代动力学模型相关，而该模型与 LBW 高度相关，表明在病态肥胖患者中芬太尼应以 LBW 给药。

（二）舒芬太尼

舒芬太尼是芬太尼的衍生物，肥胖患者增加此药表观分布容积，延长消除半衰期，正常体重人群的舒芬太尼药代动力学模型过高预测病态肥胖患者血浆浓度，随着 BMI 增加，病态肥胖患者血浆舒芬太尼浓度亦随之增加。

（三）阿芬太尼

阿芬太尼为芬太尼的衍生物，阿芬太尼脂溶性低于芬太尼，表观分布容积亦小于芬太尼。病态肥胖患者心输出量的增加，降低阿芬太尼血浆浓度。理论上肥胖者应增加表观分布容积与延长消除半衰期，但肥胖对阿芬太尼药代和药效动力学影响的研究报道甚少。

（四）瑞芬太尼

瑞芬太尼起效快，1min 可达有效浓度，其代谢不受血浆胆碱酯酶与抗胆碱酯酶药物，肝、肾功能及年龄、体重、性别的影响。主要通过血浆和组织中非特异性酯酶水解代谢，大约 95% 的瑞芬太尼代谢后经尿排泄，主代谢物活性仅为瑞芬太尼的 1/4600。肥胖患者按 LBW 与正常体重患者按总体重静脉输注瑞芬太尼，血药浓度大致相同。肥胖患者按 TBW 给药易致药物超量，增加心动过缓和低血压等副作用的风险，推荐以 Janmahasatian 公式计算的 FFM，以实施 TCI 瑞芬太尼。

四、肌肉松弛药

（一）泮库溴铵

泮库溴铵为类固醇铵类非去极化长效肌松药，经肾脏排泄是本药消除的主要途径，呼吸性酸中毒可增强其肌松作用，病态肥胖患者较多合并 CO_2 潴留，用药时须予以考虑。因肥胖患者细胞外液容积增加，较体形瘦的患者需更大剂量的泮库溴铵维持肌松。为避免肌松残余作用，泮库溴铵不推荐用于肥胖患者，若使用时建议以 IBW 作为给药标准，按 0.1mg/kg 作为全麻诱导剂量。

（二）维库溴铵

维库溴铵是单季铵固醇类中效非去极化肌松药，主要依赖肝脏和胆汁消除，肥胖患者以 TBW 给药可显著延长肌松效应时间。与正常体重相比，维库溴铵在肥胖患者中药代动力学基本无差异。为了避免在肥胖患者肌松药剂量过大致肌松残余作用，推荐 IBW 为给药标准，按 0.1mg/kg 作为全麻诱导剂量。

（三）罗库溴铵

罗库溴铵是水溶性类固醇类中效非去极化肌松药，Yigal 等研究表明，肥胖患者罗库溴铵按 TBW 给药，肌松作用时间显著延长，而按 IBW 给药则与正常体重肌松作用时间相似，推荐以 IBW 作为给药剂量。Puhringer 等发现，女性肥胖患者与正常体重比较，罗库溴铵药代学与药效学并无统计学差异。由于肌松药残余作用易导致肥胖患者呼吸道梗阻和呼吸功能不全，建议罗库溴铵按 IBW 给药以 0.6mg/kg 作为全麻诱导剂量。

（四）顺阿曲库铵和阿曲库铵

顺阿曲库铵和阿曲库铵是苄异喹啉类肌松药，均为依赖霍夫曼代谢，提倡在肝、肾功能不全的患者中使用。Leykin 等研究发现肥胖患者以 TBW 或 IBW 给药时，顺阿曲库铵和阿曲库铵均延迟肌松效应时间。为避免肌松残余作用，建议顺阿曲库铵和阿曲库铵以 IBW 给药，分别以 0.15mg/kg 和 0.4mg/kg 为全麻诱导插管剂量，临床作用时间 30～45min。

五、结　论

病态肥胖患者需要考虑多种麻醉药物的药效与药代动力学的改变，心排出量的增加、局部血流的变化及脂肪组织与瘦组织的增多均会影响麻醉药特性。此外，该类患者阻塞性睡眠呼吸暂停的发生率增加。因此病态肥胖患者给药时须考虑除了 TBW 以外的剂量计算方式，按 TBW 给药导致剂量过大，而按 IBW 给药则达不到治疗剂量。为避免肌松药术后残余作用，非去极化肌松药按 IBW 给药较合适，而大多数的静脉麻醉药（包括阿片类药物）适于按 LBW 给药。我国肥胖者越来越多，了解药物在肥胖患者中药效与药代动力学特点，有助于麻醉医师安全合理地使用麻醉药。

（磨凯　徐世元）

参 考 文 献

1. Candiotti K, Sharma S, Shankar R. Obesity, obstructive sleep apnoea, and diabetes mellitus: anaesthetic implications. Br J Anaesth, 2009, 103(1): i23-30
2. Cheymol G. Effects of obesity on pharmacokinetics implications for drug therapy. Clin Pharmacokinet, 2000, 39(3): 215-231
3. Lemmens HJ, Brodsky JB. The dose of succinylcholine in morbid obesity. Anesth Analg, 2006, 102(2): 438-442
4. Lemmens HJ, Brodsky JB, Bernstein DP. Estimating ideal body weight—a new formula. Obes Surg, 2005, 15(7): 1082-1083
5. Cheymol G. Effects of obesity on pharmacokinetics: implications for drug therapy. Clin Pharmacokinet, 2000, 39(3): 215-231
6. Yigal L, Tommaso P, Mariella L, et al. The pharmacodynamic effects of rocuronium when dosed according to real body weight or ideal body weight in morbidly obese patients. Anesth Analg, 2004, 99(4): 1086-1089
7. 胡咏梅，武晓洛，胡志红，等. 关于中国人体表面积公式的研究. 生理学报，1999，5(1): 45-48
8. 王冬梅，徐世元，张新建，等. 按体表面积给药测定罗库溴铵 ED95 剂量. 实用医学杂志，2010，26(7): 1152-1154
9. Green B, Duffull SB. What is the best size descriptor to use for pharmacokinetic studies in the obese? Br J Clin Pharmacol, 2004, 58(2): 119-133
10. La Colla L, Albertin A, La Colla G. Pharmacokinetic modeldriven remifentanil administration in the morbidly obese: the 'critical weight' and the 'fictitious height', a possible solution to an unsolved problem? Clin Pharmacokinet, 2009, 48(6): 397-398
11. Pi-Sunyer FX. Obesity: criteria and classification. Proc Nutr

Soc,2000,59(4):505-509

12. La Colla L, Albertin A, La Colla G, et al. Predictive performance of the 'Minto' remifentanil pharmacokinetic parameter set in morbidly obese patients ensuing from a new method for calculating lean body mass. Clin Pharmacokinet,2010,49(2):131-139
13. Cortinez LI, Anderson BJ, Penna A, et al. Influence of obesity on propofol pharmacokinetics: derivation of a pharmacokinetic model. Br J Anaesth,2010,105(4):448-456
14. Diepstraten J, Chidambaran V, Sadhasivam S, et al. Propofol clearance in morbidly obese children and adolescents: influence of age and body size. Clin Pharmacokinet,2012,51(8):543-551
15. Ingrande J, Brodsky JB, Lemmens HJ. Lean body weight scalar for the anesthetic induction dose of propofol in morbidly obese subjects. Anesth Analg,2011,113(1):57-62.
16. Tufanogullari B, White PF, Peixoto MP, et al. Dexmedetomidine infusion during laparoscopic bariatric surgery: the effect on recovery outcome variables. Anesth Analg,2008,106(1):1741-1748
17. Yue HJ, Guilleminault C. Opioid medication and sleep-disordered breathing. Med Clin North Am,2010,94(3):435-446
18. Bernards CM, Knowlton SL, Schmidt DF, et al. Respiratory and sleep effects of remifentanil in volunteers with moderate obstructive sleep apnea. Anesthesiology, 2009, 110(1):41-49
19. Shibutani K, Inchiosa MA Jr, Sawada K, et al. Pharmacokinetic mass of fentanyl for postoperative analgesia in lean and obese patients. Br J Anaesth,2005,95(3):377-383
20. Slepchenko G, Simon N, Goubaux B, et al. Performance of target-controlled sufentanil infusion in obese patients. Anesthesiology,2003,98(1):65-73
21. Bjorkman S, Wada DR, Stanski DR. Application of physiologic models to predict the influence of changes in body composition and blood flows on the pharmacokinetics of fentanyl and alfentanil in patients. Anesthesiology,1998,88(3):657-667
22. Egan TD, Huizinga B, Gupta SK. Remifentanil pharmacokinetics in obese versus lean patients. Anesthesiology,1998,89(3):562-573
23. Schwartz AE, Matteo RS, Ornstein E, et al. Pharmacokinetics and pharmacodynamics of vecuronium in the obese surgical patient. Anesth Analg,1992,74(4):515-518
24. Puhringer FK, Keller C, Kleinsasser A, et al. Pharmacokinetics of rocuronium bromide in obese female patients. Eur J Anaesthesiol,1999,16(8):507-510
25. Leykin Y, Pellis T, Lucca M, et al. The effects of cisatracurium on morbidly obese women. Anesth Analg,2004,99(4):1090-1094

93. 急性创伤性休克凝血病的研究进展

创伤是全球导致死亡和致残的主要原因,失血占所有创伤死亡原因的40%。创伤后患者出血有两种原因,一是由严重创伤直接引起的出血,即解剖出血,这种出血如果不果断处理会导致失血性休克和组织缺血,最终控制出血需要外科手术或介入治疗;二是伴有弥漫的微血管出血的凝血功能紊乱导致的出血,出血不再局限在创伤部位,即凝血病出血,这种不可控制的非手术出血会使急救手术变得复杂,或被迫尽快结束手术。

创伤后凝血功能的紊乱使出血难以控制,增加了输血的需求和死亡率。创伤患者的存活取决于控制创伤早期的出血和后期的血栓形成这两种对立的情况。最近有研究观察发现创伤患者在到达医疗单位急救部门时就已经存在伴随创伤和休克的急性凝血病。常规的创伤复苏策略对这类情况无效。EICBT(the educational initiative on critical bleeding in trauma)也对创伤相关的止血变化进行了评述,评估目前的数据来指导严重创伤后止血变化的管理和实践,并提出“创伤性凝血病(coagulopathy of trauma)”和“创伤性休克急性凝血病(acute coagulopathy of trauma shock,ACoTS)”的概念,但没有提出任何明确的定义和诊断标准。本文综述了 ACoTS 的主要原因,以帮助医师识别高危状态的患者,并探讨如何进行目标导向性治疗。

一、创伤性凝血病的传统认识

创伤性凝血病的概念已被提出超过 10 年,是“死亡三联症”的组成之一。经典的理解是血液丢失、稀释和凝血蛋白酶功能障碍。丢失可解释为出血或消耗;稀释是由于输液和大量输血;而凝血蛋白酶的功能障碍是缘于低温和酸中毒对酶功能的影响。如果创伤患者损伤严重度评分(ISS)>25,pH<7.10,体温<34℃,收缩压<70mmHg,98%的患者可能发展为危及生命的凝血病。

大量输血治疗凝血病的方案只是在临床过程的后期才采用,新鲜冰冻血浆(FFP)、冷沉淀和血小板的治疗是在输注一定单位的浓缩红细胞(PRBC)后或在实验室检测结果出来后才可应用。

二、急性创伤休克性凝血病

在首次发现创伤和休克诱发 DIC 和凝血病后 20 年,Brohi 和 MacLoad 等再次证实,创伤本身就是创伤后凝血病的主要原因。研究发现 25% 的严重创伤患者在抵达急诊科时就已有急性创伤性凝血病,这种创伤后凝血病在早期也称为内源性急性凝血病(endogenous acute coagulopathy,EAC),或者急性创伤休克性凝血病(acute coagulopathy of trauma-Shock,ACoTS),伴随有输血量的增加,多器官功能不全综合征发生率高,更易发生肾功能损害,ICU 停留时间和住院时间长,与凝血功能正常的患者比较,死亡危险性增加 4 倍。在数项研究中患者从受伤场所到急救部的平均时间短,院前的液体用量少,没有低体温。

三、急性创伤休克性凝血病的影响因素

(一)损伤严重度评分(ISS)

损伤严重度与急性凝血病的程度密切相关。Brohi 等研究发现 ISS≤15 的患者有 10.8% 有凝血病,而 ISS>15 的有 33.1% 有凝血病,如 ISS>45,凝血病发生率则会增加到 61.7%。在德国进行的一项大规模研究发现,凝血病发生率在 ISS 16~24 时为 26%,ISS 25~49 时为 42%,ISS>50 时为 70%。然而并非所有严重创伤的患者都有凝血病,单独的组织损伤不足以引起凝血病。

(二)休克

休克引起组织灌注不足是创伤患者不良结局的独立危

险因素，是 ACoTS 的驱动原因。

在创伤后早期凝血病机制的研究中，有报告指出创伤性损伤结合组织低灌注，导致伴有蛋白 C 水平降低的凝血病。蛋白 C 是一种血浆丝氨酸蛋白酶，是天然抗凝途径的一部分。当凝血酶结合内皮细胞表面的血栓调节蛋白（thrombomodulin，TM）形成凝血酶-TM 复合物后，蛋白 C 抗凝机制便启动。内皮细胞蛋白 C 受体（EPCR）通过凝血酶-TM 复合物进一步增强了蛋白 C 的激活，使其在体内激活超过 10 倍。在活化时激活的蛋白 C（aPC）因不可逆的灭活 FⅤa 和 FⅧa 而起抗凝作用。此外，aPC 进一步的抗凝活性是通过它灭活纤溶酶原激活物抑制剂 1（PAI-1）而造成纤溶活性增加。

创伤严重性和凝血病程度密切相关。全身低灌注（即休克状态）在早期创伤性凝血病的病因中起核心作用。通过 PT 和 PTT 的测定，在组织低灌注程度和入院时凝血病之间有量的依赖关系。Ganter 等通过急性创伤性凝血病小鼠模型，证明在组织损伤和组织低灌注同时存在的情况下才可发生早期创伤性凝血病；且还证明激活的蛋白 C 的抗凝功能是创伤后早期发生急性创伤性凝血病原因的主要机制。在此动物模型上选择性抑制蛋白 C 的抗凝功能，能有效的预防对创伤和低灌注反应中发生的急性创伤性凝血病。这个结论与该作者此前的临床观察是一致的，即蛋白 C 途径的激活，在损伤和低灌注创伤患者中与发生早期急性创伤性凝血病相关。

（三）凝血、纤维蛋白溶解和血小板

Dunbar 等研究了创伤后到医院 1h 内收集的血液样本，发现存在过度生成非损伤相关的凝血酶，由于能激活循环中的促凝物质，降低抑制因子水平，促使全身的凝血酶生成。这种 DIC 样的现象在所谓的创伤急性凝血病中较为突出。研究结果表明，较高的组织因子抗原水平伴随凝血酶的生成和激活，引起 DIC 患者创伤后纤维蛋白血栓形成。

纤溶活化在创伤后较为常见，是组织损伤和休克的直接结果。它通过激活蛋白 C 而消耗 PAI-1 介导组织型纤溶酶原激活物（t-PA）的去抑制效应。低浓度的 PAI-1 和从血管壁释放出 t-PA 的增多，引起纤溶亢进。与此相反，曾有研究提出纤溶与蛋白 C 的去抑制不是因为减少 PAI-1 活性的原因造成的，而是由于竞争性的减少了凝血酶可激活的纤溶抑制物（TFAI）的活性。TAFI 是抑制纤溶的主要动力，减少 TAFI 活性（通过蛋白 C 竞争性结合至凝血酶-TM）曾认为是纤溶去抑制与蛋白 C 激活的重要机制。目前已证实了 TAFI 浓度增加和 TM 之间，以及 TAFI 和蛋白 C 之间的竞争关系，但尚未观察到在 TAFI 和 D-二聚体之间的关系，需要进一步研究证实，但由于蛋白 C 激活使 PAI-1 消耗，乃是创伤患者纤溶亢进最重要的临床原因。除通过激活蛋白 C 抑制 PAI-1 的机制外，内皮细胞的损伤可直接释放 t-PA 而增强纤溶亢进。有凝血酶存在时也增加内皮细胞 t-PA 的表达。休克时因缺血使内皮细胞释放 t-PA，加之 PAI-1 抑制的作用，会加重纤溶亢进。此外，在凝血酶浓度减少的情况下，纤维蛋白单体聚合异常，纤溶酶裂断作用更为容易。纤溶亢进的目的可能是为了限制血凝块蔓延至血管损伤位置，然而随着创伤的扩大，可能会失去这种局限化作用。

Jacoby 等研究证明，与对照组相比，创伤组患者血小板激活的三个关键标志物（血小板微粒、血小板选择蛋白和活化的血小板受体糖蛋白Ⅱb-Ⅲa）表达水平明显增高，但血小板计数在创伤早期与 24h 时没有明显的差异。这表明在严重创伤时可导致血小板激活增加和功能亢进，从而降低血凝块的强度。进一步的研究证明，在一定程度上血小板的功能较之其数量对血凝块形成速度、质量和完整性有着更大的作用。以上研究提示，创伤后组织损伤和/或失血性休克的早期可能造成血小板功能损伤，而其数量的减少很可能是大量的血小板消耗、损失、继发性稀释作用等所致。

尽管血小板功能异常较之其数量减少对创伤性凝血病发生所起的作用可能更大，但是要达到理想的治疗效果，不仅要尽可能地改善或保障血小板功能，在一定的程度上也要保证血小板的数量在合适水平。

（四）液体管理

创伤后输液治疗由于造成血液稀释和对血凝块形成及强度的损害，因此直接损害了血凝块的功能。

在最小量（平均 800ml，未输血）的院前急救输液后，没有发现任何输液与凝血病之间的相关性。

然而，早期的凝血病在没有大量输液时也有发生。275 例患者（10%）的院前液体复苏量限制在 500ml，但仍发生了凝血病；32 例在院前未接受液体复苏的患者发生了凝血病。虽然液体复苏会加剧凝血功能损害，但急性创伤性凝血病的启动并不取决于大量的液体复苏。

（五）低温

轻度低温（亚低温）是 33～35℃，大部分发生在严重创伤的患者；重度低温时体温低于 32℃，近年来由于对患者提出保温措施而较少发生。严重的低温通过降低凝血酶的活性和纤维蛋白原合成可直接干扰止血过程。Wolberg 等研究表明酶的活性和血小板激活在 33℃时不会减少，但血小板的聚集功能和黏附功能分别下降了 40%。因此，单独的亚低温（33～35℃）在通常临床创伤背景下，对止血无严重影响。

（六）酸中毒

酸中毒是因休克引起组织灌注不足和缺氧的结果。在凝血的细胞基础模型中，由盐酸灌注造成 pH 值为 7.1 的严重酸中毒，抑制凝血酶生成的传播，加速纤维蛋白原降解增加均 1.8 倍。该结果表明，严重的酸中毒本身（pH 值约 7.1）对创伤患者的止血功能变化可能是一个原因。

（七）血液稀释

急性创伤性凝血病的发生是多因素所致，低体温、酸中

毒和血液稀释往往共存。已证实低体温和酸中毒可作为独立的危险因素，而血液稀释作为独立因素影响凝血病还缺乏数据。Wohlauer 等用 TEG 来观察创伤和失血性休克鼠在血液稀释后各参数的变化，结果发现在没有低体温和酸中毒的情况下，血液稀释≤50%对凝血功能影响不大。这对传统的观念提出了质疑。

四、识别急性创伤休克性凝血病

早期发现和治疗 ACoTS 会使死亡率和发病率减少。然而目前还没有快速测试凝血的方法能够在急救科识别 ACoTS 来指导治疗。

传统的出凝血试验是检测出凝血机制的某一阶段或组分，对血小板的作用及纤溶过程无法评估；另外，aPTT、PT 和 TT 等反映的仅是血液凝固阶段的启动时相，此时仅生成5%的凝血酶，但优势是从微观上反映凝血机制的各个组分。

早在 1997 年 Kaufmann 等就将血栓弹性描记图(TEG)技术用于心脏和肝脏手术中，明确了其在监测止凝血和纤溶失衡上的优势作用，如 TEG 很容易由非实验室工作人员在围手术期和紧急的环境中床旁操作，快速得出止血状态的图形和数值结果，能够检测和量化凝血病的根本原因，如血小板减少症、因子缺乏、肝素的作用、低纤溶和纤溶亢进。因此近年来 TEG 被逐步扩展到体外膜式人工氧合法、评估不明原因的出血和高凝状态等临床应用中。新证据表明粘弹性全血测试、血栓弹性描记图(TEG)和旋转血栓弹性测定(RoTEM)可以检测并区分不同的创伤性凝血病，它可随着受伤严重程度从正常向过高、过低及纤溶亢进转变。Carroll 等观察到 TEG 参数，尤其是结合血小板图，可比常规凝血试验更敏感的对输血和死亡率进行。

TEG 将创伤医学引入快速 TEG 测定，并已获得发展。快速 TEG 是将组织因子用于激活凝血，并可在 18min 内得到 MA 值的结果。常规凝血试验的结果与快速 TEG 参数有一定相关，快速 TEG 参数与高岭土 TEG 参数密切相关。由于快速 TEG 提供测试结果的速度快于 CCT 或高岭土 TEG，因此建议进一步评估快速 TEG 在创伤监测尤其是钝性损伤中的作用。

旋转血栓弹性测定仪(RoTEM)与 TEG 不同点在于其传感器轴旋转而测试杯不动。最近国际将 TEG/RoTEM 作为对出血创伤患者床旁检测的金标准。通过 TEG/RoTEM 可快速识别创伤性凝血病患者，对实现适当的血液制品治疗至关重要。但有研究报道 TEG 和 RoTEM 的测定值不能完全互换，临床上关于血栓弹性图数据的解读要谨慎。

五、治　疗

治疗的关键是积极治疗基础疾病，即创伤本身和创伤引起的休克，因为这是在创伤的早期阶段全身纤溶亢进主要的原因。DIC 在创伤的早期阶段属于控制型，当创伤引起的出血和休克被外科手术控制，则会迅速逆转。

DIC 出血的创伤患者，呈现低血小板计数，凝血酶原时间和 APTT 延长，纤维蛋白原水平降低时，必须输注浓缩血小板和 FFP。输注 FFP 但仍存在发生严重的低纤维蛋白原血症风险，此时就需要输注纤维蛋白原浓缩物或冷沉淀。创伤后大量出血的 DIC 患者应尽早的给予 FFP 和 RBC，由于增加纤维蛋白(原)溶解和消耗性凝血病，FFP 与 PRBC 的比例高达 1∶1。

Brohi 等人提出一个假设，凝血酶-血栓调节蛋白复合物诱导蛋白 C 活化，随后通过活化的蛋白 C 抑制 Tenase 复合物(由 FⅨa、FⅧa、Ca^{2+} 和磷脂组成)和凝血酶原酶复合物，是出血的主要机制。如果这个理论是正确的，蛋白 C 的引入，活化蛋白 C 的底物，输注 FFP 会加重出血。生理性抗凝剂，如抗凝血酶和蛋白 C 的水平应保持在正常范围内，水平升高(超过正常>150%)会使出血风险增加，水平较低则会诱导凝血酶活化，从而导致 DIC 恶化。因此，假设活化的蛋白 C 介导凝血抑制是凝血病和创伤休克后急性凝血病的主要原因，则采用 FFP 治疗不适宜的。

有严重出血的纤溶表型 DIC 患者禁用抗凝剂；如凝血因子缺乏得以纠正，患者仍有持续的严重出血倾向，要考虑原发性或继发性纤维蛋白(原)溶解的可能性，但此时用氨甲环酸时必须要谨慎。有关氨甲环酸影响的一项全球范围临床随机对照研究证明，在创伤的早期阶段出血患者死亡的风险显著减少。这项研究的结果可能会增加在纤溶型 DIC 患者进行抗纤溶治疗的理论依据。但在创伤 24～48h 后，纤维蛋白溶解表型 DIC 迅速转变为血栓性表型 DIC，在这种情况下，患者不宜用抗纤溶药物治疗；目前还没有确切的方法监测纤维蛋白溶解至血栓状态的启动开关，但其转折点可以通过简单的休克控制、减少出血、降低 FDP/D-二聚体比减少来表示。

现有的证据表明，在患者使用 rFⅦa 或安慰剂治疗之间没有显着差异，还增加使 DIC 恶化的概率；因此需要进一步的研究 rFⅦa 在纤溶型 DIC 患者的使用的疗效和安全性。

六、小　结

识别 ACoTS 是对传统创伤性凝血病的挑战，它可在患者到达急救科之前就已经存在，有着独立且明确的高发病率和死亡率，在没有低体温或大量液体复苏时也可发生。

尽管伴有休克和损伤严重度增加，但发生机制仍不十分清楚，观察数据表明与低灌注压环境下血栓调节蛋白和蛋白C密切相关。

早期使用血浆和其他血液制品有希望能较早地纠正和最终改善结局。

（刘宿　刘怀琼）

参考文献

1. Schochl H, Maegele M, Solomon C, et al. Early and individualized goal-directed therapy for traumainduced coagulopathy. Scand J Trauma Resusc Emerg Med, 2012, 20:15
2. Evans JA, van Wessem KJ, McDougall D, et al. Epidemiology of traumatic deaths: comprehensive population-based assessment. World J Surg, 2010, 34(1):158-163
3. Bouillon B, Brohi K, Hess JR, et al. Educational initiative on critical bleedingin Trauma. J Trauma, 2010, 68(1):225-230
4. Hess JR, Brohi K, Dutton RP, et al. The coagulopathy of trauma: a review of mechanisms. J Trauma, 2008, 65(4): 748-754
5. Gando S. Acute coagulopathy of trauma shock and coagulopathy of trauma: a rebuttal. You are going down the wrong path. J Trauma, 2009, 67(2):381-383
6. Mack Leod JBA, Lynn M, Mckenney MG, et al. Early coagulopathy predictsmortality in trauma. J Trauma, 2003, 55(1): 39-44
7. Maegele M, Lefering R, Yucel N, et al. Early coagulopathy in multiple injury: an analysis from the German trauma registry on 8724 patients. Injury, 2007, 38(3):298-304
8. Brohi K, Cohen MJ, Ganter MT, et al. Acute traumatic coagulopathy: initiated by hypoperfusion: modulated through the protein C pathway? Ann Surg, 2007, 245(5):812-818
9. Niles SE, McLaughlin DF, Perkins JG, et al. Increased mortality associated with the early coagulopathy of trauma in combat casualties. J Trauma, 2008, 64(6):1459-1463
10. Chesebro BB, Rahn P, Carles M, et al. Increase in activated protein C mediates acute traumatic coagulopathy in mice. Shock, 2009, 32(6):659-665
11. Dunbar NM, Chandler WL. Thrombin generation in trauma patients. Transfusion, 2009, 49(?):2652-2660
12. Binette TM, Taylor Jr FB, Peer G, et al. Thrombin-thrombomodulin connects coagulation and fibrinolysis: more than an in vitro phenomenon. Blood, 2007, 110(9):3168-3175
13. Hess JR, Brohi K, Dutton RP et al. The coagulopathy of trauma: a review of mechanisms. J Trauma, 2008, 65(4): 748-754
14. Davenport RA, Brohi K. Coagulopathy in trauma patients: importance of thrombocyte function? Curr Opin Anaesthesiol, 2009, 22(2):261-266
15. Martini WZ. Coagulopathy by hypothermia and acidosis: mechanisms of thrombin generation and fibrinogen availability. J Trauma, 2009, 67(1):202-209
16. Wohlauer MV, Moore EE, Droz NM, et al. Hemodilution is not critical in the pathogenesis of the acute coagulopathy of trauma. J Surg Rese, 2012, 173(1):26-30
17. Afshari A, Wikkelsø A, Brok J, et al. Thrombelastography (TEG) or thromboelastometry (ROTEM) to monitor haemotherapy versus usual care in patients with massive transfusion. Cochrane Database Syst Rev, 2011, 16 (3): CD007871
18. Park MS, Martini WZ, Dubick MA, et al. Thromboelastography as a better indicator of hypercoagulable state of hypercoagulable state after injury than prothrombin time or activated partial thromboplastin time. J Trauma, 2009, 67(2): 266-276
19. Gonzalez E, Kashuk JL, Moore EE, et al. Differentiation of enzymatic from platelet hypercoagulability using the novel thrombelastography Parameter Delta (Delta). J Surg Res, 2010, 163(1):96-101
20. Johansson PI, Stissing T, Bochsen L, et al. Thrombelastography and tromboelastometry in assessing coagulopathy in trauma. Scand J Trauma Resusc Emerg Med, 2009, 17 (1):45
21. Carroll RC, Craft RM, Langdon RJ, et al. Early evaluation of acute traumatic coagulopathy by thrombelastography. Transl Res, 2009, 154(1):34-39
22. Jeger V, Zimmermann H, Exadaktylos AK. Can Rapid TEG accelerate the search for coagulopathies in the patient with multiple injuries? J Trauma, 2009, 66(4):1253-1257
23. Rossaint R, Bouillon B, Cerny V, et al. Management of bleeding following major trauma: a updated European guideline. Crit Care, 2010, 14(2):R52
24. Venema LF, Post WJ, Hendriks HGD, et al. An assessment of clinical interchangeability of TEG and RoTEM thromboelastographic variables in cardiac surgical patients. Anesth Analg, 2010, 111(2):339-344
25. Brohi K, Cohen MJ, Davenport RA. Acute coagulopathy of trauma: mechanisms, identification and effect. Curr Opin Crit Care, 2007, 13(6):680-685
26. Chesebro BB, Rahn P, Carles M, et al. Increase in activated protein C mediates acute traumatic coagulopathy. Shock, 2009, 32(6):659-665
27. Shakur H, Roberts I, Caballero J. CRASH-2 trial collaborators. Effects of tranexamic acid on death, vascular occlusive events, and blood transfusion in trauma patients with sig-

nificant hemorrhage (CRASH-2): a randomized placebo-controlled trial. Lancet, 2010, 376(9734): 23-32

28. Sawamura A, Hayakawa M, Gando S, et al. Disseminated intravascular coagulation with a fibrinolytic phenotype at an early phase of trauma predicts mortality. Thromb Res, 2009, 124(5): 608-613

29. Nishijima DK, Zehtabchi S. Evidence-based Emergency Medicine/Critically Appraised Topic. The efficacy of recombinant activated factor Ⅶ in severe trauma. Ann Emerg Med, 2009, 54(5): 737-744

94. 肝移植术中乳酸代谢及电解质变化的研究进展

肝移植手术创伤大、出血多、时间长，对患者生理功能干扰大；加上术前肝功能衰竭造成代谢障碍，因此患者在肝移植术中容易发生明显血生化和代谢紊乱，主要表现为酸中毒和电解质紊乱，而组织氧供不足导致无氧代谢增加产生的乳酸(Lactic acid,LA)堆积是引起酸中毒的重要原因，本文就近年来肝移植术中血乳酸水平和电解质变化的研究进展进行简要综述，以指导在肝移植术中对患者剧烈的病理生理变化的预防和积极处理。

一、肝移植患者术中血乳酸浓度的变化

LA 是体内无氧酵解的正常产物，主要在皮肤、大脑、骨骼肌、红细胞、小肠黏膜中产生，其产生的量与氧代谢、低灌注程度有关。肝脏和心肌是清除循环中乳酸的主要器官，其中肝脏能清除 40% ~50% 的乳酸。正常情况下肝脏能将 LA 氧化为丙酮酸，一部分经过三羧酸循环代谢，一部分进行糖异生合成肝糖原从而被利用。健康清醒成人每公斤体重每分钟代谢 14μmol 乳酸，在末期肝病患者变化也不大。

研究发现，LA 手术开始后即增高，这可能是因为：①肝移植患者由于肝功能的减退使得丙酮酸利用受阻，可导致高乳酸血症；②术中快速大量输血使酸性代谢产物进入受体血内，增加碱贮不足；③无肝期因阻断下腔静脉和门静脉，血液瘀滞于下腔静脉和门静脉系统，血流动力学剧烈波动，组织器官灌注不足、缺氧，机体所需要的大多数能量只能通过无氧酵解获得，从而导致 LA 堆积，同时生成的 LA 缺乏肝脏代谢，最终产生高乳酸血症；④新肝期由于再灌注综合征，即再灌注后缺血期间堆积的大量酸性代谢产物进入循环，以及门静脉下腔静脉开放后，大量酸性代谢产物进入循环，使得 LA 继续升高；⑤此外各种原因造成的心肌损伤，也减缓心肌对 LA 的摄取和利用。大量文献表明，血乳酸水平与临床预后密切相关。

（一）原位肝移植患者术中血乳酸浓度的变化

在原位肝移植中，有四种机制参与乳酸酸中毒的形成：①肝硬化患者的外周组织在对葡萄糖的应答中产生过多的乳酸；②肝硬化患者由于肝脏的储备能力受损，对乳酸清除的时间延长；③肝移植中红细胞的输注是乳酸的外来性来源；④手术操作引起内脏缺血伴随内源性乳酸生成。无肝期乳酸生成最显著，严重的酸中毒可影响凝血功能，心肌收缩力和血管紧张度，结果导致严重的低血压。张秀生等总结了 100 例原位肝移植患者术中血乳酸浓度的变化规律，分别于麻醉前、无肝期前 1h、无肝期 15、30min，新肝期 1 ~5、30min 及术毕时，抽取动、静脉血，监测血气、电解质的变化。发现血乳酸浓度变化与手术时间和无肝期无关，而与输血量及使用血管收缩药有关，提示组织低灌注应是高乳酸血症的主要原因。无肝期因组织低灌注导致代谢性酸中毒与再灌注期高钾血症也密切相关，无肝期心指数低，血乳酸高，预示新肝复灌期高钾血症反应将会非常明显。术前肾功能不全，术中快速输血，组织灌注不足，移植肝再灌注和肝脏对乳酸枸橼酸代谢能力下降均可引起或加重代谢性酸中毒，纠正代酸应首先增加组织灌注，改善器官氧合。

在肝脏移植术各期乳酸浓度的变化的研究中发现，乳酸水平随手术时间的延长有逐步上升的趋势。从术前(2.1±0.8)mmol/L 升高到术毕时(5.3±1.0)mmol/L，各期乳酸值与术前比较，差异有显著性意义。手术开始后，乳酸浓度持续升高，表明整个手术期间组织灌注不足，氧摄取、利用障碍仍然存在。

（二）活体肝移植患者术中血乳酸浓度的变化

活体部分肝移植手术创伤大，围术期出血和渗液多，同时终末期肝病患者术前情况差，在围术期极易出现容量失衡，需要积极的纠正。液体治疗上应根据动脉血气、电解质、Hb、凝血及 CVP 监测结果进行，使各项指标接近于正常水平为原则。翁亦齐等研究了 24 例成人活体肝移植患者术中血乳酸浓度的变化规律，于术前(T0)、无肝期即刻(T1)、无肝期 30min(T2)、新肝期即刻(T3)、新肝期 30min(T4)和术毕(T5)采集中心静脉血进行 LA 浓度测定，发现 LA 浓度自无肝期前就已开始升高，T4 出现峰值，约为术前

的5.0倍,到术毕T5期时LA水平逐渐下降。但新肝开放后LA水平浓度尤为显著,说明新肝开放初期肝功能尚未恢复,体内生成的乳酸缺乏肝脏代谢。Silva等运用在体肝微透析方法亦测得新肝再灌注期时肝组织内LA水平显著增高,说明此期有大量LA的产生。

(三)血乳酸代谢与Child分级

肝移植受者肝脏功能衰竭,常存在微循环障碍,组织缺氧导致不能对血乳酸进行有效代谢。故Child分级各级患者各时间点血LA浓度均明显高于正常值,随着Child分级的增高,术前患者乳酸也显著增高。而Child C级患者肝功能最差,乳酸代谢明显障碍,故阻断即刻乳酸浓度升高尤为显著。与Child C级者相比,Child A级患者侧支循环较少,无肝期胃肠、下肢氧利用障碍较明显,无氧代谢较多,故无肝期乳酸变化较大。而Child-Pugh分级越重,侧支循环越丰富,故无肝期胃肠道淤滞的血液较少,细胞线粒体及组织间隙水肿较轻,对微循环有氧代谢的影响较小。肠缺血、缺氧的程度较轻,故对肠黏膜屏障功能损伤小,内毒素迁移少,炎性因子生成较少。这与Child C级患者,在门静脉开放前即刻酸中毒程度较A级患者轻、$PpvO_2$及$PpvCO_2$下降程度较A级患者较多等结果呈一致性变化;由此推测与C级患者相比,可能A级患者更需要门静脉血供。无肝期阻断影响了微循环的氧摄取、利用,且肝移植术中的各级患者的氧耗均明显低于正常水平。因此,开放前即刻各级患者的混合血氧分压仍高于正常值。无肝期后,有氧代谢终产物—二氧化碳生成减少,进一步证实了胃肠道内无氧代谢的存在。而由于在不同Child分级间,Child C级患者侧支循环最丰富,对有氧代谢的干扰最小,故对门静脉内血氧的摄取最多,无肝期后混合血氧分压和混合血二氧化碳分压的变化最显著。

(四)血乳酸水平反映组织氧合状况

有文献报道,混合静脉血氧饱和度可反映组织氧合状况,是反映组织摄取氧的良好指标,主要受SaO_2、VO_2、CO及Hb影响。研究指出,混合静脉血氧饱和度正常时,乳酸浓度仍持续偏高,因此混合静脉血氧饱和度反映组织氧合状态时应结合动脉乳酸含量的变化。麻醉中除注意维持血流动力学稳定,加强氧代谢监测外,应及早采取增加氧供、改善微循环和抑制不良炎症因子大量释放等综合措施促进机体组织对氧的摄取和利用。

(五)血乳酸水平对于早期确定肝移植患者及判断预后的价值

大量文献报道动脉血乳酸检测可以迅速准确地判断患者是否发生醋氨酚诱导的急性肝脏衰竭,从而有助于早期确定肝移植患者。目前临床上通常采用KCH标准(包括是否合并肾脏衰竭、肝性脑病、凝血障碍或严重酸中毒等指标)来判断急性肝脏衰竭患者是否应进行肝移植。但是,当具有合适的脏器进行移植时,许多符合KCH标准的患者已丧失移植机会。为此,研究人员探讨了通过检测动脉血乳酸盐(一种乳酸衍生物)以确定移植患者的敏感性和可行性。研究人员选取103例醋氨酚诱导性急性肝脏衰竭患者,检测其早期(4h)和液体复苏后(12h)的血乳酸盐浓度,得到可确定患者因不移植而死亡的最佳阈值。随后通过107倒患者验证此阈值,并比较此方法与KCH标准的预测价值和确诊速度。结果发现,未存活患者的平均乳酸盐浓度显著高于存活者,其早期(分别为8.5mmol/L和1.4mmol/L)与液体复苏后(分别为5.5mmol/L和1.3mmol/L)均符合此特点。另外,验证时发现,选择入院早期阈值为3.5mmol/L时的敏感性为67%、特异性为95%。术后持续高乳酸血症,常提示移植肝功能不良。

二、肝移植患者术前及术中电解质的变化

肝移植术中除乳酸水平跟术前相比有明显改变以外,电解质的变化也是不容忽视的。

大部分患者术前都存在不同程度的水电解质紊乱,即水钠潴留及低钾血症。其发病机制与醛固酮分泌增多有关。而醛固酮分泌增多普遍认为有效血浆容量不足是引起的主要原因。由于有效血浆容量的不足,激活肾素血管紧张素—醛固酮系统,导致水钠潴留及钾排出增加。此外,肝脏对醛固酮代谢能力下降,亦是引起醛固酮增多的一个次要原因。除钠钾的改变外,低血镁症在术前也是较常见的,其原因除了与醛固酮的作用有关,还与术前饮食的控制及吸收障碍有关。

术中大量输血输液、酸中毒等原因,也会带来电解质紊乱:①血钾的变化:若患者不合并肝肾综合征,麻醉前血钾可正常或偏低。术中因大量输血、供肝内钾的释放,可发生严重高钾血症,新肝再灌注即刻血钾高达7~8mmol/L,尤其在患者肾功能不全的情况下临床表现更为凶险,可导致严重的心律失常,甚至发生心搏骤停,其发生不仅与钾离子的浓度有关,还与血钾上升速度有关。多数患者开放后5min的电解质监测并未发现高钾,可能与该部分血量较少又被很快稀释有关。高钾可能与器官保存液(UW液中的钾为125mmol/L)残留有关,酸中毒时钾离子外移也是原因之一。胰岛素复合葡萄糖能降低健康人和肾脏衰竭患者的血钾水平,但肝功能失代偿的患者常有“胰岛素抵抗”,而且胰岛素能否控制新肝再灌注后的高钾血症尚无定论。适当多放血和应用钙剂拮抗高钾以及输入碳酸氢钠有一定帮助。②血钙的变化:患者无肝期均出现游离钙下降,可能与下列因素有关:终未期肝病患者对枸橼酸代谢及排出受限;出血及大量输入库血致血浆钙浓度降低;肝移植术中并存低蛋白血症;低温可影响枸橼酸代谢。Ca^{2+}是心肌兴奋-收缩偶联的基础和重要的凝血因子,游离Ca^{2+}浓度降低不仅抑制心肌的收缩,还影响患者的凝血功能。③钠和渗透压:脑桥中央髓鞘溶解症(CPM)是肝移植术后最为严重的一

种中枢系统并发症，是移植术后患者近期死亡的一个主要原因。该病以脑桥基底部对称性脱髓鞘，而轴突和神经细胞相对完整为特征。临床上常表现为急性起病，典型症状为强直性四肢瘫、假性延髓性麻痹，甚至可以出现闭锁综合征。CPM 与非 CPM 患者临床特征比较，CPM 患者移植前均存在严重的顽固性、慢性低钠血症，CPM 的发生可能与低钠血症在短期内的过快纠正及血浆渗透压显著升高有关。此外，环孢素 A 通过介导血管痉挛神经多肽内毒素的释放，从而引起弥散的脑白质损害，与 CPM 的发生有关。

(一) 原位肝移植术中电解质浓度的变化

王健等比较了静脉-静脉转流与无静脉转流经典原位肝移植术中血酸碱和电解质的变化。发现新肝期 30min 至术毕时各时点血 Na^+浓度明显升高，新肝 10min 时血 K^+浓度明显降低。转流组从新肝前至新肝 30min 时各时点 BE 负值加大，pH 降低；新肝期至术毕时各时点 $PaCO_2$ 增加；血 Na^+、K^+浓度无明显变化。与切皮前比较，两组患者血钙从无肝前 5min 至新肝 30min 均降低。非转流组无肝期、新肝期及术毕时 pH 下降更明显，非转流组无肝期 10min BE 下降更明显，非转流组在无肝期 30min 时和新肝期各时点 $PaCO_2$ 上升更明显。说明非转流原位肝移植手术无肝期及新肝期更易发生代谢性酸中毒，纠正时 $PaCO_2$ 可显著升高，新肝期应过度通气，以防严重酸中毒以及电解质紊乱影响心血管系统功能。

有研究比较了门静脉阻断前后电解质的变化：阻断前、后门静脉血 Ca^{2+}、血 Mg^{2+}均低于正常低限；血 Cl^-水平均高于正常值高限。与阻断时相比，开放即刻血 K^+浓度显著升高，超过正常值高限者(>5.5mmol/L)比例达 25%。阻断前、后血 Ca^{2+}、血 Mg^{2+}、血 Cl^-水平相比差异均无统计学意义。无肝期后血钾浓度显著升高，其可能原因有供肝的高钾保存液入血、酸中毒使钾外移、肾脏排泄障碍等。高钾可降低心肌兴奋性、传导性、自律性、收缩性，易导致多种类型心律失常发生，如心动过缓、窦性停搏、传导阻滞等，严重者可出现室颤、心搏骤停。而 Child-Pugh 分级对门静脉阻断前后电解质变化的影响：在 A 级与 C 级，B 级与 C 级之间的△血 Ca^{2+}差异均有统计学意义。在不同的 Child-Pugh 分级间，门静脉阻断前后△血 K^+、△血 Mg^{2+}、△血 Cl^-差异均无统计学意义。

(二) 背驮式肝移植术中电解质浓度的变化

背驮式肝移植(PBOLT)是经典式原位肝移植的改良术式，1989 年 Tzakis 等首先报道这种术式，该术式在手术中不阻断下腔静脉，不行下腔静脉-门静脉-腋静脉转流，不影响肾脏血流，对血流动力学影响较小，近年来该种术式似有增加的趋势。但是，背驮式原位肝移植手术中门静脉阻断可以引起胃肠道淤血缺氧，门静脉开放后，酸性物质大量进入体循环，同时由于供肝在修整植入过程中受挤压以及冷灌注储存时肝细胞内钾离子的释放，可以产生一过性的高钾血症。高钾离子的血流短时间内进入体循环，随即被血液稀释，其高峰出现在门静脉开放后 30s，5min 后低于灌注前水平。一般的处理方法是在门静脉开放前经肝下下腔静脉放血 100～500ml，随即开放肝上下腔静脉，结束无肝期，以解决门静脉淤血后的高钾血症，防止肝血流开放后高钾性心搏骤停。鲁惠顺等研究了 8 例猪背驮式肝移植术中血清电解质的变化，发现门静脉开放后外周血钾离子浓度呈进行性上升，门静脉血钾离子浓度明显较外周血钾离子浓度平均增高约 2.665mmol/L，与正常猪的生理浓度上限 7.7mmol/L 比较，平均高出约 0.33mmol/L。门静脉开放前给予碳酸氢钠静脉滴注可以明显降低外周血和门静脉血钾离子浓度。

三、肝移植麻醉过程中酸碱平衡和水电解质的管理

水电解质和酸碱平衡的调控是肝移植麻醉过程中需要处理的主要问题之一，应根据术前和术中的监测进行以预防性调控为主、治疗性调控为辅的方法进行处理。

经典肝移植术式中受体下腔静脉血回流受阻，回心血量骤减，有时甚至需要体外静脉转流，而 PBOLT 术式中因保留了受体下腔静脉的部分血液回流，从而减少了术中血流动力学和血酸碱平衡及电解质的变化。而不论是在经典式原位肝移植术还是背驮式原位肝移植术中，均存在不同程度的酸碱平衡失调和电解质紊乱。所以，麻醉过程中对动脉血气、电解质进行及时监测和调控是麻醉管理的重要环节。文献报道的经验有以下几点：①因行肝移植的患者一般情况和肝功能极差，术前多存在多种合并症，麻醉中应尽量选用对肝脏影响小的药物，如芬太尼、丙泊酚、七氟烷等。输液以琥珀酰明胶，人血白蛋白、血浆等胶体液为主，晶体液以复方林格液为主，以预防麻醉中酸碱及电解质的紊乱。②终末期肝病常合并一定程度的肾功能障碍，同时有腹水和激素灭活功能的减退，术前即存在不同程度的水、电解质紊乱；在无肝期因肝脏无功能及下半身的不同程度淤血，常出现乳酸增加和酸中毒；在无肝期及新肝期常出现低钾血症或高钾血症、低钙血症等，应根据检测结果及时调整。纠正酸中毒可给予 5% 的碳酸氢钠，但有研究认为术中对代谢性酸中毒不宜过度纠治，因为碳酸氢钠可加重细胞内酸中毒，增加血浆乳酸的浓度并可引起高钠血症，剩余碱 BE>-10mmol/L 且循环功能稳定者可暂不处理，随着移植肝功能的恢复而自然改善。低钙血症给予葡萄糖酸钙，严重低钾血症时补充氯化钾，速度最快可达 3g/h，严重高钾血症时给氯化钙对抗及速尿利尿，必要时给予胰岛素促使 K^+向细胞内转移，保持血钾在 4.0mmol/L 左右，血钙不小于 1.0mmol/L，控制 pH 在 7.40 左右，给药后及时检测，根据检测结果再及时调整。终末期肝病常存在稀释性低钠血症，但过多输入含钠晶体液会形成高钠性高渗血症，导致患者术后苏醒延迟，甚至发生神经脱髓鞘等并发症。③保

持血流动力学的平稳。有研究表明，去甲肾上腺素的应用可增加脏器灌注压，改善内脏器官对氧的利用。另外，采用成分输血和术中自体血回输，进行凝血功能调节，整个手术期间应用电热保温毯与输液加温器确保患者体温不低于36℃，预防性给予大剂量抑肽酶，可以保护凝血功能，减少出血，积极保护肾功能等。以上措施对减少库存血的输入量，稳定酸碱及电解质平衡可以起到非常重要的作用。

Robert E. Shangraw 等研究了肝乐（二氯醋酸二异丙胺）在肝移植术中维持稳定的酸碱平衡中所起的作用。肝乐能抑制丙酮酸脱氢酶激酶-1，间接激活线粒体丙酮酸脱氢酶，结果显著的减少了机体乳酸的生成，并增加了肝脏对乳酸的摄取。使用了肝乐的患者比使用安慰剂的患者 $NaHCO_3$ 的使用明显减少，对维持整个手术期间的酸碱平衡起到了明显作用。

另外，血糖及血氨随手术时间的延长而呈现逐渐升高的趋势，至新肝血管开放时达高峰。

血糖的变化：肝脏是糖代谢的重要场所，肝病时肝糖原合成和储备减少，对血糖的调节功能下降，术前有发生低血糖的可能。血糖水平随手术时间的延长而呈现逐渐升高的趋势，至新肝血管开放时达高峰，随着新肝功能的慢慢恢复，血糖会渐渐降低。造成血糖升高的原因包括：麻醉和手术的应激反应会导致儿茶酚胺、皮质醇和胰高血糖素的分泌，抑制胰岛素的分泌。无肝期肝功能缺如和冷新肝植入，致胰岛素释放反应减弱、肝脏的糖代谢代能力下降。新肝开放前应用大量肾上腺皮质激素。供肝在低温乏氧情况下肝糖原大量分解。无肝期胃肠道和肾脏淤血，导致缺氧，糖元分解加强。

高血氨症是肝性脑病发病的主要原因之一。肝功能衰竭时，合成尿素的能力减弱，可产生明显的高血氨。当门静脉体循环分流，肝内分流，氨得以大量进入体循环，是诱发肝性脑病的因素之一。氨对神经系统、肝脏有很强的毒性，严重高氨血症急性期可导致脑水肿，脑内广泛星形细胞肿胀，肝脏线粒体多形性改变。缓解期可见脑皮质萎缩、髓鞘生成不良、海绵样变性。

（肖金仿　刘晓军）

参考文献

1. Shangraw RE, Jahoor F. Mechanism of dichloroacetate-induced hypolactatemia in humans with or without cirrhosis. Metabolism, 2004, 53: 1087-1094
2. Robert E, Shangraw, Deirdre Lohan-Marinion, et al. Dichloroacetate Stabilizes the Intraoperative Acid-Base Balance During Liver Transplantation. LIVER TRANSPLANTATION, 2008, 14: 989-998
3. 肖玮，王天龙，姚兰，等. 肝移植术中门静脉阻断前后血液成分变化的研究. 中华普通外科杂志，2007，22（9）：659-660
4. 邢春花，严红星，金云霞. 经典非转流原位肝脏移植术的麻醉管理. 临床麻醉学杂志，2005，21（12）：850-851
5. 梁荣毕，李薇，毕春，等. 背驮式原位肝移植麻醉中血酸一碱平衡和电解质的变化. 昆明医学院学报，2007，（6）：126-127
6. 翁亦齐，王刚，刘伟华，等. 成人活体肝移植患者术中血乳酸浓度和胶体渗透压的变化及其临床意义. 黑龙江医学，2010，34（3）：185-187
7. Silva MA, Richards DA, Bramhall SR, et al. A study of the metabolites of ischemia reperfusion iniury and selected amino acids in the liver using microdialysis during transplantation. Transplantation, 2005, 79(7): 828-835
8. 张秀生，张晓梅，吕宁，等. 原位肝移植术中电解质与酸碱失衡的处理体会. 临床麻醉学，2004，20（4）：234-235
9. 魏涧琦，罗刚健，关健强，等. 活体部分肝移植受体围术期容量和循环变化及调控. 中华普通外科文献，2010，4（1）：23-26
10. 魏昌伟，刘秀珍，王卓强，等. 去甲肾上腺素对肝移植患者术中血流动力学及乳酸的影响. 中华临床医师杂志，2010，4（4）：496-498
11. 王亮. 经典原位肝移植术中内环境紊乱. 包头医学，2008，32（2）：95-97
12. Ali Y, Abouelnaga S, Khalaf H, et al. Physical chemical approach versus traditional technique in analyzing blood gases and electrolytes during liver transplant surgery. Transplant Proc, 2010, 42(3): 861-864
13. Shangraw RE. Metabolic issues in liver transplantation. Int Anesthesiol Clin, 2006, 44(3): 1-20
14. Schmidt LE, Larsen FS. Is lactate concentration of major value in determining the prognosis in patients with acute liver failure? Hardly. Journal of Hepatology, 2010, 53: 211-212
15. Bernal W. Lactate is important in determining prognosis in acute liver failure. Journal of Hepatology, 2010, 53: 209-210

95. 内镜手术灌注液吸收与麻醉管理

随着微创技术的不断进步与发展，微创手术在外科手术中所占的比例呈逐年上升的趋势。经皮肾镜取石术（percutaneous nephrolithotomy，PCNL）、经尿道前列腺电切术（transurethral prostatic resection，TURP）近年来已逐渐成为肾结石、良性前列腺增生手术治疗的首选方法。然而，内镜微创手术在带来诸多优势的同时，也不可避免地伴随有一系列并发症。其中，麻醉医师尤其需要关注的是灌注液的吸收问题，由于内镜手术需要大量灌注液持续冲洗来扩大手术视野并冲走碎片和血液，因此灌洗液吸收难以避免。虽然灌注液大量吸收的发生率较低，但其导致的严重后果足以引起重视。因此，麻醉医师需要及时识别处理灌注液吸收对机体各系统带来的不利影响从而保证患者术中的麻醉安全。本文结合文献对内镜手术灌注液吸收与麻醉管理进行简要综述。

一、灌注液吸收机制

灌注液吸收的主要途径是经术中受损的小静脉进入血液循环，当灌注液的压力超过静脉压（约 1.5kPa）时，灌注压与静脉压之间的压力差即成为灌注液吸收的直接驱动力。此外，当灌注压超过 2kPa 时，液体吸收量将显著增加，并且这一吸收过程一旦开始则很难中止。

灌注液吸收的另一重要途径是通过术中的组织缺损处外渗至组织间隙。在 TURP、宫腔镜下子宫内膜切除术（transcervical resection of the endometrium，TCRE）、膀胱镜检查及经尿道膀胱肿瘤切除术中，手术器械穿破前列腺包膜、子宫壁及膀胱壁可导致大量液体外渗，数升灌注液在前列腺周围、腹膜后隙和腹膜内间隙迅速积聚。另有报道认为灌注压仅需高于腹内压约 0.5kPa 即可发生液体外渗。

二、不同性质灌注液吸收比较

内镜手术理想的灌注液应符合以下几个特点：使用方便、无导电性、不干扰透热疗法、透光性、液体渗透压与血浆渗透压相近、吸收后副作用小。目前常用的灌注液主要有 1.5% 甘氨酸溶液、5% 葡萄糖溶液、甘露醇、生理盐水和蒸馏水。

甘氨酸是一种内源性氨基酸，颜色透明价格合理，且过敏反应发生率极低。但甘氨酸不是生理性溶液，缺少各类电解质，其过度吸收所产生的并发症较复杂。当甘氨酸吸收剂量超过 25～30g 时可促进血管加压素的释放，导致水潴留和血清钠的重吸收。此外，氨是甘氨酸代谢的中间产物，因此甘氨酸的大量吸收将增加肝病患者发生肝性脑病的危险性。当甘氨酸吸收量在 1000～2000ml 时，常发生恶心呕吐、意识模糊及低血压症状。当吸收量超过 3000ml 时，可导致严重并发症的发生，甚至导致患者死亡，其原因可能与甘氨酸的心脏毒性反应有关。

与甘氨酸不同，葡萄糖溶液为生理性溶液，且吸收后易于代谢，因此不易引起电解质紊乱、低血压等并发症。但 Yousef 等报道，TURP 术中应用 5% 葡萄糖溶液作为灌注液，可出现短暂的一过性高血糖。

甘露醇大量吸收所致的容量超负荷除可引起肺水肿，常伴有低钠血症；因其为等渗溶液故不会引起低渗透压。

当使用生理盐水作为灌注液时，由于机体自身存在一定的代偿和排泄能力，所以即使存在吸收，其对血电解质的影响亦不大，出现电解质平衡紊乱的情况极少。Koroglu 等报道，PCNL 手术使用生理盐水作为灌注液，术前、术后的血 Na^+ 和 K^+ 均无显著变化，同时也未发现上述指标与灌注液用量和灌注时间之间存在联系。因此，相比甘氨酸和葡萄糖，生理盐水作为内镜手术灌注液有其独特殊的优势，在临床应用越来越广泛。但是最近研究发现，生理盐水作为灌注液行PCNL,术后血液pH值显著降低,提示存在代谢性酸中毒的倾向。因此,使用生理盐水作为灌注液同样不是十分安全,尤其是手术时间长创面大的手术,实时监测血电解质、pH值仍然非常必要。

三、灌注液吸收对机体的影响

(一) 血流动力学

灌注液吸收可导致中心静脉压(central venous pressure,CVP)增高,其高峰期一般出现在手术开始15min之内。循环血容量过多可能导致持续的血流动力学抑制效应,表现为低心输出量、低血容量及低动脉血压。因此,在手术末期发生心动过缓及动脉收缩压显著下降(低至50~70mmHg)常提示可能存在TURP综合征。

(二) 心脏

灌注液吸收可诱发严重心力衰竭,其主要原因是机体循环血容量过多导致的心功能紊乱。机体吸收大量灌注液后可出现传导阻滞、心动过缓、ST段及T波压低等ECG表现。动物研究发现甘氨酸大量吸收可致心内膜缺氧病变从而引起心肌结构破坏及心脏重量急性增加。

(三) 脑

灌注液吸收所致的脑水肿常常进展迅速,术后数小时内发生的小脑疝是灌注液吸收的最主要死因。有报道显示,TCRE术中应用1.5%甘氨酸其吸收量达1L时即可在CT上出现脑水肿迹象。机体吸收甘氨酸之后即使无脑水肿症状也可能发生昏睡、嗜睡症状,这可能与甘氨酸代谢后血氨增加有关。

(四) 肾脏

中等量(2.5L)的灌注液吸收可引起渗透性利尿,导致体内钠的绝对缺失。若不及时处理,灌注液吸收量进一步增加,肾脏组织膨胀,最终可出现无尿等肾脏衰竭表现。此外,大量的液体外渗可引起低血压,导致肾小管细胞缺氧。

四、灌注液吸收与麻醉管理

(一) 容量超负荷及低钠血症

容量超负荷是指液体吸收量超过2000ml所致的机体容量负荷过载,最常见于宫腔镜手术,其发生率约为0.2%~6%。容量超负荷的症状、体征取决于患者是否清醒及是否出现低钠血症。清醒患者常表现为恶心呕吐、头痛、呼吸困难、胸痛、意识不清。若不及时处理,可诱发低血压、心动过缓、肺水肿、脑水肿及心肺衰竭,甚至导致患者死亡。如前所述,当使用甘氨酸、甘露醇这类无电解质溶液作为灌注液时,灌注液大量吸收后可发生稀释性低钠血症。其症状体征与容量超负荷进展速度有关。一般情况下,急性低钠血症更为多见。大部分临床症状出现在血钠降低15~20mmol/L后,即低于120mmol/L时,若血钠浓度降至100mmol/L以下,可出现宽大畸形的QRS波、室速、室颤、ST段抬高等ECG特征性改变。

早发现早治疗在预防容量超负荷引起的致命性后果中起着非常重要的作用。因此,术中须采取一定措施减少灌注液的吸收,包括监测液体缺失量、控制灌注压、提高手术操作技术及做好充分的术前准备。

液体缺失量是容量超负荷最好的指标,因此进行性监测液体缺失量以提供灌注液吸收速度是非常重要的。但是目前尚无简单、精确且适合临床应用的测量方法,常见的容积测量法虽较精确但操作复杂,不适合常规使用,主要应用于实验研究。重量测量法需要实时监测患者体重,无实际应用价值。Hulten等介绍了一种简单、无创且能够持续监测的方法,即在灌注液中加入乙醇作为标记物,通过酒精浓度测定仪测定呼出气中乙醇浓度间接反映血液中乙醇浓度进而计算灌注液的吸收量。该方法在TCEA手术中同样适用,且与TURP相比,TCEA术中患者呼出气中乙醇浓度升高10%,血钠浓度下降40%,这种差异也许可以用男女体重及细胞外液量之间的差异来加以解释。此外,液体缺失量也可通过自动化液体流入/流出设备进行监测,该方法能够提供精确、无创且持续的液体缺失量监测。

生理状况下的肾盂内压力约为7.35mmHg,而PCNL操作过程中,常采用高压灌注泵以获得清晰的工作视野和高效的冲石效果,压力最高时可达生理状况下的数十倍。曾国华等对PCNL操作过程中肾盂内压进行测定,发现术中最高肾盂内压可达200mmHg,远高于生理状况下的肾盂内压力。于永刚等发现,肾盂高压灌注情况下,压力越高,肾脏损伤越严重,恢复越缓慢,压力为60cmH_2O时,在短期内即可出现尿蛋白增高及肾脏形态学改变,提示肾功能损害。另有研究表明,35mmHg以上的肾盂压力即可引起持续的肾盂静脉及淋巴管逆流。当存在感染时,15~18mmHg的压力即可造成逆流。虽然手术操作中肾盂内高压灌注的安全压力范围及其对肾脏功能损伤及恢复情况目前尚无文献报道,但术中应在保证手术效率和取石效果的同时,尽可能减少肾盂内压力以防止肾功能损害和灌注液的逆流吸收。

灌注液的吸收同样受手术时间影响,研究表明手术时间控制在1h以内可显著减少TURP综合征的发生。但也有报道认为宫腔镜手术中TURP综合征的发生率与手术时间无直接相关性,其症状在手术开始后10~15min内即可出现。

容量超负荷的治疗方法取决于所吸收灌注液的性质。生理盐水吸收后产生的容量超负荷可诱发肺水肿,但不会引起低钠血症、低渗或脑水肿。因此,其治疗方法主要是使用利尿剂减轻容量负荷。甘露醇大量吸收所致的容量超负荷除可引起肺水肿,常伴有低钠血症,因其为等渗溶液故不会引起低渗透压。其治疗方法主要包括辅助供氧,并监测电解质、尿量及氧饱和度。甘氨酸类低渗溶液大量吸收后所产生的后果往往较严重,大量低渗液体进入血液循环导致血容量增加的同时常伴发低渗性低钠血症。另有报道甘氨酸吸收可引起一过性血钾增高,这可能与细胞吸收灌注液溶质有关。因此,术中应监测电解质和血浆渗透压,对于已经出现的中度低钠血症,首先应限制液体入量并及时应用利尿剂(呋塞米20mg)。当发生重度低钠血症时,应持续输注3% ~5%高浓度钠溶液200 ~500ml,并且输注时间应大于4h。若低钠血症纠正过快,可能导致脑血容量骤然下降,造成颅内出血。因此,重度低钠血症的治疗应首先纠正至中度低钠水平,而不是快速纠正至正常血钠浓度。此外,容量超负荷尚可引起高血压和胸痛,治疗时可适当给予扩血管药物、吗啡及舌下含服硝酸甘油。

(二) 其他

心动过速及血压下降等术中血液丢失的症状可被灌注液吸收所致的心动过缓及血压升高所掩盖。因此麻醉医师应与手术医师及时沟通交流,准确估计失血量并及时输血。此外,灌注液温度对围术期患者体温的影响也是一个不可忽视的问题。韩见知等发现,采用室温灌注液时患者体温每小时下降1.5℃,而如果使用37℃灌注液,则患者体温每小时仅下降0.5℃。进一步研究发现,PCNL术中使用加温灌注液,可使患者围术期血压、心率平稳,失血量减少,维持患者的正常体温,降低术中、术后寒战和躁动的发生率。因此,在室温较低的情况下进行内镜手术时,麻醉医师应提醒外科医师对灌注液进行适当加温,以降低患者术中体温下降的程度,减少患者体温恢复到正常的时间,进而降低各类并发症发生的风险。

五、总　　结

内镜手术对组织损伤小,且外科医师能够在直视下进行手术操作,并发症相对较少,相比开放手术患者恢复快、费用低,已成为外科领域常用的诊断和治疗手段。但其重要并发症——灌注液吸收可造成容量超负荷、低钠血症及低体温等不良反应,因此麻醉医师必须及时采取有效措施防止或减少其并发症的发生。一旦出现应及时干预治疗,以最大程度保障患者生命安全。随着外科和麻醉学科的不断发展,相信我们能够将灌注液吸收所带来的负面效应控制在最低的限度。

(蒋婧妍　李军)

参 考 文 献

1. Hahn RG. Fluid absorption in endoscopic surgery. Br J Anaesth,2006,96(1):8-20
2. Park JT,Lim HK,Kim SG,et al. A comparison of the influence of 2.7% sorbitol-0.54% mannitol and 5% glucose irrigating fluids on plasma serum physiology during hysteroscopic procedures. Korean J Anesthesiol,2011,61(5):394-398
3. Dorotta I,Basali A,Ritchey M,et al. Transurethral resection syndrome after bladder perforation. Anesth Analg,2003,97:1536-1538
4. Yousef AA,Suliman GA,Elashry OM,et al. Research article a randomized comparison between three types of irrigating fluids during transurethral resection in benign prostatic hyperplasia. BMC Anesthesiology,2010,10:17
5. Köro ğlu A,To ğal T,Çiçek M,et al. The effects of irrigation fluid volume and irrigation time on fluid electrolyte balance and hemodynamics in percutaneous nephrolithotripsy. Int Urol NePhrol,2003,35(1):1-6
6. Byard RW,Harrison R,Wells R,et al. Glycine toxicity and unexpected intra-operative death. J Forensic Sci,2001,46:1244-1246
7. Mohta M, Bhagehandani, Tyagi A, et al. Haemodynamie electrolyte and metabolic changes during percutaneous nephrolithotomy. Int Urol NePhrol,2008,40(2):477-482
8. Wegmüller B,Hug K,Meier Buenzli C,et al. Life-Threatening Laryngeal Edema and Hyponatremia during Hysteroscopy. Crit Care Res Pract,2011,2011:140381
9. 郝斌,李宝兴,万久恺,等. 乙醇法监测经皮肾镜取石术中灌流液吸收量的临床研究. 中华泌尿外科杂志,2010,31(12):818-821
10. 曾国华,钟文,李逊,等. 微创经皮肾穿刺取石术中肾盂内压变化的临床研究. 中华泌尿外科杂志,2007,28(2):101-103
11. 于永刚,廖松柏,武英杰,等. 肾盂恒压灌注对肾损伤的实验研究. 临床泌尿外科杂志,2006,21(5):387-389
12. Kluger MT,Szekely SM,Singleton RJ,et al. Crisis management during anaesthesia: water intoxication. Qual Saf Health Care,2005,14(3):e23
13. Cooper JM,Brady RM. Intra-operative and early post-operative complications of operative hysteroscopy. Obstetric and Gynecology Clinics of North America,2000,27:347-365
14. 韩见知,庄乾元. 灌洗液温度对患者的影响. 实用腔内泌尿外科学. 第一版. 广州:广东科技出版社,2001:32-333
15. 郭履平,江艳. 加温灌注液对经皮肾镜手术患者生理指标影响的研究. 热带医学杂志,2010,10(7):845-847

96. 脊麻-硬膜外联合麻醉剖宫产低血压原因分析

Riley 等于 1995 年首先研究比较了脊麻(spinal anesthesia,SA)与硬膜外麻醉用于剖宫产的优势,并表明单次脊麻(single-shot spinal anesthesia,SSS)起效快、阻滞效果完善、产妇满意率高、费用低。此后数年,类似研究均得出相同结论,SSS 或脊麻-硬膜外联合麻醉(combined spinal-epidural anesthesia,CSE)在欧美迅速展开。由于其较全麻大幅度减少或避免胃内容物误吸、气管插管失败所致的产妇死亡率及新生儿相关并发症,将 SSS 或 CSE 应用于剖宫产的比例数年间上升至 90% 以上。英国产科麻醉指南明确提出,已留置硬膜外导管行分娩镇痛者,全麻剖宫产比例应 <3%。但近年对脊麻所致的低血压及其引起的母体循环功能不全甚至死亡、恶心、呕吐、眩晕等不舒适感,以及新生儿低氧血症、酸血症、神经学损伤、Apgar 评分降低等已引起高度关注。如何发挥 SSS 或 CSE 的优势,其关键为如何有效防治 SSS 或 CSE 所致的低血压。因而近年较多学者对 SSS 或 CSE 应用于剖宫产所致低血压的发生机制、预防方法的选择与效果、容量治疗及血管活性药物应用策略进行研究;鉴于国内对此并发症轻预防、治疗方法单一的现状,本文对近年来的相关研究进行分析,以求对产科麻醉有所裨益。

一、对 SSS 或 CSE 剖宫产所致低血压发生机制的再认识

对 SSS 或 CSE 致产妇低血压机制的研究现状及新的学说进行分析,为筛选关键或重要的防治方法提供理论依据。

(一)对 SSS 或 CSE 致产妇低血压腔静脉及主动脉受压机制的再认识

Holmes 于 1959 年首先提出椎管内阻滞麻醉致产妇低血压与腔静脉受压有关,该学说及相应的临床防治措施沿用至今。目前在相关教科书中仍以此学说为基础明确阐明其处理策略与理论依据。

1. 心排出量(CO)变化与胎儿及子宫压迫下腔静脉的关系　传统观念认为,在椎管内阻滞麻醉下行剖宫产,胎儿及子宫直接压迫下腔静脉,静脉回心血量急剧减少,CO 下降,是血压降低或仰卧位低血压综合征的主要因素。依据此学说所采取的基本治疗方法为:①左侧斜卧位,15°~30°,以减轻或解除对腔静脉的压迫;②下肢抬高或绑扎弹力绷带,迫使腔静脉受压后潴留于下肢的血液回流;③在椎管内阻滞麻醉操作前,于上肢静脉快速进行麻醉诱导期高容量液体治疗,以增加静脉容量及回心血量。但分析近年的相关研究报道,对此传统观念提出明确歧义。

(1)应用染料稀释法监测 CO,产妇出现血压下降或仰卧位低血压综合征时,由左侧卧位变换为仰卧位,其 CO 最多仅减少 12%,平均减少 6%。采用多普勒技术比较产妇仰卧位改变为左侧斜卧 15°时 CO 的变化,平均仅减少 6%。临床研究表明,椎管内阻滞麻醉下产妇出现的血压下降或仰卧位低血压综合征并不完全由胎儿及子宫压迫下腔静脉减少 CO 所致。

(2)在椎管内阻滞麻醉前,于上肢静脉快速输入晶体或胶体液,代偿因子宫与胎儿机械性压迫下腔静脉潴留于下肢的血液量,以通过此途径间接增加 CO。40 余年前 Wollman 经临床研究取得治疗效果,但此后再无研究人员重复出相同研究结果。因此椎管内阻滞麻醉时潴留于产妇下肢血管内的血液,并非主要由胎儿及子宫机械性压迫下腔静脉所致,应与交感神经阻滞所引起的血管扩张、肌肉松弛等因素更密切相关。

(3)采取机械性手段挤压下肢血管(如抬高下肢或绑扎绷带等),迫使腔静脉受压后潴留于下肢的血液回流,以增加 CO,但至今并未证实此类防治措施具有确切效果。

2. 不同体位与腔静脉及主动脉受压引起产妇低血压或仰卧位低血压综合征的关系　传统观念认为椎管内阻滞麻醉后产妇发生低血压甚至仰卧位低血压综合征仰卧位低血压综合征,其主要原因为腔静脉与主动脉两者其一或同时受压所致。因而行椎管内阻滞麻醉后常规改变仰卧位体位,采取不同的侧卧位,倾斜位等,多数取左倾斜位(left tilted position),即左侧倾斜试图解除子宫及胎儿腔静脉、主

动脉的压迫。但对改变体位在防治产妇低血压或仰卧位低血压综合征中的作用,至今尚无统一意见予以肯定。并且各种倾斜位(tilted position)或侧卧位增加了并发症发生率:①坐骨神经受压,增加其发生神经病理学改变的几率;②不利于手术操作;③增加母体损伤的发生率;④体位改变延长手术时间;⑤发生脓毒症(sepsis)的风险增加;⑥其他并发症增多,如空气栓塞等。因此近年对椎管内阻滞麻醉后产妇是否常规采取侧卧位或倾斜位存在争议。

1959至2008年期间,进行相关研究的学者先后采取三种策略比较不同体位对产妇低血压或仰卧位低血压综合征的防治作用。分别为:①仰卧左或右倾斜位(left or right tilted supine position)与完全左侧位(full left lateral position)比较;②侧卧位、仰卧倾斜位与完全仰卧位比较;③不同局部楔入(different location of wedges)体位垫或右倾斜位与左倾斜位比较。分析相关研究结果,基本证明采取不同体位并未减少椎管内阻滞麻醉后产妇低血压或仰卧位低血压综合征的发生率,依靠单纯调整体位的方式并不能有效防治此类并发症。

Cluver等分析17项研究包含683例产妇、8种体位,比较其防治椎管内阻滞麻醉后低血压或仰卧位低血压综合征的效果。8种体位分别为:①左倾斜位20°与水平位(horizontal position);②完全左侧位与左倾斜位15°;③右倾斜位与水平位;④右倾斜位与左倾斜位;⑤手工置换器(manual displacer)位与左倾斜位15°;⑥头低10°倾斜位与水平位;⑦头高5°~10°倾斜位与水平位;⑧右骨盆下楔入12cm(12cm right pelvic wedge)厚体位垫与右腰下楔入12cm(12cm right lumbar wedge)厚体位垫。研究结果表明:①除手工置换器位较左倾斜位减少收缩压下降程度外,其他7种体位均不能降低低血压发生率;②8种体位亦不加重血压降低程度;③8种体位时母体的心率及血pH、新生儿Apgar评分与血pH均无统计学差异。

上述研究报道提示,下腔静脉及主动脉受子宫、胎儿压迫所致母体低血压或仰卧位低血压综合征的理论依据不足,临床常规以左倾斜位或左侧卧位防治该类并发症的效果有待深入研究验证。

(二) 缩宫素(oxytocin)在引起或加重产妇低血压中的作用

缩宫素为产科调控子宫张力的常用药物,其用量掌控不当易出现不良反应。常见不良反应为:①低血压,因全身血管阻力降低,静脉回心血量减少,CO下降所致,尤其大剂量单次给药(bolus)。产妇存在心脏疾患、低血容量时低血压与严重低血压发生率更高,甚至有单次给予10U导致心血管虚脱、死亡的报道。②由低血压引起的代偿性心动过速或心律失常。③心电图ST改变。④因低血压使产妇恶心、呕吐发生率增加。

Archer等采用脉搏轮廓法(pulse contour)检测产妇在SSS下行剖宫产,单次应用缩宫素5U后,除全身血管阻力与CO降低外,平均动脉压(MAP)下降低于基础值的70%甚至50%。表明在SSS或CSE下行剖宫产,若缩宫素用药剂量与方法不当,会导致上述并发症发生率增高或程度加重,但至今尚未引起麻醉科与产科医师足够重视。

Carvalho等测得缩宫素单次给药90%最低有效剂量(CD90)为0.35U,但临床常给予14至29倍CD90剂量,唯恐子宫张力减弱增加出血量,结果血压降低,简单认为应用血管收缩剂即可,忽略此药不良反应的综合作用。

在SSS下行剖宫产,胎儿娩出后单次给予缩宫素2U与5U,其后以10U/h速度给药,比较两种剂量对子宫张力及其不良作用与程度的影响。结果表明,应用2U较5U产妇的MAP下降与心率增快程度减轻非常显著;恶心、呕吐发生率明显下降;血管收缩剂用量显著减少;但出血量则无显著差异。作者建议应多个单位重复该项研究,如得出相同结果,则可将单次给予缩宫素2U,其后以10U/h速度给药作为推荐剂量与给药方式。

(三) 交感神经阻滞机制

传统观念认为SSS、硬膜外腔阻滞或CSE导致血压下降、心率减慢的主要因素为交感神经阻滞引起阻滞平面以下的动、静脉扩张。尤其SSS,肌肉松弛较其他椎管内阻滞麻醉更完善,使其对静脉容量血管的支撑作用减弱或消失,加重静脉容量血管扩张,回心血量减少;阻滞平面如达心交感神经支配平面,则引起心率减慢,加重血压下降程度。

此传统观念亦常用于解释产妇SSS、硬膜外腔阻滞或CSE引起血压下降的机制。但自SSS、硬膜外腔阻滞应用于产妇后,血压下降发生率高,且程度重于非产妇,国内麻醉学界曾一度提倡废弃SSS。其中重要原因之一为由于腹部大血管的解剖位置,产妇平卧位时子宫与胎儿压迫腹部大血管,尤其下腔静脉,为加重血压下降程度甚至出现仰卧位低血压综合征的主要原因。近年欧美在产妇中应用SSS、CSE之高,尤其SSS,主要原因除较全麻更安全外,即为对两者导致血压下降机制的重新认识及防治方法的更新。Jeon等认为,产妇在实施麻醉前,交感神经兴奋性高于非产妇,在SSS下行剖宫产交感神经易遭受更大程度的阻滞,因而血压下降幅度大于非产妇。鉴于上述对不同体位在防治产妇低血压或仰卧位低血压综合征中作用的大样本研究,以交感神经阻滞为主导机制,更新相应的低血压防治措施,值得国内麻醉学界研究与探讨。

二、产科低血压判断标准及其意义

在SSS或CSE下行剖宫产,低血压发生率约为40%~80%,亦有报道可高达80%~90%以上。为减少产妇并发症,增强其分娩舒适性,提高其满意率;确保胎儿或新生儿不发生或尽可能减少并发症,以提高Apgar评分,应对传统低于基础值的75%~80%为低血压的判断标准进行重新评价。

综合分析相关文献,在SSS或CSE下行分娩镇痛或剖宫产,建议低血压判断标准为:①低于基础值80%;②低于基础值90%;③收缩压低于100mmHg;④低于基础值即视为低血压;⑤产妇出现恶心、呕吐、眩晕等症状,血压轻微下降(较基础值下降不足10%),亦可判断为低血压。但产妇血压低于基础值90%为低血压判断标准呈逐渐被接受趋势。降低低血压判断值,其意义在于重视该并发症对产妇、胎儿及新生儿的危害,增强预防与治疗意识,尤其国内独生子女国策及高龄初产妇增多,更为必要。

（徐世元）

参考文献

1. Benhamou D, Wong C. Neuraxial anesthesia for cesarean delivery: what Criteria define the "optimal" technique? Anesth Analg, 2009, 109(5): 1370-1373
2. Halpern SH, Soliman A, Yee J, et al. Conversion of epidural labour analgesia to anaesthesia for caesarean section: a prospective study of the incidence and determinants of failure. Br J Anaesth, 2009, 102(2): 240-243
3. Sharwood-Smith G, Drummond GB. Hypotension in obstetric spinal Anaesthesia: a lesson from pre-eclampsia. Br J Anaesth, 2009, 102(3): 291-294
4. Calvache JA, Munoz MF, Baron FJ. Hemodynamic effects of a right lumbar-Pelvic wedge during spinal anesthesia for cesarean section. Int J Obstet Anesth, 2011, 20(4): 307-311
5. Cluver C, Novikova N, Hofmeyr GJ, et al. Maternal position during caesarean section for preventing maternal and neonatal complication. Cochrane Database Syst Rev, 2010, (6): CD007623
6. Jeon YT, Hwang JW, Kim MH, et al. Positional blood pressure change and the Risk of hypotension during spinal anesthesia for cesarean delivery: an Observational study. Anesth Analg, 2010, 111(3): 712-715
7. Archer TL, Knape D, Liles D, et al. The hemodynamics of oxytocin and other vasoactive agents during neuraxial anesthesia for cesarean delivery: findings in six cases. Int J Obstet Anesth, 2008, 17(3): 247-254
8. Sartain JB, Barry JJ, Howat PW, et al. Intravenous oxytocin bolus of 2 unit is superior to 5 units during elective caesarean section. Br J Anaesth, 2008, 101(6): 240-243
9. Carvalho JC, balki M, Kingdom J, et al. Oxytocin requirements at elective cesarean delivery: a dose-finding study. Obstet Gynecol, 2004, 104(11): 1005-1010
10. Allen TK, Muir HA, George RB, et al. Asuevey of spinal-induced Hypotension for scheduled cesarean delivery. Int J Obstet Anesth, 2009, 18(3): 356-361
11. Banerjee A, Stocche RM, Angle P, et al. Preload or coload for spinal Anesthesia for elective cesarean delivery: a meta-analysis. Can J Anesth, 2010, 57(1): 24-31

97. 血小板减少产妇剖宫产的麻醉选择和处理

血小板减少是椎管内麻醉的绝对或相对禁忌证，孕产妇血小板减少的情况较常见，尤其在病理产科。产妇血小板的减少与孕晚期产妇处于高凝状态，在剖宫产麻醉时给麻醉医师带来了困惑和挑战。美国产科麻醉临床指南和中国产科麻醉专家共识均未涉及血小板减少产妇剖宫产的麻醉，本文就此问题结合临床经验与文献进行综述。

一、孕产妇血小板减少的原因

血小板减少症是妊娠常见的并发症，国外文献报道妊娠合并血小板减少症的总发生率约为7.6%，国内报道1.0%～11.6%。其中最主要的原因是妊娠相关性血小板减少症（PAT），在总发生率中所占比例报道为30.6%～79.3%。其次为妊娠期高血压疾病、HELLP综合征等妊娠特有疾病，以及妊娠合并特发性血小板减少性紫癜（ITP）。

妊娠相关性血小板减少症（pregnancy associated thrombocyt openia，PAT）也叫妊娠期血小板减少症（gestational thromboytopenia，GT），又称为良性妊娠期血小板减少（benigh gestational throm bocytopenia），指妊娠前无血小板减少的病史，妊娠期首次发现血小板计数低于正常值（$< 100\times10^9/L$）。孕产妇血小板减少症中良性妊娠期血小板减少占75%左右，其抗血小板抗体阴性，肝肾功能及凝血功能正常。其特点为只发生于妊娠期间，多在妊娠中晚期发病，一般血小板减少的程度轻，国外文献报道患者的血小板计数多$>80\times10^9/L$。目前多数学者认为PAT为正常妊娠的一种生理现象，为一过性自限性的生理过程。这与其他的妊娠合并血小板减少症的疾病，如ITP、HELLP综合征等的发病机制不同。

HELLP综合征引起的血小板减少占妊娠期血小板减少的21%左右。主要为血管痉挛性收缩，内皮细胞受损，前列环素（PGI_2）合成相对减少，而血栓素A_2（TXA_2）合成相对增加，PGI_2/ TXA_2比值下降，引起血小板聚集和黏附，从而增加血小板消耗，使血小板减少，同时凝血系统被激活，凝血因子被消耗。

妊娠合并特发性血小板减少性紫癜（ITP）是妊娠期免疫性血小板破坏增加的常见原因之一，发生率约占妊娠期血小板减少的5%左右。患者产生抗血小板的抗体，导致血小板数量下降，尚有血小板生存期缩短、血小板易破坏。由于妊娠期母体血液中血小板抗体可通过胎盘进入胎儿循环，引起胎儿血小板减少，因此对母婴均有不利影响。HELLP综合征和ITP两者均有血小板质量的下降以及凝血系统紊乱。

二、血小板减少产妇的麻醉选择和处理

（一）血小板减少产妇应用椎管内麻醉的安全性

硬膜外腔有丰富的静脉丛，硬膜外麻醉的严重并发症之一是硬膜外血肿形成。单次法硬膜外麻醉发生率约为1/220 000；硬膜外置管法约为1/150 000，近一半发生在拔除硬膜外导管后。有统计显示，顺利进行椎管内麻醉的患者，硬膜外穿刺后椎管内血肿的发生率为1/150 000，脊麻后椎管内血肿的发生率为1/220 000。也有报导硬膜外血肿发生率约0.0013%～0.006%。如果合并凝血功能障碍、抗凝治疗、创伤和置管困难等因素，椎管内血肿的发生率会更高。

韩传宝等对22例血小板计数在$(50\sim74)\times10^9/L$的产妇成功实施硬膜外麻醉。Beilin等对30例血小板计数在$(69\sim98)\times10^9/L$的患者进行椎管内麻醉也获得成功，并认为血小板低于$100\times10^9/L$的产妇禁用硬膜外麻醉无事实依据。

从实验室检查的角度考虑，实施硬膜外麻醉的禁忌证包括：①国际标准化比值（INR）>1.5；②活化部分凝血活酶时间（APTT）>40s；③血小板计数$<50\times10^9/L$。此外，对血小板功能异常者也不应实施硬膜外麻醉。

（二）如何正确看待孕期血小板减少

血液稀释和孕期血小板消耗使血小板数量下降，但是

产妇在孕晚期凝血因子Ⅱ、Ⅴ、Ⅶ、Ⅷ、Ⅸ和Ⅹ等均有增加，血浆纤维蛋白原由非孕时平均3g/L，增至正常妊娠晚期4.5g/L，使孕妇血液处于高凝状态。另外，血小板计数检查仅反映血小板数量，而不能反映血小板功能。孕晚期血小板的生成增加，血中血小板多为年轻型，其黏附和止血功能增强，同时分娩应激时产生的肾上腺素、花生四烯酸、凝血酶和腺苷也会增强血小板功能。孕产妇处于高凝状况，尤其是妊娠高血压疾病的孕产妇，但时常表现为血小板计数的减少，这给麻醉的选择带来了困惑。许多学者认为，产妇行椎管内麻醉时可对血小板计数的要求适当放宽。目前产科对诸如妊娠期高血压疾病等处于高凝状况的孕产妇已开始进行抗凝治疗，产科麻醉的理念也应不断更新。

（三）术前应用止血药的必要性

对血小板减少的产妇，术前可静注巴曲酶2KU。因为巴曲酶具有凝血激酶和凝血酶样活性，有助于出血部位凝血酶的形成，并促进出血部位血小板的聚集和纤维蛋白的形成。与凝血酶裂解纤维蛋白原(Fg)成蛋白肽A和B，生成纤维蛋白Ⅱ单体并聚合成纤维蛋白Ⅱ多聚体的作用机制不同，巴曲酶作为类凝血酶仅裂解纤维蛋白原(Fg)成蛋白肽A，产生纤维蛋白Ⅰ单体，并与Fg结合成复合物后，在体内很快降解，所以不会产生血管内弥漫性凝血(DIC)。因此适用于处于高凝状态的孕妇，更适用于有凝血功能障碍的产妇。另外，巴曲酶还可直接代替部分凝血因子的作用，尤其在凝血因子减少时，可弥补多种凝血因子的不足，从而维持机体凝血机制趋势于正常。静脉用药后5～10min起效，20～30min时作用最强，2h后作用逐渐减弱，24h后作用消失。当血液中缺乏血小板或某些凝血因子时，宜在补充血小板、凝血因子或输注新鲜血液的基础上应用巴曲酶。

（四）麻醉的选择和处理

对于血小板减少的产妇，麻醉可选择细针单次蛛网膜下腔麻醉、连续蛛网膜下腔麻醉和全身麻醉，根据情况谨慎选择腰-硬联合麻醉(包括硬膜外腔麻醉)。血小板计数<50×10^9/L的产妇应禁用椎管内麻醉，一律选择全身麻醉，技术不成熟的医疗单位可选择局部浸润麻醉。

1. 细针单次蛛网膜下腔麻醉　应用腰—硬联合麻醉包中的25G腰麻穿刺针完全可以进行蛛网膜下腔穿刺，实施单次腰麻可满足剖宫产的需求，而基本不损伤硬膜外腔内血管，可适用于血小板计数在(50～100)$\times10^9$/L的剖宫产产妇。

2. 连续蛛网膜下腔麻醉　是通过置入蛛网膜下腔的导管一次或分次注入小剂量局麻药，从而达到维持蛛网膜下腔麻醉效果的方法。中国目前市场有Spinocath管内针型和Sprotte针内管型两种连续蛛网膜下腔穿刺针套件，均能很好地应用于临床，可适用于血小板计数在(50～100)$\times10^9$/L的剖宫产产妇。

3. 全身麻醉　气管插管全身麻醉适用于血小板异常尤其是血小板计数<50×10^9/L的剖宫产产妇，或明确有凝血功能障碍的产妇。

4. 腰—硬联合麻醉或硬膜外腔麻醉　谨慎适用于血小板计数在(50～100)$\times10^9$/L的剖宫产产妇。对血小板减少的产妇施行硬膜外腔麻醉在给麻醉医师带来许多困惑，由于孕妇血小板减少的特殊性以及孕产妇处于高凝状况，许多学者对这类产妇成功实施了硬膜外腔麻醉。麻醉中需注意以下问题：①严格的术前评估：注重实际的临床表现，对贫血程度进行评估。临床是否有出凝血障碍，除考虑血小板计数外，更要重视纤维蛋白原、凝血酶原时间和凝血酶原激活时间等凝血五项的检查。如仅血小板计数减少，临床表现和其他检查无异常，可谨慎实施腰-硬联合麻醉或硬膜外腔麻醉。②合理输注血小板：妊娠期血小板减少是围生期一种常见的疾病，发生率约占妊娠总数的3.6%～8.3%，常由于多种内科并发症以及妊娠并发症所引起。一般不输注血小板，只是在以下紧急情况时采用：a. 孕期血小板计数≤20×10^9/L，足量输注血小板，可以尽快提高血小板计数，以免造成因血小板减少所引起的自发性多脏器出血(尤其是脑出血)而危及生命；b. 血小板计数虽>20×10^9/L，但<50×10^9/L，患者有明显出血倾向或面临手术、麻醉，为防止严重出血，也应尽快采用血小板输注治疗，以迅速提高血小板数量。ITP是免疫性疾病，应尽量避免少量多次进行血小板输注。因为输注血小板会刺激体内产生血小板抗体，从而加速血小板破坏，可导致再次输注血小板无效或输注后血小板短期上升继而迅速下降甚至低于原有的水平，进一步加重出血。血小板一般采用细胞分离机单采技术，简称为机采血小板。对于一个机采量(每袋200ml)需处理全血量约2500ml，平均含血小板2.5×10^{11}。理论上按照孕妇血容量5L来计算，输入一个机采量，可以提高血小板计数50×10^9/L。但根据我院临床观察，输入一个机采量约可提升血小板计数(10～20)$\times10^9$/L。根据病情临床一次输入1～2个机采量，病情特殊者还可输注更大剂量以达到治疗效果。③合理应用激素：对免疫性血小板减少的产妇可给予丙种球蛋白和糖皮质激素治疗。糖皮质激素可改善毛细血管功能状态，使毛细血管脆性由阳性变为阴性，出血倾向好转，并可抑制血小板抗体生成，减少毛细血管通透性，从而提高手术麻醉的安全性。④应用娴熟的穿刺技术：孕妇硬膜外血管处于怒张状态，穿刺置管应小心，以免误入血管。卧位穿刺时，硬膜外针应缺口向上，以减少对黄韧带的损伤，同时对多是纵行分布的硬膜外腔血管的损伤几率也降低。由于形成血肿的直接原因多是硬膜外穿刺后置入导管的损伤，硬膜外导管的拔出与置入导致硬膜外血肿的风险相近，应该予以同样重视。由于硬膜外腔血管分布以前侧和两侧居多，后侧较少，垂直正中入路法穿刺较少损伤血管。⑤及时合理的处理措施：硬膜外导管若置入血管，应缓慢退管至回抽无血，视情况进行生理盐水冲洗。在穿刺过程中万一发生硬膜外腔出血，应用生理盐水多次轻柔冲洗，每次5ml，直至血色回流变淡，或者用1∶20～40万的肾上腺素盐水冲洗。⑥重视术后随访：对血小板减少的产妇实施椎管内麻醉后要定时随访，做到2～4h随访一次。如

发现麻醉平面消失后再次出现，或出现腰骶部剧痛，应高度怀疑有硬膜外血肿的可能，积极采取相应的措施。

总之，在有条件的情况下，对于血小板减少的产妇行剖宫产，应尽量选择全身麻醉或单次细针腰麻，尽量避免应用腰-硬联合麻醉或硬膜外腔麻醉。

(徐铭军)

参考文献

1. Practice guidelines for obstetric anesthesia: an updated Report by the american society of anesthesiologist s task force on obstetric anesthesia. Anesthesiology, 2007, 106(4): 843-863
2. Schwartz KA. Gestational thrombocytopenia and immune thrombocytopenia in pregnancy. Hematology Oncology Clinics of North America, 2000, 14(5): 1101-1109
3. 王良娟. 102 例妊娠合并血小板减少患者的临床分析. 中国妇幼保健, 2010, 25: 2196-2197
4. Parnas M, Sheiner E, Shoham-Vardi. Moderate to severe thrombocytopenia during pregnancy. Eur J Obstet Gynecol Reprod Biol, 2006, 10(3): 164-167
5. Grzyb A, Rytlewski K. Pregnancy complicated with thrombocytopenia. Ginekol Pol, 2006, 77(9): 712-719
6. 何静媛, 邵勇. 妊娠相关性血小板减少症研究进展. 实用妇产科杂志, 2008, 24(9): 530-532
7. 韩传宝, 周钦海, 刘华, 等. 血小板减少症产妇的围术期处理. 临床麻醉学杂志, 2007, 23(11): 945-947
8. Horlocker TT, Wedel DJ, Benzon H, et al. Regional anesthesia in the anticoagulated patient: defining the risks (the second ASRA Consensus Conference on Neuraxial Anesthesia and Anticoagulation). Reg Anesth Pain Med, 2003, 28: 172-197
9. 徐启明. 临床麻醉学. 北京: 人民卫生出版社, 2004, 139
10. 韩传宝, 刘华, 钱燕宁, 等. 血小板减少症产妇剖宫产术的麻醉管理. 临床麻醉学杂志, 2006, 22: 449-450
11. Bombeli T, Spahn DR. Updates in perioperative coagulation: physiology and management of thromboembolism and haemorrhage. Br J Anaesth, 2004, 93: 275-287
12. Hughes SC, Levinson G, Rosen MA, et al. Shnider and Levinson's Anesthesia for obstetrics, 4th ed. Baltimore: Lippincott williams & wilkins, 2001, 452-556
13. 张云南, 单渊东, 李蓉生, 等. 协和血液病学. 北京: 中国协和医科大学出版社, 2004: 782-789
14. 刘晓巍, 吴连方. 对妊娠期血小板减少的认识和矫治. 中国实用妇科与产科杂志, 2007, 23(3): 178-180
15. 张利苹, 王俭, 刘长琦, 等. 严重血小板减少症产妇行剖宫产术的麻醉管理. 河南外科学杂志, 2010, 16(1): 102
16. 张新阳, 吴连方. 妊娠期血小板减少性疾病的血小板输注治疗. 中国实用妇科与产科杂志, 2004, 20(5): 274-276
17. 缪勇, 臧广州. 最新麻醉技术操作规范与新技术应用实用手册. 天津: 电子出版社, 2004, 384-385

98. 瘢痕子宫剖宫产麻醉的几个问题

早年 Gragin 提出的“一次剖宫产，次次剖宫产”的观点，对产科医师产生了深远的影响，使产妇剖宫产率由1970年的5.5%上升到1988年的24.7%，其中1/3是择期反复剖宫产。1988年和1994年美国妇产科医师协会倡导“应该修正反复剖宫产分娩的观念，在没有禁忌证的情况下，首次剖宫产的子宫下段切口者，建议进行试产”，使经阴道分娩由1970年的2%上升至1995年的28%，然而随着对瘢痕子宫妊娠经阴道分娩安全性的质疑和指责，2006年剖宫产总数又升至31.1%。产妇剖宫产是我国最常见的分娩方式之一，2011年WHO的调查报告指出，中国总剖宫产率高达46.5%，为世界第一。其原因除社会、经济因素外，主要是宫内胎儿窘迫指征放宽和择期反复剖宫产，还有治疗因素，如1例第二次剖宫产出生的女孩患白血病，为了给患儿进行脐带血干细胞移植，再次妊娠行第三次剖宫产。瘢痕子宫妊娠反复剖宫产的麻醉，国内外文献报道很少，对麻醉处理的研究不够深入。通过对瘢痕子宫妊娠剖宫产的调研和回顾性分析，发现存在麻醉方法选择、术中低血压和失血性休克、新生儿窒息和产妇转归等诸多临床问题，增加了剖宫产麻醉处理的困难和风险，如何有效预防和正确治疗是临床麻醉的一个重要研究课题。

一、瘢痕子宫妊娠的临床风险

反复剖宫产、人工流产子宫穿孔伤和妇科子宫手术后形成的瘢痕子宫，可引起子宫肌层损伤和子宫内膜炎等，影响孕期的病理生理，导致临床异常情况：①瘢痕子宫妊娠可使妊娠囊异位着床，发生前置胎盘、胎盘粘连和瘢痕部位妊娠等引起产程出血。Lynch 等报道前置胎盘的发生率为4.8%，是正常产妇的9.6倍。Silver 等发现随着剖宫产次数的增加，胎盘粘连的发生几率明显增加，既往两次剖宫产后胎盘粘连为40%，尤其是有前置胎盘史的产妇，胎盘植入的发生率更高，既往两次剖宫产后胎盘植入为47%。②子宫破裂是瘢痕子宫最严重的并发症之一。Chibber 等和 Zwart 等报道子宫破裂病例中瘢痕子宫分别占52%和87.1%，其严重威胁母婴安全，由于子宫瘢痕愈合不良，使子宫肌层变薄和瘢痕变硬，瘢痕的弹性和韧性差，Uygur 报道发生妊娠末期子宫破裂几率为0.332%。但 Landon 报道经阴道试产的子宫破裂几率为0.7%，甚至认为经阴道自然分娩发生子宫破裂是再次剖宫产的3倍。Veena 等报道子宫破裂相关因素包括瘢痕子宫、多胎和剖宫产间隔时间<18个月。③剖宫产瘢痕妊娠（cesarean scar pregnancy）是指妊娠囊或胚囊着床于既往子宫切口的瘢痕处，为一种少见的异位妊娠，1978年 Larson 和 Soloman 首次报道，发病率为1∶1800～2216。随着剖宫产率上升和阴道超声检查诊断水平的提高，发病率有增加之势，应早期诊断，立即终止妊娠。也有少数在子宫峡部和宫腔中生存，进展为活产，但有引起子宫破裂和胎盘植入造成难以控制的大出血风险，危及产妇生命，甚至需要切除子宫来挽救生命。④胎盘附着子宫瘢痕部位，引起胎盘供血不足，较早老化，影响胎儿发育，产后出现新生儿并发症，死亡率较高，且瘢痕子宫部位影响子宫收缩，易致宫缩乏力，发生术中，术后出血，或需子宫切除术。

瘢痕子宫对手术麻醉的影响也很大，表现为：①手术入路困难和腹腔粘连，造成手术操作难度增加和术时延长，并发症增加，如出血、膀胱损伤、肠道损伤和血管误伤等，甚至可能发生新生儿窒息。曾有报道误伤肠管，并发败血症而死亡。②反复剖宫产经历多次硬膜外麻醉，增加了阻滞不全的发生率，影响其运动和感觉阻滞效果，麻醉辅助药的使用又可能增加产妇风险。③产妇高龄居多，术前存在妊娠并发症和妊娠继发疾病较多，再次剖宫产指征以病理产科情况为主，如急症手术伴失血性休克，麻醉的风险性增加。

因此，瘢痕子宫妊娠的临床风险是妊娠病理因素增多，手术操作困难复杂，麻醉处理难度加大，再次剖宫产明显增加产妇和胎儿的风险和并发症，在临床工作中应做术前评估和制订应急预案。

二、瘢痕子宫剖宫产的麻醉处理

麻醉要求既能保证母子安全、满足手术需要，又能减轻手术创伤和并发症。现在瘢痕子宫剖宫产仍以椎管内麻醉为主，适用于择期剖宫产和循环功能稳定的产妇，在一定程度上降低与麻醉相关的风险，促进麻醉恢复，且产妇清醒可享受胎儿娩出的记忆，增加满意度。安徽省2009年的调研报告在4828例瘢痕子宫剖产的麻醉中，选用椎管内麻醉4582例，占94.91%，其中硬膜外麻醉2312例(47.89%)、腰硬联合麻醉2189例(45.34%)和蛛网膜下腔阻滞81例(1.68%)，而气管插管全麻243例，仅占5.03%。

硬膜外麻醉仍是剖宫产的常用麻醉方法，尤其对镇痛分娩失败后行剖宫产者，该方法麻醉效果良好、麻醉平面易控制、血流动力学稳定和对母子安全可靠，且麻醉时食管下段-胃屏压相对恒定，利于防止反流误吸。由于产妇对局麻药的敏感性增加和硬膜外腔用药量大于蛛网膜下腔阻滞用药量，毒性反应发生几率较高，宜选用起效快、毒性低的局麻药。要求采用小量分次法给药，注药前一定要回抽导管，然后再注入试验剂量，避免导管误入血管和蛛网膜下腔引起局麻药毒性反应和全脊髓麻醉。Aleksandrov 等报道反复硬膜外麻醉的成功率为90%。由于瘢痕子宫产妇曾多次行硬膜外穿刺，可能引起硬膜外间隙粘连，使局麻药扩散受阻，阻滞不全的发生率达10.3%～22%。腰硬联合麻醉是瘢痕子宫剖宫产的又一选择，腰麻阻滞效果弥补了硬膜外麻醉阻滞不全的问题，该法既有腰麻起效迅速、用药量少和阻滞完善的优点，又可以通过硬膜外导管补充腰麻作用时间短的缺点和进行术后镇痛。为了缩短麻醉恢复时间，减少局麻药毒性反应，常选用对心脏毒性低的局麻药，如罗哌卡因和左旋布比卡因，单次腰麻的罗哌卡因用量一般不超过10mg，以免麻醉平面过高。随着穿刺器械的改进，使用针内针技术减轻了对硬脊膜的损伤，降低了头痛等并发症，也避免了和皮肤的直接接触，减少了感染的机会。但也要重视其风险和并发症，特别要高度重视防止硬膜外导管进入蛛网膜下腔等意外情况。Ioscovich 等报道多次反复剖宫产(6±1)次108例的麻醉处理，对80例(74%)无产科并发症的产妇选用蛛网膜下腔阻滞取得良好的麻醉效果，仅有1例术中辅助咪达唑仑。瘢痕子宫剖宫产选用气管插管全麻，适用于胎儿心动过缓、子宫破裂、失血性休克、凝血功能障碍、腰椎病变和拒绝椎管内麻醉的产妇。全身麻醉是保证尽快分娩出胎儿和稳定产妇情况的最佳选择，提供快速可靠的麻醉效果，便于控制气道和较少发生低血压，其缺点包括存在气管插管困难、误吸、全麻药物对胎儿的抑制和浅全麻后术中知晓。据报道，麻醉相关死亡率全身麻醉比椎管内麻醉高16.7倍。实施全麻的产妇，要求术前禁食6h，麻醉诱导前1h口服抑酸剂，常规监测、吸氧、输液，保证吸引器和插管失败补救设施就绪，备好新生儿复苏设备和药品；待术者完成手术前一切准备后开始麻醉诱导，静注丙泊酚1～2mg/kg或(和)氯胺酮1mg/kg和琥珀酰胆碱1～2mg/kg，完成气管插管后行控制呼吸。同时手术开始，待胎儿娩出后立即静注芬太尼、维库溴铵和泵注丙泊酚，手术结束后完全清醒拔管，从切皮至胎儿娩出<10min(ID)，子宫切开到胎儿娩出时间<3min(UD)。喉罩也已应用于剖宫产的气管插管全麻，作为气道管理的工具，不仅可作为气管插管失败患者的应急通道，且可协助完成气管插管操作。第三代喉罩的密封性能比普通喉罩要高出50%左右，如果喉罩放置部位恰当，留置胃管的成功率可以达到100%，使其正压通气时胃胀气的情况明显减少。因此，任何麻醉方法都有优缺点，麻醉选择应按照麻醉危险因素，产科危险因素和产妇的要求来具体衡量和决定，尽量做到个体化。

瘢痕子宫剖宫产麻醉期间低血压的发生率较高，达16%～32%。产科出血是最常见的原因，如前置胎盘、胎盘粘连和子宫破裂等，甚或发生失血性休克，多见于经产妇和反复剖宫产者。曾报道1例既往葡萄胎刮宫子宫穿孔史，发生原穿孔处子宫瘢痕破裂，失血量约4000ml，经抢救转危为安。仰卧位低血压综合征在瘢痕子宫产妇的发生率偏高，由于既往手术后腹腔粘连，使增大的子宫较固定于右旋位，即使采用左侧倾斜30度体位，有时仍不能完全解除对下腔静脉的压迫，致回心血量减少。椎管内麻醉的阻滞范围广泛或平面过高和腹腔粘连解剖困难增加了组织损伤、血管误伤和失血量，也是低血压的因素。腰硬联合麻醉时，对腰麻注药后平面调节失误或向硬膜外腔注药后都可出现腰麻平面进一步扩散。另外全麻患者术中要避免过度通气，过度通气会影响回心血量使低血容量患者出现低血压，减少子宫和脐带血流和增加产妇血红蛋白对氧的亲和力，引起胎盘对氧的运输降低，胎儿易出现低氧血症和酸中毒。因此，对瘢痕子宫剖宫产术前访视非常重要，不但要详细了解病史和进行必要的体检，还要了解生化检查和超声影像等检查结果，仰卧位应激试验对预测术中低血压有相当的敏感性和特异性。麻醉前开通上肢静脉通路，常规输注羟乙基淀粉500ml。对严重出血的危重产妇，应进行中心静脉压和直接动脉压测定以指导容量治疗和用药。要加强术中监测，维护血流动力学稳定，左倾斜体位、容量补充和升压药应用可有效地改善低血压。静脉应用麻黄碱和去氧肾上腺素都是治疗低血压的有效药物。产妇无心动过缓，则优先选用去氧肾上腺素，其收缩血管作用强，很少进入胎儿，能有效改善产妇血流动力学和胎儿的酸碱平衡状态，而麻黄碱收缩血管作用弱，易通过胎盘影响胎儿。

三、新生儿窒息与复苏

瘢痕子宫剖宫产时新生儿窒息的几率较高，甚或夭折，文献报道为 12.4% ~23.5%，其原因很多，主要是：①瘢痕子宫妊娠后，前置胎盘、胎盘粘连的发生率增加，使子宫胎盘血流降低而影响发育或造成胎儿窘迫。②既往剖宫产后子宫切口愈合不良而引起子宫瘢痕撕裂或破裂，瘢痕子宫发生子宫破裂的几率增加 10 倍。严重的心动过缓<80 次/分，可能是子宫破裂较强指标。一旦发生破裂新生儿病死率也将增加 10 倍。Zwart 等报道的病死率为 8.7%。③瘢痕子宫产妇多为高龄，可伴有妊娠并发症和继发疾病，如重度子痫前期和子痫，产妇子宫胎盘低灌注可导致胎儿慢性缺氧和发育迟缓，不良妊娠后果发生率较正常血压产妇高 3 ~4 倍。④硬膜外麻醉阻滞不全，严重腹腔粘连均增加手术难度，使子宫切开至胎儿娩出的间隔延长，超过 3min 能引起胎儿缺氧和酸中毒，也使新生儿窒息的几率增加。总之，任何原因引起的子宫胎盘灌注减少都会导致胎儿缺氧，缺氧加重引起胎儿宫内窘迫，需要紧急剖宫产。

出现胎儿宫内窘迫时为避免胎儿死亡或出现永久性神经系统损伤，必须进行积极治疗，如产妇改变体位、吸氧和监测胎心率等。对剖宫产娩出的新生儿予以高级生命支持，急救人员分工合作，一个人设法保持气道通畅，并备好呼吸支持设备，另一人作好施行胸外心脏按压的准备，第三人保障静脉通道，以便输液或用药，第四人负责产妇的安全，协助救治新生儿。新生儿复苏重点是呼吸复苏，提高心率和纠正血容量也很重要。常用 Apgar 评分评估新生儿窒息的程度和对复苏的反应，出生后 1min 时 Apgar 评分与新生儿能否成活有关，出生后 5min 时 Apgar 评分与神经系统的预后有关。对瘢痕子宫剖宫产的新生儿窒息要求提高抢救的积极性和及时性，以防病情瞬间变化，当 5min 时 Apgar 评分低于 7 分，应继续治疗并每 5min Apgar 评分一次，直到 20min 时或两次连续 Apgar 评分都高于 7 分，中度窒息时经面罩正压通气未见好转应立即行气管插管，通气是否有效可以通过胸部听诊、两侧胸壁抬起和症状改善来判断。重度窒息心脏按压后心率未改善，仍低于 60 次/分，需药物治疗，如肾上腺素、纳洛酮等。在复苏过程中用 PaO_2 监测新生儿氧合，有助于评价新生儿呼吸情况和复苏效果，监测 $P_{ET}CO_2$ 对确认气管内插管和通气效果非常有益。对气管插管困难、体重>2.5kg 的新生儿，使用喉罩通气可能也有效。

四、努力改善产妇转归

通常认为瘢痕子宫再次剖宫产使产妇风险增加，甚或威胁生命，但 CLACK 等报道美国 2000 ~2006 年 458 097 例剖宫产，其中反复剖宫产 175 465 例，死亡 12 例，死亡率为 7.4/10 万，低于首次剖宫产的死亡率（16.3/10 万），这是一个令人鼓舞和欣慰的信息。其经验是增强对胎盘因素的认识（包括 B 超、影像）、提高对产妇的风险意识和更合理的医学救治。报道中还指出有 28% 的产妇死亡是可以预防的，如产科出血、子痫前期、治疗失误等。安徽省的调研报告，瘢痕子宫剖宫产 4828 例，产妇死亡 4 例，其中 3 例分别为凶险性前置胎盘和胎盘植入并发失血性休克、DIC；1 例羊水栓塞，术中突然血压骤降，PaO_2 降低，心搏骤停，抢救无效。死亡率为 0.083%，说明我们的围术期妇女保健工作还有进一步提高的空间。加强围术期处理，改善产妇转归是一项紧迫而艰巨的任务。首先是增强风险意识，加强术前评估，要在全面评估产科危险因素的基础上着眼麻醉风险的评估，掌握产妇现有的主要问题和急需处理的方案。我国产科出血仍是产妇围术期死亡的主要原因，在英国和美国分别居第二、三位，由于高龄、辅助生殖技术导致多胎妊娠的增加以及瘢痕子宫妊娠增加了前置胎盘、胎盘植入、子宫破裂的出血风险。术前评估包括产妇全身情况、临床征象和各种检查。B 超检查有利于了解子宫瘢痕愈合情况和胎盘位置等，术中要加强监测、低血容量处理和抗休克治疗。羊水栓塞也是围术期产妇死亡的原因之一，病情危急，死亡率高，要积极处理。轻度患者表现为呼吸困难等，面罩吸氧得以缓解；重危患者需紧急抢救治疗，包括积极的心肺复苏，稳定循环和支持监测等。不少产妇的合并疾病要引起重视，常见有高血压、糖尿病、心脏疾病、肝功能损害、肾功能损害、低血钾、血小板减少、急性胰腺炎等，要准确病情评估，合理选用麻醉方法，加强术中监测和及时进行治疗和用药，要有应急措施。其次是提高麻醉质量，确保医疗安全。据文献报道，产妇剖宫产的麻醉相关死亡率为 3/百万，约占产妇死亡率的 2% ~3%，居产妇死亡的第七位，其原因有产妇肥胖、拒绝椎管内麻醉、麻醉平面不满意、会诊延误、监测治疗失误和多学科沟通协调不够等。近年来产妇死亡率较前降低，可能是更多的医院应用椎管内麻醉有关。几乎所有与麻醉相关的产妇死亡都存在通气困难和气管插管问题，全麻中产妇死亡 73% 与气道有关。对气道评估后认为有气道困难或气管插管困难者，要做好气道处理应急准备，包括喉罩、光棒、纤维支气管镜等，并行表麻下清醒气管插管。由于产妇胃排空延迟，无论最后一次进食时间为何时，均应按饱胃处理，气管插管时要按压环甲软骨，封闭食管，以防反流误吸。与椎管内麻醉相关的产妇死亡，一般是局麻药中毒反应和全脊髓麻醉或高平面阻滞。麻醉期间要仔细观察病情变化，做到三个“及时”，即及时发现预兆，及时呼叫救援和及时抢救治疗，只要处置恰当，绝大多数产妇都可转危为安。

总之，瘢痕子宫剖宫产对围生儿和产妇均存在很大的风险，是病理产科麻醉的重要课题。要将瘢痕子宫妊娠归属高危妊娠，把产妇归属高危产妇，把手术视为高危手术，不断加强麻醉临床研究和技术创新，全面提高麻醉安全和医疗质量，确保手术麻醉期间母子平安。

（柴小青　陈昆洲）

参 考 文 献

1. 柴小青，陈昆洲. 瘢痕子宫剖宫产的风险和麻醉处理. 临

床麻醉学杂志,2009,25:1020-1022

2. 陈昆洲,柴小青. 要重视瘢痕子宫剖宫产的麻醉处理. 临床麻醉学杂志,2010,26:456-457
3. Niino Y. The increasing cesarean rate globally and what we can do about it. Biosci Trends,2011,5:139-150
4. Chibber R,El-Saleh E,Al Fadhli R,et al. Uterine rupture and subsequent pregnancy outcome-how safe is it? A 25-year study. J Matern Fetal Neonatal Med,2010,23:421-424
5. Zwart JJ,Richters JM,Ory F,et al. Uterine rupture in The Netherlands: a nationwide population-based cohort study. BJOG,2009,116:1069-1078
6. Al-Zirqi I,Stray-Pedersen B,Forsén L,et al. Uterine rupture after previous caesarean section. BJOG,2010,117:809-820
7. Veena P,Habeebullah S,Chaturvedula L. A review of 93 cases of ruptured uterus over a period of 2 years in a tertiary care hospital in South India. J Obstet Gynaecol,2012,32: 260-263
8. Singh K,Soni A,Rana S. Ruptured ectopic pregnancy in caesarean section scar: a case report. Case Rep Obstet Gynecol,2012,2012:106892
9. Clark SL,Belfort MA,Dildy GA. Maternal death in the 21st Century: cause, prevention, and relationship to cesarean delivery. Am J Obstet Gynecol,2008,199:1-5
10. Lunch CM,kearney R,Turner MJ. Maternal morbidity after elective repeat ceasarean after two or more previous procedures. Eur J obstet Gynecol Reporod Biol,2003,106:10-13
11. 曾因明,邓小明主译. 米勒麻醉学. 第六版. 北京大学医学出版社,2006:2331-2342
12. Uygur D,Gun O,kelokci S,et al. Multiple repeat caesarean section: is it safe? Eur J obstet Gynecol Reporod Biol, 2005,119:171-175
13. 张玉梅,周奋海,朱玲玲. 再次剖宫产 149 例临床分析. 中国妇产科临床杂志,2007,8:142-143
14. Ioscovich A,Mirochnitchenko E,Halpern S,et al. Perioperative anaesthetic management of high-order repeat caesarean section: audit of practice in a university-affiliated medical centre. Int J Obstet Anesth,2009,18:314-319
15. American society of Anesthesiologiests. Practice guidelines for obstetric Anesthesia: an Updated report by the American society of Anesthesiologiests task force on obstetric anesthesia. Anesthesiology,2007,106:843-863
16. 梁祥平,韦珊珊,陈江涛. 腰麻-硬膜外联合麻醉在二次剖宫产中的应用. 中国医学创新,2008,5:16-17
17. Arnaout L,Ghiglione S,Figueiredo S,et al. Effects of maternal analgesia and anesthesia on the fetus and the newbon. J Gynecol Obstet Biol Reprod(Paris),2008,37:S46-55
18. Tonni G,Ferrari B,De Felice C,et al. Fetal acid-base and neonatal status after general and neuraxial anethesia for elective cesarean section. Int J Gynaecol Obstet. 2007,97: 143-146
19. Dahlgren G,Granath F,wossel H,et al. Predication of hypotension during spinal anesthesia for cesarean section its relation to the effect of crystalloid or colloid preload. Int J obstet anesth,2007,16:128-134
20. Polat I,Alkis I,Sahbaz A,et al. Diagnosis and management of cesarean scar pregnancy. Clin Exp Obstet Gynecol, 2012,39:365-368
21. 岳云,吴新民,罗爱伦,主译. 摩根临床麻醉学. 第 4 版. 北京:人民卫生出版社,2007:758-759
22. Xia X,Fan L,Xia Y,et al. Uterine rupture during pregnancy. Clin Exp Obstet Gynecol,2011,38:286-287

99. 超声引导下血管穿刺国际循证建议解读

血管穿刺置管是一项临床基本技能,操作的成功率取决于患者解剖结构、并发症及操作者水平等。随着可视化技术的发展,特别是超声技术在临床麻醉、重症医学中的使用,超声引导下血管穿刺的临床应用日趋增多。为进一步规范该技术应用,2012 年,Intensive Care Medicine 杂志发表了《超声引导下血管穿刺的国际循证建议》,对发表于 1985 年至 2010 年间检索到的 229 篇英文文献,通过循证医学方法予以评价,根据研究设计、结果一致性及证据直接性,进一步规范超声引导下血管穿刺。

《超声引导下血管穿刺国际循证建议》的制订专家组由 17 位成员组成,专家组在荷兰阿姆斯特丹(2010 年 6 月 15 日世界血管穿刺大会)和罗马(2010 年 10 月 8 日 WINFOCUS 国际大会暨 GAVeCeLT 会议)讨论并制订该建议。专家在每次会议前先起草规范,作为随后讨论的和评估的基础。每一项建议的制订均由专家按照证据等级进行投票确定。本文对该指南予以解读。

一、超声引导下血管穿刺的规范定义

超声引导置管(ultrasound-guided cannulation)定义为在穿刺皮肤之前用超声扫描来确定针的存在及其位置,然后进行即时超声引导的血管穿刺过程。超声协助置管(ultrasound-assisted cannulation)是指在没有超声即时引导的情况下,用针穿刺之前,用超声扫描来确定目标血管的存在及其位置。超声血管内定位(ultrasound verification of intravascular placement)指用超声成像描述来确定导引钢丝和导管在目标血管内的正确位置。我们也可以理解为,超声能够检测到导引钢丝和/或导管的错误位置。

超声引导中心静脉置管(ultrasound-guided central venous cannulation)期望中心静脉导管头端位于上腔静脉的下部或上腔静脉与心房交界处。对于某一例特定的患者用超声引导中心静脉置管,没有特定的推荐其具体的位置。常用静脉置管通路有颈内静脉、腋静脉、头臂干、锁骨下静脉和股静脉。也可用外周上肢血管如贵要静脉、胎头静脉和肱静脉。动脉易于用超声检测在于其搏动和低压缩性。超声引导下动脉置管(ultrasound-guided arterial access)定义为通过超声动脉成像来确定其位置与通畅性,然后在无即时针引导下进行动脉置管。

血管穿刺并发症(complications of vascular access)指血管置管主要并发症,包括误入动脉或静脉穿刺、出血、气胸、气道压迫和神经损伤。这些并发症可在超声引导下、显著降低。穿刺针定位(needle orientation)包括穿刺针平面内定位和穿刺针平面外定位,其中穿刺针平面内定位是指在超声扫描范围的平面内拥有穿刺的完整路径。穿刺针平面外定位是指穿刺针仅仅一部分在超声成像的范围内可见,其他部分均在平面之外。

超声血管成像(ultrasound vascular imaging)包括横向血管成像和纵向血管成像,横向血管成像就是用超声扫描血管的短轴。纵向血管成像就是用超声扫描血管的长轴。超声评估血管(ultrasound assessment of vessels)指用超声评估目标血管即超声扫描所有临床相关血管穿刺点以在置管前确定最佳的位置。这种对目标血管的临床处理还可以评估血管的大小、深度、通畅性、气道塌陷与否和邻近重要结构。

二、超声设备的推荐建议

超声血管成像的临床优势在于它能在穿刺前显示拟穿刺血管及周围结构。有证据显示,新型超声技术和方法以及穿刺针可降低血管穿刺的并发症。超声成像能确认中心静脉导管尖端的正确位置。尽管多数研究集中于颈内静脉置管,但是新近研究提示超声成像亦有助于提高股动脉和锁骨下动脉置管的安全性和有效性,降低主要并发症。超声设备的推荐建议参见表 99-1。

需要切记的是,超声探头和血管之间的空间位置关系,可以定义横向或纵向血管成像。在超声影像下,穿刺针成像被认为是通过穿刺针长轴与超声波束平面的位置关系,来确定为平面内和平面外。因此,超声引导下血管穿刺会存在下述可能:平面内穿刺针与血管垂直或平行、平面外穿刺针与血管垂直或平行。

当血管位于横轴时，穿刺必然位于平面外。同理，穿刺平面内的血管时通常见到的是血管的长轴。经验丰富的操作者可能会联合应用这些技术，把穿刺针保留在平面内而调节血管成像倾斜的角度，来寻求一种非常具有挑战性而又最优化的穿刺路径。尽管有些操作者应用平面外横向成像，但是这不可能每次都正确，因为在横轴的平面内进行穿刺，颈内静脉有可能会被穿透。

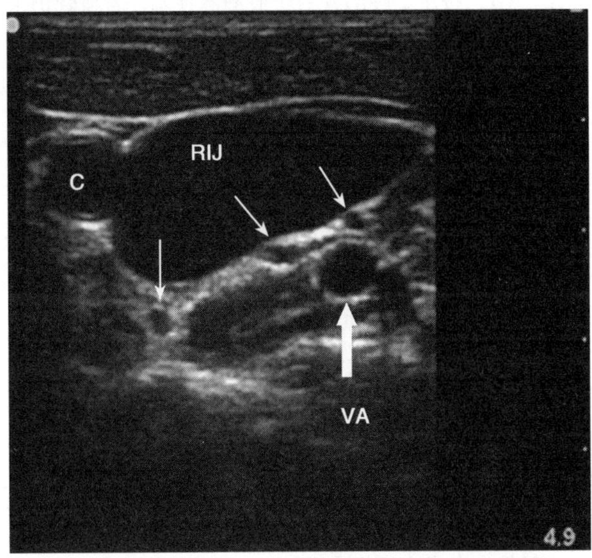

图 99-1 从患者头部的上方观察经过右颈部血管的横断面影像。颈动脉（C）与右颈内静脉（RIJ）相邻。高分辨率超声和可视穿刺针，可有效分辨此类平行结构。椎动脉（VA）后方的动脉是甲状腺颈干（锁骨下动脉的主要分支）

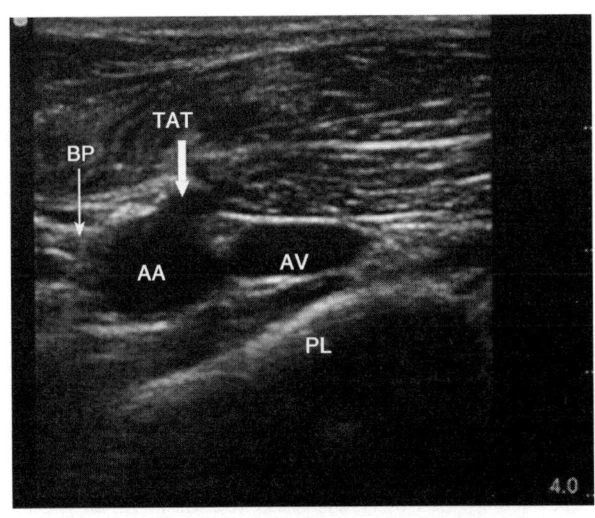

图 99-2 从患者右侧观察腋窝内血管的横断面。该区域深度为 4cm。腋静脉（AV）紧靠腋动脉（AA），胸壁和胸膜（PL）在其下方。腋动脉的重要分支胸肩峰干（TAT）屈曲跨越腋静脉。臂丛神经（BP）通常紧靠腋动脉。高分辨率的超声和可视穿刺针可有效避免错误的穿刺

静脉穿刺以往多采用体表标志定位技术，使用超声成像时可能并不需要单独进行解剖标志定位。在影像学上，骨骼、肌腱为高回声结构，呈现为“亮”图像，脂肪、血管为低回声结构，表现为“暗”图像，参见图 99-1，图 99-2。此外，超声引导下穿刺还可以提高经上肢外周静脉中心置管（PICC）成功率（图 99-3）。

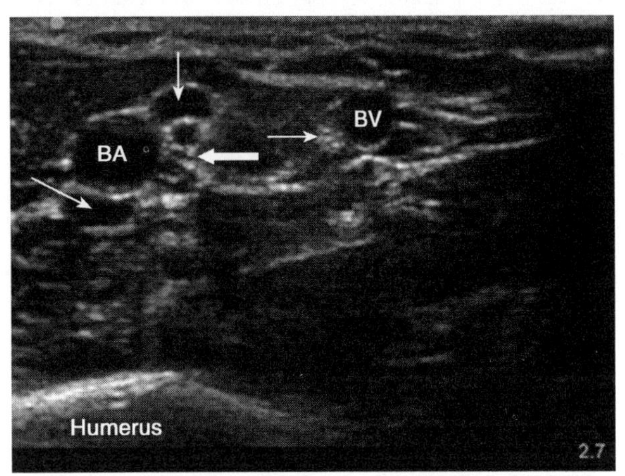

图 99-3 从下向上观察患者右上肢肘部弯曲与腋窝中点位置的横断面影像。该区域深度为 2.7cm，肱动脉（BA）与被部分压缩的贵要静脉（BV）（小箭头所示静脉）和神经丛（大箭头）伴随。高分辨率的超声和可视穿刺针有助于准确定位

高频探头适用于表浅血管，因其具有更高的图像分辨率，可分辨清楚相邻的神经和小动脉分支。高频探头也是新生儿和幼儿中心静脉置管的较理想选择。低频探头主要用于包括肥胖患者在内的深部目标血管的成像。此外，多普勒成像作为高级超声技术，并不能显著提高血管穿刺的成功率（表 99-1）。

表 99-1 超声设备的推荐建议

推荐建议	推荐强度
用于血管穿刺的超声探头频率范围是 5 ~ 15MHz。超声仪器自带的频率探头可能已包含上述频率范围	强
探头可能有线阵形或扇形扫描表面。小曲面的扇形探头适用于解剖上狭窄或邻近锁骨区域。探头表面一般要求长度在 20 ~ 50mm。小曲面扇形探头可能更适合于儿科患者	强
2D 成像是目前超声引导下血管穿刺的标准技术	强
在超声血管成像过程中多普勒功能需要操作者更好的能力	强
初学者应用超声时，穿刺针引导可提高置管成功率	强
通常在血管纵轴视角内应用平面内技术，可提高穿刺精确度，降低并发症	强

三、超声引导下血管穿刺在新生儿和儿童中的应用

在儿科应用超声引导下血管穿刺的临床经验晚于成人。超声引导下静脉穿刺可降低穿刺失败率(总次数和首次尝试),提高穿刺速度和减少操作相关并发症。然而,对于新生儿和儿童行超声引导下血管穿刺相对于成年人,需要更多的训练时间和经验积累。新生儿及儿童超声引导下血管穿刺的推荐建议参见表 99-2。

新生儿颈内静脉穿刺具有挑战性,目前尚无大样本研究证实超声引导下穿刺的优越性。因此,该指南未对新生儿颈内静脉穿刺的超声引导给予推荐建议,但专家组认为在常规和困难情况下利用超声引导穿刺是有益的。新生儿及儿童行中心静脉置管是一项精细且存在潜在风险的过程。建议在操作后迅速使用超声设备探测可能危及生命的潜在并发症。

大多数情况下,超声可对锁骨下静脉直至头臂静脉成像。纵向观察上述血管,需要清晰观察到穿刺针尖和针身。超声引导下锁骨下静脉穿刺,必须对血管和锁骨建立更长的视角,操作者需要处理锁骨声影。在短距离盲穿过程中,必须要严格对齐针身与针尖。在小儿和新生儿中,尤其要注意观察臂丛神经并对其保护。新生儿股静脉较难使用超声探测。相较于颈部组织,腹股沟区域的回声要弱很多。行股静脉穿刺时,需在股动脉水平接近腹股沟韧带的区域进针。不过,按压下腹部有利于股静脉穿刺。若血管仍未见充盈,应怀疑髂静脉血栓形成可能。

新生儿和儿童常需要外周静脉置管。当表浅静脉难以寻及,穿刺或预计穿刺困难时,就应考虑使用超声引导下非表浅血管的穿刺置管。用超声探测表浅血管时,可能因探头压迫血管而使成像困难。此外,超声引导下经外周静脉行中心静脉置管,要求血管直径至少 3mm。新生儿和儿童外周动脉细薄,推荐对此类患者常规使用超声引导下动脉置管(表 99-2)。

表 99-2 新生儿和儿童中超声引导下血管穿刺的推荐建议

推荐建议	推荐强度
对儿童和新生儿的短程或长程中心静脉穿刺应常规应用超声引导	强
新生儿中心静脉穿刺前,在超声协助下血管成像应该作为常规与最低标准	强
在新生儿中,行锁骨下静脉穿刺前应该行超声探测。行锁骨上途径置管应考虑应用超声引导下穿刺,但该技术需要有经验的操作者	弱
行股静脉穿刺前应常规应用超声对血管进行成像。建议超声引导下股静脉穿刺,以降低误穿动脉的概率	强
当穿刺诸如肘窝或脚踝区域外周静脉而存在困难时,需考虑应用超声引导。应避免对肘窝深处盲探穿刺	强
超声引导下动脉置管提高了首次穿刺成功率,应该在儿童和新生儿中常规使用	强
对儿科患者,包括新生儿中心静脉置管后,超声设备应该处于备用状态且留置于患者床旁,以便检测早期危及生命的导管相关并发症,如气胸、心包填塞和血胸	强
当无理想穿刺点时,应使用超声检查后确定穿刺点	强

四、超声引导下血管穿刺在成人中的应用

大量临床证据表明,超声引导下静脉穿刺能降低穿刺即刻并发症,提高穿刺速度,降低穿刺相关成本。目前,大多临床随机试验集中于颈内静脉、锁骨下静脉与股静脉穿刺。随着临床经验积累,全身静脉通路网络均可使用超声引导下穿刺,参见表 99-3。

该建议不鼓励应用外科切开皮肤表层对血管穿刺置管的做法,原因是该方法效率偏低,且可能增加感染风险。对需频繁接受血管穿刺的患者,穿刺部位发生血栓几率大幅增加。若多普勒超声显示不可压缩、充血静脉丛或逆向血流时,说明存在中心静脉阻塞可能,此时导丝或导管尖端很难确保位于上腔静脉或右心房的位置。

经外周中心静脉置管作为中心静脉穿刺的替代方式,存在着定位失败可能性高、患者舒适度低和晚期并发症高发的缺陷。上述问题主要与上臂表浅静脉的可用性差,无法预测上臂静脉粗细和走向及肘部分支有关。超声引导下改良 Seldinger 技术的引入,大幅改观了经外周静脉中心静脉置管。即便肘部表浅静脉不明显,仍可通过超声引导行经外周静脉中心静脉置管。

超声引导下动脉穿刺的研究仍然较少。现有 Meta 分析和专家共识表明,与传统标准体表定位穿刺相比,超声引导下桡动脉、尺动脉、肱动脉和股动脉的穿刺置管更容易快捷。因此,该建议推荐对外周动脉穿刺时常规使用超声引

导。此外,若不使用超声引导,不推荐在多个体表定位点反复尝试血管穿刺。

超声可即刻明确血管穿刺后潜在的并发症,其优势在于床旁操作,简单易学。经胸超声心动图,尤其是进行对比增强时,是探测导管尖端是否在右心房的有效方法。其缺点是当导管尖端位于上腔静脉时无法获得准确信息,需使用与超声引导下血管穿刺不同的探头,需要注射回声造影剂,操作者可能需要特殊培训(表99-3)。

表99-3 成人超声引导下血管穿刺的推荐建议

推荐建议	推荐强度
成人横向中心静脉穿刺应该常规超声引导	强
成人纵向中心静脉穿刺应该常规超声引导	强
经外周静脉行中心静脉置管应在超声引导下,应用微型导引技术,常规选择上臂中部水平置入	强
非预计的外周静脉穿刺困难时,应考虑使用超声引导	强
超声引导动脉置管可以提高首次穿刺的成功率,应在成人中常规使用	强
超声可精确的检测到气胸。当胸膜可能被穿刺时,应在中心静脉穿刺置管后,常规行超声检查	强
超声造影是检测中心静脉导管尖端在右心房的一种有效方法	强
超声引导血管穿刺因能使临床获益,降低护理整体费用而应该使用	强

五、超声引导下血管穿刺相关并发症的预防

无菌技术是预防导管相关性感染的基础。美国疾病控制与预防中心推荐在导管置入过程中,应采用最大无菌屏障措施。使用超声引导下血管穿刺过程中,各项无菌措施应确保有条不紊的进行,包括对探头和电缆的无菌包裹,使用无菌凝胶,参见表99-4。

超声引导可能通过降低穿刺皮肤的次数与时间,降低中心静脉穿刺细菌污染的风险,降低穿刺区域血肿和静脉血栓形成风险。此外,与传统的体表定位法相比,超声引导下颈内静脉穿刺方法在降低感染风险中具有明显优势。

导管相关的血栓形成因素包括由于穿刺针引起的血管壁损伤,导管置入引起的血流淤滞或闭塞,导管尖端的位置,导管的材质及注射入血管内药物的性质。无论血管是部分还是全部阻塞,超声可探测到狭窄血管中的血栓。应用超声引导血管穿刺可降低血管壁损伤,有助于选择合适直径的拟穿刺血管部位。

表99-4 超声引导下血管穿刺相关并发症预防

推荐定义	推荐强度
在血管穿刺置管过程中应始终保持无菌,包括外科洗手、完整的无菌洞巾。操作者需穿无菌衣,带无菌手套。帽子和口罩需完整覆盖口鼻。使用消毒凝胶、探头及电缆时,应保持探头和电缆的无菌	强
为降低成人和小儿导管相关血流感染并发症,应该使用超声引导	强
为避免置管位置血栓形成,应使用超声引导	强
为降低导管相关血栓形成发生率、穿刺次数及失败率,超声引导应成为首选	强

六、总　　结

与之前出版的超声引导下血管穿刺指南相比,本建议有很多变化。本建议通过规范超声引导下血管穿刺所有术语,对包括新生儿与儿童血管穿刺给予了建议。不过,为进一步规范超声在血管穿刺中的应用,应进一步加强相关教育、培训和认证工作。总之,从现有研究及专家组建议来看,超声引导下血管穿刺因安全性与效率高等特点,应推荐用作任一血管穿刺置管操作。

(胡宝吉　薄禄龙　李金宝　邓小明)

参考文献

1. McGee DC, Gould MKP. reventing complications of central venous catheterization. N Engl J Med, 2003, 348: 1123-1133
2. Leung J, Duffy M, Finckh. A Real-time ultrasonographically-guided internal jugular vein catheterization in the emergency department increases success rates and reduces complications: a randomized, prospective study. AnnEmMed, 2006, 48: 540-547
3. Karakitsos D, Labropoulos N, De Groot E, et al. Real-time ultrasound-guided catheterisation of the internal jugular vein: a prospective comparison with the landmark technique in critical care patients. Crit Care, 2006, 10: R162
4. Pittiruti M, Hamilton H, Biffi R, et al. ESPEN guidelines on parenteral nutrition: central venous catheters (access, care, diagnosis and therapy of complications). Clinical Nutrition, 2009, 28: 365-377
5. Troianos C, Hartman G, Glas K, et al. Guidelines for performing ultrasound guided vascular cannulation: recommendations of the American Society of Echocardiography and the Society of Cardiovascular Anesthesiologists. J Am Soc Echocardiogr, 2011, 24: 1291-1318
6. Guyatt M, Oxman AD, Shunemann HJ, et al. GRADE guidelines: a new series of articles in the Journal of Clinical Epidemiology. J Clin Epidemiol, 2011, 64: 380-382
7. Kumar A, Chuan A. Ultrasound guided vascular access: efficacy and safety. Best Pract Res Clin Anesthes, 2009, 23: 299-311
8. Phelan M, Hagerty D. The oblique view: an alternative approach for ultrasound-guided central line placement. J Emerg Med, 2009, 37: 403-408
9. Venkatesan K. Echo-enhanced needles for short-axis ultrasound-guided vascular access. Int J Emerg Med, 2010, 10: 205
10. Lamperti M, Caldiroli D, Cortellazzi P, et al. Safety and efficacy of ultrasound assistance during internal jugular vein cannulation in neurosurgical infants. Intensive Care Med, 2008, 34: 2100-2105
11. Serafimidis K, Sakorafas G, Konstantoudakis G, et al. Ultrasound-guided catheterization of the internal jugular vein in oncologic patients; comparison with the classical anatomic landmark technique: a prospective study. Int J Surg, 2009, 7: 526-528
12. Blaivas M, Adhikari S. An unseen danger: frequency of posterior vessel wall penetration by needles during attempts to place internal jugular vein central catheters using ultrasound guidance. Crit Care Med, 2009, 37: 2345-2349
13. Breschan C, Platzer M, Jost R, et al. Consecutive, prospective case series of a new method for ultrasound-guided supraclavicular approach to the brachiocephalic vein in children. Br J Anaesth, 2011, 106: 732-737
14. Fragou M, Gravvanis A, Dimitriou V, et al. Real-time ultrasound-guided subclavian vein cannulation versus the landmark method in critical care patients: a prospective randomized study. Crit Care Med, 2011, 39: 1607-1612
15. Dowling M, Jlala H, Hardman J, et al. Real-time three-dimensional ultrasound-guided central venous catheter placament. Anesth Analg, 2011, 112: 378-381
16. Stone M, Moon C, Sutijono D, et al. Needle tip visualization during ultrasound-guided vascular access: short-axis vs long-axis approach. Am J Emerg Med, 2010, 28: 343-347
17. Detaille T, Pirotte T, Veyckemans F. Vascular access in the neonate. Best Pract Res Clin Anaesthesiol, 2010, 24: 403-418
18. Breschan C, Platzer M, Jost R, et al. Size of internal jugular versus subclavian vein in small infants: an observational, anatomical evaluation with ultrasound. Br J Anaesth, 2010, 105: 179-184
19. Rhondali O, Attof R, Combet S. Ultrasound-guided subclavian vein cannulation in infants: supraclavicular approach. Paediatr Anaesth, 2011, 21: 1136-1141
20. O'Grady NP, Alexander M, Burns LA, et al. Healthcare Infection Control Practices Advisory Committee Guidelines for the prevention of intravascular catheter-related infections. Am J Infect Control, 2011, 39: S1-34
21. Serafimidis K, Sakorafas G, Konstantoudakis G, et al. Ultrasound-guided catheterization of the internal jugular vein in oncologic patients; comparison with the classical anatomic landmark technique: a prospective study. Int J Surg, 2009, 7: 526-528
22. Shiloh A, Savel E, Paulin L, et al. Ultrasound-guided catheterization of the radial artery: a systematic review and meta-analysis of randomized controlled trials. Chest, 2011, 139: 524-529
23. Vezzani A, Brusasco C, Palermo S, et al. Ultrasound localization of central vein catheter and detection of postprocedural pneumothorax: an alternative to chest radiography. Crit Care Med, 2010, 38: 533-538
24. Lee AC, Thompson C, Frank J, et al. Effectiveness of a novel training program for emergency medicine residents in ultrasound-guided insertion of central venous catheters. CJEM, 2009, 11: 343-348

25. Barsuk JH, McGaghie WC, Cohen ER. Simulation-based mastery learning program reduces complications during central venous catheter insertion in a medical intensive care unit. Crit Care Med, 2009, 37:2697-2701
26. Farahmand S, Farnia M, Shahriaran S, et al. The accuracy of limited B-mode compression technique in diagnosing deep vein thrombosis in lower extremities. Am J Emerg Med, 2011, 29:687-690
27. Nifong TP, Mc Devitt TJ. The effect of catheter to vein ratio on blood flow rates in a simulated model of peripherally inserted central venous catheter. Chest, 2011, 140:48-53

100. 腹主动脉球囊阻断技术的应用范围及效果评价

腹主动脉球囊阻断技术是一种控制出血的有效技术手段，与传统经腹膜外入路游离并阻断腹主动脉下段或髂动经股动脉穿刺导管超选行肿瘤供血动脉栓塞方法相比较，具有操作简易、微创和止血效果佳等优点，Ozalp 等也曾指出主动脉内球囊阻断技术止血较运用外部钳阻断主动脉具有较小的血管内膜损伤。可见腹主动脉球囊阻断技术具有广泛的临床安全应用价值。本文就腹主动脉球囊阻断技术操作、应用范围及效果评价进行综述。

一、腹主动脉球囊阻断技术操作

本技术操作方法简易方便，主要分为四个步骤。第一是患者的选择和准备，在病情允许下应对患者术前评估，主要包括动脉血管粥样斑块情况、穿刺部位感染情况等，完成腹主动脉 CTA 和超声造影了解动脉直径选择球囊导管大小、深度及肾动脉分叉情况等。第二是进行球囊置入，一侧股动脉常规消毒铺巾后，动脉穿刺针穿刺置入导丝；随后依次置入动脉鞘和球囊扩张导管，由动脉扩张导管引导置入动脉球囊，最后应用 C-臂机和 B 超确认球囊放置位置，其位置一般一半在腹主动脉一半在髂总动脉上，但球囊位置容易变动，尤其在改变体位后球囊位置向上移动其控制止血的效果就会变差，所以位置固定非常重要，当然球囊的位置一般在腹主动脉肾动脉分叉以下，避免肾动脉阻断导致肾脏缺血。第三则是术中患者的管理，除普通常规监测外，术中我们还要常规监测患者动脉血压、鼻温和中心静脉压等，维持术中患者血流动力学稳定，同时为防止患者动脉血栓等形成，一般以 25u/ml 的肝素静脉泵注并在鞘导管连接含有 1u/ml 肝素的生理盐水。最后，需要对患者进行完善的术后护理及治疗，一般要术后观察 24h 尿量、皮肤颜色、温度、穿刺部位疼痛、下肢情况及术后 7d 的尿液和粪便情况，观察术后患者日常生活活动，如患者出现异常情况时需要及时处理避免发生并发症。

二、腹主动脉球囊阻断技术应用范围及效果评价

（一）急诊创伤抢救中的应用

球囊阻断技术在急诊创伤的运用有着较悠久的历史，早在 1989 年 Bühren V 等曾报道运用降主动脉球囊阻断技术可以提供一种新的控制腹腔内出血的手段，但是在主动脉球囊阻断技术的长期后果需要进一步临床研究及经验证明。这一报道为我们后人提供了一个新的急诊创伤抢救技术。目前球囊阻断技术在急诊创伤中的应用主要在腹部或者盆腔骨折大出血和腹主动脉瘤破裂抢救等方面。

U. Linsenmaier 等则报道了在腹部或盆腔出血危及生命的患者应用 CT 引导下主动脉球囊阻断技术快速、有效地控制出血，并能立即完成的 CT 诊断以便于进行其他紧急手术或介入。而 Martinelli T 等则研究非透视下主动脉球囊阻断技术在因骨盆骨折导致失血性休克患者的作用，发现其为挽救生命、实现转运检查提供机会，但同时提出这些取决于创伤后尽快实施球囊阻断技术及其操作的时间。随后 Avaro JP 等和 Morrison 等在猪动物模型中成功证明主动脉球囊阻断技术是一种能有效控制腹部外伤和盆腔动脉出血引起的失血性休克的方法，可以作为控制不可压缩盆腔出血的辅助手段。

Philipsen TE 等报道在腹主动脉瘤破裂导致血液动力学不稳定的患者中行快速的腹主动脉球囊阻断可维持血液动力学稳定，提供行后续手术治疗，提供延长生存的机会，并在幸存中 1 年内没有不良事件发生。这一研究提示腹主动脉球囊阻断技术在腹腔大血管瘤出血的患者中也存在较好的辅助治疗效果，可以稳定患者病情为患者提供后续治疗的机会。

这些研究均证明了腹主动脉球囊阻断技术在控制出血、治疗失血性休克及提供后续手术治疗等方面发挥了明显优势，而这些优势在急诊创伤治疗中发挥了巨大的作用。

（二）骨科肿瘤的手术治疗

腹主动脉球囊阻断技术主要运用于骶尾部骨科肿瘤的治疗中。在1996年Wanebo HJ等应用腹主动脉球囊阻断技术行孤立骨盆灌注行肿瘤姑息性治疗，为增加肿瘤切除手术几率和肿瘤控制提供了良好的机会。Yang L等、Erkin OZGRAY和Xiaodong Tang等研究分别报道术中使用腹主动脉球囊阻断技术可以有效地控制术中的出血，从而帮助外科医师进行完整和安全的骨盆和骶骨肿瘤切除术。但Xiaodong Tang等研究发现有一个较低发生概率的球囊相关并发症。国内外大量的文献报道证实腹主动脉球囊阻断技术在骨盆和骶骨等部位骨科肿瘤手术过程中能有效控制出血，改善手术视野，为切除肿瘤提供安全完整的机会，但也有报道提出术中运用腹主动脉球囊阻断技术存在相关血管并发症，如伤口引流出血多、下肢动脉缺血和假性动脉瘤等可能。

骨盆和骶骨部位的肿瘤因其血运丰富，故术中出血量极大，出血可达数千毫升，甚至上万毫升。而且这些部位的肿瘤多为恶性，无法进行自体血回输，短时间内大量出血会导致手术视野不清，肿瘤切除不彻底，容易损伤周围其他组织，甚至导致失血性休克和死亡，因此减少术中出血就尤为重要。腹主动脉球囊阻断技术可有效控制在骨科肿瘤手术中的出血，并具有微创、耗时短等优点，应在临床中推广使用，但同时我们在临床应用中要规范操作，避免并发症的发生。

（三）产科手术的应用

随着腹主动脉球囊阻断技术的成熟，其在临床领域的应用也越来越广泛，近年来研究报道了腹主动脉球囊阻断技术在产科出血的应用。产科出血常导致失血性休克，其出血与产科本身有较大关系，出血的严重程度则和出血量、出血速度和机体本身耐受能力有关。在晚期妊娠，特别是产后，其出血往往迅猛而量大，常导致严重的出血性休克。一般产科大出血时，在处理失血性休克的同时，应立即对出血灶进行紧急处理，迅速采取有效办法，达到立即止血的目的，如腹主动脉压迫或双手压迫法压迫子宫等。Søvik E和Andoh S等研究报道腹主动脉球囊阻断技术在产科出血，无论是产程中或者产后出血，都有良好的控制出血提高预后的作用。综合研究结果，可以发现腹主动脉球囊阻断技术是预防和治疗产科出血一种快速、有效、微创且安全的方法，并有利于产科出血患者预后。对于可预见性产科出血的患者，运用腹主动脉球囊阻断技术能减少出血量，减少异体输血及切除子宫等风险，减少住院天数。产后出血患者迅速行腹主动脉球囊阻断技术，能有效控制出血，维持稳定生命体征，为良好预后提供支持。

胎盘植入是产后出血的原因之一，也是产科严重并发症之一，无论妊娠、产时及产后均不易确诊，胎盘植入一旦发病比较凶险，因胎盘植入面积大或植入深可致严重产后出血，如不及时、果断处理，会危及产妇生命。子宫切除是治疗胎盘植入的主要方法，但近年来随着发病率的升高，挽救患者生命的同时采取保守疗法治疗胎盘植入变得更加有意义。近年Panici PB等研究发现腹主动脉球囊阻断技术可以有效的控制出血，并能在大多数情况下减少子宫切除的发生率，减少失血、手术时间和ICU住院时间，为患者提供良好的预后。

虽然产科大出血的原因与骨盆肿瘤出血的原因不同，但是其出血量也是相当汹涌，可导致失血性休克，其必须迅速处理，快速止血，维持生命。而腹主动脉球囊阻断技术恰恰能为产科出血提供快速有效的止血，为患者提供充足保证更安全有效的后续治疗，改善患者预后。

三、结　语

腹主动脉球囊阻断技术在临床应用的研究已经证实其在急诊创伤、骨科肿瘤及产科出血等方面的巨大作用。在“血荒”日渐严重的现代医学领域，如何减少输注异体血，保障患者生命安全成为关注焦点，而腹主动脉球囊阻断技术应用必将对其产生巨大的作用。但值得注意的是，腹主动脉快速、微创、有效地控制出血的特点并不仅限于上述方面，其潜在的巨大应用价值还有待于进一步研究。此外目前针对腹主动脉球囊阻断技术并发症的研究还较少，如何避免并发症的发生，提高腹主动脉球囊阻断技术的安全性仍是较重要的研究内容之一。

（钟寅波　严敏）

参考文献

1. Ozalp B, Canbaz S, et al. Vascular complications related to intraaortic balloon counterpulsation: an analysis of ten years experience. J of Cardio Surg, 2009, 50(4): 545-553
2. Bühren V, Trentz O. Intraluminal balloon occlusion of the aorta in traumatic massive hemorrhage. Unfallchirurg, 1989, 92(7): 309-313
3. U. Linsenmaier, K. G. Kanz, et al. CT-Guided aortic balloon occlusion in traumatic abdominal and pelvic bleeding. Fortschr Röntgenstr, 2003, 175(9): 1259-1263
4. Martinelli T, Thony F, et al. Intra-aortic balloon occlusion to salvage patients with life-threatening hemorrhagic shocks from pelvic fractures. J Trauma, 2010, 68(4): 942-948
5. Avaro JP, Mardelle V, et al. Forty-minute endovascular aortic occlusion increases survival in an experimental model of uncontrolled hemorrhagic shock caused by abdominal trauma. J Trauma, 2011, 71(3): 720-725
6. Jonathan J, MRCS Thomas J, et al. Aortic balloon occlusion is effective in controlling pelvic hemorrhage. Jsurgrese, 2012, 177: 345-347
7. Philipsen TE, Hendriks JM, et al. The use of rapid endovas-

cular balloon occlusion in unstable patients with ruptured abdominal aortic aneurysm. Innovations, 2009, 4(2): 74-79
8. Wanebo HJ, Chung MA, et al. Preoperative therapy for advanced pelvic malignancy by isolated pelvic perfusion with the balloon-occlusion technique. Ann Surg Oncol, 1996, 3(3): 295-303
9. Yang L, Chong-Qi T, et al. Appling the abdominal aortic-balloon occluding combine with blood pressure sensor of dorsal artery of foot to control bleeding during the pelvic and sacrum tumors surgery. J Surg Oncol, 2008, 97(7): 626-628
10. Erkin OZGRAY, Sedat CAGLI, et al. Occlusion of the abdominal aorta by balloon dilation catheter assisting surgical excision of a sacrum chordoma: case report. Turk Neurosurgery, 2009, 19(3): 265-268
11. Xiaodong Tang, Wei Guo, et al. Use of aortic balloon occlusion to decrease blood loss during sacral tumor resection. J Bone Joint Surg Am, 2010, 92(8): 1747-1753
12. 张晓庆, 刘健慧, 等. 低位腹主动脉球囊阻断技术在复杂骨盆和盆腔部位手术中的应用. 临床麻醉学杂志, 2008, 24(1): 17-19
13. 陈文华, 王祁, 等. 术前肿瘤动脉栓塞联合术中腹主动脉球囊阻断在骶骨肿瘤切除术中的应用. 介入放射学杂志, 2012, 21(3): 212-215
14. 蒋京军, 张小明, 等. 腹主动脉阻断球囊在骨盆肿瘤手术中的应用及其相关血管问题的处理. 中华普通外科杂志, 2012, 27(10): 802-804
15. Andoh S, Mitani S, et al. Use of temporary aortic balloon occlusion of the abdominal aorta was useful during cesarean hysterectomy for placenta accrete. Masui, 2011, 60(2): 217-219
16. Søvik E, Stokkeland P, et al. The use of aortic occlusion balloon catheter without fluoroscopy for life-threatening post-partum haemorrhage. Acta Anaesthesiol Scand, 2012, 56(3): 388-393
17. Panici PB, Anceschi M, et al. Intraoperative aorta balloon occlusion: fertility preservation in patients with placenta previa accreta/increta. J Matern Fetal Neonatal Med, 2012, 25(12): 2512-2516

101. 麻醉与眼内压的研究进展

眼内压(intraocular pressure,IOP)是指房水、晶状体和玻璃体等眼内容物作用于眼壁的压力,简称为眼压。正常值为 10 ~ 20mmHg,无性别差异,一般有昼夜和季节性变化,波动范围在 2 ~ 3mmHg 以内。IOP 的主要影响因素包括房水循环、脉络膜的血容量、中心静脉压(CVP)和眼外肌张力等,但对 IOP 影响较大的是房水循环。

目前随着现代医学技术的发展以及人口老龄化,急性或慢性眼压升高患者接受眼外科手术和非眼科手术、或者开放性眼外伤患者手术日益增多,其中避免围术期 IOP 升高引起研究者高度关注,围术期 IOP 的调控是近年来的研究热点。现就麻醉期间对 IOP 的影响的生理和药物因素的研究进展进行综述,为临床麻醉工作提供参考。

一、IOP 的影响因素

(一) 喉镜暴露及气管内插管与拔管

喉镜暴露和气管插管时 IOP 至少升高 6.7 ~ 9.3cmH_2O,AGRAW 等观察改良喉罩(PLMA)和气管导管置入对 IOP 的影响,发现 PLMA 对 IOP 无明显影响,且血流动力学相对稳定。在气道管理中,无禁忌时选择喉罩以减少插管刺激,有助于避免 IOP 的剧烈波动。在合并 IOP 升高的患者,为避免拔管时刺激引起的 IOP 升高,可以选择在深麻醉下拔管置入喉罩进行过渡。

(二) 麻醉中机械通气

孙立等研究发现犬实施正常潮气量或大潮气量间歇性正压通气(IPPV)时,IOP 仅略有升高,可能与 IPPV 时呼气期气道压力降低,对静脉回流的影响较小,故对 IOP 影响不大。但在实施 10cmH_2O、15cmH_2O、20cmH_2O 三种不同压力值的呼气末正压通气(PEEP)时 IOP 均显著升高,其可能机制为过高的 PEEP 使胸内压及 CVP 显著上升,眼静脉血液回流受阻,导致 IOP 的升高。研究发现通气不足 CO_2 蓄积 $PaCO_2$ 升高或缺氧时 PaO_2 降低导致 IOP 增高;反之,通气过度 $PaCO_2$ 降低或 PaO_2 升高则 IOP 降低,可能机制是通过脉络膜血管舒缩引起 IOP 波动;同时 $PaCO_2$ 在一定范围内变化,可致颅内血管的舒缩进而影响颅内压,引起 IOP 波动。

(三) 术中患者的体位

有报道俯卧位手术后出现失明,这可能与多种因素有关,但俯卧位外部对眼睛的压力导致 IOP 增高不容忽视,多由工作疏忽所致。蒋明等研究发现脊柱侧弯后路矫形术患者 IOP 在俯卧位后逐渐升高,并且维持较高压力至手术结束前,恢复平卧位后 IOP 逐渐降低至术前水平。在一些腹腔镜手术以及盆腹腔手术中,多采取垂头仰卧位等特殊体位以便于手术操作。AWAD 等研究发现在垂头仰卧(Trendelenburg)位,CO_2 气腹下行前列腺切除术,IOP 较麻醉诱导前基础值升高 13mmHg。其可能与头低位下重力作用引起的 CVP 升高、CO_2 气腹引起 $PaCO_2$ 升高、胸腔内压及 CVP 升高致眼静脉血回流受阻多种因素有关。尽管尚无确切证据表明,这与已报道的两例缺血性视神经病变直接相关,但对基础 IOP 升高的老年患者尤为值得关注。

二、麻醉药物对 IOP 的影响

除了氯胺酮以外静脉全麻药以及所有的麻醉吸入药均可降低 IOP,可能机制为直接作用于中枢神经系统产生作用。

(一) 静脉全麻药

丙泊酚对 IOP 的影响主要是通过全身血流动力学的改变,进而一过性地影响眼内血流的变化。丙泊酚可扩张外周血管,降低静脉压,从而使眼内血液外流阻力降低,IOP 下降。同时丙泊酚可以抑制插管所致的应激反应、呛咳、躁动等可使 IOP 升高的刺激因素。Hanna 等研究发现,丙泊酚复合瑞芬太尼可使 IOP 显著降低,且在未给予肌松药的情况下气管插管,IOP 无明显波动。由于丙泊酚可抑制抗利尿激素的释放,而抗利尿激素可升高 IOP。吸入麻醉药则无此作用,故丙泊酚较吸入麻醉剂导致 IOP 下降程度更为显著。

依托咪酯对心血管功能影响很小，其降低 IOP 的机制可能与中枢作用有关，特别是作用于间脑，影响眼外肌张力或眼内血管平滑肌张力。蒋建平等的临床研究表明，咪达唑仑和依托咪酯复合舒芬太尼麻醉诱导均能降低 IOP。在临床诱导剂量下，咪达唑仑对 IOP 的影响较小，和依托咪酯比较，较少发生高眼压与低眼压，适用于眼科手术患者。依托咪酯行麻醉诱导时有患者上肢等部位出现肌阵挛，肌阵挛可以引起 IOP 增高，对眼科手术患者不利。

氯胺酮对 IOP 的影响颇有争议，Buehner 等对猪进行研究发现，复合氯胺酮与异氟烷诱导均可显著降低 IOP，但异氟烷吸入麻醉较丙泊酚复合氯胺酮静脉麻醉 IOP 升高，且引起眼动脉搏动明显增强。Ding 研究发现，小鼠给予氯胺酮后对 IOP 的影响呈现时间依从性双向效应，在全麻诱导 3min 内快速升高，其后迅速下降到较低水平并持续 15～20min。氯胺酮具有用药方便，易于掌控，且麻醉起效快、镇痛效果好，无呼吸和循环抑制等优点，是小儿麻醉常用药物，如与咪达唑仑、丙泊酚等复合可缓解其导致的 IOP 升高。

（二）吸入麻醉药

Blumberg 等在儿童中的研究发现，七氟烷诱导后的 2min、4min、6min、8min，IOP 较基础值显著降低，其原因可能为七氟烷显著降低血压和心率。吸入麻醉药理论上可增加颅内压，导致视网膜中央静脉等眼静脉血回流障碍，可能会引起 IOP 增高，但很多研究表明吸入麻醉药可以降低 IOP，其原因可能是因为吸入麻醉药抑制中枢神经系统，松弛眼外肌，改善房水循环，降低眼内灌注压，其作用显著大于颅内压增高所致的眼静脉血回流障碍。

（三）麻醉镇痛药

阿片类药物对 IOP 无直接效应，但在麻醉诱导期应用麻醉性镇痛药有助于防止气管插管反应所致 IOP 的增高。麻醉性镇痛药可降低 MAP，使睫状体的血容量减少，眼球的顺应性增高，同时 MAP 下降使睫状体房水的分泌减少，从而降低 IOP。但快速静脉注射芬太尼、舒芬太尼可引起胸壁和腹壁肌肉僵直，影响肺通气量，导致高碳酸血症，引起儿茶酚胺分泌增加，致静脉压力增高；同时 $PaCO_2$ 升高可使脉络膜血管扩张，导致 IOP 升高。Domi 研究发现，舒芬太尼与芬太尼均可缓解醉诱导时气管插管对 IOP 的影响，两者无明显差异，但是在困难气管内插管时舒芬太尼较芬太尼组显示较低的 IOP，其原因尚有待进一步探讨。

（四）肌肉松弛药

去极化肌松药琥珀酰胆碱是唯一起效迅速而超短时效的神经肌肉阻滞药，但可导致 IOP 短暂明显的增高。多数学者认为 IOP 的增高是由于琥珀胆酰碱引起眼外肌的紧张所致，但有实验证明，行眼外肌切断后的 IOP 仍增高。Vachon 等回顾近45 年文献发现，对琥珀胆酰碱用于开放性眼外伤患者持异议的观点已改变。Khosravi 等研究琥珀胆酰碱与硫喷妥钠或丙泊酚全麻诱导插管对眼内压的影响，发现丙泊酚可明显抑制琥珀胆酰碱引起的眼内压增高。因此，眼科手术中应用琥珀胆酰碱并非禁忌。

Vinik 等临床研究表明，非去极化肌松药罗库溴铵和阿曲库铵均可降低 IOP，但罗库溴铵在静脉给予 60s 后提供了更好的插管条件，插管时维持足够的麻醉深度是避免 IOP 波动的重要因素。如需快速诱导插管或为困难气道的眼科手术患者，罗库溴铵或许是最佳选择。

（五）其他

右美托咪啶为新型高选择性 α_2 肾上腺素能受体激动剂，有剂量依赖性的镇静、抗焦虑及催眠作用，还有镇痛、抑制交感活性、无呼吸抑制等药理性质。Mowafi 等研究认为右美托咪啶 0.6μg/kg 作为麻醉前用药，可抑制琥珀酰胆碱以及气管插管导致的 IOP 增高，可作为开放性眼外伤的麻醉前用药。右美托咪定可能通过收缩睫状体的血管导致房水生成减少，抑制交感神经增加房水排出及稳定血流动力学降低 IOP。但有研究发现小儿行玻璃体视网膜手术，右美托咪啶 0.5μg/kg 对术中血流动力学及 IOP 无影响，但可减轻拔管时呛咳、躁动等，因此对于右美托咪啶对 IOP 的影响尚有待进一步研究。

三、结　　语

综上所述，在临床麻醉操作中关注可能影响 IOP 的因素，包括应用肌肉松弛剂平稳诱导，喉罩置入或气管插管要轻柔操作避免发生呛咳及高血压反应，机械通气过程中监测患者 PaO_2 和 $PaCO_2$，注意术中患者体位，避免头低位静脉回流受阻，平稳拔管，必要时可以考虑更换喉罩以最大程度减轻呛咳，避免术后恶心呕吐等，有助于避免 IOP 的波动。同时，麻醉药物中只有氯胺酮和琥珀酰胆碱已证实可增高 IOP，合理运用麻醉药物，提倡复合应用可减少 IOP 增高，进一步减少可能导致的缺血性视神经病变、失明等严重并发症。

（杜雪芳　徐树华　赵砚丽）

参考文献

1. Agrawal G，Agrawal M，Taneja S. A randomized comparative study of intraocular pressure and hemodynamic changes on insertion of proseal laryngeal mask airway and conventional tracheal intubation in pediatric patients. Journal of Anaesthesiology，Clinical Pharmacology，2012，28（3）：326-329
2. 孙立，张宏. 间歇正压通气和呼气末正压通气对犬 IOP 的影响. 临床麻醉学杂志，2008，24（1）：58-59
3. Kadam PG，Marda M，Shah VR. Carbon dioxide absorption-during laparoscopic donor nephrectomy：a comparison between retroperitoneal and transperitoneal approaches. TransplantProc，2008，40：1119-1121
4. Kamming D，Clarke S. Postoperative visual loss following

prone spinal surgery. Br J Anaesth,2005,95:257-260

5. 蒋明,蒋忠,马正良,等. 脊柱侧弯后路矫形术中眼内压的变化. 临床麻醉学杂志,2012,28(5):478-479
6. Awad H,Santilli S,Ohr M,et al. The effects of steep trendelenburg positioning on intraocular pressure during robotic radical prostatectomy. Anesthesia and Analgesia,2009,109(2):473-478
7. Hanna SF,Ahmad F,Pappas AL,et al. The effect of propofol/remifentanil rapid-induction technique without muscle relaxants on intraocular pressure. J Clin Anesth,2010,22:437-442
8. 蒋建平,范文锋,钟东海,等. 不同麻醉诱导对患者眼内压影响的比较. 中华麻醉学杂志,2012,32(5):538-540
9. Buehner E,Pietsch UC,Bringmann A,et al. Effects of propofol and isoflurane anesthesia on the intraocular pressure and hemodynamics of pigs. Ophthalmic Research,2011,45(1):42-46
10. Ding C,Wang P,Tian N. Effect of general anesthetics on IOP in elevated IOP mouse model. Experimental Eye Research,2011,92(6):512-520
11. Blumberg D,Congdon N,Jampel H,et al. The effects of-sevoflurane and ketamine on intraocular pressure in childrenduring examination under anesthesia. Am J Ophthalmol,2007,143:494-499
12. Domir Q. A comparison of the effects of sufentanil and fentanyl on intraocular pressure changes due to easy and difficult tracheal intubations. Saudi Medical Journal,2010,31(1):29-31
13. Vachon CA,Warner DO,Bacon DR. Succinylcholine and the open globe. Tracing the teaching. Anesthesiology,2003,99:220-223
14. Khosravi MB,Lahsaee M,Azemati S,et al. Intraocular pressure changes after succinylcholine and endotracheal intubation: A comparison of thiopental and propofol on IOP. Indian J Ophthalmol,2007,55:164
15. Vinik HR. Intraocular pressure changes during rapid sequence induction and intubation:a comparison of rocuronium,atracurium,and succinylcholine. J Clin Anesth,1999,11:95-100
16. Mowafi HA,Aldossary N,Ismail SA,et al. Effect of dexmedetomidine premedication on the intraocular pressure changes after succinylcholine and intubation. British Journal of Anaesthesia,2008,100(4):485-489
17. Lili X,Jianjun S,Haiyan Z. The application of dexmedetomidine in children undergoing vitreoretinal surgery. Journal of anesthesia,2012,26(4):556-561

102. 全身麻醉或硬膜外麻醉对蒽环类药物化疗患者心肌影响的研究进展

以阿霉素(多柔比星)为代表的蒽环类抗肿瘤药,基于其确切疗效常作为一线药物广泛用于急性白血病、淋巴瘤、乳腺癌、肝细胞癌、生殖细胞癌、胃癌以及软组织肉瘤等恶性肿瘤的治疗,但其杀死癌细胞的同时也对心肌产生的损害也深受临床关注。正在化疗或者化疗后的患者有可能因肿瘤本身或因其他疾病而需要择期或急诊手术,麻醉医师也会参与麻醉、疼痛治疗、监测治疗等系列临床工作,在患者接受麻醉手术时,发生的心血管并发症无论是在术前、术中还是术后出现,以及麻醉对蒽环类化疗后心肌的影响,均给麻醉医师带来挑战。

一、蒽环类化疗药物对心肌的损伤及其机制

癌组织对化疗药物的敏感性可分为高、中度敏感和不敏感三类,化疗可将高度敏感的癌症治愈,中度敏感的癌症经过化疗可以明显延长生存时间。随着化疗的不断发展,能用化疗治愈或延长寿命的恶性肿瘤也越来越多,化疗在肿瘤治疗中的作用也越来越重要。目前临床上常用的化疗药有80多种,蒽环类是常用药物之一。阿霉素是引起心脏毒性最常见的蒽环类化疗药物,可引起心肌病、心包炎、严重心律失常、心肌缺血、心肌梗死、心电图ST-T缺血性改变等。据美国100所儿童肿瘤中心协作研究表明,儿童及青年肿瘤患者行联合化疗后有15%出现心肌病,阿霉素中毒性心力衰竭致死率高达20%。当阿霉素累积用量大于550mg/m² 时,心力衰竭发生率超过4%,并且发生率随着剂量的增加而明显上升;当剂量达到600mg/m² 时,心力衰竭发生率高达36%。因此,单用阿霉素累积总剂量一般不超过550mg/m²,联合化疗不超过450mg/m²,以免增加心脏毒性。在蒽环类药物心脏毒性的危险因素研究中,剂量累积被认为是最重要的因素,是导致心脏损伤的独立高危因素。阿霉素的心脏毒性一般可分为:①急性毒性,主要表现为房性或室性心律失常及心电图改变,常见于用药早期,与总剂量关系不密切,可恢复;②慢性毒性,发生率仅1%~2%,主要表现为阿霉素剂量依赖性心肌病,严重者可致急性进行性心衰,往往致死;③亚急性毒性,常见于用药后1年内。上述三种心脏毒性都可导致心力衰竭。

早在1985年,Frederick等就对半岁到22周岁的68例蒽环类化疗患者在围术期出现的心血管并发症(低血压)进行回顾性分析,在6.8%的发病率中只有2例确定是心功能障碍,且术前均有充血性心衰病史,从而认为除非术前有充血性心衰病史,麻醉与这类患者术中出现心血管并发症无直接关系。Lipshultz等对经过阿霉素化疗后幸存的115例急性淋巴细胞白血病患儿(平均4.8岁)进行超声心动图检查随访,用心室短轴缩短率衡量心室的总体收缩力,结果在化疗后6年内均出现阿霉素剂量相关性的下降,而12年内更严重,同时出现进行性的左室壁厚度削减、后负荷增加。这些均说明幼年接受的阿霉素化疗严重限制了心肌的增长,导致心肌质量逐渐减少、心脏储备功能下降。而这些变化在大多数患儿成长中并没有出现临床症状,直到他们后合并其他因素,例如妊娠这一伴随着显著的血管扩张、代谢需求增加、稀释性贫血、血管阻力改变等的特殊过程。

实验病理研究表明,阿霉素化疗后的大鼠模型心内膜侧可见心肌细胞变性,并有大片坏死,坏死区内可见血管破裂,红细胞溢出;透射电镜观察心肌细胞超微结构改变为肌原纤维变细、断裂、溶解、凝集,肌质网扩张空泡化,线粒体水肿,嵴断裂溶解消失,线粒体膜磷脂定位呈脱失性改变。

蒽环类化疗药物对心脏损伤的机制目前尚不十分清楚,可能有以下因素:①与产生的自由基直接相关,主要是蒽环类药物螯合铁离子后触发氧自由基,导致心肌细胞膜脂质过氧化和心肌线粒体DNA的损伤等,铁的螯合物可抑制由自由基触发的心脏毒性反应;②可能与铁介导的活性氧簇(ROS)的产生及促进心肌的氧化应激损伤有关,因为蒽环类药物相较于其他细胞更易停留在心肌细胞内,心脏组织缺少过氧化氢酶、抗氧化活性也较弱,加上富含线粒体的心肌细胞是产生ROS的根源;③直接导致心肌

细胞损伤，诱导心脏线粒体病以及慢性心肌病的线粒体DNA和呼吸链的损伤。④其他可能机制包括毒性代谢产物的形成，抑制核苷酸及蛋白合成，血管活性胺的释放，降低特异性基因的表达，线粒体膜绑定的损害，肌酸激酶活性的聚集，诱导凋亡，干扰细胞内钙离子稳态和呼吸链蛋白的改变，诱导一氧化氮合酶以及提高线粒体细胞色素C释放等。

二、全身麻醉对蒽环类化疗患者心肌的影响

（一）静脉麻醉

近年来丙泊酚的细胞保护作用逐渐被学者认可。在体外实验中，丙泊酚通过抑制心肌细胞凋亡信号通路、抑制线粒体通透性转换及改善心肌缺血再灌注损伤等途径保护遭到各种致命打击的心肌，同时可降低体外循环冠脉搭桥术中心肌肌钙蛋白I（cTnI）水平，这些研究均提示丙泊酚对多种类型损伤的心肌均有一定的保护作用。Lai等在此基础上进行体外阿霉素化疗乳鼠心肌模型的研究中发现，24h后台盼蓝排斥实验及MTT显示阿霉素处理过的细胞活力明显降低，伴随着胞内活性氧及氮物质的增多和抗氧化物质SOD1、SOD2和GPx的明显下降。而丙泊酚的预处理不仅可以显著减少上述变化，且能抑制线粒体凋亡信号通路下游的关键因素的激活，从而抑制细胞凋亡，说明丙泊酚同样能保护蒽环类化疗中的心肌细胞免受损害。

心电图QT间期延长容易诱发尖端扭转型室性心动过速，导致晕厥、猝死，是致命性的心律失常。范志强等对100例术前确诊的乳腺癌患者，根据术前是否采用CAF化疗方案（环磷酰胺、5-氟尿嘧啶、阿霉素联合用药）进行分组，观察丙泊酚或异氟烷维持麻醉对心电图的影响，结果丙泊酚对术前蒽环类化疗患者的QT离散度（QTd）及QT间期无影响，此结果与Kleinsasser等以往的研究结论基本一致。Saarnivaara等通过对术前已出现QT间期延长的患者及正常组进行对比观察丙泊酚的影响，发现正常组的QT间期延长了，而术前QT间期异常组却缩短了。但是丙泊酚对正常心肌的QT间期影响并不明确，有学者认为其是延长、或减少、亦或不变。尽管丙泊酚也有成功地应用于QT间期已经延长的患者，但其安全性还待进一步确定。

我们在前期临床工作中，根据术前化疗与否对27例术前cTnI检测正常的癌症患者给予相同的全凭静脉麻醉方案，分别于麻醉前、手术开始后1h、手术结束时、术后1d、术后3d、术后7d采集静脉血4ml检测cTnI、肌酸激酶（CK）、肌酸激酶同工酶（CKMB），结果化疗组术中及术后cTnI水平均升高且显著高于对照组，提示术前辅助化疗的癌症病人在接受全麻和手术治疗时，心肌损伤的危险性明显增加。心肌受损后，麻醉与手术是否进一步加重心肌损伤，目前尚无明确结论，但术前化疗后在已经受损的心肌细胞中仍可能有一些“貌似正常”的病变细胞，在正常情况下细胞膜完整，不释放cTnI进入血液循环，而在麻醉、手术应激状态下，机体激素内稳态紊乱，中枢及外周儿茶酚胺等应激反应物质释放，交感张力增高，可导致细胞膜完整性破坏、cTnI释放增加，使麻醉后血清cTnI水平升高。

（二）吸入麻醉

有学者进行吸入麻醉对蒽环类化疗患者心肌影响的研究。早在90年代Duncan等在阿霉素化疗大白兔造成充血性心衰模型中，通过埋置于升主动脉、腹主动脉及左肾动脉的多普勒探头，对比监测吸入异氟烷或氟烷下的心输出量（CO）、肾及后肢血流量变化，结果观察到无论在给予0.7MAC或是1.3MAC的异氟烷下，CO均没有明显变化，而在吸入1.3MAC的氟烷下，蒽环类组的CO却显著下降。但在上述两种吸入麻醉下，蒽环类组均出现与正常白兔反应相反的心率下调，这可能为蒽环类的动脉感受器受损。尽管此模型中出现了血管紧张素系统的激活及心脏储备的减少，但是两种吸入麻醉剂对心血管的影响并不是很大。而Egbert等对43例患癌儿童根据术前有无接受蒽环类化疗进行分组，在相同的吸入麻醉下进行前瞻性研究，发现麻醉均抑制了蒽环类组的心脏指数（CI），认为吸入麻醉对蒽环类患者心肌的敏感性增加，在大手术中仍需采取增加血管容量、运用正性肌力药物、延长监测等措施。另一方面，由于心室肌的三层心肌细胞之间存在着跨壁复极差异，Sergey等通过描记6周阿霉素化疗后的心室肌外膜中的电位变化，发现由于心肌细胞复极的离散性增加，电位复极时间出现不均匀地延长，尤其表现在右心室肌，心电图表现为QT间期延长，如果伴随其他延长QT间期因素，将导致严重的室性心律失常，甚至尖端扭转型室性心动过速。

部分学者研究发现氟烷、七氟烷、地氟醚吸入麻醉能显著延长QT间期。范志强等在此基础上对术前接受过阿霉素化疗的患者进行临床对比研究，发现异氟烷吸入麻醉延长了此类患者的QT间期并超出了正常范围，认为异氟烷对阿霉素化疗后患者的心肌影响较大。

Filip等通过NAD（P）H-FP同步荧光测定法监测线粒体电子传递链中电子通量的具体改变位置，发现异氟烷通过抑制电子传递链中的复合酶Ⅰ和诱导线粒体解偶联后的去极化反应，而后者是由于激活了ATP敏感性K^+通道，最终增加了活性氧（ROS）并使其作为第二信使在心肌细胞内发挥着重要功能，触发了重要的心肌保护信号通路。但学者们普遍认为，ROS的积累导致心肌的氧化应激、心肌细胞膜脂质过氧化和心肌线粒体DNA的损伤。

而在我们前期的基础研究中，观察Wistar大鼠阿霉素化疗后在两种麻醉下心肌损伤程度，结果采用异氟烷吸入麻醉的大鼠血清cTnI及CK、CKMB水平显著低于采用戊巴比妥麻醉组，且电镜下观察心肌损伤的病理改变较轻，提

示异氟烷没有加重阿霉素化疗后大鼠的心肌损伤程度。因此,异氟烷等吸入麻醉对蒽环类化疗后心肌的影响还有待进一步深入研究。

三、椎管内麻醉对蒽环类化疗患者心肌的影响

椎管内麻醉对心血管系统的影响报道较多,但椎管内麻醉对蒽环类化疗患者心肌的影响如何,目前研究报道尚少。Pan 等报道的 3 例产妇从停止阿霉素治疗到妊娠前的 20 多年均无任何心血管症状,且有良好的运动耐量,但在妊娠第三阶段,均出现了心力衰竭,表现为肺水肿、射血分数低于 30%、心脏瓣膜病变、心肌收缩功能障碍、继而肺动脉高压等,需要大剂量的药物才能维持血流动力学稳定。作者最终通过调整患者体位,从小剂量开始应用布比卡因、阿片类镇痛药进行椎管内麻醉(硬膜外或腰硬联合),术中维持 30 度头高位,帮助患者顺利生产及安全度过围术期,结果全程血流动力学稳定,仅在手术后半期(即胎儿取出后)给予血管收缩剂。作者认为相对于全身麻醉,对此类心排出量减少、后负荷增加的化疗患者,椎管内麻醉可能通过阻滞交感神经、降低应激反应及心脏后负荷,从而降低患者心肌再次受损的风险,具有一定的可控性。Tharmaratnamdeng 等回顾了英国一家三级保健中心 21 年来(1988—2009)累计 116 474 例分娩产妇中 143 例癌症患者施行产科手术的麻醉管理情况,其中 81 例孕前手术时有 37 例(45.7%)、62 例孕期手术时有 27 例(43.6%)接受硬膜外麻醉,由于重视癌症患者的麻醉管理和维护心肺功能的稳定,除因肺栓塞而术中死亡 1 例、术后出现心力衰竭、呼吸衰竭各 1 例外,其余均无危及生命的严重并发症出现,在孕期接受过化疗的 13 例产妇均未出现新生儿死亡。因此,作者认为孕妇一旦确诊患有癌症应及时治疗,麻醉管理要综合考虑不同类型的癌症及其分期,并注意相关的全身情况,以确保麻醉手术的安全。

在我们前期的临床研究中,通过对 42 例癌症患者,根据术前有无单次静脉化疗(阿霉素、顺铂、环磷酰胺)分组后采取相同的硬膜外麻醉方案,结果化疗组血清 cTnI 水平于手术结束时开始明显升高,术后 1d 达峰值,术后 3d、7d 明显下降,但与麻醉前相比仍有显著差异,提示术前辅助蒽环类化疗患者在施行硬膜外麻醉、手术时,心肌损伤的危险性明显增加,存在麻醉、手术的安全隐患。已有研究提示,慢性心肌毒性的癌症患者对有心脏抑制作用的局麻药异常敏感,可使加重原有心律失常或诱发新的心律失常等;或有协同作用,如布比卡因与阿霉素合用时毒性增加,普鲁卡因、利多卡因在体外能增强阿霉素、博莱霉素的细胞毒性作用,随局麻药剂量增加而增敏作用加强。因此,应避免选用对化疗药有增敏作用的局麻药。

四、蒽环类化疗患者围术期心肌损伤的监测

由于蒽环类药物导致的心脏毒性呈进展性、不可逆性,严重者既可危及生命,也会影响抗肿瘤治疗效果,因此加强围术期监测和早期预防尤为重要。①心电图检查简单、经济、方便,可定期监测,阿霉素常规化疗后有 10% 的患者出现心电图异常;大剂量化疗后 25% 有异常,但 ST-T 改变、房性和室性心律失常均无特异性,且大多是暂时性;40% 的患者心电图 QRS 波中有 10% 的变化。因此,心电图对诊断心脏毒性的特异性和敏感性均较低。②肌酸激酶(CK)、肌酸激酶同功酶(CKMB)、乳酸脱氢酶(LDH)和天冬氨酸转氨酶(AST)目前仍可作为临床判断心肌损伤的血清标志物之一,但对心肌损伤的诊断特异性较低、敏感性较差。③心肌肌钙蛋白 I(cTnI)是近年发展起来的监测心肌缺血损伤、诊断心梗(MI)的"金标准"和核心指标之一,当心脏受损时甚至出现轻微的心肌损伤,cTnI 都会释放到血液中,近年一些学者研究及我们的前期研究中都提示,cTnI 水平可作为早期预测蒽环类化疗药物引起心脏毒性的指标,可用于评估化疗药物导致的心肌损伤,用于识别无症状心梗及其他微小的心肌损伤、预测术后并发症和评估预后。新近报道的 352 例恶性肿瘤阿霉素化疗与 cTnI 的关系提示,累积剂量在 200mg 以内与使用前相比,血清 cTnI 水平无显著差异;而剂量在 200mg 以上者,随着剂量的逐渐增加,cTnI 水平也随之增加,与用药前比较差异有统计学意义;cTnI 异常率随着用药剂量的增加而显著升高,当阿霉素剂量大于 400mg 时,异常率达 100%,说明心肌受损的严重程度也在增加,而且 cTnI 水平增加程度与阿霉素累积剂量呈正相关。Cardinale 等报道,大剂量蒽环类化疗的患者中血清 cTnI水平升高,并且 cTnI 阳性患者左室射血分数(LVEF)下降 16%,而 cTnI 阴性患者 LVEF 下降只有 5%,两者相比有显著性差异。④心率变异性(HRV)反映心脏跳动昼夜节律变化,有研究提示 HRV 指数变化和蒽环类化疗剂量的相关性较好,是反映化疗导致心肌损伤的敏感方法之一,但目前应用受限,特异性仍需深入研究。⑤利钠肽包括心房利钠肽和脑利钠肽,尽管化疗后心肌损伤引起利钠肽变化的研究报道尚少,是否可能成为早期心肌损伤的敏感指标之一,仍需作进一步研究。⑥血管内皮素因子-1(ET-1)是一种强效血管收缩蛋白,可致左室功能紊乱,有研究报道 ET-1在氟尿嘧啶(5-FU)化疗导致的心脏毒性中升高而引起冠状动脉痉挛,无法预测心脏毒性的发生率;也有学者研究认为 ET-1 在蒽环类化疗药引起的心肌损伤中可能会起重要作用,也可作为预测化疗导致心肌损伤的较好指标之一。⑦心脏多普勒和彩色超声检查可监测心肌纤维的变化,多普勒显像观察舒张期左室壁的运动速度,彩色 M 型超声监测从二尖瓣流入左室的流速(Vp);LVEF 也用于监

测化疗后心肌损伤，特异性好，但敏感性较差，心衰发生前LVEF下降15%～45%，Feola等在对53例接受总剂量540mg/m² 的表阿霉素治疗的乳腺癌患者进行2年随访，发现LVEF下降超过10%的患者比例为20.7%；超声组织特性监测化疗后早期心肌损伤是一种敏感性很高的指标。有研究认为，心肌做功指数（myocardial perfor-mance index，MPI，又称Tei指数）是综合评价心脏收缩和舒张功能改变的检测技术，不受年龄、心率、血压、心脏几何形态、二维图像质量及取样线与血流方向夹角等因素的影响，且对患者的透声条件依赖较少，可重复性和可靠性较好，在常规超声检查中进行简便快捷测量就能定量地反映心室收缩和舒张的整体功能，对早期检测蒽环类药物的心脏毒性具有应用价值。⑧放射性核素自显影术如碘^{131}间碘苯甲胍（MIBG）放射自显影术、锚定蛋白（Annexin Ⅴ）闪烁显像法，前者用于监测心脏的自主神经功能和肾上腺素能神经损伤，较其他方法可发现更早的化疗后心肌损伤；通过锚定蛋白（Annexin Ⅴ）闪烁显像法监测大鼠急性心肌损伤引起的早期细胞凋亡来观察化疗后心肌损伤，但目前仅用于实验室研究。⑨磁共振成像在发现心脏病理改变方面具有无创、快捷、特异性高、结果精确等优点，既是监测急性心脏损伤的理想手段，也是检测亚临床心肌病变的理想方法之一。⑩其他监测方法如肌红蛋白、缺血修饰白蛋白、心肌脂肪酸结合蛋白、碳酸酐酶、超氧化物歧化酶、糖原磷酸化酶同工酶、磷脂酶A2、肽素、高敏C-反应蛋白、髓过氧化物酶、血清淀粉样蛋白A、细胞粘附分子等的含量或表达水平，也是近年来陆续开展的监测项目，对判断化疗后心肌损伤也有一定帮助。此外，心内膜心肌活检也是一种高度特异和高度敏感的方法，但需要专业技术人员和特殊器械，不宜普遍开展，只有在其他方法均难以确诊时才偶尔采用。

五、小　　结

术前新辅助化疗已成为各种恶性肿瘤多学科综合治疗中的重要组成部分，术前化疗患者的心肌状况和麻醉、手术安全隐患已越来越受到麻醉医师的关注。鉴于化疗患者有其特殊性，根据肿瘤外科特点进行充分的术前准备就显得非常重要。麻醉前应了解患者所用化疗药物的种类、化疗方式、时间、疗程、各脏器毒性尤其是心脏毒性及防治措施，必须高度警惕化疗药与局麻药之间的相互不良影响，尽量避免加重心、肺、肝、肾、造血、神经等各脏器的再损害。对化疗后出现心脏毒性的患者进行麻醉手术时应特别注意以下几点：①不适当的麻醉方法可能加重心肌损伤甚至诱发严重心律失常、心力衰竭乃至心搏骤停等严重意外；②维持心肌氧供需平衡和正常水平的电解质，是保证心功能的重要前提；③麻醉的深浅、血流动力学的稳定、有效血容量的维持等均是手术与麻醉预后的重要影响因素；④注意麻醉药物的选择，尽量选用对心脏影响小的药物，应避免使用布比卡因等心脏毒性大的药物；⑤采取适当手段加强心肌损伤的监测，以提高麻醉手术的安全性和治疗效果。

（余慧珏　何并文）

参 考 文 献

1. Chander B, Bhagat H, Prabhakar H. Adriamycin induced pulseless electrical activity and cardiovascular collapse during general anesthesia for ventriculo-peritoneal shunt insertion. A case report. Middle East Journal of Anesthesiology, 2008, 19(4): 841-846
2. Kim HS, Chang WC, Hwang KC, et al. Effect of propofol on calcium homeostasis in hypoxia-reoxygenated neonatal rat cardiomyocytes. Pharmacol, 2008, 594(1-3): 139-145
3. Wang B, Shravah J, Luo H, et al. Propofol protects against hydrogen peroxide-induced injury in cardiac H9c2 cells via Akt activation and Bcl-2 up-regulation. Biochem Biophys Res Commun, 2009, 389: 105-111
4. Xia Z, Huang Z, Ansley DM. Large-dose propofol during cardiopulmonary bypass de creases biochemical markers of myocardial injury in coronary surgery patients: acomparison with isoflurane. Anesth Analg, 2006, 103(3): 527-532
5. Lai HC, Yeh YC, Wang LC, et al. Propofol ameliorates doxorubicin-induced oxidative stress and cellular apoptosis in rat cardiomyocytes. Toxicology and Applied Pharmacology, 2011, 257(3): 437-448
6. 范志强，赵光瑜，代冬梅，等. 两种全麻药物对表柔吡星化疗后乳腺癌根治术患QT离散度的影响. 临床麻醉学杂志，2010，26(10)：843-845
7. Kim DH, Kweon TD, Nam SB, et al. Effects of target concentration infusion of propofol and tracheal intubation on QTc interval. Anaesthesia, 2008, 63(10): 1061-1064
8. Whyte SD, Booker PD, Buckley DG. The effects of propofol and sevoflurane on the QT interval and transmural dispersion of repolarization in children, Anesth Analg. 2005, 100(1): 71-77
9. Hume-Smith HV, Sanatani S, Lim J, et al. The effect of propofol concentration on dispersion of myocardial repolarization in children. Anesth Analg, 2008, 107(3): 806-810
10. 何并文，朱蔚琳，黄冰，等. 全身麻醉对术前辅助化疗癌症病人心肌肌钙蛋白Ⅰ的影响. 广西医科大学学报，2007，24(5)，684-686
11. Kharin SN, Krandycheva VV, Strelkova MV, et al. Doxorubicin-induced changes of ventricular repolarization heterogeneity: results of a chronic rat study. Cardiovasc Toxicol, 2012, 12(4): 312-317

12. Takahara A, Sugiyama A, Hashimoto K. Characterization of the halothane-anesthetized guinea-pig heart as a model to detect the K+ channel blocker-induced QT-interval prolongation. Biol Pharm Bull, 2006, 29(4):827-829
13. Hanci V, Aydin M, Yurtlu BS, et al. Anesthesia induction with sevoflurane and propofol: evaluation of P-wave dispersion, QT and corrected QT intervals. Kaohsiung Journal of Medical Sciences, 2010, 26(9):470-477
14. Aypar E, Karagoz AH, Ozer S, et al. The effects of sevoflurane and desflurane anesthesia on QTc interval and cardiac rhythm in children. Pediatric Anesthesia, 2007, 17(6): 563-567
15. 何并文,杨鹏举,黄冰,等.阿霉素对围麻醉期心肌肌钙蛋白Ⅰ和心肌超微结构影响的实验研究.中国癌症防治杂志,2009,1(3):203-207
16. Sedlic F, Pravdic D, Hirata N, et al. Monitoring mitochondrial electron fluxes using NAD(P)H-flavoprotein fluorometry reveals complex action of isoflurane on cardiomyocytes. Biochimica et Biophysica Acta, 2010, 1797(10): 1749-1758
17. Murphy E, Steenbergen C. Mechanisms underlying acute protection from cardiac ischemia-reperfusion injury. Physiological Reviews, 2007, 88(2):581-609
18. Misra MK, Sarwat M, Bhakuni P, et al. Oxidative stress and ischemic myocardial syndromes. Medical Science Monitor, 2009, 15(10):209-219
19. 中国临床肿瘤学会(CSCO),中华血液学会哈尔滨血液病肿瘤研究所.防治蒽环类抗肿瘤药物心脏毒性的中国专家共识(2011版).临床肿瘤学杂志,2011,16(12):1122-1129
20. Lipshultz SE, Lipsitz, SR, Sallan SE, et al. Chronic progressive cardiac dysfunction years after doxorubicin therapy for childhood acute lymphoblastic leukemia. Journal of Clinical Oncology, 2005, 23(12):2629-2636
21. 谭冠先,郭曲练,黄文起,主编.椎管内麻醉学.北京:人民卫生出版社,2011:501-520
22. Ryu HY, Kim JY, Lim HK, et al. Bupivacaine induced cardiac toxicity mimicking an acute non-ST segment elevation myocardial infarction. Yonsei Medical Journal, 2007, 48(2):331-336
23. 何并文,朱蔚琳,黄冰,等.硬膜外麻醉对术前辅助化疗癌症病人心肌肌钙蛋白Ⅰ的影响.广西医科大学学报,2009,26(5):664-666
24. Octavia Y, Tocchetti CG, Gabrielson KL, et al. Doxorubicin-induced cardiomyopathy: from molecular mechanisms to therapeutic strategies. Journal of Molecular and Cellular Cardiology, 2012, 52(6):1213-1225
25. 何萌,黄学梅,林一民.心肌肌钙蛋白Ⅰ测定在阿霉素应用中的作用.重庆医学,2012,41(16):1629-1630
26. Stoodley PW, Richards DA, Meikle SR, et al. The potential role of echocardiographic strain imaging for evaluating cardiotoxicity due to cancer therapy. Heart Lung and Circulation, 2011, 20(1):3-9
27. Galderisi M, Cattaneo F, Mondillo S. Doppler echocardiography and myocardial dyssynchrony: a practical update of old and new ultrasound technologies. Cardiovasc Ultrasound, 2007, 5(1):28
28. Feola M, Garrone O, Occelli M, et al. Cardiotoxicity after anthracycline chemotherapy in breast carcinoma: Effects on left ventricular ejection fraction, troponin I and brain natriuretic peptide. Int J Cardiol, 2011, 148(2):194-198
29. 黄伟斌,姚广裕,刘民锋,等.心肌肌钙蛋白Ⅰ对蒽环类化疗的乳腺癌患者心脏毒性的预测价值.南方医科大学学报,2011,31(6):1047-1050
30. Albini A, Pennesi G, Donatelli F, et al. Cardiotoxicity of anticancer drugs: the need for cardio-oncology and cardio-oncological prevention. J Natl Cancer Inst, 2010, 102(1): 14-25
31. Yeh ET, Bickford CL. Cardiovascular complications of cancer therapy: incidence, pathogenesis, diagnosis, and management. J Am Coll Cardiol, 2009, 53(24):2231-2247
32. Brana I, Tabernero J. Cardiotoxicity. Ann Oncol, 2010, 21(S7):173-179
33. Ewer MS, Ewer SM. Cardiotoxicity of anticancer treatments: what the cardiologist needs to know. Nat Rev Cardiol, 2010, 7(10):564-575
34. Gehdoo RP. Anticancer chemotherapy and it's anaesthetic implications (current concepts). Indian J Anaesth, 2009, 53(1):18-29
35. Arain MR, Buggy DJ. Anaesthesia for cancer patients. Curr Opin Anaesthesiol, 2007, 20(3):247-253
36. Zaniboni A, Prabhu S, Audisio RA. Chemotherapy and anaesthetic drugs: too little is known. Lancet Oncol, 2005, 6(3):176-181
37. Morris PG, Chen C, Steingart R, et al. Troponin I and C-reactive protein are commonly detected in patients with breast cancer treated with dose-dense chemotherapy incorporating trastuzumab and lapatinib. Clin Cancer Res, 2011, 17(10):3490-3499
38. Neil Allan, Catherine Siller, Andrew Breen. Anaesthetic implications of chemotherapy. Contin Educ Anaesth Crit Care Pain, 2012, 12(2):52-56
39. Chargari C, Kirov K M, Bollet MA, et al. Cardiac toxicity in breast cancer patients: from a fractional point of view to a global assessment. Cancer Treatment Reviews, 2011, 37(4):321-330

40. Moore J, McLeod A. Anaesthesia for gynaecological oncology surgery. Current Anaesthesia & Critical Care, 2009, 20(1):8-12

41. Tharmaratnam U, Balki M. Anesthetic management during labor and delivery: a 21-year review of women with cancer in a tertiary care center. Journal of Clinical Anesthesia, 2012, 24(7):524-530

42. Serra M, Papakonstantinou S, Adamcova M, et al. Veterinary and toxicological applications for the detection of cardiac injury using cardiac troponin. The Veterinary Journal, 2010, 185(1):50-57

103. 右美托咪啶在清醒开颅手术中的应用

右美托咪啶(dexmedetomidine,DEX)是一种高选择性的α2肾上腺素能受体激动剂,具有镇静、催眠、抗交感神经活性和镇痛等作用,其对α2和α1受体选择性比例为1620∶1,是可乐定的8倍。作为美托咪啶的活性右旋异构体,右美托咪啶对α2受体的选择性更强,半衰期更短,效价更高。研究显示,右美托咪啶的清除半衰期为2h,分布半衰期为6min,这决定了其特别适用于静脉滴注。右美托咪啶经肝脏代谢后,95%以上经肾脏排泄。1999年美国食品与药品管理局(food and drug administration,FDA)首次批准右美托咪啶用于加强治疗病房(intensive care unit,ICU)患者24 h内的镇静镇痛。随后证实右美托咪啶可在手术室内使用,美国FDA于2008年底批准其用于插管前镇静和围手术期使用。近年来,广泛开展的清醒开颅手术(患者一直保持清醒或术中唤醒即睡眠-清醒-睡眠模式)需要在术中行脑功能区定位及脑电活动测试,而右美托咪啶的无呼吸抑制及可唤醒的独特药理学特性使其成为清醒开颅手术的理想辅助用药。

一、清醒开颅手术的麻醉挑战

(一)清醒开颅手术

早在20世纪中期,清醒开颅手术就已用于治疗顽固性癫痫。近年,随着功能神经外科的发展,清醒开颅手术已经广泛用于脑部肿瘤切除和癫痫病灶切除,其优势在于可以在术中进行脑功能区的监测与定位、脑深部电极的植入和最大限度地切除肿瘤。脑部肿瘤及癫痫手术术中电生理检测包括脑电图(electroencephalogram,EEG)和皮质脑电图(electrocorticogram,ECocG)。清醒开颅手术的围术期管理需要同时满足麻醉和手术需求,其中包括患者的安全性、舒适度、术中制动、充足的氧供和通气、血流动力学的稳定、预防脑水肿的发生和电生理检测时患者的合作以及最大限度降低麻醉药物对ECocG影响等。显然,上述需求与全身麻醉提供镇静、镇痛、肌肉松弛和围术期意识消失的基本目标是矛盾的。总之,清醒开颅手术的围手术期麻醉管理给麻醉医师带来了巨大挑战。

(二)清醒开颅手术的麻醉方案

为拟行清醒开颅手术的患者制订麻醉方案时,首要问题是术中需要患者配合,即患者术中需保持清醒,或者至少在某些特定步骤中清醒。清醒开颅手术有三种麻醉方法:①单纯局麻;②局麻复合静脉镇静;③局麻复合深度镇静或全身麻醉(睡眠-清醒-睡眠方法)。目前,单纯局麻已很少应用,其麻醉方法中“睡眠-清醒-睡眠”方法是现今最常应用的一种。术中需行脑功能区定位和完全保留脑电活动的测试,使患者从麻醉状态迅速而平稳地清醒并能与外科医师合作显得至关重要。其麻醉管理基本要求是:①麻醉诱导及颅骨切开和关闭期间足够适宜的麻醉深度;②脑功能区的监测与定位期间患者清醒合作,对脑电生理最小程度的干扰;③麻醉和清醒之间平稳过渡;④术中不同阶段足够的通气和氧供,血流动力学稳定,颅内压正常。

(三)麻醉相关并发症

不管使用何种麻醉方法,清醒开颅手术的围术期可能发生多种并发症,尤以呼吸和循环系统并发症多见。在“睡眠-清醒-睡眠”方法中,从第一个睡眠阶段过渡到清醒阶段时,患者可能发生多种呼吸道并发症。呼吸困难、过度换气以及拔管期躁动,都可能导致严重后果,如颅内出血、脑水肿甚至死亡。因此,很多麻醉医师选择避免在清醒开颅手术中使用气管导管等气道管理装置,采用口或鼻咽通气道、喉罩等对气道刺激较小的气道管理器材。在麻醉药物选择上,也尽量以起效时间迅速,半衰期短并且对呼吸影响较小的药物为主。目前较多使用的咪达唑仑、丙泊酚和阿片类药物复合药物麻醉,不能避免术中可能发生的过度镇静、呼吸抑制和疼痛等并发症。术中各阶段麻醉药物的选择及恰当的气道管理方法的应用成为当前清醒开颅手术麻醉关注的重点。遗憾的是,由于缺乏前瞻性临床研究,清醒开颅手术中实际发生的并发症和最佳的麻醉管理方法仍存争议,值得进一步研究。

二、右美托咪啶的药理学性质

（一）右美托咪啶作用机制

右美托咪啶是一种高选择性 α2 肾上腺素能受体(AR)激动剂,其通过与 α2 肾上腺素能受体结合发挥药理作用,α2AR 有 3 个亚型:α2-A、α2-B 和 α2-C,各亚型分布及激动后效应均不同。α2-A 受体在脑干的蓝斑核分布最为密集,此部位是大脑调节睡眠与觉醒的关键部位,介导了右美托咪啶的剂量依赖性镇静、催眠与抗交感神经作用。血管平滑肌高表达的 α2-B 受体介导了右美托咪啶的血压调节作用。分布于脊髓后角的 α2-C 受体介导了右美托咪啶的镇痛作用,与阿片类麻醉药物有协同作用。另外,右美托咪啶不通过 GABA 起效,不会引起认知功能障碍和自主活动的抑制,这是右美托咪啶区别于其他 GABA 介导的镇静剂和麻醉药用于清醒开颅手术的一大优势。

（二）镇静作用与呼吸系统

蓝斑核是去甲肾上腺素能神经系统的支配部位,其活动与众多关键脑功能有密切关系。右美托咪啶通过激动蓝斑核 α2-A 受体发挥其镇静、催眠与抗交感神经作用。与其他麻醉药物不同,该镇静作用类似于自然睡眠,称为可唤醒镇静或合作镇静,尤其适用于神经外科麻醉。Hall 等静脉输注右美托咪啶[0.2 或 0.6μg/(kg·h)]用于健康青年志愿者镇静时,可出现舒适睡眠,但处于平静的戒备状态,通过语音刺激很容易唤醒患者。Koroglu 等研究显示,右美托咪啶提供镇静的同时并无显著的呼吸抑制作用,患者均未出现氧分压降低或二氧化碳潴留。另有研究报道,仅使用右美托咪啶配合局部麻醉可以为喉框架手术(laryngeal framework surgery)中通气管理及声带测试提供良好的镇静和手术条件,术中几乎没有不良循环和呼吸系统的影响。

（三）循环系统

右美托咪啶对循环系统的调节具有剂量依赖性,通过中枢和外周机制共同发挥作用。在中枢神经系统,低剂量右美托咪啶通过激动蓝斑核突触后膜 α2-A 受体,抑制交感神经活性,使去甲肾上腺素释放减少,其净效应是显著减少血液中的儿茶酚胺水平,适度降低血压和心率。静脉滴注右美托咪啶显著降低血压仅见于患者术前已经存在低血容量或血管收缩等。在外周神经系统,高剂量右美托咪啶通过作用于血管平滑肌高表达的 α2-B 受体,引起血管收缩,表现为血压一过性增高。因此,临床应用右美托咪啶时禁止快速静脉注射。

清醒开颅术手术还需保持正常的颅内压。Drummond 等首次报道了右美托咪啶对人类脑代谢率的影响。结果显示,右美托咪啶剂量依赖性减少脑血流量和脑代谢率,这与之前报道的右美托咪啶不会降低犬脑代谢率的结果相反。此后的一项回顾性研究发现,对接受颅内血管手术的患者使用右美托咪啶,并未导致病灶附近脑组织氧分压降低。Soliman 等开展的一项前瞻性随机对照研究,评估了右美托咪啶对开颅幕上肿瘤切除患者颅内压的影响,发现右美托咪啶可以显著降低颅内压并改善患者预后。

三、右美托咪啶在清醒开颅手术的应用

（一）药物选择

目前已成功用于清醒开颅手术的麻醉药包括,丙泊酚、瑞芬太尼、芬太尼、咪达唑仑等,但仍不能完美的控制唤醒过程,且对脑电生理具有潜在干扰。Skucas 等报道 332 例癫痫手术中仅使用丙泊酚控制术中唤醒,呼吸道并发症(包括呼吸频率下降、血氧饱和度下降或气道阻塞等)发生率为 2%。Manninen 等通过随机对照研究,对 50 例接受颅内肿瘤切除手术的患者研究发现,丙泊酚和芬太尼组患者术中呼吸道并发症的发生率显著高于丙泊酚和瑞芬太尼组(芬太尼组 6 例,瑞芬太尼组 3 例),两组在保持适当的镇静水平、充分镇痛和血流动力学稳定方面无统计学差异。

与上述麻醉药相比,右美托咪啶具有易唤醒、不抑制呼吸系统及对脑电活动无影响的特性,使其成为清醒开颅手术的理想辅助用药。2001 年,Bekker 等首次报道右美托咪啶用于术中需要语言映射的脑部肿瘤切除手术,该研究发现在语言定位、肿瘤切除过程中,右美托咪啶既可保证患者清醒合作,又能达到满意的血流动力学效果。Ard 等首次报道右美托咪啶在小儿清醒开颅手术的应用,其镇静效果满意。另一项研究中,成人接受 10~15 倍最大推荐剂量右美托咪啶静脉注射后,其脉氧饱和度与动脉二氧化碳分压无显著变化。以上研究表明,右美托咪啶可以安全有效的用于清醒开颅手术。

（二）术中管理与监测

清醒开颅手术的围术期管理涉及众多麻醉要求,如何配合气道管理、精确定量输注以及进行麻醉深度监测为麻醉医师所关注。

目前,清醒开颅手术的人工气道管理可使用口咽通气道、喉罩和气管内插管。气管内插管因患者难以耐受,易导致烦躁、呛咳、呼吸道损伤及二次插管不能保证成功率等问题,渐为喉罩取代。而在术中不同阶段泵注右美托咪啶配合喉罩使用可以更好的完成术中唤醒过程,一般推荐以 0.5~1μg/(kg·h)恒速泵注 20min 给予负荷剂量的右美托咪啶,之后以 0.1~0.7μg/(kg·h)持续至唤醒前 20min,在唤醒过程中使用 0.1~0.2μg/(kg·h)持续泵注维持。Mack 等在清醒开颅手术中使用右美托咪啶结合喉罩,成功

完成唤醒期间一系列复杂神经测试,而且唤醒期间患者血流动力学平稳,清醒合作。

近年已在临床使用的麻醉深度监测系统(如 BIS、Narcotrend、AEP 等)可以准确反映麻醉深度,精确预见患者苏醒时间,应用于清醒开颅手术时,在指导用药时机反映皮层映射水平、控制唤醒过程中具有广阔的应用前景。

(三)术后效果

右美托咪啶可使拔管过程更加安全舒适,显著降低苏醒期躁动和寒战的发生,降低术后谵妄和认知功能障碍的发生,促进术后转归。一项比较右美托咪啶对术后躁动影响的随机对照试验表明,麻醉诱导后单剂量(0.3μg/kg)右美托咪啶可以显著降低小儿七氟烷麻醉引起的苏醒期躁动(28% vs 64%)。Lenhardt 等对健康志愿者的研究发现,右美托咪啶血药浓度 0.6ng/ml 可使寒战阈值降低约 2°C(36.6°C±0.4°C vs 34.7°C±0.5°C)。另一项研究则提示,术中使用右美托咪啶具有显著的心肌保护作用,可以减少住院时间、二次手术率以及患者的病死率。目前,右美托咪啶对清醒开颅手术后的影响的报道不多。换言之,开展随机对照研究,探讨右美托咪啶对清醒开颅手术患者的术后影响是十分必要的。

四、展 望

右美托咪啶是一种高选择性 α_2 肾上腺素能受体激动剂,具有独特的镇静效应,没有呼吸抑制作用,加之剂量依赖性的镇痛、抗交感、稳定的血流动力学和抑制手术应激反应等药理特性作用,已广泛用于气管插管镇静、围术期麻醉管理以及重症治疗病房的镇静镇痛。大量证据表明,右美托咪啶用于清醒开颅手术是安全有效的,对于术中唤醒患者的可唤醒镇静效果以及稳定血流动力学、“睡眠-清醒-睡眠”的平稳过渡和提高患者安全满意度等方面具有优势。值得注意的是,其在左心功能不全、心肌梗死、心脏传导阻滞及低血容量患者应慎重使用。总之,右美托咪啶在镇静镇痛上具有广阔的应用前景,进一步深入研究其在其他手术类型中的作用,评估其长期应用的安全性及适用人群,将是未来研究热点。

(倪文文 李金宝)

参 考 文 献

1. Bamgbade OA, Alfa JA. Dexmedetomidine anaesthesia for patients with obstructive sleep apnoea undergoing bariatric surgery. European journal of anaesthesiology, 2009, 26(2): 176-177
2. Kamibayashi T, Maze M. Clinical uses of α2-adrenergic agonists. Anesthesiology, 2000, 93(5): 1345-1349
3. Shukry M, Miller JA. Update on dexmedetomidine: use in nonintubated patients requiring sedation for surgical procedures. Ther clin risk manag, 2010, 6(4): 111-121
4. Ard JL, Bekker AY, Doyle WK. Dexmedetomidine in awake craniotomy: a technical note. Surg neurol, 2005, 63(2): 114-117
5. Rozet I. Anesthesia for functional neurosurgery: the role of dexmedetomidine. Curr Opin Anesthesio, 2008, 21(5): 537-543
6. Venkatraghavan L, Manninen P, Mak P, et al. Anesthesia for functional neurosurgery: review of complications. J Neurosurg Anesth, 2006, 18(1): 64-67
7. Piccioni F, Fanzio M. Management of anesthesia in awake craniotomy. Minerva Anestesiol, 2008, 74(7-8): 393-408
8. Berkenstadt H, Perel A, Hadani M, et al. Monitored anesthesia care using remifentanil and propofol for awake craniotomy. J Neurosurg Anesth, 2001, 13(3): 246-249
9. Hall JE, Barney JA, Arain SR, et al. Sedative, amnestic, and analgesic properties of small-dose dexmedetomidine infusions. Anesth Analg, 2000, 90(3): 699-705
10. Koroglu A, Teksan H, Sagir O, et al. A comparison of the sedative, hemodynamic, and respiratory effects of dexmedetomidine and propofol in children undergoing magnetic resonance imaging. Anesth Analg, 2006, 103(1): 63-67
11. Jense RJ, Souter K, Davies J, et al. Dexmedetomidine sedation for laryngeal framework surgery. Ann oto rhinol laryn, 2008, 117(9): 659-664
12. Arcangeli A, D'Alo C, Gaspari R. Dexmedetomidine use in general anaesthesia. Curr drug targets, 2009, 10(8): 687-695
13. Drummond JC, Dao AV, Roth DM, et al. Effect of dexmedetomidine on cerebral blood flow velocity, cerebral metabolic rate, and carbon dioxide response in normal humans. Anesthesiology, 2008, 108(2): 225-232
14. Drummond JC, Sturaitis MK. Brain tissue oxygenation during dexmedetomidine administration in surgical patients with neurovascular injuries. J Neurosurg Anesth, 2010, 22(4): 336-341
15. Soliman R, Hassan AR, Rashwan AM, et al. Prospective randomized study to assess the role of dexmedetomidine in patients with supratentorial tumors undergoing craniotomy under general anaesthesia. Middle East journal of anesthe, 2011, 21(3): 325-334
16. Manninen PH, Balki M, Lukitto K, et al. Patient satisfaction with awake craniotomy for tumor surgery: a comparison of

remifentanil and fentanyl in conjunction with propofol. Anesth Analg,2006,102(1):237-242

17. Ayoub C, Girard F, Boudreault, et al. A comparison between scalp nerve block and morphine for transitional analgesia after remifentanil-based anesthesia in neurosurgery. Anesth Analg,2006,103(5):1237-1240
18. McGuire G,El-Beheiry H,Manninen P,et al. Activation of electrocorticographic activity with remifentanil and alfentanil during neurosurgical excision of epileptogenic focus. Brit j of anaesth,2003,91(5):651-655
19. Skucas AP, Artru AA. Anesthetic complications of awake craniotomies for epilepsy surgery. Anesth Analg,2006,102(3):882-887
20. Bekker AY,Kaufman B,Samir H,et al. The use of dexmedetomidine infusion for awake craniotomy. Anesth Analg, 2001,92(5):1251-1253
21. Ard J,Doyle W,Bekker A. Awake craniotomy with dexmedetomidine in pediatric patients. J Neurosurg Anesth, 2003,15(3):263-266
22. Martin E,Ramsay G,Mantz J,et al. The role of the α2-adrenoceptor agonist dexmedetomidine in postsurgical sedation in the intensive care unit. J intensive care med,2003, 18(1):29-41
23. Mack PF, Perrine K, Kobylarz E, et al. Dexmedetomidine and neurocognitive testing in awake craniotomy. J Neurosurg Anesth,2004,16(1):20-25
24. Bajwa SJS, Gupta S, Kaur J, et al. Reduction in the incidence of shivering with perioperative dexmedetomidine: A randomized prospective study. J Anaesthesiol Clin Pharmacol,2012,28(1):86-91
25. Maldonado JR, Wysong A. Original Research Reports Dexmedetomidine and the Reduction of Postoperative Delirium after Cardiac Surgery. Psychosomatics, 2009, 50(3):206-217
26. Sato M,Shirakami G,Tazuke-Nishimura M,et al. Effect of single-dose dexmedetomidine on emergence agitation and recovery profiles after sevoflurane anesthesia in pediatric ambulatory surgery. J anesth,2010,24(5):675-682
27. Lenhardt R, Orhan-Sungur M, Komatsu R, et al. Suppression of shivering during hypothermia using a novel drug combination in healthy volunteers. Anesthesiology, 2009, 111(1):110-115
28. Brandão P, Lobo S, Machado MN, et al. Dexmedetomidine is associated with better outcomes in patients undergoing cardiac surgery. Crit Care,2012,16(1):327

104. 拔管后喘鸣的预防和治疗策略

喉水肿是气管内插管的常见并发症，发生喉水肿的患者拔管后极易发生上呼吸道梗阻，表现为拔管后喘鸣(post-extubation stridor,PES)。据报道，PES 的发生率约为 2% ~ 25%，有 18% ~69% 的 PES 患者需要再插管。再插管延长患者机械通气和在加强医疗病房(intensive care unit,ICU)留置时间，增加治疗费用，并增高患病率和死亡率[3]。因此，有必要掌握恰当的拔管时机，及早发现 PES 高危患者并采取预防措施，从而避免 PES 及再插管的发生。本文就 PES 的发生机制、诊断、预防和治疗等方面作以下综述。

一、发病机制

气管内插管会造成口咽、喉和气管的损伤，主要是由于插管时的机械损伤和导管的压迫作用所致。插管超过 4 天的患者几乎都会发生喉水肿和黏膜溃疡。成人气道最狭窄的部位在声门，5 岁以下儿童气道最狭窄的位置在环状软骨。儿童缩窄的环状软骨和柔软的气管软骨可以在无套囊的气管内导管(endotracheal tube,ETT)周围提供足够的密封度，故 5 岁以下的小儿很少需要带套囊的 ETT。因此，紧贴黏膜的气管内导管在新生儿和儿童更容易导致声门下区的水肿，而成人更容易发生喉头水肿。

许多手术和麻醉因素都可导致上呼吸道组织肿胀，增加 PES 的风险：①导管管径过粗，插管困难，反复试插或插管用力过猛；②术中头过度后仰，过多转动颈部；③舌部、咽部和颈部手术操作包括甲状腺切除术、颈动脉内膜剥脱术以及颈椎手术亦可能加重局部组织的水肿或血肿，面部或呼吸道创伤或烧伤的患者，头颈部有恶性肿瘤、甲状腺肿块或其他肿块的患者；④由于过敏反应或容量复苏导致呼吸道水肿的患者。

气管内插管的时间长短也是影响 PES 的重要因素，ICU 中机械通气的患者，插管超过 36h 的患者中大约有 7% 会发生 PES，而插管时间少于 36h 的只有 1%。女性患者 PES 的发生率是男性患者的三倍。儿童气道狭小，黏膜薄弱，富有血管及淋巴组织，稍有创伤或炎症就易发生水肿，尤其是急性呼吸道感染的儿童更易发生。

二、诊　　断

喘鸣是气流通过狭窄气道时发出的一种高音调的声音。喉水肿患者拔管后，气流通过因水肿而狭窄的呼吸道时产生喘鸣，即 PES。PES 一般在拔管后 6h 内出现，可不在拔管后即刻发生，而是呈逐渐加重的临床表现。通常表现为呼吸频率加快，肋间肌等辅助呼吸肌参与吸气动作，吸气时出现“三凹征”，胸骨上窝处听诊可闻及吸气相和呼气相都存在的高调喘鸣音。喘鸣音减弱表明气道可能完全梗阻。

拔管后立即发生上呼吸道梗阻的最常见原因是喉痉挛，与喉水肿发病机制不同，临床表现类似，应予以鉴别。喉痉挛指声带突然痉挛，导致声门完全关闭，典型表现为拔管时剧烈呛咳后出现吸气性呼吸困难，重者可出现完全性上呼吸道梗阻。分泌物过多以及吸痰管刺激气道都能诱发喉痉挛，一般持续时间较短。采用 Larson 手法(按压位于下颌角和乳突之间的“喉痉挛切迹”)或应用面罩持续正压通气(高达 40cmH_2O)也可终止喉痉挛。如果出现严重的低氧血症或喉痉挛对无创的处理方法无效，应该给予琥珀酰胆碱，再次气管插管。

三、预 测 试 验

早期发现喉水肿是极为关键的，因为这些患者拔管后很有可能发生上呼吸道梗阻甚至窒息，导致拔管失败。目前，我们可在拔管前通过纤维支气管镜检查、超声检查和气囊漏气试验(cuff leakage test,CLT)来筛选出 PES 的高危人群。

Panda 等认为纤维支气管镜检查是诊断喉水肿、预测拔管后喘鸣的金标准,但因其需要特定设备支持、操作技术较复杂且增加损伤等风险而在国内应用受限。

超声检查可以作为一种可靠、无创的方法,用来评估声带和喉部形态以及气流的减少情况,从而筛选出 PES 的高危患者。患者呈颈部过伸的仰卧位,将超声探头放在患者环甲软骨表面,检查喉的横断面;测量气柱宽度(通过声带的气流宽度)和气柱差值(气囊充气和气囊放气时气柱宽度的差值)。发生喘鸣和没有发生喘鸣的患者之间,平均漏气量具有显著差异,在发生喘鸣的患者中,气柱宽度差值明显小于未发生的患者。超声检查和纤维支气管镜检查的图像之间具有良好的一致性。

目前最常用的拔管风险评估试验是 CLT,最初用于喉头炎哮喘(Croup)儿童的拔管风险预测。这是一种简单、无创的预测方法。在试验前,先吸尽患者气管和口腔内的分泌物,然后将呼吸机调至辅助控制模式;在气囊充满的情况下,记录吸气和呼气的潮气量,看是否相近;将气囊的气放出,直接记录随后 6 个呼吸周期的呼气潮气量,取 3 个最低值的平均值;气囊放气前的呼气潮气量和放气后的平均呼气潮气量的差值就是漏气量,漏气量与吸气量之比为漏气比。对于一般的患者来说,气管导管的气囊不充气时进行正压通气,部分气体将经由导管与声门之间的空隙漏出体外;而对于存在喉水肿的患者,导管与声门间的空隙变小导致漏气量减少,漏气试验阳性。

Jaber 等认为漏气量 130ml 或漏气比 12% 是预测 PES 的最佳阈值,其敏感度和特异度分别为 85% 和 95%。尽管漏气试验广泛应用,人们对其预测能力仍存在争议。气囊漏气试验的阴性预测值较高,但阳性预测值却较低,提示阴性的 CLT 结果对排除发生 PES 的意义较大,而 CLT 结果阳性却并不一定发生 PES。此外,很多因素可能影响漏气量,包括通气区域的面积、气管内导管的阻力、呼吸机、呼吸周期的呼气相等。导管部分被分泌物堵塞可能增加气流阻力而影响漏气量的测定结果。呼吸机的模式、患者的头颈部体位和镇静药、肌松药的使用等均会影响 CLT。

Wittekamp 等认为应用 CLT 对高危人群进行预测会提高准确度。漏气试验对儿童比成人更有效。插管的持续时间也很重要,对于插管超过 36h 的患者,即使没有其他危险因素,亦极有可能发生严重的上呼吸道梗阻。因此这类患者应视为高危患者,提前采取预防措施,不需进行 CLT。

四、预防和治疗

预防 PES,首先应将相关的手术和麻醉操作规范化,以减少组织损伤;其次,可预防性应用糖皮质激素。一些医院将激素注射作为操作指南的一部分。使用激素不超过 24h 是安全的,未见副作用的报道。但近年来试验结果有争议,在新近的 Meta 分析中,多次注射激素的效果明确,而单次注射没有作用。在成人,拔管前 12~24h 多次给予糖皮质激素对 PES 的高危病人有益。Francois 等认为,拔管前 12h 注射 20mg 甲泼尼龙,之后每 4h 重复注射 1 次,这样效果最佳。也有实验表明气管插管前使用 1% 地卡因和地塞米松对声门区进行喷雾表面麻醉可有效减轻气管插管造成的喉水肿。此外,对于需要长期机械通气的患者,早期的气管切开比长时间的经喉插管对组织造成的损伤更小。

对于发生 PES 的患者,维持气道通畅,保证足够氧合和解除梗阻压迫是主要的治疗目标。对于水肿造成的严重呼吸道梗阻,再次插管有效但很困难。ASA 推荐对拔管失败的高危人群使用气管交换导管。交换导管在拔管前置入,而且在拔管后一段时间里仍然留在原位。这个导管能够引导气管插管(套在导管外面),必要时可以通过导管给予氧气。这种方法的缺点是造成患者不适。喉水肿在拔管后早期就会出现,如果没有症状可以在拔管约 1h 后将交换导管拔出。

治疗 PES 的策略包括静脉注射糖皮质激素和局部喷洒肾上腺素。糖皮质激素通过抑制炎症细胞下调炎症反应,同时抑制毛细血管扩张、降低通透性,从而减轻水肿。可以每天静脉注射 0.5mg/kg 泼尼松龙,其潜在的益处远远大于发生不良反应的风险。肾上腺素喷雾是另一种可能有效的疗法。肾上腺素通过激活局部血管平滑肌细胞的 α 肾上腺素能受体,引起血管收缩,降低血液流速,从而减少水肿的形成。据报道,1mg 肾上腺素溶于 5ml 生理盐水后局部喷洒,能有效缓解成人的上呼吸道梗阻。

理论上,无创正压通气有助于减少呼吸功能不全所引起的再次插管。但试验结果表明该方法可能延长从呼吸功能不全到重新插管之间的间隔时间。氦气-氧气混合气吸入也可以用于治疗 PES。因为氦气-氧气混合气比富氧空气密度更低,气道阻力更小。混入 40% 的氦气的氦气-氧气混合气可以在不影响氧合的情况下达到最有效地减少气流阻力的效果。对于严重喉水肿的患者,若气管插管失败,则需进行紧急气管切开。该法虽然有创伤,但却是最有效的。

五、总　　结

PES 是气管插管的严重并发症,需要在临床工作中予以重视:规范操作,尽量避免人为因素导致 PES;对于喉水肿高危患者,应当在拔管前评估其声门周围肿胀情况以预测 PES 的发生,并采取积极措施进行预防。目前,虽然已有不同的方法用于 PES 的预测和治疗,但是仍然需要寻找更方便灵敏的预测方法和更有效的无创治疗手段。

(陈辉　解群　朱科明)

参 考 文 献

1. Gros, A., Holzapfel, L., Marque, S. et al. Intra-individual

Variation of the Cuff-Leak Test as a Predictor of Post-Extubation Stridor. Respir Care,2012,57,2026-2031

2. Wittekamp,B. H. ,van Mook,W. N. ,Tjan,D. H. et al. Clinical review:post-extubation laryngeal edema and extubation failure in critically ill adult patients. Crit Care,2009,13:233
3. Khemani,R. G. Post extubation stridor the call for objectivity. Indian Pediatr,2010,47,307-308
4. Jaber,S. ,Chanques,G. ,Matecki,S. et al. Post-extubation stridor in intensive care unit patients. Risk factors evaluation and importance of the cuff-leak test. Intensive Care Med,2003,29,69-74
5. da Silva,P. S. ,Fonseca,M. C. ,Iglesias,S. B. et al. Nebulized 0. 5,2. 5 and 5 ml L-epinephrine for post-extubation stridor in children:a prospective,randomized,double-blind clinical trial. Intensive Care Med,2012,38,286-293
6. Ding,L. W. ,Wang,H. C. ,Wu,H. D. et al. Laryngeal ultrasound:a useful method in predicting post-extubation stridor. A pilot study. Eur Respir J,2006,27,384-389
7. Lin,C. D. ,Cheng,Y. K. ,Chang,J. S. et al. Endoscopic survey of post-extubation stridor in children. Acta Paediatr Taiwan,2002,43,91-95
8. Keeratichananont,W. ,Limthong,T. ,Keeratichananont,S. Cuff leak volume as a clinical predictor for identifying post-extubation stridor. J Med Assoc Thai,2012,95,752-755
9. Sandhu,R. S. ,Pasquale,M. D. ,Miller,K. et al. Measurement of endotracheal tube cuff leak to predict postextubation stridor and need for reintubation. J Am Coll Surg,2000,190,682-687
10. Wratney,A. T. ,Benjamin,D. K. ,Jr. ,Slonim,A. D. ,et al. The endotracheal tube air leak test does not predict extubation outcome in critically ill pediatric patients. Pediatr Crit Care Med,2008,9,490-496
11. Cheng,K. C. ,Chen,C. M. ,Tan,C. K. ,et al. Methylprednisolone reduces the rates of postextubation stridor and reintubation associated with attenuated cytokine responses in critically ill patients. Minerva Anestesiol,2011,77,503-509
12. Francois,B. ,Bellissant,E. ,Gissot,V. ,et al. 12-h pretreatment with methylprednisolone versus placebo for prevention of postextubation laryngeal oedema:a randomised double-blind trial. Lancet,2007,369,1083-1089
13. Malhotra,D. ,Gurcoo,S. ,Qazi,S. ,et al. Randomized comparative efficacy of dexamethasone to prevent postextubation upper airway complications in children and adults in ICU. Indian J Anaesth,2009,53,442-449
14. Sinha,A. ,Jayashree,M. ,Singhi,S. Aerosolized L-epinephrine vs budesonide for post extubation stridor:a randomized controlled trial. Indian Pediatr,2010,47,317-322
15. Esteban,A. ,Frutos-Vivar,F. ,Ferguson,N. D. et al. Noninvasive positive-pressure ventilation for respiratory failure after extubation. N Engl J Med,2004,350,2452-2460
16. Rodrigo,G. ,Pollack,C. ,Rodrigo,C. ,et al. Heliox for nonintubated acute asthma patients. Cochrane Database Syst Rev,2006,CD002884

105. 术后尿潴留的临床研究进展

尿潴留是麻醉手术后常见并发症，其发生率在5%～70%。术后尿潴留（POUR）的影响因素包括基础疾病、手术类型及麻醉方式。超声检查可提示膀胱尿潴留的容量并为临床处理提供指导意见。导尿术是住院手术患者术中常用处理措施。监测尿液可以指导容量复苏并作为血流动力学是否稳定的标志。随着门诊手术及快通道外科手术的大量增加，导尿术已不再作为常规的处理措施。

目前，POUR患者是否实施导尿术并无统一规范，影响因素包括手术类型、麻醉方式、并存病、医院制度及个人倾向。POUR的错误处理会导致膀胱过度膨胀、尿路感染及导尿管相关并发症。本文将基于循证医学证据，提出预防及处理POUR的方法措施。

一、人体排尿机制

膀胱由逼尿肌构成的体部及漏斗形的颈部组成。膀胱颈部的内层平滑肌即尿道内括约肌围绕在膀胱排出口。骨盆底部的条纹状肌肉纤维构成了尿道外括约肌。成人膀胱容量约400～600ml。膀胱的神经支配包括传出神经（交感神经、副交感神经）及传入神经（内脏传入纤维Aδ和C）。副交感神经控制膀胱逼尿肌的收缩、颈部的舒张，产生排尿动作。相反，交感神经纤维则控制逼尿肌的舒张、关闭尿道口。这两个系统由脊髓反射协调完成，脊髓反射则由来自大脑桥脑的潴留中枢和排尿中枢控制。

膀胱良好的顺应性可以允许其储存大量尿液而不会引起压力增加。膀胱能感受的初始排尿刺激是150ml，当容量达到300ml时将激活膀胱壁牵张感受器，引起膀胱充盈感。牵张感受器的激活通过Aδ和C纤维传至脊髓，激活副交感神经元，经传出神经控制逼尿肌收缩。逼尿肌的初始收缩仅维持数秒，但可使膀胱内压力从40mmH$_2$O上升至数百mmH$_2$O。当膀胱内压力达到排尿阈值，膀胱逼尿肌将会发生频率更高、持续更久的强烈收缩。当没有排尿需要或者存在排尿不适时，牵张感受器和本体感受器激活交感神经并抑制副交感系统，进而收缩尿道内括约肌，舒张逼尿肌。与此同时，额叶皮层和桥脑中枢发出信号抑制副交感神经元，激活交感系统。

二、POUR的诊断

术后尿潴留的诊断方法包括病史、体格检查、导尿需要以及超声检查。

（一）临床检查

下腹部疼痛不适是POUR常见症状。然而，在区域阻滞麻醉、脊髓损伤、休克、镇静患者，上述症状常被掩盖。耻骨上区域触诊和叩诊是诊断POUR的常用方法，其不足之处在于缺乏敏感性。膀胱充盈至脐上，提示尿液潴留在500ml以上，但实际潴留量可相差1000ml。膀胱深触诊会导致明显不适，引起迷走神经反射。此外，临床检查往往对膀胱充盈程度估计高于超声检查结果。

Pavlin等发现，全麻术后麻醉恢复室（PACU）内约61%的患者经超声检查发现尿潴留大于600ml，但并无任何膀胱膨胀不适的主诉。Lamonerie等报道，大约1/4住院手术患者因尿潴留行超声检查时发现膀胱过度膨胀，且在离开PACU时仍不能自主排尿。

（二）导尿术

导尿术既是POUR的诊断手段也是治疗手段。术后排尿障碍影响因素很多，包括围手术期容量补充不当。导尿作为一种侵入性治疗，可能引起导管相关感染、尿道损伤、前列腺炎和不适感，诊断POUR前必须充分评估、处理潜在因素。

（三）超声检查

近20年来，超声检查诊断POUR愈发普及。大量研究证实超声检查对膀胱充盈的评估与是否导尿具有良好的一致性，但其对女性患者是否导尿预测价值稍低。Greig等发现，超声检查比临床体检更能准确发现POUR患者，尤其是肥胖患者及既往有下腹部手术的患者。超声检查可减少

POUR 高危患者的术后初次排尿时间和住院时间，但在 POUR 低危患者中并无发现其显著益处。超声检查可预防膀胱过度扩张，早期发现过度充盈的膀胱可指导补液、减少不当的过早出院。

三、POUR 的高危因素

（一）年龄和性别

研究发现，随着年龄的增加 POUR 发生率随之增加，在 50 岁以上患者中 POUR 发生率增加约 2.4 倍。有报道发现，男性的 POUR 发生率高于女性(4.7% *vs.* 2.9%)。年龄和性别引起的 POUR 发生率不同，可能与神经退化、前列腺肥大相关。

（二）手术类型

不同类型手术 POUR 发生率不尽相同。全麻患者 POUR 发生率约 3.8%，关节成形术患者 POUR 发生率为 10.7% ~84%。肛门直肠手术患者 POUR 发生率为 1% ~51%。盆神经损伤和疼痛反射可能是肛门直肠手术 POUR 的高发因素。疝修补手术 POUR 发生率为 5.9% ~38%。妇科手术 POUR 发生率尚存争议。Pavlin 等发现，门诊妇科手术并无 POUR 发生，其原因可能是约 90% 的患者在术中已经接受了导尿术。既往盆腔手术史是 POUR 高发一因素，原因可能是手术对支配下尿道的神经损伤。

（三）并存疾病

与尿潴留相关的神经性疾病包括休克、卒中、脊髓灰质炎、多发性硬化、脊髓损伤、糖尿病及酒精性神经病变。

（四）药物

围手术期用药如抗胆碱能药物、β 受体阻滞剂、拟交感药物可以影响膀胱功能。毒蕈碱受体激动剂可增加膀胱内压力，导致逼尿肌收缩。抗胆碱能药物如阿托品、胃长宁可抑制膀胱逼尿肌的收缩，导致膀胱张力减退，从而发生尿潴留。

α_2 受体激动剂和拮抗剂都可通过影响平滑肌收缩，调节膀胱功能。Gentili 等通过随机双盲临床试验发现，鞘内给予可乐定较吗啡可减少 POUR 发生。α_1 受体阻断剂哌唑嗪可以抑制输尿管蠕动，降低逼尿肌收缩力，减少排尿次数。α_1 受体激动剂通过拟交感作用可以增加尿道内括约肌张力，增加 POUR 的发生。腹腔注射肾上腺素可增加膀胱内压力，但不会促进排尿。β 受体表达于逼尿肌及膀胱出口处。动物实验提示，激活 β 受体可以导致逼尿肌松弛，降低膀胱张力，同时，β 受体阻滞剂也可引起尿潴留。

（五）静脉补液

静脉补液可能影响 POUR 的发生。相较于其他手术，关节修补和肛门直肠手术补液量通常大于 750ml，其 POUR 发生率增加约 2.3 倍。低风险手术及既往无尿潴留患者中尚未见 POUR 的报道。大量补液会引起膀胱过度膨胀。接受椎管内麻醉的患者，因膀胱充盈感消失，膀胱过度充盈发生率显著增高。膀胱过度膨胀会抑制逼尿肌功能，在导尿后其排尿反射仍难以恢复。因此，膀胱容积大于 270ml 是 POUR 发生的危险因素。

（六）手术时间

手术时间延长会引起 POUR 的发生。手术时间延长会增加补液量，另有报道发现膀胱尿容量与手术时间具有明显相关性，但与补液量并无关系。也有研究认为，手术时间与 POUR 的发生并无因果关系。

四、麻醉镇痛对 POUR 的影响

全麻药物会影响支配膀胱的自主神经系统，降低膀胱张力。动物研究发现，镇静催眠药及吸入麻醉药会抑制排尿反射。地西泮、戊巴比妥、丙泊酚、异氟烷、甲氧氟烷、氟烷可抑制逼尿肌的收缩力。吸入麻醉药和镇静催眠药对尿路动力学的影响机制可能在于其对桥脑中枢和皮质的抑制。

（一）椎管内麻醉

1. 蛛网膜下腔内局麻药　蛛网膜下腔内局麻药可阻断支配膀胱的传入、传出神经。注射局麻药 30s ~60s 后，尿排空知觉消失，但对膀胱充盈的张力感持续存在。阻断膀胱的痛觉需抑制大脑排尿中枢的传入神经纤维。椎管内注射局麻药 2 ~5min 后，膀胱逼尿肌张力消失，其恢复取决于 S_2-S_3 节段以上的感觉神经元阻滞时间。使用作用时间长的局麻药会增加 POUR 发生率。相反，使用作用时间短和小剂量的局麻药更容易恢复膀胱感觉和运动功能。给予重比重的布比卡因实施单侧椎管内麻醉，可降低 POUR 的发生，缩短术后初次排尿时间。

2. 蛛网膜下腔内阿片类药物　动物实验及临床研究均发现，蛛网膜下腔内给予阿片类药物会影响膀胱功能，引起尿潴留，给药约 16min 后即可阻断膀胱排尿收缩，并可持续约 250 ~350min。排尿反射的恢复伴随痛觉的恢复。人体研究发现，蛛网膜下腔内给予阿片类药物会降低排尿感觉和逼尿肌的收缩力，增加膀胱容积，舒张尿道括约肌，导致逼尿肌和括约肌的协同障碍。药物的作用时间相差迥异，呈剂量依赖性并与药物种类相关。与吗啡相比，舒芬太尼对排尿感觉的抑制较强，但恢复时间较短。阿片类药物对尿动力学影响的作用靶点主要是位于脊髓的 μ 受体和 δ 受体。丁丙诺啡对 μ 受体和 δ 受体的亲和力较低，因而对逼尿肌和尿道括约肌的影响较小。蛛网膜下腔内给予纳洛酮可以逆转尿动力学的影响。在门诊手术患者中，小剂量的利多卡因联合芬太尼较单独给予大剂量的利多卡因，可以减少 POUR 的发生。

3. 硬膜外局麻药　硬膜外局麻药和蛛网膜下腔内局

麻药类似,均可作用于腰骶神经纤维,阻断膀胱的传入神经和传出神经冲动的传导。其作用的发挥和持续时间取决于所用局麻药的药代动力学特性。在腹股沟疝修补术中,使用局麻药进行硬膜外麻醉 POUR 的发生率低于腰麻。在前十字韧带修补术中,同样使用 0.2% 布比卡因进行硬膜外镇痛时,高扩散速率的布比卡因具有更高的 POUR 发生率和更强的运动阻滞。此外,在矫形外科术后患者硬膜外自控镇痛中,POUR 的发生率与布比卡的浓度呈正相关。

4. 硬膜外阿片类药物　硬膜外注射吗啡后 POUR 的发生率高于蛛网膜下腔内给药。POUR 和硬膜外阿片类药物注射的脊髓节段也相关,在脊髓腰椎水平注射阿片类药物,POUR 发生率高于胸椎水平给药。硬膜外注入 4mg 吗啡后,5 ~ 15min 内逼尿肌收缩力就开始减弱。阿片类药物可在脑脊液中向具有大量阿片受体的脑桥排尿中枢进行扩散(头端扩散),也对 POUR 发生产生一定影响。纳洛酮对正常的膀胱功能没有影响,但其能消除硬膜外阿片类药物对尿动力学的影响。提高静脉注射纳洛酮的剂量,可能抑制逼尿肌收缩力的减弱和膀胱容量的增加。纳洛酮半衰期较短(t=1 ~ 1.5h),其对 POUR 的阻断作用可能会在阿片类药物清除前就失去作用。

硬膜外不同的阿片类药物因自身不同的药代动力学特性和受体选择性,而对尿动力学产生不同影响。研究表明,进行胃旁路手术的患者术后使用“布比卡因和舒芬太尼”或“布比卡因和吗啡”用于胸段硬膜外镇痛时,后者 POUR 发生率较高;硬膜外注射“布比卡因和肾上腺素”时,POUR 的发生率低于硬膜外注射“布比卡因和舒芬太尼”。舒芬太尼和芬太尼比吗啡具有更强的亲脂性和吸收率,因此在中枢神经系统具有很少的头端扩散,对尿动力学影响较小。吗啡较低的亲脂性延缓其吸收,因此在脊髓腰段含有较高浓度的吗啡,直接对神经产生抑制作用。蛛网膜下腔内阿片类药物对尿动力学的影响并非剂量依赖性。硬膜外阿片类药物的剂量可能影响 POUR 发生率,但尚未被文献证实。

5. 阿片类药物和肾上腺素作为佐剂　在硬膜外局麻药中加入阿片类药物,会增大 POUR 和尿路并发症风险,如肾功能衰竭和膀胱炎。肾上腺素作为佐剂能够延长麻醉药对神经的阻滞作用,延长膀胱功能恢复的时间。

6. 产后尿潴留和硬膜外麻醉与镇痛　产后尿潴留是一种常见并发症,可能是由子宫对膀胱的压迫导致。尿动力学研究表明,85% 的产妇在产后出现膀胱张力减退和膀胱容量增加。分娩时常用的硬膜外麻醉和镇痛会引起产后尿潴留。使用两种不同的硬膜外混合液(0.25% 布比卡因加入 1:200 000 肾上腺素或 0.125% 布比卡因加 10μg 舒芬太尼)对产妇进行硬膜外麻醉,其产后尿潴留的发生率明显高于没有接受硬膜外麻醉的产妇。然而,接受硬膜外麻醉的产妇,其器械助产率和难产率也较高,因此很难判断产妇术后尿潴留是硬膜外阻滞的结果还是器械助产或难产导致的。在布比卡因中加入肾上腺素和舒芬太尼对尿潴留的发生率没有影响。有研究表明剖宫产后硬膜外镇痛使用美沙酮,POUR 发生率较低。

(二) 全身麻醉

经静脉或肌内注射阿片类药物,均会作用于脊髓阿片受体而对膀胱产生直接影响。全身使用阿片类药物,可降低控制逼尿肌收缩力的副交感骶神经乙酰胆碱的释放而导致 POUR。在进行胆囊切除术和阑尾切除术的患者中,POUR 的发生率和术后阿片类药物的用量直接相关。使用静脉 PCA 的患者,其 POUR 的发生率高于肌注吗啡或者哌替啶,这表明静脉给药时相对稳定的血浆阿片类药物浓度可能延长其对膀胱功能的影响。氯胺酮、非甾体抗炎类药物、对乙酰氨基酚和阿片类药物共同使用(PCA 途径)具有吗啡消除作用,能够降低 POUR 发生率。

(三) 周围神经阻滞

肌间沟阻滞对 POUR 的影响尚未见相关报道。在椎旁阻滞或肋间神经阻滞下行胸廓切开术或胆囊切除术的患者,其 POUR 发生率均低于硬膜外麻醉或 PCA。膝关节手术中,进行周围神经阻滞的患者其 POUR 发生率也明显低于硬膜外麻醉或使用 PCA 的患者。行肛门直肠手术的患者,双侧阴部神经阻滞也可降低 POUR 的发生率。

(四) 局麻药浸润

区域阻滞和浸润麻醉技术常用于疝修补术和肛门直肠手术。疼痛是疝修补术 POUR 发生的重要因素,局麻药浸润能够降低其他麻醉药的用量和 POUR 发生率。会阴部疼痛和肛门直肠手术后肛管紧张状态,会引起尿道括约肌痉挛和逼尿肌松弛。有研究发现,在全麻、区域麻醉或局部浸润麻醉下行肛门直肠手术,其 POUR 的发生率没有差别。然而,前两组均在肛门直肠区域进行了局麻药浸润,所以很难判断全麻或区域麻醉是否影响 POUR。也有研究表明,局麻下进行肛门直肠手术的患者 POUR 发生率低于脊髓麻醉。长效局麻药可减弱其对膀胱反射的抑制,能够在运动阻滞的情况下促进术后早期活动,使患者能够收缩腹部肌肉和站立,从而促进膀胱的排空。因此,疝修补术中更适合用长效的局麻药。

五、POUR 相关并发症与副作用

(一) 自发反应

膀胱过度扩张导致的疼痛刺激会引起呕吐、心动过缓、低血压、高血压、心律失常甚至心搏骤停。POUR 会延长择期胆囊切除术患者的住院时间。

(二) 感染

尿路感染是持续 POUR(膀胱张力减弱,无法彻底清空膀胱)和导尿术的并发症。导尿后发生尿路感染的住院患者具有更高的病死率。有文献报道,单次导尿后菌尿发生率高达 38%。进行腹腔镜检查的女性患者术前进行导尿,

21%的患者会在6天内发生菌尿。

（三）膀胱过度膨胀和对尿动力学的影响

膀胱过度扩张是POUR相关严重并发症，发生率约为44%。动物实验中，若兔膀胱经过4~24h的过度扩张，毒蕈碱受体表达就会下降，导致逼尿肌收缩力下降。膀胱短暂的500~1000ml的填充容量如果能够在1~2h内诊断并治疗，对人体没有损害。在门诊手术的患者中，膀胱容量>500ml其持续性POUR发生率高于容量<500ml的患者。早期导尿术能够降低排尿困难的发生率。因此，需要进一步研究以确立安全的膀胱容量范围，避免膀胱过度扩张和持续的功能障碍。

六、POUR的临床管理

预防POUR需要早期发现围手术期有高危因素的患者。术前因素包括：①年龄>50岁；②男性；③腹股沟疝修补术、肛门直肠手术；④术前存在的尿道梗阻症状（如良性前列腺肥大）；⑤盆腔手术史；⑥围术期用药：α受体阻断剂、β受体阻断剂使用。术中因素包括：①肛门直肠手术和腹股沟疝修补术中输入大量液体（≥750ml）；②长时间手术；③腰麻：长效局麻药、大剂量局麻药、大剂量阿片类药物（亲水性和亲脂性）、亲脂性阿片类药物、高选择性μ受体阿片类药物；④硬膜外麻醉的穿刺部位（腰椎水平>胸椎水平）、长效局麻药、亲脂性阿片类药物（如吗啡）、高选择性μ受体阿片类药物、肾上腺素。术后因素包括：①到达PACU时膀胱容量>270ml；②镇静药（咪达唑仑）；③术后镇痛：CEI和PCEA。

对于POUR的预防方面，应在肛门直肠手术和疝修补术中限制液体入量，避免椎管内使用肾上腺素，避免或减少亲脂性阿片类药物，选择低剂量的硬膜外局麻药和阿片类药物，选用使用长效局麻药进行伤口浸润，使用多模式镇痛（如：伤口浸润+周围神经阻滞+非甾体抗炎药）。

也可应用药物来预防和治疗持续的POUR，主要包括α受体激动剂、毒蕈碱受体激动剂与纳洛酮（如果使用了阿片类药物）。全身性使用酚妥拉明能够降低大鼠尿道内括约肌抵抗，而酚苄明可缩短到第一次排尿的时间。研究发现，酚苄明可预防和治疗前列腺肥大患者的POUR。不过，酚苄明不能预防非前列腺肥大患者术后的POUR，因此酚苄明在POUR的使用仍存在争议。

术后疼痛、直肠扩张和肛门扩张增强了交感神经的作用。对尿道括约肌α受体的刺激可导致膀胱颈压力增加，进而发生POUR。因此，对肛门直肠手术后发生术后疼痛的患者使用α受体拮抗剂，能够降低POUR的发生率，但仍需要进一步的研究来明确这一作用。

七、膀胱导尿术的合理应用

膀胱导尿术是POUR的标准治疗手段。哪类患者需要导尿，导尿管留置时间和膀胱容量的阈值，目前尚未明确。

合理确定需要进行导尿的患者，可最大限度减少尿路并发症的发生。超声检查可对膀胱容量进行精确评估。需要导尿的膀胱容量阈值与术前膀胱功能性容量和排尿能力有关。正常的膀胱容量约为400~600ml。如果POUR能够早期（1~2h内）诊断，500~1000ml暂时性膀胱容量扩张可能不会影响排尿功能。一般的，当膀胱容量达600ml时建议导尿。综上所述，低危门诊患者可能并不需要导尿，对高危患者（至少2h内膀胱容量超过600ml）建议导尿。

导尿术可用于术后尿量监测，指导容量复苏以及防止POUR发生。然而，间歇导尿术可引起尿路感染。据报道，置管过程中无菌技术的应用和预防性抗菌策略能够降低尿路感染发生率。门诊手术患者通常采用连续性导尿术，对于住院患者导尿时间还存在争议。直肠肛管手术的导尿管留置时间从3d到10d不等，大多推荐5d。直肠肛管术后留置导尿管1d和5d相比，患者POUR发生率相近，但是留置1d的患者尿路感染的发生率更低。直肠癌患者术前存在的排尿困难和肿瘤淋巴结转移是POUR发生的危险因素。如果没有POUR的危险因素，推荐直肠肛管手术的患者留置导尿管1d，以减少尿路感染发生率，对于存在POUR高危因素（直肠癌，术前尿潴留和淋巴结转移）的患者应该留置5d。对于简单手术，不论是否进行硬膜外麻醉，导尿管留置时间应少于24h。尿量超过600ml时应在超声引导下导尿并倾向于进行连续性导尿。对于复杂手术和涉及广泛会阴部位或直肠的手术，应该按照临床指征留置更长时间。

术后菌尿使关节置换患者的关节感染率增加3~6倍。硬膜外吗啡注射时POUR的发生率为62%，而全身应用阿片类药物POUR的发生率为24%。有证据表明，对存在POUR高危因素的患者，留置导尿要优于间歇导尿，前者POUR发生率较低，但二者尿路感染风险并没有差别。对行下肢关节成形术的患者，尽管POUR的发生率较高（67%），若非存在POUR高危因素，仍不常规推荐术前导尿。如果患者发生POUR且需要导尿，倾向于进行间歇性导尿，其比留置导尿性价比更高。使用亲脂性阿片类药物进行神经阻滞的低危患者不需导尿，对于应用抗生素治疗24h的高危患者推荐使用导尿，且应在超声引导下进行连续导尿术。

恢复排尿功能是门诊患者出院标准之一。应在术前进行POUR风险分层：接受一般麻醉或非盆腔手术的门诊患者属于POUR低危组；接受疝气、肛管手术或脊髓/硬膜外麻醉的患者属于高危组（图105-1）。研究表明，低危组门诊患者POUR（无法排空膀胱，超声检测膀胱容量超过

600ml)的发生率低于1%,高危组约为15%。低危患者接受门诊手术后可以在没有排尿时出院,而高危组患者在出院前若不能排尿,则需使用超声评估膀胱容量并进行相应处理。

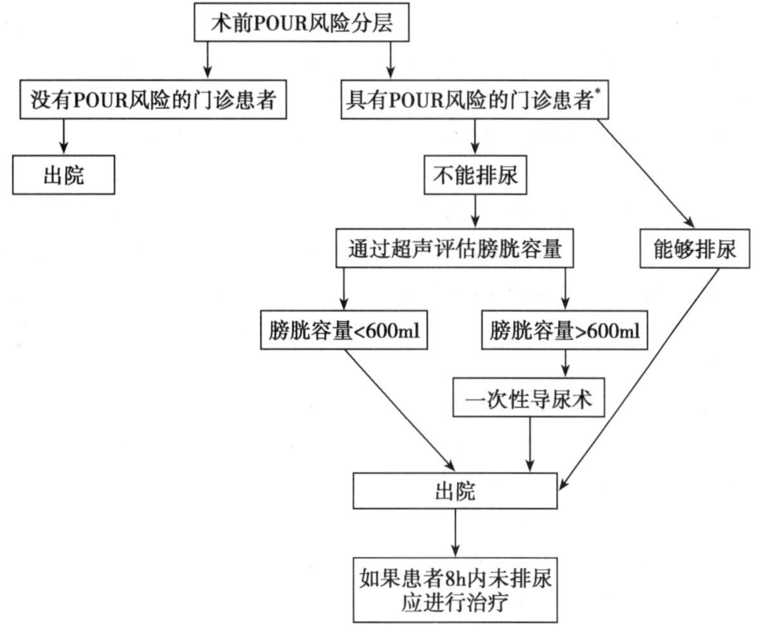

图 105-1 门诊患者 POUR 管理

* 如果高危患者能够自发排尿,则可以在检查残尿容量后出院

综上所述,麻醉和非麻醉的因素都能影响手术患者POUR的发生。POUR没有确切的诊断标准,其发生率也很难评估。通过找出危险患者,应用适当的麻醉技术和围手术期护理原则以及精确膀胱容积监测,能够预防POUR并将其发病率降到最低。因此,亟须大规模前瞻性临床试验来评估POUR的真实发生率和结局。

(陶天柱 薄禄龙 李金宝 邓小明)

参 考 文 献

1. Lamonerie L, Marret E, Deleuze A, et al. Prevalence of postoperative bladder distension and urinary retention detected by ultrasound measurement. Br J Anaesth, 2004, 92: 544-546
2. Rosseland LA, Stubhaug A, Breivik H. Detecting postoperative urinary retention with an ultrasound scanner. Acta Anaesthesiol Scand, 2002, 46: 279-282
3. Keita H, Diouf E, Tubach F, et al. Predictive factors of early postoperative urinary retention in the postanesthesia care unit. Anesth Analg, 2005, 101: 592-596
4. Lau H, Lam B. Management of postoperative urinary retention: A randomized trial of in-out versusovernight catheterization. ANZ J Surg, 2004, 74: 658-661
5. Lingaraj K, Ruben M, Chan YH, et al. Identification of risk factors for urinary retention following total knee arthroplasty: A Singapore hospital experience. Singapore Med J, 2007, 48: 213-216
6. Mulroy MF, Salinas FV, Larkin KL, et al. Ambulatory surgery patients may be discharged before voiding after short-acting spinal and epidural anesthesia. Anesthesiology, 2002, 97: 315-319
7. Cashman JN, Dolin SJ. Respiratory and haemodynamic effects of acute postoperative pain management: Evidence from published data. Br J Anaesth, 2004, 93: 212-223
8. Gupta A, Axelsson K, Thorn SE, et al. Low-dose bupivacaine plus fentanyl for spinal anesthesia during ambulatory inguinal herniorrhaphy: A comparison between 6 mg and 7.5 mg of bupivacaine. Acta Anaesthesiol Scand, 2003, 47: 13-19
9. McLain RF, Kalfas I, Bell GR, et al. Comparison of spinal and general anesthesia in lumbar laminectomy surgery: A case-controlled analysis of 400 patients. J Neurosurg Spine, 2005, 2: 17-22
10. Kuipers PW, Kamphuis ET, van Venrooij GE, et al. Intrathecal opioids and lower urinary tract function: A urodynamic evaluation. Anesthesiology, 2004, 100: 1497-1503
11. Mulroy MF, Larkin KL, Hodgson PS, et al. A comparison of spinal, epidural, and general anesthesia for outpatient knee arthroscopy. Anesth Analg, 2000, 91: 860-864
12. Korhonen AM, Valanne JV, Jokela RM, et al. Intrathecal hyperbaric bupivacaine 3 mg + fentanyl 10 microg for outpatient knee arthroscopy with tourniquet. Acta Anaesthesiol

Scand,2003,47:342-346

13. Izard JP, Sowery RD, Jaeger MT, et al. Parameters affecting urologic complications after major joint replacement surgery. Can J Urol,2006,13:3158-3163
14. Kim JY, Lee SJ, Koo BN, et al. The effect of epidural sufentanil in ropivacaine on urinary retention in patients undergoing gastrectomy. Br J Anaesth,2006,97:414-418
15. Niemi G, Breivik H. Epinephrine markedly improves thoracic epidural analgesia produced by a small-dose infusion of ropivacaine, fentanyl, and epinephrine after major thoracic or abdominal surgery: A randomized, double-blinded crossover study with and without epinephrine. Anesth Analg,2002,94:1598-1605
16. Barretto de Carvalho Fernandes Mdo C, Vieira da Costa V, Saraiva RA. Postoperative urinary retention: Evaluation of patients using opioids analgesic. Rev Lat Am Enfermagem, 2007,15:318-322
17. Carli F, Mayo N, Klubien K, et al. Epidural analgesia enhances functional exercise capacity and health-related quality of life after colonic surgery: Results of a randomized trial. Anesthesiology,2002,97:540-549
18. Senagore AJ, Delaney CP, Mekhail N, et al. Randomized clinical trial comparing epidural anaesthesia and patient-controlled analgesia after laparoscopic segmental colectomy. Br J Surg,2003,90:1195-1199
19. Singelyn FJ, Ferrant T, Malisse MF, et al. Effects of intravenous patient-controlled analgesia with morphine, continuous epidural analgesia, and continuous femoral nerve sheath block on rehabilitation after unilateral total-hip arthroplasty. Reg Anesth Pain Med,2005,30:452-457
20. Wu CL, Cohen SR, Richman JM, et al. Efficacy of postoperative patient-controlled and continuous infusion epidural analgesia versusintravenous patient-controlled analgesia with opioids: A meta-analysis. Anesthesiology, 2005, 103: 1079-1088
21. Musselwhite KL, Faris P, Moore K, et al. Use of epidural anesthesia and the risk of acute postpartum urinary retention. Am J Obstet Gynecol,2007,196:472
22. Marret E, Bazelly B, Taylor G, et al. Paravertebral block with ropivacaine 0.5% versus systemic analgesia for pain relief after thoracotomy. Ann Thorac Surg,2005,79:2109-2113
23. Imbelloni LE, Vieira EM, Gouveia MA, et al. Pudendal block with bupivacaine for postoperative pain relief. Dis Colon Rectum,2007,50:1656-1661
24. Sanjay P, Woodward A. Inguinal hernia repair: Local or general anaesthesia? Ann R Coll Surg Engl 2007,89:497-503
25. Alessandri F, Mistrangelo E, Lijoi D, et al. A prospective, randomized trial comparing immediate versus delayed catheter removal following hysterectomy. Acta Obstet Gynecol Scand,2006,85:716-720
26. Kumar P, Mannan K, Chowdhury AM, et al. Urinary retention and the role of indwelling catheterization following total knee arthroplasty. Int Braz J Urol,2006,32:31-34
27. Iorio R, Whang W, Healy WL, et al. The utility of bladder catheterization in total hip arthroplasty. Clin Orthop Relat Res,2005,432:148-152

106. 阿片类药物诱发5-羟色胺综合征——麻醉医师不可忽视的问题

5-羟色胺(5-HT)综合征(5-hydroxytryptamine syndrome,HS)又称为血清素综合征(serotonin syndrome,SS),是指由药物或者药物相互作用引起的5-羟色胺在中枢或外周神经系统的过度蓄积,引起中枢或外周5-羟色胺能神经元过度兴奋的临床综合征。主要表现为突发的精神状态改变、自主神经功能障碍和神经系统兴奋性增高。其发生机制与5-羟色胺合成与释放增加、代谢与重摄取减少以及5-羟色胺受体过度激活有关。

阿片类镇痛药物广泛应用于临床麻醉、术后镇痛、慢性疼痛治疗实践中,尽管广大临床医师对其不良反应已熟知,但对其与其他药物联用所产生的一系列并发症却知之甚少,5-羟色胺综合征就是其中之一。近年来,随着抑郁症患者的增多,单胺氧化酶抑制剂和选择性5-羟色胺重摄取抑制剂等抗抑郁药物的广泛应用,5-羟色胺综合征发病率已呈现增高趋势。国内外多见文献报道,对其诱发因素及发病机制有了更深入的了解和认识。在诸多诱发5-羟色胺综合征药物中,阿片类镇痛药物是常见药物之一并被越来越多的国内外文献报道。本文综述了5-羟色胺综合征的发病机制、临床表现、诊断及鉴别诊断、阿片类镇痛药物诱发5-羟色胺综合征的可能机制及治疗和预防措施,以利提高广大麻醉科医师对此类疾病的认识。

一、5-羟色胺综合征发病机制

(一) 5-羟色胺的合成与代谢

5-羟色胺合成的前体为L-色氨酸,首先L-色氨酸经色氨酸羟化酶催化生成5-羟色氨酸,再经5-羟色氨酸脱羧酶催化成5-羟色胺,贮存于突触前膜的囊泡中。中枢神经系统的5-羟色胺能神经元主要见于中缝核。该系统的腹侧末端参与调节情感行为、觉醒、摄食行为、体温调节、偏头痛、呕吐和性行为。下部脑桥和延髓脊上的神经元参与调节伤害刺激感受和运动张力。在外周,5-羟色胺系统调节血管张力和胃肠运动。5-羟色胺发挥生理作用受再摄取机制、反馈回路及代谢酶综合作用的精细调节。已知5-羟色胺发挥兴奋性神经传递作用通过G蛋白偶联家族或配体门控性离子通道的5-羟色胺受体(5-HT_1到5-HT_7),其中还有多个受体亚型(如:5-HT_{1A}、5-HT_{1B}、5-HT_{1C}、5-HT_{1D}、5-HT_{1E}和5-HT_{1F})。和其他儿茶酚胺类神经递质一样,释放到突触间隙的5-HT大部分被突触前神经末梢重摄取并进入囊泡再贮存,部分则被线粒体膜上的单胺氧化酶(MAO)所氧化生成5羟吲哚乙酸失去活性。

(二) 5-羟色胺综合征发病机制

5-羟色胺综合征发生机制复杂,主要是中枢和外周神经系统5-羟色胺不适当蓄积导致突触间隙5-羟色胺异常增多,过度激活突触后5-羟色胺受体,导致5-羟色胺能神经系统兴奋性增强。其分子过程主要包括5-羟色胺合成增加、代谢减少、释放增加、5-羟色胺受体过度激活、5-羟色胺受体敏感性增加以及5-羟色胺重摄取减少六个方面。在诸多5-羟色胺受体中,以5-HT_{1A}和5-HT_{2A}受体亚型与本综合征关系最为密切,其他受体在本综合征发生中的作用机制目前尚未明确。

此外,5-羟色胺综合征的发生发展亦可能与其他一些因素有关,主要包括:①细胞色素亚型CYP2D6和CYP3A4活性是调节5-羟色胺代谢的重要因素,其突变情况将影响5-羟色胺综合征的发生,当其活性降低时,势必会降低5-羟色胺的代谢从而诱发5-羟色胺综合征;②5-羟色胺受体基因拼接变异、等位基因多态性改变和受体变异均会引起受体敏感性增加从而在5-羟色胺综合征发生发展中发挥作用;③其他神经递质如去甲肾上腺素重摄取减少,N-甲基-D-天冬氨酸(NMDA)受体拮抗剂和γ-氨基丁酸(GABA)抑制剂,5-HT_3受体拮抗剂均可能影响此综合征的发生,但这些物质的确切作用机制还不清楚。

二、5-羟色胺综合征临床表现

5-羟色胺综合征并非一种独立的疾病,而是一种中毒状态,可发生于任何年龄,包括老年、青年、儿童、甚至新生儿。5-羟色胺综合征的临床表现多样,但主要表现三大综合征:①精神状态改变:依病情严重程度而不同,轻者仅表现为易激惹,较重者可有躁动、谵妄、兴奋等表现,而重症患者则可出现深昏迷。②自主神经功能亢进:患者可出现瞳孔扩大、多汗、寒战、心动过速、血压增高、腹痛、腹泻、肠鸣音亢进、发热等表现,重症患者体温可超过41摄氏度。③神经肌肉功能异常:患者可表现为眼球震颤、阵挛、肌肉震颤、腱反射亢进、肌张力增高、共济失调等,大多数患者下肢症状重于上肢。由于个体差异的存在,患者的症状可轻重不一,且这三大综合征也并非同时发生,轻症患者可仅表现为易激动、心动过速,而严重患者可很快出现代谢性酸中毒、横纹肌溶解、急性肾功能衰竭、急性肝功能衰竭、播散性血管内凝血、持续抽搐等并发症,甚至死亡。

三、5-羟色胺综合征诊断与鉴别诊断

人体内中枢和外周的5-羟色胺能神经元分属于两个独立的系统,且中枢神经系统的5-羟色胺仅含有1%～2%左右。由于血脑屏障的作用,几乎无法通过实验室方法检测中枢神经系统内特别是突触间隙内的5-羟色胺水平,因此5-羟色胺综合征没有特异的实验室检查指标。但血电解质、肌酐、转氨酶、肌红蛋白检测可以提示患者是否已经发生横纹肌溶解,可以作为重症5-羟色胺综合征患者辅助检查指标。临床诊断5-羟色胺综合征主要依靠近期服用5-羟色胺能药物史或联用其他药物史及临床表现,目前常用的诊断标准主要有Sternbach诊断标准(敏感性75%,特异性96%)及Hunter诊断标准(敏感性84%,特异性97%)。Sternbach诊断标准包括:①症状出现在使用或加量使用5-羟色胺能药物之后;②近期未使用或加量使用精神抑制药;③排除其他可能原因,如感染、药物滥用或脱毒治疗,具备下列10项中至少3项:①精神状态改变(意识错乱,轻度躁狂);②激越;③肌阵挛;④反射亢进;⑤出汗;⑥寒战;⑦震颤;⑧腹泻;⑨共济失调;⑩发热。Hunter诊断标准内容包括:有5-羟色胺能药物服药史,出现下列5项中至少1项:①自发可诱导的阵挛,眼震;②激越;③自主神经功能紊乱,如体温过高;④震颤;⑤反射亢进。

5-羟色胺综合征诊断应与下列疾病相鉴别:

(一)术后谵妄

是一种术后急性的精神紊乱状态,常伴有短暂的注意力、感受、思维、记忆和睡眠周期改变。核心症状为注意力障碍,可分为躁狂型、抑郁型和混合型。其精神状态改变与5-羟色胺综合征很相似,但一般不伴有自主神经功能和神经肌肉功能障碍,结合药物接触史可鉴别。

(二)拟交感能综合征

多由拟交感能药物所致,如咖啡因、可卡因、麻黄碱、茶碱、肾上腺素能受体激动剂等主要表现心率加快、血压升高、血管收缩、瞳孔散大,也可表现为反射亢进,激动、谵妄、惊厥等症状,但一般无腹痛、腹泻及肠鸣音亢进等表现。

(三)抗胆碱能药物中毒

有抗胆碱能药物及毒物接触史,临床表现为口干、皮肤干燥、面部潮红、尿潴留、便秘,患者肠鸣音减弱或消失。而5-羟色胺综合征患者一般有出汗和肠鸣音亢进表现。

(四)神经阻滞药恶性综合征(NMS)

此综合征系多巴胺能神经功能紊乱,而非5-羟色胺能神经功能紊乱,多发生于抗精神病药治疗过程中,很少由单独使用抗抑郁药引起。最常见的症状是高热、心动过速、谵妄、出汗、肌肉僵直、震颤、运动障碍躁狂等精神症状、共济失调、腱反射亢进或肌阵挛比较少见,且服药史也不同。

(五)恶性高热综合征

恶性高热综合征是由琥珀酰胆碱或吸入麻醉药所触发的骨骼肌异常高代谢状态,病因未明,可能与遗传有关。患者常出现肌张力亢进,腱反射减弱,超高热。临床可分为:爆发型、咬肌痉挛型和流产型。此类综合征患者起病突然、体温急剧增高,最高超过42摄氏度,临床可通过药物接触史与5-羟色胺综合征相鉴别。

四、阿片类镇痛药诱发5-羟色胺综合征及其可能机制

阿片类药物作为临床麻醉、术后镇痛及疼痛治疗的常见药物,在发挥镇痛作用的同时,其与5-羟色胺能药物联合应用过程中诱发5-羟色胺综合征已逐渐被认识并多见于文献报道。研究表明,阿片类镇痛药物引起5-羟色胺综合征的常见机制包括阿片类镇痛药物本身可产生微弱的5-羟色胺重摄取抑制作用,以及通过作用于γ-氨基丁酸能神经元发挥作用。γ-氨基丁酸能神经元可以在突触前抑制5-羟色胺能神经元释放5-羟色胺,而阿片类镇痛药可以通过作用于γ-氨基丁酸能神经元减弱这种抑制作用,使得突触间隙5-羟色胺浓度增加引发5-羟色胺综合征。另外,一些合成的阿片类药物并不抑制5-羟色胺重摄取,却能引起突触间隙5-羟色胺浓度增高,可能是通过影响其他神经递质来发挥作用或者有其他一些不明机制参与其中。常见诱发5-羟色胺综合征的阿片类镇痛药物包括:

(一)吗啡

作为经典的阿片类镇痛药物,吗啡引起5-羟色胺综合征已见文献报道。Stanford在术中为1例术前服用帕罗西丁的患者应用吗啡,在麻醉苏醒时该患者出现了易激动、谵妄、心动过速、高血压、反射亢进、踝阵挛等表现。动物实验也表明,在应用吗啡后,实验大鼠中枢神经系统5-羟色胺浓度增加50%,推测其机制可能与抑制5-羟色胺重摄取和影响γ-氨基丁酸能神经元使突触间隙5-羟色胺浓度增加有关。

（二）芬太尼

作为合成的苯基哌啶类衍生物，芬太尼主要作用于μ受体发挥镇痛作用，同时兼具$5\text{-}HT_{1A}$激动作用，促进5-羟色胺释放。另外，芬太尼具有微弱的5-羟色胺重摄取抑制作用，从而增加突触间隙5-羟色胺水平引起5-羟色胺综合征。目前有关芬太尼单独用药诱发5-羟色胺综合征尚未见文献报道，但当其与5-羟色胺能激动剂或5-羟色胺重摄取抑制剂联合应用时可诱发5-羟色胺综合征。

（三）哌替啶

哌替啶为第一个全合成的苯基哌啶类衍生物，结构类似于抗胆碱药，可激动μ受体发挥镇痛作用，并对κ和δ受体有中度亲和力。哌替啶通过抑制突触前膜5-羟色胺重摄取，与其他5-羟色胺能药物联用时易诱发5-羟色胺综合征。文献报道1例41岁男性长期服用抗抑郁药患者实施锁骨手术麻醉时，给予单剂量哌替啶，随即发生严重的5-羟色胺综合征。

（四）羟考酮

羟考酮是阿片受体激动剂的单一制剂，可作用于μ、κ受体发挥镇痛作用。近年来文献报道羟考酮与5-羟色胺能药物联合应用时可发挥协同作用而引起5-羟色胺综合征。其作用机制并非抑制5-羟色胺重摄取，而是在突触水平作为一种5-羟色胺类似物直接作用于突触后膜的5-羟色胺受体发挥激动作用，也有可能通过一种尚未明确的阿片受体介导的5-羟色胺释放增加机制有关。

（五）美沙酮

美沙酮是一种合成的哌啶类衍生物，可通过作用于μ阿片受体及拮抗N-甲基-D-天冬氨酸（NMDA）受体发挥镇痛作用。体外实验研究证实，美沙酮较其他阿片类药物有更强的抑制5-羟色胺重摄取作用，因此与5-羟色胺重摄取抑制剂联合应用时更易发生5-羟色胺综合征。

（六）曲马多

曲马多是一种人工合成的非阿片类中枢镇痛药，但却对μ阿片受体有微弱的激动作用，并能通过非阿片机制抑制去甲肾上腺素重摄取和诱导5-羟色胺释放，因此与其他5-羟色胺能药物联合应用时可引起突触间隙5-羟色胺过度增加诱发5-羟色胺综合征。

（七）右美沙芬

右美沙芬为吗啡类左吗喃甲基醚的右旋异构体，通过激活阿片受体发挥中枢性镇咳作用。其活性代谢产物右羟吗喃可以拮抗N-甲基-D-天冬氨酸（NMDA）受体，并且右美沙芬可以与$5\text{-}HT_{2A}$受体结合，激动受体促进5-羟色胺综合征的发生。右美沙芬代谢依靠肝酶CYP2D6系统，当CYP2D6受抑制时更易诱发5-羟色胺综合征。

五、5-羟色胺综合征治疗与预防

5-羟色胺综合征患者的治疗措施取决于患者病情，大多数轻症5-羟色胺综合征症状可在24h内缓解，超过24h的重症患者因为严重并发症一般均需转入重症医学科治疗。治疗措施包括停用可疑药物，控制激越行为、给予5-羟色胺拮抗药物，控制发热和自主神经功能异常，对症支持治疗及积极处理并发症。赛庚啶具有拮抗$5\text{-}HT_{2A}$受体作用，5-羟色胺综合征患者初始剂量为12mg，以后每2h给予2mg直至症状消失，维持剂量每6h给予8mg，此剂量可拮抗约90%的5-羟色胺受体。但赛庚啶仅有口服制剂，重症患者需留置胃管鼻饲给入。高热患者与肌张力增高有关，多采用物理降温方法。对于有激越症状的患者，可给予地西泮。因地西泮具有肌肉松弛作用，可以缓解患者肌张力的增高，降低体温。单胺氧化酶抑制剂引起的低血压患者应选择小剂量交感胺类药物如去甲肾上腺素提升血压。但不宜应用多巴胺，因为当单胺氧化酶抑制剂受抑制时，则无法调控肾上腺素、去甲肾上腺素的产生。而对于高血压患者，可选择短效降压药物如艾司洛尔、硝普钠等。肌张力增高患者可能影响呼吸，需给予气管插管机械通气处理。此时应选择非去极化肌松药如维库溴铵，避免使用去极化肌松药琥珀酰胆碱，因其有进一步诱发横纹肌溶解症危险。近年来有文献报道对于重症患者可选用脂肪乳制剂，因其可将组织及受体结合的5-羟色胺能药物暂时转移至血管内扩大的脂质池中从而缓解临床症状。

对于5-羟色胺综合征，广大临床医师应提高认识，警惕发生。在抗抑郁治疗时应尽量选择单药治疗，更换药物时要充分考虑前面使用的药物代谢情况，避免两种药物药效重叠，增加5-羟色胺综合征发生。如果不得不联合应用，应估计发生5-羟色胺综合征的可能性，并同患者及家属沟通，密切观察，及时处理。另外，有些药物如异烟肼、呋喃唑酮等有潜在的抑制单胺氧化酶的作用，与抗抑郁药联合应用时应警惕5-羟色胺综合征的发生。

对于麻醉科医师及疼痛科医师在准备给患者使用阿片类药物时，应详细了解患者的服药史，包括是否使用单胺氧化酶抑制剂及5-羟色胺重摄取抑制剂等，评估发生5-羟色胺综合征得可能性，并避免使用对5-羟色胺有影响的药物。

六、结　　语

尽管阿片类镇痛药物单药应用引起5-羟色胺综合征鲜见报道，但与5-羟色胺能药物联合应用引起5-羟色胺综合征已越来越被麻醉科、疼痛科、重症医学科医师重视。只有提高对5-羟色胺综合征的认识，熟知其发病机制、临床表现、诊断及鉴别诊断、阿片类镇痛药物诱发5-羟色胺综合征的可能机制及治疗和预防措施，麻醉科及相关科室医师在镇痛药物选择时才能胸有成竹，并通过适当的监测和充分的沟通，有效避免5-羟色胺综合征的发生，最大限度的保障患者安全。

（姜小敢　鲁卫华　金孝岠）

参考文献

1. Iqbal MM, Basil MJ, Kaplan J, et al. Overview of serotonin syndrome. Annals of Clinical Psychiatry, 2012, 24(4): 310-318
2. Perry PJ, Wilborn CA. Serotonin syndrome vs neuroleptic malignant syndrome: a contrast of causes, diagnoses, and management. Annals of Clinical Psychiatry, 2012, 24(2): 155-162
3. Isbister GK, Buckley NA. The pathophysiology of serotonin toxicity in animals and humans: Implications for diagnosis and treatment. Clin Neuropharmacol, 2005, 28(5): 205-214
4. Sun-Edelstein C, Tepper SJ, Shapiro RE. Drug-induced serotonin syndrome: a review. Expert Opin Drug Saf, 2008, 7(5): 587-596
5. Rastogi R, Swarm RA, Patel TA. Case Scenario: Opioid Association with Serotonin Syndrome: Implications to the Practitioners. Anesthesiology, 2011, 115(6): 1291-1298
6. Bijl D. The serotonin syndrome. Neth J Med, 2004, 62(9): 309-313
7. Pilgrim JL, Gerostamoulos D, Drummer OH. Review: Pharmacogenetic aspects of the effect of cytochrome P450 polymorphisms on serotonergic drug metabolism, response, interactions, and adverse effects. Forensic Sci Med Pathol, 2011, 7(2): 162-184
8. Gillman PK. Triptans, serotonin agonists, and serotonin syndrome (serotonin toxicity): a review. Headache, 2010, 50(2): 264-272
9. Shaikh ZS, Krueper S, Malins TJ. Serotonin syndrome: take a closer look at the unwell surgical patient. Ann R Coll Surg Engl, 2011, 93(8): 569-572
10. Lorenzini KI, Calmy A, Ambrosioni J. Serotonin syndrome following drug-drug interactions and CYP2D6 and CYP2C19 genetic polymorphisms in an HIV-infected patient. AIDS, 2012, 26(18): 2417-2418
11. Boyer EW, Shannon M. The serotonin syndrome. N Engl J Med, 2005, 352(11): 1112-1120
12. Jones D, Story DA. Serotonin syndrome and the anaesthetist. Anaesth Intensive Care, 2005, 33(2): 181-187
13. Gnanadesigan N, Espinoza RT, Smith R, et al. Interaction of serotonergic antidepressants and opioid analgesics: Is serotonin syndrome going undetected? J Am Med Dir Assoc, 2005, 6(4): 265-269
14. Ener RA, Meglathery SB, Van Decker WA, et al. Serotonin syndrome and other serotonergic disorders. Pain Med, 2003, 4(1): 63-74
15. Dunkley EJ, Isbister GK, Sibbritt D, et al. The Hunter Serotonin Toxicity Criteria: simple and accurate diagnostic decision rules for serotonin toxicity. QJM, 2003, 96(9): 635-642
16. Popp J, Arlt S. Prevention and treatment options for postoperative delirium in the elderly. Curr Opin Psychiatry, 2012, 25(6): 515-521
17. Norton JA, Khabiri B, Arbona FL, et al. Possible central anticholinergic syndrome following transdermal scopolamine in an ambulatory surgery patient. Can J Anaesth, 2011, 58(12): 1149-1150
18. Ambulkar RP, Patil VP, Moiyadi AV. Neuroleptic malignant syndrome: A diagnostic challenge. J Anaesthesiol Clin Pharmacol, 2012, 28(4): 517-519
19. Hirshey Dirksen SJ, Larach MG, Rosenberg H, et al. Special article: Future directions in malignant hyperthermia research and patient care. Anesth Analg, 2011, 113(5): 1108-1119
20. Gillman PK. Monoamine oxidase inhibitors, opioid analgesics and serotonin toxicity. Br J Anaesth, 2005, 95(4): 434-441
21. Kirschner R, Donovan JW. Serotonin syndrome precipitated by fentanyl during procedural sedation. J Emerg Med, 2010, 38(4): 477-480
22. Gollapudy S, Kumar V, Dhamee MS. A case of serotonin syndrome precipitated by fentanyl and ondansetron in a patient receiving paroxetine, duloxetine, and bupropion. J Clin Anesth, 2012, 24(3): 251-252
23. Das PK, Warkentin DI, Hewko R, et al. Serotonin syndrome after concomitant treatment with linezolid and meperidine. Clin Infect Dis, 2008, 46(2): 264-265
24. Guo SL, Wu TJ, Liu CC, et al. Meperidine-induced serotonin syndrome in a susceptible patient. Br J Anaesth, 2009, 103(3): 369-370
25. Lee J, Franz L, Goforth HW. Serotonin syndrome in a chronic-pain patient receiving concurrent methadone, ciprofloxacin, and venlafaxine. Psychosomatics, 2009, 50(6): 638-639
26. Gombar S, Bhatia N. Serotonin syndrome in the perioperative period: role of tramadol. Anesth Analg, 2010, 111(4): 1077
27. Peacock LE, Wright F. Serotonin syndrome secondary to tramadol and citalopram. Age Ageing, 2011, 40(4): 528
28. Schwartz AR, Pizon AF, Brooks DE. Dextromethorphan-induced serotonin syndrome. Clin Toxicol (Phila), 2008, 46(8): 771-773

29. Ables AZ, Nagubilli R. Prevention, Diagnosis, and Management of Serotonin Syndrome. American Family Physician, 2010, 81(9): 1139-1142

30. Wilson L, Rooney T, Baugh RF, et al. Recognition and management of perioperative serotonin syndrome. Am J Otolaryngol, 2012, 33(3): 319-321

31. Dagtekin O, Marcus H, Müller C, et al. Lipid therapy for serotonin syndrome after intoxication with venlafaxine, lamotrigine and diazepam. Minerva Anestesiol, 2011, 77(1): 93-95

32. Dvir Y, Smallwood P. Serotonin syndrome: a complex but easily avoidable condition. Gen Hosp Psychiatry, 2008, 30(3): 284-287

107. 术后认知功能障碍研究相关的神经心理学概念

术后认知功能障碍(postoperative cognitive dysfunction, POCD)是指麻醉手术后患者出现持续存在的记忆力、抽象思维和定向力障碍,同时伴有社会活动能力变化的一种并发症。根据美国精神病学会的《精神疾病诊断与统计手册》第4版(DSM-Ⅳ)对认知障碍的分类,POCD属于轻度认知障碍(mild cognitive impairment, MCI),其特征是由一般的医疗处理引起而又不属于谵妄、痴呆和记忆功能障碍等的认知功能障碍。由此看来,POCD的诊断是一排除性诊断,需要排除谵妄、痴呆和记忆功能障碍等。本文拟对POCD研究相关的神经心理学概念作一个比较全面的介绍,以加深对POCD的理解,为POCD的临床研究提供参考。

一、认知功能障碍与POCD

(一)认知功能障碍的定义及其分类

认知功能障碍(又称为认知功能衰退、认知功能缺损或认知残疾,cognitive impairment)泛指由各种原因导致的不同程度的认知功能损害的临床综合征。认知功能由多个认知领域构成,如果其中某一方面发生障碍,就称为该认知能力的障碍,如记忆力障碍、计算力障碍、定向力障碍等,如为多个认知能力发生障碍,则称为认知功能障碍。根据国家防治认知功能障碍专家组意见,出现认知功能损害的患者应遵循以下诊断步骤:见图107-1。

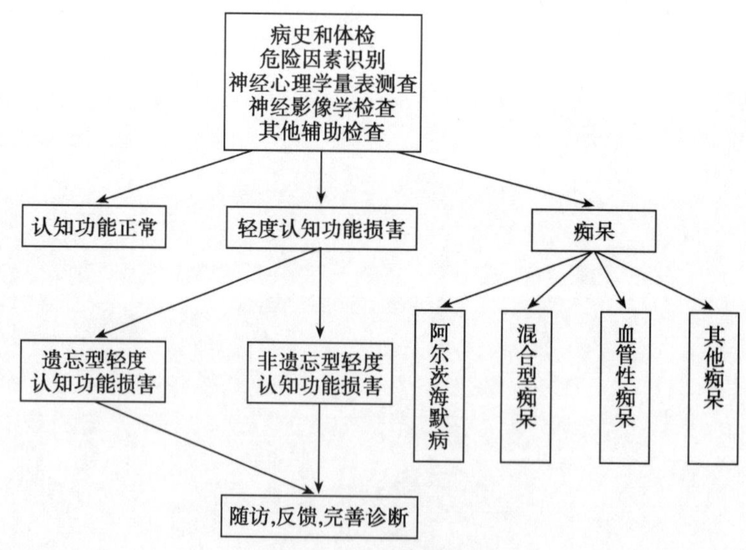

图107-1 诊断流程图

(二)POCD研究方法的局限性

认知功能在一生中不是一成不变的。比如老年人,在不同的生理和病理过程中,认知状态可以呈现不同的特征。麻醉对认知功能的影响只是众多原因之一。POCD研究多为同一研究对象手术前后对照。虽然研究病例均已排除明显存在中枢神经系统疾病史、精神疾病史的患者,但术前存在的症状轻微、未得到诊断的神经精神疾病,如MCI、抑郁等,作为混杂因素,还是可能放大麻醉对于术后认知功能的影响,尤其是中长期术后随访的结果。对POCD相关的神经心理学基础知识了解不足,混杂因素控制不佳,可以严重影响

POCD 临床研究的可信性。且近年来神经心理学快速发展，相关概念的定义及诊断标准都在不断改进和完善。麻醉医师对 POCD 相关神经心理学概念有所理解十分必要。

二、与 POCD 有关的神经心理学概念

（一）正常认知功能老化

认知功能障碍在未接触麻醉的老年人中也十分常见。一般认为，老年人的认知功能随着年龄的增长不可避免的出现衰退，然而，老年人的认知状态在不同的生理和病理过程中，可以呈现不同的特征，形成不同程度分布的认知状态：①超常（supernormal）认知，又称成功老龄，极少数老年人认知能力没有衰退，甚至超过正常年轻人，有报道估计这部分人约占老年人群的 5%；②正常老化（Normal aging），大部分老年人的认知能力相对于年轻人呈下降趋势，但在没有病理过程影响的情况下，这种健康老化所致的认知改变是微小的、缓慢的，且不影响功能；③MCI 和临床前痴呆（Preclinical dementia）；④极早期痴呆（Very mild dementia）；⑤痴呆。一般认为，上述第①，②阶段为生理性过程。

POCD 发生率与年龄的相关性被广为认同，但如何区分正常老化记忆衰退与 POCD 鲜有研究涉及。研究者们曾经试图寻找到能区分正常老化记忆衰退与病理性记忆障碍的概念。相关具体概念及诊断标准见表 107-1。这些术语相互之间含义重叠，而又略有差别，相当一部分缺乏操作性强的诊断标准，因此研究结果差异较大，争议较多。目前公认，正常老化认知最显著且最特异性的神经心理学改变是反映智能的情景记忆（episodic memory）的衰退。情景记忆由加拿大心理学家 Tulving 于 1972 年提出，作为一种长时记忆，是以时间和空间为坐标，对个人亲身经历的，发生在一定时间和地点的事件（情景）的记忆。情景记忆的衰退一般在 70 岁以后明显，主要表现为学习和早期再现能力下降，而记忆保持能力不受影响或基本不受影响，记忆成绩可以通过给予语义线索而提高。

表 107-1　正常老化认知功能障碍相关具体概念及诊断标准

名　称	作者	概念/诊断标准
良性衰老性健忘（benign senescent forgetfulness）	Kral（1962）	老年人记忆力随年龄增加缓慢减退，表现为对细节不能回忆，近事遗忘为主，而长期记忆保持相对完整，对记忆问题关注并采取补偿策略，存在自知力。是一种自然衰老现象
年龄相关性记忆障碍（ageassociated memory impairment，AAMI	Crook（1986）	诊断标准：年龄在 50 岁以上；有记忆损害的主诉，反映在日常生活中放错物品，记忆电话号码、别人的名字困难，不能同时记住需要购买的几种物品；记忆障碍逐渐发生；单个记忆测验成绩低于年轻成人的平均值至少一个标准差（SD）；排除其他可以引起认知减退的精神和躯体疾病
老化相关性认知衰退（age-association cognitive decline，AACD）	Levy（1994）	是指在任何一个认知主要领域（注意，记忆，学习，思维，语言，视空间）逐渐衰退，至少 6 个月以上，相应任何方面的认知测验成绩低于年龄匹配的正常平均值 1 个 SD
年龄相关性认知衰退（age-related cognitivedecline，ARCD）	DSM-Ⅳ（1994）	是指由生理性老化过程所致的客观认知功能衰退，由心理学家根据全面的神经心理评价将现在的功能水平与既往水平进行比较所作的临床判断

POCD 的研究很少采用非手术对照，极其有限的几篇文献中，有一研究的非手术对照组来自一心理学专业领域独立的老年认知功能队列研究。该研究中的对照组人数多达 310 人，认知功能由大量心理学测验在长达 1 年时间内反复评估，认知功能处于相对稳定状态，有说服力的剔除了心脑血管疾患、认知功能减退的敏感基因以及基础认知表现等混杂因素。然而，老年人的认知功能一般而言会随着年龄的增长出现衰退，认知功能处于稳定状态的老年人群过于健康，作为对照组，还是有放大麻醉对术后认知功能影响的可能。

从另一方面来说，实验组患者入组标准都剔除了明显神经精神疾病，这样的一组人群也无法代表一般老年手术人群。有明显症状的神经精神疾病患者术后发生 POCD 的危险性是否增加，麻醉与合并神经精神疾病对于术后认知功能的相互作用，有待于进一步探讨。

（二）MCI

MCI 是指有记忆障碍和（或）轻度的其他认知功能障碍，但个体的社会职业或日常生活功能未受影响，亦不能由已知的医学或神经精神疾病解释，是介于正常老化与痴呆之间的一种临床状态。在美国精神病学会的《精神疾病诊断与统计手册》第 4 版对认知障碍的分类中，POCD 属于 MCI 的一种特殊类型。POCD 之所以特殊，在于它是有确定的诱因的 MCI，但目前尚未有明确医学或神经精神疾病解释。随着认知功能障碍近年来的深入研究，MCI 的诊断标准、影响因素及机制逐渐清晰明确。

MCI 的定义有一个发展和演变的过程，早期仅指记忆损害，特指阿尔茨海默病（Alzheimer disease，AD）的前驱期，以后发现也可有语言、注意力和视觉空间障碍。Petersen 等认

为MCI主要存在3种类型:①以记忆损害为主,其他认知领域相对保持完整,这种形式的MCI的主要结局是发展成AD。②多个认知领域的轻度损害(不一定包括记忆),但其严重程度达不到痴呆标准,这种类型的MCI可能进展成AD,也可能进展成血管性或其他痴呆以及其他非痴呆疾病。③单个非记忆认知领域的损害,如单纯语言障碍或单纯动作和执行功能障碍,前者可以进展成原发性进行性失语,后者可以进展成额颞痴呆。

目前认为MCI患者日后有可能进展为痴呆,故MCI人群将成为痴呆的高危人群,但存在异质性。Rosenberg等认为MCI的转归主要分为三种,其中一部分发展为痴呆;一部分发展为其他类型痴呆;还有一部分长期保持稳定,病情不出现明显进展。其理论可能是MCI本身可能存在不同的亚型。目前认为MCI向痴呆的转化率为每年10%~15%,到第6年时大约80%的MCI患者已转化为痴呆。与之相比,健康对照者每年转化率仅为1%~2%。POCD是一种持续存在的状态,大部分人属于可逆性的认知障碍,都能够恢复,但是少部分患者持续时间长,1~2年后依然有1%的发生,而且痴呆发生率增加。POCD作为MCI的一种特殊类型,以记忆力障碍表现最为明显,其年转化率目前尚不明确。术后发生POCD的患者,是什么原因引起认知障碍和痴呆增加,结果不得而知,因为随时间推移,老年人MCI和痴呆发生率都会增加。

(三) 阿尔茨海默病

AD是一种常见的慢性进行性精神功能衰退性疾病,主要表现为进行性记忆力和认知力减退、言语障碍、精神运动异常等症状。半个世纪以来,随着AD临床和病理研究的深入,其诊断标准也随之发生了显著的变化。1984年之前,还缺乏AD的特异性诊断标准,各版的DSM主要是强调痴呆的临床诊断,而AD的诊断还是一个排除性诊断,只有排除了所有其他原因引起的痴呆之后AD诊断才被确立。1984年,NINCDS-ADRDA诊断标准作为第一个专门的AD临床诊断标准,开始强调AD的正向(非排除)诊断。

美国国家衰老研究所和阿尔茨海默病学会成立的专家组对1984年版AD痴呆的诊断标准进行修订后,于2011年4月19日发表了新的诊断指南,简称为NIA-AA诊断标准。新标准最大亮点是将AD视为一个包括MCI在内的连续的疾病过程。该AD的连续谱把AD分为三个阶段(图107-2),即痴呆阶段、痴呆前有症状阶段以及无症状临床前AD阶段。新的诊断指南还包括了AD的三个标准,即AD所致痴呆(dementia due to AD)标准、AD所致轻度认知损害(MCI due to AD)标准、以及一个为研究目的定义的新分类-临床前AD(preclinical AD)标准。在新的AD诊断指南中,MCI概念没有被弱化,而是被明确定义为AD连续谱中的痴呆前有症状阶段,强调了MCI与AD痴呆之间的紧密联系。

POCD的病理生理学机制研究多借鉴AD发病机制的假说,如老年斑内的β淀粉样蛋白的神经毒性作用及神经

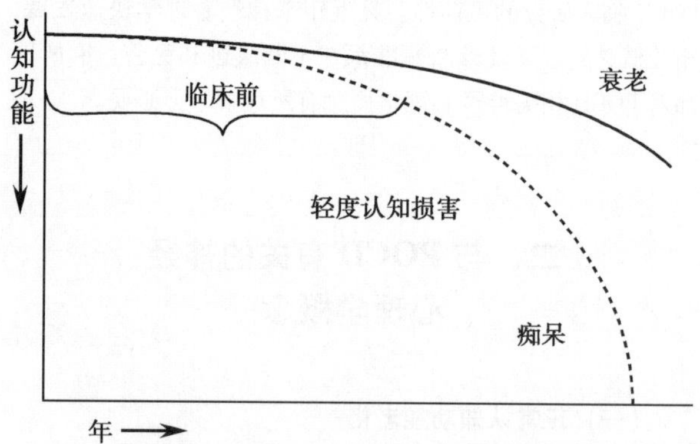

图107-2 阿尔茨海默病的连续谱

注:临床前AD阶段先于MCI,包括携带AD致病性基因突变,无症状,但生物标志阳性,存在进展至AD所致MCI及AD风险的老年个体,以及生物标志物阳性、认知较自身基线轻微下降,其程度超过预期的典型老龄化,但没有达到MCI诊断标准的个体。该图为一假想的AD临床病理连续谱模型,并不意味着所有出现AD病理生理学相关生物标记物的个体都会进展到临床阶段。

元微管相关蛋白(Tau蛋白)过度磷酸化。而NIA-AA已经明确将Aβ沉积与tau/磷酸化tau(p-tau)的升高这两项生物标志纳入AD的诊断标准中。

值得注意的是:AD的最新诊断标准仍然强调临床判断的地位,需要通过医生询问知情者(患者或家庭成员)以及神经心理学量表来判断是否存在或正在发生AD,生物学指标对诊断AD有帮助但不是必需的。由此可见,POCD的神经心理学评估在其诊断流程中还是占据着举足轻重的地位。

(四) 谵妄

根据DSM-Ⅳ的诊断标准,谵妄的诊断需要符合:①意识障碍(对环境认识清晰度降低),伴随注意力集中困难、注意持续或转移能力减退;②认知功能改变(包括记忆力减退、定向力障碍和语言障碍等),或存在不能用痴呆来解释的知觉障碍;③病情短期内发生(通常数小时到数天),病情在一天过程中多有起伏变化。术后谵妄和术后认知功能障碍有不同的概念和定义,但是要把两者严格地区分开来,可能很困难。

谵妄是一种急性脑功能衰竭状态。POCD是一种持续的认知功能紊乱状态。但术后数天到一周内的认知功能紊乱如何区分二者,还是有一定困难。谵妄可分亢进型谵妄和抑制性谵妄以及混合型谵妄。亢进型表现为高度警觉状态,对周围环境高度警惕,躁动不安。抑制型表现为不宜唤醒,嗜睡和软弱无力。亢进型谵妄比较好识别和诊断,但是抑制型谵妄可能会误诊为抑郁症和痴呆症,症状可能和POCD重叠。术后谵妄有发展为POCD的可能性。ICU相关的谵妄也有发展为长期认知功能障碍的可能,Francis等发现在普通内科病房中发生谵妄的老年患者其出院后两年的死亡率升高、生活独立性降低、认知功能减退。

（五）抑郁状态与抑郁症

抑郁这一术语经常被不加区分地用以描述抑郁性体验和病理性抑郁症状至抑郁症的整个连续谱。一般性抑郁，即大多数人生活中情绪正常波动带来的抑郁体验。抑郁症患者除具有特征性的情绪低落、兴趣减退及一些躯体症状外，认知功能损害也是其重要的一面。大量的神经心理学研究发现抑郁症患者存在广泛的认知功能障碍，是以执行功能障碍为特征的额叶损害和以记忆障碍为特征的颞叶损害。这些研究充分说明抑郁症患者存在的认知功能障碍不是情绪低落、动机缺乏等抑郁症状的副现象，而是独立于抑郁症状之外的，是抑郁症的一个特征性损害。

围术期患者的情绪，对术后恢复有重要的影响。抑郁的存在可以增加术后的并发症和并发症，延长住院时间和延缓术后恢复。有研究结果表明，术前存在抑郁的患者术后较易出现记忆力的减退。关于心脏手术 POCD 研究的文献明确提出，没有评估抑郁状态的临床试验不能入选系统评价。Smith 等研究甚至提出，术前抑郁状态，是患者发生术后认知功能障碍的独立危险因素。

三、结　　语

POCD 作为麻醉手术后一种可以影响患者远期预后的并发症，一直受到麻醉医师的关注。目前 POCD 的病理生理学机制研究如火如荼，但诊断 POCD 还是强调临床医师的直接判断。认知功能障碍的病因复杂，POCD 作为一排除性诊断，需要临床医师熟悉 POCD 研究相关的神经心理学概念。认知功能的研究，需要神经心理学、神经生物学、老年病学等跨专业的学科知识，寻求相关专业同仁的支持，加强学科间的交流合作，十分必要。通过本文的综述，希望能使麻醉医师对 MCI、AD 等 POCD 研究相关的神经心理学概念及其进展有进一步理解，为高质量的 POCD 流行病学研究提供一些帮助。

（黎娜　侯炯）

参 考 文 献

1. 中国防治认知功能障碍专家共识专家组. 中国防治认知功能障碍专家共识. 中华内科杂志，2006，45（2）：171-173
2. Chertkow H，Bergman H，Schipper HM，et al. Assessment of suspected dementia. Can J Neurol Sci，2001，28（1）：S28-S41
3. Marie LA，Guilhem DR，Jacqueline S. Long-term post-operative. cognitive decline in the elderly：the effects of anesthesia type，apolipoprotein E genotype，and clinical antecedents. J Alzheimers Dis，2010，22（3）：105-113
4. Ringman JM，Medina LD，Rodriguez-Agudelo Y，et al. Current concepts of mild cognitive impairment and their applicability to persons at-risk for familial Alzheimer's disease. Curr Alzheimer Res，2009，6（4）：341-346
5. 海珊，董碧蓉. 老年人轻度认知功能障碍的研究新进展. 实用老年医学，2009，23（1）：72-74
6. Petersen RC，Smith GE，Waring SC，et al. Mild cognitive impairment：clinical characterization and outcome. Arch Neurol，1999，56（3）：303-308
7. Rosenberg PB，Lyketsos C. Mild cognitive impairment：searching for the prodrome of Alzheimer's disease. World Psychiatry，2008，7（2）：72-78
8. Petersen R. Mild cognitive impairment as a diagnostic entity. Intern Med，2004，256（2）：240-246
9. Jack CR，Albert MS，Knopman DS，et al. Introduction to the recommendations from the National Institute on Aging-Alzheimer's Association workgroups on diagnostic guidelines for Alzheimer's disease. Alzheimers Dement，2011；7（3）：257-262
10. Sperling RA，Aisen PS，Beckett LA，et al. Toward defining the preclinical stages of Alzheimer's disease：Recommendations from the National Institute on Aging-Alzheimer's Association workgroups on diagnostic guidelines for Alzheimer's disease. Alzheimers Dement，2011，7（3）：280-292
11. Albert MS，DeKosky ST，Dickson D，et al. The diagnosis of mild cognitive impairment due to Alzheimer's disease：Recommendations from the National Institute on Aging-Alzheimer's Association workgroups on diagnostic guidelines for Alzheimer's disease. Alzheimers Dement，2011，7（3）：270-279
12. McKhann GM，Knopman DS，Chertkow H，et al. The diagnosis of dementia due to Alzheimer's disease：recommendations from the National Institute on Aging-Alzheimer's Association workgroups on diagnostic guidelines for Alzheimer's disease. Alzheimers Dement，2011，7（3）：263-269
13. Avidan MS，Searleman AC，Storandt M，et al. Long-term cognitive decline in older subjects was not attributable to noncardiac surgery or major illness. Anesthesiology，2009，111（5）：964-970
14. Rasmussen L S. Defining Post operative cognitive dysfunction. Eur J Anaesthesiol，1998，15（6）：761-741
15. Jackson JC，Gordon SM，Hart RP，et al. The association between delirium and cognitive decline：A review of the empirical literature. Neuropsychol Rev，2004，14：87-98
16. Francis J，Kapoor WN. Prognosis after hospital discharge of

older medical patients with delirium. J Am Geriatr Soc, 1992,40(6):601-606

17. Ebmeier KP, Donaghey C, Steele D. Recent developments and current controversies in depression. Lancet, 2006, 367 (9505):153-167

18. 唐正国,等.术前抑郁和焦虑对心脏手术术后认知功能的影响.中国现代医学杂志,2009,19(8):1226-1228

19. James LR, Kimberly AS, Deborah J. Measurement of postoperative cognitive dysfunction after cardiac surgery: a systematic review. Acta Anaesthesiol Scand, 2010, 54 (6): 663-677

20. Smith PJ, Attix DK, Weldon BC. Executive Function and Depression as Independent Risk Factors for Postoperative Delirium. Anesthesiology, 2009, 110(4):781-787

Ⅳ 危重病医学

108. 国际拯救严重脓毒症运动10年回顾：停止还是前行？

国际拯救脓毒症运动（Surviving Sepsis Campaign，SSC）是由欧洲危重病医学学会（ESICM）、美国危重病医学学会（SCCM）和国际脓毒症论坛（ISF）于2002年共同发起组织的一项大型国际组织的合作项目。该组织通过对循证医学数据的分析，汇合专家意见，制定和颁布针对严重脓毒症和脓毒性休克患者的国际指南，开展针对指南实施的大规模教育和培训工作，提高指南的依从性，以期达到减少脓毒症患者的相对死亡率。该项活动经过10年的发展，使指南的内容日趋合理、适用和完善，对提高临床一线医师的治疗水准、改善脓毒症患者治疗效果和减少患者死亡率发挥了极其重要的作用。迄今为止，临床医疗实践中仍大都采用和依从SSC指南，展开对脓毒症的救治工作。回顾SSC所走过的初始创建、获得成果、涉商利益、数据质疑及完善发展的10年，可以为临床ICU和麻醉医师提供良好的学术背景知识，进一步提高对指南内容的评判性和实施指南的依从性，改善对脓毒症的治疗效果。

一、什么是拯救脓毒症运动

1997年Bayer药业组织为验证TNF的单克隆抗体疗效的结果而成立了一个多学科的国际性合作组织，称为“国际脓毒症论坛（ISF）”，但随后很快该药被证明无效，相关的工作随即被放弃。由于提供给ISF的运作基金尚存，1997年9月专家们决定将ISF转变为一个独立运行的国际组织，旨在通过评估循证医学证据，汇合专家意见，制定和发展严重脓毒症和脓毒性休克处置的循证医学指南。2000年ISF根据循证医学证据，整合成一系列针对脓毒症治疗的循证医学建议，其结果发表于2001年。2002年10月2日，在西班牙巴塞罗那召开的欧洲危重病医学学术会议上，欧洲危重病医学学会（ESICM）、美国危重病医学学会（SCCM）和国际脓毒症论坛（ISF）共同发起组织了拯救脓毒症国际运动（SSC），签署了著名的《巴塞罗那宣言》。宣言呼吁全球的医务人员、卫生机构和政府乃至公众应高度认识和重视严重脓毒症和脓毒症休克。宣言提出：5年内使脓毒症患者相对死亡率降低25%。同时，SSC获得了礼来（Lily）、百特（Baxter）和爱德华（Edwards）公司的资金资助。SSC由此集合11个国际组织的危重病、呼吸疾病和感染性疾病专家组成委员会，在过去10年文献检索基础上，依照循证医学证据的原则，对每一项临床研究进行评估和分级，制订了严重感染和感染性休克的治疗指南，该指南首次发布于2004年，并于2008年对指南进行了升级，2012年SSC指南再次升级的内容已在当年国际会议上作了预发表。

二、SSC指南的影响和疗效

SSC指南除了对严重脓毒症/脓毒性休克的诊断、抗生素早期干预应用程序及机械呼吸实施要旨等作了明确的建议外，主要的核心内容是制定了脓毒症治疗的两个集束化治疗策略，即早期6h复苏集束化策略（resuscitation bundle）和24h的治疗集束化策略（management bundle）。“集束化治疗”的目的一方面是为了促进临床医师落实严重脓毒症和脓毒性休克治疗指南的各项措施，规范治疗行为；另一方面也是为了提高严重脓毒症及脓毒性休克治疗指南的可行性和依从性，规范严重脓毒症及脓毒性休克的治疗，最终实现降低其病死率的目标。近年来的研究显示，复杂及限时完成的集束化治疗策略是可行，且对严重脓毒症患者的生存确有积极的作用。2009年在美国SCCM第38届年会上，颁布了基于18个国家为期2年的集束化治疗执行情况的调查报告，发现绝对病死率下降7%，相对病死率下降19%。此结果显示集束化治疗有利于改善严重脓毒症和脓毒性休克患者的病死率，该项结果正式发表于2010年。从治疗经济学的角度发现，使用集束化治疗能够显著降低医疗成本和缩短住院时间。

三、对 SSC 指南的质疑和批评

任何学术成果和发现都要接受实践的验证,SSC 指南同样也不例外。对 SSC 指南部分内容的质疑首先集中在指南推荐使用的重组活化蛋白 C(rh-aPC)上。2001 年 10 月美国 FDA 根据唯一的一项Ⅲ期临床研究(PROWESS)批准 rh-aPC 上市,成为第一个商业化的脓毒症疗法。FDA 限定该药物只能用于 APACHE Ⅱ(急性生理学及慢性健康状况评分,目前用于 ICU 预后评分)≥25 分并有生命危险的高危患者,同时敦促生产商开展 rhAPC 用于低危患者的Ⅲ期临床研究。但随后进行的大型临床对照研究未能再次证实 rh-aPC 的疗效;同时 rh-aPC 不良反应发生率显著高于预期,部分研究被迫提前终止。此外,rh-aPC 生产商 Eli Lilly 与 SSC 存在的商业赞助,参与临床应用者获取了一定商业回报,也成为舆论质疑的对象。新英格兰医学杂志批评 rh-aPC 用于脓毒症"……或可称为医药公司精心策划的一项医药营销的市场推广运动"。2011 年 10 月 25 日,Eli Lilly 公司宣布从市场上撤回 rh-aPC。

法国学者 Annane 等提出在脓毒症患者应用小剂量皮质激素替代治疗得到 SSC2004 指南的推荐,但脓毒性休克激素治疗的多中心研究(CORTICUS)却未能证实皮质激素治疗组与对照组 28d 病死率和休克好转率的显著性差异。在随后的指南升级中,对此的措词由 2004 指南的"推荐(recommendation)"下降为 2008 指南的"建议(suggestion)",而在 2012 指南升级的预发布中将皮质激素剂量降低,同时其推荐内容改为:"对脓毒症休克成人患者,若充分液体复苏和缩血管治疗可恢复血流动力学稳定,不用皮质醇激素;若不能恢复稳定,则建议给予氢化可的松 200mg/d 静滴持续输注"。

对 2004 指南批评较为集中的是对产生"早期目标导向治疗(EGDT)"有关结论的随机对照临床试验的质疑。批评者认为该项研究结论仅来源于一项小样本、单中心研究结果,且分组中患者存在明显的社会经济地位偏倚。因为 EGDT 目标中需常规使用漂浮导管监测 $ScvO_2/SvO_2$,作者和作者所在医院被指从爱德华生命科学获得了商业利益,同时 SSC 的另几位主要领导成员也接受了医药公司的顾问费和科研资助,也使指南的科学性和公正性受到影响。

目前,由 NIH 基金资助的大型多中心(24 家医院)对 EGDT 的再评价工作由匹兹堡大学医学中心领衔正在进行(项目编号:ProCESS NCT00510835),预计于 2013 年 8 月完成。鉴于对 SSC2008 指南部分内容的不认可,澳大利亚/新西兰危重病学会声明不能签署 SSC2008 指南。与此同时,与 EGDT 同样内容的多中心临床研究目前正在澳大利亚/新西兰进行。

面对这些社会舆论 SSC 宣布:公布 SSC 的财政资助来源,撤销商业公司对 SSC 的财政资助,SSC 与 ISF 正式脱钩(因为 ISF 有商业公司参加),同时今后 SSC 的会议或学术活动由专家各自的学会承担。

四、SSC:停止还是前行

SSC 作为积聚了全球危重症学和相关学科专家的大型国际学术组织,制定了以循证医学为基础的用于休克治疗的集束治疗方案,并及时作了升级更新。指南内容简洁明了,易于掌握和应用,极大提高了一线医师的治疗水准和对指南的依从性。根据 SSC 统计,有 22 000 患者纳入了数据库,其结果显示相对死亡率减少了 20%(但低于预期目标的 25%)。SSC 在世界范围展开了依从指南的培训计划,通过自己不懈的努力,提高了医学界和公众对脓毒症的重视程度,加强了对危重病患者的治疗及管理体系的改进。目前围绕着 SSC 指南部分内容的争议,是认识与治疗严重脓毒症必经的阶段,反映了人们对生命、知识及科学的高度尊重和对医务人员肩负重大责任的期望。提示中国麻醉学专家需严守科学道德、坚守公众利益、自律和规范学术行为,以提升个人学术号召力。我们相信,通过迅速建立符合本地条件,增大指南实施依从性和有效的监测督导机制,进行客观和规范的评估,组织开展大型的国际/国内合作研究,SSC 在全球医务人员的关注和参与中将继续完善和前行。

(景 亮)

参考文献

1. Jimenez MF, Marshall JC. Source control in the management of sepsis. Intensive Care Med, 2001, 27(1): S49-62
2. Dellinger RP, Carlet JM, Masur H, et al. Surviving Sepsis Campaign guidelines for management of severe sepsis and septic shock. Crit Care Med, 2004, 32(3): 858-873
3. Dellinger RP, Levy MM, Carlet JM, et al. Surviving Sepsis Campaign: international guidelines for management of severe sepsis and septic shock: 2008. Crit Care Med, 2008, 36(1): 296-327
4. Levy MM, Dellinger RP, Townsend SR. The Surviving Sepsis Campaign: results of an international guideline-based performance improvement program targeting severe sepsis. Crit Care Me, 2010, 38(2): 367-374
5. Shorr AF, Micek ST, Jackson WL Jr, et al. Economic implications of an evidence-based sepsis protocol: can we improve outcomes and lower costs? Crit Care Med, 2007, 35(5): 1257-1262
6. Talmor D, Greenberg D, Howell MD, et al. The costs and cost-effectiveness of an integrated sepsis treatment protocol. Crit Care Med, 2008, 36(4): 1168-1174

7. Eichacker PQ, Natanson C, Danner RL. Surviving sepsis--practice guidelines, marketing campaigns, and Eli Lilly. N Engl J Med, 2006, 355(16): 1640-1642

8. Hicks P, Cooper DJ, Webb S, et al. The Surviving Sepsis Campaign: International guidelines for management of severe sepsis and septic shock: 2008. An assessment by the Australian and New Zealand intensive care society. Anaesth Intensive Care, 2008, 36(2): 149-151

109. ARDS的新定义与机械通气策略

急性呼吸窘迫综合征(ARDS)是临床最常见的急性呼吸衰竭,也是重症患者主要的死亡原因,其死亡率仍高达30%~40%。机械通气仍然是近十年ARDS治疗的核心策略和研究热点。新的诊断标准和机械通气策略的研究和进展使临床医师治疗ARDS有了更可靠的依据。

一、ARDS诊断新标准——柏林标准

1994年欧美会议共识(AECC)提出ARDS诊断标准,一直以来被广为接受,但随着临床实践和研究的深入,AECC标准的局限性也日渐显露出来(表109-1)。

2011年10月在德国柏林举行的第23届欧洲重症医学会议上,正式提出ARDS的柏林标准,并于2012年6月公布在JAMA上。柏林标准主要从起病时间、低氧血症程度(氧合指数)、肺水肿原因、影像学检查及其生理学紊乱5个方面对AECC标准做了修订(表109-2):①明确界定起病时间为一周内。②有效区分低氧血症程度:柏林标准在使用机械通气患者计算氧合指数时,设定了PEEP最小值即≥5cmH_2O。根据不同的氧合指数,将病情分为轻度、中度和重度,与机械通气时间和病死率呈一定的相关性;根据ROC曲线下面积预测病死率,柏林标准的预测效度高于AECC标准。新标准还取消了"急性肺损伤"的术语,将氧合指数介于200~300mmHg者归类为轻度ARDS。③排除心源性肺水肿:鉴于PAWP的不可靠性(ARDS与高水平PAWP可同时存在)及临床可操作性差,标准中剔除PAWP,引入其他客观指标(如超声心动图)以排除心源性肺水肿。最近的研究表明BNP水平不能可靠鉴别ARDS和心源性肺水肿。④详细阐述影像学标准:明确指出胸部CT诊断ARDS的双肺致密影的特异性高于普通胸片。⑤加入呼吸生理学指标。柏林标准的主要优点在于分层诊断,有效区分了ARDS严重程度,有助于临床医师早期诊断、分层治疗和较为准确地判断近期预后。但柏林标准在ARDS病因和危险因素评估方面存在不足,仍有待于临床研究和实践的检验。

表109-1 AECC关于ARDS诊断标准及局限性

	AECC标准	AECC局限性
病程	急性起病	无具体发病时间
ALI	PaO_2/FiO_2≤300mmHg	误解201~300mmHg为ALI
氧合指数	PaO_2/FiO_2≤200mmHg,未考虑PEEP水平	不同PEEP时,PaO_2/FiO_2也不同,未将实际机械通气状态考虑进来
胸片	双肺弥漫性浸润	缺乏客观评价和量化的指标
PAWP	PAWP≤18mmHg,无左心房高压	ARDS与高水平PAWP可同时存在,且临床操作性差

表109-2 欧洲重症医学学会2011年柏林会提出的新定义

诊断标准	轻度	中度	重度
时间	有已知危险因素或呼吸症状加重,一周内急性发作		
低氧血症 氧合指数(PaO_2/FiO_2)	201~300mmHg,且PEEP/CPAP≥5cmH_2O	≤200mmHg 且PEEP/CPAP≥5cmH_2O	≤100mmHg 且PEEP/CPAP≥10cmH_2O

续表

诊断标准	轻度	中度	重度
肺水肿原因	无法以心脏衰竭或体液超负荷解释的呼吸衰竭		
影像学改变	双肺浸润影	双肺浸润影	累及 3 个象限的浸润影
生理改变	无	无	V_ECorr>10L/min C_{HS}<40ml/cmH$_2$O

注:CPAP 为持续气道正压;V_ECorr=V_E×PaCO$_2$/40,为校正分钟呼出通气量;V_E为分钟呼出通气量;C_{HS}为静息时呼吸系统顺应性

二、肺保护性通气策略

肺保护性通气策略的核心内容是:①小潮气量(4~7ml/kg 理想体重);②控制气道平台压<30~35cmH$_2$O;③最佳 PEEP;④允许性高碳酸血症。目前,在临床上倾向于使用压力控制通气模式来取代容量控制通气,进行肺保护性机械通气。但目前仍没有高质量的循证医学证据证明两者在 ARDS 治疗中的优劣。

(一)小潮气量通气和平台压

小潮气量通气可减轻常规或大潮气量(12~15ml/kg)通气导致肺泡过度膨隆和气道平台压过高引起肺损伤。2000 年 ARDSnet 研究表明,对于急性肺损伤(ALI)及 ARDS 患者,与传统潮气量(12ml/kg)相比,小潮气量通气(6ml/kg 理想体重)能缩短机械通气时间,并显著降低住院病死率。随后的研究和荟萃分析发现,小潮气量通气的有益疗效可能与限制平台压有关。气道平台压能够客观反映肺泡内压,其过度升高可导致机械通气相关肺损伤。因此,限制平台压比限制潮气量更为重要,一般认为气道平台压不应超过 30~35cmH$_2$O。ARDS 存在明显异质性(病因、病变类型和病变累及范围不同,塌陷肺泡分布不均)和个体差异,6ml/kg 的小潮气量通气不能适用于所有 ARDS 患者。如何制定个体化潮气量的通气方案就成为 ARDS 保护性通气策略的研究热点之一。

近期研究显示,机械通气相关性肺损伤是由非生理性的肺应力(Stress)和应变造成,将平台压限制在 28cmH$_2$O 以下可能更为合理,不仅可以减少肺泡过度膨胀,而且还能够避免超过肺应变阈值。因此即便是 ARDS 患者已使用 6ml/kg 小潮气量,若其气道平台压>28~30cmH$_2$O,则仍需要进一步降低潮气量。Terragni 等研究显示,在部分重症 ARDS 患者,潮气量降至 4ml/kg 左右及气道平台压控制在 25~28cmH$_2$O 时,其肺部炎性反应和肺损伤显著减轻。由此可见,结合患者气道平台压设置潮气量可能更为客观。对 ARDSnet 研究的进一步分析发现,基础呼吸系统顺应性不同的 ARDS 患者所需的潮气量也各异。对于肺顺应性较好患者,其参与通气的肺泡数目较多,机体所需潮气量较大,6ml/kg 潮气量并未降低死亡率。也有证据表明,即使在小潮气量或低平台压通气时仍可能发生过度肺膨胀。Terragni 对 30 例 ARDS 患者以潮气量 6ml/kg 进行通气,并分别在呼气末和吸气末进行肺部 CT 扫描。结果发现,1/3 的患者(即塌陷和充气不良的肺泡更多的患者)存在大量的肺泡过度膨胀。提示,对于塌陷肺泡较多、肺容积更小的重症 ARDS 患者,即使潮气量为 6ml/kg 仍可能过高。有关急性呼吸衰竭患者应用神经调节辅助通气(NAVA)的研究结果也显示,患者自身选择的潮气量大小与肺顺应性显著相关。另外,电阻抗断层成像技术(EIT)将来可能是实现 ARDS 患者床旁个体化选择潮气量的重要手段。但近年也有研究提出限制潮气量和平台压可能并非减少容积伤和气压伤的最佳方法。

(二)呼气末正压(PEEP)

最佳 PEEP 指肺顺应性最大,呼气末无肺泡塌陷的最小 PEEP 值。现有的临床证据表明,8~15cmH$_2$O 的 PEEP 适用于大多数 ARDS 患者;对于部分被证实具有良好的、可复张性肺的患者,可以考虑使用更高水平的 PEEP,但很少有患者需要超过 24cmH$_2$O。最佳 PEEP 值应根据临床监测结果来确定,包括肺顺应性增加、分流减少、氧合改善、吸入氧浓度降低及循环功能稳定等。PEEP 的设置应综合考虑 ARDS 病程、肺损伤严重程度和类型及塌陷肺泡的可复张性等因素的影响。

Alveoll、Express 和 Lovs 研究都显示在小潮气量通气的基础上,高 PEEP 能够改善 ALI/ARDS 患者的氧合,后两项研究还显示高 PEEP 能够减少挽救性治疗的应用,但均未证实高 PEEP 能降低 ARDS 病死率。进一步的亚组分析发现对于 PaO$_2$/FiO$_2$≤200mmHg 的患者,高 PEEP 降低了患者辅助通气比例和住院病死率,但不能降低 ALI 患者的病死率。这提示高 PEEP 并非对所有 ALI/ARDS 患者有益,其疗效可能与疾病严重程度相关。以上三项试验均未考虑患者对肺复张的反应性。2005 年 Grasso 等研究发现,对于具有高可复张性肺的患者,高水平 PEEP 显著增加肺复张容积,改善肺顺应性;对于具有低可复张肺的患者,高水平 PEEP 不仅不能增加肺复张容积,反而可能使患者正常通气肺组织过度膨胀,加重肺损伤,降低肺顺应性,对改善分流和氧合的作用非常有限。而 Lim 等的研究发现,不同病因(如肺内或肺外因素)所致 ARDS 对最佳 PEEP 的治疗效果也有所不同。

最佳 PEEP 的测量方法有以下几种,但是哪种设定方

法最佳且方便临床操作，仍需进一步研究证实。不存在绝对的最佳 PEEP，需要在每日评估基础上个体化床旁滴定设置 PEEP。①低流速法测定 P-V 曲线是常用主要方法。Amato 及 Villar 的研究显示，在小潮气量通气的同时，以静态 P-V 曲线低位转折点压力+2cmH$_2$O 作为 PEEP，结果与常规通气相比 ARDS 患者的病死率明显降低，因此常被用作最佳 PEEP 的设置。但近年来研究倾向于静态 P-V 曲线呼气支最大拐点（PMC）设置最佳 PEEP。因为吸气支 LIP 只是反映出呼气末萎陷的肺泡自此压力开始复张，而 PMC 作为呼气时肺泡复张后再陷闭的开始，可反映肺泡的闭合压。最大曲率点法和 90% 最大滞后容积法都考虑了呼气相 PV 曲线特征。但 Takeuchi 等研究提示，通过 PMC 选择的 PEEP 水平较高，气道压过高，肺内炎性因子表达增加。②根据氧分压法滴定最佳 PEEP 反映了 ARDS 治疗的根本要求。临床常用最小 PEEP 法，即在可接受 FiO$_2$(<60%)下维持充分氧合（SpO$_2$>88%）的最小 PEEP。Amato 和 Gattinoni 等证明 PaO$_2$ 随着 PEEP 增加而增加，但达到一定水平 PEEP 时，氧输送值下降。氧合法可作为复张后选择 PEEP 的直接判断标准，但需要反复进行血气分析，而且动脉氧合还有肺泡复张以外的因素影响。③Henzler 等提出以保持最佳肺顺应性为导向的 PEEP 选择方法，通过 CT 观察肺复张的效果发现，肺顺应性的变化比动脉氧合和肺内分流能更好地反映肺复张后的变化。Suter 也认为导致最大氧输送的 PEEP 同呼吸系统最大顺应性之间有一致性。但此法方法要求呼吸机具备监测肺动态顺应性的变化曲线。④通过恒定流量下容量控制通气的压力时间曲线的吸气部分得到回归方程 P=a×tb+c，b 为牵张指数。Neve 等发现调整 PEEP 使 b=1 时曲线为直线，提示在吸气过程无肺泡复张与过度膨胀，肺泡复张最佳，且与氧合法选择的 PEEP 一致。⑤Talmor 等的研究对 ARDS 患者通过测定食道压力计算跨肺压来调整 PEEP，发现与对照组（据 ARDSnet 推荐标准调整 PEEP）相比，能改善氧合和肺顺应性，且 28d 病死率呈下降趋势。⑥高腹内压时的 PEEP 选择：Regli 的研究发现，严重腹内高压时，呼气末跨肺压（PEEP 与腹内压力之差）是保持肺泡开放的压力，PEEP 的选择应高于或等于腹内压。另外，近年来有研究用 CT 法测肺组织密度和通过 EIT 法指导 PEEP 的设定。

（三）允许性高碳酸血症

小潮气量通气可引起高碳酸血症，一般认为 PaCO$_2$ 维持在 40～80mmHg，同时 pH>7.20 是可以接受的。适当的高碳酸血症对肺有保护作用，可能与肺的抗氧化能力增强及脂质过氧化损伤减轻等因素有关。但高碳酸血症可抑制心肌收缩力和扩张脑血管。在实现小潮气量通气的同时如何避免严重的高碳酸血症仍有待探讨，高频通气或人工体外循环行 CO$_2$ 清除（ECCO$_2$R）可能有所帮助，但需要有一定指征，以经过常规治疗后的 PaCO$_2$ 和 pH 为界限启动。

三、肺 复 张

肺复张（RM）是指在短时间内人为升高跨肺压（采用较高压力或较大潮气量）使塌陷或通气不良肺泡尽可能开放的通气策略。由于复张压力通常高于常规通气时的压力，加之 ARDS 肺泡的塌陷分布并不均一，因此在开放部分肺泡的同时，还存在肺泡过度膨胀、加重原有肺损伤和血流动力不稳定的风险。此外，尽管很多研究证实 RM 有助于逆转危及生命的低氧血症，但还没有随机对照试验（randomized controlled trial，RCT）证明 RM 能改善 ARDS 患者的生存率。因此 RM 在 ARDS 的应用一直存在争议。基于目前的循证医学证据，不推荐在 ARDS 治疗中常规应用 RM，但对于顽固低氧血症的患者，可考虑在严密监测下使用 RM。常用方法有：控制性肺膨胀（持续吸气相高压提高 PEEP 至 30～50cmH$_2$O，持续 20～40s）、间断叹息和 PEEP 递增法。RM 的最佳方式和时机没有定论，每次 RM 的压力水平、持续时间及频度也有待于进一步确定。

RM 的效果受肺可复张性、压力、持续时间、时机及频率、病因及病程早晚、复张前后 PEEP 与潮气量的设定不同等因素影响。确定 ARDS 的 RM 策略首先要对肺可复张性进行判断。高可复张性的患者应积极实施 RM 和选择高水平 PEEP，维持肺泡开放，而对低可复张性者实施 RM，不但不能复张塌陷肺泡，反而会使非依赖区的肺泡过度膨胀，导致或加重呼吸机相关肺损伤。CT 是评价和测定肺可复张性的经典方法，EIT 和重症超声的发展为床边肺可复张性的评估带来希望。Demory 的研究提示，静态 PV 环面积（滞后容积）/理想体重可以定量预测肺的可复张性。Koefoed-Nielsen 也发现最大滞后容积与肺总量的比值可以预测肺的可复张性。临床实践中，可以通过短期（30min）提高 PEEP 试验评估肺泡的可复张性。RM 具有时间依赖性和压力依赖性。原发性 ARDS 患者以肺内实变（肺的弹性阻力较高）为主，而继发性 ARDS 患者为弥漫性肺不张（胸壁弹性阻力较高），对肺复张手法及 PEEP 有更好的反应。早期的 ARDS 优于晚期者，终末期 ARDS 则最差。如果 RM 前 PEEP 和潮气量水平都较低，RM 的效果较明显。RM 后氧合能力改善与 RM 后采用的 PEEP 水平有关，一般可采用高于 RM 前 PEEP 水平约 5～10cmH$_2$O 来维持肺开放。床旁 FRC 监测的新技术可监测肺容积变化和对治疗的反应，指导 PEEP、VT 设置和肺复张的实施。RM 时应关注患者血流动力学变化。

四、俯卧位通气的价值

即使已采用小潮气量保护性通气和肺复张策略，仍有

10% ~16% 的重症 ARDS 患者死于低氧血症。低可复张性肺且无禁忌证的 ARDS 患者，俯卧位通气（prone position ventilation，PPV）是重要的肺复张手段。关于 PPV 的具体操作（如开始时间、持续时间、适应证及禁忌证等）尚无统一标准。目前关于 PPV 是否可以改善 ARDS 患者的预后也存在争议。

在过去 10 年有 4 项 RCT 研究均证实 PPV 能有效且持续改善 ARDS 患者的氧合功能，但并不降低患者的病死率和机械通气时间。阴性结果的原因可能与实施 PPV 的时机过晚、通气时间过短或缺乏标准通气策略有关。PSII 研究虽然在设计上尽量避免了上述缺陷，但结果仍显示，两组在 28d 和 6 个月的病死率没有差异，而俯卧位组并发症显著高于对照组。但 2010 年先后发表的两项荟萃分析显示与仰卧位相比，PPV 能降低严重 ARDS 患者（氧合指数 <100或≤88mmHg）的病死率。因此，据现有的研究结果，ARDS 患者并不适合常规使用 PPV，建议用于常规机械通气治疗无效的重度 ARDS 患者。

PPV 时氧合有改善的 ARDS 患者大约占 70%。肺影像学及 ARDS 病程及低氧血症的严重程度、胸腹壁的力学性质等可帮助我们预测 ARDS 患者对 PPV 的反应。Galiatsou 等研究发现，根据 CT 检查结果，肺内弥漫性与局限性渗出的 ARDS 患者，PPV 时氧合均有改善，但局限性渗出的 ARDS 患者 PPV 时 $PaCO_2$ 有明显下降，且肺顺应性明显改善。Blanch 等研究发现，ARDS 患者早期对 PPV 的反应优于后期，而且病情严重的患者，PPV 时氧合指数的改善更明显。在原发性 ARDS 患者中，胸壁顺应性好的患者从 PPV 中受益的可能性更大。需要强调的是，ARDS 机械通气不能单纯以呼吸力学及氧合参数为目标，右心功能监测可找到更合理的平台压和 PEEP，指导及时行 RM 和 PPV，以心功能为导向的通气策略是 ARDS 治疗的新方向。

五、ECMO 在 ARDS 治疗中的应用

体外膜肺氧合技术（ECMO）是一项近年来日益受到关注的肺替代治疗措施，设备质量的提高以及技术理论研究、使用经验的增加，使得 ECMO 的应用可能成为今后重症 ARDS 患者（常规机械通气和非机械通气措施无效）呼吸支持的选择。对于病理生理过程可逆，低可复张性肺的重症 ARDS 患者，ECMO 在维持氧合和和二氧化碳清除的同时，实现肺休息和肺保护，为损伤肺的修复赢得时间和机会。目前多项研究也倾向于将经常规治疗无效重症 ARDS 患者转诊至大的 ECMO 治疗中心，采用统一标准来治疗，以提高治愈率，并降低使用成本。

2006 年英国 RCT 研究发现，ECMO 治疗重度 ARDS 较传统机械通气可以明显降低 6 个月严重致残率，甚至提高接近 10% 的存活率。CESAR 研究比较了 ECMO 和常规小潮气量通气对 180 名严重 ARDS 患者的治疗作用，发现 ECMO 组患者的 6 个月生存率明显高于对照组（63% 比 47%）。近期发表的一项队列研究纳入了 2009 ~2010 年英国甲型 H1N1 病毒大流行期间重度 ARDS 患者，研究结果显示，使用 ECMO 者与未使用者患者的住院病死率分别为 23.7% 和 52.5%。但 ECMO 能否改善其他病因所致重症 ARDS 患者的临床预后，仍需要进一步的探索。近年来，另外一种新的无泵的 AV 体外肺辅助系统（pECLA）在临床也开始应用。

总之，近年来有关 ARDS 机械通气治疗取得了长足进展。新的诊断标准应运而生，保护性通气策略已经成为公认的 ARDS 机械通气策略，但是有关最适潮气量、PEEP 以及 RM 的应用尚存在争议，过分追求良好的氧合而采用过高的吸入氧浓度、过高的 PEEP 或/和平台压以及过频的肺复张，反而加重肺损伤。当传统机械通气无法维持氧合时，可以尝试应用俯卧位通气、HFOV 和（或）ECMO，应依照 ARDS 严重程度的不同予以强度递增的治疗措施，谨慎评估各项治疗措施的风险与获益，为患者制订个体化的治疗方案，以改善患者的预后。

（李双玲）

参考文献

1. Ranieri VW, Rubenfeld GD. Aacte respiratong distress syndrome the berlin definition. JAMA, 2012, 307 (23): 2526-2533
2. Chiumello D, Carlesso E, Cadringher P, et al. Lung stress and strain during mechanical ventilation for acute respiratory distress syndrome. Am J Respir Crit Care Med, 2008, 178 (4): 346-355
3. Terragni PP, Rosboch G, Tealdi A, et al. Tidal hyperinflation during low tidal volume ventilation in acute respiratory distress syndrome. Am J Respir Crit Care Med, 2007, 175(2): 160-166
4. Brower RG, Lanken PN, MacIntyre N, et al. Higher versus lower positive end-expiratory pressures in patients with the acute respiratory distress syndrome. N Engl J Med, 2004, 351(4): 327-336
5. Mercat A, Richard JC, Vielle B, et al. Positive end-expiratory pressure setting in adults with acute lung injury and acute respiratory distress syndrome: a randomized controlled trial. JAMA, 2008, 299(6): 646-655
6. Meade MO, Cook DJ, Guyatt GH, et al. Ventilation strategy using low tidal volumes, recruitment maneuvers, and high positive endexpiratory. Mechanical ventilation guided by esophageal pressure in acute lung injury. N Engl J Med, 2008, 359(20): 2095-2104
7. Henzler D, Pelosi P, Dembinski R, et al. Res pirat ory compliance but not gas exchan ge cor relat es with changes in

lun gaerati on after a recruit-ment maneuver: an experiment al study in pigs with saline lavage lung injury. Crit Care, 2005, 9: 8471-8482

8. Neve V, Roque ED, Leclerc F, et al. Ventilat or-induced overdistension in children: dynamic versus low-flow inflation volume-pressure curves. Am J Respir Crit Care Med, 2000, 162: 139-147

9. Talmor D, Sarge T, Malhotra A, et al. Mechanical ventilation guided by esophageal pressure in acute lung injury. N Engl J Med, 2008, 359(20): 2095-2104

10. Goodman LR, Fumagalli R, Tagliabue P, et al. Adult respiratory distresssyndrome due to pulmonary and extrapulmonary causes: CT, clinical and functional correlations. Radiology, 1999, 213: 545-552

11. Alsaghir AH, Martin CM. Effect of prone positioning in patients with acute respiratory distress syndrome: a meta-analysis. Crit Care Med, 2008, 36: 603-609

12. Taccone P, Pesenti A, Latini R, et al. Prone positioning in patients with moderate and severe acute respiratory distress syndrome: a randomized controlled trial. JAMA, 2009, 302(18): 1977-1984

13. Gattinoni L, Carlesso E, Taccone P, et al. Prone positioning improves survival in severe ARDS: a pathophysiologic review and individual patient meta-analysis. Minerva Anestesiol, 2010, 76: 448-454

14. Galiatsou E, Kostanti E, Svarna E, et al. Prone position augments recruitmentand prevents alveolar overinflation in acute lung injury. Am J Respir Crit Care Med, 2006, 174: 187-197

15. Blanch L, Mancebo J, Perez M, et al. Short-term effects of prone position in critically ill patients with acute respiratory distress syndrome. Intensive Care Med, 1997, 23: 1033-1039

16. Moronke AN, Giles JP, Simon JF, et al. Referral to an extracorporealmembrane oxygenation center and mortality among patients with severe 2009 influenza A(H1N1). JAMA, 2011, 306(15): 1659-1668

110. 严重感染和感染性休克患者液体复苏的胶体液选择

严重感染和感染性休克是常见的外科急症，患者死亡率很高。2001 年 Rivers 等研究发现，严重感染和感染性休克患者在诊断早期（6h 内）进行早期目标导向的液体治疗（early goal directed therapy，EGDT）可明显降低患者的死亡率，说明早期液体复苏对此类患者的治疗至关重要。2008 年的严重感染及感染性休克治疗指南即推荐把早期液体复苏作为此类患者的初始治疗。

虽然液体复苏作为严重感染和感染性休克的治疗措施得到公认，但是复苏液体种类的选择仍存在的争议。临床上可以选择的液体包括晶体液、人工胶体液（包括羟乙基淀粉、明胶和改良明胶、右旋糖酐等）和天然胶体液（即人血白蛋白）。但因缺乏足够的循证医学证据，2008 年的指南未提出建议使用的液体种类。

从 2008 年至今，在有关严重感染及感染性休克患者液体复苏的液体种类选择方面又有很多研究结果出现。本文的目的是回顾近年来在严重感染、感染性休克患者液体复苏方面胶体液应用的研究进展。

一、天然胶体液（人血白蛋白）的应用

人血白蛋白是天然胶体，分子量 68kDa，由健康人的血浆经严格的方法提取而成。正常血浆胶体渗透压的 75% ~ 80% 由白蛋白产生。1998 年 BMJ 上发表一篇由 Cochrane 创伤协作组完成的研究，该荟萃分析一共纳入了 32 项随机对照研究（RCT），结果发现白蛋白治疗重症患者并没有如预期的那样降低死亡率，反而可能带来更高的死亡风险，尤其是在烧伤患者中死亡风险增加更明显（RR = 2.40，95% CI：1.11 ~ 5.19）。该结论在国际上引起了强烈反响，文章发表后的短短几个月内，英国国内白蛋白的使用量就下降了 70% 以上。

但人们对该研究的结论也提出了广泛质疑。为了回答白蛋白在危重患者应用的安全性问题，2004 年由澳大利亚和新西兰合作完成的随机对照研究（SAFE 研究）对比了 4% 的白蛋白和生理盐水对 ICU 患者进行液体复苏对患者预后的影响。该研究纳入 6 997 例不同类型的危重病患者，结果显示两组在病死率、ICU 停留时间、机械通气时间、新发器官功能不全及血液透析治疗时间方面均无显著差异，但感染性休克亚组患者中白蛋白组患者总体死亡率趋于下降（RR = 0.87，95% CI：0.74 ~ 1.02，P = 0.09）。

2011 年发表的对 SAFE 研究亚组患者的进一步分析发现，在合并严重感染的患者中使用白蛋白是 28 天死亡的保护性因素（RR = 0.71，95% CI：0.52 ~ 0.97，P = 0.03）。2011 年 Delaney 等的荟萃分析比较了白蛋白和其他液体对严重感染患者进行液体复苏的效果及预后，研究纳入了 17 个 RCT 研究 1977 名患者。分析结果显示与其他液体相比，白蛋白用于严重感染患者的液体复苏可以显著降低死亡率（RR = 0.82，95% CI：0.67 ~ 1.0，P = 0.047）。

使用白蛋白对严重感染患者进行液体复苏有益的可能机制有很多。与晶体相比，尽管液体复苏的目标是相同的，白蛋白补充血管内容量的效果要优于晶体液。除扩容之外，白蛋白还有重要的生理作用，包括作为生物活性分子的运输载体以及药物结合剂、维持胶体渗透压和毛细血管壁渗透性、抗血小板聚集以及作为自由基抗氧化剂等。血清白蛋白恢复到生理水平可使这些功能持续，其中抗氧化作用是严重感染患者病理过程中非常重要的环节。因此，尽管目前还缺乏高质量的循证医学证据，2012 年欧洲危重病协会仍然建议白蛋白可用于严重感染患者的液体复苏。

二、大分子量人工胶体的应用

本文中的大分子量人工胶体指的是分子量 ≥200kDa、取代级 >0.4 的羟乙基淀粉。从药代动力学角度讲，大分子量可以延长停留在血管内的时间，从而更有效地减少对晶体液的需求，在有效改善血流动力学的前提下减轻组织水肿发生。

但大分子量羟乙基淀粉用于严重感染患者液体复苏时

表现出一定的危害作用。实际上早在2001年,Schortgen等的一项小规模多中心随机研究即已发现与改良明胶相比,6%羟乙基淀粉(200/0.6)用于严重感染或者感染性休克患者液体复苏会明显增加急性肾功能不全的发生(RR=2.57,95% CI:1.12~5.83,P=0.026),但两组患者的存活率无明显差异。2008年Brunkhorst等的一项大规模交叉设计随机对照研究则因安全问题而提前终止了。该研究比较了羟乙基淀粉(200/0.5)和乳酸林格液用于严重感染患者复苏的疗效,结果发现羟乙基淀粉组患者急性肾功能不全的发生率明显增加(34.9% vs 22.8%,P=0.002),90天死亡率也呈增加趋势(41.0% vs 33.9%,P=0.09);进一步的分析发现羟乙基淀粉组患者呈明显的、剂量相关性的肾脏替代治疗增加和90天死亡率增加,而乳酸林格液组患者则无这种关系。

最近的荟萃分析进一步证实了大分子量羟乙基淀粉的危害作用。2008年Wiedermann等的荟萃分析入选了12项比较羟乙基淀粉与其他液体用于严重感染患者液体复苏的随机对照研究(其中大部分已经采用了大分子量羟乙基淀粉),研究结果显示尽管羟乙基淀粉可以在短期内有效改善患者的血流动力学数据和APACHE评分,但羟乙基淀粉明显恶化了患者的凝血功能(包括延长PT及降低血小板计数);与晶体液相比,羟乙基淀粉明显增加了急性肾功能不全(RR=1.81,CI 95%:1.22~2.71,P=0.002)和肾脏替代治疗(RR=1.95,95% CI:1.28~2.98,P=0.001)的发生。2009年Zarychanski等的另一项荟萃分析比较了羟乙基淀粉(分子量≥200kDa、取代级>0.4)与其他液体用于需要紧急容量复苏患者(包括严重感染/感染性休克患者)液体复苏的效果,结果同样发现羟乙基淀粉明显增加患者对肾脏替代治疗的需求(RR=1.90,95% CI:1.22~2.96),并可能增加死亡率(RR=1.07,95% CI:0.85~1.34)。

基于上述发现,2012年欧洲危重病协会建议不要将大分子量羟乙基淀粉(分子量≥200kDa、取代级>0.4)用于严重感染患者或急性肾损伤高危患者的液体复苏治疗。

三、小分子量人工胶体的应用

本文中的小分子量人工胶体指的是分子量≤130kDa、取代级<0.4的羟乙基淀粉和明胶类人工胶体液。

2009年Schabinski等的一项回顾性研究对照研究比较了6%羟乙基淀粉(130/0.4)或4%琥珀酰明胶用于ICU患者(其中部分病例为严重感染患者)容量治疗对患者死亡率和肾功能的影响。研究结果显示两组在急性肾功能不全的发生率和ICU、住院期间死亡率并无差异,但多因素分析显示积累量超过33ml/kg的羟乙基淀粉或者琥珀酰明胶均明显增加急性肾功能不全的风险(分别为RR 1.85,95% CI:1.01~3.41,P<0.001和RR 1.99,95% CI:1.05~3.79,P=0.035)。2011年Bayer等的一项前瞻性的序贯比较研究比较了不同液体对SICU中严重感染患者复苏的效果,不同时期的主要复苏液体分别为6%羟乙基淀粉(130/0.4)、4%明胶或晶体液。结果显示与晶体液相比,羟乙基淀粉和明胶均明显增加了急性肾功能损害的风险(分别为OR 4.52,95% CI:2.27~8.99,P<0.001和OR 3.65,95% CI:1.81~7.35,P<0.001);而复苏效果三种液体基本相同。

2012年Perner等发表了比较了羟乙基淀粉(130/0.4)和醋酸林格液用于严重感染患者液体复苏对预后的影响的大规模随机对照研究,结果显示羟乙基淀粉组患者对肾脏替代治疗的需求和90d死亡率均明显增加。

2012年欧洲危重病协会建议也不要将小分子量羟乙基淀粉(130/0.4)或明胶用于严重感染患者的液体复苏治疗。

四、小　结

对于需要液体复苏的严重感染及感染性休克患者,人工胶体(包括羟乙基淀粉和明胶)均可能导致肾功能损害发生率增加和死亡率增加,大分子量、高取代基羟乙基淀粉(分子量≥200kDa、取代级>0.4)的危害尤其明显。白蛋白可安全用于此类患者的液体复苏。

(闫婷　王东信)

参 考 文 献

1. Rivers E, et al. Early Goal Directed Therapy in the Treatment of Severe Sepsis and Septic Shock. The New England Journal of Medicine, 2001, 345: 1368-1377
2. Dellinger RP, Levy MM, Carlet JM, et al. Surviving Sepsis Campaign: International guideline for management of severe sepsis and septic shock: 2008. Crit Care Med, 2008, 36: 296-327
3. Cochrane Injuries Group Albumin Reviewers. Human albumin administration in critically ill patients: systematic review of randomized controlled trials. BMJ, 1998, 317: 235-240
4. The SAFEStudy Investigators. A comparison of saline and albumin for fluid resuscitation in the intensive care unit. N Engl J Med, 2004, 350: 2247-56
5. The SAFEStudy Investigators. Impact of albumin compared to saline on organ function and mortality of patients with severe sepsis. Intensive Care Med, 2011, 37: 86-96
6. Delaney AP, Dan A, McCaffrey J, et al. The role of albumin as a resuscitation fluid for patients with sepsis: a systematic review and meta-analysis. Crit Care Med, 2011, 39(2): 386-91

7. Reinhart K, Perner A, Sprung CL, et al. Consensus statement of the ESICM task force on colloid volume therapy in critically ill patients. Intensive Care Med, 2012, 38: 368-383
8. Schortgen F, Lacherade J-C, Bruneel F, et al. Effects of hydroxyethylstarch and gelatin on renal function in severe sepsis: a multicentre randomised study. Lancet, 2001, 357: 911-916
9. Brunkhorst FM, Engel C, Bloos F, et al. Intensive insulin therapy and pentastarch resuscitation in severe sepsis. N Engl J Med, 2008, 358: 125-139
10. Wiedermann CJ. Systematic review of randomized clinical trials on the use of hydroxyethyl starch for fluid management in sepsis. BMC Emerg Med, 2008, 8: 1
11. Zarychanski R, Turgeon AF, et al. Renal outcomes and mortality following hydroxyethyl starch resuscitation of critically ill patients: systematic review and meta-analysis of randomized trials. 2009, 3(4): 196-209
12. Schabinski F, Oishi J, et al. Effects of a predominantly hydroxyethyl starch(HES)-based and a predominantly non HES-based fluid therapy on renal function in surgical ICU patients. Intensive Care Med, 2009, 35(9): 1539-47
13. Bayer O, Reinhart K, et al. Renal effects of synthetic colloids and crystalloids in patients with severe sepsis: a prospective sequential comparison. Crit Care Med, 2011, 39: 1335-1342

111. 急性肺损伤临床监测及预测的研究进展

一、急性肺损伤的诊断标准

1994 年欧美联席会议(AECC)提出了急性肺损伤(acute lung injury,ALI)和急性呼吸窘迫综合征(acute respiratory distress syndrome,ARDS)的新概念。2000 年,中华医学会呼吸病学分会提出了 ALI 和 ARDS 的定义。将 ALI 和 ARDS 定义为由心源性以外的各种肺内外致病因素所导致的急性、进行性缺氧性呼吸衰竭。

现在认为 ALI 和 ARDS 是严重致病因素引起的全身炎症瀑布反应发展过程中的不同阶段,即致病因素→全身炎症反应综合征(SIRS)→全身炎症反应失控→器官功能障碍。ALI 和 ARDS 具有性质相同的病理生理改变,严重的 ALI 或 ALI 的严重阶段最终被定义为 ARDS。ALI/ARDS 后期多并发多器官功能障碍。

目前提出的 ALI/ARDS 诊断标准为,①有发病的高危因素:直接肺损伤因素或间接肺损伤因素;②急性起病,呼吸频数改变和/或呼吸窘迫;③低氧血症:ALI 时 $PaO_2/FiO_2 \leqslant 300mmHg$,ARDS 时 $PaO_2/FiO_2 \leqslant 200mmHg$;④胸部 X 线检查显示双肺浸润阴影;⑤肺动脉楔嵌压≤18mmHg,或临床上除外心源性肺水肿。从推荐的诊断标准中,体现出 ALI 和 ARDS 是一种疾病发展的不同阶段,即从 ALI 到 ARDS 是一个从轻到重的连续病理过程。

然而,ALI/ARDS 是由于炎症反应引起肺毛细血管内皮和肺泡上皮损伤,肺泡毛细血管膜通透性增高的临床综合征,而现行的诊断标准中没有量化肺泡毛细血管膜通透性改变程度及肺组织损伤程度的检验指标;而且单靠影像学改变难以辨别肺水肿性质;再者 ALI/ARDS 患者的病死率和肺外器官衰竭的发生与 PaO_2/FiO_2 并不总是相关,这就意味着 PaO_2/FiO_2 并不能完全正确反映 ALI/ARDS 的严重程度及预后。因此,有必要进一步探索 ALI/ARDS 的临床诊断及监测指标,尽早采取干预措施,阻止失控性全身炎症反应的恶性发展,促使 ALI/ARDS 的逆转。

二、急性肺损伤临床监测及预测指标的研究

如何在低氧血症发生之前即发现或判断肺组织的损伤,尽早采取干预措施,已成为人们关注的重点;尤其是能特异性反映肺实质损伤的指标。在动物研究的基础上,很多学者从血液、肺水肿液及支气管肺泡灌洗液(BALF)等中寻找、筛选能反映肺实质损伤及其程度的指标。

(一)反映肺微血管内皮细胞损伤的指标

冯维布兰德因子(Von Willebrand factor,vWF)是一种大分子量的具有粘附功能的糖蛋白,主要由血管内皮细胞分泌。当血管内皮激活和受损时,它便释放入血。ALI 时,肺血管内皮细胞激活和损伤是触发失控性全身炎症反应的始动因素之一,损伤发生后早期即可见血液中 vWF 浓度升高。

Ware、Wenzel 等观察到 ALI 患者血浆 vWF 抗原浓度高于正常 3~4 倍,并与病情轻重及预后相关;而且不受肺保护性通气方式的影响。Sabharwal 还发现血浆 vWF 浓度增高时相早于血管内皮细胞的严重损害。因此,血浆 vWF 浓度增高可作为早期诊断和预后判断的指标。

(二)反映肺泡上皮细胞损伤的指标

1. 人Ⅰ型细胞质膜蛋白(apical plasma membrane protein specific to the human type Ⅰ cell,HTI56) 肺泡Ⅰ型上皮细胞覆盖 95% 以上肺泡表面,Ⅰ型细胞损伤后,有细胞顶端质膜出泡、细胞膜脱落及细胞脱落入肺泡腔现象。近年发现了肺泡Ⅰ型细胞标记物——HTI56。目前在肺外器官还没能检测到 HTI56,因而肺泡Ⅰ型细胞很可能是血中 HTI56 的唯一来源,对诊断肺实质性损伤很有价值。

Newman 观察到 ALI 患者肺水肿液中 HTI56 浓度明显增高,是心源性肺水肿患者的 4.3 倍;血浆中 HTI56 浓度是心源性肺水肿患者的 1.4 倍。

2. 高级糖基化终产物受体(receptor for advanced glyca-

tion end products，RAGE） RAGE是免疫球蛋白超家族中一种跨膜模式识别受体，在人体所有细胞表面均有低水平表达，但在生理状态下RAGE仅在肺组织表达丰富，分布于肺泡Ⅰ型细胞基底侧细胞膜。Calfee检测676名ALI患者血浆RAGE浓度，并与病情严重程度及死亡率进行相关性分析，发现血浆RAGE浓度越高，患者PaO_2/FiO_2及肺顺应性越低，无机械通气时间和无器官衰竭时间越短，临床肺损伤评分就越高，死亡风险增加。Jabaudon也证实血浆RAGE浓度与ALI患者PaO_2/FiO_2及肺损伤评分呈正相关。Nakamura对20例ARDS患者的死亡因素进行分析后发现血浆RAGE浓度是死亡的独立因素。

但是，RAGE在各种细胞均有表达，ALI患者血浆RAGE是否来源于肺组织将决定其反映肺泡上皮细胞损伤是否具有特异性。Uchida构建盐酸与脂多糖肺损伤模型，BALF和血浆中相对分子量为48 000的RAGE（即可溶性RAGE）含量增高，且其浓度与肺损伤程度正相关；同时在ALI患者的肺水肿液中检测到相对分子量也为48 000的RAGE，且肺水肿液RAGE浓度与血浆RAGE浓度之比为105∶1，提示ALI患者血浆RAGE主要来源于肺组织。其他研究也进一步证实了这一观点。

RAGE分子有三种蛋白形式，相对分子量分别为48 000、50 000和55 000，ALI患者BALF中RAGE主要为48 000的可溶性RAGE；其机制可能为ALI病变过程中，基质金属蛋白酶水解肺泡上皮细胞表面的全长RAGE，释放可溶性RAGE入肺泡水肿液中；能较特异性地反映肺泡上皮细胞的损伤程度。

3. KL-6 KL-6是表达在肺泡Ⅱ型上皮细胞及呼吸性细支气管上皮细胞上的糖蛋白，近年研究结果显示，血浆中KL-6水平与肺损伤的严重程度和疾病的预后相关，但KL-6能否作为ALI理想的标志物还需深入研究。Sato发现ARDS患者血浆KL-6浓度显著高于病情相匹配的机械通气患者和健康者，且ARDS患者血浆KL-6浓度与PaO_2/FiO_2呈负相关。Kondo将ALI死亡组和存活组血浆KL-6浓度最高值行ROC分析，发现KL-6阈值取530U/ml时，对死亡预后的敏感度为86%，特异度为60%。KL-6为大分子蛋白，当肺泡上皮损伤严重时，血浆浓度才会明显升高，这或许是血浆KL-6浓度高提示ALI患者预后不良的原因。

（三）反映肺泡毛细血管膜通透性的指标

此类方法较多，临床上常用的指标有：

1. 肺渗漏指数（pulmonary leak index，PLI） ALI早期病理生理特点是肺微血管通透性增加，用^{67}Ga-枸橼酸盐标记转铁蛋白，测定ALI患者的PLI，可反映肺微血管通透性的变化。ALI早期即可见PLI增加，并且这种改变与病情轻重及预后相关。83例行机械通气的ALI患者，测定其PLI、血浆白蛋白和转铁蛋白浓度；结果显示ARDS患者PLI显著增高，血浆白蛋白和转铁蛋白浓度较ALI患者降低30%左右，且与肺损伤评分有良好的相关性。

2. 肺表面活性物质相关蛋白（surfactant protein，SP） ALI时，全身性炎症反应引起肺内炎症细胞聚集等均可直接或间接损伤Ⅱ型肺泡上皮细胞，肺表面活性物质相关蛋白（SP-A、SP-B、SP-C、SP-D）的减少或缺失，体外活性明显降低，BALF内SP含量降低，而血液循环中SP增加。上述变化在ALI/ARDS早期就已出现，并随病情的发展而越加明显，且与肺损伤的严重程度密切相关。

SP-A是在肺泡Ⅱ型上皮细胞中强烈表达、信号最为丰富的蛋白，它是PS的重要组成部分。由于ATⅡ变性及破坏，SP分泌下降，并且在感染性肺损伤中肺泡毛细血管通透性增加，造成血管内大分子和PS的双向渗漏，一方面血管内的炎性细胞如多形核白细胞大量积聚、迁移，并释放出大量弹性蛋白酶及大量漏出的血浆蛋白均可分解SP，使其变性失活，从而引起表面减张能力下降；另一方面，SP可通过通透性增加的肺毛细血管膜进入血液循环，使血液循环中SP增高。

一项临床研究显示，多发性创伤后所致的ALI患者，BALF中SP-A减少的程度与疾病的严重程度呈正相关。Greene等在发生ARDS高危患者BALF中发现SP-A、SP-B明显降低，而SP-A异常低下的患者均发展为ARDS，而BALF中SP-A浓度高于1.2mg/ml者均未发展成ARDS。

Eisner等对ALI患者进行保护性机械通气策略的一项研究发现，血浆高SP-D水平与死亡风险的增加相关。治疗第三天，低潮气量组SP-D显著下降。由于SP-D为肺泡上皮细胞特有，故低潮气量通气可能减少了肺泡上皮细胞的损伤或降低了肺泡上皮细胞对蛋白的通透性。

目前认为血液中或支气管肺泡灌洗液中SP浓度变化是ALI或ARDS的诊断、病情判断、预后推断及决定治疗方案的重要指标，多与其他指标联合应用于临床监测。

（四）反映肺泡上皮屏障功能的指标

肺泡液体清除率（alveolar fluid clearance AFC，或alveolar liquid clearance，ALC）。肺泡上皮屏障的一个重要作用是主动清除肺泡腔内过多的液体。肺泡上皮具有主动清除液体的能力，其清除液体的功能依赖于钠主动转运机制，即由上皮细胞的肺泡侧钠通道（epithelial sodium channel，ENaC）摄取Na^+，然后经由基底侧钠-钾-ATP酶（Na^+-K^+-ATPase，NKA）将Na^+泵至肺间质，同时伴随水的吸收。这对于清除肺泡内过多的液体、维持肺泡腔内相对干燥的环境、进行有效的气体交换具有非常重要的意义。急性肺损伤后，肺泡上皮钠水转运机能呈现异常的变化，并且这种变化与肺水肿的产生和程度紧密相关。值得注意的是，即使在中、重度肺损伤，肺泡上皮仍可保存部分转运钠水的能力，这就为调节钠水转运功能治疗肺水肿奠定了基础。

反映机体肺泡上皮液体转运能力的指标常采用ALC。ALI时，ALC的下降与病情轻重及预后相关。Ware观察到，56%的ALI患者ALC明显降低，所需机械通气的时间长，且病死率亦高；而在心源性肺水肿患者中，只有25%的患者出现ALC的下降。

ALC的改变与肺损伤程度有关。轻、中度肺损伤时，ALC不降，甚至稍微增加；而在重度肺损伤时，ALC常显著下降。因此，Matthay认为ALC可作为ALI病情判断及预后的指标。

（五）反映炎症反应的指标

反映炎症反应的检测指标较多，但由于炎症反应的复杂性和非肺特异性，目前发现的任何单一的炎症标记物尚不能作为诊断及预后判断的可靠指标。目前研究所涉及的生物学标志物主要有IL-6（白介素-6）、IL-8（白介素-8）、IL-10（白介素-10）、IL-1Ra（白介素-1受体抗体）、sTNFR1（可溶性肿瘤坏死因子1型受体）和sTNFR2（可溶性肿瘤坏死因子2型受体）等。一份临床研究表明，ARDS患者早期的支气管肺泡灌洗液中IL-10和IL-Ira水平较机械通气对照组明显降低，ARDS存活组IL-10和IL-lra水平较死亡组明显升高，且降低的IL-10和IL-1ra水平与死亡率呈高度相关。

有作者认为，在因感染引起的ALI时，血清降钙素原（procalcitonin，PCT）是严重感染和脓毒症的特异性标记物。PCT是降钙素的前体（肽素）。其主要诱导刺激物是细菌内毒素；甚至在应用免疫抑制剂的条件下，只要有足够的刺激，就能诱导PCT的升高。内毒素作用于机体后，TNFα于90min、IL-6于180min时达峰值；而PCT在3～6h时开始升高，6～8h达高峰，12h达平台期，48～72h开始下降。

此外，血浆活化蛋白C（APC）水平也是ALI/ARDS严重程度及预后的判断指标。生理情况下，蛋白C在凝血酶血栓调节蛋白复合物的作用下水解其重链上发夹样活化肽域的精氨酸——异亮氨酸键（Arg169），从而形成一个由12个氨基酸组成的活性多肽即APC；APC发挥着抗凝、抗炎、促纤溶、抑制凋亡和维持血管内皮屏障稳定的功能。急性肺损伤时机体强烈的炎症反应可诱导凝血-抗凝-纤溶异常，使血浆APC浓度降低。在一个多中心研究中，早期ARDS患者中发现APC水平降低，纤溶酶原激活物抑制因子1（PAI-1）增加；血浆APC水平较低患者所需机械通气时间较长、死亡率高，而且发生MODS的几率也大。

三、急性肺损伤临床诊断及监测的应用策略

目前诊断急性肺损伤和判断病情程度主要依据临床症状、氧合指数和肺部影像学表现，而上述改变往往要到肺部病变严重且呼吸功能严重受损后才出现，具有滞后性，因此需要更敏感、更特异的指标辅助诊断、预测急性肺损伤的发生、判断病变程度和评估预后。虽然上述指标从不同方面、不同程度地反映了肺组织的损伤，对预测ALI的发生、病变程度的判断、以及预后评估有一定的价值，但单一指标存在检测方法本身的局限性，特异性和敏感性也尚不十分理想，因此多种指标的联合检测就具有十分重要的临床意义。

Calfee检测了ALI患者血浆vWF、细胞间黏附分子-1、可溶性肿瘤坏死因子受体-1、SP-D和白细胞介素8，并结合临床评估，对患者病情程度和预后判断有较好的准确性，且有效指导临床治疗；Calfee同时指出至少应检测血液中3种以上的标志物，但不能代替临床常规指标的评估。Ware将8种血清指标（vWF、细胞间黏附分子-1、可溶性肿瘤坏死因子受体-1、SP-D、白细胞介素6和8、C反应蛋白、纤溶酶原激活物抑制因子-1）与临床指标（APACHEⅢ评分、器官衰竭、潜在疾病、肺泡-动脉氧梯度、平台压）联合应用，可提高对ALI病变程度和预后的判断，其中SP-D、白细胞介素8和可溶性肿瘤坏死因子受体-1较其他标志物更具有预后价值。Briot检测了人体供肺灌洗液中的RAGE和vWF含量，同时测定了肺泡液体清除率（ALC）；结果发现灌洗液中RAGE含量与ALC降低呈显著的负相关，而vWF含量与ALC变化的相关性较差，提示RAGE可更直接反映肺泡上皮细胞的损伤程度，而vWF主要反映肺微血管内皮的损伤。

四、展　　望

ALI/ARDS是由于炎症反应引起肺毛细血管内皮和肺泡上皮损伤，肺泡毛细血管膜管通透性增高的临床综合征；尤其是肺泡上皮屏障损伤的程度更决定了患者的病情和预后。因此探索能反映肺泡上皮屏障损伤程度的指标将具有一定的临床意义。目前能特异性反映肺实质损伤及其程度的指标较少，而且大部分指标临床研究数量有限，尚需临床大规模实验验证，因此寻找更加具有特异性和敏感性的指标，以及如何进行指标间的最优组合可能是将来的研究方向。

（陶　军）

参考文献

1. Dushianthan A, Grocott MP, Postle AD, et al. Acute respiratory distress syndrome and acute lung injury. Postgrad Med J, 2011, 87(1031): 612-622
2. Ware LB, Conner ER, Matthay MA. Willebrand factor antigen is an independent marker of poor outcome in patients with early acute lung injury. Crit Care Med, 2001, 29(12): 2325-2331
3. Newman V, Gonzalez R, Matthay MA, et al. HTI56, an integral apical membrane protein of the human alveolar type I cell, is a biochemical marker of acute lung injury. Chest,

1999,116(1):35S-36S

4. Calfee CS, Ware LB, Eisner MD, et al. Plasma receptor for advanced glycation end products and clinical outcomes in acute lung injury. Thorax, 2008, 63(12):1083-1089
5. Jabaudon M, Futier E, Roszyk L, et al. Soluble form of the receptor for advanced glycation end products is a marker of acute lung injury but not of severe sepsis in critically ill patients. Crit Care Med, 2011, 39(3):480-488
6. Nakamura T, Sato E, Fujiwara N, et al. Increased levels of soluble receptor for advanced glycation end products (sRAGE) and high mobility group box 1 (HMGB1) are associated with death in patients with acute respiratory distress syndrome. Clin Biochem, 2011, 44(8-9):601-604
7. Uchida T, Shirasawa M, Ware LB, et al. Receptor for advanced glycation end-products is a marker of type I cell injury in acute lung injury. Am J Respir Crit Care Med, 2006, 173(9):1008-1015
8. Yamakawa N, Uchida T, Matthay MA, et al. Proteolytic release of the receptor for advanced glycation end products from in vitro and in situ alveolar epithelial cells. Am J Physiol Lung Cell Mol Physiol, 2011, 300(4):L516-525
9. Sato H, Callister ME, Mumby S, et al. KL-6 levels are elevated in plasma from patients with acute respiratory distress syndrome. Eur Respir J, 2004, 23(1):142-145
10. Kondo T, Hattori N, Ishikawa N, et al. KL-6 concentration in pulmonary epithelial lining fluid is a useful prognostic indicator in patients with acute respiratory distress syndrome. Respir Res, 2011, 12:32
11. Groeneveld AB, Raijmakers PG. The 67gallium-transferrin pulmonary leak index in patients at risk for the acute respiratory distress syndrome. Crit Care Med, 1998, 26(4):685-691
12. Aman J, van-der-Heijden M, van-Lingen A, et al. Plasma protein levels are markers of pulmonary vascular permeability and degree of lung injury in critically ill patients with or at risk for acute lung injury/acute respiratory distress syndrome. Crit Care Med, 2011, 39(1):89-97
13. Todd DA, Marsh MJ, George A, et al. Surfactant phospholipids, surfactant proteins, and inflammatory markers during acute lung injury in children. Pediatr Crit Care Med, 2010, 11(1):82-91
14. Goto H, Ledford JG, Mukherjee S, et al. The role of surfactant protein A in bleomycin-induced acute lung injury. Am J Respir Crit Care Med, 2010, 181(12):1336-1344
15. Determann RM, Royakkers AA, Haitsma JJ, et al. Plasma levels of surfactant protein D and KL-6 for evaluation of lung injury in critically ill mechanically ventilated patients. BMC Pulm Med, 2010, 10:6
16. Greene KE, Wright JR, Steinberg KP, et al. Serial changes in surfactant-associated proteins in lung and serum before and after onset of ARDS. Am J Respir Crit Care Med, 1999, 160(6):1843-1850
17. Eisner MD, Parsons P, Matthay MA, et al. Plasma surfactant protein levels and clinical outcomes in patients with acute lung injury. Thorax, 2003, 58(11):983-988
18. Schmidt R, Markart P, Ruppert C, et al. Time-dependent changes in pulmonary surfactant function and composition in acute respiratory distress syndrome due to pneumonia or aspiration. Respir Res, 2007, 8:55
19. TAO Jun, YANG Tian-de, LI Hong. Effect of terbutaline on alveolar liquid clearance after oleic acid-induecd lung injury in rats. Chin J Traumatol, 2006, 9(4):211-216
20. Ware LB, Matthay MA. Alveolar fluid clearance is impaired in the majority of patients with acute lung injury and the acute respiratory distress syndrome. Am J Respir Crit Care Med, 2001, 163(6):1376-1383
21. Berthiaume Y, Matthay MA. Alveolar edema fluid clearance and acute lung injury. Respir Physiol Neurobiol, 2007, 159(3):350-359
22. Raymondos K, Martin MU, Schmudlach T, et al. Early alveolar and systemic mediator release in patients at different risks for ARDS after multiple trauma. Injury, 2012, 43(2):189-195
23. Seam N, Meduri GU, Wang H, et al. Effects of methylprednisolone infusion on markers of inflammation, coagulation, and angiogenesis in early acute respiratory distress syndrome. Crit Care Med, 2012, 40(2):495-501
24. Liu KD, Levitt J, Zhuo H, et al. Randomized clinical trial of activated protein C for the treatment of acute lung injury. Am J Respir Crit Care Med, 2008, 178(6):618-623
25. Bo L, Bian J, Li J, et al. Activated protein C inhalation: a novel therapeutic strategy for acute lung injury. Med Sci Monit, 2011, 17(6):HY11-13
26. Neyrinck AP, Liu KD, Howard JP, et al. Protective mechanisms of activated protein C in severe inflammatory disorders. Br J Pharmacol, 2009, 158(4):1034-1047
27. Calfee CS, Ware LB, Glidden DV, et al. Use of risk reclassification with multiple biomarkers improves mortality prediction in acute lung injury. Crit Care Med, 2011, 39(4):711-717
28. Ware LB, Koyama T, Billheimer DD, et al. Prognostic and pathogenetic value of combining clinical and biochemical indices in patients with acute lung injury. Chest, 2010, 137(2):288-296

29. Briot R, Frank JA, Uchida T, et al. Elevated levels of the receptor for advanced glycation end products, a marker of alveolar epithelial type I cell injury, predict impaired alveolar fluid clearance in isolated perfused human lungs. Chest, 2009, 135(2): 269-275

30. Fremont RD, Koyama T, Calfee CS, et al. Acute lung injury in patients with traumatic injuries: utility of a panel of biomarkers for diagnosis and pathogenesis. J Trauma, 2010, 68 (5): 1121-1127

112. 后抑肽酶时代抗纤溶的困惑与展望

创伤及重大手术中凝血障碍仍然是当今外科及麻醉临床关注的问题。现知这种凝血障碍主要由于失血导致凝血因子消耗性减少、输入不含凝血因子的容量复苏液体导致血浆凝血因子浓度稀释性降低、加之体温降低及酸中毒等内环境改变导致存留凝血因子难以正常发挥作用所致。多年来的研究还提示，纤溶亢进在上述凝血障碍发生中扮演了重要角色。据报道，创伤患者在入院时已有 2.5% ~7% 甚至高达 11% 的纤溶亢进发生率，后者还可作为创伤死亡的预测因素。因此纤溶活动亢进是创伤失血增加和影响预后的不利因素，而抑制纤溶亢进已成为血液保护和改善预后的重要切入点。在抗纤溶药物中，临床证明抑肽酶具有良好抗纤溶和减少重大手术失血作用，但由于血栓性和过敏性等并发症问题于 2008 年退出了临床。在后抑肽酶时代如何抗纤溶、现有的赖氨酸类抗纤溶药物能否有效担当起抑肽酶的重任、以及抑肽酶是否已完全失去价值而应永远退出历史等，已受到越来越多的关注。本文仅就上述问题作一综述。

一、抗纤溶药物及其争议

除创伤外，体外循环心血管手术、肝脏移植、及髋、膝等大关节置换手术等，都容易发生继发性纤溶亢进。为减少纤溶亢进导致失血增加常常应用抗纤溶药物。临床上使用的抗纤溶药物主要有抑肽酶和赖氨酸类药物，后者包括氨甲环酸(tranexamic acid，TXA)、6-氨基己酸(EACA)和氨甲苯酸(PAMBA)。由于两类药物具有不同的药理作用特点，也就决定了它们具有不同的抗纤溶效果与不良反应。例如抑肽酶在较低浓度时抑制纤溶酶，较高浓度时可抑制激肽释放酶血管舒缓素(kallikreine)，更高浓度时可抑制凝血酶。因此抑肽酶除抗纤溶作用外，兼有抑制补体激活的抗炎作用和保护血小板黏附糖蛋白而保护其功能的血小板保护作用。上述特点构成了抑肽酶可能导致血栓性并发症较多的基础。而赖氨酸类药物主要通过竞争性作用于纤溶酶的赖氨酸结合位点，阻止纤溶酶与纤维蛋白的结合而避免后者被水解。虽然对 TXA 和 EACA 也有血栓形成并发症的顾虑，但相对于抑肽酶此种顾虑明显较小。TXA 临床应用最大的顾虑很可能是引发癫痫，已有许多报道发现心脏手 TXA 者术后发生癫痫者明显增高，从而导致死亡率的增加，其原因与 TXA 有阻断激动剂对 $GABA_A$ 受体的作用从而使中枢神经兴奋性过度增高的机制有关。

在抗纤溶药物中，抑肽酶是唯一获得 A 级 level1 证据可以减少心脏手术输血和术后二次开胸止血的药物。但随着抑肽酶临床应用的日益广泛，其引发的并发症也日渐增多，包括血栓形成导致心肌梗死、脑梗死、肾功能不全以及过敏反应等。鉴于上述安全问题，2006 年的一份 McSPI 研究(Multicenter Study of Perioperative Ischemia)提议撤除抑肽酶的临床使用，并提议以赖氨酸类药物 TXA 和 EACA 取而代之。而令抑肽酶临床应用走向终结的是发表在 2008 年的一份多中心研究。该研究纳入高危心脏手术 2331 例，分为抑肽酶、TXA 和 EACA 三组，对比术后大量出血及 30d 死亡率。对比发现，三组术后大量出血分别为 9.5%、12.1% 和 12.1%，而死亡率分别为 6%、3.9% 和 4%。提示虽然抑肽酶组的术后出血相对危险较低(RR 0.79%)，但死亡相对风险明显高于其他两组，RR 分别为 1.55% 和 1.52%。因此直接导致抑肽酶在 2008 年 5 月正式退出市场。

抑肽酶时代的结束并非意味问题的解决，相反，由于抑肽酶的缺失使一些重大手术的失血与输血增加，使并发症和死亡率不仅未见改善反而是增加的。例如心脏手术患者癫痫发生率使用抑肽酶为 1.2%，而使用 TXA 增加到 4.6%。另外，虽然 TXA 和 EACA 价廉，但由于止血效能低常需增加费用更高的血液制品和 rⅦa 的使用，反而使费用增加。英国一份调查显示，没有医师认为由于没有了抑肽酶而使患者更好；33% 医师感觉由于没有了抑肽酶，使重大手术患者的病情恶化。上述情况促使了相关对比研究的开展。例如 Graham 等对新生儿心脏手术的资料对比发现，与 TXA 相比抑肽酶更能有效减少围手术期输血和促进术后早期恢复，也无明显不良反应。同时也对 TXA 类药物减少失血的效能、安全性以及完全替代抑肽酶可能性等均产生了疑问。甚至有学者提出要重新评价抑肽酶的价值与应用。

二、抗纤溶对各类失血的作用

（一）创伤

一份涉及 40 个国家 274 所医院的多中心研究（CRASH-2），观察 TXA 对创伤失血相关死亡率是否有影响。纳入研究病例达 20 211 例，平均年龄为 35 岁，84% 为男性，均为受伤后 8h 内存在明显临床失血，SBP<90mmHg 和（或）HR>110bpm 者。这些患者被随即分为 TXA 干预组（n=10 096）和安慰剂对照（n=10 115）两组。干预组给予 TXA 负荷剂量 1g，静脉注射 10min 完毕后以 1g/8h 静脉输入维持，对照组给予安慰剂生理盐水。预后指标为伤后住院 4 周出血所致死亡率。结果显示，受伤 3h 内给与 TXA 可使失血死亡风险降低接近 1/3，[RR=0.72（95% CI 0.63～0.83），$P<0.001$]。此结果大大鼓舞了该项目的研究者，他们据此乐观地推测，假若对全球创伤出血患者都能早期应用 TXA 将可大大减少这些因失血而过早死亡的病例，其中伤后 1h 内给予 TXA 将使 12.8 万患者免于死亡，若伤后 3h 内给药也将使 11.2 万患者仍免于死亡。而其中印度和中国是避免死亡最多、得益最大的国家。但当对上述研究结果仔细分析时发现，在受伤超过 3h 后给予 TXA 治疗的病例中不仅未见死亡率改善反而死亡率是增加的，这又应如何解释呢？到底是 TXA 真的有助于降低此类失血的死亡率还是相关的评估方法或指标存在偏差？

（二）剖宫产

剖宫产也是有一定出血量的手术，如果应用 TXA 是否可以减少失血量？早期研究显示 TXA 用药均一定程度减少术中和术后失血。近期均一份随机对照研究将 660 例产妇分为 TXA 组和安慰剂组观察表明，于手术开始前给予 TXA 1g 不仅明显减少失血量（两组分别为 499.9ml±206.4ml vs 600.7ml±215.7ml，$P<0.001$），而且减少失血超过 1000ml 的病例数[两组分别为 7（2.1%）vs 19（5.8%），RR=2.7；$P<0.03$]。同时还减少子宫收缩药的使用，也未见栓塞性事件发生增加。另一份研究报告了 100 例剖宫产切皮前给 TXA 10mg/kg 可减少术中和术后出血量，减少催产素用量。但上述研究均未提及输血情况。对 1976～2010 年的 34 篇文献，其中 5 篇 CRT，7 篇观察研究，22 篇病例报告所作系统分析显示，应用 TXA 与安慰剂对比可减少失血 32.5ml（95% CI：4.1～69.13；$P=0.08$）。虽然统计学并未显示具有显著性差异，但作者得出结论：TXA 可减少剖宫产或阴道分娩时的失血量。此外 TXA 用药组虽然发生 2 例肺栓塞，但由于不能明确是 TXA 所致，作者也只能含糊地表示 TXA 应用于孕产妇似乎是安全的。

（三）脊柱手术

儿童脊柱畸形矫形手术是公认失血较多的手术。除应用创面失血回收外，常常应用抗纤溶药物减少术中及术后失血。一份回顾研究在儿童脊柱矫形手术中对比小剂量[n=15，10mg/kg 负荷剂量后继以 1mg/（kg·h）输注]与大剂量[n=11，20mg/kg 负荷后 10mg/（kg·h）输注]TXA 对输血的影响，结果显示两组输血量分别为 687.9ml±778.1ml vs 1372.6±1077.3ml（$P=0.07$），提示大剂量 TXA 可使输血量减少近 50%。2008 年一篇系统综述收集到 6 篇相关研究，在纳入分析的 254 例中，抗纤溶组和安慰剂组各 127 例，抗纤溶药物包括抑肽酶、TXA 和 EACA。结果显示抗纤溶药物应用可减少失血量 427ml（95% CI：602.51～250.56），减少输血量 327ml（95% CI：469.04～185.78）。2009 年的另一份系统综述分析了抑肽酶、TXA 和 EACA 对小儿心脏和脊柱矫形手术失血和输血的影响。共纳入心脏手术文献 23 篇 1 893 例患儿，脊柱手术文献 5 篇 207 例患儿。结果显示 TXA 的应用可减少失血 11ml/kg（95% CI：9～13），但抑肽酶和 EACA 的数据分布混乱以致无法评价失血量。抑肽酶和 TXA 均可显著减少 pRBC 输注，分别为 4ml/kg（95% CI：2～7）和 7ml/kg（95% CI：5～10）。还有一份脊柱矫形手术研究显示，抑肽酶和 TXA 均比安慰剂明显减少失血，分别为 385（95% CI：727～42）ml 和 682（95% CI：1149～214m）。上述均提示 TXA 在小儿心脏和脊柱手术中减少失血作用似并不比抑肽酶差。但对减少输血的作用似乎并不令人满意，例如 2012 年一份多中心回顾性研究在儿童脊柱矫形手术对比应用 TXA、EACA 或安慰剂对失血于输血的影响，其中 30 例应用 TXA，14 例应用 EACA，安慰剂组 40 例。结果显示抗纤溶组平均失血量为 1684ml，安慰剂组为 2685ml（$P=0.002$）。安慰剂组术中血液回收量明显多于抗纤溶组。但两组患者的异体输血量未见显著不同。

脊柱退行性病变导致椎管狭窄或椎体滑脱等需行多节段脊椎融合固定手术也是出血较多的手术。影响失血的因素主要包括手术节段数、后路手术、患者身高、手术时间以及抗纤溶药物应用等。一份回顾分析在行 4～5 节段脊椎融合固定手术患者对比抗纤溶对失血的影响。其中 46 例与手术开始前、术后 6h 和 12h 分别静脉注射 TXA 1g，另 51 例不给药。结果显示，TXA 组术后血液 Hb 水平明显高于对照组（110.8±16.8 vs 102.9±13.9g/L，$P=0.0130$）。术中血液回收及术后 24h 伤口引流量 TXA 少于对照组，分别为 470±153.06 vs 560±67.59ml（$P=0.0002$）和 270±180 vs 368.75±211.4ml；（$P=0.0156$）。明显提示应用 TXA 可减少失血。但两组的输血率却未见不同。一份多中心随机前瞻双盲研究观察 TXA 对胸腰椎融合手术术中和术后失血和输血的影响。151 例患者随机分为 TXA 和安慰剂两组。TXA 组麻醉后给予负荷剂量 TXA 10mg/kg，继以 1mg/（kg·h）输注，安慰剂组给予同等容量生理盐水。结果显示术中术后 TXA 组的估计失血量和计算失血量比对照组分别减少 25% 和 30%，分别为 1592±1315 vs 2138±1607ml (P=0.026) 和 3079±2558 vs 4363±3030ml (P=0.017)。但同样两组的血制品用量和术后住院时间无差别。两份回顾分析对比了脊柱手术中抑肽酶与 TXA 对减少失血的影响。一份研究纳入病例 44 例，分为抑肽酶 (n=14)、TXA (n=20) 及不用药 (n=10) 三组。结果显示抑肽酶组失血量明显少于其他两组，三组分别为 1114±992、2102±1076 和 2260±1580ml (P<0.01)，抑肽酶组的输血量也明显低于其他两组，分别为 577±806、1838±1096 和 1502±1241ml，(P<0.002)。该研究还分析了并发症发生情况，结果是抑肽酶和 TXA 两治疗组未见术中并发症，术后也未见癫痫、心肌梗死、深静脉血栓形成或肺动脉栓塞等并发症发生。另一份研究纳入病例 73 例，其中抑肽酶 28 例，TXA 26 例，无用药 19 例。三组的平均失血量为 710、738 和 972ml (P=0.037)。该研究输血仅 2 例，TXA 组和未用药组各 1 例。上述提示脊柱融合手术中应用 TXA 具有较明显减少失血作用，但较之于抑肽酶其减少失血作用尤其是减少输血明显逊色。

（四）大关节手术

主要是髋关节和膝关节置换。由于缺乏最佳标准化用药方案，使 TXA 在上述手术一直未能广泛应用，但近年有了较多的研究报道。例如 Singh 等对 42 例初次全髋置换术患者根据患者使用 TXA 意愿分为用药和未用药组各 21 例。用药组在切皮前 10min 给予 TXA 10mg/kg。结果显示 TXA 组与对照组术中平均失血量分别为 339ml±184ml vs. 489ml±281ml (P=0.048)，两组的 Hb 分别平均下降 29g±10g/L vs. 38g±12g/L (P=0.014)。TXA 组无输血，对照组 2 例输血。术后随访 3 月两组均无 DVT 或 PE 并发症。因此作者认为术中单次给予 TXA10mg/kg 也具有明显减少失血作用，而且无栓塞并发症。Clavé 等对 70 例髋关节置换对比观察也有相似发现，TXA 组的实际失血量明显低于对照组，且输血率为 0/37，而对照组有 4/33 例输血。在血栓形成、器官缺血事件及血肿等并发症方面两组的发生率未见差别。因此作者认为在髋关节置换等手术中应用 TXA 是减少术后失血的简便方法，即使在应用利伐沙班的条件下也不增加栓塞性并发症的发生。一份随机临床试验显示，术中静脉给予 TXA 具有与创面喷洒纤维蛋白近似的止血效能。方法是将 66 例髋关节置换患者分为 TXA、纤维蛋白和无用药 3 组，手术开始前静脉注射 TXA 10mg/kg，另一组术中创面喷洒纤维蛋白 10ml。结果显示两试验组间失血量无差别，但均明显少于无用药的对照组，其中 TXA 减少失血 22% (P=0.02)、纤维蛋白组减少 32% (P=0.02)。此外，还有研究者观测了膝关节置换术毕关节腔内注入 TXA 0.5g 对术后 48h 引流量的影响，发现可明显减少术后引流失血 (95% CI：360.41～539.59，P<0.001)，试验组术后第 5 dHb 值明显高于对照组 (P<0.05)。因此关节腔内应用 TXA 有助于减少术后失血与输血。文献分析显示，TXA 的应用可使术中失血平均减少 104ml (P=0.0006)，术后失血减少 172ml (P=0.0002)，总失血量减少 289ml (P<0.0002)，并显著减少输血率 (风险差异 -0.20，95% CI：-0.29～-0.11，P<0.00001，I^2 15%)，同时 DVT、PE 及感染等并发症未见明显不同。因此髋、膝关节手术中无论是静脉应用还是局部应用 TXA 均有助于减少失血和输血。

（五）肝移植

肝移植手术中纤溶亢进是导致失血增加的原因之一，抗纤溶药常用于此类手术中。EACA、TXA 及抑肽酶等抗纤溶药物一方面可减少术中失血，但又有增加血栓形成等并发症风险。因此，探讨合适剂量的规范用药很有必要。Trzebicki 等的观察显示术中预防性应用抑肽酶与无用药相比可明显减少失血和输血，两组输血量分别为 3.99±3.58 单位 vs5.53±4.89 单位，P=0.037)，显示抑肽酶可明显减少红细胞输注量。Massicotte 等对比了肝移植术中抑肽酶和 TXA 的作用，其中 400 例应用抑肽酶，100 例应用 TXA。结果显示两组术中失血量 (1082ml±1056ml vs. 1007ml±790ml)、每例患者 RBC 用量 (0.5±1.4 单位 vs. 0.5±1.0 单位)、出院时 Hb 水平 (93g±20g/L vs. 95g±22g/L)、未用血制品的病例比例 (80% vs. 82%) 以及术后 1 年的生存率 (85.1% vs. 87.4%) 和血肌酐水平 (116μmol±55μmol/L vs. 119μmol±36μmol/L) 等均未见不同。结果提示肝移植术中应用抑肽酶并不优于 TXA。系统分析显示，抑肽酶与安慰剂对比在术后 60d 死亡率、移植肝无功能发生率及再次移植率等均存在优势，而栓塞性并发症发生率反而低于安慰剂组 [2.5% (4/161) vs 4.2% (5/119)，RR 0.59；95% CI：0.19～1.84]。TXA 与安慰剂组对比上述指标同样存在优势，但栓塞事件发生率高于安慰剂组 [4.9% (5/103) vs 1.3% (1/76)，RR 2.20；95% CI：0.38～12.64]。而与抑肽酶对比时，60d 死亡率、栓塞并发症率 TXA 逊于抑肽酶，输血率两组均优于安慰剂组，但两组间未见差异。作者认为抑肽酶和 TXA 均可减少失血与输血，但在改善预后方面似乎抑肽酶更优。

（六）心胸手术

抗纤溶作为心血管血液保护的重要措施之一，后抑肽酶时代 TXA 能否承担起此重任也备受关注，为此近年来展开大量的研究。

1. TXA 与安慰剂对比　Giordano 等对一组发绀和非发绀小儿心脏手术观察 TXA 的作用。其中 104 例分别在麻醉后及鱼精蛋白后给予 TXA 20mg/kg，另 127 例不给药作为对照。结果显示手术时间和死亡率两组无差别，两组术中输血例数也无不同，但 TXA 组术中 RBC 用量少于对照组，为 140ml±55ml vs. 170ml±78ml (P=0.0011)。术后 48h 失血量 TXA 组也明显少于对照组 (P=0.0012)，两组术后 48h 输血率及输血量有显著差别，分别为 45 例 vs 77 例 (P=0.012) 及 100ml±40ml vs 120ml±55ml (P=0.0022)。提示 TXA 在小儿心脏手术有减少失血与输血作用。但在另一份研究中 Shimizu 等对 160 例儿童先心分 TXA 组和对照组进行研究。试验组给予 TXA 50mg/kg 负荷剂量后继续以每小时 15mg/kg 维持，体外循环预充另加入 50mg/kg。观察术后 6h、24h 失血量、输血量、关胸时间（从注射鱼精蛋白到缝皮结束）、24h 内二次开胸止血率、机械通气时间、ICU 时间以及栓塞并发症事件等。结果显示，虽然术后 6h 和 24h 失血量 TXA 组均低于对照组，两组分别为 9.5 vs. 13.2ml/kg（P=0.027）和 18.6ml/kg vs. 23.5ml/kg（P=0.049），但两组间血制品使用量对比无差异。在发绀型和非发绀型对比也无差异。因此作者认为 TXA 应用于小儿心脏手术可减少失血量但不减少输血量。系统分析显示，与安慰剂相比 TXA 的应用使小儿心脏手术减少输血 6.4ml/(kg·d)，(I^2=0%，P=0.45)，减少血小板使用 3.7ml/(kg·d)(I^2=0%，P=0.46)，减少 FFP 使用 5.4ml/kg/day(I^2=0%，P=0.53)，但作者认为，由于多数文献数据差异较大，仍未能明确 TXA 应用对减少输血率、术后并发症与死亡率、效益与风险等作出明确结论，因此支持小儿心脏手术常规应用 TXA 的依据并不坚实。

在成人心脏手术中应用似乎 TXA 也有减少输血作用。Greiff 等将 64 例 70 岁以上行主动脉瓣置换和 CABG 患者随机分为为两组，试验组手术开始前给予 TXA 10mg/kg，继以 1mg/(kg·h) 输注，对照组给予生理盐水。结果显示 TXA 的应用似乎可减少术后输血，试验组与对照组的 RBC 输注分别为 3.0(2～5) vs. 5.0(3～7)，P=0.049。一份资料有限的系统分析显示，在 OPCABG 手术中应用 TXA 可减少输血风险（RR=0.47；95% CI：0.33～0.66；P<0.0001）和 RBC 用量（RR=0.51；95% CI：0.36～0.71；P=0.0001）。虽然未见心肌梗死、卒中或肺栓塞等相关并发症发生，由于纳入分析病例数较少，尚不足以证明 TXA 在 OPCABG 中的有效性和安全性。

胸内手术中局部应用 TXA 有很好的止血效果。一份系统分析对 2010 年 5 月到 2012 年 2 月择期肺手术局部应用 TXA 文献进行了分析，共获得 89 例。手术结束时局部给予 TXA 5g，对照组给予盐水 100ml。结果：试验组术后首 12h 失血明显减少，首 24h 也有同样趋势，输血量也明显减少。但术后两组的 Hb、Hct、PLA、INR、FIB 及 PT 等均未见统计学差异。因此肺手术局部应用 TXA 可减少术后失血与输血，且无 TXA 相关药理不良反应。

2. TXA 与抑肽酶对比　虽然 TXA 与安慰剂对比具有一定减少失血和输血作用，但与抑肽酶相比是否存在优势？对此也有多项对比研究。例如 Schindler 将 140 例小儿先心病手术分两组，对比 TXA 与抑肽酶的作用。TXA 组给予负荷剂量 TXA 100mg/kg 后再以 10mg/(kg·h) 维持；抑肽酶组在 CPB 前、中、后分别按 4.5 万 U/kg，6 万 U/kg 和 4.5 万 U/kg 给予抑肽酶。结果显示两组的失血量、术后 Hb 水平及 FFP 应用均无不同，只是 TXA 组术中 PLT 使用多 29ml(P=0.013)。两组的 ICU 时间、肾功能及二次手术率均无不同。因此作者认为小儿先心手术可以 TXA 替代抑肽酶。但 Graham 等的研究结果有所不同，抑肽酶比 TXA 不仅更能减少各类血液制品的使用，包括 RBC、冷沉淀、血小板（P<0.05）及 r-Ⅶ因子［2/34(6%) vs 18/42(43%)；P<0.001］，而且减少胸骨延期闭合［12/34(35%) vs 26/42(62%)；P<0.02］、减少术后 24h 及 36h 强心药的使用（P<0.05）、缩短机械通气时间［2.9d(7～5.1) vs 4.2d(2.9～5.2)，P<0.04］及降低血浆炎症因子 TNF、IL-2 水平。同时也未见对肾功能影响有明显不同。因此作者认为抑肽酶在多方面优于 TXA。

鉴于以往抑肽酶的并发症风险，有提出低剂量抑肽酶可能既对减少失血有效，又可能更安全。例如 Mansouri 等将 90 例心脏瓣膜置换患者分为抑肽酶、TXA 及安慰剂组，观察低剂量抑肽酶（体外循环预充 100 万单位，体外循环中再输注 50 万单位）对术后胸管引流和输血量影响，同时对比肾功能及神经学并发症。结果显示抑肽酶组的 24h（P<0.0001）和 48h（P=0.001）引流量明显少，抑肽酶组和 TXA 组 RBC 和 PLT 输注明显低于安慰剂组，抑肽酶组还减少 FFP 的使用（P=0.034）。三组均未见肾及神经学并发症。提示瓣膜置换手术中应用低剂量抑肽酶对减少术后失血与输血明显优于 TXA 和安慰剂，也不增加不良预后。但也有研究显示抑肽酶并未显示优势。一份涉及 2.5 万病例的 head-to-head trials 分析显示，心脏手术中不同抗纤溶药物对减少失血的优势，抑肽酶的 RR 为 0.66，TXA 为 0.61，EACA 为 0.81；而在减少输血方面，抑肽酶为 0.90，似优于 TXA 和 EACA；在二次手术止血率方面，抑肽酶减少 54%，RR 为 0.46。最后结论是抗纤溶药物中抑肽酶似乎能更有效减少输血，TXA 类药物似乎死亡风险较低、不良作用少。另一份系统分析也显示相似的结果。该研究共收集随机研究 106 篇，临床观察 11 篇，总病例数 43 270 例。结果显示，与抑肽酶相比 TXA 的应用降低了死亡风险，OR 0.64，95% CI：0.41～0.99。但数据显示抑肽酶死亡风险高于 TXA（OR 0.71，95% CI：0.50～0.98）和 EACA（0.60，95% CI：0.43～0.87），肾衰竭的风险也高于无用药组（OR 0.66，95% CI：0.45～0.88）和 TXA 组（OR 0.66，95% CI：0.48～0.91）及 EACA 组（OR 0.65，95% CI：0.45～0.88）。近期还有一份小儿心脏手术 507 例应用抑肽酶的回顾分析，结果显示尽管抑肽酶可明显减少术后失血（P<0.001），但与无用药患者对比术后输血量并无不同（P=0.4，95% CI：0.393～0.412），两组术后透析率（0.39% vs 0.40%，P=0.98，OR：0.974，95% CI：0.137～6.944）、住院死亡率（2.37% vs 1.82%，P=0.547，OR 1.306，95% CI：0.546～3.129）、因出血、血栓所致再次手术率及呼吸并发症发生率等也未见差异。不过抑肽酶组术后血浆肌酐较高（22.95% vs 13.93%，P<0.001，OR 1.840，95% CI：1.323～2.560），机械通气时间也较长［6.5(4.5～24.0)h vs 6.0(4.5～22.0)h，P=0.004，95% CI：0.002～0.005］。

综上所述，抑肽酶在小儿或成人心脏手术中减少失血和输血的作用明显优于安慰剂和 TXA，但在减低并发症和死亡率方面似乎并不显著。

三、TXA 的安全性问题

尽管一直有观点认为在并发症和死亡率风险方面TXA可能优于抑肽酶,但临床现实并非完全如此,癫痫并发症成为TXA的难言之痛。资料显示2007年抑肽酶退出临床后,癫痫的发生率明显增高,从2004~2005年0.4%~0.7%跃升到2007~2009年接近2%的水平。近期的回顾分析显示,903例应用TXA的体外循环心脏手术发生术后确切发生癫痫28例,发生率为3.1%。癫痫发生使心脏术后的并发症和死亡率显著增高,引起临床高度关注。

多份研究显示TXA是心脏手术后癫痫增高的重要原因。Keyl等在一组682例心脏瓣膜置换术患者对比应用TXA和EACA的癫痫发生情况。结果显示TXA组的癫痫发生率高达6.4%,而EACA组仅0.6%,两组对比 $P<0.001$。另一份604例心脏手术,其中275例应用TXA,329例应用EACA,发现两组术后癫痫率分别为7.6%与3.3%,前者比后者发生率高1倍多,$P=0.019$。回归分析显示TXA应用是癫痫发生的重要因素,而且与TXA的用药剂量相关,当TXA>100mg/kg时发生率显著增高。Kalavrouziotis等对8929例心脏手术发生癫痫的独立危险因素作多元分析,包括年龄>75岁(OR 2.1;$P=0.0001$)、心内手术(OR 12.0;$P<0.0001$)、术前肾衰竭(OR 3.2;$P<0.0001$)、外周血管疾(OR 1.8;$P=0.02$)及大剂量TXA(OR 2.6;$P<0.0001$)等,得出结论大剂量TXA(>100mg/kg)是癫痫增加的重要危险因素之一。鉴于上述结果,有提出减少TXA的剂量来减低癫痫发生率。但对4883例心脏手术观测显示,即使将TXA剂量减低到24mg/kg,癫痫的发生率依然比安慰剂组高,两组的发生率分别为2.5% vs 1.2%(OR=1.703;$P=0.045$)。而且在ICU停留时间、住院死亡率也明显劣于安慰剂组。因此即使是中等剂量TXA也会使癫痫和死亡率成倍增加。机制研究发现,此类癫痫的发生与TXA或EACA竞争性拮抗甘氨酸受体,导致神经元的兴奋性增高有关,也与心脏手术体外循环后脑脊液中TXA水平较高有关。应用异氟烷、丙泊酚等可预防和控制此类癫痫发生。

随着此类抗纤溶药物使用的增加,各类并发症也逐渐显现增加。例如在上述研究中发现TXA和EACA两组的肾损害发生率分别高达20.0%和30.1%。还有报道TXA导致年轻患者发生脑卒中。1例44岁女性,既往健康,除临界偏头痛外无糖尿病、高血压及高血脂等疾病,也无血栓性疾病家族史,因刮宫术后服用TXA 3d(0.5g/d)后出现左侧偏瘫及轻度构音困难,MR检查发现右颞叶缺血,右侧大脑中动脉几乎闭塞。另1例也是女性,49岁,既往史与家族史同样未见特殊。因子宫纤维增生出血行刮宫术,术后同样服用TXA 0.5g/d 3d出现右侧偏瘫并失语。MR检测见左侧内囊和脑室周围梗死,左颈内静脉几乎闭塞。检查血栓、凝血、高半胱氨酸、12导ECG及食道超声等均未见异常。后作基因检测发现两例均是MTHFR C677T异型基因。此基因型易与抗纤溶药物产生协同作用,导致年轻患者发生缺血性脑卒中。

鉴于上述,有认为此类抗纤溶药物只适用于严重失血高危患者,在普通低危外科患者常规应用慎重考虑,即使是心脏手术也很有必要对TXA的应用再作安全性评估。

四、展　　望

无论是抑肽酶还是赖氨酸类药物都各有其优势与缺陷,重要的是应用在合适的患者和使用合适的剂量。就心脏手术而言,抑肽酶似乎比TXA和EACA更能减少术中和术后失血与输血,而且其抗炎特性还有利于体外循环后脑损害的恢复,使术后癫痫的发生率明显低于TXA,但并非意味所有的心脏手术都适合使用抑肽酶。对BART资料重新分析发现,抑肽酶事实上对重症心脏患者和冗长体外循环者是减少失血和输血的,同时也降低了死亡率和并发症发生率,而在轻、中度病情的心脏手术患者中,虽然也有轻微减少失血和输血作用,但术后是死亡率和并发症发生率是增加的(后来分析显示此增加并未达到统计学显著性)。显然抑肽酶应用于这些轻中度危险患者所获得的效益是不高的,因此轻中危的心脏手术并非是抑肽酶使用的合适者。同样,TXA和EACA价格较为低廉,并显示比安慰剂能有效减少创伤和多种外科手术失血,但癫痫和肾功能损害又成为后抑肽酶时代抗纤溶的主要顾虑。

由于上述原因,有认为在没有TXA或EACA优于抑肽酶证据的情况下,BART以抑肽酶比赖氨酸类替代药的风险/效益比差、所有心脏手术均需要使用抗纤溶药物为前提,加之在临床试验中采用次要指标和亚组分析方法,所得结论未免以偏概全。因此将抑肽酶彻底否定显然过分草率。临床资料已经显示,抑肽酶退出临床后心脏手术的失血是增加的。在当前尚无TXA安全有效替代抑肽酶证据、以及美国FDA也并未明确赞成应用TXA还是EACA之时,有认为重新开始个性化应用抑肽酶并非没有可能。同样,心脏手术中应用TXA的适应证及剂量也需再评估,因为资料显示TXA和EACA应用于心脏手术极不规范,剂量差别很大,甚至有超剂量应用,而TXA的不良反应尤其癫痫又与剂量相关。因此期待进一步在特殊危重手术如重症心脏手术、肝移植手术等开展TXA和抑肽酶的研究,以发挥这些药物的最大临床效益。

(招伟贤)

参 考 文 献

1. Topcu I, Civi M, Ozturk T, et al. Evaluation of hemostatic changes using thromboelastography after crystalloid or

colloid fluid administration during major orthopedic surgery. Braz J Med Biol Res,2012,45(9):869-874

2. Schöchl H,Voelckel W,Maegele M,Solomon C. Trauma-associated hyperfibrinolysis. Hamostaseologie,2012,32(1):22-27
3. Ives C,Inaba K,Branco BC,et al. Hyperfibrinolysis elicited via thromboelastography predicts mortality in trauma. J Am Coll Surg,2012,215(4):496-502
4. Makwana J, Paranjape S, Goswami J. Antifibrinolytics in liver surgery. Indian J Anaesth,2010,54(6):489-495
5. McMullan V,Alston RP. The effect of the suspension of the license for aprotinin on the care of patients undergoing cardiac surgery:a survey of cardiac anesthesiologists' and surgeons' opinions in the United Kingdom. J Cardiothorac Vasc Anesth,2010,24:418-421
6. Graham EM, Atz AM, Gillis J. Differential effects of aprotinin and tranexamic acid on outcomes and cytokine profiles in neonates undergoing cardiac surgery. J Thorac Cardiovasc Surg,2012,143(5):1069-1076
7. Deepak K,Tempe,Suruchi Hasija. Are tranexamic acid and e-aminocaproic acid adequate substitutes for aprotinin? Ann Card Anaesth,2012,15(1):4-5
8. CRASH-2 collaborators,Roberts I,Shakur H,et al. The importance of early treatment with tranexamic acid in bleeding trauma patients: an exploratory analysis of the CRASH-2 randomised controlled trial. Lancet,2011,377:1096-1101
9. Gungorduk K,Yıldırım G,Asıcıoğlu O,et al. Efficacy of intravenous tranexamic acid in reducing blood loss after elective cesarean section:a prospective,randomized,double-blind,placebo-controlled study. Am J Perinatol,2011,28(3):233-240
10. Peitsidis P,Kadir RA. Antifibrinolytic therapy with tranexamic acid in pregnancy and postpartum. Expert Opin Pharmacother,2011,12(4):503-516
11. Endres S,Heinz M,Wilke A. Efficacy of tranexamic acid in reducing blood loss in posterior lumbar spine surgery for degenerative spinal stenosis with instability:a retrospective case control study. BMC Surg,2011,11:29
12. Baldus CR,Bridwell KH,Lenke LG,et al. Can we safely reduce blood loss during lumbar pedicle subtraction osteotomy procedures using tranexamic acid or aprotinin? A comparative study with controls. Spine,2010,35(2):235-239
13. Khurana A,Guha A,Saxena N,et al. Comparison of aprotinin and tranexamic acid in adult scoliosis correction surgery. Eur Spine J,2012,21(6):1121-1126
14. Singh J,Ballal MS,Mitchell P,et al. Effects of tranexamic acid on blood loss during total hip arthroplasty. J Orthop Surg,2010,18(3):282-286
15. Clavé A,Fazilleau F,Dumser D,et al. Efficacy of tranexamic acid on blood loss after primary cementless total hip replacement with rivaroxaban thromboprophylaxis: A case-control study in 70 patients. Orthop Traumatol Surg Res,2012,98(5):484-490
16. McConnell JS,Shewale S,Munro NA,et al. Reduction of blood loss in primary hip arthroplasty with tranexamic acid or fibrin spray. Acta Orthop,2011,82(6):660-663
17. Roy SP,Tanki UF,Dutta A,et al. Efficacy of intra-articular tranexamic acid in blood loss reduction following primary unilateral total knee arthroplasty. Knee Surg Sports Traumatol Arthrosc,2012,20(12):2494-2501
18. Sukeik M,Alshryda S,Haddad FS,et al. Systematic review and meta-analysis of the use of tranexamic acid in total hip replacement. J Bone Joint Surg Br,2011,93(1):39-46
19. Trzebicki J, Kosieradzki M, Flakiewicz E. Detrimental effect of aprotinin ban on amount of blood loss during liver transplantation:single-center experience. Transplant Proc,2011,43(5):1725-1727
20. Massicotte L,Denault AY,Beaulieu D,et al. Aprotinin versus tranexamic acid during liver transplantation:impact on blood product requirements and survival. Transplantation,2011,91(11):1273-1278
21. Giordano R, Palma G, Poli V, et al. Tranexamic acid therapy in pediatric cardiac surgery:a single-center study. Ann Thorac Surg,2012,94(4):1302-1306
22. Shimizu K,Toda Y,Iwasaki T,et al. Effect of tranexamic acid on blood loss in pediatric cardiac surgery:a randomized trial. J Anesth,2011,25(6):823-830
23. Faraoni D, Willems A, Melot C, et al. Efficacy of tranexamic acid in paediatric cardiac surgery:a systematic review and meta-analysis. Eur J Cardiothorac Surg,2012,42(5):781-786
24. Greiff G,Stenseth R,Wahba A,et al. Tranexamic acid reduces blood transfusions in elderly patients undergoing combined aortic valve and coronary artery bypass graft surgery: a randomized controlled trial. J Cardiothorac Vasc Anesth,2012,26(2):232-238
25. Adler Ma SC,Brindle W,Burton G,et al. Tranexamic acid is associated with less blood transfusion in off-pump coronary artery bypass graft surgery: a systematic review and meta-analysis. J Cardiothorac Vasc Anesth,2011,25(1):26-35
26. Dell'amore A,Caroli G,Nizar A,et al. Can topical application of tranexamic Acid reduce blood loss in thoracic surgery? A prospective randomised double blind investigation. Heart Lung Circ,2012,21(11):706-710
27. Schindler E,Photiadis J,Sinzobahamvya N,et al. Tranexamic

acid: an alternative to aprotinin as antifibrinolytic therapy in pediatric congenital heart surgery. Eur J Cardiothorac Surg, 2011, 39(4): 495-499

28. Mansouri M, Attary M, Bagheri K, et al. Comparative evaluation of the effects of tranexamic acid and low-dose aprotinin on post-valvular heart surgery bleeding and allogenic transfusion. Interact Cardiovasc Thorac Surg, 2012, 15(1): 23-27
29. Hutton B, Joseph L, Fergusson D, et al. Risks of harms using antifibrinolytics in cardiac surgery: systematic review and network meta-analysis of randomised and observational studies. BMJ, 2012, 345: e5798
30. Kalavrouziotis D, Voisine P, Mohammadi S, et al. High-dose tranexamic acid is an independent predictor of early seizure after cardiopulmonary bypass. Ann Thorac Surg, 2012, 93(1): 148-154
31. Montes FR, Pardo DF, Carreño M, et al. Risk factors associated with postoperative seizures in patients undergoing cardiac surgery who received tranexamic acid: a case-control study. Ann Card Anaesth, 2012, 15(1): 6-12
32. Keyl C, Uhl R, Beyersdorf F, et al. High-dose tranexamic acid is related to increased risk of generalized seizures after aortic valve replacement. Eur J Cardiothorac Surg, 2011, 39(5): e114-121
33. Martin K, Knorr J, Breuer T, et al. Seizures after open heart surgery: comparison of ε-aminocaproic acid and tranexamic acid. J Cardiothorac Vasc Anesth, 2011, 25(1): 20-25
34. Kalavrouziotis D, Voisine P, Mohammadi S. High-Dose Tranexamic Acid Is an Independent Predictor of Early Seizure After Cardiopulmonary Bypass. Ann Thorac Surg, 2012, 93: 148-155
35. Koster A, Börgermann J, Zittermann A, et al. Moderate dosage of tranexamic acid during cardiac surgery with cardiopulmonary bypass and convulsive seizures: incidence and clinical outcome. Br J Anaesth, 2013, 110(1): 34-40
36. Lecker I, Wang DS, Romaschin AD, et al. Tranexamic acid concentrations associated with human seizures inhibit glycine receptors. J Clin Invest, 2012, 122(12): 4654-4666
37. Nardi K, Pelone G, Bartolo M, et al. Ischaemic stroke following tranexamic acid in young patients carrying heterozygosity of MTHFR C677T. Ann Clin Biochem, 2011, 48(6): 575-578
38. Beattie WS, Karkouti K. The post-BART anti-fibrinolytic dilemma? J Cardiothorac Vasc Anesth, 2011, 25: 3-5

113. 肺切除术患者围手术期房颤的研究进展

肺切除术患者围手术期最常见的心律失常为心房颤动（房颤，AF）。虽然房颤较少造成致命性危害，但它仍可能带来许多不良后果，如血流动力学不稳定、甚至严重低血压；延长 ICU 停留时间和住院时间；增加患者经济负担等。因此肺切除术患者围手术期房颤防治已引起越来越多临床医生和科研人员的关注。本文就肺切除术患者围手术期房颤的研究进展综述如下。

一、肺切除术患者围手术期房颤的发生状况

美国每年大约有一百万老年人在围手术期发生快速性心律失常，其中以房颤的比例最大，非心脏手术围手术期房颤的发生率大约为 4%。一项涉及 4181 例 50 岁以下行较大非心脏手术（包括胸科手术）的患者，术中快速性房性心律失常的发生率为 2%，术后为 6.1%，室上性心动过速与房颤的发生比例为 2∶1。心、肺和食管手术围手术期房颤的发生率明显高于其他手术，其中在肺切除术中，房颤的发生率与肺切除术式有关。肺叶切除术后房颤发生率约 12% ~30%，全肺切除术后房颤发生率从 24% 到 67% 不等。肺楔形切除、肺段切除及探查性开胸手术房颤的发生率较低。Park B 等的研究表明，电视胸腔镜下肺切除术围手术期房颤的发生率为 12%，开胸肺切除手术房颤发生率为 16%，两者之间无统计学差异，表明房颤的发生与进胸切口的选择无关。不同手术侧对房颤的影响统计学未见差异，但研究表明右肺切除术患者房颤发生率可能高于左肺切除术。另有研究表明，房颤在胸外科肺切除术围手术期的发生率为 12%，明显高于胸外科的一些小手术或普外科的发生率（两者均为 1%）。在发生时间点上，房颤最常发生于术后 2 ~ 3d，肺切除术 2 周后极少见房颤发生，见图 113-1。房性心律失常（以房颤为主）更易发生在老年患者，非心胸手术中发生率为 6.1%，心胸手术中可高达 40%。而胸科手术中房颤的发生率在不同年龄组具有显著差异，随着年龄的增大，房颤的发生率越高。从 50 岁起，每增加 10 岁，房颤发生率成倍增加，见图 113-2。

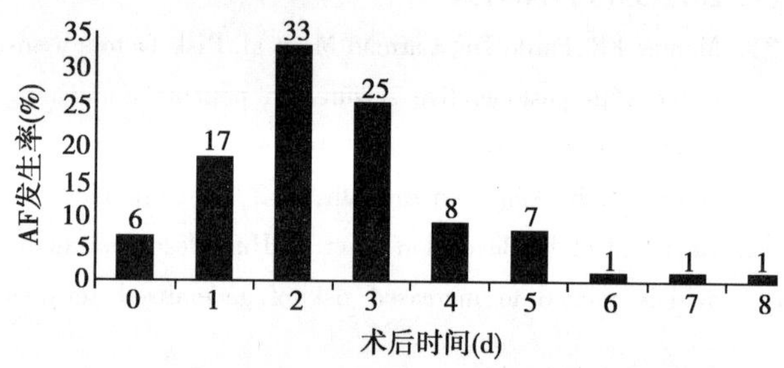

图 113-1　房颤在围术期不同时间点的发生率

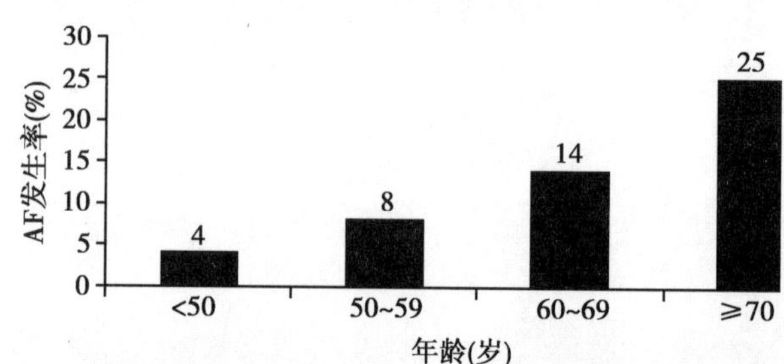

图 113-2　房颤在围术期不同年龄组中的发生率

二、围手术期房颤的风险因素

目前认为年龄是胸科手术围手术期房颤发生的一种重要的独立危险因素。许多研究表明，≥60 岁的患者肺切除术围手术期房颤发生率明显高于 60 岁以下的患者。除了年龄外，性别和术前心率也被认为是围手术期房颤的危险因素。Passman R 等利用年龄、性别和术前心率进行评分：男性 1 分；术前心率大于 72 次/min 2 分；年龄在 55 ~ 74 岁 3 分；年龄大于 75 岁 4 分。分数为 4、5 和 6 分的患者房颤发生率分别约为 14%、21% 和 32%。患者术前和术后血液心房钠尿肽增高也被认为是独立风险因素。术前心房钠尿肽升高的患者围手术期房颤发生率高达 68%，而正常的心房钠尿

肽患者发生率只有7%，术后检测心房钠尿肽的检测也具有相似的预测性。手术暴露时间对房颤发生率也具有显著影响，肺部手术术中房颤发生率随手术时间每延长1h而成倍增加(图113-3)。其他风险因素包括：高血压史和扩张性心衰史、肿瘤瘤体较大和手术行肺切除范围大、慢性阻塞性肺气肿、冠心病以及术前有心脏解剖异常和心电生理异常等。但另有研究表明年龄是肺切除术围手术期房颤的唯一风险因素，与性别、术前高血压史、糖尿病史、吸烟史和β受体阻滞剂史无关。另一项研究还表明术后第一天血常规白细胞水平增加1倍，胸外科术后房颤的发生率增加3.3倍。

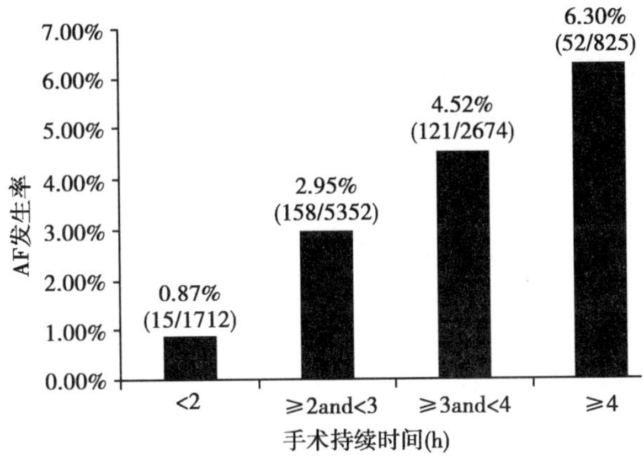

图113-3　肺部手术术中不同手术时间房颤的发生率

三、发病机制

(一) 年龄对房颤的影响

老年人随着年龄的增加，心肌发生退化、纤维组织增加以及炎性因子的变化导致窦房结、房室结和心房的电生理发生改变。这些变化包括窦房结、房室结传导时间延长和心房有效不应期缩短，容易出现神经冲动在房内折返。

(二) 胸科手术对房颤的影响

胸心手术围手术期房颤的发生率明显高于其他手术，这可能与外科手术操作引起的心房和自主神经支配的窦房结钝性或锐性损伤有关。自主神经损伤可增加心房肌对儿茶酚胺的敏感性从而促进心律失常。房颤常常由起初的一个房性期前收缩激发，之后产生更多的折返循环。房颤一旦形成可对心脏产生电生理和结构方面的变化，包括功能性的快速变化和离子通道表达的缓慢改变。这些改变可维系房性心律失常的延续，当房性心律失常终止时，这些变化还可引起其再次发生。

(三) 肺静脉对房颤的影响

肺静脉进入左心房后壁，与心房连接处无瓣膜，但心房肌可绕肺静脉延伸1～2cm，形成心肌袖。肺静脉内的肌束与左心房是连续的，在静脉内皮层之间被内连接层隔开。上肺静脉的心肌袖显著发达，可深达13～18mm，而下肺静脉心肌袖仅为8～10mm。左房-肺静脉连接可能有助于折返环的形成或促进触发活动。上肺静脉直径较下肺静脉大，而房颤患者上肺静脉显著扩张，85%异位兴奋灶出现于直径最大的肺静脉，故肺静脉直径的差异可能也是导致房颤局灶起源点分布不同的原因。在肺静脉远端，心肌细胞被包埋在致密结缔组织内，肌纤维的排列方式以环形和螺旋状为主，其间还可见纵行、斜行及网状排列的肌纤维，心肌束的绝对不规则走行和排列上的突然变化增大了激动传导的各向异性，增加了冲动传导阻力，同时随年龄增长，肺静脉纤维化程度增加，冲动在肺静脉内传导速度和方向的不均一性易于形成折返，从而参与房颤的发生和维持。环绕肺静脉的心肌数量可能是决定产生异位活动和触发活动的重要条件。肺静脉内自发性电活动是引发房颤的重要来源。局灶异位兴奋性异常以两种方式参与房颤的发生和维持，即局灶触发和局灶驱动。窦性心律时肺静脉内可记录到低频低幅的心房远场电位及其后高频高幅的肺静脉电位。当有起源于肺静脉的房性期前收缩时，肺静脉内的尖峰电位跃至心房电位之前，成为最早激动点，触发房颤。也有肺静脉内的快速异位电活动诱发短阵房颤，异位灶发放冲动停止，房颤终止，表明肺静脉以局灶驱动方式引起房颤。肺静脉异位兴奋灶发放快速冲动的机制，推测与自律性升高和触发活动有关。肺静脉不仅参与了房颤的发生，而且在房颤的维持中也起到重要的作用。表明外科操作对肺静脉的牵拉或电刀刺激等，较易诱发房颤。

(四) 电生理和自主神经失衡对房颤的影响

老年患者中，术前可能存在导致房性心律失常的心脏解剖和电生理变化的严重程度差异较大，这可能是在相同的手术中有些老年人出现房颤而另一些老年人则不发生的解释之一。在一项非心胸外科配对对照研究中，围手术期出现房颤的患者心率变异性具有明显的差异，表明在交感神经活动增加的背景下，副交感神经活动的波动加剧自主神经失衡可能参与诱发围手术期房颤发生的重要机制。同时也表明调节交感和副交感神经的措施也许有益于抑制围手术期房颤发生。肺部手术术中新发房颤发生率最多见于淋巴结清扫时期，也一定程度上显示电刀对肺静脉和自主神经的刺激可诱发房颤的发生(图113-4)。术前较高的心率(>72次/min)也被认为心胸手术后房颤发生的独立预测因素之一，表

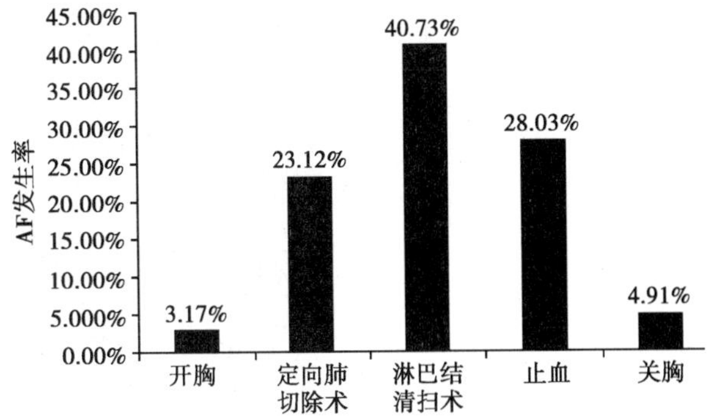

图113-4　肺部手术术中不同时间段房颤的发生率

明患者术前高交感张力倾向于发生围手术期房颤。

（五）围手术期炎性和过氧化反应对房颤的影响

一些非心胸手术中，围手术期发生房颤的患者血清中检测到与外科手术无关的 C-反应蛋白的增加。利用诱导白介素-6 启动子基因变异不但可降低白介素-6 的水平，还可减少术后房颤的发生，表明炎性反应参与围手术期房颤的发生机制和基因预处理预防房颤的重要性。另有研究表明围手术期心房过氧化应激和 gap 连接蛋白 40（gap-junctional protein connexin 40）也可能参与房颤的发生机制。

四、围手术期房颤的预防

（一）地尔硫䓬

研究表明地尔硫䓬在降低胸科手术后房颤发生率上具有一定的作用，也是安全的。Amar D 等采用随机双盲安慰剂对照方法研究地尔硫䓬对 330 例肺切除术患者术后房颤发生的影响，地尔硫䓬组手术结束后静脉注射 0.25mg/kg 地尔硫䓬，连续 30min 后 0.1mg/（kg·h）维持 18h 至 24h，与安慰剂组比较房颤发生率降低了 10%（15% vs 25%）。地尔硫䓬与地高辛比较在抑制胸科手术围手术期房颤发生也有一定的优势，能够较好的抑制房颤的发生率。

（二）胺碘酮

一项涉及 250 例肺切除术的患者，一旦出现室上性心律失常，静脉注射胺碘酮 5mg/kg 初始量，随后以 15mg/kg 维持，窦性心律恢复率为 86%。Tisdale JE 等在 130 例胸科手术麻醉诱导后手术开始前预防性静脉给予胺碘酮，24h 后继续口服到出院，围手术期房颤发生率可降低 20% 左右。但有 3 例出现明显副作用：窦性心动过缓及 QT 间期延长。由于长期使用胺碘酮可能带来肺纤维化、呼吸衰竭等严重并发症，一些作者主张短期使用胺碘酮以策安全。然而有研究显示胺碘酮对胸科手术围手术期房颤的转复效果并不优于甚至略低于地尔硫䓬。除非有证据表明患者存在房室旁路，ACC/AHA 也不推荐胺碘酮作为急性房颤的一线用药。

（三）其他

β 受体阻滞剂被认为对胸外科手术后房颤发生没有明显效果，而且常导致低血压和心动过缓。VanM 等利用维拉帕米预防性运用于 199 例胸科手术肺切除术患者，并没有观察到其对房颤发生率比安慰剂组有更低的房颤发生率。有一小样本量的研究表明，通过硬膜外麻醉抑制部分交感神经，未观察到对心脏手术后房颤的发生率有影响，但对普胸手术后房颤有抑制作用。另一小样本研究显示，低镁的患者给予硫酸镁有助于预防普胸手术房颤的发生，但镁离子正常的患者并没有显示预防作用。有报道 HMG-CoA 还原酶抑制剂（Statins）可降低心脏外科术后房颤的发生，但对普胸围手术期房颤的发生影响如何尚不明确。

五、围手术期房颤的治疗

围手术期一旦发生房颤，应先纠正可能的原因，再考虑药物治疗。可考虑先用药物控制心室率。有研究表明通过抗心律失常药或直流电复律获得节律控制并不比心率控制带来更多的好处。对于术前窦性心律的患者，围手术期房颤应尽量恢复窦性心律。抗心律失常药的治疗常综合多种因素考虑具体的用药。对有预激综合征的患者合并房颤推荐胺碘酮作为一线用药，避免使用钙离子阻滞剂和洋地黄类药物，心脏衰竭的患者出现房颤洋地黄类（地高辛）可作为一线用药，但是围手术期高应激状态可能效果不佳。合并心肌缺血的患者可选用 β 受体阻滞剂。但存在扩张性心衰、严重窦性心动过缓和高度房室传导阻滞的患者为相对禁忌。窦性心律或心室率控制至术后 1～2 月，应停用抗心律失常药或心室率控制药，因为术后 1～2 月后极少再发生房颤。围手术期房颤处理流程见图 113-5。

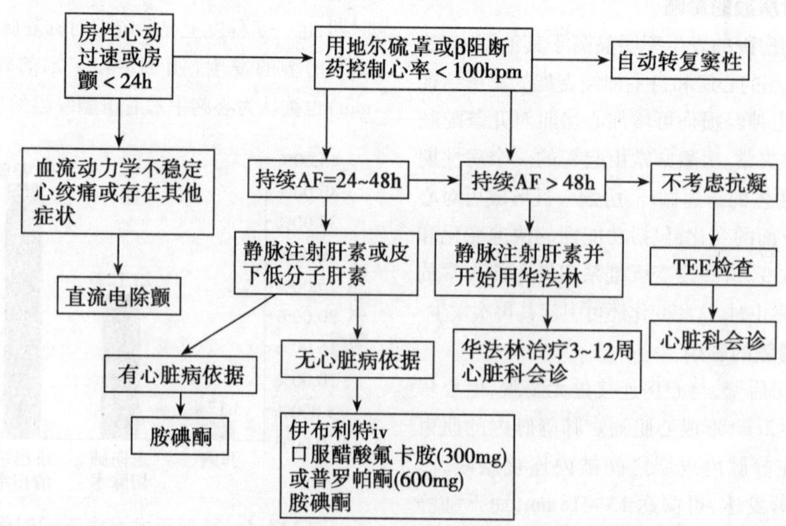

图 113-5 围手术期房颤处理流程

六、结　　语

肺切除围手术期房颤的发生率因手术切除范围、年龄差异等不同而有较大的差异，其变异范围从 12% 到 68%。发生机制包括外科创伤和应激、自主神经系统失调、肾上腺素能张力增加、疼痛与及炎性反应等，但其具体机制并不明确。是单一机制还是多种机制的复合作用都有待进一步研究。尽管围手术期房颤很少有致命性危害，但其引起的血流动力学激剧变化仍然是麻醉医生不可忽视的问题。一旦发生，临床上处理棘手。针对于有高风险的患者围手术期是否应该常规预防，或怎样预防是值得进一步探究的问题。

（赵贤元　皋源　杭燕南）

参 考 文 献

1. Amar D. Perioperative atrial tachyarrhymias. Anesthesiology, 2002, 97: 1618-1623
2. Park BJ, Zhang H, Rusch VW, et al. Video-assisted thoracic surgery dose not reduce the incidence of postoperative atrial fibrillation after pulmonary lobectomy. J Thorac Cardiovasc Surg, 2007, 133: 775-779
3. Roselli EE, Murthy SC, Rice TW, et al. Atrial fibrillation complicating lung cancer resection. J Thorac Cardiovasc Surg, 2005, 130: 438-444
4. Park B, Zhang H, Rusch VW, et al. Video-assisede thoracic surgery dose not reduce the incidence of postoperative atrial fibrillation following pulmonary lobectomy. J Thorac Cardiovasc Surg, 2007, 133: 775-779
5. Cardinale D, Colombo A, Sandri MT, et al. Increased perioperative N-Terminal Pro-B-Type natriuretic peptide levels predict atrial fibrillation after thoracic surgery for lung cancer. Circulation, 2007, 115: 1339-1344
6. Amar D, Zhang H, Leung DH, et al. Older age is the strongest predictor of postoperative atrial fibrillation. Anesthesiology, 2002, 96: 352-256
7. Vaporciyan AA, Correa AM, Rice DC, et al. Risk factors associated with atrial fibrillation after noncardiac thoracic surgery: analysis of 2588 patients. J Thorac Cardiovasc Surg, 2004, 127: 779-786
8. Salvatici M, Cardinale D, Spaggiari L, et al. Atrial fibrillation after thoracic surgery for lung cancer: use of a single cut-off value of N-terminal pro-B type natriuretic peptide ot identify patients at risk. Biomarkers, 2010, 15: 259-65
9. Wu DH, Xu MY, Mao T, et al. Risk Factors for Intraoperative Atrial Fibrillation: A Retrospective Analysis of 10,563 Lung Operations in aSingle Center. Ann Thorac Surg, 2012, 94: 193-89
10. Passman R, Gingold D, Amar D, et al. Prediction rule for atrial fibrillation after major noncardiac thoracic surgery. Ann Thorac Surg, 2005, 79: 1698-1703
11. Onaitis MD, Amico T, Zhao Y, et al. Risk factors for atrial fibrillation after lung cancer surgery: analysis of the society of thoracic surgeons general thoracic surgery database. Ann thorac surg, 2010, 90: 368-374
12. Amar D, Goenka A, Zhang H, et al. Leukocytosis and increased risk of atrial fibrillation after general thoracic surgery. Ann Thorac Surg, 2006, 82: 1057-1062
13. Allessie MA, Boyden PA, Camm AJ, et al. Pathophysiology and prevention of atrial fibrillation. Circulation, 2001, 103: 769-777
14. Amar D. Postthoracotomy atrial fibrillation. Curr Opin Anaesthesiol, 2007, 20: 43-47
15. 杨国勋，刘唐威，钟国强. 肺静脉与心房颤动关系研究进展. 医学综述，2006，12：624-626
16. Amar D, Zhang H, Miodownik S, et al. Competing autonomic mechanisms precede the onset of postoperative atrial fibrillation. J Am Coll Cardiol, 2003, 42: 1262-1268
17. Amar D, Zhang H, Heerdt PM, et al. Statin use is associated with a reduction in atrial fibrillation after noncardial thoracic surgery independent of C-reactive protein. Chest, 2005, 128: 3421-3427
18. Dupont E, Ko YS, Rothery S, et al. The gap-junctional protein connexin40 is elevated in patients susceptible to postoperative atrial fibrillation. Circulation, 2001, 103: 842-849
19. Amar D, Roistacher N, Rusch VW, et al. Effects of diltiazem prophylaxis on the incidence and clinical outcome of atrial arrhythmias after thoracic surgery. J Thorac Cardiovasc Surg, 2000, 120: 790-798
20. Tisdale JE, Wroblewski HA, Wall DS, et al. A randomized trial evaluating amiodarone for prevention of atrial fibrillation after pulmonary resection. Ann Thorac Surg, 2009, 88: 886-895
21. Lanza LA, Visbal AI, Devaleria PA, et al. Low dose oral amiodarone prophylaxis reduces atrial fibrillation after pulmonary resection. Ann Thorac Surg, 2003, 75: 223-230
22. Oka T, Ozawa Y, Ohkubo Y. Thorcic epidural bupivacaine attenuates surpaventricular tachyarrhythmias after pulmonary resection. Anesth Analg, 2001, 93: 253-259
23. Terzi A, Furtan G, Chiavacci P, et al. Prevention of atrial tachyarrhythmias after noncardiac thoracic surgery by infusion of magnesium sulfate. Thorac Cardiovasc Surgeon, 1996, 44: 300-303
24. Marin F, Pascual DA, Roldan V, et al. Statins and postoperative risk of atrial fibrillation following coronary artery bypass grafting. Am J Cardiol, 2006, 97: 55-60
25. Soucier R, Silverman D, Abordo M, et al. Propafenone versus

ibutilide for post operative atrial fibrillation following cardiac surgery: neither strategy improves outcomes compared to rate control alone (The PIPAF study). Med Sci Monit, 2003, 9: 119-123

26. Fuster V, Ryden LE, Asinger RW, et al. ACC/AHA/ESC 2006 Guidelines for the management of patients with atrial fibrillation: executive summary: a report of the American College of Cardiology/American Heart Association Task Force on Practice Guidelines and the European Society of Cardiology Committee for Practive Guidelines and Policy Conferences (Committee to Develop Guidelines for the management of patients with Atrial Fibrillation). Circulation, 2006, 114: 700-752

114. 脓毒症相关高胆红素血症的研究进展

脓毒症定义为由感染引起的全身炎性反应综合征(SIRS),是临床导致多脏器功能衰竭及死亡的原因之一。脓毒症中20%的患者发生黄疸。脓毒症相关的高胆红素血症,能反映脓毒症的严重程度,持续存在且无法纠正的胆汁淤积导致病死率升高。然而目前为止,对于脓毒症相关的肝损伤或高胆红素血症仍未认识足够,缺乏教科书、期刊及会议报道的重视。另一方面,临床医师很少重视以黄疸为表现的脓毒症相关的肝功能障碍,也导致临床依据的不足。因此,使得的这一定义至今未明确,同时缺乏相关的标准化诊断。危重病患者不断进展的黄疸使的病情复杂,成为了临床治疗的挑战。本文将综述脓毒症相关的高胆红素血症的发病机制、临床表现、诊断评估及优化治疗。

一、发病机制

脓毒症相关的高胆红素血症的发病机制是多因素的。肝脏对于胆红素的处理异常,导致胆红素体内蓄积表现黄疸。由脓毒症以及治疗脓毒症药物导致的高胆红素血症包括以下三个机制:溶血胆红素生成过多、肝细胞损伤以及胆汁淤积(表114-1)。

表114-1 脓毒症相关高胆红素血症发病机制

溶血	正常红细胞(直接损伤)
	G6PD酶缺乏红细胞
	继发感染的红细胞病理改变
	药物诱导的溶血
肝功能障碍	胆红素摄入减少
	小管内运输减少
	结合胆红素清除减少
	肝低灌注:低血压 长时间缺氧
	肝细胞损伤(轻度炎症反应导致的肝细胞坏死)
胆汁淤积	

(一)胆红素生成过多/溶血

细菌通过多种途径诱发溶血反应(表114-2)。产气荚膜杆菌通过直接破坏正常红细胞膜的磷脂结构导致致死性溶血。大肠埃希菌周期性诱导红细胞溶血。志贺菌、空肠弯曲菌以及曲霉菌可导致微血管病性溶血性贫血。

脓毒症所致免疫介导的正常红细胞破坏是另一种溶血性贫血的发生机制。自身免疫性溶血性贫血中,感染占8%,肺炎支原体以及军团菌属可能会导致"冷凝集素"相关的溶血性贫血。

药物(如青霉素类、磺胺类、对乙酰氨基酚)和感染所致的脾功能亢进及门静脉高压都能增强对红细胞的吞噬破坏。药物是脓毒症患者溶血的重要因素。通过多种途径介导,其中最主要的为氧化应激反应。

另外大量输血、血肿吸收或创伤都可导致红细胞破坏,这些ICU脓毒症患者常常会遇到的情况,将加重溶血。

表114-2 脓毒症相关溶血机制

正常红细胞	病原体的直接作用	
	免疫介导的红细胞损伤	冷凝集素相关的溶贫(肺炎支原体、军团菌属)
		阵发性血红蛋白尿:药物诱导溶血 输血反应 脾亢
缺陷红细胞	先天酶缺乏 镰状细胞病 血红蛋白病	

(二)肝细胞功能异常

除了胆红素生成增加,感染导致的胆红素吸收减少、肝内处理异常、小管内排泄障碍也是黄疸形成的重要机制。多项研究证实,脓毒症影响肝脏有机阴离子的转运,使胆红素处理路径中断。

(三)胆汁淤积

成人感染肺炎球菌、链球菌菌血症、沙门菌感染(特别是伤寒)以及大肠杆菌菌血症都能引起非机械性因素导致的肝损伤，表现为轻度炎性反应至重度的肝细胞坏死。经合适的抗炎症治疗肝损伤可好转。这些病原体脂多糖以及细胞因子主要影响肝细胞对胆汁酸的吸收及排泄（表114-3），导致胆汁淤积。

表 114-3 脓毒症相关的胆汁淤积的机制

肝细胞基底外侧膜的胆汁酸转运减少	基底外侧膜的Na-K-ATP酶活性降低
	基底外侧膜的流动性降低
	转运蛋白的功能下调
	牛磺胆酸盐同向转运多肽（NTCP）功能下降
胆小管膜的胆汁酸转运减少	转运蛋白的功能下调
	胆汁酸转运泵（BSEP）功能下降
	小管多特异性有机阴离子转运泵（MRP2）功能下降

二、临床特征

脓毒症诱发的黄疸在菌血症发生几日内发生，早于感染导致的其他临床表现前出现。有研究推荐结合胆红素升高至2～10mg/dL可作为脓毒症的早期识别信号。脓毒症患者同时行全肠外营养（TPN）表现更为明显。脓毒症肝损伤可能伴有血碱性磷酸酶轻度升高，通常不超过正常上限的2～3倍，血转氨酶仅略有升高。

尽管近年来的多项研究证明，脓毒症肝功能障碍的发病机制涉及肝脏低灌注、内皮细胞表面粘附分子的表达、微循环功能障碍、内毒素以及核因子κB、TNF-α，IL-1和IL-6等炎性因子的综合作用，然而临床上暂未广泛开展上述生物标记物的检测，目前仍应用胆红素和转氨酶作为评价肝功能的重要指标。

脓毒症时严重肝功能障碍以淤胆、脂肪变性、肝细胞损伤和再生能力受损为特征。有研究表明脓毒症患者合并肝功能异常发生率较高、发病时间早。合并肝功能异常的脓毒症患者预后差，MODS发生率、ICU病死率、ICU住院时间及机械通气时间均高于无肝功能异常的脓毒症患者。以胆红素升高为表现的脓毒症能反映脓毒症的严重程度，持续存在且无法纠正的胆汁淤积导致病死率升高。动态监测肝功能状态、尽早发现潜在的肝功能异常具有重要的临床意义（表114-4）。

表 114-4 评估患者脓毒症黄疸的风险

区别黄疸类型	结合胆红素与非结合胆红素	非结合胆红素为主（查找溶血原因）
		结合胆红素为主：查找肝胆病因 影像学资料（CT等）
	仅黄疸表现与黄疸合并肝酶升高	
感染评估	全血分析、尿常规分析	
	查找感染源并培养（血、尿、痰、导管、引流液和其他可能相关的感染源）	
	影像学：胸片及其他感染可能部位影像学检查	
	经验性抗生素治疗：黄疸继发于感染，在有效抗生素作用后，黄疸缓解	

三、临床管理

（一）管理的核心为早期识别并有效抗感染治疗（表114-5）。

（二）保肝药物

保肝药物是指对肝细胞损伤具有一定保护作用的药物，脓毒症相关肝细胞损伤，应去除病因，然后再进行保肝药物治疗。

1. 必需磷脂类　是细胞膜的重要组分，促进肝细胞膜再生、协调磷脂和细胞膜功能、降低脂肪浸润，如多磷脂酰胆碱。口服或静脉给药均吸收迅速，经肝代谢，大部分为机体利用，代谢物自尿排出。

表 114-5 临床管理

控制感染：	抗生素
	脓肿引流
	拔除感染引流管、静脉导管
	纠正水电解质紊乱、维持内环境及血流动力学稳定
尽早肠内营养	
保肝退黄药物	

2. 解毒类药物　可以提供巯基或葡萄糖醛酸，增强解毒功能，如葡醛内酯、谷胱甘肽和硫普罗宁。还原型谷胱甘肽主要在肝脏合成，广泛分布于各组织器官，它与体内过氧化物和自由基自由结合，对抗氧化剂对巯基的破坏，保护细胞中含巯基的蛋白和酶，对抗氧化剂对巯基的破坏，减少脏

器的损伤。硫普罗宁可以提供巯基、解毒、抗组胺和清除自由基,保护肝细胞。

3. 抗炎类药物 有类激素作用,主要为甘草甜素制剂。

4. 利胆类药物 腺苷蛋氨酸是人体所有体液中的活性物质,作为甲基提供的前体参与重要生化反应,在肝内有助于防止胆汁淤积。熊去氧胆酸是正常胆汁成分的异构体,可增加胆汁分泌,抑制肝脏胆固醇合成,减少肝脏脂肪,松弛 Oddi 括约肌,促进胆石溶解和胆汁排出。严重肝功能不全、胆道弯曲梗阻禁用,妊娠、哺乳妇女慎用。

5. 生物制剂 如肝细胞生长因子。促进肝细胞再生,多用于重症肝炎。

6. 降酶药物 均为合成五味子丙素时的中间体,对细胞色素 P450 酶活性有明显诱导作用,从而加强对四氯化碳及某些致癌物质的解毒能力。

7. 维生素及辅酶类 能够促进能量代谢,保持代谢所需各种酶的正常活性,主要包括各种水溶性维生素,如维生素 C、维生素 B 及辅酶 A 等。脂溶性维生素剂量大时,可能加重肝脏负担,一般不用。

8. 中草药 水飞蓟宾、五味子、茵陈和垂盆草等药物均有明显保肝降酶功效。

四、结 语

国内外多项研究表明,脓毒症时肝脏往往是炎性反应最为剧烈和最容易受损的器官之一,炎性因子释放可引起肝细胞功能障碍,从而导致胆汁代谢异常和胆汁淤积,胆红素升高可能提示脓毒症肝功能异常,患者预后不佳。黄疸可以作为评估危重患者预后的独立危险因素。期待更多的大规模的前瞻性研究,促进肝保护策略的标准化。

(吴德华 徐美英)

参 考 文 献

1. Dellinger RP, Levy MM, Carlet J, et al. Surviving Sepsis-Campaign: international guidelines for management of severe sepsis and septic shock: 2008. Crit Care Med, 2008, 36: 296-327
2. Whitehead MW, Hainsworth I, Kingham JG. The causes of obvious jaundicein South West Wales: perceptions versus reality. Gut, 2001, 48: 409-413
3. Nisha C, Arun JS. Sepsis-induced cholestasis. Hepatology, 2007, 45(1): 230-240
4. Famularo G, De Simone C, Nicotra GC. Jaundice and thesepsis syndrome: a neglected link. Eur J Intern Med, 2003, 14: 269-271
5. Scharte M, Fink MP. Red blood cell physiology in critical illness. Crit Care Med, 2003, 31(12): S651-S657
6. Shander A. Anemia in the critically ill. Crit Care Clin, 2004, 20: 159-178
7. Garratty G. Review: drug-induced immune hemolytic anemia-the lastdecade. Immunohematol, 2004, 20: 138-146
8. Grossjohann B, Eichler P, Greinacher A, et al. Ceftriaxonecauses drug-induced immune thrombocytopenia and hemolytic anemia: characterization of targets on platelets and red blood cells. Transfusion, 2004, 44: 1033-1040
9. Arndt PA, Garratty G. The changing spectrum of drug-induced immunehemolytic anemia. Semin Hematol, 2005, 42: 137-144
10. Roche SP, Kobos R. Jaundice in the adult patient. Am Fam Physician, 2004, 69: 299-304
11. Satoshi Gando. Microvascular thrombosis and multiple organdysfunction syndrome. Crit Care Med, 2010, 38(1): 35-42
12. Geier A, Fickert P, Trauner M. Mechanisms of disease: mechanisms and clinical implications of cholestasis insepsis. Nat ClinPractGastroenterolHepatol, 2006, 3(10): 574-585
13. Moseley RH. Sepsis and cholestasis. Clin Liver Dis, 2004, 8: 83-94
14. Hebert Spapen. Liver perfusion in sepsis, septic shock, and multiorgan failure. Ana Record, 2008, 291(6): 714-720
15. Roland SC, Elfie H, Yakup K, et al. Hepatic platelet and leukocyteadherence during endotoxemia. Crit Care, 2006, 10(1): 1-6

V 疼痛诊疗学

115. 布托啡诺与其他阿片类药物的联合应用

不管是在药理实验中或在临床实践中，药物的联合应用是十分普遍的做法，比如，联合应用镇痛药来缓解疼痛且可减少相应的不良反应。本文对布托啡诺的特点及其与其他阿片类药物的联合应用加以简要介绍。

一、布 托 啡 诺

布托啡诺(左旋-17 环丁甲基-3,14-二羟基吗啡喃)是一种合成的阿片受体激动-拮抗药，首次合成于 1973 年，分子式是：$C_{21}H_{29}NO_2$。布托啡诺是一种具有临床镇痛活性的化合物，且其在治疗剂量没有明显的精神系统影响。2004 年底，国内才将酒石酸布托啡诺用于临床，有注射剂型和鼻喷剂型两种。

(一) 药理学特点

布托啡诺在药代动力学和药效学方面，因给药途径不同其代谢和镇痛效果也不同。该药静脉注射后 3～5min 达血液峰浓度，肌注 15min 发挥镇痛作用，30～60min 达峰，单独用药可维持作用 3～4h。静脉注射的药代动力学和肌注相似，血清蛋白结合率约 80%。经鼻给药具有较高的生物利用度，吸收迅速，达峰时间平均为 20min。布托啡诺可以通过血脑脊液屏障和胎盘屏障，可以进入人的乳汁中，主要经肝脏代谢，代谢物为羟基布托啡诺，大部分随胆汁排出，部分从尿中排出。布托啡诺主要作用 κ 受体，对 δ 受体作用不明显，对 μ 受体具有激动拮抗的双重作用。在体外对 κ：μ：δ 受体激动作用强度为25：4：1，镇痛效价是吗啡的 5～8 倍，而呼吸抑制仅为吗啡的 1/5。

(二) 激动受体特点

有研究表明，三种镇痛药布托啡诺、芬太尼和吗啡对受体的亲和力为，μ_1受体：芬太尼>布托啡诺>吗啡；μ_2受体：布托啡诺>芬太尼>吗啡；κ 受体：布托啡诺>吗啡>芬太尼。芬太尼对 μ_1受体有很强的亲和力，这与临床中芬太尼强大的镇痛作用相一致。布托啡诺对 κ 受体和 μ_2受体为三者之中最强。对于芬太尼和吗啡等单纯的受体激动剂，主要激动 μ 受体而产生镇痛效果，但也产生相应的不良反应。但是布托啡诺对 μ 受体具有混合作用且对 κ 受体有强大的亲和力，所以研究其起主要调节作用的受体是研究热点，如主要调节镇痛的受体。Butelman 等在猕猴实验中得出布托啡诺的镇痛效应主要是通过 μ 受体介导的。同时 Garner 等在老鼠热痛阈甩尾实验中发现，布托啡诺抗感受伤害作用中起主要作用的是激动 μ 受体，κ 受体的作用不可靠，且布托啡诺只能发挥其最大可能镇痛效应的 82%。现在更多的研究表明布托啡诺的镇痛效应主要通过调节 μ 受体，所以不少学者认为布托啡诺主要是 μ 受体拮抗剂，而非 κ 受体激动剂。在松鼠猴实验中发现布托啡诺可以减弱美沙酮的镇痛作用，说明布托啡诺对 μ_1受体确实有拮抗作用，同时布托啡诺也可以治疗芬太尼和吗啡等引起的呼吸抑制、恶心呕吐及瘙痒等不良反应，说明布托啡诺对 μ_2受体也有拮抗作用。

有文献提出布托啡诺对 μ 和 κ 受体的激动效应主要取决于动物种类和实验条件，面对于不同的疼痛，阿片类药物激动不同的阿片类受体来调节。并且不同的实验不同的动物种类或可导致不同的结果。目前国内专家共识认为，布托啡诺在体内无 μ 阿片受体激动药时，主要表现为剂量依赖性和有天花板效应的 κ 受体镇痛作用，在已使用 μ 受体激动药的患者，则发挥拮抗 μ 受体、减轻或消除 μ 受体呼吸抑制等不良反应以及激动 κ 受体的镇痛作用。

二、布托啡诺联合其他阿片类药物

布托啡诺和纯 μ 受体激动剂联合应用依然是有趣和争议话题，国外有文献报道，布托啡诺和纯 μ 受体激动剂在临床上合用不会产生镇痛增加效应，反而是逆转镇痛作用导致疼痛加剧，因为布托啡诺对 μ 受体有部分拮抗作用。在《opioids in medicine》中也提到从临床角度而言，不应把纯的 μ 受体激动剂和阿片受体激动剂/拮抗剂混用。但是国内外也有许多布托啡诺和吗啡、芬太尼或舒芬太尼联合应用的文献报道，布托啡诺和纯μ受体激动剂联合使用并未降低镇痛效果，且有更低的不良反应发生率。

（一）布托啡诺与吗啡

布托啡诺与吗啡相比，在正常治疗剂量下，布托啡诺具有较好的镇痛效果，且滥用和药物依赖性都较小，镇痛效价是吗啡的5～8倍。瘙痒是阿片类药物镇痛时最常出现的不良反应之一，阿片类药物全身应用时瘙痒发生率为2%～10%，硬膜外或鞘内注射时瘙痒发生率急剧增高，发生率最高者为吗啡的鞘内注射，可高达100%。所以临床最常见的是布托啡诺和吗啡联合应用来减少吗啡引起的瘙痒、恶心和呕吐等不良反应，且有较好的效果。Lawhorn等报道在儿童患者硬膜外使用吗啡80μg/kg加布托啡诺4μg/kg能有效降低椎管内阿片类药物引起的不良反应发生。另外也有报道儿童硬膜外注射布托啡诺10μg/kg不能有效地防止50μg/kg吗啡引起皮肤的瘙痒，而布托啡诺1.2μg/(kg·h)可有效地缓解连续硬膜外注射吗啡6μg/(kg·h)而引起的瘙痒。在成人临床应用中有更多报道，Lawhorn等报道，剖宫产患者硬膜外使用3mg布托啡诺加吗啡一起术后镇痛可减少瘙痒和恶心的发生，且未显著增加呼吸抑制或镇静，镇痛持续时间无影响。但也有报道，剖宫产术后硬膜外用1～3mg布托啡诺和3mg吗啡，并没有减少吗啡的副作用。每天使用2mg布托啡诺，可有效地防止每天硬膜外注射3.3mg吗啡引起的皮肤瘙痒。也有在静脉使用布托啡诺来减少硬膜外使用吗啡而引起的不良反应。但是接受布托啡诺的患者显示出较高程度的嗜睡。在硬膜外联合使用布托啡诺与吗啡来降低吗啡引起的不良反应的机制，可能与布托啡诺激动κ受体和拮抗μ受体有关。在抗瘙痒的治疗上，在人体和动物都有相似的结果。但是在这些研究中对镇痛没有预期结果，并且在动物实验中也出现不同结果，比如在烧伤大鼠的实验中，布托啡诺的镇痛强于吗啡，但是联合布托啡诺和吗啡比单独使用布托啡诺或吗啡镇痛的强度更弱，且镇痛时间更短。Duncan等也研究猫身上联合应用氢吗啡酮和布托啡诺，得出布托啡诺联合纯μ受体激动剂时减弱镇痛效应的结论。相反，Briggs等报道布托啡诺联合氧吗啡酮比各自单独使用镇痛效果均有增强。

虽然布托啡诺与吗啡联合应用对镇痛的影响没有一致的结果，但是布托啡诺可以减轻吗啡的瘙痒及呕心呕吐等不良反应，效果比较确切。但合适的剂量比例值得进一步研究。

（二）布托啡诺与芬太尼

文献报道在单独使用布托啡诺静脉术后镇痛时，8mg的布托啡诺镇痛效果可靠。Chu等研究发现布托啡诺用于术后镇痛安全有效。国内报道使用布托啡诺与芬太尼实施静脉术后镇痛（布托啡诺8mg+氟哌利多5mg与芬太尼1.0mg+氟哌利多5mg），临床观察发现：布托啡诺与芬太尼效果相似，止痛效果满意，不良反应少，均适合用于临床术后静脉镇痛。但是国内外报道布托啡诺和芬太尼的联合应用并不多。主要是联合应用于静脉术后镇痛。有文献报道8mg的布托啡诺和1mg芬太尼比较，镇痛效果相似，但是不良反应布托啡诺明显低于芬太尼；但是当5mg布托啡诺和0.5mg芬太尼联合应用时，其镇痛效果不但优于布托啡诺和芬太尼单独使用，不良反应也明显降低，值得临床推广。也有硬膜外联合应用的报道，如Kotake等报道直肠手术的患者接受2mg布托啡诺和0.4mg芬太尼加于0.125%布比卡因40ml或单纯的0.4mg芬太尼加于0.125%布比卡因40ml硬膜外镇痛，结果表明：布托啡诺未改变芬太尼的镇痛效果和并发症。虽然布托啡诺和芬太尼联合应用的研究治疗尚未统一，但是布托啡诺可减少芬太尼用量即可减少芬太尼的不良反应，由于其独特的阿片类受体激动拮抗作用，在不降低镇痛效果的前提下可以减少不良反应的发生。也有文献报道布托啡诺有效抑制芬太尼所诱发的呛咳反应，其机制可能与布托啡诺有部分μ受体拮抗作用有关。

（三）布托啡诺和舒芬太尼

舒芬太尼是强效的阿片类镇痛药，镇痛效能约是芬太尼的5～10倍，是目前作用于人体最强的镇痛药。舒芬太尼作为强效的阿片受体激动剂，具有安全范围广、起效快、镇痛作用强、持续时间久、对心血管的稳定性好、呼吸抑制轻和无组胺释放等优点，但是引起恶心呕吐和胸壁僵直等不良反应和芬太尼相似。研究布托啡诺联合舒芬太尼用于腹部肿瘤患者术后自控静脉镇痛的结果表明：布托啡诺联合舒芬太尼具有与单独使用舒芬太尼相似的镇痛作用，且不良反应相对较少，可以作为临床术后镇痛的一种有效选择。也有文献报道布托啡诺单独用于PCIA时，患者容易产生嗜睡和头晕，以术后12h内为甚，在临床工作中应予以重视；舒芬太尼单独用于PCIA时，恶心及呕吐发生率高；5mg布托啡诺与50μg舒芬太尼联合应用于妇科腹腔镜术后患者自控静脉镇痛时，镇痛效果确切、不良反应发生率低，是安全有效的镇痛方法。

综上所述，布托啡诺与强阿片类药物吗啡、芬太尼或舒芬太尼联合应用，有利于降低强阿片类药物引起的呼吸抑制、恶心及呕吐等不良反应，更有报道布托啡诺可以促进术后患者胃肠功能的恢复。但是考虑两者联合应用的剂量，可能会降低镇痛效果。所以需要更多的临床和基础研究，来确定联合应用时既不降低镇痛又可有效的降低不良反应时的剂量比例，为更好的联合应用提供理论支持。

（蒋永泼　张旭彤　李军）

参考文献

1. Tallarida RJ, Porreca F, Cowan A. Statistical analysis of drug-drugand site-site interactions with isobolograms. Life Sci, 2003, 45: 947-961

2. John E Peachey. Clinical observations of agonist-antagonist analgesic dependence Drug and alcohol dependence, 1987, 20: 347-365

3. Monkovic I, Conway TT, Wong H, et al. Total synthesis and

pharmacological activities of N-substituted3, 14-dihydroxy-morphinans. J Am Chem Soc, 1973, 95: 7910-7912

4. 庄心良,陈伯銮主编. 现代麻醉学. 第三版. 北京:人民卫生出版社,2003:526-528
5. Vogelsang J, Hayes SR. Butorphanol tartrate (stad01): a revew. J Post Anesth Nurs, 1991, 6(2): 129-35
6. Chen JC, Smith ER, Cahill M. The opioid receptor binding of dezocine, morphine, fentanyl, butorphanol and nalbuphine. 1993, 52: 389-396
7. Buteman ER, Winger G, Zernig G, et al. Butorphanol: Characterization of agonist and antagonist effects in rhesus monkeys. J. Pharmacol. Exp. Ther, 1995, 272: 845-853
8. 黄宇光,黄文起,李刚. 酒石酸布托啡诺镇痛专家共识. 临床麻醉学杂志,2011,27:1028-1029
9. Gillis JC, Benfield P, Goa KL. Transnasal butorphanol. A review of its pharmacodynamic and pharmacokinetic properties, and therapeutic potential in acute pain management. Drugs, 1995, 50: 157-175
10. Reich A, Szepietowski JC. Opioid induced pruritus: an update. Clinical and Experimental Dermatology, 2009, 35(1): 2-6.
11. Lawhorn CD, Brown RE. Epidural morphine with butorphanol in pediatric patients. J Clin Anesth, 1994, 6: 91-94
12. Wittels B, Glosten B, Faure EAM, et al. Opioid antagonist ad-juncts to epidural morphine for postcesarean analgesia: Maternal out-comes. Anesth Analg, 1993, 77: 925-932
13. Lawhorn CD, McNitt JD, Fibuch EE, et al. Epidural morphine with butorphanol for postoperative analgesia after cesarean delivery. Anesth Analg, 1991, 72: 53-57
14. Gambling DR, Howell P, Huber C, et al. Epidural butorphanol does not reduce side effects from epidural morphine after cesarean birth. Anesth Analg, 1994, 78: 1099-1104
15. Parker RK, Holtmann B, White PF. Patient-controlled epidural analgesia: Interactions between nalbuphine and hydromorphone. 1997, 84: 757-776
16. Osgood PF, Kazianis A, Kemp JW, et al. Dose effects of morphine and butorphanol alone and in combination after burn injury in the rat. J Burn Care Rehabil, 1995, 16: 394-399
17. Briggs SL, Sneed K, Sawyer DC. Antinociceptive effects of oxymorphone-butorphanol-acepromazine combination in cats. Vet Surg, 1998, 27: 466-472
18. Chu CC, Chen JY, Chen CS, et al. The efficacy and safety of trans-nasal butorphanol for postoperative pain control following lower laparo-seopic surgery. Acta Anaesthesiol Taiwan, 2004, 42(4): 203-207
19. 宫建国. 诺扬与芬太尼应用于静脉镇痛的临床效果比较. 黑龙江医学,2006,30(5):328-329
20. 赵倩,方懿. 布托啡诺及芬太尼单独和联合应用于子宫全切术后效果观察. 重庆医学,2011,40(9):908-910
21. 张钧,徐峰,王雁娟. 布托啡诺对芬太尼诱发呛咳反应的临床研究. 重庆医学,2010,39(4):432-433
22. Thomson IR, Harding G, Hudson RJ. A eomplllfison of fentanyl and sttfentanil in patients undergoing eorormzy artery bypass surgery. J Cardiot home Vnsc Anesth, 2000, 14(6): 652-656
23. 段摇红,谭小红,杜摇艺. 布托啡诺联合舒芬太尼用于腹部肿瘤患者术后自控静脉镇痛效果的观察. 肿瘤预防与治,2011,23(4):317-319
24. 刘文兴,张永福,谭淑. 布托啡诺与舒芬太尼联合用于妇科腹腔镜术后患者自控静脉镇痛的效果. 广东医学,2008,29(7):1220-1221
25. 郎堡,范天仁,邵维. 布托啡诺硬膜外术后镇痛对胃肠动力的影响. 临床麻醉学,2007,23(8):688-689

116. 吸烟与疼痛：从基础到临床研究进展

烟草危害是当今世界最严重的公共卫生问题之一。在英国女性死亡人群调查中，所有吸烟者约 2/3 是因吸烟而死；吸烟者的寿命至少减少 10 年。目前我国约有吸烟者 3.5 亿，占全球吸烟总人数的 1/3，其中成年男性吸烟率为 66.0%，女性为 3.08%。一般认为吸烟仅是一种不良的生活习惯，其实吸烟是一种疾病。世界卫生组织已经将其明确界定为一种慢性成瘾性疾病，吸烟成瘾实质上就是尼古丁依赖，烟民其实是慢性疾病患者。这些慢性疾病患者中有很大一部分罹患各种慢性疼痛疾病，或因为其他疾病需要接受手术治疗而忍受手术后疼痛。

一、尼古丁镇痛作用的机制

动物实验和临床观察都显示尼古丁具有镇痛作用，其镇痛作用可能通过作用于中枢和外周烟碱乙酰胆碱受体（nAChRs）；也可能与内源性阿片系统和 5-羟色胺（5-HT）能系统有关。

（一）与疼痛有关的 nAChRs 及其激动剂

尼古丁通过与 nAChRs 相互作用而发挥其药理学作用。nAChRs 有 5 个跨膜蛋白形成的中央毛孔，可以通透 Na^+、Ca^{2+} 和 K^+（图 116-1）。肌肉型 nAChRs 包括 $(\alpha1)_2\beta1\delta\varepsilon$（成人）或 $(\alpha1)_2\beta1\delta\gamma$（婴儿）形式，具有 α1、β1、γ 和 δ 亚基，这些亚基仅表达于骨骼肌。神经型 nAChRs 是由 α（α2～α10）和非 α（β2～β4）亚基的不同组合而成。内源性乙酰胆碱配体结合在 α 亚基和相邻亚基。

nAChRs 广泛分布于中枢和外周神经系统，并参与觉醒、睡眠、焦虑、认知和疼痛的处理过程。在中枢神经系统以同聚体 α7（α-银环蛇毒素敏感）和异聚体 α4β2*（α-银环蛇毒素不敏感，*表示其他可能的亚基）受体为主。α4β2* 受体存在于与伤害性信息传递与调控有关的脊髓背角和丘脑等脑区。α9α10 nAChRs（也是 α-银环蛇毒素敏感的）不存在于中枢神经系统，但发现其存在于背根神经节、白细胞、前庭和耳蜗等组织中。

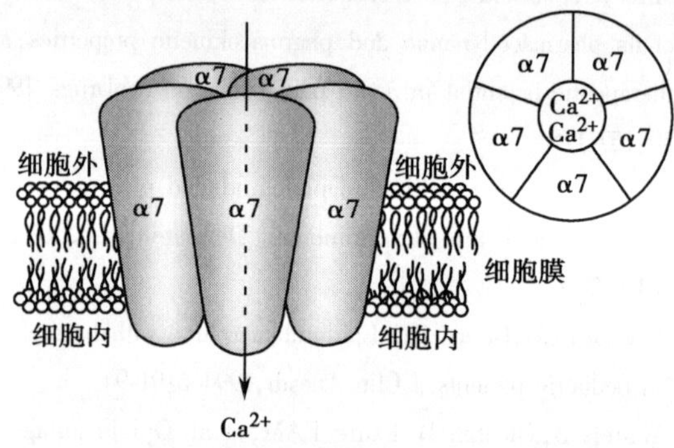

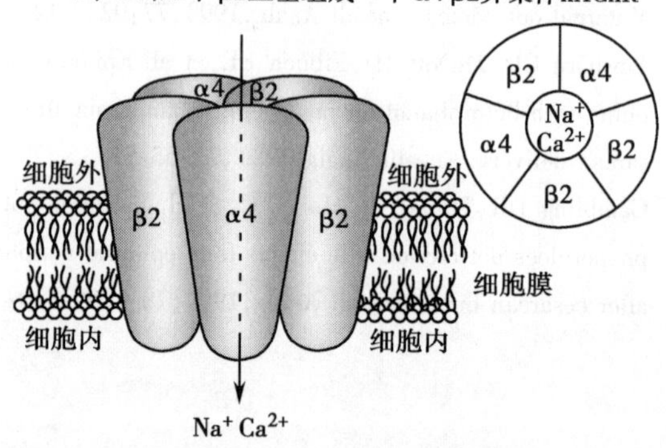

图 116-1 nAChRs 结构模式图

激活突触后的 nAChRs 可通过阳离子通道直接兴奋神经元。激活突触前 nAChRs 能增强多种神经递质的释放，包括多巴胺、γ-氨基丁酸、谷氨酸、5-羟色胺、组织胺和去甲肾上腺素（图 116-2）。这些神经递质的释放在不同的神经传导通路中参与了尼古丁的生理作用。神经甾体、局麻药、苯环利定和 MK-801 可作用于神经型 nAChRs。临床相关剂量的挥发性麻醉药和氯胺酮是 α4β2 和 α3β4 nAChRs 强的抑制剂。

1. α4β2 nAChRs 激动剂　α4β2* nAChRs 存在于与伤害性信息转递与调制有关的脊髓背角和丘脑等脑区。地棘蛙素（Epibatidine）与 α4β2 和 α7 nAChRs 具有高亲和力，并

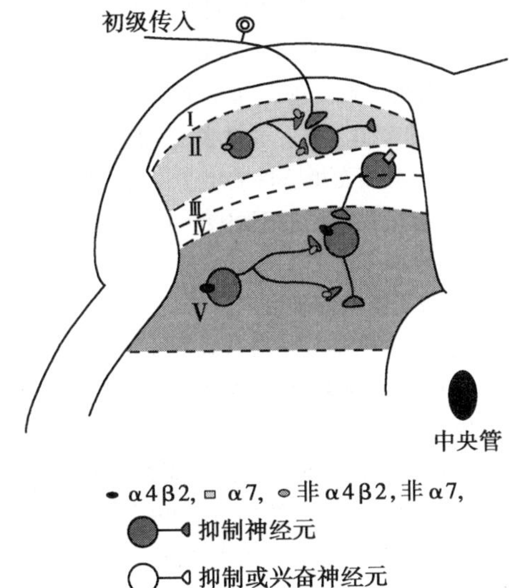

图 116-2 尼古丁引起脊髓抑制性神经递质的释放

且是 nAChRs 的强激动剂。在各种鼠疼痛模型中地棘蛙素具有很强的镇痛作用,包括热板法、甩尾实验和注射角叉菜胶痛模型。地棘蛙素的镇痛作用可被中枢 nAChRs 拮抗剂美加明阻断,但不能被外周 nAChRs 拮抗剂六烃季铵阻断,也不能被纳洛酮阻断。阻断 α-银环蛇毒素敏感的 nAChRs 不影响地棘蛙素的镇痛作用,因此不涉及 α7 nAChRs。ABT-594 是地棘蛙素的氮杂环丁烷模拟物,与 α4β2 nAChRs 的亲和力与地棘蛙素几乎相同,但与 α7nAChRs 及神经节和肌肉的 nAChRs 有很低的亲和力。因此,在啮齿类动物多种痛模型中 ABT-594 是一种有效的口服镇痛药。Sazetidine-A 是 α4β2 nAChRs 的部分激动剂,在大鼠福尔马林痛实验中具有镇痛作用。伐仑克林(varenicline)为一种有效的戒烟药物,是 α4β2 nAChRs 的部分激动剂和 α7 神经元型 nAChRs 完全拮抗剂,在大鼠福尔马林实验中有镇痛作用。α4β2 激动剂的镇痛作用是通过脊髓上机制介导的。地棘蛙素促进纹状体释放多巴胺,海马和丘脑上释放去甲肾上腺素,脊髓释放兴奋性氨基酸。地棘蛙素激活中缝大核、中缝背核和蓝斑等与疼痛中枢下行抑制有关的核团。

2. α9 或 α10 nAChR 拮抗剂 高选择性的 α9 或 α10 nAChRs 拮抗剂已从芋螺毒素中提取出来,包括 Vc1. 1、RgIA 和 PeIA。α-芋螺毒素 Vc1. 1 减弱尼古丁诱导的人体无髓鞘的 C-纤维轴突兴奋性增加。皮下和肌肉注射 Vc1. 1 在大鼠神经病理性疼痛模型中产生镇痛作用,持续注射无耐受现象。有趣的是,给予 Vc1. 1 能改善损伤后神经的恢复和减轻神经损伤的炎症反应。据推测 α9 或 α10 nAChRs 拮抗剂的镇痛作用部分是通过免疫调节实现的。

3. α7 nAChRs α7 nAChRs 是神经元型 nAChRs 的一种亚型,与 α-银环蛇毒素有高度的亲和力。在神经元中,α7 nAChRs 蛋白是 5 个亚单位构成的同源五聚体,5 个亚单位环绕形成一个中心孔道。各亚单位接合处共有 5 个配体结合位点,配体与此位点相互作用改变受体的功能状态。α7 nAChRs 对 Ca^{2+} 有高度的通透性,但对乙酰胆碱的敏感性较低。巨噬细胞亚单位与神经元亚单位的基因序列一致,相对分子量也相同,大约为 55kD。α7 nAChRs 是胆碱能抗炎反射通路中的关键分子之一。这种反射通路是被受损组织产生的不断增多的促炎因子激活,促炎因子结合并激活迷走神经上的受体,进而使中枢神经系统对炎症做出反应。随后传出迷走神经的活动导致周围发炎组织乙酰胆碱释放。

多项研究表明 α7 nAChRs 在中枢神经系统、迷走神经系统和心血管系统中表达,作为中枢的调节器,通过特定神经传递素,对不同刺激(如化学毒性和 β-淀粉状蛋白诱导的细胞死亡)产生神经保护作用,调节认知行为,使精神分裂症患者的感觉正常化,且控制炎症发展。在尼古丁环境中,抑制 α7 nAChRs 的表达并没有减少内毒素刺激的 TNF 的表达;同样条件下抑制 α1α10 nAChRs,TNF 的表达减少。在 α7 nAChRs 敲除大鼠中,α7 nAChRs 介导胆碱能抗炎通路的作用已经得到证实。这些基因敲除小鼠发育正常,没有显示出明显解剖缺陷。但是这些小鼠对炎症刺激更加敏感,因为 α7 nAChRs 敲除的小鼠相比正常小鼠明显增加了 TNF、IL-1 和 IL-6 的释放。电刺激迷走神经能够减少正常小鼠血清中释放促炎因子细胞的数量,在 α7 nAChRs 敲除的小鼠中无效。在大鼠腹腔提取的缺少 α7 nAChRs 的巨噬细胞对尼古丁和乙酰胆碱无反应,继续分泌 TNF。这些结果表明,α7 nAChRs 是胆碱能抗炎通路的主要组成部分,巨噬细胞表达 α7 nAChRs,这种受体的激活抑制促炎细胞因子的生产(如 TNF、IL-1、IL-6 和 HMGB-1),但并不会抑制抗炎细胞因子产生(如 IL-10 和 TGF-β),从而减轻炎症反应。有研究已经证明 α7 nAChRs 在促炎因子的靶向因子(如 TNF、IL-1 和 IL-6)治疗炎症性疾病中带来希望,如克罗恩病、牛皮癣、类风湿性关节炎、哮喘、败血症和糖尿病。尼古丁和 α7 nAChRs 激动剂 CAP55 和 GTS-21 已被证实在脓毒症模型中具有保护作用,主要作用于微循环,抑制白细胞的激活和减少内皮细胞的活化。

激活 α7 nAChRs 抑制炎症细胞因子生成的细胞内机制还不十分清楚。目前认为抑制细胞内核因子 NF-κB 信号(如降低 NF-κB p65 亚单位的转录活性)和激活 Janus 激酶 2[JAK(2)]/转录激活因子 3(STAT3)抗炎通路是两种最主要的机制。JAK/STAT 和细胞因子(如 IL-6)以及 G 蛋白偶联受体激动剂血管紧张素Ⅱ结合后快速转换信号。在受体激活后,相关的 JAK 蛋白残留细胞质的部分 SH2 结构域磷酸化,从而启动 STAT,随着 Jak 蛋白磷酸化而磷酸化。然后 STAT 转录因子的蛋白质二聚体或脱二聚体传导至细胞核,与许多靶基因启动子区域结合并激活。虽然 JAK 家族有四位成员组成,JAK2 是研究尼古丁诱导下血管或神经组织效应中的最主要成分。

(二) 尼古丁镇痛与内源性阿片系统的关系

小鼠甩尾实验中尼古丁的镇痛作用可被具有中枢作用的烟碱受体拮抗剂美加明和阿片受体拮抗剂纳曲酮阻断。

Berrendero 等证实,尼古丁的镇痛作用在阿片受体基因敲除小鼠和缺乏前脑啡肽基因的小鼠中减弱。其次,在鼠疼痛模型中,中枢给予尼古丁增强了阿片类药物的镇痛作用。中枢给予尼古丁也使小鼠纹状体内的 μ 阿片受体水平上调。然而,有研究显示,拮抗 μ 阿片受体并不完全阻断尼古丁的镇痛作用。

(三) 尼古丁镇痛与 5-HT 能系统的关系

从中缝大核到脊髓的 5-HT 投射系统对伤害性刺激具有抑制作用,这一系统的激活介导了尼古丁引起的镇痛作用。尼古丁不但引起 5-HT 的释放,而且调制 5-HT 在脊髓的传递。尼古丁的镇痛作用可被 $5HT_{1A}$ 激动剂(8-OH-DPAT 和丁螺环酮)呈剂量依赖性减弱。抑制 5-HT 的生物合成和耗竭 5-HT 存储能够增强尼古丁的镇痛作用,但 5-HT 调制急性接触尼古丁的镇痛作用的机制和途径还不明确。有研究显示,注射尼古丁可以增加细胞外 5-HT 的水平,促使扣带回、额皮质、海马和伏隔核等脑区摄取[^{3}H]5-HT。并且尼古丁对 5-HT 能神经元的影响具有年龄依赖性。

二、尼古丁依赖与疼痛

(一) 尼古丁依赖状态下 nAChRs 的变化

短暂接触高浓度乙酰胆碱后 nAChRs 快速开放阳离子通道;长期接触低浓度 nAChRs 激动剂,通道开放率下降,造成了封闭的脱敏状态。长期接触 nAChRs 配体可改变受体数量或功能。例如,长期吸烟者脑内 nAChRs 的表达上调高达不吸烟者 2 倍。通过正电子发射断层扫描技术研究显示,在几个脑区高亲和力 nAChRs 的密度吸烟者比不吸烟者更多。长期接触尼古丁可引起 nAChRs 上调并处于失活状态,结果造成尼古丁刺激引起的抑制性神经递质释放的减少。在急性戒烟患者,第 1 周疼痛敏感性的增高与丘脑等不同脑区的 $\beta_2{}^*$ nAChRs 的利用率升高有关。

(二) μ 阿片受体参与了尼古丁耐受

Lola G 等选用 C57BL/6 小鼠皮下注射尼古丁 5mg/kg,每天 3 次,连续 12d。小鼠对热刺激的甩尾潜伏期明显缩短,形成尼古丁耐受。同时发现 μ 阿片受体的密度在尾状壳核和伏核减少。在脊髓背角的Ⅰ和Ⅱ层 μ 阿片受体的功能活性增强。长期暴露于尼古丁可能引起 nAChRs 和阿片受体同时在脊髓背角表达,它们之间发生相互作用,以促使尼古丁耐受的形成。

在啮齿类动物,长期暴露于尼古丁可引起尼古丁抗伤害性刺激作用时间缩短,nAChRs 和阿片受体上调,以及甲硫啡肽的水平降低。Vincler MA 等在成年雄性 SD 大鼠皮下埋置微泵以 8.6mg/(kg·d)的速度注射尼古丁,连续 7d,能保持大鼠体内尼古丁血浆水平在 40±3ng/ml,与每天吸 30 支香烟者血浆尼古丁水平相当。7d 后行脊神经结扎。长期暴露于尼古丁能使周围神经损伤后的机械性痛觉敏感性增高。与脊髓磷酸化的 cAMP 反应元件结合蛋白(CREB)的增高相一致。进一步的研究发现,长期接触尼古丁引起坐骨神经 IL-1β 生成增多,并激活脊髓小角质细胞。这种机械刺激痛觉敏感性的增高也与脊髓强啡肽水平的增高有关。但是关于尼古丁耐受大鼠急性痛的行为学表现及其机制至今尚未研究。

(三) 尼古丁依赖与神经内分泌变化

吸烟还会引起神经内分泌系统变化,以调制痛觉。在一般情况下,应激反应通过交感神经和激活下丘脑-垂体-肾上腺系统引起痛觉减弱。吸烟可以通过压力感受器功能受损和 β-内啡肽水平的下降下调该系统。其实应激引起的下丘脑-垂体-肾上腺素系统的激活和镇痛的正常关系在吸烟者缺失,从而引起内源性痛觉调制系统失调。吸烟对疼痛的影响也存在性别差异,女性吸烟者雌激素浓度慢性降低而男性吸烟者的去甲肾上腺素浓度增高。

(四) 吸烟影响阿片类药物的代谢

有研究表明,与不吸烟慢性疼痛患者相比,吸烟者疼痛评分高,需要的镇痛药氢可酮增多,氢可酮的血浆浓度反而低。香烟中的多环芳烃大大影响了肝细胞色素 P450 酶活性,主要是 CYP1A2 和 CYP2E1。此外还有尿苷二磷酸葡萄糖醛酸转移酶(UDP-glucuronosyltransferase,UGT)的亚型 UGT2B7,其是由多环芳香碳氢化介导的。因为吗啡主要由这些酶代谢,这些酶的活性增强加速了吗啡的代谢。但是关于吸烟状态如何影响吗啡和其他阿片类镇痛药的代谢,目前尚不得而知。

(五) 长期吸烟与血红素加氧酶

长期接触 CO 增加了血红素加氧酶水平。血红素加氧酶-CO 系统影响了许多细胞过程,包括炎症、氧化应激和细胞凋亡。并且血红素加氧酶可能参与了神经病理性疼痛发展。至于血红素加氧酶-CO 系统和吸烟者慢性疼痛的易感性的关系还需要进一步研究。

三、吸烟与疼痛的临床研究进展

(一) 吸烟与手术后疼痛

既然尼古丁具有镇痛作用,有研究者试图将尼古丁应用于手术后镇痛。在非吸烟女性子宫切除术中,与安慰剂对照,尼古丁可增强吗啡的镇痛效果。在全麻苏醒前接受 3mg 尼古丁鼻腔喷雾的患者术后 1h 的疼痛评分下降,减少 1/2 吗啡用量,术后 24h 疼痛减轻。在非吸烟者腹腔和盆腔手术研究中,术前即刻应用并于术后当晚撤除尼古丁透皮贴剂可以改善术后痛达 5d 之久,但是尼古丁具有封顶效应。在非吸烟者行前列腺切除术全麻前接受 7mg/24h 尼古丁透皮贴片显著减少了术后 24h 吗啡用量。但是也有与之相反的报道。相比之下,Turan 等报道 21mg/24h 透皮尼古丁贴片未改善女性子宫切除术后疼痛或者减少阿片类药物用量。在这项研究中61%的受试者为吸烟者或长期接触尼古丁。另一项研究,吸烟者在腹部或盆腔手术前应用尼古丁透皮贴剂5~15mg/24h没有改善疼痛和减少阿片类药物用量。因此,在大多数不吸烟者的研究中,尼古丁有镇痛作用,但对于吸烟者,受体脱敏和/或戒断的作用可能会限制围手术期尼古丁的镇痛效果。

全球每年有2.3亿成年人接受手术治疗,其中大约30%的手术患者在术前是正在吸烟者,数百万患者围手术期出现呼吸和心血管并发症。最近一项大样本的病例队列研究发现,635 265例手术患者,吸烟者术后30d内各种原因导致的死亡率是不吸烟者的1.38倍,且围手术期患肺炎、心搏骤停、心肌梗死、脑卒中、切口和深部感染以及感染性休克的发生率都增加。对接受冠状动脉搭桥术的患者回顾性研究表明,吸烟者在术后48h阿片类药物的需要量增加33%。但是除吸烟以外,可影响术后阿片类药物用量的其他因素还有年龄、性别、阿片类药物耐受性以及外科特点等。正在和曾经吸烟的女性在妇科手术后比不吸烟者需使用更多阿片药物镇痛。所有这些研究均是观察性的,但没有试图分析可能影响阿片类药物应用的其他因素,且样本量小。因此,根据有限的研究,预期吸烟者术后镇痛药的需要量会增加。但是考虑到其他影响因素,也需要更大样本的前瞻性研究。

(二) 吸烟与慢性疼痛

流行病学研究表明,吸烟和慢性疼痛有一定关系。Leboeuf-Yde等综述了1974~1996年间发表的47篇关于吸烟与腰背痛关系的研究,发现许多(而非全部)研究证实吸烟与腰背痛呈正相关,建议较大样本研究可能具有统计学意义。Goldberg等综述了1976到1997年中期的出版物发现吸烟与非特异性腰痛有关联,同样不是所有的研究均支持这一观点。这些研究均表明,在作出结论时,应考虑到尼古丁的剂量反应、使用时间和尼古丁引起镇痛的可逆性等重要因素。吸烟和疼痛潜在的关系非常复杂,吸烟会产生中枢神经功能的变化,这些变化即使停止吸烟后仍持续很久。因此,有可能是曾吸烟者和从未吸烟者对疼痛的敏感性不同,这常常是在临床研究中没有考虑到的。大样本的研究发现,吸烟增加了腰背痛的发生率,并呈显著的烟草剂量相关性;慢性疼痛患者使用吗啡的时机提前,且吗啡需要量增加。同时也发现慢性疼痛患者的疼痛强度及抑郁程度更重,与吸烟无关;而吸烟患者阿片类药物需要量更大。

最近数项前瞻性队列研究进一步提供了吸烟与慢性疼痛关系的证据。在芬兰青少年的前瞻性队列研究显示,在16岁时每天抽烟超过9支与18岁时的背痛发生相关,疼痛强度具有明显的剂量依赖性。另一项纵向研究追踪青少年的平均年龄为11岁,发现每天吸烟是腰痛的最强危险因素之一,这种关联持续到成年。在同一队列研究中,每天吸烟是男性腰椎间盘突出的危险因素。在英国一项队列研究中,青少年时中度或重度吸烟可以预测32到33岁时腰背痛的发生率。在一项长达15年的职业病队列研究中,长期吸烟增加了坐骨神经痛的发生风险。

吸烟者除了慢性疼痛发生率增加外,在慢性疼痛患者中,吸烟者抱怨疼痛强度大和更多的疼痛位点。对那些接受疼痛康复、纤维肌瘤治疗和面部疼痛治疗的患者,吸烟者承受更大的痛苦和功能的丧失,包括生活质量下降和抑郁。吸烟者疼痛剧烈,而且康复效果也更差。在患有手臂疼痛患者进行前瞻性队列研究,吸烟患者具有持续性疼痛。在7年的34 754就业人员的前瞻性队列研究中,目前吸烟是其未来背痛最主要的致病条件之一。

综上所述,吸烟是一种尼古丁依赖的慢性成瘾性疾病。尼古丁作用于中枢和外周nAChRs,引起抑制性神经递质的释放发挥镇痛作用。尼古丁依赖引起痛觉敏感性的增高,慢性疼痛疾病的发病率增高。手术后患者阿片类药物需要量增加。吸烟与疼痛的关系复杂。通过临床大样本研究尼古丁依赖及其相关因素对急性痛的影响,并探讨其发生机制对临床上吸烟患者手术后疼痛的治疗具有重要意义。

(张宗旺 傅志俭)

参考文献

1. 孙洪强. 吸烟也是病. 中国卫生人才,2010,2:74-75
2. Taly A, Corringer PJ, Guedin D, et al. Nicotinic receptors: Allosteric transitions and therapeutictargets in the nervous system. Nat Rev Drug Discov, 2009, 8:733-750
3. Nashmi R, Lester HA. CNS localization of neuronal nicotinic receptors. J Mol Neurosci, 2006, 30:181-184
4. Shi Y, Weingarten TN, Mantilla CB, et al. Smoking and pain: pathophysiology and clinical implications. Anesthesiology, 2010, 113(4):977-992
5. Vincler M, McIntosh JM. Targeting the alpha9 alpha10 nicotinic acetylcholine receptor to treat severe pain. Expert Opin Ther Targets, 2007, 11:891-897
6. Marrero MB, Bencherif M. Convergence of alpha 7 nicotinic acetylcholine receptor-activated pathways for anti-apoptosis and anti-inflammation: central role for JAK2 activation of STAT3 and NF-kappaB. Brain Res, 2009, 23(1256):1-7
7. Marrero MB, Lucas R, Salet C, et al. An alpha7 nicotinic acetylcholine receptors-selective agonist reduces weight gain and metabolic changes in a mouse model of diabetes. J Pharmacol Exp Ther, 2010, 332(1):173-180
8. Simons CT, Cuellar JM, Moore JA, et al. Nicotinic receptor involvement in antinociception induced by exposure to cigarette smoke. Neurosci Lett, 2005, 389:71-76
9. Bang SJ, Commons KG. Age-dependent effects of initial exposure to nicotine on serotonin neurons. Neuroscience, 2011, 179(1):1-8
10. Cosgrove KP, Esterlis I, McKee S, et al. Beta2* nicotinic acetylcholine receptors modulate pain sensitivity in acutely

abstinent tobacco smokers. Nicotine Tob Res, 2010, 12(5):535-539

11. Brett K, Parker R, Wittenauer S, et al. Impact of chronic nicotine on sciatic nerve injury in the rat. J Neuroimmunol, 2007, 186:37-44
12. Lough C, Young T, Parker R, et al. Increased spinal dynorphin contributes to chronic nicotine-induced mechanical hypersensitivity in the rat. Neurosci Lett, 2007, 422:54-58
13. Ackerman WE3rd, Ahmad M. Effect of cigarette smoking on serum hydrocodone levels in chronic pain patients. J Ark Med Soc, 2007, 104:19-21
14. Hong D, Conell-Price J, Cheng S, et al. Transdermal nicotine patch for postoperative pain management: A pilot dose ranging study. Anesth Analg, 2008, 107:1005-1010
15. Habib AS, White WD, El Gasim MA, et al. Transdermal nicotine for analgesia after radical retropubic prostatectomy. Anesth Analg, 2008, 107:999-1004
16. Turan A, White PF, Koyuncu O, et al. Transdermal nicotine patch failed to improve postoperative pain management. Anesth Analg, 2008, 107:1011-1017
17. Olson LC, Hong D, Conell-Price JS, et al. A transdermal nicotine patch is not effective for postoperative pain management in smokers: A pilot dose-ranging study. Anesth Analg, 2009, 109:1987-1991
18. Weiser TG, Regenbogen SE, Thompson KD, et al. An estimation of the global volume of surgery: a modeling strategy based on available data. Lancet, 2008, 372(9633):139-144
19. Turan A, Mascha EJ, Roberman D, et al. Smoking and perioperative outcomes. Anesthesiology, 2011, 114(4):837-846
20. Hooten WM, Townsend CO, Bruce BK, et al. The effects of smoking status on opioid tapering among patients with chronic pain. Anesth Analg, 2009, 108(1):308-315.
21. Hooten WM, Shi Y, Gazelka HM, et al. The effects of depression and smoking on pain severity and opioid use in patients with chronic pain. Pain, 2011, 152(1):223-229
22. Mikkonen P, Leino-Arjas P, Remes J, et al. Is smoking a risk factor for low back pain in adolescents. A prospective cohort study. Spine, 2008, 33(5):527-532
23. Mattila VM, Saarni L, Parkkari J, et al. Predictors of low back pain hospitalization: a prospective follow-up of 57,408 adolescents. Pain, 2008, 139(1):209-217
24. Mattila VM, Saarni L, Parkkari J, et al. Early risk factors for lumbar discectomy: An 11-year follow-up of 57,408 adolescents. Eur Spine J, 2008, 17(10):1317-1323
25. Hooten WM, Townsend CO, Bruce BK, et al. Effects of smoking status on immediate treatment outcomes of multidisciplinary pain rehabilitation. Pain Med, 2009, 10(2):347-355

117. 雌激素及其受体参与疼痛调控的研究进展

一、疼痛的性别差异

很多报道都表明疼痛对女性造成的影响要远远大于男性。2008 年是国际疼痛协会宣布的“全球女性疼痛防治年”,呼吁关注女性承受的慢性疼痛以及寻求更有效的治疗手段。Berkley 曾经撰写过一篇关于疼痛造成性别差异的综述性文章中提到,在所调查的 78 种临床疼痛疾患中,有一半以上是女性敏感的,只有不到 1/3 是男性敏感的。Meta 分析也表明,女性对疼痛更敏感。

同时人类试验性疼痛研究发现,不同形式的疼痛刺激(如热痛、压痛及化学性刺激痛等),健康人群中女性的痛阈和疼痛耐受性通常比男性低,女性比男性对痛觉也更敏感。对动物实验的研究也表明,啮齿动物雄性和雌性之间痛阈值存在差异。雌性啮齿动物在热、化学、炎症和机械性伤害的实验模型中表现出痛阈较雄性低。在某些神经性疼痛大鼠模型中,未表现出差别,这可能由于不同的实验大鼠模型、不同研究方法以及不同种系大鼠造成的。

二、雌激素与疼痛

疼痛的性别差异很大程度取决于性激素作用,性激素对神经系统的作用可以分为组织效应(organizational effect)与活化效应(activational effect)两方面。性激素的组织效应可以对中枢神经系统造成永久性影响并造成很多行为的性别差异性,比如对痛行为的调节作用。动物实验已证实,新生的雄性大鼠不断接触雄激素会增加其成年后对热痛和机械痛的耐受性;而在雌性新生大鼠无此作用;这可能与性激素的组织效应有关。而活化效应是通过性激素对发育完全的神经系统发生迅速作用,与男性和女性成年后性行为和其他行为有关。从人们对性别与疼痛的研究开始,大部分的研究都关注性激素的活化效应与疼痛性别差异之间的关系。

很多报道都发现雌激素作为一个重要的调节因子,通过活化效应影响感觉认知和痛敏感性。在卵巢切除的雌性啮齿类动物中,雌激素替代疗法可以缓解其痛觉过敏状态。雌性啮齿类动物在间情期与发情期对伤害性刺激的反应有差异。人类试验也表明,处于分泌期的女性(雌激素水平较低),短期雌激素治疗可以缓解由生理盐水注射咀嚼肌诱发的疼痛。月经期间雌激素水平的骤然下降会使女性颞下颌关节炎(TMJ)肌肉关节痛症状进一步加重,偏头痛的发生也会随着雌激素水平的变化而变化。然而,雌激素替代疗法并没有缓解绝经期妇女类风湿关节炎(RA)、肌纤维综合征(FMS)相关症状;相反,会使偏头痛和 TMJ 的症状恶化。当然,还也有很多报道认为雌激素对疼痛没有调节作用。因此,从目前的动物实验与人类试验看,雌激素对疼痛的调节作用,仍然是一个值得探讨的问题。

三、雌激素与临床疾病

(一) 偏头痛

偏头痛的典型表现,除了非搏动钝痛外,还会表现出更严重的症状如恶心呕吐,对光线和声音敏感。越来越多现象表明雌激素对偏头痛具有调节作用:①偏头痛发病率女性是男性的 2~3 倍,而且女性头痛持续时间更长。②女性偏头痛发病率在青春期上升,生育期达到峰值,绝经后下降,而男性一生中发病率则是相对稳定。③偏头痛女性患者的月经周期(特别是月经期)也与头痛的发生相关,大约有 50% 的女性在月经前期患偏头痛的风险增加。④突然撤退雌激素会促使偏头痛发生。

(二) 内脏痛

临床研究已经证明了许多内脏痛,如肠易激综合征(IBS)、慢性盆腔炎及反流性食管炎等,女性发病率明显大于男性。此外还发现某些慢性盆腔痛与腹腔或盆腔器官的功能性病变无关,而是与雌激素周期变化有关。在西方国家,IBS 发病率女性是男性的两倍。

（三）颞下颌关节紊乱疾病（TMD）

这是临床上常见的一种肌肉骨骼疼痛，主要表现为颞下颌关节及相关肌肉的触痛和关节运动时产生的疼痛（如咀嚼、张口和说话）。TMD的发病率女性大约为男性的2～5倍；TMD的女性发病率高峰出现在生育期，疼痛症状在青春期后显著，绝经期后逐渐下降。这表明女性这一疾病发生率增加可能与女性性激素的水平有关。特别是从青春期开始月经周期相关的性激素水平变化，被认为与女性TMD患者下颌肌肉疼痛的强度相关。然而，TMD的发病机制涉及免疫、骨骼以及神经三个系统，因此其与雌激素的关系比上述两种疾病更为复杂。动物实验表明，雌激素对TMJ有保护作用，却增加了TMJ的炎症反应。由芥子油引发的急性TMJ炎症模型中，与间情期大鼠相比较，发情期大鼠出现更显著的炎症免疫反应；而在由完全弗氏佐剂（CFA）引发的慢性TMJ炎症模型中，雌二醇替代治疗的大鼠比单纯去势大鼠经历更显著的疼痛。因此从神经系统而言，上述研究表明雌激素增加了伤害性刺激引起的疼痛症状；而此现象可能与谷氨酸系统的激活有关。

（四）关节及其他自身免疫性疾病

一些骨骼肌肉性疼痛疾病，如类风湿关节炎（RA）、骨关节炎、系统性红斑狼疮（SLE）以及肌纤维痛（FMS）等疾病，女性的发病率是男性的2～10倍。骨关节炎的疼痛可由于妊娠及口服避孕药缓解；而在绝经期后会增强。

四、雌激素参与疼痛调控的可能机制

（一）雌激素受体在疼痛相关区域的分布

经典的雌激素受体ERα和ERβ均为核受体，主要作为转录因子作用调节靶基因的活动。在神经系统中，ERs广泛分布于痛觉传递和调制通路中，因此推测ERs很有可能参与到雌激素对疼痛的调节作用中。解剖学研究显示，ERα和ERβ在背根神经节和脊髓背角均有分布（主要分布在板层Ⅱ，在板层Ⅰ、Ⅲ、Ⅴ和Ⅹ也有一定程度的分布）；同时ERα和ERβ也分布于与痛情绪相关的大脑相关区域，如中脑导水管周围灰质（PAG）、臂旁核、脊核、下丘脑、大脑边缘系和几个皮质区等区域。

近年来发现的另一种新型雌激素受体GPR30为膜受体，通过特异性的结合雌激素，快速起始第二信使级联反应。小直径的DRG初级传入神经元及脊髓背角浅层有GPR30的功能性表达，可能在雌激素调节疼痛中起重要作用。GPR30在大鼠脑内主要位于海马、新纹状体、下丘脑的室上核和视旁核、垂体前叶、后叶和脑干孤束核、迷走神经背核及疑核等部位。

经典的核受体ERs和新型的膜受体GPR30在体内疼痛相关部位有不同的分布模式，并且通过不同的细胞机制发挥生理及病理效应，可能是造成其参与疼痛调控的复杂机制。目前对此的研究主要集中在动物实验中，通过对不同物种建立不同的疼痛模型，采取不同的实验方法，从不同角度解释雌激素受体与疼痛调控之间的关系。

（二）雌激素及其受体参与调控的可能机制

1. 雌激素与阿片系统　以往研究报道，性激素主要通过其组成效应影响吗啡在不同性别中的镇痛效应。近年来，越来越多的研究关注性激素的活性效应与不同性别中吗啡镇痛效应的关系。PAG内ERs以及阿片受体的广泛分布表明雌激素可能通过其受体介导阿片系统的作用参与疼痛的调节作用。Shugrue等发现，与间情期的雌性大鼠相比，发情期的大鼠对PAG内给予的吗啡镇痛敏感度降低。Bernal发现，阿片类物质的镇痛效应随着雌性大鼠行周期的变化而变化；与雄性大鼠相比，在雌性大鼠体内，非可逆性阻断PAG内μ-阿片受体可以更大程度降低吗啡镇痛的效果。外源性或内源性雌激素可以增加雌性大鼠脊髓内KOR表达，增强由KOR介导的在炎性痛模型中的镇痛作用；且这种调节作用具有性别差异性。雌激素通过激活脊髓孤啡肽、阿片样受体1（ORL1）缓解雌性动物疼痛，这种调节作用与雌性大鼠的性周期相吻合；而其通过哪一种雌激素受体发挥作用还不清楚。类似的报道发现在大鼠三叉神经节内，ERs mRNA表达最多的神经细胞，ORL1的表达也相应增高。亦有相关报道，脊髓合成的雌激素通过ERa、ERb以及GPR30共同作用来调节脊髓κ和α受体的异二聚化，从而改变单独的KOR的功能，进而调节由强啡肽介导的镇痛效应。而在Zubieta开展的一组临床研究中，不同时期的很多试验都探讨了男性与女性体内μ-阿片受体的差异性表达而介导不同的镇痛作用。2002年发现，男性与女性在发情期，不同脑和团内μ-阿片系统反应的程度和趋势都有差异。2006年发现，女性体内的高雌激素水平与相关脑区μ-阿片受体的表达有关，并与疼痛持续阶段的内源性阿片系统的激活有关；同时也与人类对伤害性刺激的心理物理反应相关。2007年发现，女性FMS患者，脑内伏隔核（NAc）、杏仁核和扣带回（ACC）等脑区μ-阿片受体的表达降低；而FMS的发生本身就与雌激素相关。因此不管是动物实验还是临床试验表明，雌激素与内源性阿片系统的关系非常密切，雌激素通过阿片系统来介导镇痛作用很有可能是其参与疼痛调控的重要机制之一。

2. 雌激素与谷氨酸系统　中枢内的离子型谷氨酸受体包括NMDA受体、AMPA受体和KA受体，有较多报道表明雌激素可以通过调节NMDAR的功能来发挥作用。在脑内，雌激素通过其受体ERs与NMDAR的结合，来调节如疼痛、情绪等一系列与神经调节相关的行为。在脊髓亦有相关报道，如雌激素可通过上调NMDA受体的表达水平及通过PKA信号通路磷酸化NMDA受体的NR1亚基调节NMDAR的功能，从而使大鼠对内脏痛的反应增加。而在外周水平，如传递伤害性信息的小至中等直径的DRG神经元也发现，雌性大鼠的NMDA受体介导的电流强度明显高于雄性大鼠，给予外源性的雌激素灌流，发现对雌性大鼠的

NMDA 电流增大较明显,提示 DRG 神经元的 NMDA 受体的基础表达及雌激素对 NMDA 受体的基础调节存在性别差异。除了 NMDA 受体外,也有较少的报道表明,雌激素在海马对 AMPA/KA 受体也具有正性调节作用。

3. 雌激素与 TRPV1　瞬时受体电位香草酸亚型 1(TRPV1)为一种非选择性阳离子通道,在外周神经系统与脑内均有表达。Tong 等发现在雌性大鼠三叉神经节感觉神经元中,雌激素对 TRPV1 的调节起决定性作用。研究表明在成年大鼠伤害感受器神经元中,雌二醇能够通过激活 ERβ 的信号途径而抑制 TRPV1。最近一项对颞下颌关节(TMJ)炎症模型的研究表明,雌激素可以上调海马 TRPV1 的活性从而增加由 TMJ 炎症导致的痛觉过敏。另一项关于在急慢性宫颈痛的研究中指出,雌激素在大鼠的急慢性宫颈痛模型中可以介导痛敏的发生,而且给予 TRPV1 拮抗剂时可以减轻这一作用。同样在关于盆腔感觉的一篇报道中,Peng 等发现 TRPV1 会随着雌激素水平的周期性变化而变化,进一步调节子宫与盆腔-尿道交互的内脏痛觉过敏中。到目前为止,雌激素通过 TRPV1 而介导疼痛的相关研究越来越多,还尚未发现其他瞬时受体电位香草酸亚型参与其中。

4. 雌激素与肾上腺素系统　肾上腺素通过作用于外周伤害性感受器的 B 受体而产生机械性痛觉过敏现象。而且其致敏作用具有性别差异性,雄性大鼠比雌性大鼠表现出更明显的机械性痛敏现象;而在性腺切除之后,仅雌性大鼠会表现出由肾上腺素介导的机械性痛敏的增加,雌二醇替代治疗后会使其恢复至原有水平。这些现象均表明雌激素可能造成了肾上腺素介导痛觉的性别差异性。近年来,也有关于这方面的零星报道。2005 年,Levine 等发现雌激素可以调节大鼠肾上腺髓质的功能,从而导致生理性痛觉性别差异性;并且雌激素可以通过 B 受体介导机械性痛觉过敏的产生。2006 年,THOMPSON 等发现雌激素可以激活三叉神经节区域中的 A2 受体,进而调节不同大鼠对伤害性刺激的反应性。2008 年,MOKHA 等发现了脊髓内的 A2 受体参与不同性别体内对疼痛的敏感性,而这种差异性表现又同时受到雌激素与睾丸激素的调节。虽然目前关于这方面的研究还不是很多,但是越来越多的证据开始表明出雌激素可以通过肾上腺素系统来调控疼痛。

5. 雌激素与其他系统　此外,其他系统也涉及雌激素对疼痛的调控机制中,其研究结果不确切。曾有研究指出 G 蛋白门控内向整流钾离子通道(GIRK2)介导的痛觉感知和镇痛疗效因性别而存在显著性差异,而中枢神经系统中雌激素通过 GPR30 激活 GIRK2 发挥快速调节作用。嘌呤受体 P2X3 也参与到雌激素在外周神经系统对疼痛的调节中。除此之外,Nappi 等发现雌激素可以增加人体对 5-羟色胺激动剂的敏感性。

(三) 雌激素介导的基因组机制与非基因组机制的结合

传统观点认为,雌激素受体是一种核受体,通过与雌激素结合后,控制基因转录等一系列生化反应,这就是我们所说的雌激素的基因组机制,这种经典通路要历时数小时甚至数天才能改变神经元生理和行为反应。但近年来大量研究发现雌激素的快速作用,这种作用需要膜雌激素结合位点 GPR30 的激活,在使用后数秒内就可以通过激活第二信使级联反应来调节神经元的兴奋性,也就是雌激素的非基因组机制。包括 ERK/MAPK 途径,cAMP2-PKA2-MAPK 途径,PI3k-Akt2-NO 途径。

因此,ER 可能通过复杂的作用机制在疼痛传递通路和调制系统的不同层面对急、慢性疼痛进行调控。对于急性的伤害感受性疼痛,膜上 GPR30 可以与内分泌以及旁分泌快速产生的雌激素相互作用,并呈一定的剂量依赖关系,激发复杂的非基因组途经来进行快速调控;而对于继发的慢性疼痛,核 ERs 可能主要通过与雌激素相互作用而激活复杂的基因组途经来进行调控。

五、进一步的研究方向

其他激素的作用

1. 睾丸激素　除了雌孕激素之外,雄激素(睾丸激素)也是性激素的主要组成部分。男性体内以睾丸激素为主,女性体内也存在少量的睾丸激素;因此睾丸激素也可能是造成疼痛性别差异的因素之一。早期的研究表明,睾丸激素可以防止由炎症引起的软骨损伤,缓解足底和 TMJ 内注射福尔马林引起的疼痛反应,缓解由角叉莱胶注射引起的炎性痛对热刺激也有保护作用。目前关于雄激素的作用主要集中在关节痛模型中。雄激素替代治疗可以显著缓解雄性大鼠由关节炎症诱发的痛行为。然而也有其他报道显示,雄激素可以增加雄性大鼠对关节损伤后的炎症反应程度。Claiborne 通过对脊髓 ORL1 性别差异性的研究得出结论,雌激素可以缓解雌性大鼠的痛敏现象,而同时睾丸激素对雄性大鼠具有镇痛作用。

临床试验表明,睾丸激素与男性丛集性头痛的发生有关,但与偏头痛之间没有明显关系。无论是在女性还是男性中,RA 患者的雄激素水平降低,而雄激素替代治疗可以缓解与之相关的疼痛。但是这并不能表明性激素就具有确切的阵痛效应,因为雄激素在芳香酶的作用下可以转化为雌激素,这种转化作用使得睾丸激素的调节作用变得复杂,也给雌激素对疼痛的调控蒙上了一层面纱。

2. 孕激素　虽然更多研究关注雌激素对疼痛的调节作用,然而目前也有不少试验报道表明女性体内另一种性激素——孕激素对疼痛的调节也起重要作用。动物实验中,Ren 等发现孕激素可以减轻有炎症诱发的热痛敏以及脊髓损伤后痛行为。然而在大鼠的关节炎模型中,孕激素处理后,并没有表现出明显的抗炎和镇痛效果。临床试验表明,提高女性体内孕激素的水平可以降低偏头痛的发生率。在患有肌纤维痛综合征的妇女体内,其孕激素波动水平比健康妇女明显。孕激素具体的调节机制还不明确,可能与 GABA 受体的活性相关。

此外，雌孕激素的联合作用有别于雌激素的单独作用，比如孕激素可以逆转在高雌激素水平下福尔马林试验诱发的炎性痛。因为雌孕激素在女性体内共存，而且大部分女性会采取雌孕激素的联合治疗，因此辨别两者的独自效应，并阐明其相互作用显得尤为重要。

六、总　结

综上所述，雌激素对疼痛的调控是一个极其复杂的过程，其调节作用随着疼痛类型的改变而改变，随着组织部位的变化而变化，并涉及不同的雌激素受体及痛觉调制通路。进一步系统而细化的认识雌激素在疼痛调控中的作用机制将为我们预防治疗女性疼痛提供新的策略，并最终提高人类生活的质量。

（钱怡玲　曹君利）

参 考 文 献

1. Paller CJ, Campbell CM, Edwards RR, et al. Sex-based differences in pain perception and treatment. Pain Med, 2009,10(2):289-299
2. Bellinger LL, Spears R, King CM, et al. Capsaicin sensitive neurons role in the inflamed TMJ acute nociceptive response of female and male rats. Physiol Behav, 2007, 90 (5): 782-789
3. Greenspan JD, Berkley KJ, et al. Studying sex and gender differences in pain and analgesia: a consensus report. Pain. 2007,132(1):S26-45
4. Ji Y, Murphy AZ, Traub RJ. Estrogen modulation of morphine analgesia of visceral pain in female rats is supraspinally and peripherally mediated. J Pain, 2007, 8:494-502
5. Brandes JL. The influence of estrogen on migraine. A systematic review. JAMA, 2006, 15:1824-1830
6. Martin VT, Lipton RB. Epidemiology and biology of menstrual migraine. Headache, 2008, 48(3):S124-130
7. Coffee AL, Sulak PJ, Kuehl TJ. Long-term assessment of symptomatology and satisfaction of an extended oral contraceptive regimen. Contraception, 2007, 75:444-449
8. Vincent K. Chronic pelvic pain in women. Postgrad Med J, 2009, 85(999):24-29
9. Yu-Wei Wu, Ye-Ping Bi, Xiao-Xing Kou, et al. 17-β-Estradiol Enhanced Allodynia of Inflammatory Temporomandibular Joint through Upregulation of Hippocampal TRPV1 in Ovariectomized Rats. The Journal of Neuroscience, 2010, 30(26):8710-8719
10. Dun, S. L., Brailoiu, G. C., Gao, X., et al. Expression of estrogen receptor GPR30 in the rat spinal cord and in autonomic and sensory ganglia. J Neurosci Res, 2009, 87: 1610-1619
11. Bernal SA, Morgan MM, Craft RM. PAG mu opioid receptor activation underlies sex differences in morphine antinociception. Behav Brain Res, 2007, 177:126-133
12. Lawson KP, Nag S, Thompson AD, et al. Sex-specificity and estrogen-dependence of kappa opioid receptor-mediated antinociception and antihyperalgesia. Pain, 2010, 151: 806-815
13. McRoberts, J. A., Li, J., Ennes, H. S., et al. Sex-dependent differences in the activity and modulation of N-methyl-d-aspartic acid receptors in rat dorsal root ganglia neurons. Neuroscience, 2007, 148:1015-1020
14. Tang, B., Ji, Y., Traub, R. J. Estrogen alters spinal NMDA receptor activity via a PKA signaling pathway in a visceral pain model in the rat. Pain, 2008, 137:540-549
15. Todd, B. J., Schwarz, J. M., Mong, J. A., et al. Glutamate AMPA/kainate receptors, not GABA(A) receptors, mediate estradiol-induced sex differences in the hypothalamus. DevNeurobiol, 2007, 67:304-315
16. Szallasi A, Cortright DN, Blum CA, et al. The vanilloid receptor TRPV1: 10 years from channel cloning to antagonist proof-of-concept. Nat Rev Drug Discov, 2007, 6:357-372
17. Bei Ma, Li-hua Yu, Juan Fan, et al. Estrogen modulation of peripheral pain signal transduction: involvement of P2X3 receptors. Purinergic Signalling, 2011, 7:73-83
18. Li, L., Fan, X., Warner, M., et al. Ablation of estrogen receptor alpha or beta eliminates sex differences in mechanical pain threshold in normal and inflamed mice. Pain, 2009, 143:37-40
19. Fischer L, Clemente JT, Tambeli CH. The protective role of testosterone in the development of temporomandibular joint pain. J Pain, 2007, 8:437-442
20. Ganesan K, Balachandran C, Manohar BM, Puvanakrishnan R. Comparative studies on the interplay of testosterone, estrogen and progesterone in collagen induced arthritis in rats. Bone, 2008, 43:758-765
21. Fischer L, Torres-Chavez KE, Clemente-Napimoga JT, et al. The influence of sex and ovarian hormones on temporomandibular joint nociception in rats. J Pain, 2008, 9: 630-638
22. Fischer L, Clemente JT, Tambeli CH. The protective role of testosterone in the development of temporomandibular joint pain. J Pain, 2007, 8:437-442
23. van Vollenhoven RF. Sex differences in rheumatoid arthritis: more than meets the eye. BMC Med, 2009, 7:12

118. 镇痛/伤害性刺激平衡指数：应用心率变异性分析评价镇痛程度

疼痛作为继血压、呼吸、脉搏和体温之后的“第五大生命体征”，目前对其的研究越来越被重视。疼痛是患者的主观感受，复杂的生理反应、社会预期值过高、焦虑情绪、慢性病史及表达能力有限等因素都在一定程度上限制了医务人员对于患者疼痛状态的客观评估。此前尚无有效的监测手段可用于监测患者的镇痛水平并在一定程度上指导镇痛药物的使用。目前有望通过心率变异性分析得到的镇痛/伤害性刺激平衡指数(ANI)成为评价疼痛刺激对机体影响强度的客观指标，完善麻醉深度的监测，保障患者安全。

一、心率变异性分析

心率变异性(heart rate variability，HRV)是指逐次心搏间期的微小差异，由于自主神经系统对心脏窦房结的调控作用，使得心搏间期心率变异性存在几十毫秒的差异和波动，它的变化代表了交感神经和副交感神经从中枢神经系统发出传导至心脏窦房结这一过程的水平。大量试验报道指出，心率变异性分析可用于评价自主神经系统(autonomic nervous system，ANS)活性。

典型的HRV光谱图包括两个主要的光谱变量样本函数：低频部分(low-frequency，LF)、高频部分(high-frequency，HF)。有试验选择性地应用心交感神经和副交感神经受体阻滞剂进行研究，认为HRV大于0.15Hz的HF完全由副交感神经组成，而LF则由交感神经和副交感神经共同组成。心率变异性分析具有一定的临床应用价值，HRV的下降可用于预测心血管疾病或老年疾病的远期死亡率等。越来越多的证据表明，在成人，疼痛可引起HRV的下降，特别是HF能量的下降，预示着当不愉快刺激或情绪存在时，迷走神经张力出现下降趋势。

Logier等指出，HRV可用于表示术中镇痛和伤害性刺激的平衡情况。他们通过HRV分析编辑了一种可用于评价镇痛/伤害性刺激平衡的计算法则，并由此设计了一款检测设备(Physio Doloris)，应用镇痛/伤害性刺激平衡指数(analgesia nociception index，ANI)评价患者的镇痛/伤害性刺激平衡状态。

二、镇痛/伤害性刺激平衡指数(ANI)基本原理

ANI是通过对RR间期的实时分析与计算得出的。监护仪根据公认数值发出256Hz采样率的数字化模拟信号用以捕捉ECG，由临界值挑选法选出自主R波。将RR间期可视化后便可检测到异常R波或异位起搏波形的R波，异位起搏波形的R波通过演算可人为被替换为与R波左右相邻的正常R波。此后系统再对重新定义的数据进行小波转换分析。与经典的傅里叶转换相比，小波转换可以对不稳定的信号进行分析，因此对于瞬时变化的HRV更加适用。通过对RR间期能量的每一等级的小波参数进行平方和计算，便可得到HF与LF。HF与LF之和代表信号的总能量。HF、LF的绝对数值以及标准化单位(normalized units，HFnu、LFnu定义为总能量中所占比例)在经过系统分析后可用于描绘HRV的不同成分，用于解释研究对象在接受伤害性刺激之后的反应。

此外小波转换也可以作为带通滤波器加以使用。在没有相对位移的情况下，小波转换可以排除信号中一个或多个频率区间，从而保留研究所需区间部分。为了实现带通滤波，试验采用了4个参数的Daubechie小波分析，直接对不同能级的数据进行实时计算。每一能级相对应不同的频率区间，再对选定的能级进行小波转换的逆运算，得到相应时间区间下有相对意义的滤波信号(即高频部分)。

因HRV中HF完全由副交感神经组成，故副交感神经张力可通过计算曲线下面积进行评估(图118-1)。检测图形的最大值及最小值，在16秒窗口中得到包围在最大值及最小值之间的曲线下面积T1、T2、T3、T4。

定义：AUCmin = min(T1，T2，T3，T4)。

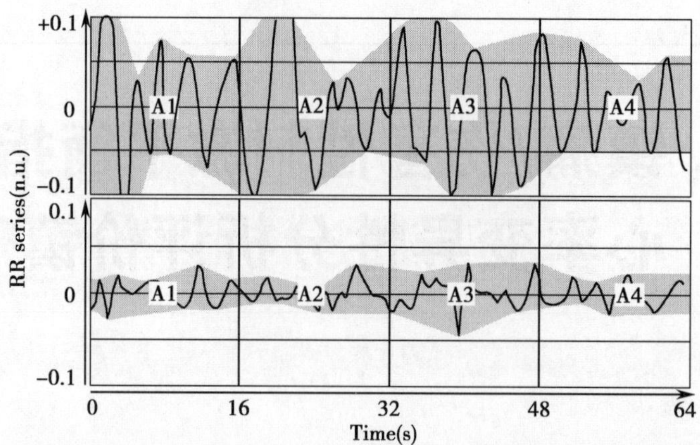

图 118-1 全身麻醉情况下，标准化转换后经过滤波处理的 RR 间期在两种不同条件下的镇痛/伤害性刺激平衡情况。灰色面积表示的 A1、A2、A3、A4 与副交感神经张力成比例。上图表示在镇痛充足情况下副交感神经张力相对较高。下图表示镇痛不足情况下副交感神经张力相对较低，引起心率及血压升高

ANI 为其所示面积占总窗口面积的百分比，数值在 0 ~ 100 之间：

$$ANI=100\times[\alpha\times AUCmin+\beta]/12.8$$

（当 $\alpha=5.1$，$\beta=1.2$ 时可保证呼吸对 RR 间期影响的有效性与 ANI 定量测定方法之间存在一定相关性。）

三、ANI 的临床研究

目前已有多项临床研究应用 ANI 观察患者在全身麻醉、分娩等情况下的镇痛及伤害性刺激的平衡情况。ANI 数值在 50 ~ 70 之间认为患者镇痛效果满意，ANI 数值低于 50 时认为患者镇痛不足，有可能引起高血流动力学反应。

（一）全身麻醉

2009 年 Mathieu Jeanne 等应用 ANI 观察了 49 例全凭静脉麻醉下接受手术的患者的术中情况。应用丙泊酚及不同阿片类药物（舒芬太尼、阿芬太尼或瑞芬太尼）进行麻醉维持，术中在患者对手术刺激出现反应时（体动、咳嗽、HR 或 SBP 较术前升高 20%），舒芬太尼组及阿芬太尼组单次追加相应镇痛药物，瑞芬太尼组则在术中逐渐降低输注速率。作者将麻醉稳定后尚未接受手术刺激前的患者情况定义为“无疼痛刺激”，将“镇痛充足”定义为随后的 30min 内不需要阿片类药物注射镇痛，将“镇痛不足”定义为随后的 5min 内需要阿片类药物注射镇痛，为了评价 HRV 是否在镇痛不足前有所变化，出现“镇痛不足”前的 5min 定义为“早期轻度镇痛”，观察患者在麻醉诱导阶段、麻醉维持阶段不存在手术刺激时、手术进行过程中这三个阶段，ANI 与血流动力学反应及疼痛反应之间是否存在一定关系。结论认为“早期轻度镇痛”情况下存在手术刺激时 HF 与 HFnu 可出现早期变化，而心率与“无疼痛刺激”时相比无明显变化。与心率变异性相比，HFnu 变化与镇痛/伤害性平衡状态更具相关性，标准化的 HF 可在早期预测患者是否存在镇痛不足的情况。

在另一篇全凭静脉麻醉行止血带全膝关节置换术的观察研究中，作者应用丙泊酚维持麻醉深度，在出现高血流动力学反应时（ABP 增加 20%）单次输注舒芬太尼，将给药后 ANI 的相对反应分为低 ANI 组及高 ANI 组，试探索出现高血流动力学反应原因。在低 ANI 组中（即认为镇痛不足时）静脉注射舒芬太尼后可见 ABP 下降，提示可能由于手术疼痛原因导致 ABP 升高故镇痛有效。在高 ANI 组中（即认为镇痛充足时）静脉注射舒芬太尼后 ABP 不变，而使用降压药后可见 ABP 明显下降，提示此时并非完全由手术疼痛原因引起 ABP 上升，镇痛无效而使用降压药物有效。结论指出 ANI 对于止血带下全膝关节置换术中诊断血压升高的原因具有提示作用，可减少麻醉医师的判断时间并避免使用不必要的阿片类药物。

Mathieu Jeanne 等利用 ANI 对全凭静脉麻醉下行气腹手术的 15 例患者在麻醉诱导前、麻醉维持阶段无手术刺激时、尺神经强直刺激、切皮、气腹、出现高血流动力学反应时［HR 和（或）SBP 较基础值增加 20%］及手术结束时进行观察。丙泊酚维持适当麻醉深度，根据血流动力学反应调节瑞芬太尼效应室浓度。结论指出，所有的 15 例患者都至少在人工气腹建立后的 8min 内出现了一次高血流动力学反应，麻醉诱导后可见血流动力学数值下降伴随 ANI 数值升高。在尺神经强直刺激时患者血流动力学并无明显改变，但在刺激结束后的 30s 内可见 ANI 出现明显下降，提示 ANI 在反应患者镇痛/伤害性刺激平衡时可能较血流动力学反应更加敏感。此后该作者又对 9 例丙泊酚-瑞芬太尼全凭静脉麻醉下行胆囊切除术的患者在麻醉诱导机械通气后、术中维持阶段、出现高血流动力学反应及术后机械通气时患者生命体征及 ANI 进行观察。结论提示麻醉诱导后无手术刺激时副交感神经张力最高,手术开始后副交感神经张力下降且在出现高血流动力学反应时副交感神经张力进一步下降。但以上观察数量偏少也给试验研究带来了一定的局限性。

(二)分娩

M. Le Guen 等对45 例需要硬膜外镇痛的临产妇进行临床观察,不论宫缩与否每 5min 进行一次 VAS 评分,并将 ANI 与 VAS 评分进行对比,结论指出 ANI 与 VAS 评分成负性相关,宫缩时可见 ANI 显著下降。L. Ursulet 进一步应用 ANI 对 28 例择期剖宫产孕妇进行了床旁研究,试图讨论 ANI 可否用来预测脊髓麻醉后出现的低血压。术前嘱临产妇模拟"倾斜试验(tilt test)",仰卧位平卧 5min 后直立端坐 5min,记录血流动力学反应及 ANI 数值,随后常规行脊髓麻醉,并根据麻醉后血压变化进行分组,定义低血压组为 SBP<100mmHg 或收缩压降低 20%以上,对照组则血流动力学较为平稳。结果显示,与对照组相比,低血压组中 ANI 数值在该临产妇仰卧位及直立端坐位时更高。ANI 数值较原有基础值增加 5 时,观察临产妇"倾斜试验"预测脊髓麻醉后低血压的敏感性为 80%,特异度为 76.5%,提示术前床旁心率变异性分析有助于预测择期剖宫产患者脊髓麻醉后出现的低血压。

(三)小儿麻醉

有应用 ANI 对 24 例七氟烷吸入麻醉下行骨科或泌尿系统等手术的 2~18 岁儿童进行观察,对比术前及切皮反应时血流动力学指标、最大瞳孔放大直径及 ANI 反应。切皮开始 60s 后可见患儿瞳孔直径最大且 ANI 数值最低。试验观察了疼痛刺激的产生对交感神经及副交感神经张力的变化,提示在疼痛刺激后可见交感神经张力增加,即反应为 ANI 数值下降及瞳孔直径增加。

B. Champigneulle 等对 30 例 1~3 岁术后伴随急性疼痛(儿童疼痛行为量表 FLACC>4)、进入恢复室后需要进行阿片类药物注射的患儿进行研究,观察给药前及给药后间隔 5min 的心率、FLACC 及 ANI 反应。结果显示 ANI 数值增加与滴定剂量相关,ANI 与 FLACC 成负性相关,提示 ANI 对于衡量患儿术后疼痛程度尤其对不能使用 VAS 评分的患儿有较好的指导作用。

M. Arnaout 等应用皮肤电导(和外周神经张力相关)与 ANI 进行比较,观察对比 13 例青春期患者地氟烷-瑞芬太尼麻醉下鼓室成形术中非侵入性疼痛评估设备的表现。结论提示评价伤害性刺激时监测心副交感神经张力比监测心率变化或外周交感神经张力更加敏感。

综上所述,术中应用 ANI 可在早期预测患者是否存在镇痛不足的情况,可能较血流动力学反应更加敏感。对于诊断术中血压升高的原因具有一定提示作用,可减少麻醉医师的判断时间并避免使用不必要的阿片类药物。术前床旁应用 ANI 分析有助于预测择期剖宫产患者脊髓麻醉后出现的低血压。此外,对于衡量患儿术后疼痛程度,尤其对不能使用 VAS 评分的患儿,有较好的指导作用。但以上临床观察由于患者数量相对较少也给试验研究的结论带来了一定的局限性,仍需要进行大量临床研究论证 ANI 是否可以反映患者镇痛是否充足。

(杨丽娜 温洪 岳云)

参考文献

1. Parati G, Mancia G, Rienzzo, et al. Point: counterpoint: cardiovascular variability is/is not an index of autonomic control of circulation. J. Appl. Physiol, 2006, 101: 676-678
2. Miu AC, Heilman RM, Miclea M. Reduced heart rate variability and vagal tone in anxiety: trait versus state, and the effects of autogenic training. Auton Neurosci, 2009, 145: 99-103
3. Appelhans BM, Luecken LJ. Heart rate variability and pain: associations of two interrelated homeostatic processes. Psychol, 2008, 77: 174-82
4. Task Force of the European society of cardiology and the North American society of pacing and electrophysiology, Heart rate variability. Standards of measurement, physiological interpretation and clinical use. Circulation, 1996, 93: 1043-1065
5. Verlinde D, Beckers F, Ramaekers D, et al. Wavelet decomposition analysis of heart rate variability in aerobic athletes. Auton. Neurosci, 2001, 90: 138-141
6. Logier R, Jeanne M, Tavernier B, et al. Pain/analgesia evaluation using heart rate variability analysis. Conf Proc IEEE Eng Med Biol Soc, 2006, 1: 4303-4306
7. Pichot V, Gaspoz JM, Molliex S, et al. Wavelet transform to quantify Heart Rate Variability and to assess its instantaneous changes. J Appl Physiol, 1999, 86: 1081-1091
8. Mathieu J, Régis L, Julien DJ, et al. Heart rate variability during total intravenous anesthesia: Effects of nociception and analgesia. Auton Neurosci, 2009, 147: 91-96
9. Logier R, DeJonckheere J, Delecroix M, et al. Heart rate variability analysis for arterial hypertension etiological diagnosis during surgical procedures under tourniquet. Conf Proc IEEE Eng Med Biol Soc, 2011, 2011: 3776-3779
10. Mathieu J, Cle'ment C, De Jonckheere J, et al. Analgesia nociception index online computation and preliminary clinical test during cholecystectomy under remifentanil-propofol anaesthesia. Journal of Clinical Monitoring and Computing, 2011, 25: 3-43
11. M. Le Guen, Mathieu J, Sievert K, et al. The Analgesia Nociception Index: a pilot study to evaluation of a new pain parameter during labor. International Journal of Obstetric Anesthesia, 2012, 21: 146-151
12. Ursulet L, Cros JJ, De Jonckheere, et al. Bedside analysis of Heart rate variability with Analgesia Nociception Index (ANI) predicts hypotension after spinal anesthesia for elective cesarean delivery. European Journal of Anaesthesiology, 2012, 29: 5

119. 术后镇痛对肿瘤患者围手术期免疫功能的影响

目前,外科手术仍是治疗恶性肿瘤的主要措施,但手术本身可导致患者不同程度的围手术期免疫功能抑制。除了手术应激,术后疼痛也是导致患者围手术期免疫功能抑制的另一重要因素。而恶性肿瘤患者的细胞免疫功能普遍低下,手术和术后疼痛将进一步加重其抑制程度。围手术期细胞免疫功能抑制可能削弱对术后微小残余病灶的免疫防御作用,导致术后恶性肿瘤的复发与转移。尽管已有动物实验结果证实有效的术后镇痛能减轻围手术期免疫功能抑制从而降低远期肿瘤复发转移,但目前尚缺乏在人类也存在同样的研究结果的证据。因此,了解恶性肿瘤患者围手术期免疫功能抑制的可能机制及不同的术后镇痛药物和镇痛方法对围手术期免疫功能的影响,尽可能减轻患者免疫功能抑制,改善预后,具有重要意义。本文对恶性肿瘤患者不同术后镇痛药物与镇痛方法的围手术期免疫功能的影响综述如下。

一、围手术期细胞免疫功能

细胞免疫是机体抗肿瘤免疫的主要方式,NK 细胞和 T 淋巴细胞是最主要的效应细胞。研究发现手术及疼痛应激主要引起围手术期机体细胞免疫功能抑制。NK 细胞在围手术期抗肿瘤免疫机制方面发挥了至关重要的作用。NK 细胞属于大颗粒淋巴细胞,不需要抗体介导和预先致敏就可直接杀伤肿瘤细胞。除此之外,NK 细胞还可以通过分泌干扰素-γ(interferon-γ,IFN-γ)、肿瘤坏死因子-α(tumor necrosis factor-α,TNF-α)等细胞因子间接杀伤肿瘤细胞。已有研究证实,人类和动物术后均存在 NK 细胞活性降低,并且动物实验证据表明,NK 细胞活性降低与癌细胞转移之间存在因果关系。而在人类,只有与 NK 细胞关系最密切的部分肿瘤(包括乳腺癌、头颈部癌、结直肠癌及肺癌)患者才存在类似结果。

T 淋巴细胞是参与调节围手术期免疫反应的另一重要因素。T 淋巴细胞按功能不同可分为辅助性 T 细胞(helper T cell,Th)、细胞毒性 T 细胞(cytotoxic T lymphocyte,CTL)和抑制性 T 细胞(suppressor T cell,Tc)。其中 Th 细胞又根据其分泌细胞因子的不同分为 Th1 和 Th2 两个细胞亚群。Th1 细胞主要分泌白细胞介素-2(interleukin-2,IL-2)、白细胞介素-12(interleukin-12,IL-12)和 IFN-γ、TNF-α,介导细胞免疫;Th2 细胞主要分泌白细胞介素-4(interleukin-4,IL-4)、白细胞介素-6(interleukin-6,IL-6)和白细胞介素-10(interleukin-10,IL-10),介导体液免疫。研究证实,Th1 型细胞细胞因子具有抗肿瘤作用,IL-12 和 IFN-γ 可以增强 NK 细胞的活性;Th2 型细胞因子则通过抑制 IL-12、IFN-γ 的产生,防止 NK 细胞的活化。机体正常情况下,Th1/Th2 细胞功能处于动态平衡。动物实验发现,围手术期应激反应可显著降低 Th1/Th2 的比率。最近的临床研究发现,恶性肿瘤患者与健康人群相比免疫功能低下,且围手术期进一步下降。

二、不同的术后镇痛药物对围手术期免疫功能的影响

术后疼痛抑制围手术期免疫功能,其作用主要通过应激反应兴奋中枢神经系统(central nervous system,CNS)和下丘脑-垂体-肾上腺素轴(hypothalamus pituitary adrenal axis,HPA)导致内源性儿茶酚胺、糖皮质激素、前列腺素和阿片肽的释放增加。而 NK 细胞和 T 淋巴细胞表面均有 β_2 肾上腺素受体分布,儿茶酚胺与之结合通过激活 β 肾上腺素受体信号传导通路抑制 NK 细胞活性,同时破坏 Th1/Th2 细胞平衡状态,使机体处于 Th2 细胞因子优势状态。动物实验结果发现,术后镇痛能通过减轻应激反应改善围手术期免疫功能。但镇痛药物在减轻应激反应的同时,又能对免疫系统产生直接或间接的影响。

(一) 阿片类药物

阿片类药物对免疫系统有广泛的抑制作用。其主要通过直接作用于免疫细胞上的阿片受体和间接对交感神经系

统(sympathetic nervous system,SNS)和HPA的影响发挥其免疫抑制效应。吗啡与免疫细胞膜上的μ3阿片受体结合,激活细胞膜上与阿片受体偶联的钙离子通道导致细胞内钙离子浓度增加,这一细胞内钙瞬变将激活构成型一氧化氮合酶,释放一氧化氮(nitric oxide,NO)。NO通过增加核因子κB抑制蛋白α(inhibitor kappa B alpha,IκBα)的转录和稳定性而抑制核因子κB(nuclear factor kappa B,NF-κB)与细胞核内特定DNA启动基因结合,从而抑制T淋巴细胞及Th1型细胞因子IFN-γ和IL-2的表达。另外,阿片类药物抑制NK细胞活性源于药物对免疫系统发挥的间接作用。吗啡与中枢阿片受体结合,激活SNS和HPA通路,导致糖皮质激素和儿茶酚胺分泌增加,后者与NK细胞膜上的肾上腺素受体结合,激活腺苷酸环化酶,增加细胞内环磷酸腺苷(cyclic adenosine monophosphate,cAMP)的浓度,第二信使cAMP激活蛋白激酶A(protein kinase A,PKA),PKA将信号转导到细胞内,通过调节核转录因子的活性最终影响基因的表达和NK细胞的免疫功能。

人工合成的μ阿片受体激动剂芬太尼和吗啡一样,呈剂量相关性抑制NK细胞活性。Forget等在成功建立的大鼠肿瘤模型上给予芬太尼,发现与注射生理盐水的非手术组相比,芬太尼抑制NK细胞活性,另外对非手术组大鼠体内注射芬太尼40μg/kg,结果发现相对于生理盐水组肿瘤肺部转移率增高3倍。

上述研究结果反映的是无痛前提下阿片类药物对机体免疫功能的影响,而另外一些动物研究表明,围手术期应用阿片类药物镇痛能够通过减轻手术和疼痛应激降低免疫功能抑制作用。Bar-Yosef等研究发现,围手术期全身或鞘内注射吗啡给予镇痛与不镇痛相比较,均可降低大鼠手术及疼痛应激所引起术后NK细胞活性的抑制,并减少由此造成的70%恶性肿瘤的肺部转移。产生两种截然不同研究结果的原因可能是,应用阿片类药物时机体是否存在疼痛应激。在无痛前提下,阿片类药物表现出其免疫抑制效应;而在围手术期疼痛应激状态下,手术疼痛本身造成的免疫影响远远大于阿片类药物引起的免疫抑制,而作为具有最强镇痛效应的阿片类药物能有效缓解疼痛应激,最终表现出围手术期免疫功能保护作用。另外,术后镇痛研究所用的阿片类药物剂量属于镇痛剂量的范围,但大多数研究发现,阿片类药物产生的免疫抑制所需的剂量远远高于镇痛所需的剂量。

也并非所有阿片类镇痛药都表现出免疫抑制效应。中枢性镇痛药曲马多具有弱阿片受体激动作用和调节中枢单胺能疼痛抑制通路的双重镇痛机制。动物实验结果发现,曲马多不抑制机体免疫功能,相反能增加NK细胞活性和Th1型细胞因子IL-2的生成,并能增强脾脏淋巴细胞增殖反应。在大鼠模型中,曲马多能减轻手术应激引起的NK细胞活性的抑制,降低肺癌细胞转移的发生率,而吗啡此作用不明显。王忠云等对行胃癌根治术患者术后采用曲马多静脉自控镇痛与吗啡相比,发现曲马多组术后48h时NK细胞活性及淋巴细胞功能恢复更快。曲马多对机体免疫功能的保护机制主要是通过抑制中枢神经元对单胺类神经递质5-羟色胺(serotonin,5-HT)和去甲肾上腺素的再摄取,5-HT的增加能通过其受体增强NK细胞活性和促进T淋巴细胞增殖。

阿片受体激动-拮抗剂丁丙诺啡是半合成阿片生物碱蒂巴因衍生物,通过激动μ阿片受体,产生镇痛作用。最近的研究发现,丁丙诺啡对免疫功能无抑制效应。Gomez-Flores等的研究结果发现,丁丙诺啡在大鼠中脑导水管周围灰质急性给药不引起脾脏NK细胞、T淋巴细胞和巨噬细胞功能的改变,而吗啡则显著抑制上述细胞功能。在大鼠手术应激模型中发现,丁丙诺啡能保护术后NK细胞功能,并相对于对照组降低术后50%肿瘤肺转移,而吗啡和芬太尼却无此作用。在人类,丁丙诺啡常用于戒毒患者的替代治疗,因此尚缺乏数据说明其对肿瘤患者围手术期免疫功能的影响。丁丙诺啡在缓解疼痛的同时,不激活HPA轴和SNS,因此不引起机体神经内分泌和免疫系统的功能改变,从而发挥其免疫保护功能。

(二) 非甾体抗炎药(non-steroidal anti-inflammatory drugs,NSAIDS)

NSAIDS属于环氧合酶(cyclooxygenase,COX)抑制剂,它不仅能通过抑制COX合成前列腺素发挥抗炎镇痛作用,同时还可通过调节免疫功能而发挥抗肿瘤作用。离体实验结果表明,组织损伤或应激均可诱导COX-2合成前列腺素E2(prostaglandin E2,PGE2),PGE2通过其受体EP2和EP4介导,激活环磷酸腺苷/蛋白激酶A信号传导通路,抑制NK细胞活性和T淋巴细胞增殖。最近的动物实验结果显示,COX-2抑制剂能对术后肿瘤生长产生抑制作用。Forget等的回顾性研究结果显示乳腺癌手术中单次注射酮咯酸,术后随访4~5年,使用酮咯酸组乳腺癌的复发率为6%,而未使用酮咯酸组乳腺癌的复发率为17%。虽然NSAIDS单独或联合阿片类镇痛药物在临床上被广泛用于术后镇痛,但今后仍期待更多的研究了解其对围手术期肿瘤患者免疫功能的影响。

(三) α_2肾上腺素受体激动剂

α_2肾上腺素受体激动剂可乐定也被用于术后镇痛,研究发现它主要通过与脊髓后角突触后膜的α_2肾上腺素受体结合抑制P物质释放,以及与蓝斑核突触前膜的α_2肾上腺素受体结合引起背角神经元伤害性反应的抑制发挥镇痛效应。有关α_2肾上腺素受体激动剂对围手术期免疫功能影响的报道很少,最近的一项动物研究结果表明,可乐定在术后24h内抑制NK细胞活性,而在24h后直至术后第8d显著增加NK细胞活性;并且与对照组相比,可乐定组大鼠肺部肿瘤细胞滞留率降低了60%。研究者认为,α_2肾上腺素受体激动剂对机体应激反应的调控具有双重作用。除了通过中枢机制产生镇痛作用,其还能在外周增加局部肿瘤细胞凋亡和抗炎细胞因子的产生。因此,目前的研究结果提示可乐定用于术后镇痛可能对围手术期细胞免疫功能产生积极的影响。

（四）局部麻醉药

局部麻醉药用于术后镇痛主要是通过椎管内用药和区域神经丛或外周神经干的阻滞。局部麻醉药能阻滞神经细胞膜上的钠离子通道，阻滞钠离子内流，降低动作电位，从而阻断神经冲动的产生和传导，产生镇痛作用。离体实验结果证实局部麻醉药本身抑制 NK 细胞活性，但最近一项临床研究发现，术中静脉持续输注利多卡因能缓解术后疼痛，并降低手术及术后疼痛引起的免疫功能抑制。大量临床资料显示手术创伤和术后疼痛可引起体内明显的炎症反应，导致血浆中促炎性细胞因子 TNF-α、IL-1 和 IL-6 增加，术后过强的炎症反应将损害机体免疫功能，促进肿瘤血管新生，最终增加恶性肿瘤复发转移，而体外及体内实验均已证实利多卡因具有抗炎性细胞因子生成的作用。另外，Sakaguchi 等发现利多卡因能通过抑制肿瘤细胞增殖发挥抗肿瘤效应。由此看来，局部麻醉药对围手术期肿瘤患者免疫功能似乎具有保护作用。

三、不同的术后镇痛方法对围手术期免疫功能的影响

术后镇痛方式包括经不同途径给予某些镇痛药物，临床上通常依据不同手术种类和术后疼痛程度，采用相应的镇痛方法。而对于恶性肿瘤患者，越来越多的学者认为采用不同的术后镇痛方法会引起围手术期免疫功能的变化，从而影响肿瘤远期复发转移。

（一）采用局部麻醉技术的术后镇痛

根据目前的数据，大多数学者认为采用局部麻醉技术进行术后镇痛能保护机体免疫功能，降低术后肿瘤复发转移，提高生存率。局部麻醉技术包括硬膜外镇痛、鞘内注射镇痛及周围神经阻滞等方式。以往的研究结果显示，术中采用硬膜外麻醉较全身麻醉更能改善术后免疫功能。最近的一项动物研究也发现，术中联合应用腰麻技术比单独采用全身麻醉，可缓解细胞因子 Th1/Th2 比率的降低，从而减少术后肿瘤肝脏转移率。在人类，仅有几项回顾性研究说明了采用局部麻醉技术对术后远期肿瘤复发转移的影响。其中一项研究发现，在前列腺癌根治术中，术后采用硬膜外镇痛相对于静脉镇痛患者，生化标志肿瘤复发率减少 57%。Lin 等选择 143 例卵巢癌择期手术患者，分术后硬膜外镇痛组和静脉镇痛组，长期随访发现硬膜外镇痛组 3 年死亡率为 78%，静脉镇痛组为 58%。局部麻醉技术对围手术期免疫功能的保护机制尚不明确，目前认为存在三种可能的原因。第一，局部麻醉技术通过阻断伤害性刺激的上行传导提供可靠的镇痛，能显著降低手术及疼痛应激反应；第二，应用局部麻醉技术行术后镇痛相对减少阿片类药物的用量；第三，在全身麻醉的基础上加用局部麻醉技术将减少全身麻醉药物总的使用量。然而，仍有学者认为局部麻醉技术并不能保护机体免疫功能，减少肿瘤复发转移。在一项行前列腺癌根治术患者的回顾性研究中，长期随访发现术后采用硬膜外镇痛和静脉镇痛对术后 5 年生存率无显著差异（$P=0.19$）。Gottschalk 等把 509 例行结直肠癌根治术患者，分为术后硬膜外镇痛组和静脉镇痛组，长期随访发现硬膜外镇痛和肿瘤复发转移率间无明显相关性（$P=0.43$）。由于回顾性研究本身存在混杂因素很多，因此结论尚缺乏一定可靠性。可喜的是，一项临床大样本前瞻性研究正在进行中，我们将期待这项研究的最终结果。

（二）采用其他给药方式的术后镇痛

肿瘤患者术后也常采用其他给药方式的术后镇痛，主要包括通过静脉注射、皮下注射及经胃肠道给药等方式应用镇痛药物，激活相应受体而达到镇痛作用。镇痛药物主要以阿片类镇痛药及非甾体抗炎药为主。由于大量证据证实应用传统阿片类镇痛药如吗啡和芬太尼相对于曲马多和 NSAIDS 行术后镇痛对围手术期免疫功能抑制效应更强，时间更长。因此，多模式镇痛联合应使用不同作用机制的镇痛药物，以获得更好的镇痛效果，减少各自药物的用量，可能是肿瘤患者可行的一种术后镇痛方式。当术后联合使用常规剂量 NSAIDS，可有效减少吗啡 20% ~ 50% 的用量。且回顾性研究结果表明围手术期联合使用 NSAIDS，能有效减少恶性肿瘤的复发。

综上所述，术后疼痛作为一种应激性刺激，能够抑制恶性肿瘤患者的围手术期细胞免疫功能，并可能增加患者远期肿瘤复发率与死亡率。动物实验的直接证据和人类研究的间接证据都证实，有效的术后镇痛能够改善围手术期免疫功能，降低远期肿瘤复发转移。因此，深入了解术后镇痛药物和镇痛技术对肿瘤患者围手术期免疫功能的影响及其机制，为肿瘤患者选择最合适的术后镇痛方案，减轻围手术期免疫功能抑制并改善预后，值得今后进一步研究。

（陈博 刘红亮）

参考文献

1. 杨少勇. 麻醉与肿瘤术后转移研究进展. 河北医药，2011，33(7)：1053-1054
2. Page GG, Blakely WP, Ben-Eliyahu S. Evidence that postoperative pain is a mediator of the tumor-promoting effects of surgery in rats. Pain, 2001, 90(1/2): 191-199
3. Snyder GL, Greenberg S. Effect of anaesthetic technique and other perioperative factors on cancer recurrence. Br J Anaesth, 2010, 105(2): 106-115
4. Kurosawa S, Kato M. Anesthetics, immune cells, and immune responses. J Anesthesia, 2008, 22(3): 263-277
5. Wada H, Seki S, Takahashi T, et al. Combined spinal and general anesthesia attenuates liver metastasis by preserving Th1/Th2 cytokine balance. Anesthesiology, 2007, 106(3): 499-506

6. 刘东辰,张忻平,杨振江,等.大肠癌患者围手术期免疫功能指标变化观察.中国医药指南,2011,9(15):273-274
7. Benish M,Ben-Eliyahu S. Surgery as a double-edged sword: a clinically feasible approach to overcome the metastasis-promoting effects of surgery by blunting stress and prostaglandin responses. Cancer,2010,2(4):1929-1951
8. Matin-Kleiner I, Balog T, Gabrilovac J. Signal transduction induced by opioid in immune cells: a review. Neuroimmunomodulation,2006,13(1):1-7
9. Forget P,Collet V,Lavand'homme P,et al. Does analgesia and condition influence immunity after surgery? Effects of fentanyl,ketamine and clonidine on natural killer activity at different ages. Eur J Anesthesiol,2010,27(3):233-240
10. Bar-Yesef S,Melamed R,Page GG,et al. Attenuation of the tumor-promoting effect of surgery by spinal blockade in rats. Anesthesiology,2001,94:1066-1073
11. Gaspani L,Bianchi M,Limiroli E,et al. The analgesic drug tramadol prevents the effect of surgery on natural killer cell activity and metastatic colonization in rats. J Neuroimmunol, 2002,129(1/2):18-24
12. 王忠云,顾海军,金文杰,等.吗啡和曲马多术后镇痛对胃癌患者T淋巴细胞亚群及NK细胞的影响.临床麻醉学杂志,2007,23(10):800-802
13. Sacerdote P. Opioid-induced immunosuppression. Curr Opin Support Palliat Care,2008,2(1):14-18
14. Gomez-Flores R,Weber R. Differential effects of buprenorphine and morphine on immune and neuroendocrine functions following acute administration in the rat mesencephalon periacqueductal gray. Immunopharmacology,2000,48(2):145-156
15. Franchi S,Panerai AE,Sacerdote P. Buprenorphine ameliorates the effect of surgery on hypothalamus pituitary adrenal axis,natural killer cell activity and metastatic colonization in rats in comparison with morphine or fentanyl treatment. Brain Behav Immun,2007,21(6):767-774
16. Glasner A,Avraham R,Rosenne E,et al. Improving survival rates in two models of spontaneous postoperative metastasis in mice by combined administration of a beta-adrenergic antagonist and cyclooxygenase-2 inhibitors. J Immunol,2010, 184(5):2449-2457
17. Forget P,Vandenhende J,Berliere M,et al. Do intraoperative analgesics influence breast cancer recurrence after mastectomy? a retrospective analysis. Anesth Analg,2010,110(6): 1630-1635
18. Yardeni IZ,Beilin B,Mayburd E,et al. The effect of perioperative intravenous lidocaine on postoperative pain and immune function. Anesth Analg,2009,109(5):1464-1469
19. Cata JP, Gottumukkala V, Sessler DI. How regional analgesia might reduce postoperative cancer recurrence. European Journal of Pain Supplements, 2011, 5(2): 345-355
20. Sakaguchi M, Kuroda Y, Hirose M. Theantiproliferative effect of lidocaine on human tongue cancer cells with inhibition of the activity of epidermal growth factor receptor. Anesth Analg,2006,102(4):1103-1107
21. Biki B,Mascha E,Moriarty DC,et al. Anesthetic technique for radical prostatectomy surgery affects cancer recurrence: a retrospective analysis. Anesthesiology, 2008, 109(2): 180-187
22. Lin L, Liu C, Tan H, et al. Anaesthetic technique may affect prognosis for ovarian serous adenocarcinoma: a retrospective analysis. Br J Anaesth,2011,106(6):814-822
23. Wuethrich PY,Schmitz SFH, Kessler TM, et al. Potential influence of the anesthetic technique used during open radical prostatectomy on prostate cancer-related outcome. Anesthesiology,2010,113(3):570-576
24. Gottschalk A, Ford JG, Regelin CC, et al. Association between epidural analgesia and cancer recurrence after colorectal cancer surgery. Anesthesiology,2010,113(1):27-34
25. Sessler DI,Ben-Eliyahu S,Mascha EJ,et al. Can regional analgesia reduce the risk of recurrence after breast cancer? Methodology of a multicenter randomized trial. Contemp Clin Trials,2008,29(4):517-526
26. 徐建国.成人术后疼痛治疗进展.临床麻醉学杂志,2011,27(3):299-301

120. 腹横肌平面阻滞在腹部手术术后镇痛中的应用

腹部手术的疼痛程度与手术方式、手术范围及病种等密切相关,因人而异。而术后疼痛主要来源于腹部切口,因此,阻断此来源的疼痛传导可大大减轻术后疼痛。目前用于腹部手术术后镇痛的方法多种多样,主要用药为阿片类药物,适用范围广。但是,阿片类药物无论用于全麻还是椎管内给药,都可产生一系列的不良反应,如恶心、呕吐、瘙痒、肠梗阻、尿潴留、便秘甚至呼吸抑制,且与其剂量相关。腹横肌平面(TAP)阻滞技术是将局麻药注入腹横肌平面,阻断经过此平面的感觉神经,从而达到镇痛效果。研究证实TAP阻滞技术可以很好用于腹部手术术后镇痛,大大减少阿片类药物的用量,继而减少阿片类药物相关不良反应,让患者对总的镇痛效果更满意,使术后镇痛更安全。

一、TAP阻滞的解剖基础

腹壁前外侧的肌肉组织主要有三层,由外及里依次为:腹外斜肌、腹内斜肌和腹横肌,肌肉之间为筋膜层。腹部正前方主要由腹直肌及其腱鞘构成。腹内斜肌与腹横肌之间的平面称为腹横肌平面(TAP),也就是TAP阻滞的目标平面。见图120-1。

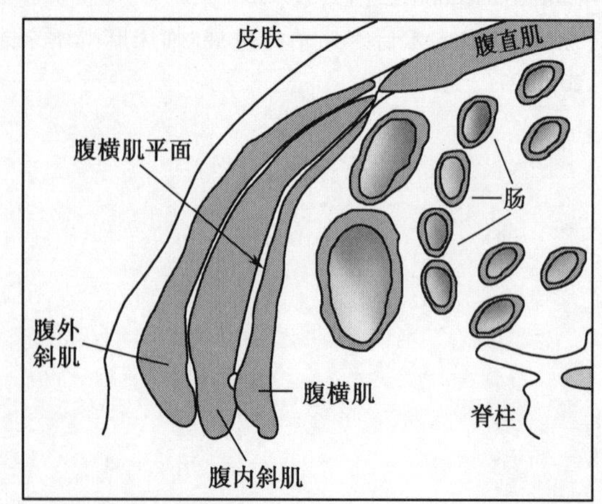

图 120-1 腹壁横切面,显示腹横肌平面的位置

前腹部的皮肤、肌肉及部分壁腹膜由低位的胸腰段神经支配($T_6 \sim L_1$),这些神经离开椎间孔后越过横突,穿入侧腹壁肌肉,进入腹内斜肌与腹横肌之间的神经筋膜层,在腋中线附近发出分支支配侧腹部皮肤,然后继续往前进入腹直肌层,再发出前分支支配腹中线附近的皮肤,见图120-2。

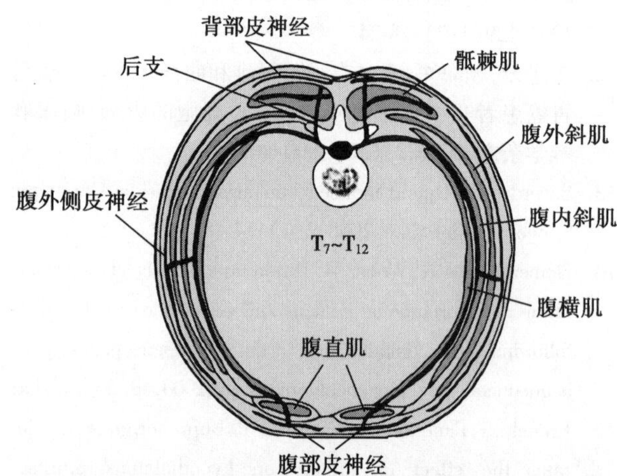

图 120-2 腹壁横切面,显示相关肌肉结构及 $T_7 \sim T_{12}$ 在TAP的走向

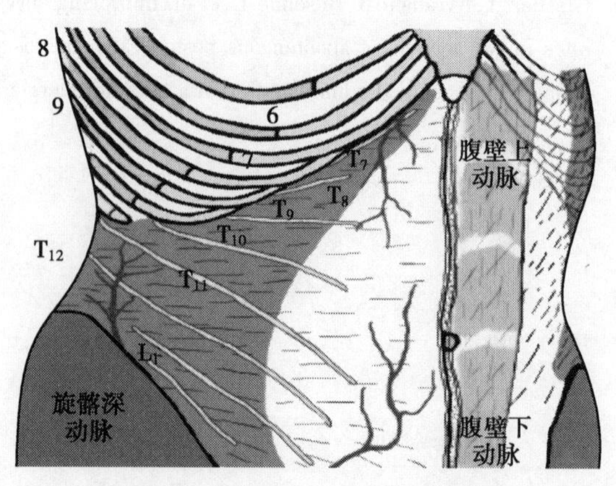

图 120-3 神经在TAP的典型分布

TAP阻滞是在腹内斜肌与腹横肌之间的神经筋膜层注射局麻药，阻断相关神经感觉传导，从而使前腹部的皮肤、肌肉及壁腹膜的疼痛感觉减弱，达到镇痛效果。

在TAP中，神经节段互相交织，联系紧密。而且，$T_6 \sim L_1$在TAP中的分布大致在肋缘的下外侧。T_6进入TAP的位置最接近腹白线，$T_7 \sim T_9$进入TAP的位置依次远离腹白线，向后外侧远离，T_9进入TAP的点接近腋前线，$T_9 \sim L_1$沿着腋前线依次进入腹横肌平面，见图120-3。

二、TAP阻滞的操作方法

（一）基于体表标志的“盲穿法”

在2001年，Rafi首次描述了TAP阻滞技术，通过Petit三角（“triangle of Petit”）进针。Petit三角是腹部一个类似三角型的区域，以髂嵴为下边，腹外斜肌的边缘为前边，背阔肌边缘为后边围成的区域，见图120-4。

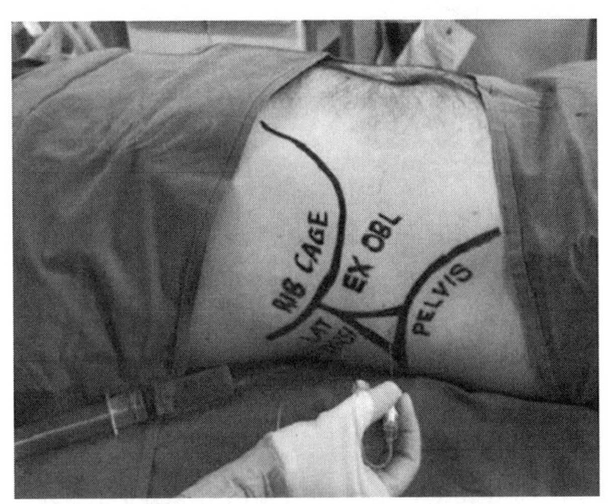

图120-4 利用体表标志确定Petit三角

可以在体表触摸到Petit三角的位置：首先找到髂嵴，沿着髂嵴往后触摸，直到感觉到背阔肌的边缘，Petit三角位于背阔肌的前方，确定这个点后，在髂嵴上方、Petit三角区域向着头侧进针，直到两次突破感后，表示针已到达目标平面。第一次进针的突破感是针尖穿破了腹外斜肌筋膜层，到达腹外斜肌与腹内斜肌之间，第二次突破感表示针尖到达了腹内斜肌与腹横肌层之间，即目标平面。

用这种方法穿刺时，选择钝性针尖会增强进针时的突破手感，便于确定针尖的位置。这种方法操作简便，不需要特殊的仪器设备，但在肥胖患者Petit三角不易辨认。并且，在对一组尸体Petit三角的解剖研究表明Petit三角的大小、形状因人而异，位置比大多数文献所描绘的要偏后。另外，这种操作不可视，也增加了误穿的风险。

（二）超声引导下TAP阻滞

在2007年，Hebbard等首次描述了超声引导下TAP阻滞技术，后经不断完善。方法如下：患者取仰卧位，暴露肋缘至髂嵴之间的腹部区域。将超声探头横向置于肋缘与髂嵴之间、腋前线或腋中线附近，辨认腹部三层肌肉：腹外斜肌、腹内斜肌和腹横肌。调整探头位置，直到这些肌肉层的超声显像清晰为止。在这三层肌肉中，腹内斜肌显像最明显。腹腔在腹横肌深面，可以通过肠袢的活动加以辨认，见图120-5。

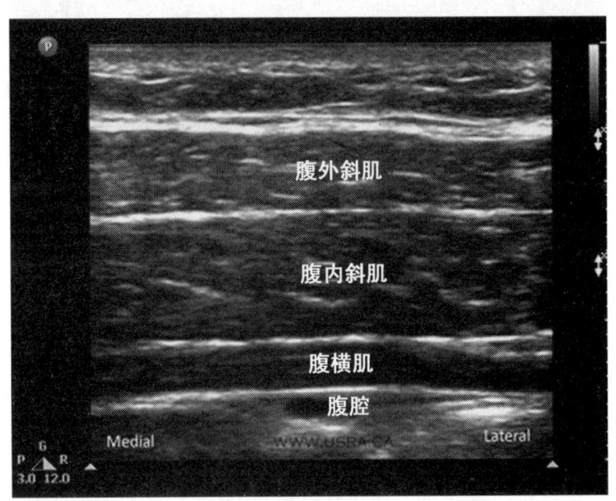

图120-5 前外侧腹壁的肌肉层

如果肌肉层显像不好，可让探头从腹白线开始扫描，先确认腹直肌，再逐渐往外寻找最佳位置，见图120-6。

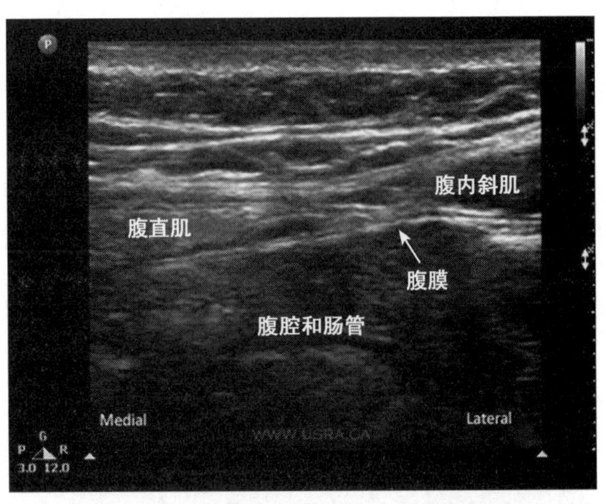

图120-6 腹中线附近的前外侧腹壁的肌肉层

固定探头位置后，在探头上方采用平面内进针的方法，在超声可视状态下，进针至腹内斜肌与腹横肌之间，回抽确保针尖不在血管内后，注入局麻药。如果药物注射点正确，推入局麻药时，在超声仪上，可看到腹内斜肌与腹横肌之间出现一个低回声的梭形影像，这是两肌肉层之间的筋膜被局麻药"撕裂开"导致肌肉层相分离造成的，见图 120-7。

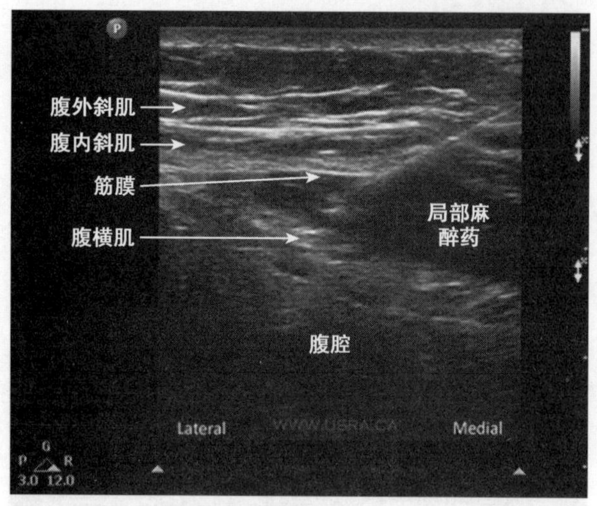

图 120-7　用平面内进针的方法，向 TAP 注射局麻药

做此操作时，建议选用高频探头，因为相关的解剖组织比较表浅，显像更清晰。在注药时，可测量头侧至尾侧（纵向）及横向的药物扩散范围，以观察药物扩散的速度等。

这种可视化技术使穿刺过程更安全，提高穿刺成功率。Hebbard 等同样指出，由于个体的解剖结构差异性，传统的"盲穿法"利用突破感来确定针尖位置是不精确的，尤其对于肥胖患者。

按照进针点的位置，TAP 阻滞分为三种入路：后入路法（上段所述）（图 120-8）——麻醉范围是侧腹部及前腹部高至脐水平；肋下入路法（图 120-9）——麻醉范围是侧腹部及前腹部从脐到 T_7 水平；斜肋下入路法（图 120-10）——麻醉范围最广，涵盖前两种入路的麻醉范围。

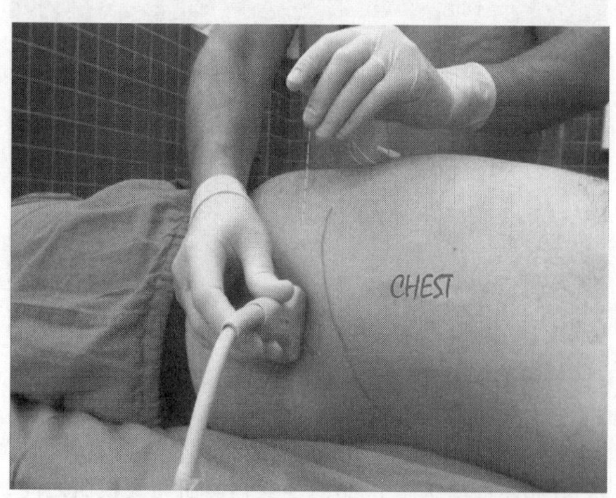

图 120-8　后入路法

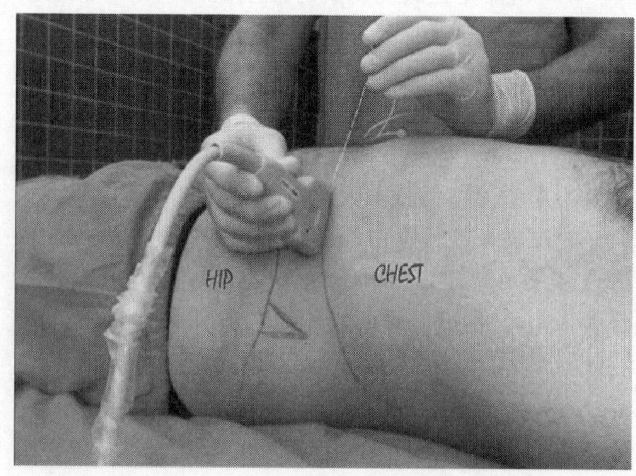

图 120-9　肋下入路法

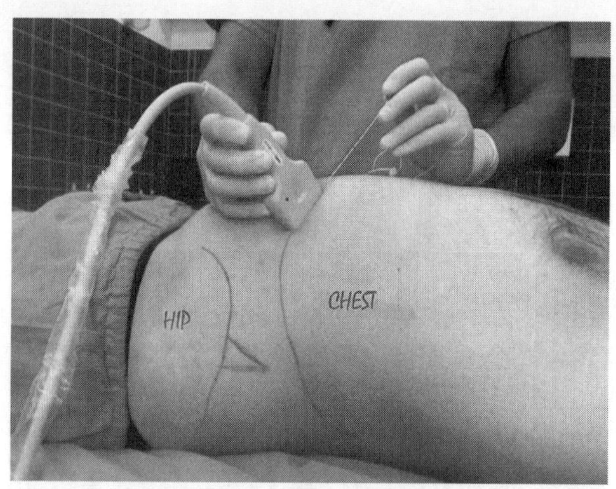

图 120-10　斜肋下入路法

（三）外科辅助入路

Chetwood 等描述了一种腹腔镜辅助的 TAP 阻滞技术，用传统的"盲穿法"注药，目标平面被注药后，用腹腔镜可以看到，注药区域的壁腹膜向腹腔凸出，这种可视化技术有助于避免产生腹腔内注射（TAP 阻滞的并发症之一）。

最近，另一种腹腔反式入路法也被提及。穿刺针从腹腔内穿透壁腹膜，穿过腹横肌，继续向外，经历一次突破感后即到达目标平面。

三、局麻药的种类及剂量

关于 TAP 阻滞时局麻药的使用，尚没有统一的标准，也缺乏充分的研究证据来证实哪种局麻药或多少剂量是最合适的。下表（表 120-1）列出了近年各种临床试验中所用的局麻药的种类及剂量，供临床使用参考。

表 120-1 各临床试验中所用局麻药物的种类和剂量

引文	研究例数（试验,对照）	局麻药	手术种类	试验结果
Kadam,Moran 2011	15,15	0.2%罗哌卡因 每侧8ml/h（双侧置管）	一类上/下腹部手术	不差于硬膜外镇痛
Hivelin 等 2011	15,15	0.475%罗哌卡因 每侧1.5mg/kg	乳房重建术	优于静脉/口服药物
McMorrow 等 2011	40,40	0.375%布比卡因 每侧1mg/kg	剖宫产术	劣于鞘内吗啡
Bharti 等 2011	20,20	0.25%布比卡因 20ml/侧	结直肠手术	优于静脉/口服药物
Borglum 等 2011	25,0	0.25%布比卡因 30ml/侧	多种上/下腹部手术	疼痛明显减轻且对静脉/口服镇痛药物的预期需要降低
Niraj 等 2011	29,33	0.375%布比卡因 每侧1mg/（kg·8h） （通过双侧置管间断给药）	开放性肝胆/肾手术	不差于硬膜外镇痛
Aveline 等 2011	134,139	0.5%左旋布比卡因 1.5mg/kg（单侧）	开放腹股沟疝修补术	优于局部髂腹股沟/髂下腹神经阻滞
Owen 等 2011	16,18	0.25%布比卡因 20ml/侧	剖宫产术	优于静脉/口服药物
Chiono 等 2010	33,0	0.33%罗哌卡因 15ml（单侧）	髂嵴骨移植术	优于静脉/口服药物
Kanazi 等 2010	29,28	0.375%布比卡因 20ml/侧+1:200 000 肾上腺素	剖宫产术	劣于鞘内吗啡
Makhtar,Khattak 2010	10,10	0.5%布比卡因 20ml（单侧）	肾移植	优于静脉/口服药物
Araco 等 2010	24,0	0.5%布比卡因 每侧1mg/kg	腹壁成形术	优于静脉/口服药物
Coskllo 等 2009	47,49	0.375%罗哌卡因 20ml/侧	剖宫产术	不差于鞘内吗啡
Belavy 等 2009	23,24	0.5%罗哌卡因 20ml/侧	剖宫产术	优于静脉/口服药物
Niraj 等 2009	3,0	0.375%布比卡因 每侧1mg/kg	上腹部手术	优于静脉/口服药物
El-Dawlatly 等 2009	21,21	0.5%布比卡因 15ml/侧	腹腔镜下胆囊切除术	优于静脉/口服药物
Carney 等 2008	24,26	0.75%罗哌卡因 每侧1.5mg/kg（不超过20ml）	经腹全子宫切除术	优于静脉/口服药物
McDonnell 等 2007	16,16	0.375%左旋布比卡因 20ml/侧	肠切除术	优于静脉/口服药物
O'Donnell 2006	12,0	0.375%布比卡因 20ml/侧	开放耻骨后前列腺切除术	优于静脉/口服药物

四、TAP 阻滞的临床效果

已证明 TAP 阻滞在诸多类手术中是安全有效的,包括:大部肠切除术、腹腔镜下或开放性阑尾切除术、剖宫产术、全子宫切除术、腹腔镜下胆囊切除术、前列腺切除术、肾移植手术及髂嵴骨移植术等。

国外不少文献报道,运用 TAP 阻滞技术作为复合镇痛方式之一,主要有以下优点:①减少阿片类药物的用量,继而减少阿片类药物相关不良反应的发生;②减轻疼痛,降低了 VAS 评分;③由于目标平面内血管分布极少,药物经血管吸收少而慢,故能维持较长的镇痛时间;④硬膜外镇痛有时会导致不必要的运动阻滞,而 TAP 阻滞则不会;⑤对于有凝血功能障碍而不能行硬膜外镇痛的患者,TAP 阻滞可作为一种新的选择方式;⑥提高了腹部手术患者对术后镇痛总的满意度。

Petersen 等系统回顾了 7 项随机、双盲的关于 TAP 阻滞用于腹部手术术后镇痛效果的研究,患者总例数 364 例,其中 180 例接受了 TAP 阻滞,包括"盲穿法"(3 项)和超声引导下 TAP 阻滞法(4 项)。余下的 184 例为对照组,无 TAP 阻滞。手术种类包括大部肠切除术(腹部正中纵切口)、剖宫产术、开腹全子宫切除术(下腹部横切口)、开放性阑尾切除术和腹腔镜下胆囊切除术。在所有试验中,TAP 作为术后镇痛方式之一,静脉吗啡和非甾体抗炎药等作为补充方案,共同用于复合镇痛。对这 7 项研究数据进行 Meta 分析,结果令人振奋,试验组(TAP 组)较之对照组,24h 内吗啡用量平均减少了 22mg,术后镇静、恶心、呕吐的症状也有所减轻。并且,在其中 4 项试验中,TAP 阻滞降低了试验组患者术后早期在静息和运动状态的 VAS 疼痛评分(还有一项试验未观察 VAS 评分)。

Belavy 等对 50 例择期行剖宫产的产妇进行了随机、双盲、对照试验。所有产妇术前均予以腰麻(重比重 0.5% 布比卡因 11mg+芬太尼 15μg)。术后试验组予以双侧 TAP 阻滞(0.5% 罗哌卡因 20ml 单侧),对照组予等量生理盐水。所有产妇术后予非甾体抗炎药和静脉 PCA 吗啡复合镇痛。结果表明,试验组较之对照组,24h 内吗啡用量明显减少,手术结束距首次使用吗啡的时间间隔延长;呕吐反应减少,对止吐药的需求减少;患者总满意度提高。

然而,并不是所有试验都表明 TAP 阻滞技术较对照组有相对的优势,有研究者分析原因包括很多方面,如患者的肥胖程度影响 TAP 阻滞的成功率,研究对象年龄差异大,腹部手术切口位置不相同,手术方式差异大等。并且,有的手术涉及很多器官上的操作,造成更多的内脏疼痛,而这是 TAP 阻滞很难缓解的。另外,鞘内吗啡的使用,也许会遮盖 TAP 阻滞镇痛的作用,因为吗啡的镇痛作用强大而持久,TAP 阻滞的优势很难体现出来,尽管吗啡会导致更多的恶心、呕吐等不良反应的产生。

McMorrow 等对 80 例择期行剖宫产的产妇进行了随机、双盲、对照试验。所有产妇术前均予以腰麻(重比重 0.5% 布比卡因 11～12.5mg+芬太尼 10μg)。处理方式有四种:术前鞘内吗啡 100μg(S_M)或等量生理盐水(S_S),术后双侧 TAP 阻滞(0.375% 布比卡因 2mg/kg,T_{LA})或等量生理盐水(T_S)。将 80 例产妇随机分到以下四组:$S_M T_S$,$S_M T_{LA}$,$S_S T_{LA}$ 或 $S_S T_S$。术后镇痛效果比较:早期吗啡用量和产妇术后运动时的 VAS 疼痛评分在接受鞘内吗啡的组里最低,TAP 阻滞在这些方面无改善。镇静评分和产妇总满意度在各组间无明显差异。瘙痒和恶心呕吐反应在 $S_M T_{LA}$ 组最高。Kanazi 等用双侧 TAP 阻滞与鞘内吗啡比较,也得出了相似的结论,TAP 阻滞较之鞘内吗啡在镇痛效果上无明显优势,但可减少阿片类药物相关不良反应的发生。

五、TAP 阻滞的并发症及禁忌证

TAP 阻滞的并发症发生率极低,包括:感染、血肿形成、神经损伤、局麻药的毒性反应(局麻药使用剂量过大或误注入血管)、穿入腹腔、穿伤肠管及穿伤肝脏等。

Farooq 和 Carey 报道了一例误穿伤肝脏的,但事后发现患者的肝脏本身有病理性增大(至髂嵴),且他们用的是"盲穿法"。Lancaster 和 Chadwick 也报道了一例误穿伤肝脏的,虽是在超声引导下,但由于操作者在未确定穿刺针位置的情况下就进行了穿刺所致。

在超声引导下确定针尖位置,让整个穿刺过程可视化,可以极大地避免误穿邻近内脏器官或注药至腹腔等情况的发生,提高穿刺准确性和成功率。

值得注意的是,腹内斜肌与腹横肌之间的筋膜层以腱膜方式延伸至腹直肌深面,与髂筋膜相连,在 TAP 上注药后,理论上,药物有可能扩散至髂筋膜,导致部分股神经的阻滞,造成患者行走时可能跌倒的风险。

TAP 阻滞的绝对禁忌证包括患者拒绝、腹壁皮肤及软组织感染和穿刺点的异常。凝血功能障碍是否为其绝对禁忌尚需进一步研究。

六、讨　　论

综上可见,TAP 阻滞作为腹部手术的复合术后镇痛方式之一是安全有效的。但是,这个领域尚有很多问题需要进一步研究及证实,如:TAP 阻滞时最合适的局麻药种类及剂量、局麻药注射后血清中的药物浓度监测、单次注药后的镇痛维持时间、持续性镇痛(如注药后在腹横肌平面置管)的研究、合适的入路选择、对不同手术的镇痛效果的差异及注药后所阻滞的神经节段的区域范围等。

七、结 语

越来越多的试验证明,作为腹部手术术后镇痛方式之一,腹横肌平面阻滞是安全、有效的。较传统的镇痛方法,其应用风险更低,镇痛效果更令人满意,有着广阔的应用前景。目前国内对此领域的研究甚少,尤需进一步开拓及发掘。

(陈红芽 徐铭军)

参考文献

1. McDonnell JG, O'Donnell BD, Curley J, et al. The analgesic efficacy of transversus abdominis plane block after abdominal surgery. Anesth Analg, 2007, 104:193-197
2. Hebbard P, Fujiwara Y, Shibata Y, et al. Ultrasound-guided transversus abdominis plane(TAP) block. Anaesth Intensive Care, 2007, 35(4):616
3. Walter EJ, Smith P, Albertyn R, et al. Ultrasound imaging for transversus abdominis blocks. Anaesthesia, 2008, 63(2):211
4. Jankovic ZB, du Feu FM, McConnell P. An anatomical study of the transversus abdominis plane block: location of the lumbar triangle of Petit and adjacent nerves. Anesth Analg, 2009, 109:981-985
5. P. Hebbard, Y. Fujiwara, Y. Shibata, et al. Ultrasound-guided transversus abdominis plane (TAP) block, Anaesthesia and Intensive Care, 2007, 35(4):616-617
6. B. D. O'Donnell, J. G. McDonnell, A. J. McShane, The Transversus Abdominis Plane (TAP) block in open retropubic prostatectomy, Regional Anesthesia and PainMedicine, 2006, 31(1):91
7. A. Chetwood, S. Agrawal, D. Hrouda, et al. Laparoscopic assisted transversus abdominis plane block: a novel insertion technique during laparoscopic nephrectomy, Anaesthesia, 2011, 66(4):317-318
8. N. Bharti, P. Kumar, I. Bala, et al. The efficacy of a novel approach to transversus abdominis plane block for postoperative analgesia after colorectal surgery, Anesthesia and Analgesia, 2011, 112(6):1504-1508
9. D. J. Owen, I. Harrod, J. Ford, et al. The surgical transversus abdominis plane block—a novel approach for performing an established technique, British Journal of Obstetrics and Gynaecology, 2011, 118(1):24-27
10. J. G. McDonnell, B. O'Donnell, G. Curley, A, et al. The analgesic efficacy of transversus abdominis plane block after abdominal surgery: a prospective randomized controlled trial, Anesthesia and Analgesia, 2007, 104(1):193-197
11. M. Farooq, M. Carey, A case of liver trauma with a blunt regional anesthesia needle while performing transversus abdominis plane block, Regional Anesthesia and Pain Medicine, 2008, 33(3):274-275
12. J. Børglum, C. Maschmann, B. Belhage, et al. Ultrasound-guided bilateral dual transversus abdominis plane block: a new four-point approach, Acta Anaesthesiologica Scandinavica, 2011, 55(6):658-663
13. Hebbard P, Ultrasound-guided transvesus abdominis plane (TAP) block. Anaesth Int Care, 2007, 35:616-617
14. N. Bharti, P. Kumar, I. Bala, et al. The efficacy of a novel approach to transversus abdominis plane block for postoperative analgesia after colorectal surgery, Anesthesia and Analgesia, 2011, 112(6):1504-1508
15. D. J. Owen, I. Harrod, J. Ford, et al. The surgical transversus abdominis plane block—a novel approach for performing an established technique, British Journal of Obstetrics and Gynaecology, 2011, 118(1):24-27
16. A. Araco, J. Pooney, F. Araco, et al. Transversus abdominis plane block reduces the analgesic requirements after abdominoplasty with flank liposuction, Annals of Plastic Surgery, 2010, 65(4):385-388
17. M. Sforza, K. Andjelkov, R. Zaccheddu, et al. Transversus abdominis plane block anesthesia in abdominoplasties, Plastic and Reconstructive Surgery, 2011, 128(2):529-535
18. M. Hivelin, A. Wyniecki, B. Plaud, et al. Ultrasound-guided bilateral transversus abdominis plane block for postoperative analgesia after breast reconstruction by DIEP flap, Plastic and Reconstructive Surgery, 2011, 128(1):44-55
19. R. C. N. McMorrow, R. J. Ni Mhuircheartaigh, K. A. Ahmed, et al., Comparison of transversus abdominis plane block vs spinal morphine for pain relief after Caesarean section, British Journal of Anaesthesia, 2011, 106(5):706-712
20. W. Mei, C. Jin, L. Feng, et al. Case report: bilateral ultrasound-guided transversus abdominis plane block combined with ilioinguinal-iliohypogastric nerve block for cesarean delivery anesthesia, Anesthesia and Analgesia, 2011, 113(1):134-137
21. G. E. Kanazi, M. T. Aouad, F. W. Abdallah, et al., The analgesic efficacy of subarachnoid morphine in comparison with ultrasound-guided transversus abdominis plane block after cesarean delivery: a randomized controlled trial, Anesthesia and Analgesia, 2010, 111(2):475-481
22. K. Mukhtar, I. Khattak. Transversus abdominis plane block

for renal transplant recipients, British Journal of Anaesthesia, 2010, 104(5): 663-664
23. P. Conaghan, C. Maxwell-Armstrong, N. Bedforth, et al., Efficacy of transversus abdominis plane blocks in laparoscopic colorectal resections, Surgical Endoscopy and Other Interventional Techniques, 2010, 24(10): 2480-2484
24. A. Araco, J. Pooney, L. Memmo, et al. The transversus abdominis plane block for body contouring abdominoplasty with flank liposuction, Plastic and Reconstructive Surgery, 2010, 125(4): 181e-182e
25. J. M. Asensio-Samper, J. De Andr'es-Ib'ãnez, G. Fabregat Cid, et al. Ultrasound-guided transversus abdominis plane block for spinal infusion and neurostimulation implantation in two patients with chronic pain, Pain Practice, 2010, 10(2): 158-162
26. P. Lancaster, M. Chadwick. Liver trauma secondary to ultrasound-guided transversus abdominis plane block, British Journal of Anaesthesia, 2010, 104(4): 509-510
27. P. L. Petersen, O. Mathiesen, H. Torup, et al. The transversus abdominis plane block: a valuable option for postoperative analgesia? A topical review, Acta Anaesthesiologica Scandinavica, 2010, 54(5): 529-535

121. 围手术期镇痛方式选择与开胸术后慢性疼痛

一、简　介

根据国际疼痛研究协会(International Association for the Study of Pain, IASP)的定义，开胸术后慢性疼痛(post-thoracotomy pain syndrome, PTPS)是指术后至少2个月以上，开胸瘢痕周围持续或再发的疼痛。但是在具体研究的实施当中，由于人们使用了各种不同的定义，使用了多种多样的术前术后疼痛管理治疗措施，抽取了不同时间点进行随访，同时缺乏大样本前瞻性的研究，很难得出明确的关于PTPS的准确发生率。根据目前的报道，约有一半的患者在开胸术后的1～2年内有轻至中度的疼痛，甚至疼痛的时间可以延长至术后7年。术后急性的疼痛会减慢患者的恢复并对肺功能造成不利影响，部分患者表示术后的疼痛影响了他们的生活，降低了他们的生活质量。本文综述了近期关于PTPS发生机制，预防措施和治疗手段的相关进展，以期为PTPS的防治提供参考。

二、发　生　率

截至目前关于发病率的研究得出的PTPS发生率相差较大：从11%到80%，总体发生率约在40%～60%之间。这一情况部分归咎于各项研究采用了不同的定义。如有的研究将所有出现了疼痛的患者归入PTPS，而有的仅纳入那些疼痛严重到一定程度的患者。此外，大部分研究采用了问卷回访的形式，这将势必导致失访率和回忆偏倚对于结果的影响。国内最近发表的研究中，北京协和医院对术后六个月以上开胸手术患者进行问卷和电话随访，报道PTPS总发生率为64.5%，在随访的当时仍有45%的患者有疼痛，其中64%为轻度，26%为中度，10%为重度疼痛。

三、临床表现

疼痛通常出现在开胸术后切口瘢痕上或其周围区域。也有出现在手术侧的胸部、肩背部。可自发出现或由某些诱因导致，诸如抬起重物、使用手术侧手工作、天气变化、走路、躺下时压住手术侧及感觉沮丧等。通常患者将疼痛表述为：痛觉过敏，感觉丧失及麻木，跳动样疼痛，针刺样疼痛，烧灼样疼痛，活动受限制。这些疼痛表现是神经病理性痛的特征，因此PTPS包括了很大一部分神经病理性因素在内。一项旨在调查神经病理性因素在PTPS中作用的研究显示：在慢性疼痛患者中，各类神经病理性因素占到35%～83%的比例，并且和更严重的疼痛、更多镇痛药物的使用和日常生活受限相关。46%的患者认为疼痛是他们目前最严重的医疗问题，40%表示疼痛限制了他们的日常活动。笔者目前正在开展的术后随访中也发现了类似的比例。

四、预测因素

主要包括了人口统计学因素和临床因素两类：术前超过一个月的疼痛，焦虑和心理不稳定，既往手术病史，年轻(60岁以下)，手术中长时间撑开(可能导致肋间神经损伤)，术后急性疼痛和肿瘤复发等因素都更容易导致PTPS的出现。其中，术后急性疼痛和年轻在多个研究中得到了确实。除了这些比较公认的因素，还有一些研究进行了广泛的探索。

Yarnitsky等进行了一项包括62例患者的临床研究，检测了患者行开胸术前的弥漫性伤害刺激的抑制控制(diffuse noxious inhibitory control, DNIC)能力，发现那些DNIC功能更有效的患者发生PTPS的概率降低。此外，对于健康人，较弱的DNIC功能也被认为和更多的疼痛病史相关。该研究提示术前检测 DNIC 功能或许可以预测患者是否出现术后慢性痛。

Wang 等在一项包括了 466 例患者的回顾性研究中，提取了经历开胸术后的患者术前和术后的白细胞值，将它作为患者全身炎症反应的一项指标。他们发现术后白细胞的升高水平和 PTPS 的发病率显著相关。因此检测白细胞增高水平或许可以监测 PTPS 的发生。

五、病理生理学机制

目前人们对于导致 PTPS 产生的伤害刺激传递通路依然知之甚少，它是一系列复杂的级联反应总和，包括多种神经递质和兴奋、抑制通路的激活。可能的伤害性刺激来自于手术过程对手术部位的切割、对肋间神经的损伤、术后的炎症反应及放置引流管等。伤害性刺激通过细的有髓鞘 Aδ 类纤维、无髓鞘 C 类纤维和自主神经经由肋间神经周围的脊髓背角神经节上传。

手术造成的肋间神经损伤在急慢性疼痛中都扮演了重要角色，它可导致神经元退行性变，轴突出芽，形成局部的神经瘤，进而导致自发电活动引起痛觉过敏和痛觉超敏。此外，长期持续的兴奋可通过一系列复杂机制，使中枢神经系统发生可塑性变化而导致中枢敏化，也是 PTPS 发生的可能机制。

六、各类围手术期镇痛方式评价

为降低 PTPS 的发生，人们采用了改善手术方式、改进切开和缝合技术和综合镇痛等多种手段。对于围手术期的镇痛，目前主要的手段包括全身性使用止痛药和区域阻滞两部分。当前通常认为胸段硬膜外阻滞（thoracic epidural analgesia，TEA）为有效镇痛的金标准，优于全身性使用镇痛药物，并经常用来和其他手段做比较。

（一）胸段硬膜外阻滞

Tiippana 等对比了开胸术后使用 TEA 或静脉镇痛（intravenous analgesia，IVA）的患者急慢性疼痛和镇痛药用量，并和之前在同一部门所作的开胸术后疼痛率做比较。发现 IVA 组的患者无论在院内还是术后 3、6 个月的时候疼痛评分和疼痛发生率均高于 TEA 组。通过使用 TEA 使得 PTPS 的发生率由 30% 降为 12%（该研究限定仅当疼痛影响日常生活时算为 PTPS）。这和更早时候 Senturk 和 Della Rocca 的结果相吻合。在 Della Rocca 的研究中，563 例患者随机分为 TEA 和 IVA 组，两组均在术前开始镇痛并从术后 1h 开始进行疼痛评分。证明 TEA 显著减少疼痛评分和平均住院时间。Senturk 则对比了术前即开始给予硬膜外镇痛的 Pre-TEA 和术前不予药物的 Post-TEA 和 IVA，使用的药物为布比卡因和吗啡。发现对于术后急性疼痛，Pre-TEA 优于 Post-TEA，两者均优于 IVA。对于慢性痛，Pre-TEA 对 IVA 组显著降低了 PTPS 发生率，但 Post-TEA 和 IVA 的差异不显著。这项研究提示术前开始使用 TEA 或许有更好的效果。

针对 TEA 的开始时间，有数个研究证实提前 TEA 更有效。Yegin 等对比了术前 30min 通过硬膜外使用布比卡因和芬太尼的混合液来提前镇痛和关胸后再开始使用 TEA，证明 Pre-TEA 相比 Post-TEA 可以有效减少镇痛药物的使用和术后 48h 内的急性疼痛评分。2010 年，Amr 等进行了一个类似的但设计更为严谨的随机双盲对照试验，同样使用布比卡因和芬太尼的组合，得出了 Pre-TEA 更优的结论，并指出对于肺功能的恢复也有显著的好处。虽然也有相反的结论，认为提早使用并无优势。但该研究的 Post-TEA 组的开始时间为切皮时，和其他研究的定义不一致。因此有理由认为早期使用 TEA 更有利于镇痛和术后恢复。

对于药物的剂量，Mendola 等探索了不同浓度的左旋布比卡因（0.5%，0.25% 和 0.15%）配伍舒芬太尼对于镇痛效果的影响。发现无论血压波动、恶心呕吐、瘙痒等并发症还是疼痛评分及疼痛药物使用，各组间均无差异，患者的满意程度也相当。因此认为影响的主要因素为药物的总量，而非浓度和容量。然后由于使用了口服镇痛药物，结果会受到影响。更早的研究曾提示高浓度低容量和低浓度高容量有着相同的镇痛效果，但更高浓度的左旋布比卡因或许可以减少运动阻滞并使血压更平稳。

（二）椎旁阻滞

椎旁阻滞（paravertebral block，PVB）或许是除了 TEA 外研究应用最广泛的术后镇痛方式，并经常和 TEA 做对比研究。有系统综述在综合大量的随机对照研究后指出，PVB 的连续应用，可以达到和 TEA 类似的镇痛效果，虽然当使用了阿片类药物后，PVB 组的疼痛早期评分高于 TEA 组。但相比 TEA，PVB 可以更多地维持手术后的呼气流量率峰值、血氧饱和度及肺活量等肺部功能指标，并且有着减少术后并发症的优势。

对于 PVB 的开始时间，Fibla 等在一项旨在对比肋骨牵拉前后和不同部位开胸的随机对照研究中发现，后侧开胸患者术后疼痛更明显，而在何时使用 PVB 未产生显著差异。作者分析原因可能是由于导管置入由手术医师操作，在 PVB 导管置入之前，已经有了切皮等刺激，因此不能完全体现在伤害性刺激产生前即给予镇痛的效果。

对于药物的剂量，虽然有研究证实单次给药也有助于缓解疼痛，通常认为持续的局麻药输注优于间断或单次给药。Fibla 等对比了 0.5% 布比卡因和 0.2% 罗哌卡因分别复合芬太尼，给予负荷量后每 6h 间断给药，对术后急性痛缓解的作用，认为布比卡因相比下略占优势，而更高的剂量则可以更明显减少疼痛。而 Garcia 等在一项采用了持续输注方法的药物对比试验中，0.25% 布比卡因和 0.3% 罗哌卡因之间未发现明显差异。有人总结了类似研究后指出，更高的布比卡因用量和更低的急性疼痛评分及更快的肺功能恢复有关。这和 TEA 中结果类似,应为一种较为可靠的结论。

（三）肋间神经冷冻

由于肋间神经受损是慢性痛主要的影响因素,通过低温使肋间神经变性,可以阻断疼痛传导途径。然而在肋间神经冷冻法的研究当中,各个研究的结论不尽相同。鞠辉等在一项随访长达一年的研究中对比了 TEA 和冷冻术短期镇痛效果以及慢性疼痛发生率,发现两者虽然在急性痛方面效果相当,但冷冻术有着更高的慢性疼痛率。而在使用冷冻术后该肋间神经支配的皮肤会产生麻木感。Yang 等在六个月的随访期内也发现,相对单独使用 TEA,TEA 合并冷冻术的患者在急性期并没有表现出更好的疼痛抑制,而在慢性痛方面,似乎和更高的神经病理性痛发生相关。Gwak 及国内的倪斌等也得到了类似结果。有理由认为,尽管肋间神经冷冻在缓解急性痛方面有作用,但会增加慢性痛的风险,不适合用于开胸术后的镇痛。

（四）经皮神经电刺激

根据 Fiorelli 等的报导,经皮神经电刺激(transcutaneous electrical nerve stimulation,TENS)可以显著减少患者开胸术后 5d 内的疼痛评分和吗啡消耗量,并有利于肺功能恢复。同时炎症因子 IL-6、IL-10 和 TNF-α 的水平也显著低于对照组,可以证明 TENS 对于缓解急性疼痛和促进恢复的作用。该结论和之前的研究一致,但是关于 TENS 的研究普遍缺乏长期观察和与 TEA,PVB 等的对比,可以认为该方法是常规镇痛方法的有益补充,并可用于轻度疼痛的镇痛,而对于慢性痛的作用不确定。

七、总　结

结合目前的研究,PTPS 依然是影响开胸手术后患者生活质量和恢复的障碍,且发生率高,治疗措施不多。因此及早的预防处理或许是更好的选择。除了探索 PTPS 发生的危险因素来进行预防,胸段硬膜外镇痛及椎旁阻滞等手段能够提供较好的镇痛效果,经皮神经电刺激和全身用镇痛药物可以作为有益的补充,而肋间神经冷冻的远期效果会加重疼痛,需要慎重使用。

（徐旷　李梅　祝胜美）

参考文献

1. Wildgaard K, Ravn J, Kehlet V. Chronic post-thoracotomy pain: a critical review of pathogenic mechanisms and strategies for prevention. Eur J Cardiothorac Surg, 2009, 36(1): 170-180
2. Maguire MF, et al. A questionnaire study investigating the prevalence of the neuropathic component of chronic pain after thoracic surgery. Eur J Cardiothorac Surg, 2006, 29(5): 800-805
3. Reuben SS, Yalavarthy L. Preventing the development of chronic pain after thoracic surgery. J Cardiothorac Vasc Anesth, 2008, 22(6): 890-903
4. Steegers MA, et al. Only half of the chronic pain after thoracic surgery shows a neuropathic component. J Pain, 2008, 9(10): 955-961
5. Wang HT, et al. Prevalence and risk factors of chronic post-thoracotomy pain in Chinese patients from Peking Union Medical College Hospital. Chin Med J (Engl), 2012, 125(17): 3033-3038
6. Khelemsky Y, Noto CJ. Preventing post-thoracotomy pain syndrome. Mt Sinai J Med, 2012, 79(1): 133-139
7. Yarnitsky D, et al. Prediction of chronic post-operative pain: pre-operative DNIC testing identifies patients at risk. Pain, 2008, 138(1): 22-28
8. 黄露露,于世英. 神经病理性疼痛的中枢敏化发病机制. 中国疼痛医学杂志,2011(8):463-465
9. Mendola C, et al. Thoracic epidural analgesia in post-thoracotomy patients: comparison of three different concentrations of levobupivacaine and sufentanil. British journal of anaesthesia, 2009, 102(3): 418-423
10. Grider JS, et al. A Randomized, Double-Blind Trial Comparing Continuous Thoracic Epidural Bupivacaine With and Without Opioid in Contrast to a Continuous Paravertebral Infusion of Bupivacaine for Post-thoracotomy Pain. Journal of cardiothoracic and vascular anesthesia, 2012, 26(1): 83-89
11. Gulbahara G, et al. A comparison of epidural and paravertebral catheterisation techniques in post-thoracotomy pain management. European journal of cardio-thoracic surgery, 2010, 37(2): 467-472
12. Scarci M, Joshi A, Attia R. In patients undergoing thoracic surgery is paravertebral block as effective as epidural analgesia for pain management? Interact Cardiovasc Thorac Surg, 2010, 10(1): 92-96
13. Fibla JJ, et al. A prospective study of analgesic quality after a thoracotomy: paravertebral block with ropivacaine before and after rib spreading. European journal of cardio-thoracic surgery, 2009, 36(5): 901-905
14. Garutti I, et al. Thoracic paravertebral block after thoracotomy: comparison of three different approaches. European journal of cardio-thoracic surgery, 2009, 35(5): 829-832
15. Casati A, et al. A prospective, randomized, blinded comparison between continuous thoracic paravertebral and epidural infusion of 0.2% ropivacaine after lung resection

surgery. European journal of anaesthesiology, 2006, 23 (12):999-1004

16. Vogt A, et al. Single-injection thoracic paravertebral block for postoperative pain treatment after thoracoscopic surgery. British journal of anaesthesia, 2005, 95 (6): 816-821

17. Joshi GP, et al. A systematic review of randomized trials evaluating regional techniques for postthoracotomy analgesia. Anesth Analg, 2008, 107(3):1026-1040

18. Kotze A, Scally A, Howell S. Efficacy and safety of different techniques of paravertebral block for analgesia after thoracotomy: a systematic review and metaregression. Br J Anaesth, 2009, 103(5):626-636

19. Fibla JJ, et al. Comparative analysis of analgesic quality in the postoperative of thoracotomy: paravertebral block with bupivacaine 0.5% vs ropivacaine 0.2%. European journal of cardio-thoracic surgery, 2008, 33(3):430-434

20. GarciaNavlet M, et al. Paravertebral ropivacaine, 0.3%, and bupivacaine, 0.25%, provide similar pain relief after thoracotomy. Journal of cardiothoracic and vascular anesthesia, 2006, 20(5):644-647

21. 鞠辉，等. 硬膜外镇痛和肋间神经冷冻镇痛对开胸术后急性和慢性疼痛的影响. 中国疼痛医学杂志，2008，14(2):78-82

22. 陈金篆，等. 肋间神经冷冻用于胸科术后镇痛的临床观察. 中国疼痛医学杂志，2005，11(5):309-310

23. 倪斌，等. 肋间神经冷冻对开胸术后切口处感觉近远期的影响. 中华胸心血管外科杂志，2011，27(10): 615-617

24. effect on serum cytokine levels, visual analogue scale, pulmonary function and medication (dagger). European journal of cardio-thoracic surgery, 2012, 41(4):861-868

25. Erdogan M, et al. Prospective, Randomized, Placebo-controlled Study of the Effect of TENS on postthoracotomy pain and pulmonary function. World J Surg, 2005, 29 (12): 1563-1570

26. Freynet A, Falcoz PE. Is transcutaneous electrical nerve stimulation effective in relieving postoperative pain after thoracotomy? Interact Cardiovasc Thorac Surg, 2010, 10 (2):283-288

122. 新生儿手术后镇痛临床进展

疼痛是机体因实际的或潜在的组织损伤而引起的一种痛苦感受，提示机体避开或处理伤害。常常伴有不愉快的情绪或心血管和呼吸方面的变化，剧烈的痛觉还会引起患者紧张不安，引发机体生理功能紊乱，甚至会诱发休克。婴幼儿的中枢抑制较成人缺乏，受到刺激后会产生更为强烈的免疫反应，因此婴幼儿对疼痛的敏感度高于成人。忽视新生儿疼痛可能会影响其脑的发育，特别是长时间暴露于疼痛，对其认知能力、记忆能力及心理的不良影响越来越受到重视。对于极重度的疼痛，由于新生儿自身调节无力，甚至会威胁其生命，增加围手术期并发症和死亡率。尽管如此，因受表达能力的限制，患儿疼痛程度常常难以评估，为术后镇痛造成困难。故本文现针对新生儿疼痛评估系统和临床上对不同程度疼痛治疗的研究进行综述。

一、新生儿疼痛评估

新生儿疼痛评估是临床镇痛的前提，也是影响预后的重要举措。然而，由于患儿对评估疼痛的指令缺乏认知和表达能力，造成临床评估工作难以开展。为有效解决新生儿疼痛评估问题，加拿大 British Columbia 大学及儿童医院制定了新生儿面部编码量表（neonatal facial coding scale，NFCS），作为对早产儿、新生儿以及 18 个月龄以下婴儿的疼痛评估量表。新生儿疼痛也可采用 neonatal infant pain scale（NIPS）量表进行评估，见表 122-1。其中 NFCS 适用于胎龄低于 32 周的早产儿，每项 1 分，共计 10 分，疼痛越严重其分值就越高。CRIES 则是美国 Missouri 大学制订的一套评估方案，用于对孕 32 周以上新生儿的疼痛评估。该量表各项指标为 0 ~ 2 分，总分 10 分。1 ~ 3 分为轻度疼痛，4 ~ 6 分为中度疼痛，7 ~ 10 分为重度疼痛，超过 3 分则必须进行镇痛治疗。

以上四种方法除 NIPS 检查模式还未建立之外，其余三种均得到了广泛的应用，均能够从患儿对疼痛刺激产生的表现出发，详细的观察、评定新生儿术后疼痛程度，同时也可作为镇痛效果的评判标准。其中，有学者使用 CRIES 量表对新生儿进行术后 72 小时监测，证实该量表对于术后疼痛的评估具有较高的准确性。

表 122-1 新生儿疼痛评估量表

项 目	早产儿疼痛量表 PIPP	新生儿面部编码量表 NFCS	新生儿疼痛评估量表 NIPS	CRIES 评分
评估变量	孕周 行为状态 心率 氧饱和度 皱眉 挤眼 鼻唇沟加深	皱眉、挤眼 鼻唇沟加深 张口、嘴垂直伸展 伸舌、嘴水平伸展 舌呈杯状 下颌颤动 嘴呈“O”型	面部表情 哭声 上肢运动 下肢运动 觉醒状态	哭 需吸氧使 SaO_2>95% 生命体征改变 睡眠状态 面部表情
评估可信度	>0.93	>0.85	>0.92	>0.72
建立的效应形式	表面效度、内容效度、结构效度	表面效度、内容效度、结构效度（r=0.89）	表面效度、内容效度、结构效度（r=0.53 ~ 0.84）	表面效度、内容效度、结构效度（r=0.49 ~ 0.73）
临床应用	可行有效	可行有效	尚未建立	护士倾向应用此方法

二、新生儿术后疼痛处理

（一）轻度疼痛的缓解

对于术后轻度疼痛的患儿可采用非药物治疗的方式进行止痛。该止痛方式操作简便，对婴儿无任何伤害，因此得到众多临床医师及家长的推崇。

临床最常见的非药物镇痛方式为非营养性吮吸，即通过在婴儿口中放置无孔安抚奶嘴来缓解疼痛。该方法常见于手术操作引起的疼痛。Corbo 指出，非营养性吮吸可增强患儿吸吮的动作，减缓术后疼痛。Carbajal R 等证实有创操作中给予奶瓶吮吸能够减轻患儿的痛感。

1983 年，哥伦比亚的雷吉马丁尼医师提出术后新生儿袋鼠式镇痛护理。早产儿的父亲或母亲将患儿直立式贴在胸口，该方法主要是通过给予新生儿温暖和安全感来达到止痛效果。袋鼠式护理能够有效的缓解新生儿术后疼痛，但就其止痛机制而言，临床上还未形成清晰的理论，可能的原因是通过增强新生儿自我调节能力来减轻疼痛。

有证据表明用被单、毛毯包裹新生儿也可以降低新生儿的疼痛反应，又称为襁褓包裹。襁褓能减轻所有胎龄早产儿及足月儿的疼痛反应。此外，如舒适的听觉刺激、按摩、保温箱的使用以及母乳喂养等均可缓解患儿的疼痛。

另外现有众多研究表明口服 12% ~24% 蔗糖水有明显镇痛作用，推荐剂量分别为：24 ~26 孕周早产儿 0. 1ml；27 ~31 孕周早产儿 0. 25ml；32 ~36 孕周早产儿 0. 5ml；大于 37 孕周新生儿 1ml。但新生儿也是发生围手术期反流误吸的高风险人群，所以临床医师仍应慎重考虑口服蔗糖水的剂量及时机。近年来也有研究对此提出异议。

需要指出的是，多种非药物止痛方法的联合使用会比单用一种更为有效。

（二）中度疼痛的治疗

普外科、眼耳鼻喉科等手术引起的术后中度疼痛可采用药物方法进行治疗。但新生儿由于器官发育尚未成熟，如肝肾功能不完善，在药物吸收、分布及代谢等方面有异于成人，因此新生儿使用药物术后镇痛的方式更需慎重。镇痛药物对新生儿的影响，特别是长期影响（如学习和记忆力的变换），还有待进一步研究，迫切需要大样本长期的临床试验探讨。

局部麻醉镇痛是药物镇痛中相对安全的一种。常用的为罗哌卡因 0. 0625% ~0. 25%，运动神经阻滞较轻且感觉阻滞持续时间较长。可以通过以下几种方式进行术后镇痛：

1. 局部浸润　这种方式简单易行，在缝皮前切口皮下注射长效局麻药。适合各类小型或中型手术，临床使用较为广泛。

2. 外周神经阻滞　适用于神经丛或神经干支配区域的术后镇痛，如腹横肌平面阻滞，肋间神经、臂丛神经、椎旁神经、坐骨神经及股神经等，对意识水平、呼吸及循环影响较小。有文献证明神经阻滞技术可以安全的使用于小婴儿，特别是随着近年来超声可视化技术在麻醉学领域的发展，使得神经阻滞能更精确的进行，且药物使用剂量明显减少，大大提高了其在新生儿术后镇痛方面的安全性和可操作性。

3. 硬膜外腔给药　通过骶裂孔或棘间给药。如对新生儿先天性低位无肛手术使用骶管阻滞已应用较为广泛，且术后镇痛效果好。近年来有研究表明全麻药物会对发育中的大脑产生不良的作用，使用中枢性镇痛可以减少术中全麻药物的使用量，但也需注意药物对发育中的中枢神经产生的毒副作用。

4. 表面麻醉剂　国外常用利多卡因/丙胺卡因油剂（EMLA），是 2. 5% 利多卡因和 2. 5% 丙胺卡因以 1∶1混合组成的合剂，可直接涂于完整皮肤，60 ~90min 产生镇痛效果。应用 EMLA 需要注意患儿皮肤需完整且不可与其他有诱导高铁血红蛋白生成的药物联合使用，以防发生高铁血红蛋白血症。其缺点为起效慢，新生儿使用剂量和次数不宜过多。另外还有 4% 的丁卡因胶浆、利多卡因脂质体和利多卡因/丁卡因胶浆等。以上技术已广泛使用于儿童术后镇痛，但其应用于新生儿的安全性和有效性仍需大量临床试验验证。

现在较为常用的阿片类镇痛药如可待因，即甲基吗啡。该药物口服易吸收，对呼吸中枢抑制较轻，但无明显的镇静作用。新生儿手术往往采用全麻，口服该药极易引起呕吐、恶心等不良反应，因此可待因在术后的镇痛用药中已逐渐取替。双氯酚酸也是临床常见的一种抑制轻至中度疼痛的药物。具有强效镇痛抗炎的作用，该药物在体内经肝代谢后与葡萄糖醛酸或硫酸结合迅速排除体外，因此即使长期使用也无积蓄作用，不良反应少。曲马多为合成类可待因类似物，具有较弱的抗 μ 受体激动作用，与 μ 的亲和力仅为吗啡的 1/6000，同时能够抑制去甲肾上腺素和 5-羟色胺再摄取。对术后中至重度疼痛有较好的抑制作用。有文献报道剂量为 0. 4mg/（kg · h）可达到较好镇痛作用，如联合局部麻醉药使用效果更好。该药物呼吸抑制作用较弱，对胃肠道和心血管无明显作用。

（三）重度疼痛治疗

重度疼痛刺激往往会导致患儿心率迅速增加、血氧饱和度下降，长期刺激可能引起患儿神经发育受阻。Milena L 通过研究证明，手术引起的急性疼痛会使血液中儿茶酚胺含量升高，患儿会出现心率加快、心肌耗氧量增加，从而激活肾素-血管紧张素-醛固酮系统，导致全身血管收缩，心血管负担加重。而血液中胰高血糖素含量的增加和胰岛素的减少会导致代谢紊乱，增加病死率。因此，当患儿出现重度疼痛时，必须进行严密的监测与治疗。常用的有阿片类和非阿片类镇痛药物。

1. 阿片类镇痛药物

（1）吗啡　吗啡是阿片中主要的生物碱，具有强大的镇痛作用,对急性痛的抑制作用极为明显,可通过皮下、口服、硬膜外、鞘内、肌肉内、静脉内或经肛门等多种途径给药。吗啡虽有首过效应,但因新生儿蛋白结合率及代谢率降低,因此半衰期延长,其差别取决于孕周和出生体重。国内专家推荐使用剂量为①口服:每4~6h 80μg/kg;②静脉和皮下:25μg/kg开始,根据患儿反应确定持续输注速率:10~25μg/(kg·h)。Grass JA认为0.05~0.1g/L的吗啡在联合局部麻醉药的情况下能够提供良好的术后镇痛。同时吗啡可改善因疼痛引起的焦虑、紧张等情绪反应,具有一定的镇静作用。需注意给药后患儿会出现嗜睡、神智障碍及精神恍惚等反应。吗啡的呼吸抑制作用较强,仅用药剂量就能够降低呼吸频率,使呼吸频率降低至3~4次/min,这也是吗啡急性中毒致死的原因之一。需要特别指出的是,新生儿特别是早产儿对吗啡所致呼吸抑制、窒息、低血压及尿潴留更为敏感。

(2) 芬太尼及舒芬太尼　芬太尼是合成的阿片类药物,其作用效能是吗啡的50~100倍,且起效时间和作用时间都相对吗啡较短。对心血管系统影响小,对呼吸抑制轻微,在新生儿体内蛋白结合率很低,清除率与儿童和成人相似,不良反应较吗啡少。因此,芬太尼适合用于新生儿术后镇痛。但新生儿肝血流的减少会显著降低其血浆清除率。使用时需缓慢分次使用,以避免窒息、心动过缓及胸壁僵直等并发症。国内专家推荐使用剂量为:0.3~0.8μg/(kg·h)持续静脉输注。国内有报道监护室内使用0.25μg/(kg·h)持续输注效果良好。

近年来舒芬太尼被广泛使用于临床镇痛。舒芬太尼为强效阿片类镇痛药,镇痛作用为芬太尼的7~10倍,脂溶性较芬太尼高,易透过血脑屏障,起效迅速。新生儿肝酶系统不成熟,清除率低,同样受肝血流影响大。有研究证实,舒芬太尼的镇痛作用能够达到芬太尼的5~10倍,其作用时间更久,同时舒芬太尼的不良反应并不显著。手术后,新生儿血清中IL-6浓度升高,机体还会产生TNF-a致炎因子。芬太尼、舒芬太尼等能够激活单核细胞上的阿片受体,降低触发IL-6释放第二信使cAMP的释放量,从而达到延缓IL-6分泌的效果。舒芬太尼和芬太尼均为亲脂性阿片类药物,临床也可用于小儿术后区域镇痛,常采用持续硬膜外阻滞的方式对T4以下手术进行镇痛。

2. 非阿片类镇痛药物

(1) 对乙酰氨基酚　对乙酰氨基酚是一种解热镇痛药,抑制中枢的COX-2,尤其对COX-3选择性抑制,还有调节抑制下行5-HT能通路和抑制中枢NO合成作用。因其毒副作用较小,可用于儿童术后镇痛。它对3~6个月或以上的婴儿术后的镇痛作用得到肯定,但对于新生儿却不然。相对于较大一点的患儿,早产儿和新生儿对乙酰氨基酚的血浆清除率明显降低,需要重复的次数减少。推荐使用剂量为:①口服或直肠给药:孕周满30周早产儿:25~30mg/(kg·d);孕周满34周早产儿45mg/(kg·d);足月儿:60mg/(kg·d)。②静脉给药:20~40mg/(kg·d),根据胎龄等具体情况决定,各种指南之间稍有差异。然而由于其潜在的肝脏毒性和新生儿独有的特性,对乙酰氨基酚的药物耐受性仍被广泛讨论。其临床使用,特别是对早产儿,应更为小心谨慎。

(2) 非甾体类抗炎药NSAIDs　非甾体类抗炎药是治疗轻至中度疼痛的有效药物,此外还有抗炎作用。但此类药物在儿童使用的有效性尤其是安全性尚未得到系统验证。因其众所周知的不良反应,例如影响血小板聚集、肾脏毒性、胃出血及影响骨的发育,特别是对于新生儿可能影响脑和肺的血流调节,所以未推荐新生儿使用。

(3) 氯胺酮　传统观点认为氯胺酮是手术中使用的麻醉药,然而人们对小剂量氯胺酮用于术后镇痛越来越感兴趣。部分原因是其NMDA受体拮抗特性对降低中枢敏化和阿片类药物耐受十分重要。研究表明,围手术期应用小剂量氯胺酮,<2mg/kg肌肉注射,<1mg/kg静脉注射或静脉输注<20mg/(kg·min),确实能增强镇痛效果和降低阿片类药物的不良反应。小剂量的氯胺酮不会引起幻觉或认知功能损害,但头昏、瘙痒、恶心和呕吐的发生率与阿片类药物相当。但氯胺酮在新生儿术后镇痛的使用尚未有大样本的临床试验。

三、新生儿术后镇痛的研究展望

在过去的几十年中,对新生儿术后急性疼痛的认识、管理和控制有了长足的发展。随着新生儿术后镇痛研究的不断深入,疼痛评估系统也愈加完善,然而国内目前对新生儿术后疼痛的治疗依旧较为滞后。新生儿术后镇痛不但要考虑到镇痛效果,同时也应尽量降低操作和药物对患儿机体的损伤。作为临床医师首先必须认识到处理和治疗新生儿疼痛的重要性和必要性,同时在进行新生儿术后镇痛时必须权衡短期和长期的利弊。今后尚需进一步探索不同手术、不同患儿的镇痛方案及最佳组合,不断研发新的镇痛药物和技术,建立以麻醉医师为主导的多学科合作的围手术期管理团队并完善术后镇痛管理规程,才能使新生儿术后疼痛得到安全有效的防治。

(黄焜　李晓强　左云霞)

参考文献

1. Sittl R, Griebinger N, Koppert W, et al. Management of postoperative pain in children. Schmerz, 2000, 14(8): 333-339

2. Anand KJ. Consensus statement for the prevention and management of pain in the newborn. Arch Pediatr Adolesc Med, 2001, 155(2): 173-180

3. Guinsburg R, de Almeida MF, de Araujo Peres C, et al. Reliability of two behavioral tools assess pain in preterm neonates. Sao Paulo Med J, 2003, 121(2): 72-76

4. McNair C, Ballantyne M, Dionne K, et al. Postoperative pain assessment in the neonatal intensive care unit. Arch Dis Child Fetal Neonatanl ED, 2004, 89(6): F537-541
5. Milena L. Panin management for children: The OPBG experience-newborn pain. J Paediatr H, 2007, 17(1): 71-72
6. Bellieni CV, Buonocore G, Nenci A, et al. Sensorial saturation: an effective analgesic tool for heel-prick in preterm infants: a prospective randomized trial. Biol Neonate, 2001, 80: 15-18
7. Corbo MG, Mansi G, Stagni A, et al. Nonnutritive sucking during heel-stick procedures decreases behavioral distress in the newborn infant. Biol Neon, 2000, 77(3): 162-157
8. Carbajal R, Veerapen S, Couderc S, et al. Analgesic effect of breast feeding in term neonates: randomized controlled trial. BMJ, 2003, 326: 13
9. Cuzzolin L, Dal cere M, Fanos V. NSAID-induced nephotoxicity from the fetus to the child. Drug saf, 2001; 24: 9-18
10. Butler J, Rocker GM, Westaby S. Inflammatory response to cardiopulmonary by pass. Ann Thorac Surg, 1993, 55: 552-559
11. Crozier TA, Muller JE, Quittkat D, et al. Effect of anaesthesia on the cytokine responses to abdominal surgery. Br J Anaesth, 1994, 72: 280-285
12. Scott L J, Perry CM. Tramadol: A review of its use in perioperative pain. Durgs, 2000, 60(1): 139-176
13. Grass JA. Patient-controlled analgesia. Anesth Analg, 2005, 101(5): S44-S61
14. Johnston CC, Stevens B, Pineli J, et al. Kangaroo care is effective in diminishing pain response in preterm neonates. Arch Pediatr Adolesc Med, 2003, 157: 1084-1088
15. 余锦芬,黄德樱,等. 新生儿腹部手术后芬太尼静脉镇痛的效果. 中华麻醉学杂志, 2005, 6; 462-463
16. Allegaert K, Palmer GM, Anderson BJ. The pharmacokinetics of intravenous paracetamol in neonates: size matters most. Arch Dis Child, 2011, 96: 575-580
17. Anderson BJ, van Lingen RA, Hansen TG, et al. Acetaminophen developmental pharmacokinetics in premature neonates and infants: a pooled population analysis. Anesthesiology, 2002; 96: 1336-1345
18. Allegaert K, Rayyan M, De Rijdt T, et al. Hepatic tolerance of repeated intravenous paracetamol administration in neonates. Paediatr Anaesth, 2008, 18: 388-392
19. Allegaert K, de Hoon J, Van Overmeire B, et al. Clinical pharmacology of nonopioid analgesics in neonates. Verh K Acad Geneeskd Belg, 2005, 67: 289-315
20. Rainsford KD, Roberts SC, Brown S. Ibuprofen and paracetamol: relative safety in non-prescription dosages. J Pharm Pharmacol, 1997, 49: 345-376.
21. Suzuki M, Tsueda K, Lansing PS, et al. Small-dose ketamine enhances morphine-induced analgesia after outpatient surgery. Anesth Analg, 1999, 89(1): 98-103
22. Menigaux C, Guignard B, Fletcher D, et al. Intraoperative small-dose ketamine enhances analgesia after outpatient knee arthroscopy. Anesth Analg, 2001, 93(3): 606-612
23. Snijdelaar DG, Cornelisse HB, Schmid RL, et al. A randomised, controlled study of peri-operative low doses (+)-ketamine in combination with postoperative patient-controlled s (+)-ketamine and morphine after radical prostatectomy. Anaesthesia, 2004, 59(3): 222-228
24. Sethna NF, Liu M, Gracely R, et al. Analgesic and cognitive effects of intravenous ketamine-alfentanil combinations versus either drug alone after intradermal capsaicin in normal subjects. Anesth Analg, 1998, 86(6): 1250-1256

123. 神经病理性疼痛诊断与治疗进展

神经病理性疼痛(neuropathic pain,NP)新定义为躯体感觉系统的损伤或疾病所引起的疼痛。常见病因包括代谢性疾病(如糖尿病及尿毒症)、带状疱疹、HIV 感染、外伤以及药物或化学制剂(如酒精、化疗和抗 HIV 药物)应用等。NP 被认为是最难治的慢性疼痛之一,其诊断和治疗越来越受到人们的重视。

一、诊　　断

在欧洲国家,NP 困扰着几乎 7% 的总人口。典型的 NP 包括糖尿病周围神经病变(DPN)、带状疱疹后神经痛(PHN)、三叉神经痛和中枢性卒中或脊髓损伤后神经痛。外伤、手术后神经痛和神经根性疼痛在人群中也很常见。

病史和疼痛症状对明确 NP 很重要。根据患者的症状 NP 分为自发和诱发的两种,通常情况下这两种并存。自发的症状通常为持续或间歇性的,比如糖尿病足病的持续疼痛及三叉神经痛的间歇发作等。NP 除了疼痛强度随时间变化外,疼痛特点也会变化,患者会有烧灼痛、无知觉性痛、锐痛或压榨痛等。间歇性疼痛即疼痛间歇性发作,通常被描述为被射击感、针刺或放电样感觉。诱发性的 NP(痛觉过敏或触摸痛)即疼痛通常被一些因素所诱发,比如毛刷、寒冷或热度。值得注意的是,临床上大部分 NP 都有这些症状,尽管不同类型 NP 的病因不同,但在临床表现上有很多相似之处。全面的神经病理学检查能支持或排除诊断。进一步的确诊依据可以通过影像学技术如 MRI 或者电生理测试如外周神经传导测试(PNCV)和肌电图(EMG)等方法获得。

近年来临床常用 5 种工具筛选 NP。这些工具的包括:LANSS 量表(the leeds assessment of neuropathic symptoms and signs,LANSS)、神经病理性疼痛量表(the neuropathic pain questionnaire,NPQ)、DN4 量表(the Douleur neuropathique en 4 questions,DN4)、ID Pain 量表和 painDetect 量表。其中,前两种是临床医师使用的筛选方法,而后三种是患者自评的方法。这些工具是诊断 NP 的第一步,最终的诊断仍需要全面的临床评估。

二、药 物 治 疗

以临床上常见及研究最多的 PHN 和 DPN 药物治疗为例。

(一) 三环类抗抑郁药(TCAs)

TCAs 已公认能有效治疗 PHN 和 DPN。TCAs 镇痛效果不依赖其抗抑郁作用,主要通过抑制神经元在下行性痛觉调节中的作用,阻断外周钠通道。TCAs 主要的不良反应包括抗胆碱能作用(口干、便秘、发汗、视觉模糊、直立性低血压及尿潴留)、中枢系统(嗜睡及镇静)、新陈代谢紊乱(体重增长)等。TCAs 能导致患者认知障碍和步态障碍,老年人易摔倒。丙咪嗪和大部分选择性的 TCAs(如去甲替林)相比于阿米替林抗胆碱能和镇静作用较弱。患者应从小剂量开始服用 TCAs,睡前一次 10 ~ 25mg 起始,然后根据耐受情况逐渐滴定加大剂量。阿米替林的平均剂量是 75mg/d,个体的有效剂量差异很大,在 25mg 到 150mg 之间。

(二) 5-羟色胺和去甲肾上腺素再摄取抑制剂(SSNRIs)

SSNRIs(度洛西丁、文拉法辛)已证实能有效治疗 DPN。度洛西丁的主要不良反应是恶心、口干、便秘、食欲减少、腹泻、镇静及头晕。虽然很少有其增加血糖、肝酶和血压的报道,但是度洛西丁禁用于肝功不全和不稳定高血压患者。度洛西丁的适中剂量为 60 ~ 120mg/d,超过 120mg/d 并没有明显的治疗优势。为避免患者恶心,服用度洛西丁的剂量应从 30mg/d 开始,一周后增加到 60mg/d。患者能更好地耐受文拉法辛缓释片,不良反应主要为胃肠道功能紊乱。在口服大剂量的文拉法辛的情况下,有 5% DPN 患者有血压增加和 ECG 的改变。通常文拉法辛(150 ~ 225mg/d)能有效治疗 NP。

（三）α-2-δ 亚基配体

加巴喷丁和普瑞巴林是钙通道 α-2-δ 亚基的配体，能有效治疗 DPN 和 PHN。镇痛机制主要是通过作用于钙通道 α-2-δ 亚基的配体，抑制中枢敏化和疼痛性传递。主要的不良反应包括头晕、嗜睡、外周性水肿、体重增加、无力、头疼和口干等。加巴喷丁的有效剂量为 1800～3600mg/d，其缓释片一日两次，1800mg/d 同样有效。普瑞巴林的有效剂量为 150～600mg/d，临床上服用普瑞巴林从 150mg/d 开始，但是起始剂量 75mg/d 睡前服用能减少不良反应。药物治疗需要个体差异，普瑞巴林最短剂量滴定时间为每 3d 增加 75mg。

（四）5%利多卡因贴剂

5%利多卡因贴剂主要用于治疗 PNH。主要通过阻断钠通道减少异位放电。但是基于最近的 meta 分析，相对于安慰剂，5%利多卡因贴剂的疗效并没有差异。5%利多卡因贴剂全身吸收少，仅有轻微的皮肤反应。在 24h 内，4 贴 5%利多卡因贴剂覆盖疼痛处超过 12h 可见效，但是使用超过 24h 也是安全的。

（五）辣椒素

辣椒素是辣椒素受体（$TRPV_1$）的激动剂，激活伤害性神经元上的 $TRPV_1$ 配体通道，引起去极化，发生动作电位，从而将疼痛信号传递到脊髓。辣椒素使用一段时间后会导致神经元脱敏，从而阻断疼痛传递。标准的辣椒素霜含量为 0.075%，治疗 PNH 有一定疗效。但是在镇痛作用起效前，需要每天多次使用，可引起患者烧灼不适感。辣椒素治疗有多种临床症状（机械性触摸痛、瘙痒及烧灼感）表现的 NP 患者效果更好。

辣椒素的不良反应主要是使用部位的不适感（疼痛、红斑及水肿发痒等）。开始使用时仍需要辅助阿片类药物镇痛，使用期间需要监测血压，特别是剧痛的患者，有潜在的高血压风险。使用高含量的辣椒素治疗 HIV 神经痛的患者过程中，用定量感觉测试（QST）连续监测治疗效果前后并没有差异。辣椒素会引起单次使用的志愿者 1 周左右时间的表皮神经纤维的损伤，但 93%的志愿者在 6 个月后恢复。但是这些数据并不能证明重复使用辣椒素的患者也同样如此。高含量的辣椒素（8%）使用时间为 30min 到 60min，最多可用到 4 贴。辣椒素贴剂不能使用于脸部。

（六）曲马多

曲马多联合对乙酰氨基酚主要用于治疗糖尿病患者 PPN。曲马多能导致头晕、口干、恶心、便秘、嗜睡及认知功能障碍，特别多见于老年人。曲马多禁用于有长期药物滥用史的患者。曲马多有增加癫痫发作的风险，能减少一些药物如 TCAs 的吸收。曲马多联合使用一些含血清素的药物（抗抑郁药，特别是 5-羟色胺再摄取抑制剂）会发生羟色胺综合征。曲马多起始应从小剂量开始服用，特别是老年人，开始剂量为 50mg/d，根据情况逐渐滴定。有效剂量从 200～400mg/d。有肝肾功能障碍和老年人应减少每日服用剂量。

（七）强效阿片类药物

强效阿片类药物治疗慢性疼痛已有很长的历史。但是关于治疗慢性 NP 疗效的争论一直存在。一些 RCT 研究证实强效的阿片类药物（氢考酮、美沙酮及吗啡）治疗 DPN 和 PNH 有效，氢考酮有效剂量从 10～120mg。阿片类药物最常见的不良反应包括便秘、镇静、恶心、头晕和呕吐，但除了便秘外其他不良反应在后期的治疗后会逐渐减少，大剂量使用后患者发生认知障碍也不足为虑。有药物滥用史患者不宜服用阿片类药物。越来越多的报道关注非癌痛患者使用阿片类药物的问题。长时间服用吗啡会导致免疫改变和性功能低下。在最近的研究中，阿片类药物滥用和成瘾发生率为 2.6%，尽管发生率低，但是长期服用产生的问题仍需要关注。在动物模型中已观察到阿片类药物诱发痛觉过敏现象。阿片类药物应作为二线药物使用。

（八）其他药物

除了卡马西平治疗三叉神经痛效果很好外，最近研究另外的抗癫痫药物用于治疗 NP。在大规模的 RCT 研究中，其他抗癫痫药物包括（托吡酯、奥卡西平及拉科酰胺等）疗效不大。关于丙戊酸的疗效存在争议，但是最近一些 RCT 研究显示其有望治疗 DPN 和 PHN。

三、神经病理性疼痛的其他治疗方法

最近一些实验研究中枢性 NP，特别是脊髓损伤疼痛（SCI）。这些实验证实普瑞巴林能有效治疗 SCI 疼痛，但是对脑卒中后疼痛治疗无效。另有实验表明 TCAs、加巴喷丁和曲马多治疗 SCI 也有效。一项对照研究发现大剂量的羟甲左吗喃能缓解中枢性疼痛。有研究发现度洛西丁相比于安慰剂，治疗脑卒中或者 SCI 没有优势，但是对于其产生的触摸痛等症状度洛西丁治疗有效。因此，目前中枢性的 NP 治疗与外周性 NP 的药物治疗大体一致。

一项研究发现加巴喷丁（240mg/d）对缓解外伤后疼痛强度没有作用，但是能改善睡眠，提高生活质量。另一项研究发现普瑞巴林治疗外伤后神经痛有疗效。有研究发现相比于局部使用辣椒素，阿米替林和小剂量的文拉法辛治疗乳房切除后疼痛更有效。

关于加巴喷丁的研究发现其治疗吉兰-巴雷综合征和中枢性 NP 有疗效，对治疗幻肢痛效果不佳。阿片类药物和曲马多能缓解幻肢痛，阿米替林治疗肿瘤性 NP 有疗效。

四、NP 新兴治疗

（一）A 型肉毒素（BTX-A）

BTX-A 是一种强效的神经毒素，通常用于治疗肌张力亢进。其镇痛效果不依赖其抗肌张力作用，而通过作用于神经炎症治疗 NP。三项独立中心 RCT 报道了单一神经病变患者(外伤性或者带状疱疹)和糖尿病 PPN 患者疼痛部位皮下注射 BTX-A(100 ~ 200u)后，效果持续时间较长。并且有趣的是，在其中两项研究中，都记载了其起效时间为 1 周，持续时间为 3 个月。BTX-A 使用较安全，无系统并发症，只有一例患者在注射时有疼痛感。

(二) 大麻素

自研究发现大麻素的受体及体内配体后，大麻素被大规模研究治疗慢性疼痛。大麻素喷剂(2.7mg 四氢大麻酚和 2.5mg 的大麻二酚)可用于治疗多硬化疼痛和有触摸痛的难治的外周性 NP。其不良反应有头晕、口干、镇痛、乏力、胃肠作用及主诉不适感。尽管没有发现治疗过程中患者有认知功能障碍和精神障碍，但大麻素有加重精神疾病的可能。因此，大麻素不适于治疗有精神疾病的患者。目前对于大麻素长期使用的依赖性和耐受性仍有争议。在美国大麻素喷剂未被批准用于治疗 NP，而在加拿大已有使用。

(三) 刺激技术和囊内疗法

经皮电神经刺激(TENS)通常用于治疗周围神经痛患者，尽管指南建议的等级是 B 级。但是，因其风险低，TENS 可以作为一线治疗方法治疗神经病痛的患者。尽管只有很少的数据支持无创脑刺激(尤其是经颅磁刺激)使用后的疗效，但最近对其关注越来越多。脊髓刺激被报道治疗背部手术综合征患者有效，运动皮层刺激最近逐渐用于治疗外周和中枢神经痛。

对于难治的 NP，鞘内注射阿片类药物、齐考诺肽及局部麻醉药有一定的疗效，尽管并无有力的临床研究支持。

五、结　论

TCAs、普瑞巴林、加巴喷丁和度洛西丁被推荐作为治疗 NP 的一线用药。但是在糖尿病神经病变中，推荐的一线用药有分歧，美国神经病学学会(AAN)推荐普瑞巴林作为一线，但是英国国家健康与临床优化研究所(NICE)推荐度洛西丁。因 5% 利多卡因贴剂有很好的耐受性，被推荐作为治疗 PHN 一线药物。二线用药包括强效阿片类药物和曲马多，抗癫痫类药物作为三线用药。辣椒素用于有神经病变者，特别是需要考虑全身并发症及药物相互作用的患者更适合。新兴的方法可能有助于 NP 的治疗。

(吕娟　熊源长)

参 考 文 献

1. Treede RD, Jensen TS, Campbell JN, et al. Neuropathic pain: redefinition and a grading system for clinical and research purposes. Neurology, 2008, 70(18): 1630-1635
2. Bouhassira D, Lantéri-Minet M, Attal N, et al. Prevalence of chronic pain with neuropathic characteristics in the general population. Pain, 2008, 136(3): 380-387
3. Bouhassira D, Attal N. Diagnosis and assessment of neuropathic pain: the saga of clinical tools. Pain, 2011, 152(3): S74-S83
4. Attal N, Fermanian C, Fermanian J, et al. Neuropathic pain: are there distinct subtypes depending on the aetiology or anatomical lesion? Pain, 2008, 138(2): 343-353
5. Baron R, Binder A, Wasner G. Neuropathic pain: diagnosis, pathophysiological mechanisms, and treatment. Lancet Neurol, 2010, 9(8): 807-819
6. Dworkin RH, O' Connor AB, Backonja M, et al. Pharmacologic management of neuropathic pain: evidence-based recommendations. Pain, 2007, 132(3): 237-251
7. Attal N, Cruccu G, Baron R, et al. European Federation of Neurological Societies. EFNS guidelines on the pharmacological treatment of neuropathic pain: 2010 revision. Eur J Neurol, 2010, 17(9): 1113-e88
8. Bril V, England J, Franklin GM, et al. American Academy of Neurology; American Association of Neuromuscular and Electrodiagnostic Medicine; American Academy of Physical Medicine and Rehabilitation. Evidence-based guideline: treatment of painful diabetic neuropathy: report of the American Academy of Neurology, the American Association of Neuromuscular and Electrodiagnostic Medicine, and the American Academy of Physical Medicine and Rehabilitation. Neurology, 2011, 76(20): 1758-1765
9. Tan T, Barry P, Reken S, et al. Pharmacological management of neuropathic pain in non-specialist settings: summary of NICE guidance. BMJ, 2010, 340: c1079
10. Finnerup NB, Sindrup SH, Jensen TS. The evidence for pharmacological treatment of neuropathic pain. Pain, 2010, 150(3): 573-581
11. Gahimer J, Wernicke J, Yalcin I, et al. A retrospective pooled analysis of duloxetine safety in 23,983 subjects. Curr Med Res Opin, 2007, 23(1): 175-184
12. Freeman R, Durso-Decruz E, Emir B. Efficacy, safety and tolerability of pregabalin treatment for painful diabetic peripheral neuropathy: findings from seven randomized controlled trials across a range of doses. Diabetes Care, 2008, 31(7): 1448-1454
13. Wiffen PJ, McQuay HJ, Edwards JE, et al. Gabapentin for acute and chronic pain. Cochrane Database Syst Rev, 2005, 20(3): CD005452
14. Irving G, Jensen M, Cramer M, et al. Efficacy and tolerability of gastric-retentive gabapentin for the treatment of postherpetic neuralgia: results of a double-blind, ran-

domized, placebo-controlled clinical trial. Clin J Pain, 2009, 25(3): 185-192

15. Khaliq W, Alam S, Puri N. Topical lidocaine for the treatment of postherpetic neuralgia. Cochrane Database Syst Rev, 2007, 18(2): CD004846
16. Baron R, Mayoral V, Leijon G, et al. 5% lidocaine medicated plaster versus pregabalin in post-herpetic neuralgia and diabetic polyneuropathy: an open-label, non-inferiority two-stage RCT study. Curr Med Res Opin, 2009, 25(7): 1663-1676
17. Wong GY, Gavva NR. Therapeutic potential of vanilloid receptor TRPV1 agonists and antagonists as analgesics: recent advances and setbacks. Brain Res Rev, 2009, 60(1): 267-277
18. Simpson DM, Gazda S, Brown S, et al. NGX-4010 C118 Study Group. Long-term safety of NGX-4010, a high-concentration capsaicin patch, in patients with peripheral neuropathic pain. J Pain Symptom Manage, 2010, 39(6): 1053-1064
19. Kennedy WR, Vanhove GF, Lu SP, et al. A randomized, controlled, open-label study of the long-term effects of NGX-4010, a high-concentration capsaicin patch, on epidermal nerve fiber density and sensory function in healthy volunteers. J Pain, 2010, 11(6): 579-587
20. Eisenberg E, McNicol ED, Carr DB. Efficacy and safety of opioid agonists in the treatment of neuropathic pain of non-malignant origin: systematic review and meta-analysis of randomized controlled trials. JAMA, 2005, 293(24): 3043-3052
21. Moore RA, McQuay HJ. Prevalence of opioid adverse events in chronic non-malignant pain: systematic review of randomised trials of oral opioids. Arthritis Res Ther, 2005, 7(5): R1046-R1051
22. Portenoy RK, Farrar JT, Backonja MM, et al. Long-term use of controlled-release oxycodone for noncancer pain: results of a 3-year registry study. Clin J Pain, 2007, 23(4): 287-299
23. Vranken JH, Dijkgraaf MG, Kruis MR, et al. Pregabalin in patients with central neuropathic pain: a randomized, double-blind, placebo-controlled trial of a flexible-dose regimen. Pain, 2008, 136(1-2): 150-157
24. Kim JS, Bashford G, Murphy TK, et al. Safety and efficacy of pregabalin in patients with central post-stroke pain. Pain, 2011, 152(5): 1018-1023
25. Vranken J, Hollmann MW, van der Vegt MH, et al. Duloxetine in patients with central neuropathic pain: a randomized, double-blind, placebo-controlled trial of a flexible-dose regimen. Pain, 2011, 152(2): 267-273
26. Gordh TE, Stubhaug A, Jensen TS, et al. Gabapentin in traumatic nerve injury pain: a randomized, double-blind, placebo-controlled, cross-over, multi-center study. Pain, 2008, 138(2): 255-266
27. vanSeventer R, Bach FW, Toth CC, et al. Pregabalin in the treatment of post-traumatic peripheral neuropathic pain: a randomized double-blind trial. Eur J Neurol, 2010, 17(8): 1082-1089
28. Ranoux D, Attal N, Morain F, et al. Botulinum toxin type A induces direct analgesic effects in chronic neuropathic pain. Ann Neurol, 2008, 64(3): 274-283
29. Yuan RY, Sheu JJ, Yu JM, et al. Botulinum toxin for diabetic neuropathic pain: a randomized double-blind crossover trial. Neurology, 2009, 72(17): 1473-1478
30. Xiao L, Mackey S, Hui H, et al. Subcutaneous injection of botulinum toxin a is beneficial in postherpetic neuralgia. Pain Med, 2010, 11(12): 1827-1833
31. Manzanares J, Julian M, Carrascosa A. Role of the cannabinoid system in pain control and therapeutic implications for the management of acute and chronic pain episodes. Curr Neuropharmacol, 2006, 4(3): 239-257
32. Cruccu G, Aziz TZ, Garcia-Larrea L, et al. EFNS guidelines on neurostimulation therapy for neuropathic pain. Eur J Neurol, 2007, 14(9): 952-970
33. Lefaucheur JP, Drouot X, Cunin P, et al. Motor cortex stimulation for the treatment of refractory peripheral neuropathic pain. Brain, 2009, 132(6): 1463-1471

124. 带状疱疹后遗神经痛的病理生理及治疗策略

带状疱疹是由水痘-带状疱疹病毒(the varicellla-zoster virus,VZV)引起的感染性疾病。无免疫性的宿主原发感染VZV后在临床上表现为水痘。原发感染后,VZV在复制侵犯皮肤和黏膜形成水痘的同时,还会经感觉神经末梢上行,转移到脊髓背根神经节和三叉神经节中形成潜伏感染。当成人受到某些诱发因素的作用而导致免疫功能低下时,潜伏下来的病毒就会被激活,再次复制繁殖,引起神经及其支配皮节的感染,出现带状疱疹(herpes zoster,HZ)。

一、带状疱疹后遗神经痛概况

带状疱疹后遗神经痛(postherpetic neuralgia,PHN)的确切定义目前尚存在争议。美国神经病协会的定义PHN为带状疱疹皮损消退后,局部疼痛持续超过三个月以上(即出疹开始4个月)。但也有学者将其定义为急性带状疱疹临床治愈后持续疼痛超过一个月者。但无论在时程上如何界定,PHN至少应理解为局部皮疹消退后的疼痛,以与急性疱疹期的疼痛相区别。

PHN是一种非常抗药而又剧烈的神经病理性疼痛。其发作时呈现烧灼痛或撕裂、刀刺样痛,并可导致患者寝食不安,甚至是焦虑和抑郁,严重者会出现自杀意向,对患者的工作和生活造成巨大的影响。

根据PHN疼痛的性质和临床表现可分为3种亚型:①激惹触痛型:临床表现以对痛觉超敏为特征,轻轻的触摸即可产生剧烈的难以忍受的疼痛;②痹痛型:临床表现以浅感觉减退和痛觉敏感为特征,触痛明显;③中枢整合痛型:临床上可兼有以上两型的部分或主要表现,由于中枢继发性敏感化异常改变为主要特征。除此之外,有时剧烈的瘙痒可能是PHN患者唯一的临床表现,此时需同神经性皮炎等相鉴别。

根据以往的临床研究显示:①HZ患者中大约有9%~13%会发生PHN;②随着年龄增大患PHN的危险性也会相应增加,62%的50岁以上的HZ患者发生PHN,其中20%疼痛持续时间超过6个月;③女性多于男性,且PHN的发生与否和HZ的发生部位密切相关,眼部HZ患者的PHN发生率相对较高;④HZ急性期严重的皮损以及皮疹前的前驱痛都预示PHN发生的可能性增加。

二、带状疱疹后遗神经痛的发病机制

PHN属于神经病理性疼痛,但其引起疼痛的确切机制尚不完全清楚。其可能的机制大致为以下几种:

(一) 外周神经损伤

VZV在激活后迅速的复制繁殖,引起大量的外周神经纤维坏死及其炎性反应。在光镜下可以看见受到侵袭的神经纤维(神经节)中细胞数目减少,且有瘢痕组织的形成。此外,外周神经的炎症损伤会产生炎症因子TNF2α,后者诱导伤害性感受器的异位活动,可能是造成疼痛及痛觉过敏的原因。急性期过后,损伤的外周神经同皮肤一样也会出现"瘢痕愈合",引致一系列功能改变,发生PHN。

国外学者在对HZ愈合后3个月的患者进行皮肤神经密度研究后发现,非PHN患者和PHN患者的皮肤神经支配密度的界限约为650/mm^{2}皮肤面积,PHN患者有明显的失神经支配现象。这项研究提示HZ后的表皮神经轴突的分配密度可能成为PHN的出现与否的客观依据。

外周神经组织的炎性反应持续,导致神经轴突脱髓鞘。此时裸露的神经轴突膜常常紧靠在一起,加上其失去了神经鞘的绝缘作用,使得动作电位可以在相邻的轴突之间传递。由于这种异位冲动传递作用的存在,使原本很小的刺激就可以引致大范围动作电位的产生,出现痛觉异常。

神经损伤后,伤害性神经元上电压门控的Na^+通道和Ca^{2+}通道的表达增加。其中Na^+通道的局部堆积可能导致异位冲动形成的部位动作电位阈值降低;而Ca^{2+}通道则是促使神经损伤处的P物质以及谷氨酸释放。这些电生理学改变可能也是引起PHN疼痛的原因之一。

（二）中枢神经机制

现在已知 VZV 在沿着感觉神经元轴突转运而侵袭外周神经的同时，也会随中枢投射纤维的病变对中枢神经系统产生影响，使中枢敏化。动物实验证实这种中枢敏化作用是由于中枢 C2 纤维释放的神经肽类物质作用于 N-甲基-D-天门冬氨酸（NMDA）受体上产生的。而一旦中枢敏化形成，非伤害性的正常刺激就可以通过 Aδ 和 Aβ 纤维中的低阈值机械受体（LTM）引起脊髓背角疼痛信号产生。

通过尸体解剖研究，发现 PHN 患者的脊髓背角存在着明显的退行性改变。同时对 PHN 患者进行磁共振检查时也发现了脊髓背角的萎缩。但是这种改变究竟是炎性反应直接引起的还是由于突触连接而导致的尚不清楚。

传入神经元退行性变的直接结果就是外周的传入冲动明显减少，此时由于适应机制的存在，对应的中枢神经元的电活动显著增强，即中枢上调。但是这种上调作用的“代价”就是脊髓背角的抑制性神经元的死亡或者是功能失调。

HZ 发生之后，原来主要接受 C 纤维传递信息的脊髓背角浅层会转而接受 Aβ 纤维的信息，出现所谓的背角神经元“出芽”，造成中枢的疼痛信号通路与低阈值的 Aβ 机械性感受器连接强化，从而对非伤害性刺激也产生痛觉。

（三）精神免疫因素

据国外的一项回顾性研究发现，在发展成 PHN 的 HZ 患者中有相当多的人存在各种精神上压力和痛苦。同时另一项前瞻性研究也证实将来发展成 PHN 的 HZ 患者的急性期的抑郁、焦虑等精神症状更为明显。临床资料表明，HZ 患者中约 1/4 会出现失眠，约 1/5 会有伴各种精神痛苦，而在老年患者中这一比例会更高。这也可能与 PHN 在老年人中发病率较高有关。可以肯定的是情绪与疼痛有着某种联系，但是这些精神症状的出现是否与中枢神经系统的病理改变相关，仍不清楚。

$CD3^+$ 和 $CD4^+$ T 淋巴细胞的明显下降会导致严重的免疫功能紊乱，$CD8^+$ T 淋巴细胞的增加则有助于免疫抑制的强化。根据国外的临床研究证实 PHN 患者外周血中上述两种情况同时存在，这就提示 PHN 的发生与否还可能与 HZ 患者的各种 T 淋巴细胞亚群的数量和功能相关，但确切的证据尚未找到。此外某些学者也提出，基因上的某些差异可能使得一些人群对 PHN 易感，而其他的人群则对此不易感，但这也仅限于某些假说。

因此，PHN 的病因虽然明确，但其真正的发病机制尚还在探索中，这就给临床上的治疗造成了许多困难。

三、带状疱疹后遗神经痛治疗策略及进展

国内外目前均没有根治 PHN 的办法，治疗的主要目的在于缓解患者的剧烈疼痛，减少因为疼痛对工作和生活产生的影响，提高患者的生活质量。现在所采用的治疗方法可以分为药物疗法和非药物疗法两大类，其中后者又可细分为物理及介入等。

（一）药物疗法

药物治疗是 PHN 治疗中最为常用的方法，且对多数病例而言是唯一的治疗方式。

1. 三环类抗抑郁药　目前三环类抗抑郁药属于 PHN 治疗的一线药物，它对慢性周围神经痛的效果较为确切，但其止痛的机制不涉及抗抑郁作用。这类药物可以抑制单胺类递质（去甲肾上腺素、5-羟色胺）的再摄取、增强某些与痛觉相关神经元的抑制、阻滞 Na^+ 通道和 α 肾上腺素能受体，从而发挥其止痛作用。常用药物包括阿米替林、去甲替林及地昔帕明等。根据国外的相关报道，地昔帕明可使疼痛的缓解程度达到 80%。此类药物常见的不良反应包括嗜睡、口干等，一般可以耐受，无需停药。但是出现明显的体位性低血压和心律失常时则应停药。

2. 新型抗癫痫药　卡马西平和苯妥英钠是治疗神经痛的传统药物，但由于其不良反应大，故对老年人和体质虚弱的患者使用受到了很大的限制。而新型抗癫痫药加巴喷丁和普瑞巴林有着良好的疗效和较少的不良反应，使得其在 PHN 的治疗上的应用越来越多。这两种药都属于 γ 氨基丁酸（GABA）受体激动剂，与 GABA 结构相似，但与受体结合后不会被代谢，同时也不会影响 GABA 的摄取和降解。它在中枢神经系统与电压依赖的 Ca^{2+} 通道结合，阻止 Ca^{2+} 的内流，进而使各种兴奋性神经递质释放减少，产生抗惊厥和止痛的效果。另据相关报道，本类药物与抗抑郁药的联合应用疗效可能更好。

3. 阿片类药物　以往曾认为阿片类药物对于神经痛无效，但经过证实静脉注射吗啡对 PHN 同样有效。但吗啡因其恶心呕吐、呼吸抑制及成瘾性等严重不良反应使得临床医师对其“望而却步”。而现在人工合成的弱效阿片类药物曲马多，对 PHN 的效果较为确切，且不良反应相对少，使其有着较好的应用前景。

4. 非甾体类抗炎药和糖皮质激素　这两类药物仅适用于轻度至中度疼痛，而对重度疼痛往往无效。虽对疼痛的作用不大，但糖皮质激素的早期适当应用可减少 PHN 的发生。

5. NMDA 受体拮抗剂　NMDA 受体可维持神经元的兴奋性，而这种兴奋性的改变则与神经损伤后的疼痛发生和持续有关。NMDA 受体拮抗剂包括氯胺酮、右美沙芬和美沙酮等。氯胺酮止痛效果较好，但是其不良反应（眩晕、疲劳等）限制了其胃肠外的应用；右美沙芬的止痛维持时间太短，使用也较少；而美沙酮在拮抗 NMDA 受体同时还兼有阿片样止痛作用，因此治疗价值较大。

6. 局部用药　对于某些特定的患者，从安全性考虑不适合全身用药，这时局部用药就往往成为了他们治疗 PHN 的首选。常用的药物有利多卡因贴剂和辣椒素软膏。5%

利多卡因凝胶或贴剂和10%利多卡因乳剂，其在皮肤中的渗透作用良好，对患者的疼痛缓解率较高，持续时间较长，不良反应轻微，故使用广泛。辣椒素可选择性的作用于C纤维，促进P物质的释放，长期应用会耗竭末梢中的P物质等神经递质，达到减少疼痛刺激向中枢传递的作用。但其初用时的皮肤烧灼感和痛觉过敏会使很多患者终止治疗，所以提高该制剂患者治疗的依从性是关键。

7. 抗病毒药物　阿昔洛韦和泛昔洛韦等药物一般应在皮疹出现的早期使用，其目的在于防止病毒复制，减少HZ急性期皮损进展，降低PHN的发生。不过通常此类药物对PHN的作用不大。

（二）物理治疗

物理治疗属于无创性治疗，患者易于接受，目前使用较多的方法有氦氖激光和微波，但其疗效短暂且不确切等缺点也非常突出。现在发现的超声透药方法可通过超声波的作用使药物克服皮肤屏障，并使药物获得定向转运的动能，进行靶向给药，增加病灶的药物浓度，疗效也更好。另外有学者认为低浓度的臭氧可以促进神经损伤的修复，故而推测其可应用于PHN的治疗，初步的实验也证实该方法是可行的。

（三）神经阻滞

在PHN的早期神经阻滞可收到较为满意的效果，星状神经节阻滞、三叉神经分支阻滞、硬膜外阻滞和椎旁神经阻滞等都是常见的方法，一般根据疼痛部位进行选择。神经阻滞治疗PHN的原理是：在支配疼痛部位的神经旁注射药物，阻断痛觉的传导，同时可以阻滞交感神经，使支配脊神经的血管扩张，改善微循环，防止炎性因子的局部堆积，减轻刺激，阻断疼痛的恶性循环。另外在急性期进行阻滞，可以有效防止VZV逆行进入中枢，这也是早期神经阻滞可以预防PHN发生的原因之一。

神经阻滞的常用药物：0.75%布比卡因10ml、2%利多卡因10ml、地塞米松5mg、维生素B_{12} 5mg配成100ml药液。也有相关报道指甲基强的松龙10mg的效果优于地塞米松5mg，可能是由于前者对减少炎性因子的产生效果更好。

最近牛痘疫苗致炎兔皮提取物注射液（神经妥乐平）也应用于神经阻滞中。该药的镇痛机制可分为两部分。在中枢，通过激活下行性疼痛抑制系统，调节5-羟色胺和去甲肾上腺素系统的功能，抑制神经细胞的去极化，从而减少了痛觉冲动的传导；在外周，减少缓激肽的产生，产生镇痛和消除水肿的作用。神经阻滞联合神经妥乐平比单纯的神经阻滞疗效更佳。

由于神经阻滞属于有创操作，故应严格掌握其禁忌证，操作过程做到无菌，防止医源性感染的发生。

（四）神经毁损及手术

难治性的PHN对于药物和物理疗法基本没有效果，对一般性的神经阻滞也疗效欠佳，因而对这类患者多数情况下采用神经根部的破坏性治疗。通过神经根部的药物注射或者物理方法使神经根变性，达到止痛的目的。常用的化学毁损药物有乙醇、甘油和苯酚等。一些研究中也采用抗肿瘤药阿霉素或丝裂霉素，造成可逆性的神经变性，疗效也较为理想。物理毁损的方法有射频毁损和手术。射频毁损是在X光的引导下，对疼痛部位支配的神经根进行80℃、180s的热凝射频毁损，该方法定位准确，并发症少，创伤小且效果显著，是近年来比较受患者欢迎的方法。手术毁损神经因为其定位和疗效的不确定性，预后难以估计，多数情况不推荐采用。

（五）心理干预和联合治疗

PHN的病史较长，疼痛剧烈，所以很多患者都会产生焦虑、抑郁等症状，尤其在老年患者这种情况会更加明显，造成了生活质量的低下。因此在进行生理治疗的同时，对PHN患者的心理治疗就显得尤为重要，打断疼痛-抑郁的恶性循环，增强患者战胜疾病的勇气和信心，防止自杀倾向的发生。

另外根据PHN的复杂情况，某一疗法往往针对的仅仅是一种或一类造成疼痛的机制，其效果大多也是不稳定的。尤其是病程长的患者，初次的治疗效果较好，而再次治疗时疗效就会大打折扣，故而有必要对这类患者采用多种疗法的联合运用，使治疗取得更为理想的效果。

综上所述，PHN是一种机制极为复杂且尚未完全明了的疾病，它对患者的生理和心理所造成的伤害都是非常大的。虽然针对该病有各种各样的治疗办法，但是没有一种方法是可以完全治愈的，所以应强调PHN的早期治疗，一旦其发展成难治性PHN将会非常棘手。此外，在对疼痛进行治疗的同时，还应当重视患者的精神干预，提高患者的生活质量。对PHN预防，可以减少不必要的治疗，除了提高机体自身免疫力和防止病毒感染外，注射疱疹病毒疫苗降低HZ的发病率将更为可行和有效。

（裴东杰　周来影　王喜梅　程智刚
王云姣　鄢建勤　郭曲练）

参考文献

1. 倪家骧，孙海燕. 疼痛诊疗技术. 北京：北京大学医学出版社. 2011：288-292
2. 张达颖，带状疱疹后神经痛新进展. 实用疼痛学杂志，2009，5（增刊）：34-36
3. 赵英，牛思萌. 带状疱疹后神经痛的发生机制及非药物治疗进展. 中国老年保健医学，2010，8（1）：30-32
4. 王国林，中枢与周围神经痛治疗学. 北京：人民军医出版社. 2003：321
5. Oaklander AL. Mechanisms of pain and itch caused by herpes zoster(shingles). J Pain，2008，9(1)：S10-18
6. 陈美珍，张少波. 带状疱疹后遗神经痛的研究进展. 实用中西医结合临床，2007，7（4）：90-91
7. Oaklander AL. The density of remaining nerve endings in human skin with and without postherpetic neuralgia after shingles. Pain，2001，92(1-2)：139-145

8. 杜冬萍，带状疱疹和带状疱疹后遗神经痛—了解可能的病理生理机制，避免盲目治疗. 上海医学，2009，32(6)：473-475

9. Djouhri L, SN Lawson. Abeta-fiber nociceptive primary afferent neurons: a review of incidence and properties in relation to other afferent A-fiber neurons in mammals. Brain Res Brain Res Rev, 2004, 46(2): 131-145

10. Gilden DH, RJ Cohrs, R Mahalingam. Clinical and molecular pathogenesis of varicella virus infection. Viral Immunol, 2003, 16(3): 243-258

11. 陈大伟，谢鹏. 疱疹后神经痛及发病机制的研究进展. 国外医学(老年医学分册)，2002，23(3)：106-108

12. RowbothamMC, et al. Treatment response in antidepressant-naive postherpetic neuralgia patients: double-blind, randomized trial. J Pain, 2005, 6(11): 741-746

13. Block F. Gabapentin for therapy of neuropathic pain. Schmerz, 2001, 15(4): 280-288

14. Max MB, et al. Effects of desipramine, amitriptyline, and fluoxetine on pain in diabetic neuropathy. N Engl J Med, 1992, 326(19): 1250-1256

15. 薛慧，陈丽瑛，白莉. 带状疱疹后神经痛的机制和治疗进展. 山西医药杂志，2004，33(10)：865-866

16. 龚寅，汪正平. 带状疱疹后遗神经痛的治疗进展. 上海医学，2010，33(10)：970-973

17. 崔玲玲，梁逸超，常娜. 带状疱疹后遗神经痛的临床研究. 医学综述，2009，15(16)：2446-2448

18. 刘兵，梁新梅. 带状疱疹后遗神经痛及其神经阻滞疗法进展. 中国康复理论与实践，2009，15(7)：605-607

19. 杨立强，等. 连续硬膜外镇痛及射频毁损治疗带状疱疹后遗神经痛的疗效. 中国康复医学杂志，2007，22(11)：1020-1021

125. 超声引导下的神经阻滞技术在颈腰痛疾病中的应用进展

颈腰痛是疼痛门诊患者就诊的最常见原因,传统的治疗方法主要有药物治疗、神经阻滞、针灸、理疗、开放性手术治疗等,其中以神经阻滞较为常用。传统的神经阻滞借助于局部解剖的体表标志、动脉搏动、针刺感觉异常及神经刺激器探查定位技术寻找神经。因患者解剖变异、操作者经验及熟练程度等原因,临床治疗往往存在定位不准,阻滞疗效不佳等缺陷。超声作为一种新的技术逐渐被应用于颈腰痛疾病的神经阻滞治疗中。本文对超声引导下的神经阻滞技术在颈腰痛疾病中的应用进行简要综述。

一、超声的特点

(一) 优势

超声主要的优势有:①国内、外大量研究显示:超声几乎可以直接探及全身所有的神经丛及较大的周围神经,部分直径小、位置深的神经也能用超声探及。②超声能够辨认肌肉、韧带、血管、关节和骨性结构,与X线和CT相比,超声可以得到实时的图像,且对操作者及患者无电离辐射的危害。③超声作为一种连续的动态影像,可以实时观察液体的扩散过程,由于能够清晰地观察血管,因此能减少药物误入血管或穿刺损伤血管等并发症的发生。④在医疗费用上超声相对X线和CT较便宜,更易于操作。

(二) 局限性

超声主要存在以下局限性:①钙化结构造成的阴影,不利于超声对骨性结构的分辨。Saranteas等指出:水肿、皮下气肿以及肥胖会影响超声对靶神经成像的清晰度。②超声对细针成像不佳,但对于有经验的操作者来说,可以通过组织的移动来准确判断针的位置。③超声探头的选择、频率及明暗度的调节往往需要专门的技术人员或者由经过专门培训的医务人员进行操作。④超声最大的局限性可能是分辨率与探测深度之间的矛盾,超声分辨率越高,其探测深度越浅,导致难以清晰地显示深部的神经。

(三) 应用历史

1978年,La Grange等首先报道在经锁骨上臂丛神经阻滞中应用超声辅助神经定位技术,阻滞成功率达98%,且无并发症的发生。这项新技术在20世纪90年代中期后逐渐发展起来。其后被用于臂丛、交感神经节等各种神经阻滞。2009年Andreas Siegenthaler等把超声技术应用于脊髓周围神经根的阻滞,近年来大多的研究报道指出超声引导下神经阻滞技术更多的应用于颈腰痛疾病的治疗。

二、超声引导下的神经阻滞技术在颈部疾病中的应用

(一) 超声引导下颈神经根阻滞技术在颈椎病中的应用

2012年Haemi Jee等利用超声引导下选择性颈神经根阻滞的方法和X线引导下椎间孔注射术,对由于颈椎管狭窄或颈椎间盘突出引起的脊神经根性疼痛的患者在疼痛的减轻程度、功能性提高及安全性方面进行了随机的双盲对照试验。把120例患有颈椎管狭窄或颈椎间盘突出的患者随机分到X线引导组和超声引导组。分别在第二周和第十二周时比较治疗效果和功能改善情况。观察两组患者在第二周和第十二周的口头数字评估量表(verbal numeric pain scale,VNS)、颈椎残障功能量表(neck disability index,NDI)有效性。结果发现:VNS、NDI评分在两组间第二周、十二周时都有明显改善,但两组间的VNS、NDI无明显的统计学差异。超声可以识别颈动脉和椎动脉等重要的血管,从而避免这些血管的损伤。国内学者肖红等对40例头颈部疼痛患者行超声引导下的眶上神经、眶下神经、颏神经及星状神经节等神经阻滞治疗,穿刺成功率达100%,阻滞成功率达98%。阻滞后3~5d重复行神经阻滞20例次,穿刺及阻滞的成功率达100%,均未见并发症的发生。据最新的研究报道,Siegenthaler A等对50例长期慢性颈痛的患者进行颈椎小关节注射,在超声下,大多数支配关节腔的神经都能被超声辨认出来。

（二）超声引导下枕大神经阻滞技术在颈部疼痛中应用

枕大神经痛在临床上常表现为一侧或两侧后枕部的针刺样、刀割样疼痛。早在2009年，Nielsen JV利用超声引导对枕大神经第三分支及内侧支进行神经阻滞，以治疗长期颈部疼痛的患者，取得了很好的治疗效果。由于传统的治疗方法没有对疼痛的靶神经进行治疗，以至于远期的预后效果往往并不理想。超声引导下的枕大神经阻滞，既可以作为一种诊断性的方法，又可以作为一种治疗手段。在C2～3以下水平，超声引导下枕大神经第三分支切断术已经作为一种治疗头痛的方法之一。超声引导下介入性疼痛治疗过程既有诊断性也有治疗性。诊断性操作的目的在于寻找疼痛的根源，在神经附近注射极少剂量的局麻药（1%利多卡因2ml），疼痛的强度得到很大程度的减轻，功能迅速改善。

（三）超声引导下颈部小关节内注射在颈部疼痛中的应用

小关节内注射是治疗慢性颈部疼痛的方法之一。但如果小关节囊内注射过多液体则会导致关节囊破裂，反而加重病情，因此注射风险较大，对影像学定位的要求更高。X线作为一种传统的技术常被应用于颈椎小关节内的注射。由于颈椎的椎间关节突关节和神经内侧分支的位置都比较表浅，因而在超声引导下更有优势。超声引导技术由于其便捷及实时成像等特点，在此项介入技术中具有较大优势。Nielsen等的试验结果显示：60次的小关节内注射（C_2～C_7），72%的注射被证实在小关节内；17%在小关节囊内；98%的注射其针尖距离小关节囊在1mm以内。这一试验结果也说明超声定位小关节间隙具有可行性。虽然大部分超声引导下颈部小关节注射的研究仍局限于非活体的研究，但近期也有临床应用的报道。很多颈部疼痛的患者是由于关节突关节的病变，要想从根源上解除其痛苦，对支配该关节的神经进行神经阻滞是一种很好的方法。事实上，目前大部分的诊断还是依赖X线和CT，但X线和CT下并不能显示神经。Eichenberger等对14例健康志愿者使用15MH_Z的超声传感器探测其神经位置。在随机双盲试验中，把14例患者随机分为两组，分别注射生理盐水和局麻药（1%利多卡因1.5ml），在超声的动态图像下控制针的位置。检测皮肤区域的针刺觉和痛温觉，在28次穿刺中，有23次位置是准确的。尽管在超声引导下提高了穿刺的成功率，避免损伤血管和组织，但超声引导的安全性和可靠性仍需要大量的临床对照试验来进一步证明。

三、超声引导下的神经阻滞技术在腰部疾病中的应用

（一）超声引导下的神经阻滞技术在腰下肢疼痛中的应用

对于腰下肢痛患者仅靠X线片或MRI等影像学诊断有时难以确定疼痛的特定原因。在此情况应明确疼痛根源，感觉障碍发生在何处；以便于对相应部位进行选择性神经阻滞，从而迅速缓解疼痛，这种神经阻滞疗法不仅有治疗意义也有诊断价值。对于难以确定疼痛部位的患者，神经阻滞有助于其诊断；而且根据造影所见可判断病变部位的改变。目前神经阻滞一般在X线或CT引导下进行，提高了成功率，减少了并发症的发生。Galiano等先后在尸体上进行了超声与CT对比行腰椎和中低段颈椎小关节内注射的试验，用以评价超声引导技术对脊柱小关节注射的可靠性及精确性。结果表明超声可以成为小关节阻滞有效的辅助手段。超声定位准确、安全且可避免并发症的发生，使患者远离电离辐射。Greher等对28例患者施行腰椎背侧脊神经阻滞，均取得较好的效果。为了进一步证实超声技术的精确性，他们对101例患者实施腰椎背侧脊神经阻滞技术，用X线作为金标准来验证穿刺针位置的准确性，其准确性达到90%。在使用3.5MHz的超声传感器对20例体重指数（body mass index，BMI）平均值为23kg/m^{2}的志愿者进行的研究中记录并观察双侧L_3～L_5水平皮肤标记点及相关距离。结果发现：19例志愿者的背侧脊神经超声图像质量较好。比较双侧皮肤标记点相关距离后发现结果具有统计学意义。其对5例腰背痛患者进行共计28次神经阻滞。通过透视验证后发现：25次阻滞的针尖位置准确，其中3次针尖的位置距离X线透视定位的靶点距离小于5mm，认为超声引导下神经阻滞技术应用于腰部疾病中具有可行性和准确性。

（二）超声引导下腰椎小关节注射在腰部疾病中的应用

小关节内注射是治疗慢性腰腿痛的方法之一，超声引导下的腰椎小关节内注射也已有临床病例研究的报道。Kullmer等为10例志愿者进行了超声引导下腰椎及腰骶椎联合处的小关节注射，注射位置准确，未发生误入椎管内的病例。表明超声引导安全、经济，可作为临床上透视等引导技术的替代方法。在分辨率为4～9MHz曲线传感器超声（IU-22，Philips Medical Systems，Bothell WA）引导下对50例慢性腰背疼痛患者进行了腰椎小关节注射。结果显示：超声组可成功进针至靶关节，其中16例患者的超声图像可清晰辨认出小关节并成功进行注射，缓解疼痛。超声引导小关节注射耗时少定位准确并且电离辐射少。Greher M等分别用超声和CT引导进行关节内注射，进一步验证了超声引导组更节省时间，其成功率更高。当然超声引导技术也存在局限性，在肥胖患者中，成功率只有62%。而且在超声下很难显示L_5背侧脊神经节，其分支往往是感觉神经的一部分，也是疼痛的来源之一。但是对于腰椎有金属植入物的患者，由于金属的叠加，很难在X线上清晰的显示出来，而超声实时显示图像对于这类患者更有优势。

四、展　　望

超声几乎可以直接探及全身所有的神经丛及大的周围神经,部分直径小、位置深的神经也可以被探及,为探测颈部的神经根提供了一种很好的方法,有助于对相应的神经根进行安全有效的阻滞。超声引导技术在国外已被应用于颈腰痛疾病的神经及神经根阻滞治疗和小关节内注射等治疗。但此技术尚未在国内大规模的临床研究中加以证实,其安全性、有效性仍需要进一步探索和研究。因超声成像在探测深度与分辨率之间不成正比,神经结构位置表浅可通过高频超声显示神经,若神经位置较深,则应与神经区域的局部解剖相结合进行操作。此外对超声探测频率、分辨率及探头类型等目前尚无统一的选择标准。相信未来的超声技术会有更好的改进和更广泛的应用前景。

(解淑灿　王建光)

参 考 文 献

1. Curatolo M, Eichenberger U. Ultrasound in interventional pain management. Techniques in Regional Anesthesia and Pain Managemen, 2008, 2(1): 78-83
2. Curatolo M, Eichenberger U. Ultrasound-guided blocks for the treatment of chronic pain. Techniques in Regional Anesthesia and Pain Managemen, 2007, 11(2): 95-102
3. 朱紫瑜,郑拥军,王祥瑞. 超声技术应用于脊柱小关节综合征. 国际麻醉与复苏,2010,31(3):262-265
4. La Grange P, Foster P, Pretorius L. Application of the doppler ultrasound blood flow detector in supraclavicular brachial plexus block. Br JAnaesth, 2008, 50: 965-967
5. Galiano K, Obwegeser AA, Bodner G, et al. Ultrasound-guided Facet joint injections in the middle to lower cervical spine: a CT-controlled sonoanatomic study. Clin J Pain, 2006, 22(6): 538-543
6. Galiano K, Obwegeser AA, Bale R, et al. Ultrasound-guided And CT-navigation-assisted periradicular and facet joint injections in the lumbar and cervical spine: a new teaching tool to recognize the sonoanatomic pattern. Regional Anesthesia and Pain Medicine, 2007, 32(3): 254-257
7. Rainov NG, Heidecke V, Burkert W. Long-term intrathecal infusion of drug combinations for chronic back and leg pain. J Pain Sympt Man-age, 2001, 22: 862-871
8. 肖红,宋海波. 头颈部疼痛患者超声引导神经阻滞效果. 中华麻醉学,2007,12:25-27
9. Siegenthaler A, Schliessbach J, Curatolo M, et al. Ultrasound anatomy of the nerves supplying the cervical Zygapophyseal joints: an Exploratory study. Reg Anesth Pain Med, 2011, 36: 60-61
10. Nielsen JV, Berg LC, Thoefnert MB, et al. Accuracy of ultrasound—Guided intra-articular injection of cervical facet joints in horses: a cadaveric study. Equine Veterinary Journal, 2003, 35(7): 657-661
11. Manchikanti L, Singh V, Falco FJ, et al. Cervical medial branch blocks for chronic cervical facet joint pain: A randomized, double-blind, controlled trial with one-year follow-up. Spine, 2008, 33: 1813-1820
12. Galiano K, Obwegeser AA, Bodner G, et al. Ultrasound-guided Facet joint injections in the middle to lower cervical spine: a CT-controlled sonoanatomic study. Clin J Pain, 2006, 22(6): 538-543
13. Ansari BM, Harmon D. Ultrasound guided cervical facet joint block: A descriptive study. Regional Anesthesia and Pain Medicine, 2007, 32(5): 67-69
14. GalianoK, Obwegeser AA, Watch C, el al. Ultrasound-guided Versus computed tomoaphy-controlled facet joint injections in the Lumbar spine: a prospective randomized clinical trial. Reg Anesth Pain Med. 2007, 32(4): 317-322
15. Shim JK, MoonJC, Yoon KB, et al. Ultrasound-guided lumbar medial-branch block: a clinical study with fluoroscopycontrol. Beg AnesthPainMed, 2006, 31(5): 454-454
16. Nielsen JV, Berg LC, ThoefnertMB, et al. Accuracy of ultrasound—Guided intra-articular injection of cervical facet joints in horses: a cadaveric study. Equine Veterinary Journal, 2003, 35(7): 657-661
17. Galiano K, Obwegeser AA, Bale R, et al. Ultrasound-guided and CT-navigation-assisted periradicular and facet joint injections in the lumbar and cervical spine: a new teaching tool to recognize the sonoanatomic pattern. Regional Anesthesia and Pain Medicine, 2007, 32(3): 254-257
18. Wong GY, Schroeder DR, Carns PE, et al. Effect of neurolytic celiac plexus block on pain relief, quality of life, and survival in patients with unresectable pancreatic cancer: a randomized controlled trial. J Am Med Assoc, 2004, 291: 1092-1099
19. Barnard D, Lloyd J, Evans J. Cryoanalgesia in the management of chronic facial pain. JMaxillofac Surg, 1981, 9: 101-102
20. Siegenthaler A, Curatolo U, Eichenberger U. Ultrasound and chronic pain. Eur J Pain Supplements, 2010, 4: 32-38

126. 痛性糖尿病神经病变的诊治进展

糖尿病(diabetes mellitus,DM)是威胁人类健康的常见疾病,据世界卫生组织(WHO)统计,糖尿病发病率为3%~4%,目前世界上糖尿病患者人数超过1.5亿。我国目前60岁以上人群糖尿病的患病率高达20.4%。痛性糖尿病神经病变(painful diabetic neuropathy,PDN)是糖尿病常见并发症之一。在美国,10%~65%的糖尿病患者有不同程度的末梢神经异常改变。PDN所致的疼痛为一种神经病理性疼痛,其发病机制逐渐成为人们研究的热点。为了加强对PDN的认识,做好疾病的筛查、预防和治疗,本文对PDN的发病机制、临床特点、诊断及最新的药物治疗现状作一综述。

一、PDN的发病机制

PDN的发病机制目前尚未完全阐明,一般认为与糖尿病引起的周围神经结构和功能障碍有关。胰岛素缺乏和高血糖是始动因素,神经缺血、多元醇通路活性增高、神经营养因子减少、自身免疫等共同参与其发病过程。PDN所致的神经性疼痛与神经系统的重塑密切相关,包括外周重塑和中枢重塑。外周重塑指的是外周异常传入冲动的产生,神经受损后炎性反应细胞释放5-羟色胺(5-HT)、缓激肽、P物质、组胺和大量前列腺素,使痛觉感受器(无髓鞘C纤维)更加敏感,痛阈降低,产生自发性疼痛;有髓纤维脱髓鞘可能也是外周重塑的重要原因,有髓纤维脱髓鞘发生后,一些沿着神经纤维的异位兴奋便可持续性地随机发放传入冲动,产生持续性的神经痛。C纤维的异常冲动与持续性烧灼样痛有关,有髓Aδ和Aβ纤维间歇性、自发性异常冲动则与放电样痛有关。此外,神经修复过程中产生的神经瘤细胞内的结构改变,如不同亚型Na^+通道的差异表达,可能也与异位电兴奋产生有关。中枢重塑包括中枢神经胶质细胞功能改变、离子通道表达水平变化以及胞内信号转导如P38丝裂原活化蛋白激酶(MAPK)的改变等。此外,交感神经及心理因素也在PDN的发生中起一定作用。

二、PDN的临床特点

PDN经常被描述为"麻刺样疼痛"、"麻木感"或者"疼痛因触觉加重"。有时也可描述为烧灼样、放电样或感觉异常、感觉过敏,甚至剧痛难忍,且疼痛通常夜间为著。PDN好发于足部及小腿,但也可能累及双手。神经痛是慢性的且进展性的,PDN的疼痛常常让人难以忍受,并且难以自行缓解。PDN严重影响了患者生活的方方面面,包括情绪、睡眠、自我价值、独立能力、工作能力以及人际关系等。

疼痛往往是PDN患者的第一主诉,但仍有不少患者不到疼痛难以忍受则不去就诊。糖尿病患者关于神经病变的筛查十分重要,在诊断DM时及以后至少每年筛查一次。美国糖尿病协会建议,足部的检查应包括:视诊、评估足部脉搏和保护性感觉缺失的检查(10-g单丝尼龙联合以下之一:128Hz音叉振动觉检查、针刺痛觉、踝反射或振动感觉阈值)。联合应用多于一项以上的临床检查方法诊断神经

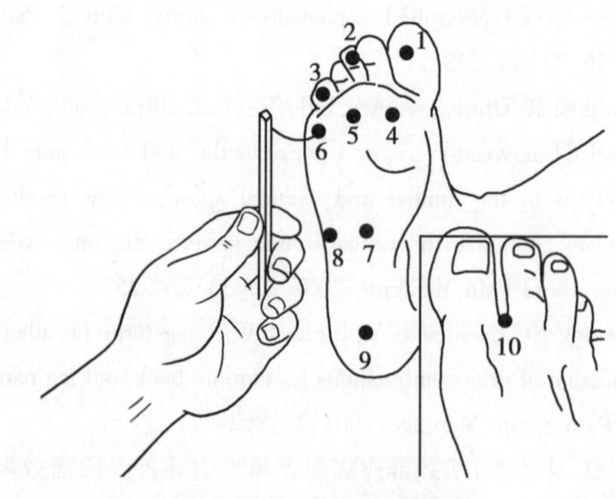

图126-1 单丝尼龙测验

使用刚好可使尼龙丝弯曲的力量,施力于图中1~10的位置,嘱患者每次感觉到尼龙丝的压力时说"有",如果10处有4处以上没有感觉,则为保护性感觉异常。其敏感性与特异性分别为97%与83%

病变的敏感性>87%。

体检还应包括对动脉血流减弱、反射改变、畸形、溃疡和伤口愈合减慢等方面的体征检查。动脉血流减弱的体征包括足部脉搏消失、皮温减低、皮肤变薄、体毛缺失和皮色偏蓝。糖尿病相关的畸形包括钩形趾和夏科氏关节病。钩形趾是近端趾间-跖趾关节的半脱位造成的。夏科氏关节病是足弓塌陷的后期改变，导致了多部位的骨性突起。这些畸形是由于细小肌肉的废用以及敏感性降低进而导致直立时体重的重新分布造成的。在周围神经病变中排汗功能常常是减弱的，因而皮肤变得干燥有细纹。

三、分　类

糖尿病神经病变有多种分类，最常用的与疼痛相关的是急性感觉神经病变和慢性感觉运动神经病变。急性感觉神经病变是急性或亚急性起病的，有严重的感觉不适但缺乏相应的体征。这常与高血糖或血糖控制不稳定相关，当血糖控制理想后可以逐渐缓解。慢性感觉运动神经病变是糖尿病的长期并发症，具有疼痛症状和神经病变的临床体征。

四、诊　断

PDN 的诊断是排除性诊断。所有其他原因引起的痛性感觉神经病变都需要被排除。在 Rochester 糖尿病神经病变研究中，约 10% 伴有周围神经病变的糖尿病患者诊断是与糖尿病不相关的周围神经病变。在《糖尿病神经病变教材》中，Dyck 推荐至少两项异常才能诊断（症状、体征、神经传导异常或量化感觉测试等）。

糖尿病患者患有其他类型神经病变的几率是增加的，这包括慢性炎症性脱髓鞘性多神经病变、维生素 B_{12} 缺乏、甲状腺机能减退以及尿毒症。伴有周围神经病变的患者应当评估有无合并以上疾病。这些评估多通过临床排查，经常需要检测血清维生素 B_{12} 水平、甲状腺功能测试、血尿素氮和血清肌酐。如怀疑 HIV 感染或单克隆丙种球蛋白病，则需检测 HIV 和血清蛋白电泳。如患者表现有典型的疼痛描述、感觉减退和反射消失，则高度提示患有 PDN。

五、流行病学

大约 50% 的糖尿病病程>25 年的患者会发展成为神经病变，其中大约有 50% 的患者会出现疼痛。通常在 1 型糖尿病患者神经病变发生较晚，但它可能是 2 型糖尿病的首发症状。一项在芬兰的研究发现，神经病变的发生率在新诊断为糖尿病患者中达到了 8.3%。

通常各类神经病变的发生与进展都与高血糖高度相关，PDN 也不例外。一项糖尿病的控制与并发症试验（DCCT）研究显示：严格的血糖控制会使神经病变的发生率降低 60%。但是，即便患者的血糖长期控制良好（AIC<8%），终生发生 PDN 的几率仍有 20%。

其他与糖尿病神经病变相关的风险因素有高脂血症、高血压、吸烟、饮酒以及体重。尽管目前还没有研究显示控制以上因素能够降低神经病变的发生率，通常还是对糖尿病患者强调控制这些因素，以预防长期并发症的发生，如冠心病、周围血管疾病和卒中。

六、处　理

痛性神经病变治疗较为困难，患者很少能得到完全的疼痛缓解。这种疼痛通常是慢性的且让患者十分痛苦。目前没有治疗方法能够彻底缓解疼痛，预防仍然是最主要的方法。

（一）预防

严格控制血糖是预防神经病变的最佳方法。此外，控制高脂血症和高血压、每日服用阿司匹林、戒烟及控制饮酒可能对预防 PDN 具有重要意义。

（二）治疗

控制 PDN 的首要原则是控制血糖水平和纠正其他代谢紊乱。DCCT 研究显示，严格的血糖控制不仅降低神经病变的发生率，而且能减缓其进程。

除了控制高血糖，患者还需要对症治疗疼痛。但是，许多患者都不能得到彻底的疼痛缓解。在开始一项治疗之前，需要全面理解治疗方法的收益与潜在风险。这会协助医患双方建立较为现实的疼痛缓解目标。

目前有几种抗抑郁药和抗癫痫药已经在 PDN 的治疗中显示出不同程度的有效性。在治疗 PDN 时，通常患者会期盼在首剂治疗后得到 100% 的疼痛缓解，但尚未发现有药物可确保这样的疗效。大多数评估 PDN 治疗有效性的研究显示，患者的疼痛能缓解 50% 即可视为治疗成功。通常药物需要服用数周后才显示其有效性。为了减少不良反应和增加耐受性，药物还需缓慢滴定剂量。如果患者期盼立即起效且获得完全的疼痛缓解，则往往会有不满情绪出现，因此做好与患者的沟通十分重要。

（三）药物疗法

治疗 PDN 的主要药物是以三环类为主的抗抑郁药（TCA）以及抗癫痫药。

1. TCA　TCA 药物均进行过 PDN 治疗的研究。1977 年，阿米替林即被最早用于研究。阿米替林和丙咪嗪是平衡型5-羟色胺和去甲肾上腺素再摄取抑制剂。同时还可阻断α-肾上腺素受体、H_1-组胺、毒蕈碱样胆碱能受体和NMDA受体等。去甲阿米替林和去甲丙咪嗪是阿米替林和丙咪嗪的代谢产物，主要起到去甲肾上腺素再摄取抑制剂作用。两者也都能阻断α-肾上腺素受体、H_1-组胺、毒蕈碱样胆碱能受体和NMDA受体。TCA通过中枢作用抑制疼痛。

TCA具有最低的治疗PDN的NNT(此处研究定义为：获得1例患者50%的疼痛缓解所需治疗的例数)。治疗PDN的TCA研究总结，约30%的患者可达到50%的疼痛缓解。平衡型5-羟色胺和去甲肾上腺素再摄取抑制剂阿米替林和丙咪嗪的NNT仅为2.1，去甲肾上腺素再摄取抑制剂去甲丙咪嗪的NNT为2.5。由于去甲阿米替林尚未被单独用于PDN的治疗，目前也缺乏其NNT的研究，鉴于其药理与上述药物的近似性，也认为该药的有效性与去甲丙咪嗪相似。

TCA通常会引起争议，因为这类药物具有较高的不良反应发生率，且常常不能让患者耐受。当患者年龄>65岁或有心血管疾病时，应用TCA应特别小心。有5%的患者会出现血压升高和临床有意义的心电图改变。阿米替林和去甲阿米替林对有缺血性心血管疾病的患者是相对禁忌的。多虑平被认为是TCA中对心血管毒性最小的。TCA可导致直立性低血压，患者如有相关病史或常发生晕厥者应慎用。其他一些不良反应如眩晕和镇静，可以通过细致的药物滴定来减少发生率。镇静作用往往在用药3～4周后会自行减轻。在治疗抑郁症时，TCA可能导致显著的体重增加。阿米替林增加体重的速度最快，其他药物通常会缓慢增加体重。

2. 其他抗抑郁药　文拉法辛及其活性代谢产物是5-羟色胺和去甲肾上腺素再摄取抑制剂，且具有弱的多巴胺再摄取抑制作用。文拉法辛也是作用于中枢神经系统来缓解疼痛。研究认为文拉法辛在痛性多发性神经病变治疗中具有效性，但其反应性及生活质量方面与三环类的丙咪嗪相比略低，其NNT为5。较TCA相比文拉法辛具有较少的不良反应发生率，包括嗜睡、恶心和出汗。服用文拉法辛的患者平均心率会增加4～9次/min。文拉法辛还可能导致血压升高，因此服药患者特别是有高血压病史的患者，血压需严密监测。

2004年，度洛西汀成为第一个获得美国FDA批准的治疗PDN的药物，但还缺乏与其他药物疗效的比较。度洛西汀同样是5-羟色胺和去甲肾上腺素再摄取抑制剂。其中枢性疼痛控制的精确机制尚不清楚。有一项双盲、安慰剂对照的随机研究显示度洛西汀用量在60～120mg/d时具有显著的疗效。度洛西汀的有效性与加巴喷丁/普瑞巴林有效性相类似。常见的不良反应有：恶心、嗜睡、口干、便秘、腹泻、多汗以及眩晕，停药发生率达15%～20%，有肝功能不全或饮酒的患者应避免使用度洛西汀。用药患者需监测血压、心率以及肝功能。

选择性5-羟色胺受体抑制剂(SSRI)也被用于治疗PDN的研究，但未显示出特别的疗效。有研究认为帕罗西汀不如丙咪嗪疗效显著。还有研究认为氟西汀和西酞普兰与安慰剂相比没有区别或区别不大。

3. 抗癫痫药　最早关于PDN治疗的随机对照临床试验是1969年对卡马西平的研究。卡马西平是通过作用于外周Aδ神经纤维阻断了钠离子通道起效的。尽管一些小型研究显示其治疗PDN有效，但大型安慰剂对照研究通常显示不出或仅有轻微益处。这种差异可能是由于安慰剂的效应产生的。该药常出现严重的不良反应，需加强对患者的监测。

拉莫三嗪也是作用于外周的钠离子通道阻断剂。其治疗PDN的有效性略低于卡马西平，并且可能发生再生障碍性贫血和毒性表皮坏死松解症。

丙戊酸钠是另一种作用于外周的药物，相关三项研究有两项认为其有效。该药可能引起血小板减少症、再生障碍性贫血、毒性表皮坏死松解症和胰腺炎。服药患者需监测肝功能、全血(含血小板)计数。

加巴喷丁是最常用于治疗神经病理性疼痛的药物。该药治疗PDN的NNT为3.9，对糖尿病神经病变的疼痛控制有效。在近期的一项Ⅰ级研究中加巴喷丁与三环类抗抑郁药阿米替林的作用相当。加巴喷丁的不良反应和药物间的相互作用较小。不良反应包括眩晕、嗜睡、周围性水肿、体重增加、哮喘、头痛和口干。有研究显示，加巴喷丁集中注意力障碍发生率高于阿米替林，而阿米替林口干发生率高于加巴喷丁。长期服用加巴喷丁的患者可能出现体重增加，多见于服药2～3个月后。加巴喷丁与其他抗癫痫药物不同，不经过肝脏代谢，因而显著降低了该药与其他药物的相互作用。

普瑞巴林作为继度洛西汀之后的第二个获美国FDA批准用于治疗PDN的药物。它作用于GABA受体阻断疼痛，NNT为4.2，效果呈剂量依赖性(少数认为效果不佳的研究剂量在150mg/d，大部分结论为有效的研究剂量在300～600mg/d)，普瑞巴林的停药率从0(150mg/d)～20%(600md/d)不等，镇静发生率低于加巴喷丁，因而较加巴喷丁的耐受度更高。但服用普瑞巴林可能会产生更严重的并发症，包括横纹肌溶解症、急性肾衰竭、中枢神经系统作用、高热以及急性闭角型青光眼。服用普瑞巴林的患者必须监测肌病和眼部并发症。普瑞巴林也常发生周围性水肿和体重增加，特别是与噻唑烷二酮联合用药时。高血压和充血性心力衰竭的患者应避免使用普瑞巴林。

4. 阿片类药物　羟考酮、曲马多以及曲马多/对乙酰氨基酚合剂可以减轻糖尿病痛性神经病变的疼痛程度。不良反应主要包括恶心和便秘，长期应用阿片类药物可能导致滥用(有报道2.6%)。曲马多应慎用于老年患者，因其有致思维混乱的风险，且不建议与5-羟色胺再摄取抑制剂SSRI合用。相比而言曲马多/对乙酰氨基酚合剂耐受度更高。

5. 其他　近来有研究报道肉毒菌素 A、硝酸盐衍生物、以及一种新的烟碱激动剂有治疗作用。

6. 联合用药　三项 I 级研究发现糖尿病痛性神经病变包括带状疱疹后遗痛患者加巴喷丁联合阿片类药物(吗啡或羟考酮)以及加巴喷丁联合 TCA 比单独用药效果更好。一项小型研究显示加巴喷丁联合文拉法辛较加巴喷丁联合安慰剂的治疗效果更好。

7. 推荐　TCA、加巴喷丁、普瑞巴林和 SNRI(度洛西汀、文拉法辛)作为一线用药(A 级),曲马多通常推荐为二线用药,当患者出现爆发痛或存在以非神经病理性疼痛为主的疼痛时,推荐服用曲马多/对乙酰氨基酚合剂。强阿片类药物因存在长期用药的安全性包括成瘾性问题,故列为三线治疗药物。

七、总　结

糖尿病痛性神经病变是糖尿病患者常见且难以处理的并发症。疼痛常常让人难以忍受,且对患者的生活各方面都产生影响。PDN 相关的疼痛难以治疗并且可能无法完全通过药物缓解。患者的用药选择应因人而异,在找到适合的药物之前应当多尝试不同的药物。联合治疗,特别是联合中枢性药物与周围性药物的治疗可能会产生更好的镇痛效果,但仍需要更多的研究支持。

PDN 患者疼痛恶化的几率尚未知晓,但是在临床实践中,许多患者在初期有效治疗后曾经历疼痛恶化或复发加重。这可能与病理变化有关,但也可能与患者依赖药物以及对治疗的预期较高有关。医师在开始治疗前与患者充分沟通,讨论药物的可能疗效以及治疗疗程显得十分重要。医患双方建立一个较为现实的目标可能会给治疗带来更高的满意度。

(包睿　熊源长)

参 考 文 献

1. Yang W, Lu J, Weng J, et al. China National Diabetes and Metabolic Disorders Study Group Prevalence of diabetes among men and women in China. N Engl J Med, 2010, 362(12):1090-1101
2. Gillespie EA, Gillespie BW, Stevens MJ. Painful diabetic neuropathy: impact of an alternative approach. Diabetes Care, 2007, 30(4):999-1001
3. Dobretsov M, Romanovsky D, Stimers JR. Early diabetic neuropathy: triggers and mechanisms. World J Gastroenterol, 2007, 13(2):175-191
4. Xu JT, Xin WJ, Wei XH, et al. p38 activation in uninjured primary afferent neurons and in spinal microglia contributes to the development of neuropathic pain induced by selective motor fiber injury. Exp Neurol, 2007, 204(1):355-365
5. American Diabetes Association. Standards of medical are in diabetes-2012. Diabetes Care. 2012, 35(1):S11-63
6. Writing Team for the DCCT/EDIC Research Group: Effect of intensive therapy on the microvascular complications of type 1 diabetes mellitus. JAMA. 2002, 287(19):2563-2569
7. Martin CL, Albers J, Herman WH, et al. Neuropathy among the diabetes control and complications trial cohort 8 years after trial completion. Diabetes Care, 2006, 29(2):340-344
8. Finnerup NB, Otto M, McQuay HJ, et al. Algorithm for neuropathic pain treatment: an evidence based proposal. Pain, 2005, 118(3):289-305
9. Attal N, Cruccu G, Baron R, et al. EFNS Task Force. EFNS guidelines on pharmacological treatment of neuropathic pain. Eur J Neurol, 2010, 17(9):1113-e88
10. Kadiroglu AK, Sit D, Kayabasi H, et al. The effect of venlafaxine HCl on painful peripheral diabetic neuropathy in patients with type 2 diabetes mellitus. J Diabetes Complications, 2008, 22(4):241-245
11. Goldstein DJ, Lu Y, Detke MJ, et al. Duloxetine vs. placebo in patients with painful diabetic neuropathy. Pain, 2005, 116(1-2):109-118
12. Quilici S, Chancellor J, Lothgren M, et al. Meta-analysis of duloxetine versus pregabalin and gabapentin in the treatment of diabetic peripheral neuropathic pain. BMC Neurology, 2009, 9:6
13. Gahimer J, Wernicke J, Yalcin I, et al. A retrospective pooled analysis of duloxetine safety in 23983 subjects. Curr Med Res Opin, 2007, 23(1):175-184
14. Sultan A, Gaskell H, Derry S, et al. Duloxetine for painful diabetic neuropathy and fibromyalgia pain: systematic review of randomised trials. BMC Neurology, 2008, 8:29
15. Rauck RL, Shaibani A, Biton V, et al. Lacosamide in painful diabetic peripheral neuropathy: a phase 2 double-blind placebo-controlled study. Clin J Pain, 2007, 23(2):150-158
16. Shaibani A, Fares S, Selam JL, et al. Lacosamide in painful diabetic neuropathy: an 18-week double-blind placebo-controlled trial. J Pain, 2009, 10(8):818-828
17. Katz J, Finnerup NB, Dworkin RH. Clinical outcome in neuropathic pain: relationship to study characteristics. Neurology, 2008, 28:263-272
18. Gilron I, Baley JM, Tu D, *et al.* Nortriptyline and gabapentin, alone and in combination for neuropathic pain: a double-blind, randomised controlled crossover trial. Lancet, 2009, 374(9697):1252-1261
19. Freeman R, Durso-Decruz E, Emir B. Efficacy, safety and tolerability of pregabalin treatment for painful diabetic pe-

ripheral neuropathy; findings from seven randomized controlled trials across a range of doses. Diabetes Care, 2008, 31(7):1448-1454

20. Moore RA, Straube S, Wiffen PJ, et al. Pregabalin for acute and chronic pain in adults. Cochrane Database Syst Rev, 2009, 8(3):CD007076
21. Eisenberg E, McNicol ED, Carr DB. Efficacy of mu-opioid agonists in the treatment of evoked neuropathic pain: systematic review of randomized controlled trials. Eur J Pain, 2006, 10(8):667-676
22. Hollingshead J, Duhmke RM, Cornblath DR. Tramadol for neuropathic pain. Cochrane Database Syst Rev, 2006, 19(3):CD003726
23. Freeman R, Raskin P, Hewitt DJ, et al. Randomized study of tramadol/acetaminophen versus placebo in painful diabetic peripheral neuropathy. Curr Med Res Opin, 2007, 23(1):147-161
24. Yuan RY, Sheu JJ, Yu JM, et al. Botulinum toxin for diabetic neuropathic pain: a randomized double-blind crossover trial. Neurology, 2009, 72(17):1473-1478
25. Agrawal RP, Choudhary R, Sharma P, et al. Glyceryl trinitrate spray in the management of painful diabetic neuropathy: a randomized double blind placebo controlled crossover study. Diabetes Res Clin Pract, 2007, 77(2):161-167
26. RowbothamMC, RachelDuanW, Thomas J, et al. A randomized, double-blind, placebo-controlled trial evaluating the efficacy and safety of ABT-594 in patients with diabetic peripheral neuropathic pain. Pain, 2009, 146(3):245-252
27. Gilron I, Bailey JM, Tu D, et al. Morphine, gabapentin, or their combination for neuropathic pain. N Engl J Med, 2005, 352(13):1324-1334
28. Hanna M, O'Brien C, Wilson MC. Prolonged-release oxycodone enhances the effects of existing gabapentin therapy in painful diabetic neuropathy patients. Eur J Pain, 2008, 12(6):804-813

127. 鞘内药物输注系统用于癌痛治疗时患者和药物的选择

尽管采用 WHO 三阶梯镇痛方案，但是仍有 10% ~15% 的癌痛患者需要接受介入治疗才能有效镇痛。自 1979 年首次在癌痛患者双盲对照临床应用吗啡鞘内镇痛以来，越来越多的临床资料和研究表明：与全身用药相比，鞘内镇痛用药量小，不良反应更低；对各类伤害性、伤害性-神经病理性的混合性癌痛均有效。因此，近 20 年来，鞘内镇痛用于治疗中度-重度癌痛全世界范围内越来越被认可。IDDS 不断进展，为鞘内镇痛提供了新的途径和方法，使得无数顽固性癌痛患者摆脱了疼痛的困扰，明显改善生活质量。

IDDS 镇痛是目前癌痛介入治疗的有效方法之一。选择合适的患者、镇痛药物和滴定是保证 IDDS 获得良好治疗效果的基础，治疗处理其潜在并发症是确保患者安全的保障。本文就目前对于癌痛患者 IDDS 植入病例选择和镇痛药物选择作一综述。

一、IDDS 用于癌痛治疗的适应证

主要包括：①尽管采用多模式治疗，包括手术、化疗、放疗和药物治疗等，癌痛仍未得到充分控制者；②接受阿片类药物等治疗虽有效，但无法耐受其不良反应者；③自愿首选 IDDS 植入术的癌痛患者。以往认为只有预期寿命大于 3 个月的患者才考虑 IDDS 植入。最近认为有效镇痛能不同程度延长晚期癌痛患者寿命，因此，除了预期寿命为数天外，其余均可以考虑植入 IDDS。但需权衡考虑外科手术风险、感染风险和鞘内镇痛管理风险等因素。

患者不愿意接受、感染（穿刺部位、败血症等）、凝血功能异常、脑脊液循环不通畅和未经治疗的药物成瘾是椎管内 IDDS 植入治疗的禁忌证。

二、病 例 选 择

IDDS 植入术前，临床医师需要评估患者，同时将 IDDS 植入风险、有效性和潜在并发症告知患者，以利于医患双方权衡利弊。

（一）癌痛的性质和原因

大量前瞻性临床研究证实，与常规的治疗方法相比，伤害性疼痛或者神经病理性疼痛的癌痛患者，IDDS 镇痛均有效镇痛，不良反应更少。鞘内镇痛均能明显减轻内脏伤害性疼痛（如胰腺癌、肝癌和胃癌等）和骨转移导致的躯体伤害性癌痛。神经病理性疼痛包括疱疹后神经痛和癌症相关的神经损伤或功能异常，鞘内给药也能显著减轻疼痛。顽固性癌痛往往是伤害性疼痛和神经病理性疼痛成分均有的混合性疼痛，需要组合不同作用机制的镇痛药物以获得有效镇痛。

（二）既往镇痛经历

应用 WHO 三阶梯镇痛方案，80% ~90% 的癌痛患者可以得到有效镇痛。对于全身应用强阿片类药物等不能有效镇痛者或者不能耐受其不良反应者，应用鞘内治疗仍可获得有效镇痛。最近关于癌痛 IDDS 治疗的专家意见还是推荐先应用全身用药等保守治疗，无效或者不能耐受不良反应时再采用较为激进的方案。

（三）并发症

在应用 IDDS 镇痛以前，所有的并发症需要得到良好的控制。需要评估潜在的 IDDS 治疗的并发症和可能与鞘内治疗的相互影响，如冠脉支架患者停用抗血小板药物的风险。

（四）正在进行放疗/化疗

只要患者血小板、白细胞和中性粒细胞等数量正常，其正在进行的放疗或者化疗等一些治疗不影响 IDDS 的植入和镇痛治疗。但某些化疗药物可能并发出血风险，如贝伐单抗可能导致数月后的凝血病；IDDS 泵部位的直接放疗可能导致电池消耗、泵机械障碍等，事先可以把泵屏蔽，若辐射束直接照射到泵需要考虑泵位置重置。

（五）精神状态的评估

2012 年鞘内镇痛专家共识认为晚期癌痛 IDDS 植入前精神心理评估不是必需的，因为有效镇痛能明显改善患者精神状态。有的作者则认为以下 3 种状况应区别

对待:①若患者的预期寿命较短,肿瘤或癌痛的治疗只是姑息性的,植入前心理评估做与不做均可;②若患者的肿瘤治疗效果佳,只需要预防其复发者,鼓励进行心理评估,重点放在周期性的心理会诊/干涉,帮助其积极面对和处理疾病进展及复发的心理变化;③若患者的肿瘤已经根治,但仍残留继发于肿瘤治疗、其他合并疾病相关损失引起的慢性疼痛,此类患者必须进行心理评估。

(六)社会-经济因素的考量

IDDS植入前尚需要考虑以下因素:患者及其家属是否具备相应的经济能力;是否具备IDDS植入后适当的家庭护理能力、规则的复诊和随访能力及其依从性等,以保证患者、家属和医师良好的沟通、输注泵管理和再注药等,IDDS患者得到良好的医疗护理和照顾,是鞘内镇痛成功的重要保证。由于完全植入式IDDS装置价格昂贵,以往认为其是癌痛患者的相对禁忌证。目前对成本效益分析发现,与系统性用药相比,植入超过3～6m的癌痛患者后者性价比更高。因此,完全植入式IDDS装置也是癌痛患者可供选择的方法。

(七)技术因素

肿瘤脊柱转移、潜在的脊柱疾病、脊柱关节病、脊柱侧弯,截瘫及痉挛等因素共存时,硬膜外腔和蛛网膜下隙的压力梯度变得模糊不清,IDDS植入治疗癌痛变得更为复杂。此时,临床医师须完善术前规划,选择合适的外科技术和理想的装置植入,仔细处理细节的问题包括泵的大小、植入位置和皮下隧道。泵植入的位置和深度需要保证泵再灌注时能否可及,囊袋位置需要避开既往手术造成腹部疤痕或者造口。若既往手术影响泵位置的选择,臀部和大腿部位是可供选择的一个部位。

三、植入前试验

IDDS术前行椎管内注射药物,疼痛程度测定明显下降大于等于50%,则表示试验成功,患者可选择作为IDDS植入候选人。目前2012专家共识强调晚期癌痛患者植入前测试并非完全必要。基于以下理由:与系统性给药相比,鞘内镇痛治疗癌痛效果佳;且晚期癌痛患者允许联合应用局麻药甚至有可能有神经毒性的药物,或者大剂量高浓度的应用阿片类等药物,以取得良好效果;植入前试验与后继的治疗效果尚无直接相关关系;单次注射或72～96h的连续输注测试很难发觉阿片类药物诱发的痛觉过敏(opioid-induced hyperalgesia,OIH)、耐受等现象;肿瘤进展等会影响IDDS疗效;另外,即使癌症或者终末期患者其他途径应用阿片类药物已经出现耐受或者植入前测试“失败者”,鞘内镇痛还是能取得良好的治疗效果。

四、药物选择以及流程

药物选择基于患者既往用药史、筛查试验反应等,根据患者疼痛程度、功能状态以及不良反应等滴定剂量。阿片类药物是鞘内镇痛最常用药物,其典型代表为吗啡,其他包括氢吗啡酮、芬太尼、舒芬太尼、哌替啶和美沙酮等。阿片类药物的选择需要考虑起效时间、持续时间及其不良反应。吗啡和氢吗啡酮的亲水性高,因此起效较慢,持续时间较长,扩散较广;同时镇静、恶心呕吐和呼吸抑制的风险也更大。芬太尼和舒芬太尼脂溶性较高,扩散范围较小,导管尖端应尽可能靠近疼痛平面。不同阿片类药物之间、同一阿片类药物不同应用途径之间的剂量换算见表127-1。

表127-1　阿片类药物效价的比较

		硫酸吗啡	盐酸氢吗啡酮	芬太尼
可溶性		亲水性	亲水性	亲脂性
脑脊液的扩散程度		高	中	低
	口服	300	60	2
等效效价	非口服	100	20	1
(mg)	硬膜外	10	2	0.1
	鞘内	1	0.25	0.01

2012版本专家共识首次根据慢性疼痛的病因制定了不同的鞘内药物推荐方案,同时第一次将齐考诺肽作为各类慢性疼痛鞘内镇痛的一线药物。对于癌痛,首先需要明确其主要病因,对于难以确定原因者,临床医师可根据药物治疗反应再评估再决策,以选择合适的治疗方案。神经病理性疼痛为主要原因的癌痛,一线用药方案为吗啡、齐考诺肽或吗啡+布比卡因;二线用药方案为氢吗啡酮,氢吗啡酮+布比卡因,氢吗啡酮+可乐定或吗啡+可乐定;三线用药方案为可乐定、齐考诺肽+阿片类药物、芬太尼、芬太尼+布比卡因或芬太尼+可乐定;四线用药方案为阿片类药物+可乐定+布比卡因或者布比卡因+可乐定;而五线用药方案仅为巴氯芬。伤害性疼痛为主要原因的癌痛则略有不同,一线用药方案为吗啡、氢吗啡酮、齐考诺肽或芬太尼;二线用药方案为吗啡+布比卡因、齐考诺肽+阿片类药物、氢吗啡酮+布比卡因或芬太尼+布比卡因;三线用药方案为阿片类药物(吗啡、氢吗啡酮、芬太尼)+可乐定或单用舒芬太尼;四线用药方案为阿片类药物+可乐定+布比卡因、舒芬太尼+布比卡因或单用可乐定,而五线用药方案为舒芬太尼+布比卡因+可乐定。目前国内尚无氢吗啡酮、齐考诺肽和可乐定针剂等,因此选择余地较小。谢文强等对42例晚期癌痛患者对比研究发现,持续鞘内吗啡联合布比卡因用于中重度癌痛效果确切,运动痛及生活质量改善优于单纯鞘内吗啡。

另外一些药物在鞘内应用是安全的，包括 γ-氨基丁酸类似物巴氯芬和加巴喷丁、罗哌卡因和奥曲肽，但是其有效性有待于进一步验证。而另一些药物具有神经毒性因此不推荐应用于鞘内：阿片类药物（如哌替啶、美沙酮、曲马多）、局麻药（如丁卡因）、肾上腺素能激动剂（如右美托咪啶）、所有的 N-甲基-D-天冬氨酸受体抑制剂及其他非阿片类药物（如咪达唑仑、甲强龙、氟哌利多、昂丹司琼）。但对于终末期癌痛患者，为取得最佳的治疗效果，充分告知患者并知情同意的情况下，可应用更大剂量、更高浓度或合用超指南范围的药物。

五、药物的滴定及其管理

鞘内应用药物的起始浓度推荐剂量详见表 127-2。既往有系统性药物应用史的患者，可以换算为开始剂量（系统性用药量的 1/100 或 1/200）。鞘内吗啡能有效镇痛已经被广泛认可，但如何减少 OIH 和肉芽肿炎的发生等问题一直是研究的热点。目前认为鞘内微剂量吗啡（25～50μg/d）可提供长时间有效镇痛，同时可减少 OIH 发生机会。但这一方法仍存在争论。为减少肉芽肿炎的形成和其他不良反应，专家共识推荐了鞘内镇痛药物的最低浓度，见表 127-2。

为避免出现撤药反应，全身阿片类药物用量先减少 50%，每日递减 10%，而鞘内用药每次增加 10%～20% 的剂量是安全恰当的。单独使用吗啡出现耐受性需要递增剂量。当所选用的鞘内药物在可接受剂量范围内应用后，患者的疼痛评分、功能和生活质量等改善不明显和不良反应明显时建议药物轮换。当不良反应在可以接受范围内而疗效下降时建议加用辅助药物而不是药物轮换。若选用专家共识推荐药物疗效却不满意时，需重新评估导管是否移位、泵功能是否正常等，是否存在疾病进展或者新疾病出现等，否则可考虑应用其他治疗手段如脊髓电刺激疗法、射频治疗和口服药物治疗。

表 127-2　建议用于鞘内治疗的药物剂量和浓度以及测试剂量

药物	建议测试剂量（μg）	建议治疗初始剂量（μg/d）	每日治疗最大剂量（μg/d）	药盒最高浓度（mg/ml）
硫酸吗啡	200～1 000	100～500	15 000	20
盐酸氢吗啡酮	40～200	20～500	10 000	15
齐考诺肽	1～5	0.5～2.4	19.2	0.1
芬太尼	25～75	25～75	待定	10
盐酸布比卡因	500～2 500	1 000～4 000	10 000	30
可乐定	5～20	40～100	40～600	1
舒芬太尼	5～20	10～20	待定	5

齐考诺肽的快速增量可能会导致精神不良反应影响其疗效和应用，因此应用齐考诺肽镇痛时需要缓慢滴定以减少不良反应，同时更需要加强其精神状态评估，对于独居者建议必须安排照看者监测。鉴于文献报道应用齐考诺肽后患者自杀、自杀意念和情绪障碍恶化等发生增加，或可能并发认知功能障碍、新发精神错乱和神智改变等，既往有精神错乱病史的患者不推荐齐考诺肽镇痛。而即使测试时应用齐考诺肽镇痛效果甚佳，IDDS 植入前精神状态的反复评估和植入后的整个用药过程精神状态的监测也是必须的。

六、展　　望

肿瘤的日趋高发及其治疗后生存率的提升使得癌痛发生日趋增多，WHO 癌痛三阶梯指南不能完全有效治疗癌痛，而鞘内镇痛将是顽固性癌痛治疗的不可替代的方法之一。选择合适的患者和药物，同时给予良好的管理，IDDS 才能有效解决顽固性晚期癌痛。IDDS 配合阿片类药物等治疗顽固性癌痛是一项发展中技术，如何更好地保证、提高安全性和有效性，尚需基础实验和大规模的临床研究。

（冯智英）

参考文献

1. Bhatnagar S. Interventional pain management: need of the hour for cancer pain patients. Indian J Palliat Care, 2009, 15(2): 93-94
2. Zech DF, Grond S, Lynch J, et al. Validation of World Health Organization Guidelines for cancer pain relief: a 10-year prospective study. Pain, 1995, 63(1): 65-76
3. Upadhyay SP, Mallick PN. Intrathecal Drug Delivery System (IDDS) for Cancer Pain Management: A Review and Updates. Am J Hosp Palliat Care, 2012, 29(5): 388-398
4. Deer TR, Smith HS, Burton AW, et al. Comprehensive consensus based guidelines on intrathecal drug delivery systems in the treatment of pain caused by cancer pain. Pain Physician, 2011, 14(3): E283-E312
5. Kim WM, Jeong CW, Lee SH, et al. The intrathecally admin-

istered kappa-2 opioid agonist GR89696 and interleukin-10 attenuate bone cancer-induced pain through synergistic interaction. Anesth Analg, 2011, 113(4): 934-940

6. Deer TR, Prager J, Levy R, et al. Polyanalgesic Consensus Conference 2012: Recommendations for the Management of Pain by Intrathecal (Intraspinal) Drug Delivery: Report of an Interdisciplinary Expert Panel. Neuromodulation, 2012, 15 (5): 436-466
7. Hayek SM, Deer TR, Pope JE, et al. Intrathecal therapy for cancer and non-cancer pain. Pain Physician, 2011, 14(3): 219-248
8. Deer TR, Prager J, Levy R, et al. Polyanalgesic Consensus Conference-2012: Recommendations on Trialing for Intrathecal (Intraspinal) Drug Delivery: Report of an Interdisciplinary Expert Panel. Neuromodulation, 2012, 15(5): 420-435
9. 洪溪,龚志毅,陶蔚,等.植入性鞘内吗啡输注系统治疗顽固性疼痛的临床观察.中国临床药理学与治疗学, 2005, 10(8): 885-889
10. Patel VB, Manchikanti L, Singh V, et al. Systematic review of intrathecal infusion systems for long-term management of chronic non-cancer pain. Pain Physician, 2009, 12 (2): 345-360
11. Deer T, Krames ES, Hassenbusch SJ, et al. Polyanalgesic consensus conference 2007: recommendations for the management of pain by intrathecal (intraspinal) drug delivery: report of an interdisciplinary expert panel. Neuromodulation, 2007, 10(4): 300-328
12. 谢文强,李伟彦,刘健,等.持续鞘内吗啡联合布比卡因用于中重度晚期癌痛患者的疗效和安全性.临床麻醉学杂志, 2012, 28(6): 585-587
13. Deer TR, Levy R, Prager J, et al. Polyanalgesic Consensus Conference-2012: Recommendations to Reduce Morbidity and Mortality in Intrathecal Drug Delivery in the Treatment of Chronic Pain. Neuromodulation, 2012, 15(5): 467-482

128. 骨质疏松症疼痛的治疗新进展

骨质疏松症(osteoporosis)是一种以低骨量和骨组织微结构破坏为特征，导致骨质脆性增加和易于骨折的代谢性骨病。分为原发性和继发性两类，继发性骨质疏松症病因明确，常由内分泌代谢疾病或全身性疾病引起；原发性骨质疏松症多发于绝经后女性或60岁以上老年人，病因不明。WHO提出的诊断标准是，以同性别、同部位骨密度(BMD)峰值低于2.0s及以上者诊断为骨质疏松症。参考WHO的标准，结合我国国情，以种族、性别和地区的峰值骨量为依据，1999年中国老年学学会骨质疏松委员会诊断学科组提出了骨质疏松的诊断标准建议值，即低于某地区同性别青年人骨密度平均值减去2个标准差(小于M-2SD，标准差法)或低于某地区同性别青年人骨密度平均值的75%(小于M-M×25%，百分率法)可诊断为骨质疏松症。

从19世纪80年代提出骨质疏松的概念以来，人们对骨质疏松的认识不断深化，重视度逐渐提高，甚至被贴上了21世纪之病的标签。WHO规定每年的10月20日为"国际骨质疏松日"，全球统一进行相关的宣传教育，使广大的骨质疏松患者能够适时预防，早期发现，早期诊断，以便得到及时治疗，最大限度地减少骨质疏松对中老年人的危害。目前我国60岁以上的人口约1.73亿，是世界上老年人口绝对数量最多的国家。2003～2006年一次全国性大规模的流行病学调查显示，50岁以上以椎体和股骨颈骨密度值为基础的骨质疏松症总患病率女性为20.7%，男性为14.4%。60岁以上的人群中骨质疏松症的患病率明显增高，女性尤为突出。按调查估算全国2006年在50岁以上的人群中约有6944万人患骨质疏松症，约2亿1千万人存在低骨量。估计未来几十年中，中国人骨质疏松症骨折率还会不断增加。

中山大学的一项研究表明，老年人无外伤史腰背部疼痛的原因大多数是由于骨质疏松所造成，在治疗时应同时进行抗骨质疏松治疗才能收到较好的治疗效果。骨质疏松经常会导致疼痛、无力、驼背甚至骨折，严重影响患者的生活自理能力，同时疼痛加重了骨质疏松患者对于跌倒的恐惧，患者因而又减少了运动，进而减缓病情的恢复甚至促使病情进一步恶化。因此，在探索病因的同时，治疗显得更为重要。

时至今日，医疗界对于骨质疏松及其造成的一系列严重症状及体征已经有了日益改进的治疗措施。而疼痛作为骨质疏松最常见的症状，对其治疗近几年也不断有新的发展。

骨质疏松的疼痛一般来源于以下几个方面：一般骨量丢失12%以上时即可出现骨痛；老年骨质疏松症时，椎体压缩变形，脊柱前屈，腰肌代偿性的持续加强收缩造成的痉挛性疼痛；胸腰椎压缩性骨折产生的急性疼痛；压缩性骨折压迫相应的脊神经可产生胸腹部和四肢放射痛及感觉运动障碍；若进一步压迫脊髓或马尾还会影响膀胱及直肠功能。骨折后对患者的危害性极大，导致病残率和死亡率增加，如发生髋部骨折后一年内，死于各种并发症的患者达20%，而存活者中约50%致残，生活不能自理，生活质量明显下降。

针对骨质疏松症疼痛的治疗，近年来越来越多的引起了医患双方的重视，并有了长足的发展，主要表现在以下几个方面：治疗药物的多样化，骨折术式的微创化及物理治疗等综合性治疗方法的发展。

一、治疗药物的多样化

骨质疏松的传统疗法主要是补充钙剂、非甾体类抗炎药治疗疼痛和激素治疗等。但是传统药品大都有其局限性，各类钙剂吸收量有限；激素替代疗法所引起的副作用可能要大于它的优势，其可能引起的副作用包括慢性肌肉骨骼疼痛、肾及心血管功能障碍，甚至导致癌症，如雌激素使用不当会导致相关性疾病如子宫内膜癌或乳腺癌等；而非甾体类抗炎药对于骨折疼痛的治疗作用有限，并且有严重的消化系统不良反应。

骨质疏松所致骨折多发于脊柱和髋部，部分患者被迫长期卧床，因并发感染、心血管疾病或慢性衰竭而导致死亡的严重后果。因此，对于骨质疏松患者骨折重在预防，即增加骨量，减少骨质流失，从根源上预防骨质疏松的发生。

（一）双膦酸盐类新药

阿仑膦酸钠（alendronate）是一种骨代谢调节剂，能抑制破骨细胞活性，并通过成骨细胞间接起抑制骨吸收作用。其特点是抗骨吸收活性强，无骨矿化抑制作用。本品在骨内的半衰期较长，约为10年以上。日本的一项多中心随机对照临床研究证明，阿仑膦酸钠治疗绝经后女性骨质疏松患者时，背痛和生活质量评分的提高显著高于依降钙素。

另一种双膦酸盐类药利塞膦酸钠（risedronate）被观察到不仅可降低绝经后骨质疏松患者的骨质再吸收，缓解低位背痛，还可降低男性原发性骨质疏松患者的骨折发生率，因此也被建议应用于男性患者，以降低骨质疏松发生的风险。

（二）骨形成剂特立帕肽

目前的常规骨质疏松药物一般只是作用于破骨细胞而减缓或阻断骨质流失。特立帕肽 Forteo（teriparatide，TPTD）是第一种获得美国食品及药物管理局（FDA）批准的骨形成剂类新药，这是一种甲状旁腺激素的衍生物，可以通过增加成骨细胞的活性及数量而促进骨生长，2011年3月，被国家食品药品监督管理局批准在中国用于治疗严重骨质疏松的绝经后女性患者。关于特立帕肽 Forteo 用于绝经后女性骨质疏松症患者的治疗，欧洲进行了专项临床研究，名为“欧洲特立帕肽观察研究”，为一项有1648例患者参与，历时三年的前瞻性、无干预、多中心队列研究。研究表明，在全部1648例患者中，在第一个和第三个6个月特立帕肽治疗周期之间，新发骨质疏松性骨折减少了约47%，背部痛的频率和疼痛程度及其对患者日常活动的影响有了显著改善，生活质量评分中所有调查参数都有显著提高，患者主诉的焦虑或抑郁也同样得到了积极的改善。虽然研究声明，并未统计研究中的镇痛剂使用数据，但是降低了骨质疏松症骨折发生率的同时显然就减少了骨折所致疼痛的发生机会。

（三）新药雷尼酸锶

雷尼酸锶（strontium ranelate）具有双重药理作用，一方面在成骨细胞富集的细胞中，能增强蛋白的合成，通过增强前成骨细胞的增殖而促进成骨细胞介导的骨形成。另一方面，能剂量依赖的抑制前破骨细胞的分化，从而抑制破骨细胞介导的骨吸收。药理及临床研究都证实，雷尼酸锶能优化骨吸收与骨形成，从而增加骨密度，这对于骨质疏松治疗意义重大。瑞士的一项历时四年的脊柱骨质疏松症治疗干预研究和一项历时五年的周围性骨质疏松治疗研究显示，雷尼酸锶显著降低了脊柱以及周围性骨质疏松症骨折的发生率，提高了患者生活质量评分，而且其副作用轻微，依从性好，对于≥80岁患者也是安全有效的。

二、高压氧治疗骨质疏松症疼痛

高压氧治疗是在超过一个大气压的环境中呼吸纯氧气的治疗方式。高压氧可增强人体细胞、组织和器官的物质代谢，增强各器官的功能，提高机体免疫力，对脑供血不足、脑梗死、冠心病及神经衰弱等常见病有很好的防治作用。近年来高压氧也逐渐被用于治疗骨质疏松症疼痛，临床研究结果显示，经过20天的高压氧治疗（治疗压力0.2mPa，升压20min，稳压后吸氧60min，中间休息10min，减压30min，舱内总治疗时间120min，每天一次）的患者比单用钙剂治疗的患者疼痛明显减轻，生存质量明显提高，但短期的治疗并未使骨密度发生显著改变。高压氧减轻骨质疏松疼痛的机制可能与高压氧能提高血氧张力，增加血氧含量，增加血氧弥散量和弥散率，增加组织内氧含量和氧储量，改善组织的缺氧状态，增强组织新陈代谢和弥散过程，加速酸性代谢产物及致痛物质的消除有关，也与高压氧能对老年性骨质疏松症的骨丢失有一定抑制作用有关。

三、物理治疗新方法

（一）骨质疏松治疗仪

2011年11月22日，美国颁发了一项专利号为US8 062 229 B2的仪器。这是一部测量并治疗疼痛、治疗感染及骨质疏松的设备。这种方法是利用诸多现代发明，包括为人体本身的活性组织提供一个频率为3030Hz的外磁场，这个频率可以和其他两种或更多种频率相联合用来治疗疼痛，也可以单独或联合其他频率用于治疗感染或骨质疏松。这部设备由多种功能模块和操作步骤构成，这些模块可以被配置的多种硬件和（或）软件组成部分识别，执行具体功能，然后达成各种结果。此外，这项专利可以使用任何传统技术进行数据的存储和分析、界面连接、数据处理和信息转换，而且可以和多种程序、系统和设备进行联机操作。

活性组织和生物体均以生化、电磁和化学的状态存在，我们可以利用这些活性系统的宝贵财富，这些活性系统可能被这项专利的设备呈现出来，进而用于疼痛的测量和治疗，消除感染，治疗骨质疏松症。例如，内啡肽和脑啡肽产物出现，相应受体被激活，然后被重新整合，即可减轻和消除疼痛。当合适的发射信号可以用于携带神经元的和其他路径的信号，就会发现出现了相应水平的神经递质和激素。前列腺素等其他激素和体内的电压反应等也以类似的方式发生作用。

（二）脉冲电磁场治疗

脉冲电磁场治疗骨质疏松方面，我国也有相应研究。研究表明，脉冲电磁场有助于缓解原发性骨质疏松症引起的疼痛，可作为临床辅助治疗骨质疏松症性疼痛的方法。其作用机制的研究有许多学说，学界较为认可的其中之一是脉冲电磁场的镇痛作用。极低频脉冲电磁场的镇痛作用可能是通过直接影响细胞与组织的感觉机制而发生作用；而另一种有关疼痛缓解机制研究提出，脉冲电磁场通过直接或间接途径血管和淋巴系统的产生影响，以此来解释对背部疼痛的缓解作用。

（三）普拉提

土耳其的一项由70名绝经后骨质疏松患者参与的为期一年的研究认为，健身运动普拉提（pilates，一种舒缓全身肌肉及提高人体躯干控制能力的健身课程）有助于减轻绝经后骨质疏松患者的疼痛，提高其运动功能及生活质量；但也有研究认为，现有证据为骨质疏松患者限定了一个绝对禁忌证，即有骨质疏松骨折高风险的患者不应进行躯干的屈曲运动。

四、中医药疗法的革新

虽然传统中医并无“骨质疏松症”这一疾病名称，但中医药对于骨质疏松的治疗很早就有涉及，相关论述颇丰。如《素问·长刺节论》说“病在骨，骨重不可举，骨髓酸痛”。《灵枢·寒热病》说：“骨痹，举节不用而痛。”《素问·痹论》也说到：“肾痹者，善胀，尻以代踵，脊以代头。”可见此病病位在骨，与肾关系密切，属“骨痹”、“骨痿”范畴。中医理论认为由于原发性骨质疏松发生发展的根本在于肾虚，涉及脾和肝，病理表现为精气不足，骨髓空虚，骨质脆弱；其标是痰瘀阻络，气血失和，病邪侵袭以致症状出现而发病。治疗上应标本兼顾，以补肾为主，兼以滋肝、健脾益气及活血祛风通络。

（一）传统中药治疗

根据中医的辨证论治，一般采用补肾壮骨法，根据不同患者的不同类型，用中药加减百损丸、益肾健脾丸、六味地黄丸、左归丸、右归丸、八珍汤、桂附八味丸及金匮肾气丸等进行治疗。在内服中药的基础上，配合中药外敷、磁疗、腊疗、理疗、熏洗、针灸、按摩及运动等多种疗法，以提高疗效，达到强筋壮骨、温经通络、解除痉挛和化瘀止痛之目的，从而有效缓解原发性骨质疏松症的疼痛。

传统中医治疗骨质疏松用药种类偏多，近年来趋向于与西药结合，用药简单化，疗效更确切。如金乌骨通联合阿仑膦酸钠，左归丸或右归丸联合钙剂，丹红注射液联合双氯芬酸钠胶囊等，临床研究证明，中西药联用既弥补了中成药起效慢的不足，又弥补了西药副作用显著的缺陷，疗效更显著。

（二）针灸及艾灸治疗

针刺夹脊穴和背俞穴，艾灸肾俞和大肠俞两穴位等穴位为主的治疗。夹脊穴内夹督脉，外邻背俞穴，深层有脏腑，位处躯干，是调节脏腑、平衡阴阳、补益气血及填充肾精之有效穴，为针灸疗法的最佳选穴。背俞穴为五脏六腑之气输注于背腰部的俞穴，具有调节脏腑功能和振奋人体正气的作用。同时背俞穴十分邻近脊神经后根，针灸通过对背俞穴的良性刺激改善了局部组织代谢，同时作用于神经末梢，通过神经反射途径作用于脊髓相应阶段的自主神经中枢，调整了内脏功能；并经躯体感觉纤维和内脏感觉纤维进入脊髓后传至脑，并借助与脑的相关下行传导纤维联系实现背俞穴对全身的良性调节作用。现代研究表明艾灸成分如桉油精、樟脑和龙脑等具有消炎镇痛作用，临床上用艾灸治疗骨质疏松症患者腰部疼痛，通过经络系统，起到灸局部而调理全身的功效，可有效缓解骨质疏松症患者腰部疼痛。此外还有腹针及密集型银针等由传统针刺疗法演化而来的方法，研究表明均达到了预期的疗效。

五、微创介入手术的新发展

骨折是原发性骨质疏松最严重的并发症，长期卧床不仅会加重骨质疏松，甚至造成可能致死的并发症，疼痛更是其不可忽视的一大症状。经皮椎体成形术（PVP）和经皮椎体后凸成形术（PKP）治疗疼痛性骨质疏松性椎体压缩骨折（OVCF）因其手术创伤小、手术时间短，可迅速有效地缓解疼痛，远期疗效可靠，具有很好的临床应用价值。近年得到了广泛应用。有关各型膨胀器的优劣和骨水泥的注入路径及注入量均有广泛研究，得到不断改进。

针对高龄且合并疾病多者，椎体手术亦可能难以进行。这种情况下，小针刀疗法又显示出了一定的优势。小针刀疗法是目前公认的快速缓解软组织性疼痛的最有效的治疗方法。骨质疏松症骨折的压缩程度一般比较轻微，因此其骨痛比较轻微，而脊柱周围小关节、韧带及肌肉等软组织性损伤相对比较严重，经过小针刀松解治疗后，患者的腰背部剧烈疼痛可以得到快速减轻，恢复一定的活动能力，提高其生活质量，加速其恢复。

在骨质疏松症越来越得到全世界重视的21世纪，必定会有越来越多的方法和手段去对其进行治疗。但是，囿于原发性骨质疏松患者大多高龄，合并疾病相对较多，而各种治疗手段均有其局限性，因此以后的发展趋势以综合疗法居多。最常见的为各种治疗药物的联合应用，如维生素D和注射用唑来膦酸联用缓解骨质疏松患者骨骼肌肉疼痛，依降钙素和利塞膦酸钠联用将比单用利塞膦酸钠更有效地缓解绝经后骨质疏松症引起的背痛。特别是中西医相结合，药疗与理疗相结合等方面的研究越来越受到患者的青睐，发展也日趋成熟。

尽管相关病因病机还有待于进一步探讨，但在预防与治疗并重的思路下，深受原发性骨质疏松症困扰的患者终将日渐走出骨质疏松症疼痛的阴影。

（符强　蒋宗滨）

参考文献

1. 聂四平. 我国骨质疏松症诊断标准的制定原则及方法探讨. 中国骨质疏松杂志，2008，14(4)：270-284

2. 韦正超. 老年人骨质疏松腰背部疼痛的治疗. 中山大学学报(医学科学版),2009,30(4s):229-231
3. 夏仁云,李光辉. 重视骨质疏松性疼痛的治疗与研究(二). 国疼痛医学杂志,2011,17(11):642
4. J. Iwamoto,K. Makita,Y. Sato,et al. Alendronate is more effective than elcatonin in improving pain and quality of life in postmenopausal women with osteoporosis. Osteoporos,2011,22:2735-2742
5. Seiji Ohtori,Tsutomu Akazawa,Yasuaki Murata,et al. Risedronate decreases bone resorption and improves low back pain in postmenopausal osteoporosis patients without vertebral fractures. Journal of Clinical Neuroscience,2010,17:209-213
6. Takafumi Majima,Akira Shimatsu,Yasato Komatsu,et al. Effects of risedronate or alfacalcidol on bone mineral density,bone turnover,back pain,and fractures in Japanese men with primary osteoporosis: results of a two-year strict observational study. J Bone Miner Metab,2009,27:168-174
7. Serge Ferrari. Continuous broad protection against osteoporotic fractures with strontium ranelate. Rheumatology,2009,48:20-24
8. 兰海波. 范胜岐,王芳. 高压氧治疗老年性骨质疏松症疼痛的疗效观察. 中国医学装备,2009,6(5):53-55
9. 谢小波,崔红岩,庞丽云,等. 脉冲电磁场用于治疗骨质疏松性疼痛的疗效评估及分析. 国际生物医学工程杂志,2011,34(2):107-110
10. 应瑛. 骨质疏松疼痛症治疗探讨. 浙江中医杂志,2008,43(4):194
11. 杨勇,王曹河,刘建国,等. 益肾健脾丸治疗原发性骨质疏松症腰背疼痛的疗效观察. 健康必读杂志,2011,12:299
12. 李畅居,辛俊平,邓淑铃. 骨质疏松的中医药干预进展. 中国热带医学,2006,6(8):1458,1468-1470
13. 王建伟,马勇,尹恒. 金匮肾气丸联用葡萄糖酸钙对原发性骨质疏松症疼痛临床疗效观察. 辽宁中医药大学学报,14(2):5-6
14. 任建宏. 金乌骨通合阿仑膦酸钠对绝经后骨质疏松症患者疼痛的影响. 中医药导报,2011,17(1):60-61
15. 敬志敏,陈福洪. 中西结合治疗老年性骨质疏松症(腰背痛)临床观察. 实用中医内科杂志,2012,24(10):70-71
16. 卢毅. 丹红注射液治疗老年女性骨质疏松腰背部急性疼痛48例疗效观察. 云南中医中药杂志,2010,31(8):51
17. 吕燕碧,梁爱先. 艾灸疗法治疗骨质疏松症腰部疼痛疗效观察. 吉林中医药,2012,32(7):725-726
18. 侮如全,黄乐天. 密集型银质针治疗脊柱骨质疏松症的应用. 中国社区医师,2009,1(218):91
19. 庄文杰. 经皮椎体成形术与保守治疗对缓解骨质疏松椎体骨折患者疼痛的影响. 吉林医学,2012,33(21):4534
20. 时惜,王开化,汪涛,等. 经皮椎体球囊扩张术治疗46例骨质疏松性椎体压缩性骨折疼痛的疗效观察. 贵州医药,2012,34(5):420-421
21. 周毅,海涌,苏庆军,等. 椎体后凸成形术治疗骨质疏松椎体压缩性骨折疗效分析. 中国骨质疏松杂志,2012,18(5):429-433
22. 刘保新,王力平,徐敏,等. 小针刀治疗80岁以上骨质疏松性脊柱骨折腰背疼痛患者的疗效. 中国老年学杂志,2011,31:3811-3812
23. 刘保新,王力平,徐敏,等. 三种治疗方法治疗骨质疏松患者腰背抽搐样疼痛的比较. 中国骨质疏松杂志,2009,15(10):769-772
24. Antonino Catalano,Nancy Morabito,Marco Atteritano,et al. Vitamin D Reduces Musculoskeletal Pain After Infusion of Zoledronic Acid for Postmenopausal Osteoporosis. Calcif Tissue,2012,90:279-285
25. Masayuki Takakuwa,Jun Iwamoto. Elcatonin in Combination with Risedronate Is More Effective than Risedronate Alone for Relieving Back Pain in Postmenopausal Women with Osteoporosis. Biol. Pharm. Bull,2012,35(7):1159-1165

129. 加巴喷丁和普瑞巴林用于治疗外科手术后疼痛的研究进展

数十年来,用于治疗手术后急性疼痛的药物主要分为三大类:阿片类药物、环氧合酶抑制剂和局部麻醉药物。然而这些经典的药物具有很多不良反应,严重者危及生命,因此在临床应用上受到了限制。多模式镇痛模式具有镇痛效果好、不良反应少的特点,已被广泛应用于临床并获得了广泛认可。应用的药物以阿片类药物为主,同时辅助其他类药物,如氯胺酮、对乙酰氨基酚(扑热息痛)、曲马多和抗癫痫药物——加巴喷丁(gabapentin)和普瑞巴林。

慢性疼痛传统治疗方法主要应用抗惊厥和抗抑郁类药物,也可以使用阿片类药物、环氧化酶抑制剂和局部麻醉药物。加巴喷丁已获得美国 FDA 批准用于糖尿病外周神经病理性疼痛、纤维组织痛、带状疱疹神经痛和部分癫痫发作。在欧洲,加巴喷丁还可用于神经病理性疼痛以及广泛性焦虑障碍。通常,外科手术后的急性疼痛可能会发展为长期慢性疼痛,其机制尚不清楚,因此应积极处理术后疼痛这一问题。抗惊厥类药物可用于治疗慢性疼痛,那么是否可用于治疗术后急性疼痛成为关注的热点。

一、加巴喷丁和普瑞巴林的化学结构与药理学特性

普瑞巴林和加巴喷丁是与 α2-δ 亚基结合的第一代抗癫痫药,是 γ-氨基丁酸(GABA)的衍生物,主要作用于 GABA 受体,有研究认为加巴喷丁还作用于 $GABA_B$ 受体。

有研究认为加巴喷丁作用于外周及中枢神经系统突触前膜 N-型电压敏感钙离子门控通道的 α2-δ 亚基。α2-δ 亚基主要分布于脊髓背角神经元,其上调可能导致疼痛敏感性增加。普瑞巴林的镇痛作用主要通过减弱神经末梢的钙离子内流,减少了神经递质的释放,如谷氨酸、肽物质 P、降钙素和去甲肾上腺素。而抗焦虑作用也与 α2-δ 亚基有关。患者术前出现焦虑等情绪变化较常见。Gonano 等研究证实,术前给予即将进行整形外科手术的患者普瑞巴林 300mg 可以明显减少术前焦虑的发生率以及术后阿片类药物的用量。体外研究显示加巴喷丁在大鼠脑内的结合位点分布于新皮层和海马,其高亲和力的结合蛋白被证实为电压激活钙通道的辅助亚单位,相关功能尚未阐明。普瑞巴林与加巴喷丁的作用机制相似,均可减少钙离子内流,从而减少神经兴奋性递质的释放。

两者药代动力学和药效学不同。加巴喷丁口服给药吸收较普瑞巴林慢,3~4h 方可达到最高血药浓度,呈非线性代谢,因此无法预测药代动力学特点,血药浓度不随药物剂量的增加而升高。与此相反,普瑞巴林吸收快,1h 达到血药浓度高峰,呈线性吸收,浓度随剂量的增加而升高。当加巴喷丁的药物剂量从 900mg/d 增加至 3600mg/d,生物利用度从 60% 降低到 33%,但普瑞巴林的生物利用度可不受剂量的影响而持续保持≥90%。两种药物的血药浓度均不受进餐的影响,且都经过肾脏排泄,半衰期约 6h。总之,普瑞巴林与加巴喷丁相比,似乎具有显著的药代动力学优势,从而具有更好的药效学。

普瑞巴林和加巴喷丁的不良反应呈剂量依赖性,主要包括嗜睡、眩晕、步态不稳、疲劳感(用药早期)、口干、水肿、视力模糊、意识模糊、体重增加和周围性水肿等。小剂量开始和缓慢地增加剂量,可减少不良反应的发生。儿童服用偶尔会出现急躁易怒的情况,停药后消失。

表 129-1　普瑞巴林和加巴喷丁的药代动力学特点

	普瑞巴林	加巴喷丁
口服生物利用度	≥90%	随剂量增加而降低
吸收速度	快	慢
达峰时间	<1h	3h
半衰期	约 6.3h	5~7h
排泄途径	肾脏	肾脏
给药方案	Tid 或 Bid	Tid

二、手术后急性疼痛治疗

随着医疗需求不断提高,越来越多的手术患者术后使用镇痛药物缓解急性疼痛。按照世界卫生组织术后疼痛治疗指导原则,环氧化物酶抑制剂和对乙酰氨基酚可用于轻中度的疼痛治疗,具有效果好和短期应用时不良反应少的特点。阿片类药物适用于重度疼痛治疗,同时还可以与非甾体类抗炎药(NSAID)合用提高镇痛效果,并减少阿片类药物的用量及其不良反应,主要包括:恶心、呕吐、镇静、尿潴留和皮肤瘙痒。手术开始前进行区域阻滞或局部麻醉也可以减少术中及术后阿片类药物的用量,然而区域阻滞麻醉也具有一定的风险,有可能导致神经损伤甚至术后瘫痪。

多模式镇痛是目前最常用于临床急性疼痛管理的方式,使用两种或两种以上镇痛药物,提高镇痛效果并减少不良反应以及不良事件发生率。例如,在NSAID和阿片类药物的基础中辅助抗癫痫药物。麻醉医师应根据每例患者的不同情况合理选择镇痛方式及配伍使用药物以达到最佳镇痛效果。例如,对于进行肩部手术的患者,麻醉医师可以选用臂丛神经阻滞代替危险系数相对较高的颈椎硬膜外置管进行术后疼痛的管理与治疗;对于术后炎症导致的疼痛以及术中未涉及重要神经的手术后疼痛,麻醉医师无需选用抗神经性疼痛的药物。关于多模式镇痛应使用何种药物、作用时机、作用时间以及用药剂量等问题均存在争议。

手术后急性疼痛最终有可能转为长期慢性疼痛,很大程度地降低了患者的术后生活质量,已成为目前关注的重点。在英国,外科手术已经成为导致长期慢性神经性疼痛的第二大原因。大多数患者没有被告知有出现慢性疼痛的风险,并且外科医师和麻醉医师也未重视该问题。因此,认识问题并解决问题才是治疗的关键。

三、加巴喷丁和普瑞巴林对急性疼痛的治疗效果评价

加巴喷丁和普瑞巴林对急性疼痛的治疗效果得到了广泛的认可,可用于口腔手术、胸部手术、心脏手术、腹部手术、骨科手术以及整形手术后的疼痛治疗。

在第三磨牙取出术后分别给予患者普瑞巴林50mg、普瑞巴林300mg、布洛芬400mg以及空白对照剂进行术后镇痛,结果显示,300mg普瑞巴林组镇痛效果最佳,但是镇静深度、眩晕和呕吐的发生率有所增加。

有研究表明,在美国每年有约59万例患者接受全膝关节成形术(total knee arthroplasty,TKA)治疗,其中有12%的患者术后出现为慢性疼痛的症状,主要集中于年龄大及肥胖的患者,并且这些患者术后发生阿片类药物不良反应的几率较其他患者高。TKA术后患者疼痛明显,主要是由于膝关节活动受限引起的。研究证实,普瑞巴林可以减少患者住院期间阿片类药物的用量,增强术后膝关节活动度并缩短住院时间。其中,该研究还发现,普瑞巴林降低了术后6个月患者长期慢性疼痛的发病率。

腰椎间盘切除术适用于严重腰椎间盘突出症患者,手术成功率大约为60%~90%,手术失败可能导致患者术后长期疼痛并伴随腰椎功能受限的情况。一项关于普瑞巴林对该类手术患者术后疼痛治疗的研究证实,普瑞巴林可以减少患者术后阿片类药物的用量,最重要的是,普瑞巴林组患者术后3个月疼痛程度明显低于对照组,其生活质量也明显高于对照组患者。术后100%患者恢复正常生活工作能力,而对照组中只有75%的患者恢复生活功能能力。

5%~30%的患者行腹股沟疝修补术后出现长期慢性神经性疼痛的情况,并且其中近10%的患者日常生活受到了不利影响。这可能是由于手术过程中损伤了腹股沟区感觉神经所致。一项关于加巴喷丁对腹股沟疝修补术后患者急性与慢性疼痛的研究发现,术前1h给予患者1200mg加巴喷丁可以减少患者术后急性疼痛的程度、减少曲马多的用量以及6个月内慢性疼痛的发生率和疼痛程度。

冠状动脉旁路术后患者需要更完善的镇痛治疗以减少咳嗽和肢体活动、维持血流动力学稳定、降低心肌氧耗和减少术后不良事件发生率。研究证实,术前给予加巴喷丁可以明显降低患者术后的疼痛VAS评分,减少吗啡或曲马多等药物的用量,改善患者术后1~3个月的疼痛情况。

已发表的一篇关于加巴喷丁治疗术后疼痛的系统性综述囊括了16项临床RCT研究,证实加巴喷丁具有镇痛和减少阿片类用量的作用,同时还可以减少阿片类药物的不良反应,但却可能增加患者的镇静深度。一篇关于加巴喷丁和普瑞巴林用于术后急性疼痛治疗的系统性综述,囊括了22项加巴喷丁(1640例患者)和8项普瑞巴林(707例患者)的RCT研究,证实了两者具有增加镇痛和减少阿片类用量的作用,但没有减少术后恶心及呕吐的发生率。然而,一项关于加巴喷丁治疗急性疼痛的Cochrane综述认为加巴喷丁的治疗效果有待进一步研究,不建议应用于临床。而关于普瑞巴林治疗急性疼痛的Cochrane综述也认为目前尚无足够的证据支持普瑞巴林可以治疗急性疼痛这一观点。某研究将11项关于普瑞巴林的RCT研究进行综合分析,发现普瑞巴林的治疗效果呈剂量相关。更值得注意的一点是,普瑞巴林对于术中涉及重要神经损伤的手术后疼痛管理效果较好,而对于术中未涉及神经损伤的手术后疼痛管理与其他药物无明显区别。一项关于加巴喷丁和普瑞巴林可预防术后长期慢性疼痛的Meta分析,纳入了8项研究加巴喷丁和3项普瑞巴林的RCT研究,认为围手术期应用加巴喷丁和普瑞巴林可以明显减少术后长期慢性疼痛的发病率,同时改善患者术后功能恢复。

上述研究均认为术前给予加巴喷丁或普瑞巴林可以改善术后疼痛情况,减少阿片类等其他镇痛药物的用量以及

不良反应的发生率,然而没有研究讨论该药物作用于硬膜外麻醉或蛛网膜下腔麻醉患者的临床效果。一项研究证实,硬膜外麻醉下行整形手术患者术前服用加巴喷丁300mg后,术后疼痛VAS评分明显降低,吗啡用量明显减少。

四、加巴喷丁和普瑞巴林用于术后疼痛治疗的安全性与耐受性

关于加巴喷丁和普瑞巴林有效性以及安全性的研究主要集中在慢性疼痛和癫痫疾病。这些研究数据证实,加巴喷丁和普瑞巴林可以明显改善轻中度疼痛,并减少药物之间的相互作用。

普瑞巴林的药代动力学特点有利于麻醉医师对急性疼痛的管理和治疗。然而,普瑞巴林是否可以应用于手术后患者的急性疼痛治疗仍存在争议。加巴喷丁已经被多项临床研究证实可以应用于手术后患者,改善疼痛、减少患者阿片类药物用量的同时还可以降低患者术后出现长期慢性疼痛的风险。尽管加巴喷丁存在一定的不良反应,如嗜睡和眩晕,但是它给患者带来的益处明显多于敝处。例如,加巴喷丁可以减少阿片类药物的用量,阿片类药物过量会导致呼吸抑制,而加巴喷丁则不会导致呼吸抑制。

手术后急性疼痛可转化为长期慢性疼痛,由于发生率低常被临床医师和麻醉医师忽视。然而,每年有七千万名患者因术中神经受到损伤而出现术后长期慢性疼痛的困扰。大量研究致力于寻找预防术后慢性疼痛的治疗方法,有结论显示围手术期使用加巴喷丁可以减少患者术后发生长期慢性疼痛的发病率。然而目前尚无法确定最佳用药时机、用药剂量和用药总时间,因此还需要进行大量研究进一步确定。

五、总　　结

在过去的几十年,用于治疗术后急性疼痛的药物已经从三种基本药物转化为多种多类药物联合应用,可以提高镇痛效果、改善术后功能恢复的同时减少不良反应的发生率。例如,如果术中出现神经损伤,建议术后使用抗神经性疼痛药物,如加巴喷丁。加巴喷丁不可能完全取代阿片类药物,但是可以预防术后长期慢性疼痛,因此加巴喷丁将会成为治疗急性或慢性疼痛不可或缺的药物。

(杨明媛　韩如泉)

参考文献

1. Dworkin RH, O'Connor AB, Audette J, et al. Recommendations for the pharmacological management of neuropathic pain: an overview and literature update. Mayo Clin Proc, 2010, 85(3): S3-14
2. Dauri M, Faria S, Gatti A, et al. Gabapentin and pregabalin for the acute post-operative pain management. A systematic-narrative review of the recent clinical evidences. Curr Drug Targets. 2009, 10(8): 716-733.
3. Lanneau C, Green A, Hirst WD, et al. Gabapentin is not a GABAB receptor agonist. Neuropharmacology, 2001, 41(8): 965-975
4. Sills GJ. The mechanisms of action of gabapentin and pregabalin. Curr Opin Pharmacol, 2006, 6(1): 108-113
5. Bauer CS, Nieto-Rostro M, Rahman W, et al. The increased trafficking of the calcium channel subunit alpha2delta-1 to presynaptic terminals in neuropathic pain is inhibited by the alpha2delta ligand pregabalin. J Neurosci, 2009, 29(13): 4076-4088
6. Tanabe M, Takasu K, Takeuchi Y, et al. Pain relief by gabapentin and pregabalin via supraspinal mechanisms after peripheral nerve injury. J Neurosci Res, 2008, 86(15): 3258-3264
7. Freynhagen R, Grond S, Schupfer G, et al. Efficacy and safety of pregabalin in treatment refractory patients with various neuropathic pain entities in clinical routine. Int J Clin Pract, 2007, 61(12): 1989-1996
8. Bialer M, Johannessen SI, Kupferberg HJ, et al. Progress report on new antiepileptic drugs: a summary of the Eigth Eilat Conference (EILAT Ⅷ). Epilepsy Res, 2007, 73(1): 1-52
9. Pyati S, Gan TJ. Perioperative pain management. CNS Drugs, 2007, 21(3): 185-211
10. Horlocker TT, Wedel DJ, Rowlingson JC, et al. Regional anesthesia in the patient receiving antithrombotic or thrombolytic therapy: American Society of Regional Anesthesia and Pain Medicine Evidence-Based Guidelines. 3rd edition. Reg Anesth Pain Med, 2010, 35(1): 64-101
11. White PF, Kehlet H, Neal JM, et al. The role of the anesthesiologist in fast-track surgery: from multimodal analgesia to perioperative medical care. Anesth Analg, 2007, 104(6): 1380-1396
12. Aasvang EK, Gmaehle E, Hansen JB, et al. Predictive risk factors for persistent postherniotomy pain. Anesthesiology, 2010, 112(4): 957-969
13. Macrae WA. Chronic pain after surgery. Br J Anaesth, 2001, 87(1): 88-98
14. Hill CM, Balkenohl M, Thomas DW, et al. Pregabalin in patients with postoperative dental pain. Eur J Pain, 2001, 5(2): 119-124
15. Buvanendran A, Kroin JS, Della Valle CJ, et al.

Perioperative oral pregabalin reduces chronic pain after total knee arthroplasty: a prospective, randomized, controlled trial. Anesth Analg, 2010, 110(1):199-207

16. Burke SM, Shorten GD. Perioperative pregabalin improves pain and functional outcomes 3 months after lumbar discectomy. Anesth Analg, 2010, 110(4):1180-1185
17. Perkins FM, Kehlet H. Chronic pain as an outcome of surgery. A review of predictive factors. Anesthesiology, 2000, 93:1123-1133
18. Haapaniemi S, Nilsson E. Recurrence and pain three years after groin hernia repair: validation of postal questionnaire and selective physical examination as a method of follow-up. Eur J Surg, 2002, 168:22-28
19. Mikkelsen T, Werner MU, Lassen B, et al. Pain and sensory dysfunction 6 to 12 months after inguinal herniotomy. Anesth Analg, 2004, 99:146-151
20. Huseyin Sen, Ali Sızlan, Omer Yanarates, et al. The effects of gabapentin on acute and chronic pain after inguinal herniorrhaphy. European Journal of Anaesthesiology, 2009, 26:772-776
21. Alper Ucak, Burak Onan, Huseyin Sen, et al. The Effects of Gabapentin on Acute and Chronic Postoperative Pain After Coronary Artery Bypass Graft Surgery. Journal of Cardiothoracic and Vascular Anesthesia, 2011:824-829
22. Gilron I, Bailey JM, Tu D, et al. Morphine, gabapentin, or their combination for neuropathic pain. N Engl J Med, 2005, 352:1324-1334
23. Ferdi Menda, Özge Köner, Murat Sayın, et al. Effects of Single-Dose Gabapentin on Postoperative Pain and Morphine Consumption After Cardiac Surgery. Journal of Cardiothoracic and Vascular Anesthesia, 2010, 808-813
24. Ho KY, Gan TJ, Habib AS. Gabapentin and postoperative pain-a systematic review of randomized controlled trials. Pain, 2006, 26(1-3):91-101
25. Hance Clarke, MSc MD, FRCPC, et al. The Prevention of Chronic Postsurgical Pain Using Gabapentin and Pregabalin: A Combined Systematic Review and Meta-Analysis. Anesthesia & Analgesia, 2012, 115(2):428-442
26. Panah Khahi, Yaghooti A, Marashi SH, et al. Effect of preemptive gabapentin on postoperative pain following lower extremity orthopaedic surgery under spinal anaesthesia. Singapore Med J, 2011, 52(12):879-882

Ⅵ 麻醉学科建设

130. 我国医院麻醉科开展疼痛诊疗工作的思考

1989年卫生部发布12号文件,从国家机构设置层面将麻醉科列为医院一级临床诊疗科目(代码:26),从此结束了麻醉科作为医技科室及从属于外科(分支学科)的历史,文件同时确认麻醉科的三大工作内涵,即临床麻醉、重症监测治疗和疼痛诊疗,就这为医院麻醉科的建设与发展明确了方向。之后的二十年,我国医院麻醉科的内涵建设取得了长足进步,这是人所共知的。2007年卫生部发布了227号文件,文件要求在综合医院中应设置一级诊疗科目:疼痛科,疼痛科成立后麻醉科疼痛诊疗工作究竟如何开展,这是一个现实问题,也是一个麻醉工作者必须认真思考的问题,通过五年的探索与实践,认识渐趋一致,下面就此问题提出思考与建议,供大家实践与讨论参考。

一、纠正认识“误区”

目前,对麻醉科从事慢性疼痛诊疗工作存在一定的认识“误区”,那就是疼痛科成立后麻醉科就不必开展此工作,甚至认为麻醉科开展慢性疼痛诊疗工作是不符合卫生部文件要求的。这显然是一个认识误区,为什么?因为卫生部文件明确提出,开展慢性疼痛诊疗必须同时具备以下两个条件,即:①具有疼痛诊疗资格的医师。文件规定其资格是:具备麻醉科、骨科、神经内科、神经外科、风湿免疫科、肿瘤科或康复医学科等专业知识之一和具有临床疼痛诊疗工作经历及技能的执业医师。因此,麻醉科执业医师是疼痛诊疗医师的首选,当然必须接受疼痛诊疗工作的培训;②具有疼痛诊疗资格的科室。卫生部[89]12号文件规定:麻醉科的业务范围除临床麻醉外,已逐步扩大到急救、心肺脑复苏、疼痛的研究与诊疗。因此,慢性疼痛诊疗是麻醉科的重要工作内涵,而麻醉学的理论与技术背景更是疼痛诊疗的重要基础。

二、认识疼痛的多学科性

疼痛是疾病的一种临床表现,慢性疼痛也可以是一种疾病,疼痛具有明显的多学科性,这是毋庸置疑的事实。从伦理上讲,要求消除疼痛是患者的基本权利,而解除疼痛则是每个医务人员的职责,疼痛可以发生在任何一个科室、发生在医院的任何一个角落,因此,疼痛诊疗工作的多学科性是肯定的,现代疼痛诊疗学要求能综合多学科的理论与技术,因此,由多学科组成的研究或诊疗中心对疼痛学的进一步发展是很重要的,哪个科室(包括疼痛科)想“包揽”,或哪个科室认为疼痛诊疗与其无关(“无为”)均非科学的态度。

三、认知麻醉科医师的优势与不足

麻醉科医师开展疼痛诊疗工作的优势是具有麻醉学理论与技术的支撑,正因为如此,现有从事疼痛诊疗的医师队伍中绝大多数均具有麻醉科工作的背景,也就是说疼痛科医师的主流源是麻醉科。但是麻醉科医师从事疼痛诊疗工作也还存在明显的不足,主要是在神经内科、骨科、影像科、心理学及康复医学等相关学科的基础理论与临床经验不足。一个完整的疼痛诊疗流程必须包括诊断、治疗和康复等多个重要环节,而辩证论始终贯穿于整个诊疗流程之中,因此,麻醉科医师要成为优秀的疼痛诊疗医师必须在麻醉科工作的基础上进行有计划、有针对性的培训,并在临床实践中经历理论与实践的反复升华才能形成,这是优秀疼痛诊疗医师成长的必经之路,对麻醉科室如此,对其他任何一个临床科室也无例外。

四、明确麻醉科疼痛诊疗的定位

在上述共识的基础上,明确麻醉科疼痛诊疗的定位是非常重要的,定位是方向,更是清晰发展思路的出发点。从历史赋予现代麻醉学的任务与内涵出发,麻醉科疼痛诊疗的定位应以急性疼痛为基础、慢性疼痛为特色。急性疼痛包括手术室内和手术室外。手术室外包含住院患者及非住院患者(即日间手术);包括手术治疗、介入治疗、无痛检查及无痛治疗等,其内涵涉及麻醉、镇痛与镇静。当前手术室外麻醉发展很快,患者数量与日俱增,必将构成临床麻醉的一大分支。慢性疼痛诊疗则包括神经病理性、癌性疼痛等,麻醉科进行慢性疼痛诊疗一般而言不应求全,要因地制宜、扬长避短地选择病种,做出特色。

(一) 开展急性疼痛诊疗的思考

急性疼痛诊疗涉及麻醉、镇痛及镇静等领域,麻醉科开展急性疼痛诊疗必须重视并解决以下问题:①医师资质问题。在解决这一问题的过程中,必须坚持:凡需实施麻醉及/或使用麻醉药者,必须具有麻醉科执业医师的资质;关于使用镇痛药和镇静药的医师资质问题目前尚无定论,为保障医疗质量,对患者安全负责,要充分认识药物用量及用药后患者意识状态是决定性因素,凡用量较大(超过临床常用剂量)或深度镇静(Ⅳ、Ⅴ级),或患者因病情所致可能导致用药后循环、特别是呼吸抑制者,则使用者应具有麻醉科执业医师的资格,除此以外,临床各科执业医师均可按职医嘱,镇静深度分级可参照下表。②管理模式。为保障患者安全,充分利用人力、物力资源,达到安全、节约、高效的目的,应提倡手术室外麻醉集中统一管理,可参照手术室管理模式,由麻醉科主管;③制定建设管理规范,规范必须按医院运行的现代化要求,包括设施、设备、人员和规章制度等方面做到有标准、有章可循,规范应由行政管理部门发文,以能在各级医院贯彻执行。

表 130-1 镇静深度分级

镇静分级	Ⅰ级	Ⅱ级	Ⅲ级	Ⅳ级	Ⅴ级
反应	清醒状态	浅睡,呼之能醒	嗜睡,对语言及物理刺激有反应(如唤醒、压眼眶)	深睡,对语言、物理刺激(压眼眶)无反应,但对疼痛刺激有反应	麻醉状态,对疼痛刺激无反应
气道	未受影响	未受影响	不需干预	可能需要干预	通常需要干预
自主呼吸	未受影响	未受影响	能满足通气需求	可能不能满足通气需求	常不能满足通气需求
心血管功能	未受影响	未受影响	通常能维持	通常能维持	可能受抑制

(二) 麻醉科慢性疼痛诊疗要有特色

麻醉科开展慢性疼痛诊疗应按照"有所为有所不为"的理念进行,不能盲目求大求全,"大而全"则不精,"大而全"又能精者则"离",即可能脱离麻醉科而独立建科。由于慢性疼痛诊疗需要广博临床基本功,任何一个科室的医师,包括麻醉科医师均难以做到,如果要做到必须进行有目的、计划、系统的培训,这也是疼痛专科医师的必备条件。

特色的含义是什么?一是麻醉科开展慢性疼痛诊疗要溶入麻醉学的理论与技术;二是针对某一病种的诊疗方法或某一项技术的应用其实效应在院内、地区、全国甚至国际具有优势或领先,即具有相对的"不可取代性",这就可确保在竞争中胜出。麻醉科在慢性疼痛诊疗中做出特色需要因地制宜,要权衡人才、硬件及病源后予以培育。与此同时,麻醉科必须要有包容性,要学会与疼痛科、骨科、康复科和影像科等相关学科共存共荣。

(三) 麻醉科疼痛诊疗管理模式的思考

麻醉科疼痛诊疗包括急性疼痛诊疗和慢性疼痛诊疗。急性疼痛诊疗一般应归属于临床麻醉,可成立手术室外麻醉组(部)。慢性疼痛诊疗可以视门诊、病房的规模、人才梯队、就诊病员数量等方面予以确定,下列模式可供参考:①麻醉科疼痛诊疗科或麻醉科疼痛诊疗中心;②麻醉科疼痛诊疗专业组;③麻醉科疼痛(诊疗)门诊。具备条件的单位也可做强做大,成立"麻醉、疼痛、重症医学部",下设麻醉科,疼痛诊疗科及重症监测治疗科(ICU)三个相互联系、支撑而又相对独立的科室。

五、发展趋势

纵观学科发展规律,综合实力决定贡献,贡献份额决定地位。

"介入治疗"的成功之路值得我们借鉴,介入治疗科在我国发展很快,但几乎相关专科都开展介入治疗,如大血管介入治疗、脑血管介入治疗、心脏介入治疗等。但各专科的介入治疗几乎均不"越位"。

麻醉科开展疼痛诊疗工作应该遵循要"合"不要"离"的原则,要做到这一点就必须明确定位、理顺关系、注重内涵、善于沟通。而做精做强必须要以人为本,这就需要努力培养麻醉科基础扎实、疼痛诊疗专业精通的优秀人才,优秀的科主任则是做精做强的关键。

(曾因明)

131. 加强麻醉科住院医师规范化培训中的自身安全教育

医师是一个充满压力的职业，这一点已经是国内外社会普遍承认的事实，目前我国医患矛盾凸显，医院暴力事件逐年增多，使得我国医师的工作尤其艰难。而麻醉界乃至整个医学界普遍认为麻醉工作是最具风险的职业之一。以往国内外权威的麻醉学和麻醉教科书主要阐述的是患者接受麻醉和手术的风险以及如何进行处理等，但是从事麻醉工作的医师所承担和面临的风险却很少提及。事实上，麻醉医师的自身安全正受到各种因素的威胁。

住院医师规范化培训是完善毕业后医学教育制度阶段的重要组成部分，是培养麻醉学专科医师的关键阶段，关系到我国麻醉学专科医师的整体水平和发展后劲，具有战略性的重要地位。因此，在麻醉科住院医师规范化培训中加强自身安全教育对提高麻醉科医疗队伍大建设和整体素质的提高具有重要意义。

一、麻醉医师自身安全的危险因素

（一）危害身体健康的职业性因素

麻醉是一项特殊的医疗职业，麻醉医师自身安全的职业性危害因素也逐渐引起国内外麻醉学界的关注和重视。国外调查研究表明，麻醉科医师不但精神健康水平低，而且平均寿命也短于内科和其他科医师。麻醉医师的大部分工作时间都在手术室度过，随时可能会接触到物理性、化学性和生物性有毒或有害物质，从而危害自身健康。

1. 物理性危害　包括锐器伤害，辐射伤害和噪声伤害等。据文献报道，有86.9%的医护人员在工作中曾被利器损伤。放射性的医疗仪器提高了手术的效果，同时也给医务人员带来一定的危害。有报道认为，麻醉医师在没有完善防辐射设施的手术室工作，其受害程度甚至超过专业的放射科医师。此外，手术室的噪声（主要包括监护仪器、电锯等产生的噪声）影响人体的内分泌、心血管和听觉系统的功能。

2. 化学性危害　很多手术物品的消毒和手术标本的浸泡还要使用甲醛和戊二醛等化学试剂，麻醉医师与这些化学试剂的直接或者间接接触引起自身的慢性损伤。手术期间，麻醉残余废气可通过多种环节（如麻醉机、呼吸回路漏气时）弥散到手术间的空气中，造成污染。微量麻醉废气和化学物质可能对长期在手术室工作的麻醉医师的身体健康构成一定的危害。另外，一些静脉麻醉药物或镇痛药物均可不同程度地以原形或其代谢产物从肺部呼出，直接影响的就是离患者头部最近的麻醉科医师。

3. 生物性危害　麻醉医师在日常工作中需要面对和接触患者的血液、体液、分泌物和患者携带的各种病原微生物，随时有感染的危险。而我们的医师在实际工作中细节常常忽视这些危害，侥幸心理和惰性心理造成防范措施未得到施行，如手卫生的指征没有完全掌握、戴手套没有形成习惯等。另外，医疗环境中的不良行为也造成潜在的健康威胁，如医疗垃圾不分类处理并随意丢弃。

（二）危害心理健康的因素

作为医疗服务行业的重要参与者，麻醉医师要面对社会责任、技术竞争、医疗纠纷、人事纠纷和科研压力等各个方面的压力，其心理健康水平低于普通人。一方面，麻醉医师长期处于高风险、高压力的工作环境中，容易导致一些异常的心理及生理反应，威胁着医护人员的身心健康。有调查发现，92.8%的麻醉医师认为在临床工作中精神压力过大，有人因此而患轻至中度抑郁症。另一方面，麻醉医师平时工作繁忙，与家人及朋友的沟通交流明显减少，严重影响了麻醉科医师的身心健康。有调查显示，医务人员中有95%的父母不愿意其后代做医师。

（三）医院暴力

我国正处在改革的关键期，医疗政策和体制还不太完善，医保投入有限，医疗资源无法满足社会的需求，使得社会矛盾转移到医院，医患关系日趋紧张。各种针对医师的暴力事件频繁发生，已经严重威胁医务工作者的人身安全。几年前广东省一家医院的医务人员头戴钢盔上班，继今年3月23日黑龙江省某医院四名医师一死三伤的惨案后，4月13日北京城先后发生两起伤害医师的恶性事件。而此类事件在全国各地都有发生，似乎有愈演愈烈之势。

二、麻醉科住院医师规范化培训中的不足之处

麻醉学界的权威学者们认为，虽然国外的先进模式能够为我国麻醉学的住院医师培训工作提供一定的经验，但是我们在借鉴国外经验的同时必须考虑我国的医疗和麻醉学科的现况，在此基础上建立具有中国特色的麻醉学住院医师培训制度。

笔者认为，麻醉医师的自身安全是一个日益严重的问题，然而目前我国住院医师规范化培训却缺乏相应的内容，目前的麻醉科医师在住院医师培训中存在一些不足：①片面追求麻醉关键操作的技法，忽略细节操作的规范性，如麻醉废气的正确处理；②注重医疗安全，忽略自身安全防范；③将合格的住院医师的素质局限在临床技能和专业知识上，而忽略人文素质和修养；④沟通能力有待提高，建立和谐的医患关系的能力有待进一步提高；⑤法律知识欠缺，法律意识薄弱；⑥受到人身攻击时的防备能力欠缺。

三、深化麻醉科住院医师规范化培训中自身安全教育的实践的一些设想

（一）自身安全教育的内容

为了更好的适应现阶段的医疗环境，更好的保护自己，更好的为我国医疗事业服务，笔者认为加强麻醉科住院医师规范化培训的自身安全教育应包括以下方面的内容：

1. 加强麻醉基础知识和技能的教育　麻醉医师专业水平的提高和麻醉实践经验的丰富是安全医疗的前提，也是避免自身安全风险和增强承受力的保证。麻醉科住院医师培训应该进行严格的“三基”（基础理论、基本知识和基本技能）训练，同时应该强调知识的全面性和操作的规范性。要求我们做到从术前探视、协议书签署、麻醉实施到术后镇痛、术后随访等每一步都必须认真执行。麻醉住院医师应该对工作中各种危害自身身心安全的因素有全面的认识，要有足够的防范意识，既要规范操作减少不必要的伤害，又要掌握危害自身安全事件的突发紧急处理。

2. 医患沟通能力　医疗纠纷中绝大多数都是因为医师的态度不好或语言不到位所引起，因此加强医务人员的沟通能力非常重要。医患沟通已经成为医疗服务的重要组成部分，在不断提高技术的同时应重视医患沟通能力的培养，只有主动构建和谐的医患关系，才能更好地减少或避免医疗纠纷的发生。带教老师应该指导住院医师利用各种途径和环节进行有效的医患沟通，主动提高医患沟通能力，善于利用沟通技巧。应该要求住院医师在术前访视中亲自与患者及其家属进行交谈，在实践中锻炼医患沟通能力。善于用通俗易懂的语言解释拟施行的麻醉方案以及存在的风险，争取用形象生动的语言解释麻醉方式等复杂的概念和操作，对不同的患者及其家属采用不同层次的解释，使其了解麻醉情况并理解支持相关的工作。

3. 心理健康知识　要使麻醉科医师队伍健康地发展，不仅要加强外科技术理论的培训，更重要的是要注重他们心理健康的发展。才能使他们更好地服务于社会，为人民健康事业作贡献。对如何建构麻醉科住院医师的健康心理，笔者认为主要有以下措施：①优化学习环境，提供人文关怀。繁重的工作负荷及不和谐的生活环境会增加住院医师的心理压力，并有可能引发心理问题。医院应该尽量为住院医师营造一个舒适、温馨的工作学习和生活的环境。②提高对住院医师心理健康状况的认识。科室带教负责人和带教医师对有心理困惑的住院医师应及时给予心理疏导，积极关注住院医师的心理状态和心理倾向，及早发现并反馈问题，并给予指导帮扶，切实帮助住院医师舒缓心理压力。③在培训中渗透心理健康教育。带教医师不仅要把知识传授给学生，还要在传授理论技能的同时加强心理健康教育，在积极的师生互动中优化住院医师的心理品质。④倡导主动地提升自身的人文修养。住院医师只有主动提升自身的人文修养，才能具有高尚的情操和高度的责任感。才能对自己工作的特殊性具有深刻的认识。

4. 法律知识　当前我国医疗卫生体制改革在不断推进，相应的医疗法律法规机制正逐步健全，医疗卫生事业正逐步走向法制化的轨道。临床工作中，医疗纠纷和医疗事故争议案件频发，部分争议案件发生甚至与住院医师相关。因此，让参加住院医师规范化培训的麻醉医师全面掌握有关医疗事故等相关法律法规知识显得极为紧迫。

住院医师培训的法律知识应该包括以下相关内容：执业医师法、医患关系的法律问题、患者的权利、医师的义务、医疗过失的法律责任等。住院医师规范化培训基地可自编教材，提炼医疗事故的相关法律，简单易懂的阐明法规条文的含义，最好包含一些模拟或实际案例。

5. 防范医疗工作场所防止暴力行为　发生在医院的恶性暴力事件，极大地威胁医务工作者的人身安全，影响正常的医疗工作。但类似事件的发生却具有突发性和不可预期性，因此，住院医师为了保护自身人身安全，维护正常的医疗秩序，学习有关防暴知识是非常有必要的。学习的内容可以参照丁香园论坛发布的《医疗工作场所防止暴力行为中国版指南》。对医疗工作场所暴力事件的萌芽、爆发以及善后等不同阶段要有清晰的认识，能有所准备，并懂得合理处理：①除了提高自身医疗专业知识和技能外，还要提高自己的沟通能力和人文素养，构建和谐的医患关系。②要有危机意识，事前做好防范措施，妥善处理医疗中的纠纷。③一旦医疗场所爆发针对医护人员的暴力事件时，医护人员应当及时采取合理合法、安全有效的防护措施，以保

护自身生命财产安全。④事后处理是指暴力事件结束后采取的种种措施，主要包括保存现场、固定证据、减少损失、总结经验及吸取教训等。

（二）自身安全教育的方式

由于住院医师的工作繁忙、学习压力大，本科式的教学模式已不再合适，效果也不甚理想，同时，融入了自身安全教育的住院医师规范化培训，增加了培训基地的教学压力，因此培训基地应该灵活采用多种教学模式，以使达到更好的培训效果。笔者认为对此有以下建议：①制定相应的培训计划，有节奏有步骤的加强自身安全教育。培训基地应该将自身安全的相关知识系统化，结合已有的教学内容和教学形式，制订相应的教学计划，有节奏有步骤的开展自身安全教育。②灵活应用多种教学形式。培训基地可以灵活应用多种教学形式，如专题讲座、PBL教学、科室早会学习、周会讨论及病例报告会等。专题讲座、PBL教学等方式学习，以案例法为主，安排座谈、讨论、辩论、案例分析和调查研究等，有利于住院医师对自身安全相关知识作系统的学习，提升学生独立分析问题和解决问题的能力。而在科室早会和平时工作中融入自身安全知识的教育，则有利于培养医师自身安全的防范意识，促进对知识的吸收和理解，增强对知识的时间应用能力。③加强实践训练。在平常的工作中，培养住院医师的自身安全意识，规范住院医师的操作，加强与患者和患者家属的沟通能力，增强自身法律意识，锻炼防暴能力。④鼓励住院医师主动学习。知识的积累和能力的提高离不开自身的努力，而医师的心理健康和人文素养是一个知识内化的过程，教育只是一种引导。

当然，保护医务人员身心安全，除了医务工作者自己努力外，也离不开医院和社会的支持。除了医院应该加强医院科学管理、提高医院医疗水平并重建医患之间的信任，还要依赖于社会大环境的改善，只有当社会制度、道德建设、经济支持、医院、医师和患者等各方面努力，才能从根本上保护医务人员身心安全。

（刘翔　杨万超　周曼　张兵　李文志）

参考文献

1. Margaret Denton, Isik Urla Zeytinoglu, et al. Job stress and job dissatisfaction of home care workers in the context of health care restructuring. International Journal of health Services, 2002, 32(2): 327-357
2. 曾因明，李文志，姚尚龙，等. 麻醉学住院医师培训的发展思路与建议. 中华医学教育杂志，2006，(05)：87-89
3. 王传光，雷李培，吴炜，等. 麻醉医师职业安全防护调查分析. 中华医院感染学杂志，2011，(15)：3201-3203
4. 张小容. 医护人员自我防护调查分析. 中华医院感染学杂志，2003，(01)：33-35
5. Jonathan D, Katz MD. Do anesthesiologists die at a younger age than other physicians? Age-adjusted death rates. Anesth Analg, 2004, 98: 1111-1113
6. 夏小萍. 麻醉住院医师教育必修课程. 国外医学·麻醉学与复苏分册，2002，(03)：182-186
7. 曾因明，邓小明主编. 2007麻醉学新进展. 北京：人民卫生出版社，2007：292-294
8. 姜红，胡兰，王晓波. 医务人员职业暴露的危害及其防护. 中国医院管理，2006，(07)：53-56
9. 王传光，雷李培，吴炜，等. 麻醉医师职业安全防护调查分析. 中华医院感染学杂志，2011，(15)：3201-3203
10. 黄艳晶，陈坚，蔺佩鸿，等. 临床女医师工作压力调查及其与心理健康的关系研究. 中国预防医学杂志，2012，(01)：55-58
11. 周红伟. 当代医师心理健康状况探讨. 当代医学，2010，1：7-8
12. 税春玲，杨建平. 浅谈麻醉科住院医师如何防范医患纠纷. 中国现代医师，2011，5：68-69
13. 姜鲜，章卓，王晓斌，等. 麻醉学教学与实习过程中学生法律风险意识培养. 四川生理科学杂志，2010，4：179-181

132. 麻醉专业住院医师专业素质培训及课程设想

一、专业素质在住院医师培训中的地位

住院医师规范化培训是专业人才培养、保证临床医疗质量的关键环节,传统的住院医师培训主要是传授基本技能和基础知识。专业素质培训超越了对住院医师临床操作水平的单纯要求,从提升职业素养和个人素养的高度去培养优秀的、高质量的具有创新能力的住院医师,应成为住院医师培训的基本内容之一。但不同专业具有不同特征。麻醉专业住院医师培训的目标是培养在整个麻醉领域里都能胜任的临床医师。伴随着舒适化医疗概念的提出,我国的麻醉学专业从事医疗活动更为宽泛,医师队伍也进入了急速发展扩大的阶段。因此,麻醉住院医师专业素质规范化培训是提升也是必然。

在美国,目前由全美住院医师注册管理委员会(American Accreditation Council for Graduate Medical Education,ACGME)全面负责监督麻醉住院医师培训。而AGGME将能力的培养列为专业住院医师培训计划的主要目标和培训质量的保证,强调完成住院医师培训结束后必须具备6项核心能力:①患者诊治(patient care);②医学知识(medical knowledge);③人际沟通能力(interpersonal and communication skills);④专业素质(professionalism);⑤基于实践的学习和提高(practice-based learning and improvement);⑥基于系统的临床实践(system-based practice)。培训中倡导6项核心能力,超越了对住院医师临床操作水平的单纯要求,从提升职业素养和个人素养的高度去培养优秀的、高质量的、具有创新能力的住院医师。

AGGME将专业素质作为这6项核心能力中重点强调的一项,而美国麻醉医师协会(American Society of Anesthesiologists,ASA)规定了该课程项目具体内涵与考核指标。内容包括职业责任感;在医疗中坚守职业道德准则,体现尊重、同情、诚实和积极的工作态度;勇于追求持续性的职业发展;养成准时、高效的工作习惯;遵守对患者、社会和职业应承担的责任和义务。要求住院医师经培训后应兼具独立、自主、慈善、公正和守法等基本道德素养;具备医学伦理道德;具备面对复杂的医学伦理状况能够做出正确的决定和理性的行为;合法书写真实的医疗记录;了解麻醉科常用技术及可能牵涉的道德或伦理冲突;依照法律为患者保守秘密;对患者和同行的文化、年龄、性取向、个人行为、社会经济地位、信仰和身体状况等信息保持敏感性和反应性;了解职业资格证书、执业证书、各种文凭、职工权利及责任保险等的作用和意义等。因此医师职业素养的培训内容丰富,对其重要性的强调超越"三基"培训。

二、医师专业素养实施与标准

在传统毕业后继续医学教育模式中,专业素质的形成是在一种假定的前提下自觉养成的。即假定专业素质可以从带教上级医师的言传身教中获得。但随着麻醉领域逐渐从手术室拓展到全院范围内,从单纯为手术患者镇痛到围手术期患者治疗中,这种传统的言传身教和被动学习的毕业后医学继续教育的方法受到了挑战。美国麻醉资格评定委员会(American Board of Anesthesiology,ABA)每6个月评价一次专业素质,并对其执业资格进行评定。因此,结合我国麻醉专业住院医师培训计划,设计一门课程,评价及检测系统完成关于麻醉学专业素质的培训实属必要。

(一) 培训方式

培训方式包括:①设置课程集中培训,老师由接受过专门训练的培训人员担任,按照预先制定课程计划进行,授课方式有集中授课、网络授课、问卷调查等。内容包括与患者见面时如何打招呼,采取怎样的谈话方式,注意肢体语言以消除患者的紧张情绪,达到心理安慰及取得患者的信任。②专业素质应该在医疗工作中充分体现,住院医师通过工作环境的熏陶和上级医师的言传身教去领会和传承,采用案例学习与讨论形式,督促每个人积极发言并表达个人观点,课后通过考试取得合格证书。住院医师在各专科轮转结束后,上级医师均要对其专业素质做出客观评价。③医

院为专业素质培训设专门部门负责,定期为住院医师提供细化的专业素质方面的培训,并要求修满学分。

（二）专业素质培训标准

住院医师必须具有做人的基本品质、良好的医德修养并恪尽职守;在学习和实习过程中保持对患者高度负责的态度,处处为患者着想,工作严肃认真。

三、麻醉专业住院医师培训课程设想

麻醉住院医师培训必须系统的传授和评估包括职业素养在内的所有6项核心指标。而麻醉学专业素质培训具体化,需要从麻醉医师的执业范围及专业领域中所接触的对象来定义。其中包括患者、外科医师、麻醉科同事以及手术团队中其他医护人员。这种分类方法可以帮助我们来明确培训专业素质的具体内容。并且,基于这种多重联系的教学内容可以帮助我们来反复评价培训效果。并且笔者回顾了我院自己的临床实践和外部标准,例如ASA指南等可以帮助我们改进已有的内容。

（一）以患者为中心的麻醉学专业素质内容

尽管医疗专业高度细化,但患者显然是所有专业临床医疗的焦点所在。麻醉医师与病房医师一个明显区别就是与患者的接触时间很短,即负责患者手术前的会诊。麻醉医师在初次访视患者时就应了解患者的现病史、拟行手术以及既往治疗情况。与患者交流时快速地评估患者的一般情况及对手术、麻醉的担心程度,让患者理解当前的治疗对其疾病康复所起的作用。目的是使患者安心、坦然的接受目前的治疗方案,签署知情同意及对拟行的麻醉方案的配合。同时,专业素质也须扩展至围手术期。因为手术室内主要关注点在于手术治疗,很容易忽视清醒患者的需求,而使每个患者都享有自主选择权和受到尊重。住院医师对待患者不应像对待物体一样。绝对不能以牺牲尊重患者的尊严来换取某种程度的治疗有效性。相同程度的专业素质行为也需要扩展至术后苏醒室(Postanesthesia Care Unit, PACU)及术后镇痛访视与管理。

为患者保密既是患者的权利也是专业素质的内容之一。恰当的麻醉医疗需要了解患者的所有健康信息。住院医师禁止向公众扩散患者的身份、病史记录以及住院情况。

如何妥善、专业的处理棘手患者也是专业素质的内容之一。有些患者对治疗的期待值很高,当患者在治疗过程中有不满意时,可能会提出难以满足的要求。专业素养的本质是在不带负面情绪及同情心下处理无理要求。正常的反应可能是敌对情绪,而专业素质反应应为中性并略带同情心。

（二）如何处理与外科医师产生的分歧

外科医师通常是麻醉医师的“死对头”。在整个手术团队中,麻醉住院医师通常与一些仅仅部分了解患者临床情况的外科手术医师直接面对,习惯于采取对抗性态度来解决问题,因此矛盾不可避免。尽管以麻醉医师为主导的患者危机决策在围手术期患者安全上已经被大量的事实充分证明。但从临床角度来说,外科医师是患者的主诊医师,而麻醉医师是会诊医师。矛盾的根源都是为了管理患者,在这种情形下,麻醉医师应首先考虑患者的福祉,其次才应考虑到自己的利益。从绝对意义上说,当外科医师与麻醉医师交流时采取了不合适的态度,麻醉医师必须首先考虑患者的需要。在现实情况下,这意味着对不恰当交流的忍耐,即使当外科医师并不专业时,麻醉医师也需要以患者利益为最大化。由于手术室是一个动态的场所,麻醉医师每天都会面临不同的外科医师以及长时间的与一些外科医师合作,这就需要麻醉医师平静的对待某些外科医师咄咄逼人的苛求而平息自己的怒气直至手术结束。

外科医师作为手术团队里主要的医疗提供者理应专业而谦逊,当麻醉医师被邀请加入住院患者的围手术期治疗时,外科医师期望该患者能够准备手术,麻醉医师团队的反应需要明确特定的目标和实事求是的风险评估。有些择期手术患者可能合并严重的并发症,但他们可能更愿意冒围手术期的风险而选择可能并不合适的外科手术。因此,外科医师可能会要求麻醉医师提供手术机会而不需要有过度的风险。在医疗诉讼大量增加的年代,麻醉医师处理高风险患者的专业行为是实施防御性医疗。识别严重的合并症并限定手术程度是麻醉医师的专业职责。尽管手术医师最终可能会选择手术,但麻醉医师的建议是有帮助的。合并内科疾病的手术患者围手术期风险的评估应以麻醉医师主导,以解决问题为目的。患者的手术可能面临延期,但不应作为取消手术的借口或鼓励患者转院到其他医疗机构。

会诊是专业素质的一个基本因素,会诊医师是某一医学领域中的最高级别的医师。ABA希望每个麻醉会诊医师能对自己将要实施麻醉的患者作出正确的评估并保证患者的安全。没有其他人(如外科医师)可以更改和推翻麻醉会诊医师的决定。当然外科医师可以商量和说明必须做手术的必要性。因此每一个麻醉会诊医师(Anesthesia Consultant)术前作出的决定就是最终的决定。作为围手术期医学专家,麻醉医师是对手术患者的临床治疗具有独一无二的帮助。许多医疗机构认识到麻醉医师这种独到的技术,通常会委派麻醉医师管理手术室。正是这样,众多手术室都是在麻醉科内运行,麻醉科管理手术室的日常运作、人员委派及医疗监督。同样,麻醉医师也在全院的医疗活动中具有重要作用,包括患者的风险评估、输血策略、药房管理及治疗等。

（三）麻醉科同事之间的协作与交流

专业素养同样也表现在住院医师之间、住院医师与麻醉辅助人员之间以及麻醉科内部其他人员之间。麻醉专业素养的一个假定部分是需要每个人必须做好自己的本职工作。诚实、客观、守时和相互信任是基本要求,可信度即知道自己要做什么,如何去准备以及圆满的完成任务。帮助他人、分担任务和减少抱怨是麻醉专业素养的基本属性。但不幸的是，基本上所有的住院医师培训计划指导都倾向于避免报道这方面的问题。

专业素养也包括那些在使用贵重医疗仪器时的行为。爱护设备、为辅助人员合理分配任务、恪守承诺和避免浪费是专业素养的基本要素。伦理学要求平等对待每一位患者，在绝大多数情况下选择最经济的方法，除非是没有经过培训的住院医师。但是，基于最优性价比的麻醉医学的复杂性需要进一步的研究。

科学进展是基于科学研究和诚实的报道试验结果。对涉及任何形式参与研究的麻醉医师来说，专业素养不仅需要绝对的诚实，也需要恪守研究准则。尽管眼前可能并不需要，所有的麻醉住院医师也需要完成试验研究的伦理学课程。住院医师培训中应讲授利益冲突准则。避免任何形式的与利益冲突相关的活动，因为避免利益冲突是专业素养的一个基本要素。但这可能还有很长的路要走。麻醉医师必须学着阅读文献并甄别有瑕疵的研究方法、营利主义和科学文献中的利益冲突，避免根据有瑕疵的报道来误导自己的临床实践。例如剽窃、一稿多投或请人捉刀都是很明显的麻醉学学术上的非专业行为。麻醉学专业独一无二的技术在促进人类健康事业上已经做出了卓越贡献。

麻醉学专业素养需要明白药物滥用特别是麻醉药物的风险及对身体的危害。麻醉学中关于药物滥用风险的教育对预防来说是必不可少的，每一个麻醉医师都必须懂法。欺骗和隐瞒是两个极端，每一个麻醉医师需要有自己的行为准则。

（四）与麻醉辅助人员之间的关系

医师作为“医疗大船上的舵手”模式已经日益受到挑战。由经济利益、规章制度及共同目标驱动的“伙伴关系”或“团队关系”才是新的模式。对麻醉医师来说，所有伙伴齐心协力，各尽所能，共同提高医疗质量是专业素养的基本要素之一。作为围手术期团队的领导者，麻醉医师定下基调，但与辅助人员之间是处于既对抗又合作的关系。

（五）课程设置

目标是掌握良好的人际沟通能力、具备高尚的医德修养与职业责任、始终运用医学伦理学来指导临床。因此，麻醉学专业素养培训可设置以下4门课程：①专业素养概论，即责任心、人道主义、医师福祉及伦理学；②人际沟通能力；③医德修养与职业责任；④医学伦理学。这些教学和（或）评估中的专业素养内容是基于一个基本原理并针对特殊专业所设计的内容。

尽管专业素养的理论很重要，课程设计在这个领域是相当重要，我们认为最有效且可行的方法是基于临床麻醉的传授和评价。我们相信基于具体案例的学习和讨论可能更有效。要制订教学和评估目标。在每一年接近结束的时候，从案例中鉴别正确或错误的观点，针对每一次所培训的专业素养进行总结，并直接根据教授的这些材料及工具来进行评估。

四、麻醉住院医师专业素养评估

必须明确评估麻醉住院医师专业素养的目的。我们可以基于住院医师工作需要选择使用不同的方式方法。这也是为什么我们需要采用具体的目标和基于这些目标的评估方式。这些专业素养的教学和评估有利于我们下一步采用电子评估系统。对每一个住院医师，每一次的评估开始培训之前以电子邮件的方式发给每一个住院医师。使住院医师以目标为导向，以便有一个清晰的学习目的，这其中也包括医疗实践中的专业素养的特定任务。在完成每一轮的学习后，带教教师使用标准化的测试来评估他们在专业素养中的表现。从难易和精确度来说，这些目标都可以采用特定的评估方法来检测。在对每一个住院医师的培训中，是否通过测试，成绩都记录在各亚专业教学材料里以电子化管理，以促进住院医师在下一轮中汲取经验。目的还是使所有完成住院医师培训后的麻醉医师都能具备培训前所制订的专业素养标准。

（刘学胜　鲁显福　方卫平）

参 考 文 献

1. Srinivasan M, Li ST, Meyers FJ, et al. Teaching as a Competency: competencies for medical educators. Acad Med, 2011, 86(10): 1211-1120

2. Dorotta I, Staszak J, Takla A, et al. Teaching and evaluating professionalism for anesthesiology residents. J Clin Anesth, 2006, 18(2): 148-160

3. Lennon R, Lennon RL, Bacon DR. The Anaesthetists' Travel Club: an example of professionalism. J Clin Anesth, 2009 Mar, 21(2): 137-142

4. Rebel A, Hassan ZU, Boral L, et al. Schell RM. Initial results of a structured rotation in hematology and transfusion medicine for anesthesiology residents. J Clin Anesth, 2011, 23(6): 469-474

133. 麻醉科在加速患者术后康复过程中的作用与地位

加速患者术后康复(enhanced recovery after surgery, ERAS),亦称快速康复外科(fast-track surgery,FTS),这一概念最早是由 Kehlet H 提出的,之后经过不断的改进和完善。ERAS 是指采用一系列有循证医学证据的围手术期处理的优化措施,即将麻醉学、疼痛控制及外科手术方式等方面的新技术与传统围手术期处理的改进相结合,从而达到降低手术后应激反应、降低术后并发症发生率及死亡率、缩短术后住院时间和减少住院费用的目的。

ERAS 最先在胃肠道手术中取得良好进展,近几年随着快速康复理念的不断扩展,在肝胆外科、妇产科、普通外科、儿科、骨科和胸外科等均取得较快发展。它在一些创伤较大的手术如胰头癌切除术中也越来越重要。Reismann 等研究发现,不仅在成人外科,而且在小儿外科手术中,快速康复的理念能够提高患者的舒适度,减少住院天数并取得了较好的患者满意度。但是快速康复外科也并不是适用于所有外科手术,对于常规小儿外科中,快速康复只适用于约 1/3 的患者。

加速术后患者康复的过程,是一个贯穿围手术期始终的连续过程,是一个典型的多学科协作诊治模式,它主要包括以下几个重要内容:①术前患者沟通和术前准备方法的改进;②更好的麻醉、止痛及外科技术以减少手术应激反应、疼痛及不适反应;③强化术后康复治疗,包括镇痛、早期下床活动和及早进食等。在这其中麻醉科发挥了非常重要的作用,贯穿于整个手术全过程,包括麻醉医师对术前用药种类和剂量的调整、术前禁食时间的改变、麻醉方法的优化、麻醉管理的改进及术后并发症的早期干预等,本文就麻醉科在快速康复外科的作用和地位进行简述。

一、术前准备

(一) 术前用药的调整和术前患者沟通

传统术前用药的目的:①抗胆碱能药物如阿托品或东莨菪碱,以减少麻醉诱导和管理过程的分泌物;②适量的镇静药如苯巴比妥钠或咪达唑仑,以缓解患者术前的焦虑、恐惧等精神压力,但用药后也给患者带来口干舌燥等不良反应,甚至过度镇静会增加患者运送手术室途中的风险。有研究认为 ERAS 方案的实施中,术前不建议用长时间(如从半夜到术前)的镇静药物,不过建议给予短效镇静药物来方便硬膜外导管的置入。现提倡术前用药也应进行个体化处理,也可以将患者送至手术室后麻醉诱导前再给予术前用药,便于麻醉医师更合理用药和监护,提高患者安全性。此外,术前用药除上述功能外,更注重患者的舒适感和满意度,既有利于增强麻醉效能和减少麻醉药用量,又有利于患者早期苏醒、稳定围手术期血流动力学、减轻术后疼痛程度并减少术后并发症。其中 α_2 受体激动剂右旋美托咪啶在围麻醉期得到广泛应用,使上述要求成为现实,既有自然状态下的睡眠和镇静,又能减少分泌物、减少术中阿片类药物的使用、稳定血流动力学及降低术后恶心呕吐(postoperative nausea and vomiting,PONV)的发生率。

患者通常会对疾病的诊断和手术产生焦虑和恐惧,对疾病的恢复信心不足,从而增加手术刺激产生的应激反应,不利于患者的术后恢复。ERAS 强调外科医师和患者在术前良好的沟通:外科医师应该通过书面或口头的方式对患者说明,包括疾病的诊断、预后以及术后各个阶段可能出现的问题及解决方法等,以及他们在康复过程中担任什么样的角色,这样可以减轻患者焦虑和恐惧的心情,缓解术后疼痛,使患者能够更好地配合 ERAS 的实施。

(二) 术前禁食及胃肠道准备

传统观念认为,为了防止误吸,对成人择期手术麻醉前 12h 禁食、4h 禁饮。但并没有证据表明传统的禁食时间能避免误吸的发生,而术前禁食时间过久,可能会使患者口渴、烦躁,甚至导致脱水及低血糖,增加手术应激和术后并发症。有证据显示缩短术前禁食时间有利于减少手术前患者的饥饿、口渴、烦躁及紧张等不良反应,并且提高了患者对手术的耐受能力,减少术后胰岛素抵抗的发生,减少蛋白丢失和改善肌肉功能。而且和传统的禁食时间比较,无论是成人还是儿童,缩短禁食时间并不增加反流误吸的发生率。研究还发现补充碳水化合物能减少术后胰岛素抵抗,减少蛋白质丢失,加速术后胃肠功能恢复和缩短住院时间。因此,许多国家的麻醉学会现已推荐缩短禁食时间,行择期手术前禁食固体食物 6h 或流质饮食 2h。清淡流质食物,主要是指水或果汁等碳水化合物饮料,但不包括牛奶和其他含脂肪的饮料。一般在麻醉诱导前 1h,不使用影响胃排空的药物,口服药物时,可允许摄入水 150ml;阿片类药物延长胃排空时间,术前用阿片类药物患者,麻醉前应禁水 1h。因此,快速康复外科提倡术前 6h 禁食固体食物,2h 禁饮,而且可考虑应用碳水化合物饮料作术前准备。

传统观点认为,对于胃肠道手术,术前一般会应用抗生素或者肠道清理来减轻术后感染及吻合口瘘的发生。但有研究显示由于肠道准备溶解了成形的粪便,大量的微生物散在于消化道中,其结果并不能减少细菌感染和吻合口瘘的发生;而且肠道准备引起患者脱水、腹痛和电解质代谢紊乱,增加了吻合口瘘、伤口感染、腹腔脓肿和消化系统外并发症的发生率。两项基于 6000 余例患者数据的 meta 分析显示在结肠切除术前,进行肠道准备与否在吻合口瘘、腹膜裂开、败血症和死亡率方面比较无差异,说明不进行肠道准备是安全可行的。对于 ERAS 中结直肠切除术的胃肠道准备,Lassen 等总结提出,行腹膜反折以上选择性结肠切除的患者,不需要进行常规口服药物肠道准备,而对低位直肠切除的患者可行肠道准备。因此,从目前研究来看,除了对低位直肠切除手术的患者需行肠道准备之外,对直肠以上部位的择期手术无需行肠道准备。此外,对于结肠切除的患者,麻醉医师应在手术开始前单次给予抗厌氧菌和需氧菌的抗生素。

二、麻醉方法及术中处理

(一) 麻醉方法的选择

快速康复外科对麻醉的要求,不仅是为了维持术中的麻醉平稳,还在于优化术前禁食、用药、宣教工作及术后减轻患者疼痛,增加患者的舒适程度和促进机体重建。麻醉方法的选择主要有区域麻醉和复合麻醉(全身麻醉+局部麻醉或区域麻醉)。

区域麻醉包括神经干/丛阻滞、硬膜外神经阻滞、蛛网膜下腔神经阻滞和骶管神经阻滞等。区域麻醉既可满足手术要求,保证手术患者无痛,又不影响患者神经和循环呼吸功能,并可有效阻断传入神经刺激,抑制手术引起的应激发应,且很少发生负氮平衡和糖耐量异常,有利于术后完善镇痛、伤口愈合,是 FTS 中最重要的麻醉方法之一。Wodlin 等比较了 FTS 理念指导下腹部子宫切除时行脊麻或全麻对术后症状的影响,发现脊麻明显减少了阿片类药物的用量,减轻术后伤口疼痛及嗜睡疲劳等症状;Watanabe 等研究发现 FTS 理念指导下行冠状动脉旁路移植术,硬膜外阻滞组的患者术后饮水、行走和住院时间明显比全麻组患者更短。随着神经刺激仪及超声等可视化技术的介入,使神经阻滞技术定位更准确、成功率更高、不良反应更少且手术适应证更宽,如:区域阻滞已广泛应用于结直肠、疝、食管、心脏血管、四肢和整形的 FTS 手术中;Wöhler P 等研究认为对小儿手术,用超声进行血管定位和区域阻滞麻醉,成功率高且节省时间,对于一些特殊患者如肥胖、解剖位置异常以及小儿患者,给麻醉医师的穿刺和麻醉工作带来极大挑战时,超声定位可提供一个可视化环境,大大减少了盲探所带来的风险。目前,超声引导下的外周神经阻滞应用较为成熟,但因其价格较高,且需要麻醉医师具有专业化影像知识的指导,对于大部分麻醉医师来说是一个陌生的领域,因此限制了其广泛应用。

复合麻醉不仅可减少全麻用药量和相关不良反应,还有利于术后镇痛更完善、促进胃肠功能、控制伤害应激反应、减少感染(呼吸系统、泌尿系统和切口)和手术并发症、促进伤口愈合,且患者感受舒适。自从全麻技术成熟以来,外科医师常误以为有了全麻,实施局部麻醉和区域麻醉是多余,既复杂又浪费时间,但 FTS 概念的提出,首先要改变外科医师对复合或联合麻醉的认识,并给予积极的配合,从多途径、多层面、多机制有效控制伤害应激的传入和放大,促进手术患者术后快速康复。术中全身麻醉用药强调使用半衰期短的丙泊酚、瑞芬太尼、舒芬太尼、七氟烷或脱氟烷等新型短效麻醉药,有利于患者术后较快地清醒拔管,有助于患者术后的早期活动。研究发现全麻复合胸段硬膜外阻滞,可有效地改善应激反应引起的涉及神经、内分泌等系统的不良反应,更有利于呼吸循环功能稳定,保护免疫功能,促进肠功能恢复,对患者的早期康复起到积极作用。Deshpande 比较了舒芬太尼和芬太尼对心脏外科术后快速康复的影响,结果显示舒芬太尼和芬太尼均能很好的维持患者血流动力学稳定和术后无痛,减少了术后清醒和 ICU 停留的时间,但舒芬太尼的拔管时间要早于芬太尼,提示舒芬太尼更适合用于快速康复的心脏外科手术患者的麻醉。

但也有研究发现对于脊麻行腹腔镜结肠切除的患者实施 ERAS,镇痛效果较好,但是对患者术后康复无影响。由此看出,ERAS 中麻醉方法的选择要考虑多方面因素。

(二) 术中管理

1. 术中限制补液　无论是全身麻醉还是区域神经阻滞麻醉均会发生不同程度的有效循环血容量相对不足,出现血压下降和心率加快,故麻醉医师均会在麻醉诱导开始前大量输入晶体或胶体液,以补充血容量。在术中由于几乎所有全麻药都有舒血管性和负性肌力作用,即使容量基本平衡,血压仍会处于相对低的水平,因此会导致术中输液过多,而手术结束后随着麻醉作用的消失、应激反应的出现和血管紧张性的恢复,会表现出有效循环血容量相对过多而渗透至血管外组织间隙,导致组织肿胀,影响术后多脏器功能和伤口愈合。故有学者要求术中限制扩容补液,但这样势必会增加缩血管药物的应用来维持适当的血压,而缩血管药的浓度过高和用量过大,也会出现其他不良反应,故限制补液不能过度,否则会明显降低患者抗出血、抗休克的能力,出现更多的其他并发症和风险。通过缩短禁食、禁饮时间,允许术前预先进行口服补液,甚至不常规进行肠道准备,虽可部分减少麻醉诱导及维持期间输液量,但其效率是有效的,仅限于出血少、短时间能完成手术的部分患者。Borendal 报道了有关经腹子宫切除术快速康复的研究,结果显示使用脊麻和限制术中补液有利于术后肠功能的更快恢复。Muller 也证实围手术期限制补液是减少术后并发症的发生并缩短术后住院时间的关键因素之一。因此,在确保患者生命体征和循环容量正常的情况下,麻醉医师适当限制患者术中的液体输入量是正确而明智的选择。

围手术期液体治疗一直备受争议,Brandstrup 认为现存的液体治疗方案理论依据并不足,如高估了通过腹腔蒸发掉的液体量,而且非解剖学上的第三间隙液体丢失量的计算所依据的方法学依据也不完善,并且很有可能这部分液体的丢失并不存在;他认为组织受伤处的液体积累量非常少,神经轴阻滞后,增加的容量前负荷效果并不明显并且可能导致术后液体超负荷。"限制静脉液体输注"并非限制,而是只给予术中丢失的液体量,以免补充的液体过剩。于布为教授认为,不宜以血管活性药物常规维持循环稳定,血管活性药物原则上仅供应急时使用。对于择期手术的患者,应以约 10ml/kg 的晶体液来补充术前禁食损失的液体量,而对于麻醉影响的相对血容量的不足,则以约 6 ~ 10ml/kg 的胶体液补充,循环稳定期则进行维持性输液控制。若以快速康复的观点来看,对于结肠手术,术中和术后液体限制对成人防止低血压来说是安全的。术中目的性处理(如应用多普勒超声监测)的结果优于无标准化处理,不过这也应根据个体化实施。实际操作中,应进行目标导向的方法,结合患者特点和手术内容灵活补液,而不是根据模板千篇一律。

2. 防止术中术后低体温　低体温是全麻和长时程手术患者最常见的并发症之一,它不仅可降低麻醉药物的体内代谢,延长麻醉药作用时间,还可抑制免疫、增加出血、降低苏醒质量和影响伤口愈合。因此,术中患者体温的监测和保温是大中型手术麻醉管理的重要内容之一,具体包括监测体温、使用保温床垫、加温输注液体、腹腔冲洗液加热至 40℃、限制术中输液量等措施。保持术中和术后患者正常的体温,具有减少术中出血、减少术后感染和心脏并发症以及降低分解代谢的作用,因此维持术中和术后正常的体温是减轻手术应激和降低术后器官功能障碍的重要措施,是 ERAS 的重要组成部分。

(三) 手术方式对术后恢复的影响

与传统开放手术相比,微创手术可以显著降低手术应激引起的炎症反应及免疫功能障碍,减轻患者的疼痛,有利于术后各重要器官功能的恢复,缩短术后住院时间。一项多中心临床试验中,对结肠癌患者结肠手术分段切除时选择腹腔镜手术还是开腹手术、选择快速康复还是传统治疗进行了研究,主要考虑总的住院时间(THS),其次是术后住院时间(PHS)、死亡率、再手术率、再入院率、住院死亡率、术后二周和四周的生活质量、患者满意度和住院花费等。结果表明腹腔镜/快速康复组平均 5d 出院,而开腹手术/传统治疗组平均出院时间为 7d。而且患者的其他因素无明显差异。因此得出结论:肠癌患者中患者的最佳选择方案是腹腔镜切除,并实施快速康复外科;如果实施的是开放手术,优先选择快速康复方案。Lassen 也认为,结肠切除术提倡在腹腔镜下进行,不过前提是外科医师掌握技术且硬件设施完善,或者通过开腹手术能有预期良好的结果也可开腹进行。而选择性结肠切除术的手术切口应为腹部正中切口或者横切口,切口应该限制在最小长度。

三、术后恢复

(一) 术后疼痛控制

术后疼痛是影响患者术后早期活动,进而影响术后恢复的因素之一。传统的术后镇痛使用阿片类药物较多,可能导致急性阿片类药物耐受、痛觉增敏和剂量依赖性不良反应,如肺换气不足、过度镇静、恶心呕吐、尿潴留和肠麻痹等。麻醉学科倡导的多模式联合镇痛,如非甾体类抗炎药(NSAIDs)超前镇痛联合硬膜外镇痛、术后局部麻醉联合静脉镇痛等是 FTS 重要保障举措之一:一方面它可以减少阿片类镇痛药的用量和不良反应;另一方面,持续硬膜外镇痛既可以达到缓解疼痛的目的,又可以通过阻滞神经传导降低手术创伤引起的应激反应,减少术后肠麻痹的发生,有利于患者的早期进食和早期活动。硬膜外持续镇痛现已被证实是能够让患者早期下床活动的较好镇痛方法。Wongyingsinn 等发现硬膜外给予布比卡因和吗啡的混合液比全身应用吗啡镇痛效果好,脊麻组术后阿片类药物的用量在术后前 3d 明显减少,在最初的 24h 内镇痛效果也优于全身用药组。Standl 等认为胸外科手术的快速康复过程中,硬膜外镇痛较静脉镇痛更具有良好的镇痛效果,可减少术后并发症的发生,并可促进患者术后康复和节约医疗成本。近几年新出现的药物也值得研究。辣椒素是一种能够增加机体对外界伤害性刺激敏感性的物质,若局部重复应用辣椒素可降低敏感性和永久脱敏。一项研究表明,重复应用低剂量的辣椒素(0.075%)或者单次大剂量(8%)的辣椒素可缓解一些患者的神经性疼痛。它可以作为疼痛研究的新靶向,更好地为 ERAS 服务。在 ERAS 中,良好的镇痛、早期营养、早期活动都是相互影响、相互促进的关系。

(二) 术后胃肠功能的恢复

外科术后,尤其是消化道手术后,大约会造成 3d 左右的胃肠麻痹甚至是肠梗阻。术后肠梗阻(postoperative ileus,POI)是腹部手术的主要并发症之一,是由于肠道的移行复合运动紊乱导致。术后肠梗阻被认为是延长住院时间的独立因素。因为术后的肠梗阻和肠功能紊乱可导致患者不适，耽搁患者的经口饮食，从而延迟术后恢复，延长住院日，是FTS十分关注的临床观察和研究内容之一。预防术后肠麻痹和肠功能紊乱的方法是手术微创、硬膜外麻醉、手术操作轻柔、避免容量超负荷、减少阿片类药物用量、术后使用选择性外周阿片受体拮抗剂、不插鼻胃管、早期进食和下床活动。有研究证实FTS中的腹腔镜手术可加速胃肠蠕动的恢复和促进患者康复。麻醉医师通过麻醉方法和用药等优化选择对预防术后肠麻痹和肠功能紊乱可发挥重要作用，如对于大型腹部手术，促进术后胃肠功能恢复的重要方法是选用持续胸段硬膜外镇痛。因为硬膜外阻滞了交感神经的传导，减少了术后肠麻痹，而且术后通过硬膜外镇痛治疗，有利于患者早期下床活动，术后肠功能恢复时间明显缩短，为早期口服饮食创造了条件，从而减少了住院费用。Ward研究也证实，进行快通道康复治疗的肠道手术者与传统手术治疗护理相比，肠梗阻的发生率降低43%，并且住院天数也降低1.4d。

传统观点认为，腹部手术要常规放置鼻胃管减压引流。这样不仅增加患者口咽部不适以及肺部感染的风险，而且影响患者早期进食和活动。因此，ERAS提倡术后鼻胃管不应常规放置，应在肠梗阻发生时再放置。而且一般腹膜反折处以上的结肠切除术不应常规放置引流管。腹膜反折以下的结肠切除术引流管短时间放置（24h）可能是合理的。放置导尿管的时长应根据手术种类来安排，结肠切除术后24h不建议再使用导尿管，除非是直肠低位前切除，一般须置放3～4d，盆腔手术提倡放置耻骨上导尿管。传统观点还认为，术后胃肠道需要禁食禁饮来恢复其功能，所以要待通气甚至通便以后才进食，而ERAS提出术后早期进食不但不会产生腹胀及呕吐等不适，而且会促进肠道功能的恢复，有利于术后患者的康复。可以让患者在术后12h内进一定量的流质食物，如果没有腹胀、恶心、呕吐等不适，可以在术后24h恢复正常饮食。若术后发生恶心呕吐，则应通过讨论后对症用药。Morończyk等研究发现，结肠切除术患者进行快速康复处理的患者中，术后进食时间比传统处理组提前了2.5d，腹腔引流时间减少2d，住院时间减少2.5d。除此之外应该鼓励患者自主活动。护理人员及家属应制定相应的康复计划，提倡手术当日患者不卧床活动2h，在之后每天6h。有研究报道了实施ERAS方针，进行术前咨询教育，限制术中液体输入，应用腹腔镜手术，术后立即进食清淡流质食物以及导尿管的早期拔除等一系列快速康复措施，都是缩短住院时间的独立因素，术后住院时间明显减少。

（三）术后营养补充

众所周知，营养供给不良将对患者的术后康复过程产生不良影响。对于行外科手术的癌症患者来说，营养供给不足是增加患者术后并发症、延长住院时间和增加费用的一个独立危险因素。目前ERAS主张术后早期进食，补充营养。Lewis等研究表明术后早期进食有降低并发症如吻合口瘘、伤口感染、肺炎、腹腔脓肿和患者死亡率的趋势。对13个随机对照研究进行meta分析发现，免疫营养物质如谷氨酰胺、精氨酸、多不饱和脂肪酸及核糖核酸等对术后死亡率没有明显影响，但可大大改善术后感染率、缩短住院时间、提高免疫功能、增加淋巴细胞数量和CD_4、IgG水平以及降低IL-6水平。术后应鼓励患者经口进食。从手术当日直到正常饮食期间的经口营养补充应提前计划好：每次约200ml，高能量，每天2或3次。对营养衰竭的患者推荐出院后经口连续补充数周的营养。因此，对于加快患者术后康复，及时评估患者的营养状态并及时纠正营养不良是一项很重要的内容。

（四）应激控制在ERAS的重要性

手术创伤引起的应激反应是机体的一种生理病理变化过程，包括神经、内分泌、代谢及免疫功能的变化，手术创伤一方面激活蓝斑-交感-肾上腺髓质系统和下丘脑-垂体-肾上腺皮质激素系统，使内分泌激素如儿茶酚胺类、肾上腺皮质激素释放增加，进而引起心率、血压及代谢的增加；另一方面引起各种炎症介质（如组胺、前列腺素、缓激肽和P物质等）和细胞因子的大量释放。ERAS理念中一个重要内容就是降低手术刺激引起的应激反应。目前，最重要的减少术后应激的技术包括局麻、微创手术及药物治疗。

使用局麻进行神经阻滞可以减少神经内分泌代谢反应及分解代谢的激活，减少对器官功能的损害，减少肌肉组织的丢失，然而局麻对炎性反应的抑制作用不大。微创手术技术可以减少疼痛及减轻炎性反应，Sammour通过meta分析证实，相对于开放性结直肠切除手术，腹腔镜手术能降低血浆中IL-6和IL-1水平，减轻机体免疫炎症反应。

地塞米松在ERAS中的抗炎作用众说纷纭。一个包含11项随机对照研究的meta分析表明术前应用单次剂量的糖皮质激素能降低术后并发症和住院时间，这可能与减轻腹部大手术后的炎症反应有关。还有研究强调了糖皮质激素在镇痛中的作用：大于0.1mg/kg的剂量能够有效减轻术后疼痛和阿片类药物的用量。Ren报道了快速康复外科对机体应激反应和炎症活化中的作用。结果发现，ERAS组术后皮质醇、TNF-α和IFN-γ水平明显降低，IL-1β变化不大，IL-6在两组中均升高。这表明免疫级联反应在ERAS时会减弱。

快速康复理念最先应用于结肠手术中，如今却在一系列外科领域得到快速的应用和发展。尽管越来越多的研究表明ERAS的理论在临床实践中有很大优势，但在具体实施时，将理论完全转化为实践还有很多流程，且需要优化和制定相应统一的标准。ERAS的完成最重要的是需要有一个ERAS团队，包括各科临床医师、护士、营养学家、理疗学家和社会工作者等，每一个角色都要熟知ERAS中的细节并且能够积极实施快速康复计划。这其中团队的共同协作和实施的统一性是最主要的问题，其原因在于传统和ERAS的围手术期处理观念的冲突，以及一些问题尚未形成统一的标准，如哪些患者适合实施ERAS，术前、术后禁食及进食时间，围手术期补液等问题，还需要进一步的研究。

（郄文斌 雷伟峰）

参考文献

1. Gastinger I, Meyer F, Lembcke T, et al. Impact of fast-track concept elements in the classical pancreatic head resection (Kausch-Whipple procedure). Pol Przegl Chir, 2012, 84(8):390-398
2. Reismann M, Arar M, Hofmann A, et al. Feasibility of fast-track elements in pediatric surgery. Eur J Pediatr Surg, 2012, 22(1):40-44
3. Lassen K, Soop M, Nygren J, et al. Consensus review of optimal perioperative care in colorectal surgery: Enhanced Recovery After Surgery (ERAS) Group recommendations. Arch Surg, 2009, 144:961-969
4. Okuyama K, Inomata S, Toyooka H. The effects of prostaglandin E1 or oral clonidine premedication on blood loss during paranasal sinus surgery. Can J Anaesth, 2005, 52(5):546-547
5. Soreide E, Eriksson LI, Hirlekar G, et al. Pre-operative fasting guidelines: an update. Acta Anaesthesiol Scand, 2005, 49(8):1041-1047
6. Brady M, Kinn S, Ness V, et al. Preoperative fasting for preventing perioperative complications in children. Cochrane Database Syst Rev, 2009, 7(4):CD005285
7. Svanfeldt M, Thorell A, Hausel J, et al. Randomized clinical trial of the effect of preoperative oral carbohydrate treatment on postoperative whole-body protein and glucose kinetics. Br J Surg, 2007, 94:1342-1350
8. Noblett SE, Watson DS, Huong H, et al. Pre-operative oral carbohydrate loading in colorectal surgery: a randomized controlled trial. Colorectal Dis, 2006, 8:563-569
9. Mahajna A, Krausz M, Rosin D, et al. Bowel preparation is associated with spillage of bowel contents in colorectal surgery. Dis Colon Rectum, 2005, 48:1626-1631
10. Bucher P, Mermillod B, Gervaz P, et al. Mechanical bowel preparation for elective colorectal surgery: a meta-analysis. Arch Surg, 2004, 139:1359-1364
11. Contant CM, Hop WC, van't Sant HP, et al. Mechanical bowel preparation for elective colorectal surgery: a multicentre randomised trial. Lancet, 2007, 370:2112-2117
12. Slim K, Vicaut E, Launay-Savary M-V, et al. Updated Systematic Review and Meta-Analysis of Randomized Clinical Trials on the Role of Mechanical Bowel Preparation Before Colorectal Surgery. Ann Surg, 2009, 249:203-209
13. Wodlin NB, Nilsson L, Arestedt K, et al. Mode of anesthesia and postoperative symptoms following abdominal hysterectomy in a fast-track setting. Acta Obstet Gynecol Scand, 2011, 90(4):369-379
14. Watanabe G, Tomita S, Yamaguchi S, et al. Awake coronary artery bypass grafting under thoracic epidural anesthesia: great impact on off-pump coronary revascularization and fast-track recovery. Eur J Cardiothorac Surg, 2011, 40(4):788-793
15. Carli F, Kehlet H, Baldini G, et al. Evidence basis for regional anesthesia in multidisciplinary fast-track surgical care pathways. Reg Anesth Pain Med, 2011, 36(1):63-72
16. Wöhler P, Kellermann W. Process optimization in pediatric anesthesia fast-track: what is possible: what makes sense? Anasthesiol Intensivmed Notfallmed Schmerzther, 2012, 47(2):72-77
17. 王刚，江志伟，周志宏，等. 胸段硬膜外阻滞联合全麻在快速康复外科中的应用性研究. 实用临床医药杂志，2010, 14(15):13-16
18. Deshpande CM, Mohite SN, Kamdi P. Sufentanil vs fentanyl for fast-track cardiac anaesthesia. Indian J Anaesth, 2009, 53(4):455-462
19. Wongyingsinn M, Baldini G, Stein B, et al. Spinal analgesia for laparoscopic colonic resection using an enhanced recovery after surgery programme: better analgesia, but no benefits on postoperative recovery: a randomized controlled trial. Br J Anaesth. 2012, 108(5):850-856
20. Borendal Wodlin N, Nilsson L, Kjølhede P, et al. The impact of mode of anaesthesia on postoperative recovery from fast-track abdominal hysterectomy: a randomised clinical trial. BJOG. 2011, 118(3):299-308
21. Muller S, Zalunardo MP, Hubner M, et al. A fast-track program reduces complications and length of hospital stay after open colonic surgery. Gastroenterology, 2009, 136(3):842-847
22. Brandstrup B. Fluid therapy for the surgical patient. Best Pract Res Clin Anaesthesiol. 2006, 20(2):265-283
23. 于布为. 手术期间液体治疗（容量管理）的争议与进展. 上海医学，2009, 32(1):2-4
24. Vlug MS, Wind J, Hollmann MW, et al. Laparoscopy in combination with fast track multimodal management is the best perioperative strategy in patients undergoing colonic surgery: a randomized clinical trial (LAFA-study). Ann Surg, 2011, 254(6):868-875
25. Standl T, Gottschalk A. Epidural anesthesia: step by step to success. Anasthesiol Intensivmed Notfallmed Schmerzther. 2007, 42(2):90-99
26. Derry S, Lloyd R, Moore RA, et al. Topical capsaicin for chronic neuropathic pain in adults. Cochrane Database Syst Rev, 2009, CD007393
27. Varadhan KK, Lobo DN, Ljungqvist O. Enhanced recovery

after surgery: the future of improving surgical care. Crit Care Clin, 2010; 26: 527-547

28. Van Bree S, Vlug M, Bemelman W, et al. Faster recovery of gastrointestinal transit after laparoscopy and fast-track care in patients undergoing colonic surgery. Gastroenterology, 2011, 141: 872-880

29. Taqi A, Hong X, Mistraletti G, et al. Thoracic epidural analgesia facilitates the restoration of bowel function and dietary intake in patients undergoing laparoscopic colon resection using a traditional, nonaccelerated, perioperative care program. Surg Endosc, 2007, 21(2): 247-252

30. Ward CW. Fast track program to prevent postoperative ileus. Medsurg Nurs, 2012, 21(4): 214-220

31. Morończyk DA, Krasnodębski IW. Implementation of the fast track surgery in patients undergoing the colonic resection: own experience. Pol Przegl Chir, 2011, 83(9): 482-487

32. Aarts MA, Okrainec A, Glicksman A, et al. Adoption of enhanced recovery after surgery (ERAS) strategies for colorectal surgery at academic teaching hospitals and impact on total length of hospital stay. Surg Endosc, 2012, 26(2): 442-450

33. Haverkamp MP, de Roos MA, Ong KH. The ERAS protocol reduces the length of stay after laparoscopic colectomies. Surg Endosc, 2012, 26(2): 361-367

34. Lewis SJ, Andersen HK, Thomas S. Early enteral nutrition within 24 h of intestinal surgery versus later commencement of feeding: a systematic review and meta-analysis. J Gastrointest Surg, 2009, 13: 569-575

35. Zheng Y, Li F, Qi B, et al. Application of perioperative immunonutrition for gastrointestinal surgery: a meta-analysis of randomized controlled trials. Asia Pac J Clin Nutr, 2007, 16(1): 253-257

36. Sammour T, Kahokehr A, Zargar-Shoshtari K, et al. A Prospective case-control study of the local and systemic cytokine response after laparoscopic versus open colonic surgery. J Surg Res, 2012, 173: 278-285

37. Srinivasa S, Kahokehr AA, Yu T-C, et al. Preoperative glucocorticoid use in major abdominal surgery: systematic review and meta-analysis of randomized trials. Ann Surg, 2011, 254: 183-191

38. De Oliveira GS, Almeida MD, Benzon HT, et al. Perioperative single dose systemic dexamethasone for postoperative pain: a meta-analysis of randomized controlled trials. Anesthesiology, 2011, 115: 575-588

39. Ren L, Zhu D, Wei Y, et al. Enhanced Recovery After Surgery (ERAS) Program attenuates stress and accelerates recovery in patients after radical resection for colorectal cancer: a prospective randomized controlled trial. World J Surg, 2012, 36: 407-414

134. 模拟临床危机事件的情景模式在麻醉科住院医师教学中的研究进展

近年随着计算机模拟技术飞速发展，虚拟现实技能培训系统在继多媒体、计算机网络教学后以全新的互助的方式应运而生。虚拟现实技能培训系统是在计算机模拟技术的基础上应用计算机对现实情景进行全方位模拟的技术，基本特征为现实性、交互性、感知性和实用性。它能够高度逼真地模拟与现实情景类似的危机事件，让麻醉科医师获得身临其境的感觉和体会，从而收到满意的培训效果。

模拟临床技能与思维的训练是麻醉科住院医师规范化培训的重要组成部分，是培养麻醉科医师从起步走向成熟与合格的关键。模拟临床危机事件系统通过情景化的模拟教学，使受训住院医师能够更好的掌握医学理论、临床技能、病例分析与突发事件的正确处理。在此基础上构建模拟教学平台，以提高麻醉科住院医师培训质量。目前，中国临床危机事件发生率仍然较高，因此，处理各种临床危机事件医疗服务水平显得十分重要，出现此类情况时，麻醉科住院医师常常缺乏正确和及时的应变处理技能。因此，必须反复训练提高麻醉科医师在各种常见的临床危机事件中正确处理患者危机事件相关医疗任务的能力。

一、模拟危机事件情景设置

模拟危机事件情景设置为：各种原因引起的心搏骤停、呼吸停止事件；困难气道；恶性高热；休克；血栓栓塞；肺水肿；电解质紊乱；血气异常；凝血功能异常；创伤急救及多发伤抢救等。通过现场演示及模拟操作反馈的方法，培养麻醉科住院医师应对临床危机事件的麻醉相关临床技能和沟通协调能力。

二、模拟培训要点

（一）模拟培训目的

通过临床危机事件模拟麻醉教学旨在培养麻醉科住院医师以下技能：临床危机事件突发的情况下手术患者安全保障能力、多发创伤及严重创伤的麻醉处理要点及相关技能、临床危机事件情况下麻醉相关的正确处理原则等。

（二）麻醉技能训练重点

麻醉技能训练室利用数字化模拟人进行模拟训练，重点培训临床危机事件中麻醉应急处理的重要临床技能，包括心肺复苏、紧急情况下快速气管插管技术、多发创伤及严重创伤手术相关麻醉处理要点、完成动脉及深静脉穿刺的质量、血气分析、血液成分及凝血因子功能的了解与掌握、各种特殊生命体征监测及分析等。目前，国内已经有部分教学医院设立了麻醉并发症情景的高仿真模拟培训系统，它能提高麻醉科住院医师对并发症的理解、预防和管理能力。

（三）紧急任务方案

根据美国麻醉医师协会（American socoety of anesthesiologists，ASA）推荐，面对突发临床危机事件，应遵循的手术室内紧急任务方案包括：①将事件情况汇报给科主任及护士长；②事件相关的沟通和协调工作；③通知外科医师事件要点；④暂时停止手术操作；⑤通知邻近手术间或机动麻醉科医师协助救治；⑥协调并准备足够的麻醉抢救物品。

（四）组织麻醉科住院医师对培训案例进行讨论

加强麻醉科住院医师对各种手术患者的麻醉风险防范意识培养，在严重突发临床危机事件后，除组织病例讨论外，还可在麻醉虚拟技能培训中还原情景提高麻醉科住院医师基本操作的准确性和时效性。

三、考核和评估

模拟培训可将麻醉科住院医师纳入培训后考核评估，能使住院医师在接受培训后更加明了在此类事件中麻醉科医师的应急处理原则及要点。有报道：经过系统的模拟训练，麻醉科医师接受临床专业技能考试全部为优秀。所以，模拟考核评估可作为麻醉专业医师规范化培训考核的一部分，其评判标准包括操作的准确性、处理流程的正确性及危机事件知识的完整性。

近年,模拟技术在医学教育中的运用受到了广泛的关注,特别是西方各国的医学院校相继建立了临床技能中心,使用各种模拟设备对学生及专业人员进行培训。随着模拟技术的不断发展以及医学教育环境的不断变化,虚拟技能培训系统在医学教育中的作用显得越来越重要,尤其在提高患者的安全性、培养麻醉科住院医师能力与自信心、教育标准化与规范化等方面显示出了巨大的优势。随着《执业医师法》、《医疗事故处理条例》等一系列法律法规的出台,对临床医师的准入制提出了要求,我国临床教学过程也需要相应改进,将虚拟技能培训系统用于临床麻醉学的教学过程,能为麻醉科住院医师在见习期间早期接触临床提供机会和条件,可以提高麻醉科住院医师的临床麻醉理论水平、各种基本技能操作能力以及临床麻醉的综合诊断思维能力,还可以激发麻醉科住院医师的学习热情和潜力,使他们能够运用各种临床理论知识较快地掌握临床麻醉专科的各种病例的处理要点和规律,激发了麻醉科住院医师的学习兴趣,加强麻醉科住院医师对所学知识的理解和记忆,促进了教学过程的优化和教学效果的提高。同时还有利于麻醉科住院医师职业道德和行为规范的养成。国内有研究表明:通过麻醉模拟系统培训的学员优秀率为88%。因此,麻醉模拟危机事件的培训,在加强麻醉科医师专业素质建设的同时,也让麻醉科医师在危机来临时不会显得束手无策。

虚拟技能培训系统应用于临床麻醉教学必将能显著提高教学水平,并可以做到客观化考核,虚拟技能培训系统可以解决目前临床麻醉教学过程中存在的一些问题,如在还没接触过真实患者前可提前将很多所需的技能进行培训,让麻醉科住院医师的临床技能和水平得到提高,同时也可提高麻醉科住院医师的自信心。

(吴朋 刘宿)

参考文献

1. 陈春林,张仲达. 在体女性盆腔动脉血管网数字化三维模型构建方法及意义. 中国实用妇科与产科杂志,2011(04):1012-1013
2. 彭丽桦,宋云,闵苏,等. 模拟突发公共卫生事件的情景式麻醉教学改革探索. 重庆医学,2012,43(13):1344-1345
3. 杜智勇,唐棠,杨天德,等. 从汶川大地震医学救援谈麻醉医师培训. 重庆医学,2009,38(15):1898-1901
4. 李乐,让蔚清,唐双阳,等. 对医学突发公共卫生事件应急响应能力培养体系的研究. 西北医学教育,2009,17(5):872-873
5. Waisel DB, Simon R, Truog RD, et al. Anesthesiologist management of perioperative do-not-resucitate orders: asimulation obased experiment. Simul Healthc, 2009, 4(2):70-76
6. 汪涛. 系统整合教学模式在麻醉学实习教学中的应用. 西北医学教育,2012,20(3):601-602
7. 张绍祥. 数字化人体与数字医学的研究概况及发展趋势. 第三军医大学学报,2009(01):525-526
8. 薛纪秀,刘清海,王天龙,等. 以情景模拟为基础的麻醉并发症的实践教学研究. 中国高等医学教育,2011,11:55-56
9. 李卫. 模拟教学复合多媒体教学法在麻醉教学中的应用. 赤峰血缘学报,2011,27(1):213-214
10. 徐康清,吴晓丹,张涛,等. 麻醉学八年制医学生临床技能培训教学模式的探索. 中国高等医学教育,2012(4):8-9
11. Reznek M, Smith-Coggins R, Howard S, et al. Emergency medicine crisis resource management (EMCRM): pilot study of a simulation-based crisis management course for emergency medicine. Acad Emerg Med, 2003, 10(4):386-389
12. Fisher L, Omande DG, Riley RH, et al. Endoscopic skills training in a simulated clinical setting. Simul Healthc, 2010, 5(4):232-237
13. Barker J. Error reduction through team leadership: what surgeons can leam from the airline industry. Clin Neurosurg, 2007, 54:195-199
14. Piere MS, Hofinger G, Buerschaper C. Crisis management in acute care settings: Human factors and team psychology in a high stakes environment. Springer-Verlag Berlin and Heidelberg GmbH & Co. K; Softcover reprint of hardcover 1st ed, 2008, 93-96
15. 薛纪秀,王天龙,刘清海,等. 以麻醉模拟系统为模式的麻醉危机管理研究. 北京医学,2009,31(10):619-621